2025

보건직
의료기술직
보건연구사
보건진료직
군무원

공중보건

기출문제집

정답 및 해설

차례

공중보건 총론

제1장 | 공중보건학의 이해

제1절 | 공중보건학의 개념

01 ③	02 ③	03 ①	04 ④	05 ②
06 ④	07 ④	08 ③	09 ④	10 ①
11 ④	12 ④	13 ②	14 ②	15 ③
16 ③	17 ①	18 ④	19 ①	20 ③
21 ②	22 ②	23 ③	24 ①	25 ③
26 ④	27 ①	28 ③	29 ①	30 ③
31 ③	32 ②			

01

윈슬로가 정의한 공중보건학은 치료가 아닌 질병예방을 목적으로 하며 치료학문이 아니다. 그러므로 건강하지 않은 사람이 아니라 지역사회주민 전체를 대상으로 하며, 질병을 예방하고 수명연장 및 효율증진에 힘쓰는 학문이다.
공중보건학과 비슷한 학문으로 예방의학, 위생학, 사회의학, 지역사회보건학 또는 현재의 건강상태를 보다 좋게 한다는 건강증진 이념을 바탕으로 한 건설의학 등이 있다.

| 오답해설 |
① 공중보건학은 치료학문은 아니다.
② 지역사회주민을 대상으로 한다.
④ 치료가 아닌 예방을 목적으로 한다.

02

지역사회는 질병의 조기진단과 질병치료가 아닌 예방적 치료를 위한 의료 및 간호 사업을 조직화하여야 한다.

03

공중보건학은 질병의 치료가 아닌 예방 및 효율증진에 목적을 두고 있는 기술적이고 화학적인 학문이기 때문에 치료기술개발에 목적을 두지 않는다.

04

	임상(치료)의학	예방의학	공중보건학
대상	환자 개인	개인, 가족 또는 인구 집단	인구집단
목적	수명연장		
목표	환자의 건강 회복, 고통 경감 및 장애 방지 및 재활	건강보호와 증진, 질병예방	
진단 도구 및 목표	면담, 신체검사, 그리고 영상의학, 진단검사의학, 초음파 등을 이용한 각종 검사로 병의 원인과 병든 장기/조직 발견	역학적 연구방법과 통계학을 이용한 질병의 원인인자 및 위험요인 구명	역학적 연구방법과 통계학을 이용한 지역사회 진단을 통해 인구의 건강 수준 평가, 의료수요/요구도/이용양상 파악, 지역사회 특성과 자원 파악
처방	투약, 수술, 재활, 상담, 보건교육	일차, 이차, 삼차 예방 의료서비스	법, 조례, 규제, 의료체계관리, 보건사업, 식품 및 환경 위생관리

05

공중보건의 대상은 지역사회 및 지역사회 주민이다.

06

질병양상이 과거의 감염병 시대에서 만성질환으로 바뀌어가면서 공중보건 시대에서 신공중보건 시대로 변화되었다. 신공중보건사업의 대표적인 것으로 건강도시 사업과 건강증진 사업을 들 수 있다.
건강도시란 도시의 물리적, 사회적, 환경적 여건을 창의적이고 지속적으로 개발하는 가운데 개인의 잠재 능력을 최대한 발휘하고 지역사회의 참여 주체들이 상호 협력하며 시민의 건강과 삶의 질을 향상하기 위하여 지속적으로 노력해 나가는 도시를 말한다.

07

신공중보건에서 건강은 신체적, 정신적, 사회적 차원을 총괄하는 긍정적이고 적극적인 개념으로 해석된다. 개인이나 사회가 건강관리를 위해 필요로 하는 물질적, 사회적 자원의 확보를 중시하고, 신체적, 지적, 정서적, 사회적 잠재력의 발현을 위한 건강한 환경 조성을 중시한다. 신공중보건은 개인적 건강관리 보다 집단적 건강관리를 더 중시한다. 따라서 제도나 환경을 변경하여 모든 구성원에게 영향을 미치려 하는 보편적 접근을 중시한다.

08

공중보건의 3대 핵심원칙(WHO)

(1) **참여(Participation)**: 공중보건사업을 기획하고 실시할 때 다양한 집단의 사람들을 참여시켜야 한다.

(2) **형평(평등, Equity)**: 사회 · 경제적 불평등을 극복하는, 즉 형평성을 제고하는 공중보건 정책을 수립 · 시행하여야 한다.

(3) **협동(Collaboration)**: 공유된 프로젝트에 대해 다른 사람들과 함께 일하고 파트너십을 구축하는 것으로, 가령 정부 간행물을 발간할 때 지방 기관들은 해당 지역 주민의 의견을 물어볼 필요가 있고, 건강증진을 위해 다양한 단체와 협력하여야 한다.

09

공중보건의 대상은 지역사회 주민이고 목적은 질병예방, 수명연장, 신체적 · 정신적 효율을 증진이다.

10

윈슬로(C. E. A. Winslow, 1920)의 정의

(1) **정의**: 공중보건학이란 조직적인 지역사회의 노력을 통하여 질병을 예방하고 수명을 연장시키며, 신체적 · 정신적 효율을 증진시키는 기술이자 과학이다.

(2) **조직적인 지역사회의 노력**
　① 환경위생 관리
　② 전염병 관리
　③ 개인위생에 관한 보건교육
　④ 질병의 조기발견과 예방적 치료를 할 수 있는 의료 및 간호 서비스의 조직화
　⑤ 자신의 건강을 유지하는 데 적합한 생활 수준을 보장받을 수 있는 사회제도의 발전

11

신공중보건은 위생적 · 환경적 · 건강증진적, 개인적 및 지역사회 중심의 예방서비스 간의 균형에 기반을 두고 조기 치료, 재활, 장기요양서비스와의 폭넓은 조화를 통해 개인 및 사회의 건강상태를 보호하고 증진하려는 포괄적인 노력이다. 의사의 전문적 역할은 신공중보건의 중요 요인으로 볼 수 없다.

12

윈슬로(C. E. A. Winslow, 1920)의 정의

공중보건학이란 조직적인 지역사회의 노력을 통하여 질병을 예방하고 수명을 연장시키며, 신체적 · 정신적 효율을 증진시키는 기술이자 과학이다.

13

윈슬로의 정의에서 조직적인 지역사회의 노력

(1) 환경위생 관리
(2) 전염병 관리
(3) 개인위생에 관한 보건교육
(4) 질병의 조기발견과 예방적 치료를 할 수 있는 의료 및 간호 서비스의 조직화
(5) 자신의 건강을 유지하는 데 적합한 생활 수준을 보장받을 수 있는 사회제도의 발전

14

(08 해설 참고)

15 ~ 16

윈슬로의 공중보건학 정의: 공중보건학이란 조직적인 지역사회의 노력을 통하여 질병을 예방하고 수명을 연장시키며, 신체적 · 정신적 효율을 증진시키는 기술이자 과학이다.

17

공중보건은 질병예방, 수명연장, 신체적 · 정신적 효율증진을 목적으로 하는 학문으로 1차 예방이 가장 강조된다.

18

윈슬로의 공중보건학 정의: 공중보건학이란 조직적인 지역사회의 노력을 통하여 질병을 예방하고 수명을 연장시키며, 신체적 · 정신적 효율을 증진시키는 기술이자 과학이다.

19

공중보건학의 범위

(1) **환경보건 분야**: 환경위생, 식품위생, 환경오염, 산업보건 등
(2) **보건관리 분야**: 보건행정, 인구보건, 모자보건, 가족계획, 보건영양, 보건교육, 학교보건, 보건통계 등
(3) **질병관리 분야**: 전염병 및 비전염성 질환관리, 역학, 기생충 질병관리 등

20

윈슬로(C. E. A. Winslow, 1920)의 정의
(1) **정의**: 공중보건학이란 조직적인 지역사회의 노력을 통하여 질병을 예방하고 수명을 연장시키며, 신체적·정신적 효율을 증진시키는 기술이자 과학이다.
(2) **조직적인 지역사회의 노력**
　① 환경위생 관리
　② 전염병 관리
　③ 개인위생에 관한 보건교육
　④ 질병의 조기발견과 예방적 치료를 할 수 있는 의료 및 간호 서비스의 조직화
　⑤ 자신의 건강을 유지하는 데 적합한 생활 수준을 보장 받을 수 있는 사회제도의 발전

21

공중보건학의 범위
(1) **환경보건 분야**: 환경위생, 식품위생, 환경오염, 산업보건 등
(2) **보건관리 분야**: 보건행정, 인구보건, 모자보건, 가족계획, 보건영양, 보건교육, 학교보건, 보건통계 등
(3) **질병관리 분야**: 전염병 및 비전염성 질환관리, 역학, 기생충 질병관리 등

22

공중보건은 치료보다는 예방에 중점을 둔다.

23

(20 해설 참고)

24

The 10 Essential Public Health Operations
(10가지 필수 공중보건 운영체계, EPHOs) 2012

1. Surveillance of population health and well-being(인구 건강 및 웰빙의 감시)
2. Monitoring and response to health hazards and emergencies (건강 위험 및 비상사태에 대한 모니터링 및 대응)
3. Health protection, including environmental, occupational, food safety and others(환경, 직업, 식품 안전 등을 포함한 건강 보호)
4. Health promotion, including action to address social determinants and health inequity(사회적 결정 요인 및 건강 불평등을 해결하기 위한 조치를 포함한 건강 증진)
5. Disease prevention, including early detection of illness(질병의 조기 발견을 포함한 질병 예방)
6. Assuring governance for health and well-being(건강과 웰빙을 위한 거버넌스 보장)
7. Assuring a sufficient and competent public health workforce (충분하고 유능한 공중 보건 인력 확보)
8. Assuring sustainable organizational structures and financing (지속 가능한 조직 구조 및 자금 조달 보장)
9. Advocacy, communication and social mobilization for health (건강을 위한 옹호, 의사소통 및 사회적 동원)
10. Advancing public health research to inform policy and practice(정책 및 관행을 알리기 위한 공중 보건 연구의 발전)

25

공중보건사업은 지역사회(지역사회 주민)를 대상으로 한다.

26

(20 해설 참고)

27

공중보건의 대상은 지역사회(지역사회 주민)이다.

28

공중보건과 예방의학, 임상의학의 비교

	임상(치료)의학	예방의학	공중보건학
대상	환자 개인	건강한 사람에서 회복기에 있는 사람까지 포함한 개인, 가족 또는 인구 집단	인구집단
목적	수명연장		
목표	환자의 건강 회복, 고통경감 및 장애 방지 및 재활	건강보호와 증진, 질병예방	
서비스 제공 전문 인력	임상의사	예방의학자, 예방의학전문의, 임상의사	예방의학자, 예방의학전문의, 임상의사, 공중보건학전문가, 보건학 관련 전문가 등이 포함된 지역사회 조직
시술 장소	의료기관	의료기관, 직장, 가정	지역사회
바탕 학문	기초 및 임상의학	치료의학의 바탕학문, 통계학, 역학, 보건행정 및 관리	예방의학의 바탕학문, 인문학, 사회과학, 자연과학

진단 도구 및 목표	면담, 신체검사, 그리고 영상의학, 진단검사의학, 초음파 등을 이용한 각종 검사로 병의 원인과 병든 장기/조직 발견	역학적 연구방법과 통계학을 이용한 질병의 원인인자 및 위험요인 구명	역학적 연구방법과 통계학을 이용한 지역사회 진단을 통해 인구의 건강수준 평가, 의료수요/요구도/이용양상 파악, 지역사회 특성과 자원 파악
처방	투약, 수술, 재활, 상담, 보건교육	일차, 이차, 삼차 예방 의료서비스	법, 조례, 규제, 의료체계관리, 보건사업, 식품 및 환경위생관리

※ 출처: 대한예방의학회, 예방의학과 공중보건학(제3판), 계축문화사, 2017, p.27.

29

윈슬로(C. E. A. Winslow, 1920)의 정의

(1) **정의**: 공중보건학이란 조직적인 지역사회의 노력을 통하여 질병을 예방하고 수명을 연장시키며, 신체적·정신적 효율을 증진시키는 기술이자 과학이다.

(2) **조직적인 지역사회의 노력**
　① 환경위생 관리
　② 전염병 관리
　③ 개인위생에 관한 보건교육
　④ 질병의 조기발견과 예방적 치료를 할 수 있는 의료 및 간호 서비스의 조직화
　⑤ 자신의 건강을 유지하는 데 적합한 생활 수준을 보장받을 수 있는 사회제도의 발전

30

1986년 세계보건기구는 오타와 헌장에서 건강증진을 사람들로 하여금 자신의 건강을 통제하고, 건강수준을 개선할 수 있는 능력을 배양하는 과정으로 정의하면서, 주민들의 참여와 권한강화를 전략으로 하는 신공중보건(new public health) 패러다임을 제시하였다. 신공중보건은 공중보건의 개입이 단지 질병의 위험요인만이 아닌 사회적 결정요인까지 확장되어야 함을 강조하고 있다.

※ 출처: 대한예방의학회, 예방의학과 공중보건학(제4판), 계축문화사, 2021, p.1112.

31

공중보건은 인구집단(지역사회 주민)을 대상으로 하며 건강에 영향을 미치는 여러 요인들에 관심을 둔다. 특히 현대사회에서는 건강에 영향을 미치는 사회경제적 요인에 관심을 두고 있으며 생활습관, 환경개선을 중요하게 다룬다.

32

공중보건의 대상은 지역사회 주민이며 공중보건의 목적은 질병예방, 수명연장, 신체적·정신적 효율증진(건강증진)이다.

제 2 절 | 보건사업기획

01 ①	02 ②	03 ④	04 ④	05 ④
06 ③	07 ②	08 ②	09 ③	10 ②
11 ④	12 ②	13 ①	14 ③	15 ①
16 ②	17 ②	18 ④	19 ①	20 ①
21 ④	22 ②	23 ④	24 ④	25 ①
26 ①	27 ①	28 ④	29 ③	30 ②

01

지역사회 보건사업 기획과정
- 1단계: 기획팀의 조직
- 2단계: 지역사회현황 분석(지역사회진단, 지역사회 요구도 사정)
- 3단계: 주요건강문제 결정(우선순위결정)
- 4단계: 목적과 목표의 설정
- 5단계: 전략과 세부사업계획의 작성
- 6단계: 실행
- 7단계: 평가

02

'문제의 크기, 문제의 심각도, 사업의 해결 가능성, 주민의 관심'은 브라이언트의 우선순위 결정 기법의 주요 결정기준이다. 이는 지역사회에서 보건사업을 기획할 때 여러 보건문제들 중 우선순위를 결정하기 위한 방법으로 사용된다.

03

BPRS는 할론(Hanlon)과 피켓(Pickett)이 제시한 우선순위 결정기법으로 보건사업의 우선순위결정에서 가장 널리 활용되고 있는 방법이다.

> **BPR(Basic Priority Ratina) = (A + 2B)C/3**
> - A: 문제의 크기 – 만성질환은 유병률, 급성 질환은 발생률을 사용하여 0~10점까지 부여
> - B: 문제의 심각도 – 문제의 긴급성, 중증도, 경제적 및 사회적 손실을 고려하여 0~10점까지 부여
> - C: 사업의 효과 – 과학적 근거를 바탕으로 문제의 해결가능성을 0~10점까지 부여

A, B, C 세 가지 근거 중 <u>우선순위에 미치는 영향이 가장 큰 것은 사업의 효과이다.</u>

04

목표가 갖추어야 할 기준: SMART
- **Specific**: 구체적인(명확하고 간결함)
- **Measurable**: 측정가능한(평가에 활용가능함)
- **Appropriate**: 적절한(사업의 목적에 부합됨)
- **Reasonable**: 합리적인(실현가능함)
- **Timed**: 기한을 지닌(목표달성을 위한 일정 제공)

05

Golden diamond 방식
(1) 미국의 매릴랜드 주에서 보건지표 상대적 크기와 변화의 경향을 이용하여 우선순위를 결정한 방식이다.
(2) 우선순위를 결정할 주요 건강문제를 선정한 뒤 이들 건강문제의 이환율과 사망률 그리고 변화의 경향을 미국 전체와 비교하여 "주가 좋음", "같음", "주가 나쁨"으로 구분하고, 이를 "황금다이아몬드" 상자에 표시한다.
(3) 1순위 사업은 미국 전체에 비해 주의 지표가 좋지 않고, 변화 추세도 나쁜 경우이다.
(4) 이 방법은 자치단체별 건강지표가 확보 가능하고, 과거의 추세를 알 수만 있다면 쉽게 우선순위를 정할 수 있으며, 형평성을 추구하는 데 매우 적합한 방법이다.

06

보건사업기획의 전략
생태학적 모형(사회생태학적 모형)에 따른 건강에 영향을 미치는 요인

단계	정의
개인적 요인	지식, 태도, 행동, 자아 인식, 기술과 같은 개인의 특성, 개인의 발달사를 포함한다.
개인간 관계 및 일차 집단	가족, 직장동료, 친구 등을 포함하는 공식적, 비공식적 사회적 관계망과 지지 시스템
조직 요인	조직적 특성을 지닌 사회적 기관들, 공적적 비공식적 규칙과 규제
지역사회 요인	일정한 경계 안에서 이루어지는 조직, 기관, 비공식 네트워크 사이의 관계
정책 요인	각급 정부의 정책과 법

07

건강신념 모형, 범이론적 모형은 개인 수준의 모형이고 프로시드 모형은 지역사회수준의 모형이다.
지역사회 보건사업 기획 모형인 <u>생태학적 모형</u>(사회생태학적 모형)은 인간의 행동에는 다차원적인 요인들이 영향을 미친

다. 사회생태학은 인간과 환경 사이의 동적이고 적극적인 상호작용과 인간생활의 사회적, 역사적, 문화적, 제도적 맥락을 이해하고자 하는 학문이다. 따라서 개인과 환경, 건강사이의 상호관계를 이해하기 위해서는 사회생태학의 틀을 이용하는 것이 좋다. 사회생태학적 모형에 의하면 개인 또는 집단의 행태는 개인적 요인, 개인간 관계 및 일차집단, 조직 요인, 지역사회 요인, 정책요인의 상호작용에 영향을 받는다. 따라서 보건사업의 성공을 위해서는 이들 각 수준(개인 수준, 개인 간 수준, 조직, 지역사회, 정책수준)에 영향을 미치는 전략을 다양하게 사용하는 것이 바람직하다.

08

황금 다이아몬드(Golden diamond) 방식
보건지표 상대적 크기와 변화의 경향을 이용하여 우선순위를 결정한 방식이다. 우선순위를 결정할 주요 건강문제를 선정한 뒤 이들 건강문제의 이환율과 사망률 그리고 변화의 경향을 미국 전체와 비교하여 "주가 좋음", "같음", "주가 나쁨"으로 구분하고, 이를 "황금다이아몬드"상자에 표시한다. 1순위 사업은 미국 전체에 비해 주의 지표가 좋지 않고, 변화 추세도 나쁜 경우이다. 이 방법은 자치단체별 건강지표가 확보가 능하고, 과거의 추세를 알 수만 있다면 쉽게 우선순위를 정할 수 있으며, 형평성을 추구하는 데 매우 적합한 방법이다.

09

기본적 우선순위 결정기법(BPRS) 구성요소
BPR(Basic Priority Ratina) = (A + 2B)C / 3
(1) **문제의 크기**: 만성질환은 유병률, 급성 질환은 발생률을 사용하여 0~10점까지 부여
(2) **문제의 심각성**: 문제의 긴급성, 중증도, 경제적 및 사회적 손실을 고려하여 0~10점까지 부여
(3) **사업의 효과성**: 과학적 근거를 바탕으로 문제의 해결 가능성을 0~10점까지 부여

10

간호과정은 대상자의 상태를 확인하기 위한 사정후 사정된 자료를 통해 진단을 내리고 진단에서 정해진 문제를 해결하기 위한 계획을 수립한 뒤 수행하고 평가하는 과정으로 진행된다.

11

목표가 갖추어야 할 기준: SMART
(1) **Specific**: 구체적인(명확하고 간결함)
(2) **Measurable**: 측정 가능한(평가에 활용 가능함)
(3) **Appropriate(Achievable)**: 적절한(사업의 목적에 부합됨)
(4) **Reasonable**: 합리적인(실현 가능함)
(5) **Timed**: 기한을 지닌(목표의 달성을 위한 일정 제공)

12

지역사회 보건사업기획의 과정

지역사회의 현황 분석(요구사정) – 주요 건강 문제의 결정(우선순위의 결정) – 목적과 목표의 설정 – 전략과 세부사업 계획의 작성 – 실행 – 평가

13

개인과 집단이 대상일 때는 집단을 우선으로 한다.

14

지역사회보건사업에서 활용되는 전략의 유형

단계		전략의 유형
개인적 수준		교육, 행태개선 훈련, 직접 서비스 제공(예방접종, 검진, 진료, 재활, 방문보건 등), 유인 제공
개인 간 수준		기존 네트워크의 활용, 새로운 네트워크의 개발(후원자 활용, 동료 활용, 자조집단 형성), 자생집단(비공식적) 지도자 활용
지역 사회 수준	조직 요인	조직개발 이론과 조직관계이론의 적용
	지역사회 요인	이벤트, 매체 홍보, 사회마케팅, 지역사회 역량 강화,
	정책 요인	옹호, 정책 개발

15

(08 해설 참고)

16

BPRS = (A + 2B)C / 3

① 고혈압 = (8 + 4)7 / 3 = 28
② 당뇨병 = (6 + 14)6 / 3 = 40
③ 결핵 = (2 + 8)10 / 3 = 33.3
④ 폐암 = (2 + 16)4 / 3 = 24

17

BPR 우선순위결정 기법

보건사업의 우선순위 결정에서 가장 널리 활용되고 있는 방법으로 다음의 공식을 통해 건강문제의 우선순위를 평가한다.

BPR(Basic Priority Rating) = (A + 2B)C / 3

(1) A: 문제의 크기 – 만성질환은 유병률, 급성 질환은 발생률을 사용하여 0~10점까지 부여
(2) B: 문제의 심각도 – 문제의 긴급성, 중증도, 경제적 및 사회적 손실을 고려하여 0~10점까지 부여
(3) C: 사업의 효과 – 과학적 근거를 바탕으로 문제의 해결 가능성을 0~10점까지 부여

18

브라이언트(J. Bryant)의 우선순위 결정 기준

(1) 문제의 크기(유병도)
(2) 문제의 심각성(심각도)
(3) 사업의 기술적 해결 가능성(난이도)
(4) 주민의 관심도(관심도)

19

지역사회 보건사업의 전략: 사회생태학적 모형

(1) 인간의 행동에는 다차원적인 요인들이 영향을 미친다. 사회생태학은 인간과 환경 사이의 동적이고 적극적인 상호작용과 인간생활의 사회적, 역사적, 문화적, 제도적 맥락을 이해하고자 하는 학문이다.
(2) 따라서 개인과 환경, 건강사이의 상호관계를 이해하기 위해서는 사회생태학의 틀을 이용하는 것이 좋다.
(3) 사회생태학적 모형에 의하면 개인 또는 집단의 행태는 개인적 요인, 개인간 관계 및 일차집단, 조직 요인, 지역사회 요인, 정책요인의 상호작용에 영향을 받는다.
(4) 따라서 보건사업의 성공을 위해서는 이들 각 수준에 영향을 미치는 전략을 다양하게 사용하는 것이 바람직하다.

사회생태학적 모형에 따른 전략의 유형

단계		전략의 유형
개인적 수준		• 교육 • 행태개선 훈련 • 직접 서비스 제공(예방접종, 검진, 진료, 재활, 방문보건 등) • 유인 제공

개인 간 수준		• 기존 네트워크의 활용
		• 새로운 네트워크의 개발
		  – 후원자 활용
		  – 동료 활용
		  – 자조집단 형성
		• 자생집단(비공식적) 지도자 활용

지역 사회 수준	조직 요인	• 조직개발 이론과 조직관계이론의 적용
	지역사회 요인	• 이벤트 • 매체 홍보 • 사회마케팅 • 지역사회 역량 강화
	정책 요인	• 옹호 • 정책 개발

20

지역사회 보건사업기획의 과정: 지역사회의 현황 분석 → 주요 건강 문제의 결정(우선순위의 결정) → 목적과 목표의 설정 → 전략과 세부사업 계획의 작성 → 실행 → 평가

제시된 지문에서 지역사회 현황조사 결과를 확인했으므로 확인된 건강문제 중 우선순위를 결정하여야 한다.

21

보건정책 수립 시 고려사항

보건정책은 한 국가의 근본적이고 필수적인 정책이다. 국민들이 사회학적 및 경제학적으로 생산적인 활동을 하기 위해서 국가는 국민보건향상을 위한 전략수립이 필요하다.

(1) 인구의 성장, 구성 및 동태
(2) 경제개발수준 및 단계
(3) 지배적인 가치관
(4) 보건의료제도
(5) 국민의 건강상태(감염성 질환과 영양상태, 만성 퇴행성 질환, 사고, 환경오염, 스트레스, 정신질환, 노인건강 등)
(6) 사회구조와 생활패턴

22

목표가 갖추어야 할 기준: SMART

(1) Specific: 구체적인(명확하고 간결함)
(2) Measurable: 측정 가능한(평가에 활용 가능함)
(3) Appropriate(Achievable): 적절한(사업의 목적에 부합됨)
(4) Reasonable(Relevant): 합리적인(실현 가능함)
(5) Timed: 기한을 지닌(목표의 달성을 위한 일정 제공)

23

(18 해설 참고)

24

(19 해설 참고)

25

BPR 우선순위결정 기법

보건사업의 우선순위 결정에서 가장 널리 활용되고 있는 방법으로 다음의 공식을 통해 건강문제의 우선순위를 평가한다.

BPR(Basic Priority Rating) = (A + 2B)C / 3

(1) A: 문제의 크기 – 만성질환은 유병률, 급성 질환은 발생률을 사용하여 0~10점까지 부여
(2) B: 문제의 심각도 – 문제의 긴급성, 중증도, 경제적 및 사회적 손실을 고려하여 0~10점까지 부여
(3) C: 사업의 효과 – 과학적 근거를 바탕으로 문제의 해결 가능성을 0~10점까지 부여

26

지역사회 보건사업기획의 과정

(1) 1단계: 지역사회의 현황 분석(요구사정)
(2) 2단계: 주요 건강 문제의 결정(우선순위의 결정)
(3) 3단계: 목적과 목표의 설정
(4) 4단계: 전략과 세부사업 계획의 작성
(5) 5단계: 실행
(6) 6단계: 평가

27

(19 해설 참고)

28

(25 해설 참고)

| 우선순위 계산 |

① 금연프로그램 = (8 + 10) × 5 = 90
② 신체활동사업 = (6 + 10) × 7 = 112
③ 영양관리사업 = (4 + 12) × 7 = 112
④ 감염병관리사업 = (3 + 10) × 9 = 117

29

(25 해설 참고)

A, B, C의 각각 최대값은 10이다. 모든 기준의 최대값으로 계산했을 때 다음과 같다.

(A + 2B)C = (10 + 20)10 = 300

30

지역사회보건사업에서 활용되는 전략의 유형

단계		전략의 유형
개인적 수준		교육, 행태개선 훈련, 직접 서비스 제공(예방접종, 검진, 진료, 재활, 방문보건 등), 유인 제공
개인 간 수준		기존 네트워크의 활용, 새로운 네트워크의 개발(후원자 활용, 동료 활용, 자조집단 형성), 자생집단(비공식적) 지도자 활용
지역사회 수준	조직 요인	조직개발 이론과 조직관계이론의 적용
	지역사회 요인	이벤트, 매체 홍보, 사회마케팅, 지역사회 역량 강화,
	정책 요인	옹호, 정책 개발

| 오답해설 |

① 청소년 성교육 – 개인적 수준
③ 보건소와 어린이집연합회가 공동으로 '건강한 어린이집 인증제' 실시 – 조직 요인
④ 실내와 공공장소에서의 금연 정책 – 정책 요인

제3절 | 지역사회보건사업의 평가

01 ②   **02** ②   **03** ④   **04** ①

01

보건사업 평가의 투입-산출 모형

(1) **구조 평가**(input evaluation, structural evaluation): 어떤 특정 보건사업을 수행하기 위해 투입된 인력 및 조직구조, 시설과 장비 및 재정 등이 적합한지를 판정하는 것이다.

(2) **과정 평가**(process evaluation): 보건사업의 집행이 보건사업계획과 일치하는지를 판단하고, 보건사업이 잘 수행되고 있는지를 평가하는 것이다.

(3) **결과 평가**(outcome evaluation, impact evaluation)

  ① 보건사업의 산출물(output), 효과(effect), 영향(impact)을 평가하여 보건사업에 의한 변화 또는 차이를 측정하는, 즉 수행한 프로그램에 대한 사업결과를 평가하는 것이다.

  ② 산출물은 서비스 제공건수로서 서비스 제공인원, 보건교육 인원수 등이 된다.

  ③ 효과는 단시일 내에 나타날 수 있는 대상 주민의 지식 등의 변화를 의미하며, 건강생활 실천율의 향상이 그 예가 될 수 있다.

  ④ 영향은 장기적인 효과로서 건강상태와 사회·경제적 상태의 변화를 의미하며, 영아사망률의 감소 등이 그 예이다.

| 오답해설 |

① 백신효과율 - 결과평가

② 백신확보율 - 구조평가

③ 예방접종건수 - 결과평가

④ 예방접종에 대한 부작용 - 결과평가

02

(01 해설 참고)

03

보건사업의 경제학적 평가기법

(1) **비용-편익 분석**(CBA, Cost-Benefit Analysis): 서로 대안이 될 수 있는 여러 계획 중에서 가장 타당성이 있는 방법을 판단하는 데 이용하는 방법으로 기대이익을 화폐액으로 표시한다.

(2) **비용-효과 분석**(CEA, Cost-Effect Analysis): 주어진 목적 달성을 위한 여러 가지 서로 다른 방법을 비교하여 그중 효과가 가장 큰 방법을 찾아낸다. 기대이익이 화폐로 표시되지 않는다.

(3) **비용-효용 분석**(CUA, Cost-Utility Analysis): 보건의료프로그램의 비용과 효용을 비교하는 분석방법으로 효용은 건강일수 혹은 질보정수명(QALY)으로 측정한다. 종류 및 양이 사업대안 간에 동일할 필요가 없다.

| 오답해설 |

① 비용-효용 분석은 질보정수명(QALY)을 비교하기 때문에 서로 다른 사업이어도 비교분석이 가능하다.

② 비용-편익 분석은 산출물을 화폐가치로 환산하여 비교한다.

③ 비용-효과 분석은 산출물을 화폐가치로 환산하지 않고 산출물 자체로 비교한다.

04

(03 해설 참고)

제4절 | 공중보건학의 역사

01 ③	**02** ②	**03** ④	**04** ①	**05** ③
06 ①	**07** ③	**08** ④	**09** ④	**10** ③
11 ②	**12** ③	**13** ③	**14** ①	**15** ④
16 ②	**17** ④	**18** ③	**19** ②	**20** ④
21 ④	**22** ③	**23** ③	**24** ③	**25** ④
26 ②	**27** ②	**28** ④	**29** ①	**30** ②
31 ②	**32** ③	**33** ①	**34** ④	**35** ②
36 ①	**37** ③	**38** ②	**39** ①	**40** ④
41 ④	**42** ①	**43** ③	**44** ②	**45** ③
46 ④	**47** ③	**48** ③	**49** ③	**50** ④
51 ④	**52** ③	**53** ④	**54** ①	**55** ④
56 ②	**57** ①	**58** ①	**59** ③	**60** ③
61 ④	**62** ①	**63** ②	**64** ④	**65** ③
66 ④	**67** ①	**68** ④	**69** ①	**70** ④
71 ③				

01

- 제너의 우두접종법 개발 - 1798년
- 라마치니의 직업병에 관한 저서 발간 - 1700년
- 스웨덴 세계 최초의 국세조사 - 1749년
- 존 그랜트(영국)의 인구 출생·사망 수량적 분석에 의한 최초의 보건통계 - 1662년

02

프랭크(독일, 1745~1821)는 『전의사경찰체계』라는 의사(위생)행정에 관한 12권의 저서를 발간하였으며(1779년), 이는 공중보건학 최초의 저서로 신체위생, 정신위생, 국민보건 등을 다루었다. 프랭크는 저서를 통해 "국민의 건강을 확보하는 것은 국가의 책임이다"라고 주장하였다.

03

① 세계 최초 공중보건법 제정 - 1848년 영국
② 세계 최초 사회보장법 제정 - 1935년 미국
③ 세계 최초 질병보험 제정 - 1883년 독일
④ 세계 최초 산업보건법 제정 - 1819년 영국의 공장법(근로자의 건강과 윤리에 관한 법으로 산업보건법의 효시가 됨)

04

① 영국의 공중보건법 제정의 토대가 된 채드윅의 열병보고서는 1838년 여명기에 해당한다.
② 페텐코퍼는 확립기에 위생학강좌를 개설하여 실험위생학의 기초를 확립하였다.
③ 제너는 여명기에 천연두에 대한 예방법인 종두법을 개발하여 보급하였다. 닭콜레라균 백신은 확립기인 1880년에 파스퇴르에 의해 발견되었다.
④ 프랭크는 여명기에 최초의 보건학 저서인 『전의사경찰체계』를 집필하였으며 이를 통해 국민의 건강을 책임지는 것은 국가임을 강조하였다. 검역제도는 중세기에 시행되었다.

05

확립기(1850~1900년)
• 존 스노: 1855년 콜레라 역학조사 실시
• 파스퇴르: 닭콜레라균 백신 발견(1880), 광견병 백신(1884), 저온살균법 개발
• 코흐: 탄저균(1877), 파상풍균(1878), 결핵균(1882), 콜레라균(1883)

06

히포크라테스의 장기설은 고대기에 해당하는 내용이다.

07

채드윅은 「Fever Report」를 통해 영국에서 공중위생감독 및 위생조사를 위한 보건정책조사위원회를 설치하고 「영국 노동자 위생상태 보고서」(1842)를 발표하여 1848년 영국에서 최초의 공중보건법이 제정되는 데 기여하였다.

08

고대기 - 중세기(암흑기) - 여명기 - 확립기 - 발전기

09

④ 독일의 코흐, 결핵균, 콜레라균 발견은 확립기에 해당한다.

10

• 존 그랜트(J. Graunt): 인구의 출생·사망에 대한 수량적 분석하여 최초의 보건통계 실시
• 프랭크(J. P. Frank): 「전의사경찰체계」라는 위생행정에 관한 12권의 저서 발간(보건학 최초의 저서)

11

여명기는 1500년~1850년에 해당하는 기간이다.
• 라마치니(Ramazzini)의 직업병에 대한 저서가 출간되어 산업보건의 기초를 마련: 1700년
• 제너(Jenner)의 우두접종법: 1798년

12

고대기 - 중세기(암흑기) - 여명기 - 확립기 - 발전기

13

페텐코퍼는 확립기인 1866년 뮌헨대학에 최초로 위생학 강좌를 개설하여 실험위생학의 기초를 확립하였다.
제너, 채드윅, 레벤후크는 여명기에 업적을 남긴 인물이다.

14

고대 그리스 의학자 히포크라테스는 오염된 공기로 질병이 발생한다는 장기설을 주장하였다.

15

결핵균, 콜레라균을 발견한 학자는 코흐이다.
• 파스퇴르: 닭콜레라균 백신 발견, 광견병 백신 발견, 저온살균법 개발

16

| 오답해설 |
① 갈렌(Galen): 히포크라테스의 장기설을 계승하였다.
③ 프라카스토로(Fracastoro): 질병이 특정 전염체에 의해서 일어난다는 것을 처음으로 주장하였다.
④ 헤로도토스(Herodotos): 이집트인들의 청결과 목욕 및 의복 착용 등의 개인위생에 대해 기술하였다.

17

고대 이집트 시대에 빗물을 모아 급수와 하수처리를 하였다.

18

공중보건의 역사 구분은 일반적으로 1500~1850년을 여명기로, 1850~1900년을 확립기로 구분하지만 교재에 따라 그 구분이 다르게 제시되고 있다.
「예방의학과 공중보건학」은 중세기(476~1453년), 르네상스 시대(1453~1750년), 근대기(1750~19세기 후반)로 구분한다. 이러한 구분으로 볼 때는 채드윅의 열병보고서나 영국의 공중보건법 제정을 근대기로 볼 수 있으며 페티는 르네상스시대에 해당한다.

• 페티(Petty, W.1623~1687년): 친구인 그라운트에게 조언하여 그로 하여금 '사망에 관한 자연적, 정치적 제 관찰'이라는 공중보건의 기본 관심사인 사망통계를 저술하게 하였다.
• 윌리암(William, 1623~1687년): 인구와 사망, 질병 기타 생리적 통계에 관한 업적

※ 윌리암과 페티는 같은 인물이며 교재에 따라 이름의 표기가 다르다.

19

| 오답해설 |
① Hippocrates의 장기설 – 고대기
③ J. Snow의 콜레라 역학조사 – 확립기
④ M. Pettenkofer의 실험위생학 – 확립기

20

존 스노우(John Snow, 영국, 1813~1858)는 저서 『콜레라 발생의 전파양식에 대하여(1855)』를 통해 콜레라 역학 조사로 전염병 감염설을 입증함으로써 장기설의 허구성을 밝혔다.

21

라마치니(Ramazzini, 이탈리아, 1663~1714)
이탈리아 의사로 직업병에 관해 집대성한 『De Morbis Artificum Diatriba(직업인의 질병, 노동자 질병론)』를 발간하여 산업보건에 이바지하였다.

22

ㄱ. 히포크라테스(Hippocrates) 학파의 체액설 – 고대기
ㄴ. 최초로 검역소 설치 – 중세기
ㄷ. 최초로 공중보건법 제정 – 여명기, 1848년
ㄹ. 우두종두법을 제너가 발견 – 여명기, 1798년
ㅁ. 최초로 사회보장제도 실시 – 확립기, 1883년

23

에드윈 채드윅(Edwin Chadwick, 영국, 1800~1890)
(1) 1837~1838년에 런던을 중심으로 크게 유행한 열병의 참상을 조사하여 'Fever Report'를 정부에 제출하였다.
(2) 열병보고서가 계기가 되어 1842년 공중위생감독 및 각종 위생조사를 위한 보건정책 조사위원회가 설치되어, Chadwick을 중심으로 '노동자계층의 위생상태보고서(The Sanitary Condition of the Labouring Population, 1842)'라는 보고서가 작성되었다.
(3) 보고서에 제시된 위생개혁의 긴요성, 지역 공중보건 활동의 중요성, 이를 위한 중앙·지방을 일괄하는 보건행정의 기구 확립의 중요성 등 제시된 개선책의 기본적인 개념은 오늘날에도 공중보건과 보건행정의 원칙으로 준용되는 불멸의 가치가 있는 것이다.
(4) 영국에서 채드윅의 보고 결과로서 1848년에 세계에서 최초의 공중보건법(Public Health Act)을 제정하였다. 이 법에 근거하여 세계 최초로 중앙정부에 공중보건국과 지방보건국이 설치되었다.

24

① 최초의 사회보험제도 실시 – 확립기, 1883년 독일 비스마르크에 의해 실시된 노동자질병보호법
② 최초의 보건학 저서 발간 – 여명기, 프랭크(J. P. Frank, 독일, 1745~1821): 『전의사경찰체계』라는 의사(위생) 행정에 관한 12권의 저서를 발표(1779)
③ 최초의 검역소 설치 – 중세기, 1383년 프랑스 마르세이유에 최초의 검역소 설치
④ 최초의 공중보건법 제정 – 여명기, 1848년 영국에서 최초의 공중보건법 제정

25

ㄱ. Jenner의 우두종두법 개발 – 1798년 여명기
ㄴ. 프랑스의 검역소 설치 – 1383년 중세기
ㄷ. Pettenkofer의 위생학 강좌 개설 – 1866년 확립기
ㄹ. WHO 발족 – 1948년 발전기

26

| 오답해설 |
① 방역의사가 활동한 시기는 중세기이다.
③ 미생물병인론은 확립기의 주요 이론이었다.
④ 라마찌니가 직업인의 질병을 발표한 시기는 여명기이다.

27

중세시대 14세기 징기스칸의 유럽정벌이후 유럽 전역에 페스트의 대 유행이 있었으며 페스트에 대한 대책으로 환자의 색출, 격리소의 설치, 환자의 의복과 침상의 소각, 항구의 폐쇄, 검역기간 규정 등 이론적으로는 오늘날의 대책과 별 차이가 없는 조치를 강구하였다. 1377년 이탈리아 로구사에서 페스트 유행 지역에서 온 여행자는 항구 밖 일정 장소에서 질병이 없어질 때까지 머물다가 입항 허락하였으며 이는 검역(Quarantine, 40일 의미)의 유래가 되었다. 1383년 프랑스 마르세이유(Marseilles) 최초의 검역법이 통과되어 검역소를 설치 운영하였다. 페스트를 옮기는 쥐와 벼룩의 역할을 알 수 없는 상황에서 검역의 효과는 크지 않았으나 전염병 관리 측면에서 중요한 업적이라 할 수 있다.

28

영국에서 채드윅의 보고 결과로서 1848년에 세계에서 최초의 공중보건법(Public Health Act)을 제정하였다. 이 법에 근거하여 세계 최초로 중앙정보부에 공중보건국과 지방보건국이 설치되었다.

29

질병에 있어서 환경의 영향은 고대기 히포크라테스에 의해 주장되었다.

30

존 스노우(J. Snow)는 「콜레라에 관한 역학조사 보고서」를 통해서 장기설의 허구성을 입증하였다.
코흐(R. Koch)는 탄저균(1876), 파상풍균(1878), 결핵균(1882), 콜레라균(1883) 등을 발견하고 1905년 노벨 생리ㆍ의학상을 수상하였다.

31

1848년 영국에서는 최초의 공중보건법이 제정되었으며 공중보건국과 지방보건국이 설립되었다.
1919년 영국 보건부설립

32

③ 질병발생에 관해 한 사람으로부터 다른 사람으로 전염할 수 있다고 믿는 접촉 전염설이 주장된 것은 중세기에 해당한다.

33

고대기, 히포크라테스(Hippocrates)의 장기설에 대한 설명이다.

34

| 오답해설 |
① 존 스노우 –『콜레라 발생의 전파양식에 대하여』
② 라마찌니 –『직업인의 질병, 노동자 질병론』
③ 프랭크 –『전의사경찰체계』

35

• 레뮤얼 섀턱(Lemuel Shattuck, 미국, 1793~1859): 1842년 보건 분야 지침서인 『매사추세츠 위생위원회 보고서』를 발표하였다.
• 에드윈 채드윅(Edwin Chadwick): 1837~1838년에 런던을 중심으로 크게 유행한 열병의 참상을 조사하여 'Fever Report'를 정부에 제출하였다.

36

| 오답해설 |
② 코흐 결핵균 발견 – 확립기
③ 최초의 사회보장제도 시행 – 확립기
④ 최초의 검역소 설치 – 중세기

37

파스퇴르의 백신 개발은 확립기의 사건이다.

38

• 장기설 – 고대기
• 검역소 설치 – 중세기
• 라마찌니의 「노동자질병론」 발간 – 1700년 여명기
• 존스노우 콜레라 역학조사 – 1855년 확립기

39

① 제너(E. Jenner)가 우두 종두법을 개발하였다. – 여명기 (1798년)
② 로버트 코흐(R. Koch)가 결핵균을 발견하였다. – 확립기 (1882년)
③ 베니스에서는 페스트 유행지역에서 온 여행자를 격리하였다. – 중세기
④ 독일의 비스마르크(Bismarck)에 의하여 세계 최초로 「질병보험법」이 제정되었다. – 확립기(1883년)

40

스노우(John Snow)는 1855년 런던에 유행한 콜레라의 원인을 규명하였으며, 이는 역학이 과학이라는 학문 체계를 갖추고 출발한 계기가 되었다. 콜레라 병원체를 발견하기 전에 오염된 물을 통하여 콜레라가 전파된다는 가설을 세우고, 지도

(Spot Map)를 작성하여 오염된 물이 콜레라를 전파하는 것이라는 가설을 입증하였다.

41

코흐(Koch)가 탄저균(1876), 결핵균(1882), 콜레라균(1883)을 발견하였다.
파스퇴르(Pasteur)는 닭콜레라균 백신(1880), 돼지단독 백신(1883), 광견병 백신(1884)등을 개발하였다.

42

확립기 1850∼1900년
① Koch – 결핵균 발견 – 1882년
② Jenner – 우두종두법 개발 – 1798년 여명기
③ Shattuck – 메사추세츠 위생위원회 보고서 – 1842년 여명기
④ Chadwick – 열병보고서 – 1838년 여명기

43

• 여명기(1500∼1850년)에는 한센병(나병) 등이 점차 사라지고 16∼17세기에 걸친 발진티푸스, 괴혈병, 수두, 성홍열, 매독, 두창, 페스트가 유행하였다. 이 시기에 가장 무서운 질병은 매독이었는데 매독이 성교에 의하여 전염된다는 사실을 밝혀내고 이 병의 감염원을 없애기 위해 창녀들에 대한 규제와 환자 및 용의자의 격리 등의 조치가 시행되었다.
• 시드넘(시덴함, Sydenham, 영국, 1624∼1689)은 임상 소견에 따른 질병 분류를 시도하였고 개개 질병의 경과를 상세히 관찰하여 유행병 발생의 자연사를 기록하였다. 유행병의 원인에 대하여는 여전히 히포크라테스로부터 계승된 대기의 장기설을 믿었다.
• 라마치니는 이탈리아 의사로 직업병에 관해 집대성한 『De Morbis Artificum Diatriba(직업인의 질병, 노동자 질병론)』를 발간(1700년)하여 산업보건에 이바지하였다. 책에서 도금공, 인쇄공, 광산노동자, 제분공 등 54종의 근로자에 관련된 산업재해에 대해 기술하고 있다.

44

(1) 프랭크(J. P. Frank, 독일, 1745∼1821): 『전의사경찰체계』라는 의사(위생) 행정에 관한 12권의 저서를 발표하였다. 신체위생, 개인위생, 정신위생, 국민보건에 관한 모든 문제를 망라하고 있으며 내용이 충실한 점에서 최초의 공중보건학 저서라고 알려져 있다. "국민의 건강을 확보하는 것은 국가의 책임이다."라고 주장하였다.
(2) 에드윈 채드윅(Edwin Chadwick, 영국, 1800∼1890): 1837∼1838년에 런던을 중심으로 크게 유행한 열병의 참상을 조사하여 'Fever Report'를 정부에 제출하였다. 열병

보고서가 계기가 되어 1842년 공중위생감독 및 각종 위생조사를 위한 보건정책 조사위원회가 설치되어, Chadwick을 중심으로 '노동자계층의 위생상태보고서(The Sanitary Condition of the Labouring Population, 1842)'라는 보고서가 작성되었다.

45

에드윈 채드윅(Edwin Chadwick, 영국, 1800∼1890)
(1) 1837∼1838년에 런던을 중심으로 크게 유행한 열병의 참상을 조사하여 'Fever Report'를 정부에 제출하였다.
(2) 열병보고서가 계기가 되어 1842년 공중위생감독 및 각종 위생조사를 위한 보건정책 조사위원회가 설치되어, Chadwick을 중심으로 '노동자계층의 위생상태보고서(The Sanitary Condition of the Labouring Population, 1842)'라는 보고서가 작성되었다.
(3) 보고서에 제시된 위생개혁의 긴요성, 지역 공중보건 활동의 중요성, 이를 위한 중앙ㆍ지방을 일괄하는 보건행정의 기구 확립의 중요성 등 제시된 개선책의 기본적인 개념은 오늘날에도 공중보건과 보건행정의 원칙으로 준용되는 불멸의 가치가 있는 것이다.
(4) 영국에서 채드윅의 보고 결과로서 1848년에 세계에서 최초의 공중보건법(Public Health Act)을 제정하였다. 이 법에 근거하여 세계 최초로 중앙정보부에 공중보건국과 지방보건국이 설치되었다.

46

① 페스트 유행으로 인한 검역소 설치 – 중세기(1383년)
② 제너의 우두종두법 – 여명기(1798년)
③ 알마아타 회의 – 발전기(1978년)
④ 파스퇴르의 광견병 백신 개발 – 확립기(1884년)

47

① Chadwick의 노동자 위생상태보고서 – 1842년, 여명기
② Graunt의 인구사망통계 – 1662년, 여명기
③ Snow의 콜레라 역학조사 – 1855년, 확립기
④ Jenner의 우두접종법 – 1798년, 여명기

48

① 세계 최초의 국세조사가 스웨덴에서 이루어졌다. – 1749년 여명기
② 프랑스 마르세유(Marseille)에 최초의 검역소가 설치되었다. – 1383년 중세기
③ 영국 런던에서 콜레라의 발생 원인에 대한 역학조사가 이루어졌다. – 1855년 확립기
④ 질병의 원인으로 장기설(miasma theory)과 4체액설이 처음 제기되었다. – 고대기

49

ㄱ. 존 그란트(John Graunt): 『사망표에 관한 자연적, 정치적 제 관찰』이라는 사망통계에 관한 책을 저술하였다(1662년).

ㄴ. 존 스노우(John Snow): 저서 『콜레라 발생의 전파양식에 대하여(1855)』를 통해 콜레라 역학 조사로 전염병 감염설을 입증함으로써 장기설의 허구성을 밝혔다.

ㄷ. 제너(Jenner): 우두접종법을 개발(1798)하였고, 19세기 초반부터 전 유럽에서 두창 예방법이 보급되었다.

ㄹ. 페텐코퍼(Pettenkofer): 1866년 뮌헨대학에 최초로 위생학 강좌 개설하여 영양, 의복, 환기, 난방, 상하수 등 위생학 전 분야를 실험실에서 연구하는 실험위생학의 기초를 확립하였다.

50

14세기 유럽에서 페스트의 대유행에 대한 대책으로 환자의 색출, 격리소의 설치, 환자의 의복과 침상의 소각, 항구의 폐쇄, 검역기간 규정 등 오늘날의 대책과 별 차이가 없는 조치를 강구하였다. 1377년 이탈리아 로구사에서 페스트 유행지역에서 온 여행자는 항구 밖 일정 장소에서 질병이 없어질 때까지 머물다가 입항 허락하였으며 이는 검역(Quarantine, 40일 의미)의 유래가 되었다. 1383년 프랑스 마르세이유(Marseilles) 최초의 검역법이 통과되어 검역소를 설치 운영하였다. 페스트를 옮기는 쥐와 벼룩의 역할을 알 수 없는 상황에서 검역의 효과는 크지 않았으나 전염병 관리 측면에서 중요한 업적이라 할 수 있다.

51

스웨덴에서 1749년 세계에서 처음으로 국세조사를 실시하였다.

52

확립기는 1850~1900년으로 세균학 및 면역학 분야에서 업적, 예방의학적 사상이 싹트기 시작하고 공중보건학이 제도적으로나 내용적으로 확립되기 시작한 시기이다.

• Bismark에 의해 세계 최초로 근로자 질병보호법이 제정되었다. – 1883년

• 영국 리버풀시에서 최초로 방문간호사업이 시작되어 오늘날 보건소제도의 효시가 되었다. – 1859년

53

ㄱ. 광혜원 설립 – 1885년

ㄴ. 세계보건의 날 지정 – 1948년

ㄷ. 라론드보고서에 의한 건강결정요인 제시 – 1974년

ㄹ. 존스노우의 콜레라 역학조사 – 1855년

54

ㄱ. 최초의 검역법 제정 – 1383년

ㄴ. 얀센의 현미경 발견 – 1595년

ㄷ. 최초의 공중보건법 제정 – 1848년

ㄹ. 코흐의 결핵균 발견 – 1882년

ㅁ. 최초의 근로자 질병보호법 – 1883년

55

예방의학적 사상이 싹튼 시기는 확립기(1850~1900년)이다.

① 비스마르크의 노동자 질병보호법 제정 – 1883년

② 파스퇴르의 닭콜레라 백신 개발 – 1880년

③ 영국에서 최초의 방문간호사업 시작 – 1859년

④ 제너의 우두종두법 시행 – 1798년 여명기에 해당

56

라마치니(Ramazzini, 이탈리아, 1663~1714)

(1) 이탈리아 의사로 직업병에 관해 집대성한 『De Morbis Artificum Diatriba(직업인의 질병, 노동자 질병론)』를 발간(1700년)하여 산업보건에 이바지하였다.

(2) 저서의 서두에서 "노동자들의 건강을 지키고 사회복지를 기여하는 것이 의학자의 의무이다."라고 기술하여 임상의학적 접근법에 의한 공중보건학의 선구적인 저작이 되었다(산업의학의 아버지).

(3) 책에서 도금공, 인쇄공, 광산노동자, 제분공 등 54종의 근로자에 관련된 산업재해에 대해 기술하고 있다.

57

여명기는 1500~1850년의 시기이다.

① 라마찌니(Ramazzini)는 산업보건에 관한 책을 저술하였다. – 1700년

② 존 스노우(John Snow)는 콜레라 역학조사로 전염병 감염설을 입증하였다. – 1855년 확립기

③ 페텐코퍼(Pettenkofer)는 실험위생학의 기초를 확립하였다. – 1866년 확립기

④ 코흐(R. Koch)는 콜레라균을 발견하였다. – 1883년 확립기

58

① L. Pasteur의 광견병 백신 개발 – 1884년

② John Snow 의 「콜레라에 관한 역학조사 보고서」 – 1855년

③ R. Koch의 결핵균 발견 – 1882년

④ Bismark에 의해 세계 최초의 근로자 질병보호법 제정 – 1883년

59

ㄱ. 파스퇴르 광견병백신 개발 – 1884년, 확립기
ㄴ. 장기설 – 고대기
ㄷ. 제너 우두종두법 – 1798년, 여명기
ㄹ. 검역법 – 1383년, 중세기

60

스노우(John Snow)는 1855년 런던에 유행한 콜레라의 원인을 규명하였으며, 이는 역학이 과학이라는 학문 체계를 갖추고 출발한 계기가 되었다. 콜레라 병원체를 발견하기 전에 오염된 물을 통하여 콜레라가 전파된다는 가설을 세우고, 지도(Spot Map)를 작성하여 오염된 물이 콜레라를 전파하는 것이라는 가설을 입증하였다.
③ 콜레라균은 존스노우의 역학조사 이후인 1883년 코흐에 의해 발견되었으며 존스노우의 역학조사 당시 물을 통해 감염되는 것을 입증하였을 뿐 균이 배설물을 통해 배출된다는 것은 알지 못했다.

61

① 존 스노우(John Snow): 저서 『콜레라 발생의 전파양식에 대하여(1855)』를 통해 콜레라 역학 조사로 전염병 감염설을 입증함으로써 장기설의 허구성을 밝혔다.
② 페텐코퍼(Pettenkofer): 1866년 뮌헨대학에 최초로 위생학 강좌 개설하여 영양, 의복, 환기, 난방, 상하수 등 위생학 전 분야를 실험실에서 연구하는 실험위생학의 기초를 확립하였다.
③ 존 그란트(J. Graunt): 인구학의 시조로 1662년에 「Made upon the Bills of Mortality」라는 인구학과 보건통계학 최초의 논문을 발표하였다. 런던 시민의 사망표와 교회 세례 기록을 관찰하여 출생과 사망에 대한 인구통계학적인 수량적 분석을 실시함과 동시에 인구 성장 및 인구 변화와 관련된 인구 현상을 실증적 자료를 이용하여 분석하였다.
④ 채드윅(E. Chadwick): 「Fever Report」를 통해 영국에서 공중위생감독 및 위생조사를 위한 보건정책조사위원회를 설치하고 「영국 노동자 위생상태 보고서」(1842)를 발표하여 1848년 영국에서 최초의 공중보건법이 제정되는 데 기여하였다.

62

① 시드넘(시덴함, Sydenham, 영국, 1624~1689): 임상 소견에 따른 질병 분류를 시도하였고 개개 질병의 경과를 상세히 관찰하여 유행병 발생의 자연사를 기록하였다.
② 필립 피넬(Philippe Pinel, 프랑스, 1745~1826): 1789년 정신병원에 수용된 53명의 정신병 환자를 해방시키고 정신병환자의 처우 개선에 힘쓴 의사로서 정신의학 창시자이다.

③ 에드윈 채드윅(Edwin Chadwick, 영국, 1800~1890): 1837~1838년에 런던을 중심으로 크게 유행한 열병의 참상을 조사하여 'Fever Report'를 정부에 제출하였다.
④ 영국에서 채드윅의 보고 결과로서 1848년에 세계에서 최초의 공중보건법(Public Health Act)을 제정하였다. 이 법에 근거하여 세계 최초로 중앙정부부에 공중보건국과 지방보건국이 설치되었다.

63

확립기는 1850년~1900년이다.
① WHO가 발족되었다. – 1948년, 발전기
② 존 스노(John Snow)가 콜레라에 관한 역학 조사 보고서를 발표하여 역학 조사의 좋은 사례가 되었다. – 1855년, 확립기
③ 세계 최초로 공중보건법이 제정되었다. – 1848년, 여명기
④ 페스트가 유행할 때 환자를 격리하였고 최초의 검역법이 통과되어 검역소를 운영하였다. – 1383년 중세기

64

• 라론드 보고서 – 1974년
• 알마아타선언 – 1978년
• 오타와헌장 – 1986년
• 방콕헌장 – 2005년

65

ㄱ. 프랑스 마르세이유에서 최초의 검역소 설치 – 1383년
ㄴ. 코흐의 콜레라균 발견 – 1883
ㄷ. '2000년까지 모든 인류에게 건강을'이라는 목표를 설정 – 1978년
ㄹ. 제너의 우두종두법 개발 – 1798년

66

① 라마찌니의 노동자질병론 – 1700년, 여명기
② 제너의 우두종두법 – 1798년, 여명기
③ 젬멜바이스의 산욕열예방 – 1847~1849년, 여명기
④ 비스마르크의 질병보호법 제정 – 1883년, 확립기

67

① 영국의 제너(Jenner)가 우두종두법을 개발하였다. – 1798년, 여명기
② 영국의 래스본(Rathbone)에 의해 방문보건사업이 시작되었다. – 1859년, 확립기
③ 독일의 페텐코퍼(Pettenkofer)가 뮌헨대학에 최초로 위생학 강좌를 개설하였다. – 1866년, 확립기

④ 독일의 비스마르크(Bismarck)가 세계 최초의 사회보험법인 근로자 질병보호법을 제정하였다. – 1883년, 확립기

68

ㄱ. 제너에 의해 우두접종법이 발견되었다. – 1798년(여명기)
ㄴ. 라마치니가 '노동자의 질병'을 발간하였다.
　　– 1700년(여명기)
ㄷ. 영국의 채드윅은 '열병보고서'를 정부에 제출하였다.
　　– 1838년(여명기)
ㄹ. 페스트 예방대책으로 라구사에서 40일간의 격리기간을 두었다. – 1377년(중세기)

69

① 윌리엄 래스본의 방문간호사업 – 1859년 확립기
② 제너의 우두종두법 – 1798년 여명기
③ 채드윅의 열병보고서 – 1838년 여명기
④ 최초의 공중보건법 제정 – 1848년 여명기

70

발전기(1900년 이후)의 시기적 특성

(1) 19세기 후반의 위생개혁과 세균학의 비약적인 진보에 의하여 20세기 초기에 이르러 각국의 사망률은 현저하게 감소하였다.
(2) 확립기의 공중보건학은 영국, 독일, 프랑스 등 유럽을 중심으로 발전하여 왔으나 발전기의 공중보건학은 영국과 미국을 중심으로 이루어지기 시작하였다.
(3) 발전기에 접어들면서 임상의학의 발전과 인류 보건증진을 위한 국제기구의 설립, 인구집단을 대상으로 하여 질병발생의 분포 및 경향의 양상을 규명하고, 분포와 경향을 결정하는 요소들을 탐구하는 역학의 발달로 오늘날 공중보건은 개인 건강증진사업과 함께 국민건강 향상에 크게 이바지하고 있다.
(4) 1960년대 이후 보건의료에 대한 지역사회의 다양한 요구에 부응하기 위해 포괄적 보건의료의 필요성이 대두되었으며, 지역사회 보건 문제를 해결하기 위한 노력으로 보건소제도의 보급이 활발하였다.
(5) 제2차 세계대전 이후 영국에서는 의료보험과 같은 보험제도나 의료보호와 같은 공적부조를 통한 사회보장제도가 발전되었다.
(6) 인구의 폭발적인 증가와 산업의 급격한 성장으로 인구의 질적, 양적 관리의 중요성이 대두되어 모자보건과 가족계획사업이 국가시책사업으로 이루어졌다.

71

① 영국의 채드윅(E. Chadwick)은 「열병보고서(fever report)」를 정부에 제출하였는데, 이 보고서가 계기가 되어 보건정책조사위원회가 설치되었다. – 1837~1838년, 여명기
② 영국에서는 세계 최초로 공중보건법(Public Health Act)이 제정되었다. – 1848년, 여명기
③ 영국의 래스본(Rathborne)은 리버풀(Liverpool) 시에서 방문간호사업을 시행하였는데 이것은 오늘날 보건소 제도의 효시이다. – 1859년, 확립기
④ 영국의 제너(E. Jenner)는 우두종두법을 개발하여 그 결과를 영국왕립협회에 보고하였다. – 1798년, 여명기

제 5 절 | 우리나라 보건행정의 역사

01 ②	02 ③	03 ④	04 ①	05 ③
06 ②	07 ③	08 ①	09 ①	10 ②
11 ③	12 ①	13 ②	14 ③	15 ①
16 ④	17 ②	18 ④	19 ③	20 ④
21 ①	22 ③			

01

고려시대 의료행정을 담당한 기관은 태의감이다.

| 오답해설 |
① 상약국 – 고려시대 왕실의 약 담당
③ 제위보 – 고려시대 구제기관
④ 전의감 – 조선시대 의료행정담당

02

고려시대와 조선시대의 보건

시대　　내용	고려시대	조선시대
왕실의료 (왕실 의약관청)	상약국, 상의국	내의원
의료행정	태의감	전의감
서민의료	혜민국	혜민서
빈민·행려자 의료, 구호	제위보	제생원(후에 혜민서에 병합)
전염병관리, 병원 기능	대비원	활인서(후에 혜민서와 업무 통합)

※ 전향사: 조선시대 예조산하의 의약담당기관

03

제위보는 고려시대 구료기관이다.
혜민서(서민의료), 제생원(대민업무, 의녀근무), 전의감(의료행정)은 조선시대 보건기구이다.

04

(02 해설 참고)

05

미군정 시대(1945~1948) 보건행정
해방 전까지 환경위생개선, 전염병 예방접종, 환자격리, 청결과 청소 등 소극적인 협의의 공중보건사업이 실시되어 오다 미군정이 시작되면서 광의의 보건사업이 시작되었다.
(1) **1945년 미군정령 제1호**: 위생국 설치 공포
(2) **1945년 미군정령 제18호**: 위생국을 보건후생국으로 개칭
(3) **1946년 미군정령 제64호**: 보건후생부로 개칭

06

① 전의감: 조선시대 의료행정 담당
② 제위보: 고려시대 구료기관
③ 제생원: 조선시대 대민업무, 구료업무, 의녀근무
④ 활인서: 조선시대 전염병환자 치료 및 구호

07

① 약전: 통일신라 의료행정기관
② 상의국: 고려시대 왕실의료 담당
③ 활인서: 조선시대 전염병 환자 치료 및 구료
④ 제위보: 고려시대 구료기관

08

조선시대 1894년(고종31년) 최초의 근대적 의미의 보건행정기관인 위생국이 설치되고 1899년 지방종두세칙이 공포됨으로써 최초의 공중보건적인 활동이 시작되었다.

09

| 오답해설 |
② 태의감: 고려시대 의약관청
③ 내의원: 조선시대 왕실의료 담당
④ 제생원: 조선시대 대민업무, 의녀근무

10

| 오답해설 |
① 전향사: 조선시대 예조산하 의약 담당
③ 혜민서: 조선시대 서민의료 담당
④ 활인서: 조선시대 전염병 환자 치료 및 구호

11

조선시대 보건행정
(1) 중앙의료기관으로는 내의원, 전의감, 혜민서, 제생원, 동서대비원(동서대비원 → 동서활인원 → 동서활인서), 종약색(種藥色), 치종청(治腫廳), 의서습독관(醫書習讀官), 등과 관공서에 배속된 의무관(醫務官)제도가 있었다.
(2) 지방의료기관으로는 심약(審藥), 의학교유(醫學教諭; 의학교수관), 의학생도(醫學生徒), 및 지방의 부(府), 도호청(都護廳), 유수부(留守府)·진(鎭)에 배치된 의무관 등이 있었다.

12

대의감은 고려시대 의료행정을 담당한 기관이다.

13

조선 말기 1894년(고종31년) 근대적 의미의 보건행정기관인 위생국이 설치되어 감염예방, 의약, 우두 등의 사무를 관장하며 최초의 공중보건적인 활동이 시작되었다.

14

① 태의감: 고려시대 의약행정 담당
② 제위보: 고려시대 빈민구료 담당
③ 혜민서: 조선시대 서민의료 담당
④ 대비원: 고려시대 전염병 담당

15

광제원(1899년 내부 소속 내부병원 → 1900년 광제원 → 1907년 대한병원)
(1) 광제원은 일반 환자를 구료하는 이 외에 전염병을 취급하였다.
(2) 내부병원에서는 종두업무를 취급하였으나 광제원으로 개칭되면서 한성종두사가 독립되어 종두업무는 분리되었다.

16

① 내의원: 조선시대 왕실 의료 담당
② 태의감: 고려의 중앙의료기관으로 의약행정 총괄
③ 전향사: 조선시대 예조산하의 의약담당 기관
④ 전의감: 조선시대 일반 의료행정과 의학교육, 의과취재 등의 사무를 담당

17

① 내의원: 조선시대 왕실의료 담당
② 활인서: 조선시대 전염병 환자 치료 및 빈민구료(동서활인서)

③ 전의감: 조선시대 의료행정과 의과교육, 의과취재 등
　담당
④ 대비원: 고려시대 빈빈구료업무와 전염병 환자 치료

18

① 빈민구제 – 제생원
② 서민의료 – 혜민서
③ 의료행정 – 전의감
④ 전염병관리 – 동서활인서

19

고려시대 보건행정기관
(1) **태의감**: 고려의 중앙의료기관으로 의약과 치료 담당, 의
　약행정 총괄(대의감)
(2) **상약국, 상의국**: 왕실 의료 담당
(3) **혜민국**: 서민 의료 담당
(4) **제위보**: 빈민 구료 사업(구제기관)
(5) **대비원**: 빈민구제, 전염병 담당(보건의료기관)
(6) **약점**: 지방의 경우에는 주, 부, 현의 행정말단단위에 약점
　이 설치되었는데, 오늘날의 보건소 역할을 담당하였을 것
　으로 보인다.

| 오답해설 |
① 국의(國醫)제도 – 통일신라시대
② 활인서 – 조선시대 빈민구료 및 전염병 담당
③ 제생원 – 조선시대 빈민구료, 향약수납

20

일제강점기에는 조선총독부 경찰국 산하에 위생과를 두어 공
중위생업무, 의사 등의 면허업무, 병원 및 의약품 등의 관리
업무를 수행하였다. 보건행정은 경찰행정이 담당하였으며 의
학교육은 이루어지지 않았다.

21

(1) **조선시대 보건기관**
① **전의감**: 일반 의료행정과 의학교육, 의과취재 등의 사
　무를 담당
② **내의원**: 왕실 의료 담당
③ **혜민서**: 일반의약과 일반서민 의료 담당
④ **제생원**: 향약의 수납과 병자들의 구료업무를 담당하
　였고, 1406년(태종6년) 때에는 의녀제도를 신설하여
　제생원에 배치하였다.
⑤ **활인서**: 전염병 환자 치료 및 구호
⑥ **전향사**: 예조산하 의약 담당
⑦ **종약색**: 종약사무(種藥事務)를 담당하다가 태종 때에
　전의감으로 배치되었다.

⑧ **치종청**: 종기 등 외부질환의 치료를 중심으로 한 전
　의감에 부속된 기관이었다.
⑨ **심약**: 지방의료기관으로 각 지방에서 향약 채취를 담당
(2) **고려시대 보건기관**
① **태의감**: 고려의 중앙의료기관으로 의약과 치료 담당,
　의약행정 총괄(대의감)
② **상약국, 상의국**: 왕실 의료 담당
③ **혜민국**: 서민 의료 담당
④ **제위보**: 빈민 구료 사업(구제기관)
⑤ **대비원**: 빈민구제, 전염병 담당(보건의료기관)
⑥ **약점**: 지방의 경우에는 주, 부, 현의 행정말단단위에
　약점이 설치되었는데, 오늘날의 보건소 역할을 담당하
　였을 것으로 보인다.

22

ㄱ. **광혜원**: 최초의 서양식 국립의료기관(1885년)
ㄴ. **혜민서**: 일반의약과 일반서민 의료 담당
ㄷ. **전의감**: 일반 의료행정과 의학교육, 의과취재 등의 사무
　를 담당
ㄹ. **활인서**: 빈민구료 및 전염병 환자 치료

제 6 절	보건의료			
01 ②	02 ②	03 ④	04 ③	05 ③
06 ③	07 ①	08 ①	09 ①	10 ④
11 ②	12 ②	13 ③	14 ③	15 ①
16 ②	17 ②	18 ①	19 ③	20 ①
21 ①	22 ①	23 ④	24 ①	25 ④
26 ②	27 ④	28 ③	29 ④	30 ③
31 ②	32 ②	33 ③	34 ③	35 ③
36 ④	37 ③	38 ②	39 ④	40 ③
41 ①	42 ③	43 ①	44 ①	45 ②
46 ③				

01

일차보건의료의 필수요소(WHO, 1978)
(1) 주요 보건 문제의 예방 및 관리 방법에 대한 교육
(2) 식량 공급의 촉진과 적절한 영양의 증진 – 영양개선사업
(3) 안전한 식수의 공급과 기본적 위생 – 식수관리사업
(4) 가족계획을 포함한 모자보건사업
(5) 주요 감염병에 대한 예방접종

⑹ 지방풍토병의 예방 및 관리
⑺ 흔한 질병과 외상의 적절한 치료
⑻ 필수 의약품 제공
⑼ 심신장애자의 사회의학적 재활(추가된 항목) – 정신보건 사업

02

이 문제에서는 마이어스를 거론하지는 않았지만 선택지의 내용을 보면 마이어스의 양질의 의료요건 내용이다. 마이어스의 양질의 의료요건은 접근성, 질, 지속성, 효율성이며 효과성은 포함되지 않는다.

03

일차보건의료의 주요 접근전략(4A)
• **접근성(Accessibility)**: 지리적 · 경제적 · 사회적으로 지역주민이 쉽게 이용할 수 있어야 한다.
• **수용가능성(Acceptability)**: 지역사회가 쉽게 받아들일 수 있는 과학적 방법의 사업을 제공해야 한다.
• **주민참여(Active, Participation)**: 지역사회의 주민이 적극적으로 참여하여 사업요구의 파악 · 계획 · 수행 · 평가가 이루어져야 한다.
• **지불부담능력(Affordable)**: 지역사회의 지불능력에 맞는 보건의료수가(收價)로 사업이 제공되어야 한다.

04

일차보건의료의 기본 접근원칙 4A는 접근성, 수용가능성, 주민참여, 지불부담능력이다. 그 밖에 포괄성, 유용성, 지속성, 상호협조성, 균등성의 특성을 가지고 있다.

05

(01 해설 참고)

06

알마아타회의에서는 일차보건의료의 중요성을 강조하였으며 일차보건의료는 예방, 치료, 재활 등의 서비스가 통합된 기능을 하며 예방에 중점을 둔 접근법을 강조한다.

07

일차보건의료는 단순한 일차 진료나 간호만을 의미하는 것이 아니고 건강증진, 예방, 치료 및 재활 등의 서비스가 통합된 기능으로 제공되어야 하며 이를 위해 지역사회의 적절한 기술과 인력이 활용되어야 한다.

08

(01 해설 참고)

09

① 개인의 건강결정인자에 대한 통제를 가능하게 하는 역량강화 사업은 건강증진에 대한 내용이다.
일차보건의료는 각 개개인의 건강상태를 개선시키는 데 필요한 모든 요소를 지역수준에서 통합하는 수단을 말하며, 이를 각국의 보건제도에 통합시켜서 예방, 건강증진, 치료, 사회복지, 지역개발 활동 등에 포함시키는 것을 말한다.
각국의 보건정책 수립 시 일차 보건의료는 모든 사람의 건강을 증진시키기 위한 정책의 일환으로, 보건의료서비스를 지역단위(district)로 확대시키고 지역병원과 지역보건당국의 기술적, 행정적 지원을 강조한 지역보건의료체계로 발전되어 왔다.

10

(01 해설 참고)

11

일차보건의료는 필수적인 보건의료를 지역사회와 각 개인과 가족이 받아들일 수 있고 비용 지불이 가능한 방법으로 그들의 참여하에 골고루 활용할 수 있도록 하는 실제적인 접근 방법이다.

알마아타선언의 내용
• 일차보건의료는 과학적 방법으로 지역사회가 수용할 수 있어야 한다.
• 주민의 적극적인 참여 속에 개개인이나 가족 단위의 모든 주민이 쉽게 이용할 수 있어야 한다.
• 국가나 지역사회가 재정적으로 부담이 가능한 방법이어야 한다.
• 국가의 보건의료체계상 핵심으로써 지역사회 개발 정책의 일환으로 유지되어야 한다.
• 일차보건의료는 질병의 치료나 예방 활동, 신체적 · 정신적 건강 증진과 사회적 안녕 및 생활의 질적 향상을 실현할 수 있어야 한다.

12

양질의 보건의료요건에서 질적 적정성(Quality)은 지식과 기술에 대한 의료 제공자의 전문적 능력을 의미한다. 뿐만 아니라 의료서비스는 인간을 대상으로 하므로 전문적인 능력, 충분한 지식과 기술, 윤리 · 도덕적 측면의 적절성이 필요하다. 의료서비스에서 일정 수준의 질을 보장하기 위해서 사회적 통제기전이 마련되어야 할 뿐만 아니라 보건의료 제공자의 자발적인 노력이 출발점이 되어야 한다. 그러므로 의료의 질을 평가하는 것은 질적 적정성과 관련이 높은 특성으로 볼 수 있다.

13

알마아타(Alma–Ata)회의

WHO와 UNICEF가 세계 인구 건강상의 불평등에 대처하기 위하여 1978년 구소련 카자흐스탄 수도 알마아타에서 개최한 국제회의이다. 알마아타선언을 통해 일차보건의료의 중요성이 강조되었다.

14

일차보건의료의 필수 요소(WHO, 1978)

(1) 주요 보건 문제의 예방 및 관리 방법에 대한 교육
(2) 식량 공급의 촉진과 적절한 영양의 증진
(3) 안전한 식수의 공급과 기본적 위생
(4) 가족계획을 포함한 모자보건사업
(5) 주요 감염병에 대한 예방접종
(6) 지방풍토병의 예방 및 관리
(7) 흔한 질병과 외상의 적절한 치료
(8) 필수 의약품 제공
(9) 심신장애자의 사회의학적 재활(정신보건증진–추가된 항목)

15

일차보건의료

필수적인 보건의료를 지역사회와 각 개인과 가족이 받아들일 수 있고 비용 지불이 가능한 방법으로 그들의 참여하에 골고루 활용할 수 있도록 하는 실제적인 접근 방법이다.

16

알마아타(Alma–Ata) 선언은 WHO와 UNICEF가 세계 인구 건강상의 불평등에 대처하기 위하여 1978년 구소련 카자흐스탄 수도 알마아타에서 개최한 국제회의에서 채택되었으며 이 선언을 통해 일차보건의료에 대한 중요성을 강조하고 접근법을 제시하였다. 알마아타회의의 의제는 "Health for All by the Year 2000(HFA 2000)"이다.

17

| 오답해설 |
① 일차보건의료는 지불부담능력에 맞는 적절한 수가로 제공되어야한다.
③ 일차보건의료에서는 지역사회의 적절한 기술과 인력, 즉 다양한 보건의료요원의 활동이 필요하다.
④ 일차보건의료는 지역사회의 상황에 맞는 사업이 지속적으로 진행되어야 한다.

18

「보건의료기본법」 제1조 목적

이 법은 보건의료에 관한 국민의 권리·의무와 국가 및 지방자치단체의 책임을 정하고 보건의료의 수요와 공급에 관한 기본적인 사항을 규정함으로써 보건의료의 발전과 국민의 보건 및 복지의 증진에 이바지하는 것을 목적으로 한다.

| 오답해설 |
② 「국민건강증진법」 목적: 이 법은 국민에게 건강에 대한 가치와 책임의식을 함양하도록 건강에 관한 바른 지식을 보급하고 스스로 건강생활을 실천할 수 있는 여건을 조성함으로써 국민의 건강을 증진함을 목적으로 한다.
③ 「의료법」 목적: 이 법은 모든 국민이 수준 높은 의료 혜택을 받을 수 있도록 국민의료에 필요한 사항을 규정함으로써 국민의 건강을 보호하고 증진하는 데에 목적이 있다.
④ 「공공보건의료에 관한 법률」 목적: 이 법은 공공보건의료의 기본적인 사항을 정하여 국민에게 양질의 공공보건의료를 효과적으로 제공함으로써 국민보건의 향상에 이바지함을 목적으로 한다.

19

(14 해설 참고)

20

일차보건의료는 필수적인 보건의료를 지역사회와 각 개인과 가족이 받아들일 수 있고 비용 지불이 가능한 방법으로 그들의 참여하에 골고루 활용할 수 있도록 하는 실제적인 접근 방법이다. 단순한 일차진료·간호만을 의미하는 것이 아니라 개인, 가족 및 지역사회를 위한 건강증진, 예방, 치료 및 재활 등의 서비스가 통합된 기능으로, 제도적으로는 주민들이 보건의료체계에 처음으로 접하는 관문이 되며, 기술적으로는 예방과 치료가 통합된 포괄적 보건의료를 의미한다.

21

의료기술의 복잡성에 따른 분류

(1) 1차(보건) 의료서비스
　① 대부분의 건강문제는 비교적 간단한 의료조치에 의해서 해결될 수 있는데, 이러한 조치를 서비스의 주 내용으로 하는 보건의료를 1차 보건의료서비스라 한다.
　② 1차 보건의료서비스는 오랜 기간 동안 전문훈련을 거치지 않은 일반적 숙련의사들이 제공할 수 있는 영역으로 간주되며, 질병 치료에 필요한 시설이나 장비도 간단하며 적은 수의 진료보조인력을 요구하는 영역으로 볼 수 있다.

③ 이 영역에서 다루는 질병의 발생빈도는 매우 높으며, 1차 보건의료서비스의 공급으로 90%의 의료요구를 해결할 수 있다는 보고도 있다. 예방접종, 보건교육, 건강증진서비스, 감기, 설사, 단순한 외상치료, 정상분만 등이 여기 포함된다.

④ 우리나라에서는 대부분의 의원급 개원의들이 1차 보건의료서비스를 담당하고 있다.

(2) 2차(보건) 의료서비스

① 1차 보건의료서비스의 수준에서 해결하기 어려운 환자 중에서 지역사회단위에 설립될 수 있는 수준의 의료기관, 즉 우리나라의 경우 전문화된 단과전문 의원과 병원급 의료기관에서 감당할 수 있는 서비스를 말한다.

② 1차 보건의료서비스에 비해 전문적인 인력과 보조인력이 필요하며 입원시설이나 복잡한 장비가 필요하다. 예를 들면, 급성충수돌기염의 수술, 제왕절개 분만술 등이 이에 해당된다.

(3) 3차(보건) 의료서비스

① 2차 보건의료서비스로도 해결할 수 없는 질병들은 3차 보건의료서비스의 대상이 된다. 이 서비스는 특정 의료영역에 대해 보다 전문적인 훈련을 받은 분과전문의를 중심으로 여러 전문인력이 팀을 이루어 제공되며 특수한 시설과 장비가 필요하다.

② 3차 보건의료서비스를 필요로 하는 대상자는 적지만 서비스를 생산하기 위한 인적자원과 물적자원에 투자 비용이 많이 들어가고, 단위서비스의 생산에 역시 많은 비용이 들어가기 때문에 보건의료서비스에서 차지하는 비중이 크다.

③ 우리나라의 경우 의과대학 부속병원들이 대부분 이 서비스를 생산 · 제공하고 있다.

22
일차보건의료의 접근 방법
(1) 예방에 중점을 둔다.
(2) 적절한 기술과 인력을 사용한다.
(3) 쉽게 이용 가능해야 한다.
(4) 원인 추구적 접근방법을 사용한다.
(5) 지역사회가 쉽게 받아들일 수 있는 방법으로 사업이 제공되어야 한다.
(6) 지역사회의 적극적인 참여가 이루어져야 한다.
(7) 건강을 위해 관련 분야의 상호 협력이 이루어져야 한다.
(8) 지역사회의 지불 능력에 맞는 보건의료수가로 사업이 제공되어야 한다.
(9) 자조 · 자립 정신을 바탕으로 한다.
(10) 지역사회 특성에 맞는 보건사업을 추진한다.

23
일차보건의료의 필수 요소(WHO, 1978)
어떤 보건의료체계에서도 실천되어야만 할 최소한의 요소를 의미한다.
(1) 주요 보건 문제의 예방 및 관리 방법에 대한 교육
(2) 식량 공급의 촉진과 적절한 영양의 증진
(3) 안전한 식수의 공급과 기본적 위생
(4) 가족계획을 포함한 모자보건사업
(5) 주요 감염병에 대한 예방접종
(6) 지방풍토병의 예방 및 관리
(7) 흔한 질병과 외상의 적절한 치료
(8) 필수 의약품 제공
(9) 심신장애자의 사회의학적 재활(정신보건증진)

| 오답해설 |
① 일차보건의료에서 전문의보다 지역사회의 다양한 보건의료인력의 역할과 주민참여를 강조한다.
② 4A에 포함되는 항목은 접근성, 수용가능성, 주민참여, 지불부담능력이다.
③ 1978년 알마아타선언을 통해 대두되었다.

24
WHO가 제시한 일차보건의료의 특성
(1) **접근성(Accessibility)**: 지리적 · 경제적 · 사회적으로 지역주민이 쉽게 이용할 수 있어야 한다.
(2) **수용 가능성(Acceptability)**: 지역사회가 쉽게 받아들일 수 있는 과학적 방법의 사업을 제공해야 한다.
(3) **주민참여(Active, Participation)**: 지역사회의 주민이 적극적으로 참여하여 사업요구 파악, 계획, 수행, 평가가 이루어져야 한다.
(4) **지불부담능력(Affordable)**: 지역사회의 지불 능력에 맞는 보건의료수가(收價)로 사업이 제공되어야 한다.
(5) **포괄성(Comprehensiveness)**: 기본적인 건강관리서비스는 모든 사람에게 필요한 서비스를 제공해야 한다.
(6) **유용성(Availability)**: 지역 주민들에게 꼭 필요하고 유용한 서비스여야 한다.
(7) **지속성(Continuity)**: 기본적인 건강 상태를 유지하기 위해 필요한 서비스를 지속적으로 제공할 수 있어야 한다.
(8) **상호협조성(Coordination)**: 관련 부서가 서로 협조하여 의료 체계를 구축하여야 한다.
(9) **균등성(Equality)**: 누구나 어떤 여건이든지 필요한 만큼의 서비스를 똑같이 받을 수 있어야 한다.

25
(23 해설 참고)

26

(22 해설 참고)

27 ~ 28

(23 해설 참고)

29

마이어스(Myers)의 양질의 의료 요건

(1) **접근성**: 환자가 보건의료를 필요로 할 때 쉽사리 서비스를 이용할 수 있어야 함을 의미한다. 의료기관을 찾았을 때 질병의 예방을 포함한 총괄적인 의료서비스를 받아야 한다. 시간적 접근성, 지리적 접근성, 경제적 접근성 등

(2) **질적 적정성**: 지식과 기술에 대한 의료 제공자의 전문적 능력을 의미한다. 의료서비스는 인간을 대상으로 하므로 전문적인 능력, 충분한 지식과 기술, 윤리·도덕적 측면의 적절성이 필요

(3) **지속성**: 의료이용자에게 공급되는 보건의료서비스의 제공이 예방, 진단 및 치료, 재활에 이르기까지 포괄적으로 이루어지는 것을 의미한다. 개인적 차원에서는 건강문제를 종합적으로 다룸으로써 육체적인 치료와 더불어 정신적인 안도감을 갖게 하는 전인적 의료(Person - centered Care)가 지속적으로 이루어져야 한다. 지역사회 수준에서는 의료기관들이 유기적인 관계를 가지고 협동하여 보건의료서비스 기능을 수행해야 한다.

(4) **효율성**: 경제적 합리성으로 한정된 자원을 얼마나 효율적으로 활용할 수 있는가 하는 것을 의미한다. 의사에 대한 적절한 보상도 포함된다. 효율적인 관리운영을 위해 기존 자원을 최대한 효율적으로 활용하여 관리하는 일이다.

30

일차보건의료의 필수 요소(WHO, 1978)

어떤 보건의료체계에서도 실천되어야만 할 최소한의 요소를 의미한다.

(1) 주요 보건 문제의 예방 및 관리 방법에 대한 교육
(2) 식량 공급의 촉진과 적절한 영양의 증진
(3) 안전한 식수의 공급과 기본적 위생
(4) 가족계획을 포함한 모자보건사업
(5) 주요 감염병에 대한 예방접종
(6) 지방풍토병의 예방 및 관리
(7) 흔한 질병과 외상의 적절한 치료
(8) 필수 의약품 제공
(9) 심신장애자의 사회의학적 재활(정신보건증진 - 추가된 항목)

31

(1) **일차보건의료의 접근 방법**
　① 예방에 중점을 둔다.
　② 적절한 기술과 인력을 사용한다.
　③ 쉽게 이용 가능해야 한다.
　④ 원인 추구적 접근방법을 사용한다.
　⑤ 지역사회가 쉽게 받아들일 수 있는 방법으로 사업이 제공되어야 한다.
　⑥ 지역사회의 적극적인 참여가 이루어져야 한다.
　⑦ 건강을 위해 관련 분야의 상호 협력이 이루어져야 한다.
　⑧ 지역사회의 지불 능력에 맞는 보건의료수가로 사업이 제공되어야 한다.
　⑨ 자조·자립 정신을 바탕으로 한다.
　⑩ 지역사회 특성에 맞는 보건사업을 추진한다.

(2) **후속조치**
　① 1980년 농어촌 등 보건의료를 위한 특별조치법 제정(보건진료원, 보건진료소 설치, 공중보건의 배치)
　② 학교보건사업, 산업보건사업, 건강한 도시 가꾸기 사업 등에 일차보건의료사업 접근법이 사용되었다.

32

(1) **접근성(Accessibility)**
　① 환자가 보건의료를 필요로 할 때 쉽사리 서비스를 이용할 수 있어야 함을 의미
　② 의료기관을 찾았을 때 질병의 예방을 포함한 총괄적인 의료서비스를 받아야 함
　③ 지리적 접근성: 지역 주민들이 거주하는 지역 내에 의료기관이나 의료인이 있어야 함(공중보건의 제도나 보건진료원 제도)
　④ 경제적 접근성: 보건의료서비스를 필요로 하는데 돈이 없어서 이용하지 못하는 경우가 적어야 함(건강보험제도)
　⑤ 시간적 접근성: 질병을 가진 환자가 바빠서 의료이용에 장애가 있어서는 안 됨(노동자, 농번기 농민)

(2) **질적 적정성(Quality)**
　① 지식과 기술에 대한 의료 제공자의 전문적 능력을 의미
　② 의료서비스는 인간을 대상으로 하므로 전문적인 능력, 충분한 지식과 기술, 윤리·도덕적 측면의 적절성이 필요
　③ 일정 수준의 질을 보장하기 위해서 사회적 통제기전이 마련되어야 할 뿐만 아니라 보건의료 제공자의 자발적인 노력이 출발점이 되어야 함

(3) **지속성(연속성, 계속성, Continuity)**
　① 의료이용자에게 공급되는 보건의료서비스의 제공이 예방, 진단 및 치료, 재활에 이르기까지 포괄적으로 이루어지는 것을 의미

② 개인적 차원에서는 건강문제를 종합적으로 다룸으로써 육체적인 치료와 더불어 정신적인 안도감을 갖게 하는 전인적 의료(Person-centered Care)가 지속적으로 이루어져야 함

③ 지역사회 수준에서는 의료기관들이 유기적인 관계를 가지고 협동하여 보건의료서비스 기능을 수행해야 함

④ 환자의 입장에서 보건의료서비스의 지속성은 의사나 의료기관 간에 긴밀한 협조를 하여 일관된 서비스를 환자에게 제공하는 것(한 병원에서 진료를 받다가 다른 상급병원으로 이송될 경우 중복된 서비스를 배제하고 신속히 다음 단계의 서비스가 진행될 수 있도록 함)

(4) 효율성(경제적 합리성, Efficiency)

① 경제적 합리성으로 한정된 자원을 얼마나 효율적으로 활용할 수 있는가 하는 것

② 의사에 대한 적절한 보상도 포함

③ 효율적인 관리운영 요망: 기존 자원을 최대한 효율적으로 활용하여 관리하는 일

33

일차보건의료의 접근 방법

(1) 예방에 중점을 둔다.

(2) 적절한 기술과 인력을 사용한다.

(3) 쉽게 이용 가능해야 한다.

(4) 원인 추구적 접근방법을 사용한다.

(5) 지역사회가 쉽게 받아들일 수 있는 방법으로 사업이 제공되어야 한다.

(6) 지역사회의 적극적인 참여가 이루어져야 한다.

(7) 건강을 위해 관련 분야의 상호 협력이 이루어져야 한다.

(8) 지역사회의 지불 능력에 맞는 보건의료수가로 사업이 제공되어야 한다.

(9) 자조·자립 정신을 바탕으로 한다.

(10) 지역사회 특성에 맞는 보건사업을 추진한다.

34

(30 해설 참고)

35

바람직한 의료의 질 구성요소(미국의학한림원, IOM)

(1) **효과(effectiveness)**: 예방 서비스, 진단적 검사 또는 치료와 같은 어떠한 개입 조치가 다른 대안들에 비하여 더 나은 결과를 가져올 것인지의 여부에 대하여 체계적으로 수집한 근거를 바탕으로 의료를 제공하는 것을 의미한다.

(2) **안전(safety)**: 보건의료는 효과가 있어야 할 뿐만 아니라, 이용자를 위험하게 하거나 손상을 일으키지 않아야 한다.

(3) **환자중심성(patient-centeredness)**: 환자 개개인의 선호, 필요 및 가치를 존중하고 그에 반응하는 방식으로 보건의료가 제공되고, 환자의 가치에 따라 모든 임상적 결정이 이루어지도록 하는 것을 말한다.

(4) **적시성(timeliness)**: 대기시간 단축, 제공자와 이용자 모두 불필요한 보건의료제공 지연 감소시켜야 한다. 급성심근경색증, 뇌졸중 등과 같이 적시에 적절한 개입 조치를 취하지 않으면 생명에 심각한 위협이 되는 질환들에서는 이러한 적시성이 특히 더 중요하다.

(5) **효율(efficiency)**: 보건의료제공에 사용되는 자원, 시간의 단위당 산출, 효용 또는 효과(. 보건의료 제공량, 건강수준의 개선 등)를 뜻한다.

(6) **형평(equity)**: 형평성은 통상적으로 공정성 또는 정의와 같은 뜻으로 사용되고 있으며, 형평성을 벗어난 상태를 불형평(inequity) 또는 격차(disparity)라고 한다.

36

(33 해설 참고)

37

WHO가 제시한 일차보건의료의 특성

(1) **접근성(Accessibility)**: 지리적·경제적·사회적으로 지역 주민이 쉽게 이용할 수 있어야 한다.

(2) **수용가능성(Acceptability)**: 지역사회가 쉽게 받아들일 수 있는 과학적 방법의 사업을 제공해야 한다.

(3) **주민참여(Active, Participation)**: 지역사회의 주민이 적극적으로 참여하여 사업요구 파악, 계획, 수행, 평가가 이루어져야 한다.

(4) **지불부담능력(Affordable)**: 지역사회의 지불 능력에 맞는 보건의료수가(收價)로 사업이 제공되어야 한다.

(5) **포괄성(Comprehensiveness)**: 기본적인 건강관리서비스는 모든 사람에게 필요한 서비스를 제공해야 한다.

(6) **유용성(Availability)**: 지역 주민들에게 꼭 필요하고 유용한 서비스여야 한다.

(7) **지속성(Continuity)**: 기본적인 건강 상태를 유지하기 위해 필요한 서비스를 지속적으로 제공할 수 있어야 한다.

(8) **상호협조성(Coordination)**: 관련 부서가 서로 협조하여 의료 체계를 구축하여야 한다.

(9) **균등성(Equality)**: 누구나 어떤 여건이든지 필요한 만큼의 서비스를 똑같이 받을 수 있어야 한다.

38

(30 해설 참고)

39

(37 해설 참고)

40

일차보건의료

(1) WHO와 UNICEF가 세계 인구 건강상의 불평등에 대처하기 위하여 1978년 구소련 카자흐스탄 수도 알마아타에서 개최한 국제회의

(2) **의제**: Health for All by the Year 2000(HFA 2000)

(3) **알마아타 선언의 내용**

① 일차보건의료는 과학적 방법으로 지역사회가 수용할 수 있어야 한다.

② 주민의 적극적인 참여 속에 개개인이나 가족 단위의 모든 주민이 쉽게 이용할 수 있어야 한다.

③ 국가나 지역사회가 재정적으로 부담이 가능한 방법이어야 한다.

④ 국가의 보건의료체계상 핵심으로써 지역사회 개발 정책의 일환으로 유지되어야 한다.

⑤ 일차보건의료는 질병의 치료나 예방 활동, 신체적·정신적 건강 증진과 사회적 안녕 및 생활의 질적 향상을 실현할 수 있어야 한다.

41

일차보건의료의 개념

(1) 일차보건의료란 필수적인 보건의료를 지역사회와 각 개인과 가족이 받아들일 수 있고 비용 지불이 가능한 방법으로 그들의 참여하에 골고루 활용할 수 있도록 하는 실제적인 접근 방법이다.

(2) 단순한 일차진료 간호만을 의미하는 것이 아니라 개인, 가족 및 지역사회를 위한 건강증진, 예방, 치료 및 재활 등의 서비스가 통합된 기능으로, 제도적으로는 주민들이 보건의료체계에 처음으로 접하는 관문이 되며, 기술적으로는 예방과 치료가 통합된 포괄적 보건의료를 의미한다.

(3) 일차보건의료의 기본 이념은 사회정의 정신에 입각하여 형평의 원칙하에 모든 사람에게 양질의 보건의료를 제공하는 것이다.

(4) 일차보건의료의 목적은 개인이나 지역사회의 자립을 증진시키는데 있으며, 궁극적인 목표는 사회·경제적으로 생산적인 삶을 영위할 수 있게 하는데 있다.

(5) 일차보건의료는 단순히 진료만을 뜻하는 것이 아니고 건강 그 자체를 취급하며, 인간개발, 보건개발 및 지역사회개발에 초점이 있다.

(6) 보건의료사업에 관한 의사결정방법이 상향식 접근방법을 채택하고 있기 때문에 민주주의와 자치의 정신이 도입된 개념이며, 일차보건의료 접근방법은 민주주의 방법을 터득하게 해 주는 것이다.

| 오답해설 |

① 일차보건의료의 대상은 지역사회주민이다.

42

(41 해설 참고)

43

마이어스(Myers)의 양질의 보건의료 요건

(1) **접근성(Accessibility)**: 환자가 보건의료를 필요로 할 때 쉽사리 서비스를 이용할 수 있어야 함을 의미한다. 의료기관을 찾았을 때 질병의 예방을 포함한 총괄적인 의료서비스를 받아야 한다. 지리적·경제적·시간적 접근성

(2) **질적 적정성(Quality)**: 지식과 기술에 대한 의료 제공자의 전문적 능력을 의미한다. 의료서비스는 인간을 대상으로 하므로 전문적인 능력 및 충분한 지식과 기술, 윤리적·도덕적 측면의 적절성이 필요하다.

(3) **지속성(Continuity, 연속성, 계속성)**: 의료이용자에게 공급되는 보건의료서비스의 제공이 예방, 진단 및 치료, 재활에 이르기까지 포괄적으로 이루어지는 것을 말한다. 개인적 차원에서는 전인적 의료가 이루어져야 하고 지역사회수준에서는 의료기관들이 유기적 관계를 가지고 협동하여야 한다.

(4) **효율성(Efficiency, 경제적 합리성)**: 경제적 합리성으로 한정된 자원을 얼마나 효율적으로 활용할 수 있는가를 의미한다. 의사에 대한 적절한 보상도 포함된다.

44

바람직한 의료의 질 구성요소(미국의학한림원, IOM)

(1) **효과(effectiveness)**: 예방 서비스, 진단적 검사 또는 치료와 같은 어떠한 개입 조치가 다른 대안들에 비하여 더 나은 결과를 가져올 것인지의 여부에 대하여 체계적으로 수집한 근거를 바탕으로 의료를 제공하는 것을 의미한다.

(2) **안전(safety)**: 보건의료는 효과가 있어야 할 뿐만 아니라, 이용자를 위험하게 하거나 손상을 일으키지 않아야 한다.

(3) **환자중심성(patient - centeredness)**: 환자 개개인의 선호, 필요 및 가치를 존중하고 그에 반응하는 방식으로 보건의료가 제공되고, 환자의 가치에 따라 모든 임상적 결정이 이루어지도록 하는 것을 말한다.

(4) **적시성(timeliness)**: 대기시간 단축, 제공자와 이용자 모두 불필요한 보건의료제공 지연 감소시켜야 한다. 급성심근경색증, 뇌졸중 등과 같이 적시에 적절한 개입 조치를 취하지 않으면 생명에 심각한 위협이 되는 질환들에서는 이러한 적시성이 특히 더 중요하다.

(5) **효율(efficiency)**: 보건의료제공에 사용되는 자원, 시간의 단위당 산출, 효용 또는 효과(. 보건의료 제공량, 건강수준의 개선 등)를 뜻한다.

(6) **형평(equity)**: 형평성은 통상적으로 공정성 또는 정의와 같은 뜻으로 사용되고 있으며, 형평성을 벗어난 상태를 불형평(inequity) 또는 격차(disparity)라고 한다.

45

인구집단을 대상으로 하는 보건의료

(1) **1차 보건의료(Primary Health Care)**: 알마아타선언에서 강조된 일차보건의료
(2) **2차 보건의료(Secondary Health Care)**: 주로 응급처치를 요하는 질병이나 사고로 인한 응급환자 관리, 급성질환의 관리사업과 병의원에 입원치료를 받아야 하는 환자 관리 사업 등
(3) **3차 보건의료(Tertiary Health Care)**: 회복기 환자의 재가치료사업이나 재활을 요하는 환자 및 노인의 간호 등 장기요양이나 만성질환자의 관리사업 등

46

일차보건의료의 필수 요소(WHO, 1978)

(1) 주요 보건 문제의 예방 및 관리 방법에 대한 교육
(2) 식량 공급의 촉진과 적절한 영양의 증진 – 영양개선사업
(3) 안전한 식수의 공급과 기본적 위생 – 식수관리사업
(4) 가족계획을 포함한 모자보건사업
(5) 주요 감염병에 대한 예방접종
(6) 지방풍토병의 예방 및 관리
(7) 흔한 질병과 외상의 적절한 치료
(8) 필수 의약품 제공
(9) 심신장애자의 사회의학적 재활(추가된 항목) – 정신보건사업

제 7 절 │ 국제보건 관련 기구				
01 ③	02 ②	03 ②	04 ①	05 ③
06 ①	07 ①	08 ①	09 ④	10 ①
11 ①	12 ①	13 ①	14 ④	15 ①
16 ②				

01

| 오답해설 |
① 1948년 4월 7일에 발족하였으며 본부는 스위스 제네바에 있다.
② 6개 지역사무소로 구성되어 있다.
④ WHO는 UN의 보건전문기관이다. UN경제사회이사회는 EU의 순수자문기관으로, 사용자 단체, 노동조합, 기타 이익집단 등 유럽 내 각 사회단체의 대표들로 구성되어 있다. EU의 각료이사회와 집행위원회, 그리고 유럽의회의 정책안에 대하여 의견을 제출하는 등 자문의 기능을 담당하고 있다.

02

세계보건기구의 가장 중요한 입헌적 직무는 국제보건사업의 지도와 조정, 회원국 간의 기술원조 장려이다.

| 오답해설 |
① **국제공중보건처(IOPH)**: 보건에 관한 최초의 국제회의 (1851년 파리)
③ **유엔개발계획(UNDP)**: 개발도상국의 경제 · 사회개발 지원
④ **경제협력개발기구(OECD)**: 회원국의 경제성장 촉진, 세계 무역의 확대, 개도국의 원조

03

WHO의 목적 및 기능

(1) WHO는 크게 두 가지 입헌적 직무를 맡고 있다.
  ① 국제 보건사업의 지도와 조정
  ② 회원국 간의 기술원조 장려
(2) 세계보건기구 헌장 제2조에 의한 기능
  ① 국제 검역 대책
  ② 각종 보건 문제에 대한 협의, 규제 및 권고안 제정
  ③ 식품, 약물 및 생물학적 제재에 대한 국제적 표준화
  ④ 과학자 및 전문가들의 협력에 의한 과학의 발전 사업
  ⑤ 보건통계 자료수집 및 의학적 조사연구사업
  ⑥ 공중보건과 의료 및 사회보장향상사업
  ⑦ 회원국의 요청이 있을 경우 의료봉사
  ⑧ 모자보건의 향상
  ⑨ 전염병 관리
  ⑩ 진단검사 기준의 확립
  ⑪ 환경위생 및 산업보건 개선사업
  ⑫ 재해 예방
  ⑬ 정신보건 향상
  ⑭ 보건요원의 훈련 및 기술협력사업

04

WHO의 주요 보건사업

(1) 결핵관리사업
(2) 모자보건사업
(3) 영양개선사업
(4) 환경위생사업
(5) 보건교육사업
(6) 성병 · 에이즈사업
(7) 말라리아사업

05

WHO는 크게 국제보건사업의 지도와 조정, 회원국 간의 기술원조장려라는 두 가지 입헌적 직무를 맡고 있다.

06

세계보건기구(WHO)

1946년 뉴욕에서 국제보건회의 의결에 의하여 WHO 헌장을 제정한 후 1948년 4월 7일 WHO가 정식 발족하였으며 4월 7일을 세계 보건의 날로 정하고 있다.
- 5월 31일 – 세계 금연의 날
- 7월 11일 – 세계 인구의 날
- 10월 10일 – 임산부의 날

07

국제연합환경계획(UNEP, United Nations Environmental Program)

(1) 1972년 스웨덴 스톡홀름에서 개최된 최초의 유엔인간환경회의 권고에 따라 1973년 2월 1일 UNEP가 출범하였다.
(2) 6월 5일을 '세계환경의 날'로 지정하였다.
(3) 1992년 리우 선언: 브라질 리우에서 열린 지구환경 정상회담에서 채택
(4) **역할**
　① 유엔의 환경 관련 정책 수립
　② 지구환경의 감시
　③ 환경 관련 국제 협력 및 조정
　④ 환경 관련 지식 발전 등을 목적으로 하는 활동

| 오답해설 |
② UNICEF: 유엔아동기금
③ WHO: 세계보건기구
④ UNDP: 유엔개발계획

08

우리나라는 1949년 8월 17일 65번째 회원국으로 정식 가입하였으며 서태평양 지역사무소에 속해 있다.
북한은 1973년 5월 19일 138번째 회원국으로 정식 가입되었으며 대한민국이 속해있는 서태평양 지역사무소를 피해 동남아시아 지역사무소에 속해 있다.

09

WHO의 6개 지역사무소

(1) **동지중해 지역**(Eastern Mediterranean Region): 이집트의 카이로
(2) **동남아시아 지역**(South-East Asia Region): 인도의 뉴델리 ▶ 1973년 북한 138번째로 가입
(3) **서태평양 지역**(Western Pacific Region): 필리핀의 마닐라 ▶ 1949년 우리나라 65번째로 가입
(4) **범미주 지역**(Region of the Americas): 미국의 워싱턴 D.C.
(5) **유럽 지역**(European Region): 덴마크의 코펜하겐
(6) **아프리카 지역**(African Region): 콩고의 브라자빌

10

(03 해설 참고)

11

- **우리나라**: 1949년 65번째로 가입 – 서태평양 지역(필리핀 마닐라)
- **북한**: 1973년 138번째로 가입 – 동남아시아 지역(인도 뉴델리)

12

WHO의 주요 보건사업

(1) 결핵관리사업
(2) 모자보건사업
(3) 영양개선사업
(4) 환경위생사업
(5) 보건교육사업
(6) 성병·에이즈사업
(7) 말라리아사업

13

(1) **UNICEF 국제연합아동기금**
　① 1946년 전후 유럽 아동의 굶주림과 질병 퇴치사업 실시를 위해 설치된 임시신탁기금으로 출발하였으며, 1953년 국제연합 총회에서 그 임무를 항구적인 것으로 확장하였다.
　② 설립목적: 아동의 보건 및 복지 향상
　③ 주요 업무영역: 아동의 생존과 발달, 기초교육과 양성평등, 소아 AIDS 문제, 아동보호 등
(2) **UNAIDS 유엔에이즈계획**
　AIDS에 대한 효과적인 국제적 대응을 위한 활동을 위해 다음의 5가지 주요 활동을 수행하고 있다.
　① AIDS 유행에 효과적으로 대처하기 위해 국제적 리더십과 옹호 촉진
　② AIDS의 세계적 대응 노력을 안내하기 위한 전략적 정보와 정책 제공
　③ 유행의 추적, 모니터링과 평가: AIDS 관련 역학(조사) 자료와 분석을 위해 세계의 핵심자원 동원
　④ 국제시민사회의 참여와 파트너십 개발
　⑤ 효과적 대응을 지원하기 위한 재정적·인적 및 기술적 자원 발굴
(3) **UNDP 유엔개발계획**
　① 설립목적: 개발도상국의 경제·사회개발 지원
　② 주요활동: 개발도상국의 경제적·사회적 개발을 촉진하기 위한 기술원조 제공

(4) FAO 유엔식량농업기구
　① 설립목적: 인류의 영양 상태 및 생활 수준의 향상, 식량(농수산물)의 생산 및 분배 능률 증진
　② 주요활동: 인류의 식량 문제 해결, 영양상태 개선, 농촌지역 빈곤해소
(5) UNFPA 국제연합인구기금
　① 국제연합 총회의 결의에 따라 특정 사업수행을 위해 설치된 기금이다.
　② 주요 업무 영역: 생식보건, 양성평등, 인구와 개발

14

세계보건기구 헌장 제2조에 의한 기능
(1) 국제 검역 대책
(2) 각종 보건 문제에 대한 협의, 규제 및 권고안 제정
(3) 식품, 약물 및 생물학적 제재에 대한 국제적 표준화
(4) 과학자 및 전문가들의 협력에 의한 과학의 발전 사업
(5) 보건통계 자료수집 및 의학적 조사연구사업
(6) 공중보건과 의료 및 사회보장향상사업
(7) 회원국의 요청이 있을 경우 의료봉사
(8) 모자보건의 향상
(9) 전염병 관리
(10) 진단검사 기준의 확립
(11) 환경위생 및 산업보건 개선사업
(12) 재해 예방
(13) 정신보건 향상
(14) 보건요원의 훈련 및 기술협력사업

15

WHO의 6개 지역사무소
(1) **동지중해 지역(Eastern Mediterranean Region)**: 이집트의 카이로
(2) **동남아시아 지역(South‐East Asia Region)**: 인도의 뉴델리 ▶ 1973년 북한 138번째로 가입
(3) **서태평양 지역(Western Pacific Region)**: 필리핀의 마닐라 ▶ 1949년 우리나라 65번째로 가입
(4) **범미주 지역(Region of the Americas)**: 미국의 워싱턴 D.C.
(5) **유럽 지역(European Region)**: 덴마크의 코펜하겐
(6) **아프리카 지역(African Region)**: 콩고의 브라자빌

16

세계보건기구(WHO)
(1) 1948년 4월 7일 발족한 UN 보건전문기구
(2) 본부: 스위스 제네바
(3) 6개 지역사무소
　① 동지중해 지역: 이집트의 카이로
　② 동남아시아 지역: 인도의 뉴델리(1973년 북한 138번째로 가입)
　③ 서태평양 지역: 필리핀의 마닐라(1949년 우리나라 65번째로 가입)
　④ 범미주 지역: 미국의 워싱턴 D.C.
　⑤ 유럽 지역: 덴마크의 코펜하겐
　⑥ 아프리카 지역: 콩고의 브라자빌

제1절 | 건강의 개념

01 ④	02 ①	03 ④	04 ③	05 ①
06 ①	07 ①	08 ①	09 ①	10 ④
11 ①	12 ④	13 ③	14 ④	15 ③
16 ①	17 ④	18 ②		

01

현대적 건강의 개념은 건강과 질병이 연속선에서 움직이는 동적인 상태를 의미한다.

02

파슨스(Talcott Parsons)
• "건강이란 각 개인이 사회적인 역할과 임무를 효과적으로 수행할 수 있는 최적의 상태이다."
• 건강을 개인의 사회적 기능 측면에서 그 기능의 역할 및 임무수행 여부와 연결시켜 정의하였다.

03

건강의 사회적 모형
(1) 건강과 질병의 원인은 개인이나 집단이 살고 있는 사회적 맥락 속에 존재한다.
(2) 건강관리의 책임은 개인에게 있는 것이 아니라 사회에 있으며, 효과적인 건강관리는 개인에 대한 의학적 치료가 아니라 사회 환경과 제도의 개선을 통해 가능하다.
(3) 건강을 사회적 현상으로 보는 세 가지 관점
　① 건강과 질병은 사회적으로 생산되고 분포한다.
　② 건강과 질환은 사회적 구성물이다.
　③ 보건의료는 사회적으로 조직된다.

04

WHO 헌장 건강의 정의
"건강은 질병이 없거나 허약하지 않을 뿐만 아니라 육체적, 정신적, 사회적 안녕이 완전한 상태이다."
WHO의 건강의 정의에서는 사회적 안녕의 강조하며 사회적 안녕이란 생활의 개념으로 설명할 수 있다.

05

해부학적 건강은 신체적 개념의 건강으로 볼 수 있다.

06

① 베르나르(Claude Bernard): 강이란 외부 환경의 변화에 대하여 내부 환경의 항상성(Homeostasis)이 유지된 상태이다.
② 파슨스(T. Parsons): 건강이란 각 개인이 사회적인 역할과 임무를 효과적으로 수행할 수 있는 최적의 상태이다.
③ 뉴먼(Newman): 단순히 질병이 없다는 것만으로 건강이라 할 수 없고 모든 자질, 기능, 능력이 신체적으로나 정신적으로 또는 도덕적인 면에서도 최고로 발달하고 완전히 조화된 인간만이 진실한 건강자다.
④ 와일리(Wylie): 건강이란 유기체가 외부 환경 조건에 부단히 잘 적응해 나가는 것이다.

07

WHO는 인간의 건강에 '사회적 안녕'의 개념을 추가하여 규정하였으며, 많은 학자는 신체적·정신적 건강보다도 사회적 안녕 개념의 건강을 강조하고 있다. 그 이유는 다음과 같다.
(1) 인간이 사회 구성원으로서 각자의 역할과 소임을 충실히 할 수 있을 때 진정 건강한 상태이다.
(2) 인간과 동물의 건강 개념을 차별화하는 척도이다.
(3) 삶의 가치와 보람을 창출하는 핵심 개념이다.

08

WHO 헌장 정의(1948년)
(1) "건강은 질병이 없거나 허약하지 않을 뿐만 아니라 육체적, 정신적, 사회적 안녕이 완전한 상태이다."
(2) 사회적 안녕이란 사회 속에서 각자에게 부여된 기능과 역할을 충실히 수행하면서 사회생활을 영위할 수 있는 상태를 말한다.
(3) WHO 정의의 특징
　① 건강의 사회적 측면 강조 → 보건 부문의 사업범위를 확대하는데 개략적 지침이 된다.
　② 건강을 당위적인 측면에서 규정한 선언으로서 의미 → 보건의료부문의 이념적 목표설정에 도움을 준다.
　③ 실제 적용을 위하여 구체적이고 측정 가능한 요소로 구성된 개념으로 발전시켜야 함 → 내용이 모호하여 건강에 관한 실정적 분석에는 활용도가 적다.
　④ 보편적인 인간의 가치가 모두 포함되어 있다.
(4) 비판
　① 정의가 너무 비현실적이며 이상적이다.
　② 건강의 정의를 보는 관점이 정적(static)이다.

09

사회적 건강은 인간이 사회 구성원으로서 각자의 역할과 소임을 충실히 할 수 있을 때 진정 건강한 상태이다.

10

건강개념은 신체개념 – 심신개념 – 생활개념으로 변화하였으며 정적인 개념에서 동적인 개념으로, 불연속성에서 연속성 개념으로 변화하였다.

11

스미스(Smith)는 건강을 4개의 개념으로 분류하였다.
(1) **임상개념**: 질병, 증상, 불구 등이 없는 상태
(2) **역할수행개념**: 일상적인 역할을 수행하는 데 어려움이 없는 상태
(3) **적응건강개념**: 물리적 · 사회적 환경과 상호작용을 통해 잘 적응하는 상태
(4) **행복론적 개념**: 일반적인 안녕과 자아실현으로 보다 높은 수준의 안녕을 추구하려는 능력

| 오답해설 |
②, ③ **베르나르(Bernard)와 캐논(Cannon)**: 건강이란 외부 환경의 변화에 대하여 내부 환경의 항상성(Homeostasis)이 유지된 상태라고 정의하였다.
　파슨스: 개인이 사회적인 역할과 임무를 효과적으로 수행할 수 있는 최적의 상태가 건강이라고 정의하였다.
④ **윌슨(wilson)**: 신체적 조건을 무관하게 취급한 건강관을 제시하였다.
　와일리(Wylie): 유기체가 외부환경 조건에 부단히 잘 적응해 나가는 것이다.

12

(1) **와일리(Wylie)**: 건강이란 유기체가 외부 환경 조건에 부단히 잘 적응해 나가는 것이다. 환경과의 관계를 언급하였다.
(2) **베르나르(Claude Bernard)**: 건강이란 외부 환경의 변화에 대하여 내부 환경의 항상성(Homeostasis)이 유지된 상태이다.
(3) **윌슨(Wilson)**: "건강이란 행복하고 성공된 생활을 조성하는 인체의 상태로서 신체장애가 있다 해도 건강하다고 할 수 있는 경우가 있다. 오늘날 의학기술로 판단하기에 아무런 이상이 없고 심리적으로도 문제가 없으며, 보기에 사회적으로 훌륭히 일을 해낼 수 있다고 생각되는 사람도 본인이 충족감을 느끼지 못하고 사는 보람을 찾지 못한다면 주관적으로 건강하다고 할 수 없다."

(4) **뉴먼(Newman)**: 단순히 질병이 없다는 것만으로 건강이라 할 수 없고 모든 자질, 기능, 능력이 신체적으로나 정신적으로 또는 도덕적인 면에서도 최고로 발달하고 완전히 조화된 인간만이 진실한 건강자다.
(5) **파슨스(Talcott Parsons)**: 건강이란 각 개인이 사회적인 역할과 임무를 효과적으로 수행할 수 있는 최적의 상태이다.
(6) **던(Dunn)의 건강 - 불건강 연속**: 건강과 질병은 연속선상에서 유동적으로 변화하고 있는 상태에 있다.

13

WHO 건강의 정의
(1) "건강은 질병이 없거나 허약하지 않을 뿐만 아니라 육체적, 정신적, 사회적 안녕이 완전한 상태이다."
(2) 사회적 안녕이란 사회 속에서 각자에게 부여된 기능과 역할을 충실히 수행하면서 사회생활을 영위할 수 있는 상태를 말한다.
(3) **WHO 정의의 특징**
　① 건강의 사회적 측면 강조 → 보건 부문의 사업범위를 확대하는데 개략적 지침이 된다.
　② 건강을 당위적인 측면에서 규정한 선언으로서 의미 → 보건의료부문의 이념적 목표설정에 도움을 준다.
　③ 실제 적용을 위하여 구체적이고 측정 가능한 요소로 구성된 개념으로 발전시켜야 함 → 내용이 모호하여 건강에 관한 실정적 분석에는 활용도가 적다.
　④ 보편적인 인간의 가치가 모두 포함되어 있다.
(4) **비판**
　① 정의가 너무 비현실적이며 이상적이다.
　② 건강의 정의를 보는 관점이 정적(static)이다.

14

파슨스(Talcott Parsons)
• 건강이란 각 개인이 사회적인 역할과 임무를 효과적으로 수행할 수 있는 최적의 상태이다.
• 건강을 개인의 사회적 기능 측면에서 그 기능의 역할 및 임무수행 여부와 연결시켜 정의하였다.

| 오답해설 |
① **뉴만(Newman)**: 단순히 질병이 없다는 것만으로 건강이라 할 수 없고 모든 자질, 기능, 능력이 신체적으로나 정신적으로 또는 도덕적인 면에서도 최고로 발달하고 완전히 조화된 인간만이 진실한 건강자다.
② **버나드(Claude Bernard)**: 건강이란 외부 환경의 변화에 대하여 내부 환경의 항상성(Homeostasis)이 유지된 상태이다.
③ **와일리(Wylie)**: 건강이란 유기체가 외부 환경 조건에 부단히 잘 적응해 나가는 것이다. 환경과의 관계를 언급하였다.

15

건강 개념의 변화

• 신체 개념 → 심신 개념→ 생활 개념(삶의 질)
• 정적 개념(불연속성)→ 동적 개념(연속성)
• 수동적 개념→ 능동적 개념
• 절대적 개념→ 상대적 개념
• 임상적 개념→ 기능적 개념
• 해부학적 건강→ 최적의 건강
• 개인 책임→ 집단(국가, 지역사회) 책임

16

① **버나드(Claude Bernard)**: 건강이란 외부 환경의 변화에 대하여 내부 환경의 항상성(Homeostasis)이 유지된 상태이다.
② **윌슨(Wilson)**: 신체적 조건을 무관하게 취급한 건강관을 제시하였다.
③ **파슨스(Parsons)**: 건강이란 각 개인이 사회적인 역할과 임무를 효과적으로 수행할 수 있는 최적의 상태이다.
④ **와일리(Wylie)**: 건강이란 유기체가 외부 환경 조건에 부단히 잘 적응해 나가는 것이다.

17

① 윌슨(Wilson)은 건강을 정의하는 데 있어서 신체조건을 무관하게 취급하였다.
② 뉴먼(Newman)은 모든 면에서 최고로 발달하고 완전히 조화된 인간만이 진실한 건강자라고 정의하였다.
③ 파슨스(Parsons)는 각 개인이 사회적인 역할과 임무를 효과적으로 수행할 수 있는 최적의 상태가 건강이라고 정의하였다. 와일리(Wylie)는 유기체가 외부 환경조건에 잘 적응해 나가는 것이 건강이라고 정의하였다.
④ 버나드(Bernard)는 외부환경의 변화에 내부환경의 항상성이 유지된 상태가 건강이라고 정의하였다.

18

공중보건에서 생명의료윤리의 네 원칙

원칙	정의	하위 도덕 규칙
자율성 존중 (respect for autonomy)	타인이 자율적 결정을 내리도록 돕고, 자율적으로 내린 결정을 존중하라.	㉠ 진실을 말하라. ㉡ 타인의 프라이버시를 존중하라. ㉢ 기밀정보를 보호하라. ㉣ 대상에게 공중보건학적 개입을 허락받으라. ㉤ 타인이 중요한 결정을 내리도록 도우라.
악행 금지 (no harm)	타인에게 피해가 발생할 수 있을 때 이를 예방하거나 최소화하라.	㉠ 통증이나 고통을 야기하지 말라. ㉡ 삶의 좋은 것을 빼앗지 말라. ㉢ 화나게 하지 말라. ㉣ 재정적, 사회적 이익을 박탈하지 말라.
선행 (beneficence)	타인의 이익을 증진시킬 수 있는 행위를 선택하라.	㉠ 타인의 권리를 보호하고 증진시키라. ㉡ 해가 발생하지 않도록 하라. ㉢ 해가 발생할 조건을 제거하라. ㉣ 장애가 있는 사람을 도우라. ㉤ 위험에 처한 사람을 구하라.
정의 (justice)	이익과 부담을 공정하게 배분하라.	㉠ 각자에게 동등한 몫을 각자의 필요와 노력, 기여도, 우수함에 따라 제공하라. ㉡ 자유시장의 교환에 따라 제공하라.

※ 출처: 대한예방의학회, 예방의학과 공중보건학(제4판), 계축문화사, 2021, p.28.

제2절 | 건강과 질병

01 ①	02 ②	03 ④	04 ②	05 ②
06 ③	07 ④	08 ④	09 ①	10 ③
11 ③	12 ④	13 ①	14 ④	15 ②
16 ④	17 ①	18 ④	19 ①	20 ②
21 ③	22 ①	23 ③	24 ③	25 ①
26 ③	27 ④	28 ④	29 ③	30 ①
31 ①	32 ③	33 ①	34 ③	35 ②
36 ②	37 ①	38 ②	39 ③	40 ④
41 ③	42 ①	43 ①		

01
생태학적 모형에서 질병은 인간을 포함하는 생태계 각 구성 요소들 간의 상호작용의 결과가 인간에게 나타난 것이라는 개념으로 병인(Agent), 숙주 요인(Host Factors), 환경 요인 (Environmental Factors)으로 구성된다.

02
전인적 모형(Holistic Model, 총체적 모형)에 의하면 인간은 그를 둘러싼 가정과 지역사회 등의 사회체계 구성원이며 각 개인의 정신과 육체는 그들 간에 또는 외부환경과 다양한 상 호작용을 이루고 있다. 따라서 건강의 개념도 인간건강의 균 형적인 발전을 위한 모든 요인들의 관계에서 설명된다. 이 모 형은 질병발생에 영향을 미치는 주요구성요소로 <u>생활습관, 환경, 생물학적 특성, 보건의료체계</u>를 제시하고 있다.

03
총체적 모형의 주요 구성요소는 생활습관, 생리적(생물학적, 유전적) 요인, 환경, 보건의료체계이다.

04
고든의 질병 혹은 유행의 발생기전

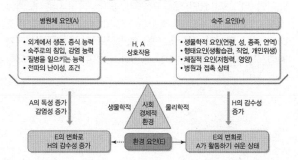

05
「라론드 보고서」에서 건강결정 주요요인으로 생활습관, 환 경, 유전, 보건의료체계를 제시하였으며, 그중 가장 중요한 요인은 생활습관이라고 하였다.

06
라론드 보고서
(1) 라론드 보고서는 1974년 당시 캐나다의 보건부 장관이었 던 마크 라론드(Marc Lalonde)에 의해 쓰인 것으로, 이 보고서에 의해 공식적으로 '건강증진'이라는 개념이 표명 화 되었다고 평가되고 있다.
(2) **건강의 장 개념**(Health Field Concept): 이 보고서에서 '건강의 장 개념'을 개발하였고, 질병과 사망의 기저 원인 을 건강의 장의 주요 결정요인(인간생물학적 요인, 환경 요인, 생활양식, 보건의료체계)으로 나누어 살펴보았다.
(3) 건강의 장으로 보건의료조직, 생물학적 요인, 환경, 생활 습관의 4가지를 제시하고, 그중에서도 특히 생활습관이 가장 큰 영향을 미친다고 하였다.
　① **생활양식**(life style): 개인이 통제력을 가지고 있으면 서 건강에 영향을 미치는 의사결정들의 집합
　② **환경**(environment): 개인이 통제력을 미치지 못하거 나 거의 못 미치는 자연적, 사회적 외부 요인들
　③ **보건의료조직**(health care organization): 보건의료 서비스 제공 인력과 자원의 양, 질, 배치 그리고 관계 등을 의미
　④ **생물학적 요인**(human biology): 생물학적 기능의 결 과로 신체 내부에서 발생하는 신체적, 정신적 건강과 관련된 모든 측면을 의미

07
사회생태학적 모형은 개인의 사회적, 심리학적, 행태적 요인 을 중시하는 모형으로 <u>숙주 요인, 외부환경 요인, 개인행태 요인</u>의 세 가지 요인으로 구성되어 있다.

08
건강영향 피라미드
(1) 미국 질병예방관리본부(CDC)의 책임자인 프리든(Frieden TR)이 제시한 모형이다.
(2) 건강영향 피라미드는 국민건강을 위해 예방의학과 공중 보건학적 적용을 할 때 국가보건의료체계의 수준 및 적용 대상에 따라 인구집단에 미치는 영향과 개인의 노력에 대 한 요구도가 다르다는 것을 보여준다.
(3) 건강영향 피라미드는 모두 5층으로 이루어져 있는데 아 래쪽으로 갈수록 인구집단에 미치는 영향이 크고, 위쪽으 로 갈수록 개인의 노력이 요구된다.

① 1단계 **사회경제적 요인**(socioeconomic factor): 국가 또는 지역사회차원의 사회경제적 요인으로서 국민의 전반적인 건강수준에 미치는 영향이 가장 크다. 이는 세계보건기구에서 건강의 결정요인으로서 사회경제적 요인을 가장 중요시하는 것과 같은 개념이다.

② 2단계 건강한 선택을 할 수 있는 **환경 조성**(changing the context to make individual's default decisions healthy): 개인의 의사나 결정에 상관없이 건강한 선택을 할 수 있는 환경을 조성하는 것으로서, 금연을 유도하기 위해 담뱃값을 인상하고 금연구역을 확대하거나, 심혈관질환을 예방하기 위해 판매식품의 나트륨 함유량을 법적으로 제한하는 것 등이 해당한다.

③ 3단계 장기간 지속할 수 있는 **예방대책**(long-lasting protective inteventions): 예방접종, 대장경 검사를 통한 폴립 제거, 금연치료 등이 해당된다.

④ 4단계 **임상적인 개입**(clinical interventions): 고혈압, 고지혈증, 당뇨병 관리와 치료 등이 해당된다.

⑤ 5단계 **상담과 교육**(counseling and education): 피라미드의 가장 윗부분은 개인이나 집단을 대상으로 생활습관을 바꾸기 위한 상담과 교육이 이에 해당되는데, 교육이나 상담을 받은 사람이 실제 행동으로 옮겨야 효과가 나타나므로 개인의 노력이 절대적으로 요구된다.

(4) 프리든의 건강영향 피라미드는 국민의 건강을 향상하기 위해서는 개별적인 접근보다는 인구집단을 대상으로 한 정책적인 접근이 더 효율적이라는 것을 보여주는 것으로서, 예방의학과 공중보건학의 중요성을 알 수 있다.

09

전인적 모형에 따르면 인간은 그를 둘러싼 가정과 지역사회 등의 사회 체계의 구성원이며 각 개인의 정신과 육체는 그들 간에 또는 외부환경과 다양한 상호작용을 이루고 있다. 따라서 건강의 개념도 인간 건강의 균형적인 발전을 위한 모든 요인들의 관계에서 설명된다.
전인적 모형의 구성요소는 환경, 생활습관, 생물학적 특성, 보건의료체계이다.

10

생태학적 모형에서 질병은 인간을 포함하는 생태계 각 구성요소들 간의 상호작용의 결과가 인간에게 나타난 것이라는 개념으로 <u>병인(Agent), 숙주 요인(Host Factors), 환경 요인(Environmental Factors)으로 구성</u>된다. 숙주, 병인, 환경이 평형을 이룰 때는 건강을 유지하게 되고 균형이 깨질 때는 불건강해지는데, 가장 중요한 요인은 환경적 요인이다.

11

(09 해설 참고)

12

프리든의 건강영향 피라미드의 1단계는 사회경제적 요인, 2단계는 건강한 선택을 할 수 있는 환경 조성, 3단계는 장기간 지속할 수 있는 예방대책, 4단계는 임상적인 개입, 5단계는 상담과 교육이며 이 중 국민의 전반적인 건강수준에 미치는 영향이 가장 큰 것은 1단계인 사회경제적 요인이다.

13

생태학적 모형은 병인, 숙주, 환경의 상호작용으로 질병을 설명하는 모형이다. 병원체의 생존 및 증식능력, 침입 및 감염능력, 질병을 일으키는 능력은 모두 병인의 특성이며 바이러스 변이로 인한 질병유행은 병원체 요인의 변화에 해당한다.

14

라론드 보고서에서 강조된 건강결정요인은 생활습관, 생물학적 요인, 환경요인, 보건의료체계이며 이 중 가장 강조된 것은 생활습관이다.

15

감수성 낮은 인구가 줄고 감수성 높은 인구가 증가한 것은 숙주요인이 변화되어 질병발생 위험이 높아진 상태로 숙주의 건강을 관리하여 감수성을 낮추는 대책이 필요하다.

16 ~ 17

라론드(Lalonde M, 1929~)는 생물학적 요인, 환경요인, 생활습관 및 보건의료체계의 네 가지 건강 결정요인 중 생활습관 요인이 건강에 가장 많은 영향을 미친다고 하였다

18

사회생태학적 모형은 개인의 사회적, 심리학적, 행태적 요인을 중시하는 모형으로 숙주 요인, 외부환경 요인, 개인행태 요인의 세 가지 요인으로 구성되어 있다. 특히 다른 모형에 비해 이 모형의 가장 큰 특징은 개인의 행태적 측면을 강조하고 있는 점이며, 질병 발생을 예방하고 건강을 증진시키기 위해서는 건강한 생활습관을 형성하는 것이 무엇보다 중요하다고 본다.

19

역학적 삼각형(Epidemiology Triangle)

(1) 질병 발생의 생태학적 모형 중 현재까지 가장 널리 사용되어 온 모형이다.

(2) 질병 발생을 병인, 숙주, 환경의 3요소 간의 상호 관계로 설명한다.

(3) 3가지 요소 중 하나라도 변화가 있어 3요소 간의 평형 상태가 깨어질 때 질병 발생이 증가 혹은 감소한다고 본다.

(4) 질병 발생의 원인이 되는 병원체를 명확하게 알고 있는 감염병을 설명하는 데는 적합하지만 특정 병인이 불분명한 비감염성 질환의 발생을 설명하기에는 적절하지 않다.

20

건강-질병의 결정요인 중 사회경제적 요인

(1) 직업 유무 및 종류, 주거/작업환경, 교육수준, 재산 보유 정도, 가족상태 등이 있으며, 이 모두를 포괄하여 사회경제적 수준 등의 포괄적 지표로 표현하기도 한다.

(2) 1980년 영국에서 발표된 '블랙리포트(Black report)': 연구책임자인 블랙(Black D, 1913~2002)의 성을 따서 명명된 이 보고서에서는 전문직에 비하여 비숙련 육체노동자에서 사망과 이환률이 높다고 보고하고 있다.

(3) 1990년대 중반에 시행된 사회경제적 수준과 건강수준과의 관련성에 대한 연구에서는 사회경제적 수준이 높은 계층의 사람들이 그렇지 않은 계층의 사람들에 비하여 건강하게 오래 살고 더 나은 건강상태를 유지하는 것으로 보고하였다.

(4) 사회경제적 계층에 따라 발생하는 질병의 양상도 차이가 있음을 보고하였다.

| 오답해설 |

① **관습** - 사회적 환경(문화적 요인과도 관련)

③ **신체활동** - 생활습관 및 건강행태 요인

④ **사회보험** - 사회적 환경(정치, 사회제도적 요인과도 관련)

※ 출처: 대한예방의학회, 예방의학과 공중보건학(제3판 수정증보판), 계축문화사, 2019, p.11~13.

21

건강영향 피라미드

(1) 미국 질병예방관리본부(CDC)의 책임자인 프리든(Frieden TR)이 제시한 모형이다.

(2) 건강영향 피라미드는 국민건강을 위해 예방의학과 공중보건학적 적용을 할 때 국가보건의료체계의 수준 및 적용대상에 따라 인구집단에 미치는 영향과 개인의 노력에 대한 요구도가 다르다는 것을 보여준다.

(3) 건강영향 피라미드는 모두 5층으로 이루어져 있는데 아래쪽으로 갈수록 인구집단에 미치는 영향이 크고, 위쪽으로 갈수록 개인의 노력이 요구된다.

① 1단계 사회경제적 요인(socioeconomic factor): 국가 또는 지역사회차원의 사회경제적 요인으로서 국민의 전반적인 건강수준에 미치는 영향이 가장 크다. 이는 세계보건기구에서 건강의 결정요인으로서 사회경제적 요인을 가장 중요시하는 것과 같은 개념이다.

② 2단계 건강한 선택을 할 수 있는 환경 조성(changing the context to make individual's default decisions healthy): 개인의 의사나 결정에 상관없이 건강한 선택을 할 수 있는 환경을 조성하는 것으로서, 금연을 유도하기 위해 담뱃값을 인상하고 금연구역을 확대하거나, 심혈관질환을 예방하기 위해 판매식품의 나트륨 함유량을 법적으로 제한하는 것 등이 해당한다.

③ 3단계 장기간 지속할 수 있는 예방대책(long-lasting protective inteventions): 예방접종, 대장경 검사를 통한 폴립 제거, 금연치료 등이 해당된다.

④ 4단계 임상적인 개입(clinical interventions): 고혈압, 고지혈증, 당뇨병 관리와 치료 등이 해당된다.

⑤ 5단계 상담과 교육(counseling and education): 피라미드의 가장 윗부분은 개인이나 집단을 대상으로 생활습관을 바꾸기 위한 상담과 교육이 이에 해당되는데, 교육이나 상담을 받은 사람이 실제 행동으로 옮겨야 효과가 나타나므로 개인의 노력이 절대적으로 요구된다.

⑥ 프리든의 건강영향 피라미드는 국민의 건강을 향상하기 위해서는 개별적인 접근보다는 인구집단을 대상으로 한 정책적인 접근이 더 효율적이라는 것을 보여주는 것으로서, 예방의학과 공중보건학의 중요성을 알 수 있다.

22

라론드 보고서에서 강조된 건강결정요인은 생활습관, 생물학적 요인, 환경요인, 보건의료체계이며 이 중 가장 강조된 것은 생활습관이다.

23

전인적 모형(총체적 모형, Holistic Model)

(1) 이 모형에 의하면 인간은 그를 둘러싼 가정과 지역사회 등의 사회 체계의 구성원이며 각 개인의 정신과 육체는 그들 간에 또는 외부환경과 다양한 상호작용을 이루고 있다. 따라서 건강의 개념도 인간 건강의 균형적인 발전을 위한 모든 요인들의 관계에서 설명된다.

(2) 건강이란 사회 및 내부 상태가 역동적인 균형 상태를 이루고 있는 것을 의미하고, 질병은 개인의 적응력이 감퇴하거나 조화가 깨질 때 발생한다. 건강과 질병은 단순히 이분법적인 것이 아니라 그 정도에 따라 연속선상에 있으며, 질병은 다양한 복합 요인에 의해 발생되는 것이다.

(3) 치료의 목적은 단순히 질병을 제거하는 것만이 아니라 개인이 더 나은 건강을 성취할 수 있도록 건강을 증진시키고, 자기관리 능력을 향상 및 확대시키는 넓은 개념을 포함한다. 의사는 조언자의 역할에 중점을 둔다(건강의 주체는 개개인 자신이며, 의사는 그 개인이 질병을 극복하고 건강한 삶을 누릴 수 있도록 도와주는 역할을 하는 것).

(4) **구성요소**: 환경, 생활습관, 생물학적 요인, 보건의료체계

24

클라크(Clark), 고든(Gordon) 등이 제시한 생태학적 모형은 질병발생을 병인, 숙주, 환경의 상호작용으로 설명한다.

(1) **병인**: 병원체의 생존 및 증식 능력, 숙주로의 침입 및 감염 능력, 질병을 일으키는 능력

(2) **숙주**: 생물학적 요인(연령, 성, 종족), 행태요인(개인위생, 직업, 생활습관), 체질적 요인(선천적·후천적 저항력, 건강 상태, 영양 상태)

(3) **환경**: 생물학적 환경, 물리적 환경, 사회·경제적 환경

25

① 전염력 – 병인
② 인종 – 숙주
③ 연령 – 숙주
④ 사회풍습 – 환경
⑤ 직업 – 숙주

26

라론드 보고서 건강결정요인: 환경요인, 생활습관요인, 생물학적요인(유전), 보건의료체계

27 ~ 28

(23 해설 참고)

29

사회생태학적 모형은 개인의 행태적 요인의 중요성이 강조되는 모형으로, 개인의 행태는 심리적 및 사회적 요인과 밀접히 연관된다는 배경에서 사회학자나 심리학자의 입장을 대변하는 모형이다. 개인의 사회적, 심리학적, 행태적 요인을 중시하는 모형으로 <u>숙주 요인, 외부환경 요인, 개인행태 요인의 세 가지 요인으로 구성되어 있다.</u> 다른 모형에 비해 이 모형의 가장 큰 특징은 개인의 행태적 측면을 강조하고 있는 점이며, 질병 발생을 예방하고 건강을 증진시키기 위해서는 건강한 생활습관을 형성하는 것이 무엇보다 중요하다고 본다.

30

프리든(Frieden TR)의 건강영향 피라미드

건강영향 피라미드는 모두 5층으로 이루어져 있는데 아래쪽으로 갈수록 인구집단에 미치는 영향이 크고, 위쪽으로 갈수록 개인의 노력이 요구된다.

(1) **1단계 사회경제적 요인(socioeconomic factor)**: 국가 또는 지역사회차원의 사회경제적 요인으로서 국민의 전반적인 건강수준에 미치는 영향이 가장 크다. 이는 세계보건기구에서 건강의 결정요인으로서 사회경제적 요인을 가장 중요시하는 것과 같은 개념이다.

(2) **2단계 건강한 선택을 할 수 있는 환경 조성(changing the context to make individual's default decisions healthy)**: 개인의 의사나 결정에 상관없이 건강한 선택을 할 수 있는 환경을 조성하는 것으로서, 금연을 유도하기 위해 담뱃값을 인상하고 금연구역을 확대하거나, 심혈관 질환을 예방하기 위해 판매식품의 나트륨 함유량을 법적으로 제한하는 것 등이 해당한다.

(3) **3단계 장기간 지속할 수 있는 예방대책(long-lasting protective inteventions)**: 예방접종, 대장경 검사를 통한 폴립 제거, 금연치료 등이 해당된다.

(4) **4단계 임상적인 개입(clinical interventions)**: 고혈압, 고지혈증, 당뇨병 관리와 치료 등이 해당된다.

(5) **5단계 상담과 교육(counseling and education)**: 피라미드의 가장 윗부분은 개인이나 집단을 대상으로 생활습관을 바꾸기 위한 상담과 교육이 이에 해당되는데, 교육이나 상담을 받은 사람이 실제 행동으로 옮겨야 효과가 나타나므로 개인의 노력이 절대적으로 요구된다.

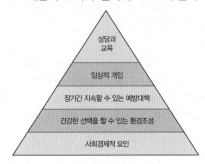

31

고든(Gorden)의 지렛대 이론(Lever Theory)

(1) 질병 혹은 유행의 발생기전을 환경이란 저울받침대의 양쪽 끝에 병원체와 숙주라는 구가 놓인 저울대에 비유하여 설명함

(2) 여러 가지 환경에 둘러싸인 상태에서 복잡하게 얽혀 숙주와 병원체 간의 상호작용에 의하여 발생하는 질병 혹은 유행의 발생기전을 표현함

(3) 평형이 깨지는 경우
  ① 병원체 요인으로는 바이러스 혹은 세균이 변이를 일으켜 감염력과 병원성이 증가할 때
  ② 숙주 요인으로는 면역 수준이 떨어져 숙주의 감수성이 증가할 때
  ③ 환경 요인이 좌측으로 이동하여 숙주의 감수성이 증가하는 경우
  ④ 환경 요인이 우측으로 이동하여 병원체가 생존·증식·전파되기 유리한 경우

32

「라론드 보고서」에서 건강결정 주요요인으로 생활습관, 환경, 유전, 보건의료체계를 제시하였으며, 그중 가장 중요한 요인은 생활습관이라고 하였다.

33

생태학적 모형

질병은 인간을 포함하는 생태계 각 구성 요소들 간의 상호작용의 결과가 인간에게 나타난 것이라는 개념으로 병인(Agent), 숙주 요인(Host Factors), 환경 요인(Environmental Factors)으로 구성된다. 숙주, 병인, 환경이 평형을 이룰 때는 건강을 유지하게 되고 균형이 깨질 때는 불건강해지는데, 가장 중요한 요인은 환경적 요인이다.

(1) **병인**: 병원체의 생존 및 증식 능력, 숙주로의 침입 및 감염 능력, 질병을 일으키는 능력
(2) **숙주 요인**: 생물학적 요인(연령, 성, 종족), 행태요인(개인위생, 직업, 생활습관), 체질적 요인(선천적·후천적 저항력, 건강 상태, 영양 상태)
(3) **환경 요인**: 생물학적 환경, 물리적 환경, 사회·경제적 환경

34

웰니스 모형(Wellness Model)

(1) 던(H. L. Dunn)에 의해 소개된 개념으로 고차원적 웰니스를 '개인의 생활환경 내에서 각자의 가능한 잠재력을 극대화하는 통합된 기능 수단'으로 정의하였다.
(2) 환경 축과 건강 축으로 구분되는 웰니스 사분면을 제시하였다.
(3) 건강은 '충만하고 유익하며 창조적인 생활을 영위하기 위한 개인의 이상적인 상태'이며, '건강의 예비적 준비 상태인 불건강을 극복하기 위한 힘과 능력'으로 정의된다.
(4) 정신과 신체의 잠재력의 연계가 중요하게 간주되며, 고차원의 웰니스는 개인이 고차원적인 기능을 하고, 미래와 개인의 전인적인 통합을 포함하는 개념이다.

(5) 건강은 단순히 질병이 없는 것이 아니고 안녕 상태, 활력, 작업 능력, 그리고 효율 등의 긍정적 차원을 포괄하는 개념이다. 이 점에서 웰니스는 세계보건기구의 건강 개념과 관계가 깊다.
(6) 많은 수의 질병들이 신체의 정화작용 자체만으로 치료가 되는 것으로 본다. 전통적 의료 외에 개인의 건강에 대한 신념 혹은 가치에 근거해서 대체요법이 추구되기도 한다.

35

건강을 결정하는 사회적 결정요인은 사회경제적 수준이나 사회적 환경요인으로 볼 수 있다.

개인의 사회경제적 수준으로는 직업 유무 및 종류, 주거/작업환경, 교육수준, 재산 보유 정도, 가족상태 등이 있으며 사회적 환경요인으로 고용 및 실직, 입시제도 및 교육제도, 범죄율 및 사회 안정성, 개인의 사회적지지 정도, 지역 주민의 사회참여 정도와 의사결정에 관여할 수 있는 권한, 새로운 보건지식을 받아들이는 주민들의 태도, 사회적 관습, 정보교환이나 의사소통의 기전과 유용성, 대중매체 등이 포함된다.

② 불건강한 생활습관은 사회적 요인이 아니고 개인의 특성이다.
④ 성과 인종은 개인의 생물학적 요인이지만 '차별'은 사회문화적 요인으로 볼 수 있다.

36

사회생태학적 모형

(1) 개인의 사회적, 심리학적, 행태적 요인을 중시하는 모형으로 숙주 요인, 외부환경 요인, 개인행태 요인의 세 가지 요인으로 구성되어 있다.
(2) **숙주요인(Host Factors)**: 내적 요인이라고도 하며 선천적, 유전적 소인과 후천적, 경험적 소인이 있고, 숙주 요인은 질병에 대한 감수성과 관련이 있다.
(3) **외부환경요인(External Environmental Factors)**: 외적 요인이라고도 하며 생물학적 환경(병인, 전파체인 매개곤충, 기생충의 중간숙주 존재 등), 사회적 환경(인구밀도, 직업, 사회적 관습, 경제적 생활 상태 등), 물리·화학적 환경(계절의 변화, 기후, 실내외의 환경 등)이 있다.
(4) **개인행태요인(Personal Behavior Factors)**: 다른 모형에 비해 이 모형의 가장 큰 특징은 개인의 행태적 측면을 강조하고 있는 점이며, 질병 발생을 예방하고 건강을 증진시키기 위해서는 건강한 생활습관을 형성하는 것이 무엇보다 중요하다고 본다.

37

① **생의학적 모형**은 질병발생의 단일요인설에 해당한다. 질병의 원인은 병원체요인 하나로 설명한다.

② **생태학적 모형**은 병인, 숙주, 환경의 상호작용으로 질병발생을 설명하는 모형으로 세 가지 구성요소의 균형이 깨질 때 질병 발생을 설명한다.

③ **사회적 생태학적 모형**은 개인의 행태적 요인을 중시하는 모형으로 주요 구성요소는 숙주요인, 외부환경요인, 개인의 행태요인이다.

④ **총체적 모형**의 구성요소는 생활습관, 환경, 생물학적 요인, 보건의료체계로 란론드의 건강결정요인 4가지와 일치한다.

38 ～ 39

전인적 모형(총체적 모형, Holistic Model)

(1) 이 모형에 의하면 인간은 그를 둘러싼 가정과 지역사회 등의 사회 체계의 구성원이며 각 개인의 정신과 육체는 그들 간에 또는 외부환경과 다양한 상호작용을 이루고 있다. 따라서 건강의 개념도 인간 건강의 균형적인 발전을 위한 모든 요인들의 관계에서 설명된다.

(2) 건강이란 사회 및 내부 상태가 역동적인 균형 상태를 이루고 있는 것을 의미하고, 질병은 개인의 적응력이 감퇴하거나 조화가 깨질 때 발생한다. 건강과 질병은 단순히 이분법적인 것이 아니라 그 정도에 따라 연속선상에 있으며, 질병은 다양한 복합 요인에 의해 발생되는 것이다.

(3) 치료의 목적은 단순히 질병을 제거하는 것만이 아니라 개인이 더 나은 건강을 성취할 수 있도록 건강을 증진시키고, 자기관리 능력을 향상 및 확대시키는 넓은 개념을 포함한다. 의사는 조언자의 역할에 중점을 둔다(건강의 주체는 개개인 자신이며, 의사는 그 개인이 질병을 극복하고 건강한 삶을 누릴 수 있도록 도와주는 역할을 하는 것).

(4) **구성요소**: 환경, 생활습관, 생물학적 요인, 보건의료체계

40

고든(Gorden)의 **지렛대 이론**(Lever Theory)은 생태학적 모형의 하나로 병인, 숙주, 환경의 상호작용으로 질병발생을 설명하는 이론이다. 질병 혹은 유행의 발생기전을 환경이란 저울받침대의 양쪽 끝에 병원체와 숙주라는 구가 놓인 저울대에 비유하여 설명한다. 여러 가지 환경에 둘러싸인 상태에서 복잡하게 얽혀 숙주와 병원체 간의 상호작용에 의하여 발생하는 질병 혹은 유행의 발생기전을 표현한다.

제시된 보기의 내용은 숙주의 질병 감수성에 영향을 줄 수 있는 환경요인에 해당한다.

41

생태학적 모형에서 질병은 인간을 포함하는 생태계 각 구성요소들 간의 상호작용의 결과가 인간에게 나타난 것이라는 개념으로 <u>병인(Agent), 숙주 요인(Host Factors), 환경 요인(Environmental Factors)으로 구성된다.</u> 숙주, 병인, 환경이 평형을 이룰 때는 건강을 유지하게 되고 균형이 깨질 때는 불건강해지는데, 가장 중요한 요인은 환경적 요인이다.

42

생의학적 모형(Biomedical Model)

(1) 데카르트의 **정신·신체 이원론**의 등장과 생물학의 세포 이론, 세균설 확립 이후 발전한 이론으로, 사회·문화 및 인간의 일상생활에 대한 설명을 배제하고 생물학적 구조와 과정에 발생하는 장애를 강조한 이론이다.

(2) **생명의 기계론적 관점**: 인체를 영혼이 배제된 기계와 같은 존재로 인식한다. 질병은 세포가 비정상적인 상태로 변화된 것을 의미하며, 기계의 고장과도 같은 것으로 간주되었고, 치료는 고장수리에 해당한다.

(3) **생물학적 일탈로서의 질병**: 질병을 생물학적으로 정상인 상태를 벗어난 것으로 규정하였다. 건강은 신체가 정상적으로 기능하는 상태, 즉 기능에 이상이 없고 질병이 없는 상태로 간주한다. 즉, 건강과 질병을 이분법적으로 분리하며, 병이 없으면 건강하다고 판정한다.

특정병인설: 특정 질병의 발생에는 특정 병인이 있다고 파악한다. 콜레라의 직접원인은 비브리오 병원체에 의한 것으로 밝혀지면서 비위생적인 음용수와 같은 매개 요인은 간접요인으로 중시하지 않는 경향이 만들어졌다.

(4) **과학적 중립성과 전문가 중심의 보건의료체계**: 질병이 발생하는 기전은 모든 사람에게 똑같이 적용되고, 의학은 질병을 객관적으로 관찰하며 원인과 기전을 파악하는 과학적으로 중립적 자세를 취하면서 사회체계나 정치경제적 요인에 영향을 받지 않는 것으로 본다. 그 결과 건강관리와 질병 치료에서 사회·문화적 영향은 배제되고, 제도화된 환경에서의 전문 보건의료인 중심의 보건의료체계가 나타나게 되었다.

(5) **과도한 개입주의**: 건강과 질병 문제를 의학적 특성의 결합으로 해석하여 의학적 중재와 개입으로 문제를 해결할 수 있다고 본다. 예방보다 치료를 더 중요시한다.

(6) **질병에 부속화된 건강 개념**: 질병에 대한 규정에 관심을 갖기 때문에 건강 개념을 적극적으로 규정하지 않는다.

43

(38 해설 참고)

01 ④	02 ①	03 ②	04 ①	05 ①
06 ②	07 ①	08 ①	09 ④	10 ①
11 ③	12 ①	13 ①	14 ①	15 ③
16 ①	17 ①	18 ④	19 ①	20 ①
21 ③	22 ①	23 ③	24 ③	25 ④
26 ①	27 ②	28 ④	29 ③	30 ④
31 ③	32 ①	33 ②	34 ②	35 ①
36 ②	37 ③	38 ②	39 ②	40 ①
41 ③	42 ④	43 ①	44 ②	45 ②
46 ①	47 ②	48 ③	49 ①	50 ②
51 ①	52 ①	53 ④	54 ④	55 ②
56 ④	57 ①	58 ③	59 ①	60 ①
61 ②	62 ②	63 ③	64 ④	65 ④
66 ③	67 ④	68 ③	69 ②	70 ①
71 ①	72 ③	73 ③	74 ①	75 ④
76 ③	77 ②	78 ③	79 ②	80 ③

01 ~ 02

질병의 자연사단계에 따른 예방활동
(1) **1단계 비병원성기** – 건강증진, 환경위생, 보건교육 등(적극적 예방, 비특이적 예방)
(2) **2단계 초기 병원성기** – 예방접종, 특이적 예방
(3) **3단계 불현성 질병기** – 건강검진, 집단검진, 선별검사, 조기발견, 조기치료
(4) **4단계 현성 질병기** – 악화방지, 장애방지를 위한 치료
(5) **5단계 회복기** – 재활, 사회생활 복귀

03 ~ 04

질병의 예방단계
(1) **1차 예방**: 질병발생 억제단계. 건강증진, 환경개선, 보건교육, 예방접종, 사고방지 대책 등
(2) **2차 예방**: 조기발견과 조기치료 단계. 조기검진, 선별검사, 집단검진, 조기발견, 조기치료
(3) **3차 예방**: 재활 및 사회복귀 단계

05

예방접종, 산업안전, 운동은 모두 1차 예방에 해당한다.

06

예방접종은 1차 예방, 건강검진, 조기진단은 2차 예방이다.

07

적극적 예방은 1차 예방 중에서도 질병자연사 1단계인 비병원성기에 예방활동이다. 초기 병원성기는 1차 예방이지만 소극적 예방에 해당한다.

08

(03 해설 참고)

09

질병의 자연사단계와 예방활동
(1) **1단계 비병원성기**: 숙주의 저항력이나 환경 요인이 숙주에게 유리하게 작용하여 건강이 유지되고 있는 기간 – 예방활동: 건강증진, 환경위생, 보건교육 등(적극적 예방, 비특이적 예방)
(2) **2단계 초기 병원성기**: 병인의 자극이 시작되는 질병 전기로서, 숙주의 면역 강화로 인하여 질병에 대한 저항력이 요구되는 기간 – 예방활동: 예방접종, 특이적 예방
(3) **3단계 불현성 감염기**: 병인의 자극에 대한 숙주의 반응이 시작되는 조기의 병적인 변화기 – 예방활동: 건강검진, 집단검진, 선별검사, 조기발견, 조기치료
(4) **4단계 현성 감염기**: 임상적인 증상이 나타나는 시기로서, 해부학적 또는 기능적 변화가 있으며, 이에 대한 적절한 치료를 요하는 시기 – 예방활동: 악화방지, 장애방지를 위한 치료
(5) **5단계 회복기**: 재활의 단계로서, 회복기에 있는 환자에게 질병으로 인한 신체적, 정신적 후유증(불구)을 최소화시키고, 잔여 기능을 최대한으로 재생시켜 활용하도록 도와주는 단계 – 예방활동: 재활, 사회생활 복귀

10

집단검진은 2차 예방활동에 해당한다.

11

| 오답해설 |
① 직장 내 저염식 제공 – 1차 예방
② 금연교육 – 1차 예방
④ 뇌졸중환자의 재활 – 3차 예방

12

| 오답해설 |
② 질병이 없는 사람들을 대상으로 하는 금연교육은 1단계인 비병원성기의 예방활동이다.
③ 예방접종은 2단계인 초기 병원성기의 예방활동이다.
④ 재활치료는 5단계인 회복기의 예방활동이다.

13

조기진단을 통해 질병을 발견하고 악화방지를 하는 시기는 불현성 질병기와 현성 질병기이며 이시기의 예방활동은 2차 예방이다. 집단검진은 2차 예방에 해당한다. 재활은 3차 예방, 예방접종과 보건교육은 1차 예방활동이다.

14

(09 해설 참고)

15

• 환경개선, 영양개선, 예방접종 – 1차 예방
• 조기진단, 건강검진, 조기발견, 조기치료 – 2차 예방
• 재활치료 – 3차 예방

16

질병의 예방단계
(1) **1차 예방**: 질병발생 억제단계. 건강증진, 환경개선, 보건교육, 예방접종, 사고방지 대책 등
(2) **2차 예방**: 조기발견과 조기치료 단계. 조기검진, 선별검사, 집단검진, 조기발견, 조기치료
(3) **3차 예방**: 재활 및 사회복귀 단계

17

재활치료는 3차 예방, 산업장 안전사고 예방과 예방접종은 1차 예방에 해당한다.

18

가장 적극적인 예방은 1차 예방 중에서도 비병원성기에 건강한 사람이 계속 건강을 유지하고 더 건강해질 수 있도록 하는 예방활동이다.

19

• 환경위생, 건강증진, 예방접종, 영양관리 – 1차 예방
• 무능력의 예방, 재활 – 3차 예방

20

질병의 자연사단계와 예방활동
(1) **1단계 비병원성기**: 숙주의 저항력이나 환경 요인이 숙주에게 유리하게 작용하여 건강이 유지되고 있는 기간 – 예방활동: 건강증진, 환경위생, 보건교육 등(적극적 예방, 비특이적 예방)
(2) **2단계 초기 병원성기**: 병인의 자극이 시작되는 질병 전기로서, 숙주의 면역 강화로 인하여 질병에 대한 저항력이 요구되는 기간 – 예방활동: 예방접종, 특이적 예방

(3) **3단계 불현성 감염기**: 병인의 자극에 대한 숙주의 반응이 시작되는 조기의 병적인 변화기 – 예방활동: 건강검진, 집단검진, 선별검사, 조기발견, 조기치료
(4) **4단계 현성 감염기**: 임상적인 증상이 나타나는 시기로서, 해부학적 또는 기능적 변화가 있으며, 이에 대한 적절한 치료를 요하는 시기 – 예방활동: 악화방지, 장애방지를 위한 치료
(5) **5단계 회복기**: 재활의 단계로서, 회복기에 있는 환자에게 질병으로 인한 신체적, 정신적 후유증(불구)을 최소화시키고, 잔여 기능을 최대한으로 재생시켜 활용하도록 도와주는 단계 – 예방활동: 재활, 사회생활 복귀

21

① 건강증진 – 1단계, 비병원성기
② 예방접종 – 2단계, 초기 병원성기
③ 건강검진 – 3단계, 불현성 질병기
④ 재활치료 – 5단계, 회복기

22 ~ 23

질병의 예방단계
(1) **1차 예방**: 질병발생 억제단계. 건강증진, 환경개선, 보건교육, 예방접종, 사고방지 대책 등
(2) **2차 예방**: 조기발견과 조기치료 단계. 조기검진, 선별검사, 집단검진, 조기발견, 조기치료
(3) **3차 예방**: 재활 및 사회복귀 단계

24

조기진단, 조기치료는 질병의 자연사 단계 중 3단계인 불현성 감염기의 예방활동이다.

25

| 오답해설 |
① 조기발견, 조기치료
② 건강검진 – 2차 예방
③ 재활 및 사회복귀 – 3차 예방

26

예방접종, 금연교육, 환경개선은 1차 예방에 해당한다.

27

초기병원기에 특정 병인을 예방하기 위하여 시행되는 예방접종과 같은 예방활동은 <u>소극적 예방</u>이다.

28

뇌경색 환자의 신체기능 재활치료는 3차 예방이다.

29

- 1차 예방은 개인이 질병에 걸리기 전에 질병에 걸리지 않을 수 있도록 하기 위한 예방활동으로 건강증진, 예방접종 등이 이에 해당한다.
- 2차 예방은 질병에 걸린 사람이 증상이 나타나기 전에 조기발견하여 조기치료를 시행하는 것이다.
- ㄱ. 맨 처음 의료인력과 접촉할 때 제공되는 기본적인 활동은 주로 2차 예방활동인 검진 및 조기치료활동이다.
- ㄹ. 진단과 치료를 중심으로 하는 임상의학은 주로 2차 예방에 해당하고 3차 예방은 재활을 중심으로 한다.

30

- 1차 예방: 비병원성기, 초기 병원성기
- 2차 예방: 불현성 질병기, 현성 질병기(예방의학, 최신 공중보건에서는 3차 예방으로 분류함)
- 3차 예방: 회복기

31

- 환경위생, 예방접종, 건강증진 – 1차 예방
- 조기검진, 조기치료 – 2차 예방
- 재활치료 – 3차 예방

32

| 오답해설 |
② 예방접종은 초기 병원성기에 시행하는 1차 예방이다.
③ 건강증진 활동은 비병원성기에 시행하는 1차 예방이다.
④ 조기검진 및 조기발견을 통한 조기치료는 불현성 질병기에 시행하는 2차 예방이다.

33

질병의 자연사단계와 예방활동

(1) **1단계 비병원성기**: 숙주의 저항력이나 환경 요인이 숙주에게 유리하게 작용하여 건강이 유지되고 있는 기간 – 예방활동: 건강증진, 환경위생, 보건교육 등(적극적 예방, 비특이적 예방)
(2) **2단계 초기 병원성기**: 병인의 자극이 시작되는 질병 전기로서, 숙주의 면역 강화로 인하여 질병에 대한 저항력이 요구되는 기간 – 예방활동: 예방접종, 특이적 예방
(3) **3단계 불현성 감염기**: 병인의 자극에 대한 숙주의 반응이 시작되는 조기의 병적인 변화기 – 예방활동: 건강검진, 집단검진, 선별검사, 조기발견, 조기치료

(4) **4단계 현성 감염기**: 임상적인 증상이 나타나는 시기로서, 해부학적 또는 기능적 변화가 있으며, 이에 대한 적절한 치료를 요하는 시기 – 예방활동: 악화방지, 장애방지를 위한 치료
(5) **5단계 회복기**: 재활의 단계로서, 회복기에 있는 환자에게 질병으로 인한 신체적, 정신적 후유증(불구)을 최소화시키고, 잔여 기능을 최대한으로 재생시켜 활용하도록 도와주는 단계 – 예방활동: 재활, 사회생활 복귀

34

질병의 예방단계

(1) **1차 예방**: 질병발생 억제단계, 건강증진, 환경개선, 보건교육, 예방접종, 사고방지 대책 등
(2) **2차 예방**: 조기발견과 조기치료 단계, 조기검진, 선별검사, 집단검진, 조기발견, 조기치료
(3) **3차 예방**: 재활 및 사회복귀 단계

35 ~ 37

(33 해설 참고)

38

질병의 잠복기 상태는 불현성감염기로 이 시기의 예방활동은 조기진단, 조기치료이다.

39

(33 해설 참고)

40

특수예방, 예방접종은 질병의 자연사 5단계 중 2단계인 초기 병원성기의 예방활동에 해당한다.
① 초기 병원성기 – 특수예방, 예방접종
② 불현성기 – 조기검진, 조기치료
③ 현성기 – 질병치료, 악화방지
④ 비병원성기 – 건강증진

41

| 오답해설 |
① 비병원성기(1단계) – 건강증진, 위생 개선
② 초기 병원성기(2단계) – 예방접종, 영양관리(1단계 혹은 2단계)
④ 발현성 감염기(4단계) – 악화방지 치료

42

비병원성기는 병인, 숙주 및 환경 간의 상호작용에 있어서, 숙주의 저항력이나 환경 요인이 숙주에게 유리하게 작용하여 병인의 숙주에 대한 자극을 억제 또는 극복할 수 있는 상태로서 건강이 유지되고 있는 기간이다. 이 시기에는 가정ㆍ직장ㆍ학교의 좋은 생활환경, 적절한 영양섭취, 쾌적한 의복, 오락ㆍ운동ㆍ휴식시설 등이 확보되어야 한다.

43

이차 예방은 질병 초기에 건강진단을 실시하여 질병을 조기 발견하고 조기치료하는 것이다. 그러므로 선별검사는 이차 예방에 해당한다.

| 오답해설 |
② 직무 복귀 후 직무적합성 평가 – 건강문제로 휴식 후 복귀한 뒤 직무의 적합성을 평가하는 것은 사회복귀를 돕기 위한 것으로 삼차 예방으로 볼 수 있다.
② 탄력근무제 도입 – 일차 예방
③ 우울증 재활프로그램 – 삼차 예방

44

선별검사, 건강진단은 이차 예방이다.

45 ~ 47

질병의 예방단계
(1) **1차 예방**: 질병발생 억제단계. 건강증진, 환경개선, 보건교육, 예방접종, 사고방지 대책 등
(2) **2차 예방**: 조기발견과 조기치료 단계. 조기검진, 선별검사, 집단검진, 조기발견, 조기치료
(3) **3차 예방**: 재활 및 사회복귀 단계

48

질병의 자연사단계에 따른 예방활동
(1) **1단계 비병원성기** – 건강증진, 환경위생, 보건교육 등
(2) **2단계 초기 병원성기** – 예방접종, 특이적 예방
(3) **3단계 불현성 질병기** – 건강검진, 집단검진, 선별검사, 조기발견, 조기치료
(4) **4단계 현성 질병기** – 악화방지, 장애방지를 위한 치료
(5) **5단계 회복기** – 재활, 사회생활 복귀

49

질병의 자연사단계와 예방활동
(1) **1단계 비병원성기**: 숙주의 저항력이나 환경 요인이 숙주에게 유리하게 작용하여 건강이 유지되고 있는 기간 – 예방활동: 건강증진, 환경위생, 보건교육 등(적극적 예방, 비특이적 예방)

(2) **2단계 초기 병원성기**: 병인의 자극이 시작되는 질병 전기로서, 숙주의 면역 강화로 인하여 질병에 대한 저항력이 요구되는 기간 – 예방활동: 예방접종, 특이적 예방
(3) **3단계 불현성 감염기**: 병인의 자극에 대한 숙주의 반응이 시작되는 조기의 병적인 변화기 – 예방활동: 건강검진, 집단검진, 선별검사, 조기발견, 조기치료
(4) **4단계 현성 감염기**: 임상적인 증상이 나타나는 시기로서, 해부학적 또는 기능적 변화가 있으며, 이에 대한 적절한 치료를 요하는 시기 – 예방활동: 악화방지, 장애방지를 위한 치료
(5) **5단계 회복기**: 재활의 단계로서, 회복기에 있는 환자에게 질병으로 인한 신체적, 정신적 후유증(불구)을 최소화시키고, 잔여 기능을 최대한으로 재생시켜 활용하도록 도와주는 단계 – 예방활동: 재활, 사회생활 복귀

50

| 오답해설 |
① 재활치료는 삼차 예방에 해당한다.
③ 예방접종은 일차 예방에 해당한다.
④ 폐암 조기진단은 이차 예방에 해당한다.

51

조기진단을 위한 종합검진은 2차 예방활동이다.

52

(45 해설 참고)

53

① 금연과 절주에 대한 보건교육을 실시하였다. – 1차 예방
② HIV 항체검사로 감염자를 찾아내서 AIDS로 진행을 막았다. – 2차 예방
③ 신생아를 대상으로 선천선 갑상샘기능저하증 조기발견을 위한 검사를 시행하였다. – 2차 예방
④ 퇴행성 관절염 환자를 지속적으로 관리하여 관절이 굳어지는 것을 방지하였다. – 3차 예방

54

① 예방 접종 – 1차 예방
② 사회 복귀 훈련 – 3차 예방
③ 개인 청결 유지 – 1차 예방
④ 집단 선별 검사 – 2차 예방

55

① 비병원성기 – 건강증진, 보건교육, 환경위생 등
② 초기 병원성기 – 특이적 예방, 예방접종
③ 불현성 감염기 – 조기검진, 조기진단, 조기치료
④ 현성 질환기 – 악화방지, 장애방지를 위한 치료,
⑤ 회복기 – 후유증 완화, 의학적 재활, 사회적 재활

56

(48 해설 참고)

57

질병의 예방단계

(1) **1차 예방**: 질병발생 억제단계. 건강증진, 환경개선, 보건교육, 예방접종, 사고방지 대책 등
(2) **2차 예방**: 조기발견과 조기치료 단계. 조기검진, 선별검사, 집단검진, 조기발견, 조기치료
(3) **3차 예방**: 재활 및 사회복귀 단계

58

• 비병원성기와 초기 병원성기 – 1차 예방
• 불현성 질병기와 발현성 질병기 – 2차 예방
• 회복기 – 3차 예방

※ 최근 공중보건에서 4단계인 발현성 질병기는 3차 예방으로 분류하고 있다. 하지만 레벨과 클라크의 질병의 자연사 단계는 감염병의 설명에 맞춰진 이론으로 발현성 질병기가 2차 예방으로 분류되었다. 현대에 와서 만성질환을 설명하기에 적절하지 않은 부분이 있어서 발현성 질병기를 3차 예방으로 구분한다. 그렇기 때문에 발현성 질병기는 2차 예방과 3차 예방 모두 해당될 수 있으며 이는 시험문제를 보고 그에 맞게 문제를 풀어야 한다. 이 문제에서는 선택지에 불현성 질병기가 없으므로 발현성 질병기를 2차 예방으로 보아야 한다.

59

① 비병원성기 – 건강증진, 환경위생, 영양관리. 보건교육 등
② 초기 병원성기 – 예방접종, 특수예방
③ 불현성 질병기 – 조기검진, 조기발견, 조기치료
④ 현성 질병기 – 악화방지를 위한 치료

60

2차 예방 활동은 질병의 조기발견을 통한 조기치료이다. 조기발견을 위한 검사가 활발해지면 초기에 진단을 받는 사람의 수가 증가하므로 초기 위암환자 수가 증가할 수 있다.
① 초기 위암환자 수 – 2차 예방 성공
② 금연성공자 수 – 1차 예방 성공
③ 말기 암환자 수 – 3차 예방 성공
④ 고도비만 환자 수 – 1차 예방 실패

61

(57 해설 참고)

62

① 보건교육을 통하여 적절한 영양섭취와 적절한 운동을 하게 한다. – 1차 예방
② 팝도말검사(pap smear)로 자궁목암을 조기에 발견한다. – 2차 예방
③ 직장 점심식사에서 저지방식을 제공한다. – 1차 예방
④ 쾌적한 생활환경 및 작업환경의 조성한다. – 1차 예방

63

① 비타민이나 철분과 같은 특수 영양소 보충 – 1차 예방
② 혼전상담을 통한 유전질환 예방 – 1차 예방
③ 시신경유두검사로 녹내장 조기발견 – 2차 예방
④ 알레르기 항원으로부터 보호 – 1차 예방

64 ~ 65

질병의 자연사단계와 예방활동

(1) **1단계 비병원성기**: 숙주의 저항력이나 환경 요인이 숙주에게 유리하게 작용하여 건강이 유지되고 있는 기간 – 예방활동: 건강증진, 환경위생, 보건교육 등(적극적 예방, 비특이적 예방)
(2) **2단계 초기 병원성기**: 병인의 자극이 시작되는 질병 전기로서, 숙주의 면역 강화로 인하여 질병에 대한 저항력이 요구되는 기간 – 예방활동: 예방접종, 특이적 예방
(3) **3단계 불현성 감염기**: 병인의 자극에 대한 숙주의 반응이 시작되는 조기의 병적인 변화기 – 예방활동: 건강검진, 집단검진, 선별검사, 조기발견, 조기치료
(4) **4단계 현성 감염기**: 임상적인 증상이 나타나는 시기로서, 해부학적 또는 기능적 변화가 있으며, 이에 대한 적절한 치료를 요하는 시기 – 예방활동: 악화방지, 장애방지를 위한 치료
(5) **5단계 회복기**: 재활의 단계로서, 회복기에 있는 환자에게 질병으로 인한 신체적, 정신적 후유증(불구)을 최소화시키고, 잔여 기능을 최대한으로 재생시켜 활용하도록 도와주는 단계 – 예방활동: 재활, 사회생활 복귀

66

질병의 예방단계

(1) **1차 예방**: 질병발생 억제단계. 건강증진, 환경개선, 보건교육, 예방접종, 사고방지 대책 등
(2) **2차 예방**: 조기발견과 조기치료 단계. 조기검진, 조기발견, 조기치료
(3) **3차 예방**: 재활 및 사회복귀 단계

67

(64 해설 참고)

68

(66 해설 참고)

| 오답해설 |
① 예방접종 – 1차 예방
② 올바른 손씻기와 마스크 착용 – 1차 예방
④ 방역수칙 준수 등에 대한 홍보 및 보건교육 – 1차 예방

69

고위험군 교육은 상황에 따라 1차 예방으로 볼 수도 있고 2차 예방으로 볼 수도 있다. 건강한 사람 교육은 1차 예방에 해당한다. 그러므로 정답은 "건강한 사람 교육"으로 선택해야 한다.

질병의 예방단계
(1) **1차 예방**: 질병발생 억제단계, 건강증진, 환경개선, 보건교육, 예방접종, 사고방지 대책 등
(2) **2차 예방**: 조기발견과 조기치료 단계, 조기검진, 선별검사, 집단검진, 조기발견, 조기치료
(3) **3차 예방**: 재활 및 사회복귀 단계

70 ~ 71

질병의 자연사단계에 따른 예방활동
(1) **1단계 비병원성기** – 건강증진, 환경위생, 보건교육 등(적극적 예방, 비특이적 예방)
(2) **2단계 초기 병원성기** – 예방접종, 특이적 예방(소극적 예방)
(3) **3단계 불현성 질병기** – 건강검진, 집단검진, 선별검사, 조기발견, 조기치료
(4) **4단계 현성 질병기** – 악화방지, 장애방지를 위한 치료
(5) **5단계 회복기** – 재활, 사회생활 복귀

72

질병의 예방단계
(1) **1차 예방**: 질병발생 억제단계, 건강증진, 환경개선, 보건교육, 예방접종, 사고방지 대책 등
(2) **2차 예방**: 조기발견과 조기치료 단계, 조기검진, 선별검사, 집단검진, 조기발견, 조기치료
(3) **3차 예방**: 재활 및 사회복귀 단계

73

질병 이환 후 후유증인 우울감 회복을 위한 상담이므로 3차 예방에 해당한다.

74

질병의 자연사 5단계와 예방활동
(1) **1단계 – 비병원성기** – 1차 예방, 건강증진, 영양개선 등
(2) **2단계 – 초기 병원성기** – 1차 예방, 특수예방, 예방접종
(3) **3단계 – 불현성 질병기** – 2차 예방, 조기검진, 조기발견, 조기치료
(4) **4단계 – 현성 질병기** – 2차 or 3차 예방, 악화방지, 장애방지를 위한 치료
(5) **5단계 – 회복기** – 3차 예방, 재활, 사회생활 복귀

75

질병의 자연사단계와 예방활동
(1) **1단계 비병원성기**
   • 숙주의 저항력이나 환경 요인이 숙주에게 유리하게 작용하여 건강이 유지되고 있는 기간
   • 예방활동: 건강증진, 환경위생, 보건교육 등(적극적 예방, 비특이적 예방) – 1차 예방
(2) **2단계 초기 병원성기**
   • 병인의 자극이 시작되는 질병 전기로서, 숙주의 면역 강화로 인하여 질병에 대한 저항력이 요구되는 기간
   • 예방활동: 예방접종, 특이적 예방 – 1차 예방
(3) **3단계 불현성 감염기**
   • 병인의 자극에 대한 숙주의 반응이 시작되는 조기의 병적인 변화기
   • 예방활동: 건강검진, 집단검진, 선별검사, 조기발견, 조기치료 – 2차 예방
(4) **4단계 현성 감염기**
   • 임상적인 증상이 나타나는 시기로서, 해부학적 또는 기능적 변화가 있으며, 이에 대한 적절한 치료를 요하는 시기
   • 예방활동: 악화방지, 장애방지를 위한 치료 – 2차 예방
(5) **5단계 회복기**
   • 재활의 단계로서, 회복기에 있는 환자에게 질병으로 인한 신체적, 정신적 후유증(불구)을 최소화시키고, 잔여기능을 최대한으로 재생시켜 활용하도록 도와주는 단계
   • 예방활동: 재활, 사회생활 복귀 – 3차 예방

76

① 정신질환자 선별검사 – 2차 예방
② 정신질환 재활 프로그램 – 3차 예방
③ 정신질환 예방상담 – 1차 예방
④ 정신질환 치료 접근성 향상 – 2차 예방

77

폐결핵환자의 조기진단, 조기치료는 해당 환자에 대한 2차 예방이면서 그 환자의 전파력을 낮추어 다른 사람에게 전파를 막을 수 있어 다른 사람에게는 1차 예방이 될 수 있다.

| 오답해설 |

① 고혈압 선별검사로 고혈압을 일찍부터 치료하여 뇌졸중 발생을 막는다. – 2차 예방
③ 소음과 분진과 화학물질이나 방사능 등 유해작업환경으로부터 보호한다. – 1차 예방
④ 비타민이나 철분과 같은 특수 영양소 보충을 통해 결핍으로 인한 질병을 예방한다. – 1차 예방

78

① 예방접종을 한다. 1차 예방. 하지만 폐암과 관련한 예방접종은 없다.
② 흡연자에게 담배 위험을 교육한다. – 1차 예방
③ 저선량 폐CT를 통해 폐암 여부를 검사한다. – 2차 예방
④ 폐절제술 이후 적절한 운동에 대해 교육한다. – 3차 예방

79 ～ 80

(75 해설 참고)

제 4 절 │ 건강증진

01 ②	02 ④	03 ①	04 ②	05 ①
06 ②	07 ④	08 ②	09 ③	10 ②
11 ③	12 ③	13 ④	14 ④	15 ①
16 ②	17 ②	18 ①	19 ①	20 ③
21 ②	22 ③	23 ④	24 ①	25 ①
26 ①	27 ③	28 ①	29 ③	30 ②
31 ②	32 ④	33 ①	34 ④	35 ①
36 ①	37 ②	38 ②		

01

건강증진을 위한 국제회의
• 1차 회의: 1986년 캐나다 오타와
• 2차 회의: 1988년 호주 애들레이드
• 3차 회의: 1991년 스웨덴 선즈볼
• 4차 회의: 1997년 인도네시아 자카르타
• 5차 회의: 2000년 멕시코 멕시코시티
• 6차 회의: 2005년 태국 방콕

02

건강증진을 위해서는 교육적, 사회적, 경제적, 규제적 접근 등 다양한 차원의 노력이 필요하다.

03

건강증진은 특정질환에 위험이 있는 인구집단에 중점을 두기보다는 일상생활에서의 전체로서의 인구집단을 포함한다.

건강증진사업의 원칙(WHO, 알마아타선언, 1978)
• 건강증진은 특정질환에 위험이 있는 인구집단에 중점을 두기보다는 일상생활에서 전체로서의 인구집단을 포함한다.
• 건강증진은 개인의 조절을 뛰어 넘어 총체적인 환경이 건강의 원인이며 건강을 좌우한다고 확신하는 방향으로 나아가고 있다.
• 건강증진은 의사전달, 교육, 입법, 재정측정, 조직적 변화, 지역사회 발전과 건강위험에 맞선 자발적 지역 활동을 포함하여 절충적인 것이 아니라 다양한 방법론과 접근법을 조합한다.
• 건강증진은 자조 운동의 원칙을 지지하고 지역사회 주민 스스로가 지역사회의 건강을 관리하는 방법을 찾도록 격려하는 효과적인 대중 참여를 목표로 한다.
• 건강증진은 건강과 사회분야에서의 기본적인 활동이다. 의료서비스가 아닌 보건전문가들은 특히 일차보건의료–건강증진을 양성하고 가능하게 하는 중요한 역할을 담당하고 있다.

04

오타와헌장 건강증진 주요활동영역
건강증진의 주요활동영역을 개인, 지역사회, 사회환경, 국가수준정책 및 보건의료서비스 분야 등 여러 수준으로 나누어 제시하였고, 다수준적 접근의 중요성을 강조하였다.
• 건강지향적인 공공정책 수립(Build Healthy Public Policy)
• 지원적인 환경 조성(Create Supportive Environment)
• 지역사회활동 강화(Strengthen Community Action)
• 개인의 건강기술개발(Develop Personal Skill): 학교, 가정, 직장 및 지역사회 등 생활터 중심
• 보건의료서비스 방향 재설정(Reorient Health Services)

05

건강증진의 개념
(1) 협의의 건강증진 개념 특징
• 사업 대상이 건강한 집단
• 보건교육적 수단, 환경적 수단 제시
• 적극적으로 건강 향상을 위한 1차적 예방수단

(2) 광의의 건강증진 개념 특징
- 사업대상이 아프거나 건강한 사람 모두
- 질병 위험요인의 조기발견, 관리를 위한 2차적 예방 수단까지 포함
- 1, 2차 예방수단

(3) WHO 오타와 헌장(1986)
"건강증진은 사람들이 스스로 자신들의 건강을 관리 또는 통제할 수 있어서, 결과적으로 건강수준을 향상시키는 것이 가능하도록 하는 과정이다."

(4) Downie, Fyfe와 Tannahill(1990)
건강증진은 건강교육, 예방, 건강 보호를 통해 긍정적인 건강은 향상시키고, 나쁜 건강은 예방하는 노력

06

오타와헌장 건강증진 3대 접근원칙: 옹호, 가능화(역량강화), 조정(연합)

07

건강증진사업은 특정 질환을 가진 사람을 대상으로 하는 것이 아니라 전체 인구집단을 대상으로 한다.

08

건강증진 기본 접근 전략
[옹호(advocacy), 역량강화(empowerment), 연합(alliance)]
- 옹호(Advocate): 건강은 개인 및 사회, 경제 개발의 중요한 자원이며 행태 요인 및 신체적 요인과 사회, 경제, 문화 및 기타 환경적 요인들이 건강에 긍정적 혹은 부정적 영향을 미치므로, 건강의 중요성을 널리 알리고 옹호 또는 지지함으로써 건강에 영향을 주는 생활 여건들을 건강 지향적으로 만들어간다.
- 가능화(Enable): 건강증진은 모든 사람들이 자신의 최대 건강 잠재력을 달성할 수 있도록 현재의 건강수준 차이를 줄이도록 노력하고 동등한 기회와 자원을 제공하는 것이다. 지원적 환경 조성, 정보 접근성 제고 및 건강한 선택을 위한 삶의 기술 습득 기회 제공 등을 통해서 가능하게 할 수 있다.
- 조정(Mediate): 건강수준 향상을 위해서는 그 활동이 여러 수준 및 여러 분야 간에 통합되고 조정되어야 하므로, 보건 의료 인력 및 관련 전문 집단은 사회 내 서로 다른 집단 간의 이해를 조정할 중요한 책임을 가진다. 서로 다른 사회, 문화 및 생태계 환경을 고려해서 건강증진 프로그램이나 접근 전략은 각 지역사회 및 나라, 지역의 요구에 적합하게 조절해야 한다.

09

알마아타선언에서 제시된 건강증진을 위한 5대 원칙에 해당하는 지문들이다.

1978년 WHO 알마아타선언(Health For all 2000)
세계인류가 사회·경제적으로 생산적인 삶을 영위할 수 있는 건강수준을 달성하기 위한 5대 원칙
(1) 건강증진은 특정질환에 위험이 있는 인구집단에 중점을 두기보다는 전체 인구집단을 포함한다.
(2) 건강증진은 건강의 결정요인이 개인차원을 넘어선 전체적인 환경을 보장하는 것에 초점을 두어야 한다.
(3) 건강증진은 의사소통, 교육, 입법, 재정, 조직변화 및 지역사회의 자발적 활동과 같은 다양한 방법론으로 구성된다.
(4) 건강증진은 자조운동의 원칙을 지지하고 지역사회주민 스스로가 지역사회의 건강을 관리하는 방법을 찾도록 격려하는 효과적인 대중 참여를 목표로 한다.
(5) 건강증진은 건강과 사회분야에서의 기본적인 활동이다. 의료서비스가 아닌 보건전문가들은 건강증진을 양성하고 가능하게 하는 중요한 역할을 담당하고 있다.

10

건강증진 기본 접근 전략
옹호(Advocate), 가능화(Enable), 조정(Mediate)

11

건강증진에 대한 설명이다. 제1차 건강증진을 위한 국제회의는 1986년 캐나다 오타와에서 개최되었다.

12

- 오타와 - 1986년 제1차 회의. 오타와헌장 발표, 건강증진 정의 및 접근전략, 우선순위 활동영역 제시
- 헬싱키 - 2013년 제8차 회의 주요 의제: "모든 정책에서 보건(HiAP; Health in All Policies)"
- 애들레이드 - 1988년 제2차 회의 주요의제: "건전한 공공 정책의 수립" - 여성보건을 지원하는 정책, 영양 정책, 알코올·금연 정책, 환경과 관련된 정책
- 상하이 - 제9차 회의 주요의제: 모든 사람에게 건강을, 모든 것은 건강을 위해(Health for All and All for Health"

13

2016년 제9차 건강증진을 위한 국제회의(상하이 회의)에서 제시된 건강도시 실현의 10가지 우선순위
(1) 교육, 주거, 고용, 안전 등 주민에게 기본적인 욕구를 충족하는 것.
(2) 대기, 수질, 토양오염을 저감하고 기후변화에 대응하는 것
(3) 어린이에게 투자하는 것

(4) 여성과 청소년 여학생에게 안전한 환경을 조성하는 것

(5) 도시의 가난한 사람, 이민자, 체류자 등의 건강과 삶의 질 높이는 것

(6) 여러 가지 형태의 차별을 없애는 것

(7) 감염병으로부터 안전한 도시를 만드는 것

(8) 도시의 지속가능한 이동을 위해 디자인하는 것

(9) 안전한 식품과 건강식품을 제공하는 것

(10) 금연 환경을 조성하는 것

14

건강증진의 3대 접근전략

옹호(Advocacy), 역량강화(Empowerment), 연합(Alliance)

[옹호(Advocacy), 가능화(Enable), 조정(Mediate)]

15

• **1978년 알마아타선언**: 일차보건의료를 강조한 선언

• **1986년 오타와헌장**: 제1차 건강증진을 위한 국제회의로 건강증진의 정의 및 접근전략, 주요활동방안 제시

16

1988년 제2차 건강증진국제회의는 호주 애들레이드에서 개최되었으며 주요의제는 건전한 공공정책수립이며 우선순위 정책으로 여성보건, 영양, 알콜·금연, 환경과 관련된 정책을 제시하였다.

① 세계화 시대의 건강증진 – 6차 방콕

③ 건강증진 형평성 증진 – 5차, 멕시코시티

④ 모든 정책에서의 보건 – 8차, 헬싱키

17

(1) **제1차 건강증진을 위한 국제회의(1986년 11월 캐나다의 오타와)**

① 오타와헌장(WHO, 1986): 건강증진의 정의, 주요 접근 전략, 활동 영역과 방안 등 건강증진에 관한 기본 개념을 제시함

② 건강증진 기본접근전략: 옹호, 가능화, 조정

③ 건강증진의 주요 활동 영역: 건강증진의 주요 활동 영역을 개인, 지역사회, 사회 환경, 국가 수준 정책 및 보건의료서비스 분야 등 여러 수준으로 나누어 제시 하였고 다수준적 접근의 중요성을 강조하였다.

㉠ 건강 지향적인 공공 정책 수립(Build Healthy Public Policy)

㉡ 지원적인 환경 조성(Create Supportive Environment)

㉢ 지역사회 활동 강화(Strengthen Community Action)

㉣ 개인의 건강기술 개발(Develop Personal Skill): 학교, 가정, 직장 및 지역사회 등 생활터 중심

㉤ 보건의료서비스 방향 재설정(Reorient Health Services)

(2) **WHO 알마아타(Alma - Ata)선언**

① 1978년 WHO와 UNICEF가 세계 인구 건강상의 불평등에 대처하기 위하여 1978년 구소련 카자흐스탄 수도 알마아타에서 개최한 국제회의

② 의제: Health for All by the Year 2000(HFA 2000)

③ 일차보건의료란 필수적인 보건의료를 지역사회와 각 개인과 가족이 받아들일 수 있고 비용 지불이 가능한 방법으로 그들의 참여하에 골고루 활용할 수 있도록 하는 실제적인 접근 방법이다.

18

① **멕시코시티**: 제5차 건강증진회의. "건강증진의 형평성 제고를 위한 계층 간 격차 해소"

② **태국 방콕**: 제6차 건강증진회의. "세계화 시대의 건강증진"

③ **핀란드 헬싱키**: 제8차 건강증진회의. "모든 정책에서 보건(HiAP; Health in All Policies)"

④ **호주 애들레이드**: 제2차 건강증진회의. "건전한 공공 정책의 수립"

19

건강증진 접근전략

(1) **옹호(주창하다, Advocate)**: 건강은 개인 및 사회, 경제 개발의 중요한 자원이며 행태 요인 및 신체적 요인과 사회, 경제, 문화 및 기타 환경적 요인들이 건강에 긍정적 혹은 부정적 영향을 미치므로, 건강의 중요성을 널리 알리고 옹호 또는 지지함으로써 건강에 영향을 주는 생활 여건들을 건강 지향적으로 만들어간다.

(2) **가능화(가능하게 하다, Enable)**: 건강증진은 모든 사람들이 자신의 최대 건강 잠재력을 달성할 수 있도록 현재의 건강수준 차이를 줄이도록 노력하고 동등한 기회와 자원을 제공한다. 지원적 환경 조성, 정보 접근성 제고 및 건강한 선택을 위한 삶의 기술 습득 기회 제공 등을 통해서 가능하게 한다.

(3) **조정(조정 및 중재하다, Mediate)**: 건강수준 향상을 위해서는 그 활동이 여러 수준 및 여러 분야 간에 통합되고 조정되어야 하므로, 보건의료 인력 및 관련 전문 집단은 사회 내 서로 다른 집단 간의 이해를 조정할 중요한 책임을 가진다. 서로 다른 사회, 문화 및 생태계 환경을 고려해서 건강증진 프로그램이나 접근 전략은 각 지역사회 및 나라, 지역의 요구에 적합하게 조절한다.

20

① 호주 애들래이드 회의 – 1988년 제2차 회의, 건전한 공공정책의 수립

② 태국 방콕 회의 – 2005년 제6차 회의, 세계화 시대의 건강증진

③ 멕시코 멕시코시티 회의 – 2000년, 제5차 회의, 건강증진의 형평성 제고를 위한 계층 간 격차해소

④ 핀란드 헬싱키 회의 – 2013년, 제8차 회의, 모든 정책에서의 보건

21

건강증진 기본 접근 전략: 옹호(주창하다, Advocate), 가능화(가능하게 하다, Enable), 조정(조정 및 중재하다, Mediate)

22

건강증진은 건강에 이로운 행태와 생활 여건 및 주위 환경 조성을 위해서 건강교육 등 교육적 접근뿐만 아니라, 사회적, 경제적, 조직적 접근 등 다차원적인 접근을 같이하며 다소 강제성을 띠는 정책적, 법적 및 규제적 접근도 포함한다.

23

오타와헌장에서 제시된 건강증진 접근전략은 옹호(advocacy), 가능화(enable, 지원), 조정(mediate, 중재)이다.

24

① 캐나다 오타와: 1986년 제1차 건강증진을 위한 국제회의

② 호주 애들레이드: 1988년 제2차 건강증진을 위한 국제회의

③ 인도네시아 자카르타: 1997년 제4차 건강증진을 위한 국제회의

④ 케냐 나이로비: 2009년 제7차 건강증진을 위한 국제회의

25

건강증진 접근전략

(1) **Advocacy(옹호)**: 건강에 대한 대중의 관심을 불러일으키고 보건의료의 수요를 충족시킬 수 있는 건전한 보건정책을 수행해야 한다는 강력한 촉구가 필요하다.

(2) **Empowerment(역량강화)**: 본인과 가족의 건강을 유지하는 것을 그들의 권리로서 인정하며, 이를 위해 보건관리에 적극 참여하여야 한다는 책임을 느끼도록 한다.

(3) **Alliance(연합)**: 모든 사람의 건강을 위한 발전이 계속되도록 보건의료에 영향을 미치는 경제계 · 언론계 · 교육계 등을 포함한 모든 분야의 전문가들이 연합하고 협력하는 것이 필요하다.

26

(19 해설 참고)

27 ~ 28

오타와헌장의 건강증진의 주요 활동 영역

건강증진의 주요 활동 영역을 개인, 지역사회, 사회 환경, 국가 수준 정책 및 보건의료서비스 분야 등 여러 수준으로 나누어 제시하였고 다수준적 접근의 중요성을 강조하였다.

(1) 건강 지향적인 공공 정책 수립(Build Healthy Public Policy)

(2) 지원적인 환경 조성(Create Supportive Environment)

(3) 지역사회 활동 강화(Strengthen Community Action)

(4) 개인의 건강기술 개발(Develop Personal Skill): 학교, 가정, 직장 및 지역사회 등 생활터 중심

(5) 보건의료서비스 방향 재설정(Reorient Health Services)

29

건강증진 기본 접근 전략

(1) **옹호(주창하다, Advocate)**: 건강은 개인 및 사회, 경제 개발의 중요한 자원이며 행태 요인 및 신체적 요인과 사회, 경제, 문화 및 기타 환경적 요인들이 건강에 긍정적 혹은 부정적 영향을 미치므로, 건강의 중요성을 널리 알리고 옹호 또는 지지함으로써 건강에 영향을 주는 생활 여건들을 건강 지향적으로 만들어간다.

(2) **가능화(가능하게 하다, Enable)**

① 건강증진은 모든 사람들이 자신의 최대 건강 잠재력을 달성할 수 있도록 현재의 건강수준 차이를 줄이도록 노력하고 동등한 기회와 자원을 제공한다.

② 지원적 환경 조성, 정보 접근성 제고 및 건강한 선택을 위한 삶의 기술 습득 기회 제공 등을 통해서 가능하게 한다.

(3) **조정(조정 및 중재하다, Mediate)**

① 건강수준 향상을 위해서는 그 활동이 여러 수준 및 여러 분야 간에 통합되고 조정되어야 하므로, 보건의료 인력 및 관련 전문 집단은 사회 내 서로 다른 집단 간의 이해를 조정할 중요한 책임을 가진다.

② 서로 다른 사회, 문화 및 생태계 환경을 고려해서 건강증진 프로그램이나 접근 전략은 각 지역사회 및 나라, 지역의 요구에 적합하게 조절한다.

30

건강증진은 사람들이 스스로 자신들의 건강을 관리 또는 통제할 수 있어서, 결과적으로 건강수준을 향상시키는 것이 가능하도록 하는 과정이다.

31 ~ 33

(27 해설 참고)

34

오타와 헌장 건강증진의 정의

(1) "건강증진은 사람들이 스스로 자신들의 건강을 관리 또는 통제할 수 있어서, 결과적으로 건강수준을 향상시키는 것이 가능하도록 하는 과정이다."
(2) 개인 및 지역사회 등 대상 집단이 사업의 주체로서 적극적으로 참여하고 건강증진 활동이 가능하도록 하는, 즉 사람들의 건강 문제 해결 능력 함양이 가장 중요하다는 것을 강조한다.

35

SDGs 글로벌 지표 리스트

- 제70차 유엔총회('15.9.)에서 지속가능한 발전을 위한 국제적인 약속으로 지속가능발전목표(Sustainable Development Goals, 이하 SDGs)를 채택
- SDGs는 경제·사회 환경 전 분야를 망라하는 17개 목표(Goal) 및 169개 세부목표(Target)로 구성

목표	세부목표 수	지표 수
1. 빈곤종식	7	12
2. 기아해소와 지속가능 농업	8	14
3. 건강 및 웰빙	13	26
4. 양질의 교육	10	11
5. 양성평등	9	14
6. 물과 위생	8	11
7. 에너지	5	6
8. 양질의 일자리와 경제성장	12	17
9. 혁신과 인프라	8	12
10. 불평등완화	10	11
11. 지속가능한 도시	10	15
12. 지속가능한 소비, 생산	11	13
13. 기후변화 대응	5	7
14. 해양 생태계	10	10
15. 육상 생태계	12	14
16. 평화와 정의, 제도	12	23
17. 파트너십	19	25
합	169	241

- **목표3**: 건강 및 웰빙
1. 2030년까지 전 세계적으로 산모사망 비율을 10만 생명 출산당 70명 미만으로 감소
2. 2030년까지 모든 국가의 신생아 사망률을 정상출산 1000명당 최대 12명 이하가 되도록 하고 5세 이하 유아의 사망률을 정상출산 1000명당 최대 25명 이하가 되도록 하는 등, 예방 가능한 신생아와 5세 이하 유아 사망 종식
3. 2030년까지 AIDS, 결핵, 말라리아 및 열대풍토성 소외질환 등 전염병을 종식시키고, 간염, 수인성 질병 및 기타 전염성 질병 방지
4. 2030년까지 예방 및 치료를 통한 비전염성 질병으로 인한 조기사망률을 1/3만큼 감소시키고 정신건강 및 웰빙을 증진
5. 마약 및 알코올의 해로운 사용을 포함한 약물남용 예방 및 치료 강화
6. 2030년까지, 도로교통사고로 인한 전 세계 사망 및 상해건수를 절반으로 감소
7. 2030년까지 가족계획, 정보 및 교육목적을 포함한 성 그리고 임신보건 서비스에 대한 보편적 접근과 임신보건을 국가전략 프로그램에 통합을 보장
8. 재정적 위험으로부터의 보호, 양질의 필수보건서비스에 대한 접근, 그리고 안전하고 효과가 있으며 적당한 가격의 양질의 필수의약품과 백신에 대한 접근을 모두에게 보장하는 보편적인 보건 서비스 달성
9. 2030년까지 유해화학물질, 대기, 수질, 토양의 공해와 오염으로 인한 사망 및 질병 건수를 상당한 수준으로 감소
10. 적절한 경우, 모든 국가에서 세계보건기구의 담배규제 기본협약 이행 강화
11. 주로 개발도상국에 영향을 미치는 전염성 혹은 비전염성 질병을 위한 백신과 의약품의 연구, 개발을 지원하고, 공중보건 보호를 위한 유연성에 관한 무역 관련 지식재산권 협정상의 조항을 온전히 이용할 수 있는 개발도상국의 권리를 확인하는 무역 관련 지식재산권 및 공중보건 도하선언에 따라 적당한 가격의 필수 의약품과 백신에 대한 접근 제공하고 특히 모두를 위해 의약품 제공
12. 개발도상국 특히, 최빈개도국과 군소도서개도국에서 보건 재정과 보건인력 모집, 양성, 훈련 및 유지를 상당한 수준으로 증대
13. 모든 국가, 특히 개발도상국의 조기 경보, 위험 감소, 국가적 혹은 국제적 보건위험에 대한 관리 역량 강화

36

지속가능한 개발목표

(1) UN은 2015년 9월 정기총회에서 MDGs의 후속 조치로 2016년에서 2030년까지 달성할 지속가능한 개발목표(Sustainable Development Goals, SDGs)를 채택하였다.

(2) SDGs는 사람, 지구, 번영, 평화, 파트너십의 5개 의제를 중심으로 한 17개의 목표와 169개의 세부목표로 구성되어 있다.

(3) SDGs는 MDGs를 포함하여 기후변화에 대한 대응, 해양 자원 보호와 육지 생태계 보호, 일자리 창출을 포함한 경제 성장, 비용부담이 가능하고 지속가능한 에너지 공급, 안전한 식수 공급, 안전한 도시와 주거지, 지속가능한 소비와 생산 등 인간 삶에 필요한 중요한 요소를 모두 포함하여 매우 포괄적이다.

(4) 개발 대상이 MDGs는 개발도상국이었으나 SDGs는 선진국도 대상이다. 또 참여주체가 MDGs는 정부 중심이었으나 SDGs는 정부뿐만 아니라, 시민사회, 기업 등 모든 이해당사자들의 참여를 요구하고 있다.

(5) 지속 가능 개발 의제(5 Ps): People(사람), Planet(지구), Prosperity(번영), Peace(평화), Partnership(협력)

37~38

건강증진 기본 접근 전략

(1) **옹호(Advocate)**: 건강은 개인 및 사회, 경제 개발의 중요한 자원이며 행태 요인 및 신체적 요인과 사회, 경제, 문화 및 기타 환경적 요인들이 건강에 긍정적 혹은 부정적 영향을 미치므로, 건강의 중요성을 널리 알리고 옹호 또는 지지함으로써 건강에 영향을 주는 생활 여건들을 건강 지향적으로 만들어간다.

(2) **가능화(Enable)**: 건강증진은 모든 사람들이 자신의 최대 건강 잠재력을 달성할 수 있도록 현재의 건강수준 차이를 줄이도록 노력하고 동등한 기회와 자원을 제공하는 것이다. 지원적 환경 조성, 정보 접근성 제고 및 건강한 선택을 위한 삶의 기술 습득 기회 제공 등을 통해서 가능하게 할 수 있다.

(3) **조정(Mediate)**: 건강수준 향상을 위해서는 그 활동이 여러 수준 및 여러 분야 간에 통합되고 조정되어야 하므로, 보건의료 인력 및 관련 전문 집단은 사회 내 서로 다른 집단 간의 이해를 조정할 중요한 책임을 가진다. 서로 다른 사회, 문화 및 생태계 환경을 고려해서 건강증진 프로그램이나 접근 전략은 각 지역사회 및 나라, 지역의 요구에 적합하게 조절해야 한다.

---

01 ②	02 ②	03 ①	04 ③	05 ②
06 ③	07 ②	08 ④	09 ②	10 ①
11 ②	12 ①	13 ②	14 ②	15 ④
16 ③	17 ④	18 ②	19 ④	20 ③
21 ③	22 ①	23 ②	24 ④	25 ④
26 ①	27 ④	28 ②	29 ②	30 ②
31 ②	32 ④	33 ③	34 ③	35 ④
36 ④	37 ①	38 ③	39 ②	40 ①
41 ①	42 ②	43 ④	44 ③	45 ④
46 ③	47 ④	48 ④	49 ④	50 ②
51 ②	52 ②	53 ④	54 ①	55 ④
56 ④	57 ④	58 ②	59 ①	60 ④
61 ②	62 ④	63 ②	64 ①	65 ④
66 ①	67 ④	68 ③	69 ④	70 ③
71 ④	72 ③	73 ③	74 ①	75 ③

01

「국민건강증진법」에 따라 국가 및 지방자치단체는 다음 내용의 보건교육을 실시하여야 한다.

- 금연·절주 등 건강생활의 실천에 관한 사항
- 만성 퇴행성 질환 등 질병의 예방에 관한 사항
- 영양 및 식생활에 관한 사항
- 구강건강에 관한 사항
- 공중위생에 관한 사항
- 건강증진을 위한 체육활동에 관한 사항
- 기타 건강증진사업에 관한 사항

02~03

제5차 국민건강증진종합계획 HP2030 중점과제

(1) **건강생활 실천**: 금연, 절주, 영양, 신체활동, 구강건강

(2) **정신건강 관리**: 자살예방, 치매, 중독, 지역사회 정신건강

(3) **비감염성 질환 예방관리**: 암, 심뇌혈관질환(심혈관질환, 선행질환), 비만, 손상

(4) **감염 및 기후변화성 질환 예방관리**: 감염병 예방 및 관리(결핵, 에이즈, 의료관련감염, 손씻기 등 포함), 감염병 위기대비대응(검역 감시 예방접종 포함), 기후변화성 질환(미세먼지, 폭염, 한파 등)

(5) **인구집단별 건강관리**: 영유아, 청소년(학생), 여성(모성, 다문화 포함), 노인, 장애인, 근로자, 군인

(6) **건강친화적 환경 구축**: 건강친화적 법제도 개선, 건강정보이해력 제고, 혁신적 정보기술의 적용, 재원마련 및 운용, 지역사회지원(인력시설) 확충 및 거버넌스 구축

04
제5차 국민건강증진종합계획의 목표는 건강수명연장과 건강형평성 제고이다.

05
① **보건소법**: 보건소법은 1956년 12월 제정되었으나 폐지되었고 이후 1962년 새로운 보건소법이 제정되었다.
② **공공보건의료에 관한 법률**: 2000년 제정 및 시행되었다.
③ **농어촌 등 보건의료를 위한 특별조치법**: 1980년 제정 및 시행되었다.
④ **국민건강증진법**: 1995년 제정 및 시행되었다.

06
「국민건강증진법」에 의한 국민 건강증진사업인 국민건강증진종합계획의 목표는 건강수명 연장과 건강형평성 제고이다. <u>사회적 건강불평등 해소는 건강형평성제고의 내용에 해당한다.</u>

07 ~ 08
(02 해설 참고)

09
(01 해설 참고)

10

> **「국민건강증진법」 제9조의4(담배에 관한 광고의 금지 또는 제한)**
> ① 담배에 관한 광고는 다음 각 호의 방법에 한하여 할 수 있다.
> 1. <u>지정소매인의 영업소 내부에서 보건복지부령으로 정하는 광고물을 전시(展示) 또는 부착하는 행위.</u> 다만, 영업소 외부에 그 광고내용이 보이게 전시 또는 부착하는 경우에는 그러하지 아니하다.
> 2. 품종군별로 연간 10회 이내(1회당 2쪽 이내)에서 잡지[「잡지 등 정기간행물의 진흥에 관한 법률」에 따라 등록 또는 신고되어 주 1회 이하 정기적으로 발행되는 제책(製冊)된 정기간행물 및 「신문 등의 진흥에 관한 법률」에 따라 등록된 주 1회 이하 정기적으로 발행되는 신문과 「출판문화산업 진흥법」에 따른 외국간행물로서 동일한 제호로 연 1회 이상 정기적으로 발행되는 것(이하 "외국정기간행물"이라 한다)을 말하며, 여성 또는 청소년을 대상으로 하는 것은 제외한다]에 광고를 게재하는 행위. 다만, 보건복지부령으로 정하는 판매부수 이하로 국내에서 판매되는 외국정기간행물로서 외국문자로만 쓰여져 있는 잡지인 경우에는 광고 게재의 제한을 받지 아니한다.
> 3. <u>사회·문화·음악·체육 등의 행사(여성 또는 청소년을 대상으로 하는 행사는 제외한다)를 후원하는 행위. 이 경우 후원하는 자의 명칭을 사용하는 외에 제품광고를 하여서는 아니 된다.</u>
> 4. 국제선의 항공기 및 여객선 그 밖에 보건복지부령으로 정하는 장소 안에서 하는 광고
> ② 제조자등은 제1항에 따른 광고를 「담배사업법」에 따른 도매업자 또는 지정소매인으로 하여금 하게 할 수 있다. 이 경우 도매업자 또는 지정소매인이 한 광고는 제조자등이 한 광고로 본다.
> ③ 제1항에 따른 광고 또는 그에 사용되는 광고물은 다음 각 호의 사항을 준수하여야 한다.
> 1. <u>흡연자에게 담배의 품명·종류 및 특징을 알리는 정도를 넘지 아니할 것</u>
> 2. <u>비흡연자에게 직접적 또는 간접적으로 흡연을 권장 또는 유도하거나 여성 또는 청소년의 인물을 묘사하지 아니할 것</u>
> 3. 제9조의2에 따라 표기하는 흡연 경고문구의 내용 및 취지에 반하는 내용 또는 형태가 아닐 것
> 4. 국민의 건강과 관련하여 검증되지 아니한 내용을 표시하지 아니할 것. 이 경우 광고내용의 사실 여부에 대한 검증 방법·절차 등 필요한 사항은 대통령령으로 정한다.
> ④ 제조자등은 담배에 관한 광고가 제1항 및 제3항에 위배되지 아니하도록 자율적으로 규제하여야 한다.
> ⑤ 보건복지부장관은 문화체육관광부장관에게 제1항 또는 제3항을 위반한 광고가 게재된 외국정기간행물의 수입업자에 대하여 시정조치 등을 할 것을 요청할 수 있다.

11

> **「국민건강증진법」 제9조(금연을 위한 조치)**
> ① 삭제
> ② 담배사업법에 의한 지정소매인 기타 담배를 판매하는 자는 대통령령이 정하는 장소외에서 담배자동판매기를 설치하여 담배를 판매하여서는 아니된다.
> ③ 제2항의 규정에 따라 대통령령이 정하는 장소에 담배자동판매기를 설치하여 담배를 판매하는 자는 보건복지부령이 정하는 바에 따라 성인인증장치를 부착하여야 한다.
> ④ 다음 각 호의 공중이 이용하는 시설의 소유자·점유자 또는 관리자는 해당 시설의 전체를 금연구역으로 지정하고 금연구역을 알리는 표지를 설치하여야 한다. 이 경우 흡연자를 위한 흡연실을 설치할 수 있으며, 금연구역을 알리는 표지와 흡연실을 설치하는 기준·방법 등은 보건복지부령으로 정한다.
> 1. 국회의 청사
> 2. 정부 및 지방자치단체의 청사
> 3. 「법원조직법」에 따른 법원과 그 소속 기관의 청사

4. 「공공기관의 운영에 관한 법률」에 따른 공공기관의 청사
5. 「지방공기업법」에 따른 지방공기업의 청사
6. 「유아교육법」·「초·중등교육법」에 따른 학교[교사(校舍)와 운동장 등 모든 구역을 포함한다]
7. 「고등교육법」에 따른 학교의 교사
8. 「의료법」에 따른 의료기관, 「지역보건법」에 따른 보건소·보건의료원·보건지소
9. 「영유아보육법」에 따른 어린이집
10. 「청소년활동 진흥법」에 따른 청소년수련관, 청소년수련원, 청소년문화의집, 청소년특화시설, 청소년야영장, 유스호스텔, 청소년이용시설 등 청소년활동시설
11. 「도서관법」에 따른 도서관
12. 「어린이놀이시설 안전관리법」에 따른 어린이놀이시설
13. 「학원의 설립·운영 및 과외교습에 관한 법률」에 따른 학원 중 학교교과교습학원과 연면적 1천제곱미터 이상의 학원
14. 공항·여객부두·철도역·여객자동차터미널 등 교통 관련 시설의 대기실·승강장, 지하보도 및 16인승 이상의 교통수단으로서 여객 또는 화물을 유상으로 운송하는 것
15. 「자동차관리법」에 따른 어린이운송용 승합자동차
16. 연면적 1천제곱미터 이상의 사무용건축물, 공장 및 복합용도의 건축물
17. 「공연법」에 따른 공연장으로서 객석 수 300석 이상의 공연장
18. 「유통산업발전법」에 따라 개설등록된 대규모점포와 같은 법에 따른 상점가 중 지하도에 있는 상점가
19. 「관광진흥법」에 따른 관광숙박업소
20. 「체육시설의 설치·이용에 관한 법률」에 따른 체육시설로서 1천명 이상의 관객을 수용할 수 있는 체육시설과 같은 법 제10조에 따른 체육시설업에 해당하는 체육시설로서 실내에 설치된 체육시설
21. 「사회복지사업법」에 따른 사회복지시설
22. 「공중위생관리법」에 따른 목욕장
23. 「게임산업진흥에 관한 법률」에 따른 청소년게임 제공업소, 일반게임제공업소, 인터넷컴퓨터게임시설제공업소 및 복합유통게임제공업소
24. 「식품위생법」에 따른 식품접객업 중 영업장의 넓이가 보건복지부령으로 정하는 넓이 이상인 휴게음식점영업소, 일반음식점영업소 및 제과점영업소
25. 「청소년보호법」에 따른 만화대여업소
26. 그 밖에 보건복지부령으로 정하는 시설 또는 기관
⑤ 특별자치시장·특별자치도지사·시장·군수·구청장은 「주택법」 제2조제3호에 따른 공동주택의 거주 세대 중 2분의 1 이상이 그 공동주택의 복도, 계단, 엘리베이터 및 지하주차장의 전부 또는 일부를 금연구역으로 지정하여 줄 것을 신청하면 그 구역을 금연구역으로 지정하고, 금연구역임을 알리는 안내표지를 설치하여야 한다. 이 경우 금연구역 지정 절차 및 금연구역 안내표지 설치 방법 등은 보건복지부령으로 정한다.

12

「국민건강증진법」 제4조(국민건강증진종합계획의 수립)
① 보건복지부장관은 제5조의 규정에 따른 국민건강증진정책심의위원회의 심의를 거쳐 국민건강증진종합계획(이하 "종합계획"이라 한다)을 5년마다 수립하여야 한다. 이 경우 미리 관계 중앙행정기관의 장과 협의를 거쳐야 한다.
② 종합계획에 포함되어야 할 사항은 다음과 같다.
　1. 국민건강증진의 기본목표 및 추진방향
　2. 국민건강증진을 위한 주요 추진과제 및 추진방법
　3. 국민건강증진에 관한 인력의 관리 및 소요재원의 조달방안
　4. 제22조의 규정에 따른 국민건강증진기금의 운용방안
　4의2. 아동·여성·노인·장애인 등 건강취약 집단이나 계층에 대한 건강증진 지원방안
　5. 국민건강증진 관련 통계 및 정보의 관리 방안
　6. 그 밖에 국민건강증진을 위하여 필요한 사항

13

제5차 국민건강증진종합계획 HP2030 중점과제
(1) **건강생활 실천**: 금연, 절주, 영양, 신체활동, 구강건강
(2) **정신건강 관리**: 자살예방, 치매, 중독, 지역사회 정신건강
(3) **비감염성 질환 예방관리**: 암, 심뇌혈관질환(심혈관질환, 선행질환), 비만, 손상
(4) **감염 및 기후변화성 질환 예방관리**: 감염병 예방 및 관리(결핵, 에이즈, 의료관련감염, 손씻기 등 포함), 감염병 위기대비대응(검역 감시 예방접종 포함), 기후변화성 질환(미세먼지, 폭염, 한파 등)
(5) **인구집단별 건강관리**: 영유아, 청소년(학생), 여성(모성, 다문화 포함), 노인, 장애인, 근로자, 군인
(6) **건강친화적 환경 구축**: 건강친화적 법제도 개선, 건강정보이해력 제고, 혁신적 정보기술의 적용, 재원마련 및 운용, 지역사회지원(인력시설) 확충 및 거버넌스 구축

14 ~ 15

건강생활 실천: 금연, 절주, 영양, 신체활동, 구강건강

16

「국민건강증진법」 제2조 정의
(1) "국민건강증진사업"이라 함은 보건교육, 질병예방, 영양개선, 신체활동장려, 건강관리 및 건강생활의 실천등을 통하여 국민의 건강을 증진시키는 사업을 말한다.
(2) "보건교육"이라 함은 개인 또는 집단으로 하여금 건강에 유익한 행위를 자발적으로 수행하도록 하는 교육을 말한다.
(3) "영양개선"이라 함은 개인 또는 집단이 균형된 식생활을 통하여 건강을 개선시키는 것을 말한다.

(4) "신체활동장려"란 개인 또는 집단이 일상생활 중 신체의 근육을 활용하여 에너지를 소비하는 모든 활동을 자발적으로 적극 수행하도록 장려하는 것을 말한다.

(5) "건강관리"란 개인 또는 집단이 건강에 유익한 행위를 지속적으로 수행함으로써 건강한 상태를 유지하는 것을 말한다.

17

(12 해설 참고)

18

제5차 국민건강증진종합계획(Health Plan 2030)
• 비전: 온 국민이 함께 만들고 누리는 건강세상
• 목표: 건강수명 연장과 건강형평성 제고

19

④ 여성·노인·장애인 등 보건의료 취약계층의 건강유지·증진 — 「지역보건법」에 따른 보건소의 기능 및 업무의 내용

> **「국민건강증진법」 제19조(건강증진사업)**
> ① 국가 및 지방자치단체는 국민건강증진사업에 필요한 요원 및 시설을 확보하고, 그 시설의 이용에 필요한 시책을 강구하여야 한다.
> ② 특별자치시장·특별자치도지사·시장·군수·구청장은 지역 주민의 건강증진을 위하여 보건복지부령이 정하는 바에 의하여 보건소장으로 하여금 다음 각호의 사업을 하게 할 수 있다.
> 　1. 보건교육 및 건강상담
> 　2. 영양관리
> 　3. 신체활동장려
> 　4. 구강건강의 관리
> 　5. 질병의 조기발견을 위한 검진 및 처방
> 　6. 지역사회의 보건문제에 관한 조사·연구
> 　7. 기타 건강교실의 운영 등 건강증진사업에 관한 사항

20 ~ 25

제5차 국민건강증진 종합계획(Health Plan 2030)
(1) **비전**: 모든 사람이 평생건강을 누리는 사회
(2) **목표**: 건강 수명 연장, 건강 형평성 제고
　① 건강수명: '30년까지 건강수명 73.3세 달성('18. 70.4세 → '30 추계치 73.3세)
　② 건강형평성: 건강수명의 소득 간, 지역 간 형평성 확보
(3) **기본원칙**
　① 국가와 지역사회의 모든 정책 수립에 건강을 우선적으로 반영한다.
　② 보편적인 건강수준의 향상과 건강형평성 제고를 함께 추진한다.
　③ 모든 생애과정과 생활터에 적용한다.

④ 건강친화적인 환경을 구축한다.
⑤ 누구나 참여하여 함께 만들고 누릴 수 있도록 한다.
⑥ 관련된 모든 부문이 연계하고 협력한다.
(4) **중점과제**
　① 건강생활 실천: 금연, 절주, 영양, 신체활동, 구강건강
　② 정신건강 관리: 자살예방, 치매, 중독, 지역사회 정신건강
　③ 비감염성 질환 예방관리: 암, 심뇌혈관질환(심혈관질환, 선행질환), 비만, 손상
　④ 감염 및 기후변화성 질환 예방관리: 감염병 예방 및 관리(결핵, 에이즈, 의료관련감염, 항생제 내성, 예방행태개선), 감염병 위기대비대응(검역/감시, 예방접종), 기후변화성 질환
　⑤ 인구집단별 건강관리: 영유아, 청소년, 여성, 노인, 장애인, 근로자, 군인
　⑥ 건강친화적 환경 구축: 건강친화적 법제도 개선, 건강정보이해력 제고, 혁신적 정보기술의 적용, 재원마련 및 운용, 지역사회지원(인력, 시설) 확충 및 거버넌스 구축

26

(11 해설 참고)

27

보건교육(「국민건강증진법 시행령」 제17조)
(1) 금연·절주 등 건강생활의 실천에 관한 사항
(2) 만성 퇴행성 질환 등 질병의 예방에 관한 사항
(3) 영양 및 식생활에 관한 사항
(4) 구강건강에 관한 사항
(5) 공중위생에 관한 사항
(6) 건강증진을 위한 체육활동에 관한 사항
(7) 기타 건강증진사업에 관한 사항

28

> **「구강보건법」 제5조(구강보건사업기본계획의 수립)**
> ① 보건복지부장관은 구강보건사업의 효율적인 추진을 위하여 5년마다 구강보건사업에 관한 기본계획(이하 "기본계획"이라 한다)을 수립하여야 한다.
> ② 기본계획에는 다음 각 호의 사업이 포함되어야 한다.
> 　1. 구강보건에 관한 조사·연구 및 교육사업
> 　2. 수돗물불소농도조정사업
> 　3. 학교 구강보건사업
> 　4. 사업장 구강보건사업
> 　5. 노인·장애인 구강보건사업
> 　6. 임산부·영유아 구강보건사업

7. 구강보건 관련 인력의 역량강화에 관한 사업
8. 그 밖에 구강보건사업과 관련하여 대통령령으로 정하는 사업
③ 보건복지부장관은 기본계획을 수립하거나 변경하려는 경우에는 관계 중앙행정기관의 장과 미리 협의하여야 한다. 다만, 대통령령으로 정하는 경미한 사항을 변경하는 경우에는 협의를 하지 아니할 수 있다.
④ 기본계획의 수립절차 등에 필요한 사항은 보건복지부령으로 정한다.

29

「국민건강증진법」제1조(목적)

이 법은 국민에게 건강에 대한 가치와 책임의식을 함양하도록 건강에 관한 바른 지식을 보급하고 스스로 건강생활을 실천할 수 있는 여건을 조성함으로써 국민의 건강을 증진함을 목적으로 한다.

30

Health Plan 2030

(1) **목표**: 건강 수명 연장, 건강 형평성 제고
  ① 건강수명: '30년까지 건강수명 73.3세 달성('18. 70.4세 → '30 추계치 73.3세, 국내 R&D 연구결과를 활용한 기준 및 목표 제시)
  ② 건강형평성: 건강수명의 소득간, 지역간 형평성 확보
(2) **중점과제**
  ① 건강생활 실천: 금연, 절주, 영양, 신체활동, 구강건강
  ② 정신건강 관리: 자살예방, 치매, 중독, 지역사회 정신건강
  ③ 비감염성 질환 예방관리: 암, 심뇌혈관질환(심뇌혈관질환, 선행질환), 비만, 손상
  ④ 감염 및 기후변화성 질환 예방관리: 감염병 예방 및 관리(결핵, 에이즈, 의료관련감염, 항생제 내성, 예방행태개선 등 포함), 감염병 위기대비대응(검역/감시, 예방접종 포함), 기후변화성 질환
  ⑤ 인구집단별 건강관리: 영유아, 청소년, 여성, 노인, 장애인, 근로자, 군인

31 ~ 32

Health Plan 2020, Health Plan 2030의 목표는 "건강수명 연장과 건강형평성 제고"이다.

제5차 국민건강증진 종합계획(Health Plan 2030)

(1) **비전**: 모든 사람이 평생건강을 누리는 사회
  ① 모든 사람: 성, 계층, 지역 간 건강형평성을 확보, 적용 대상을 모든 사람으로 확대
  ② 평생 건강을 누리는 사회: 출생부터 노년까지 전 생애주기에 걸친 건강권 보장, 정부를 포함한 사회 전체를 포괄

(2) **목표**: 건강 수명 연장, 건강 형평성 제고
  ① 건강수명: '30년까지 건강수명 73.3세 달성('18. 70.4세 → '30 추계치 73.3세)
  ② 건강형평성: 건강수명의 소득 간, 지역 간 형평성 확보

33

제5차 국민건강증진종합계획(Health Plan 2030) 기본원칙

(1) 국가와 지역사회의 모든 정책 수립에 건강을 우선적으로 반영한다.
(2) 보편적인 건강수준의 향상과 건강형평성 제고를 함께 추진한다.
(3) 모든 생애과정과 생활터에 적용한다.
(4) 건강친화적인 환경을 구축한다.
(5) 누구나 참여하여 함께 만들고 누릴 수 있도록 한다.
(6) 관련된 모든 부문이 연계하고 협력한다.

34 ~ 36

Health Plan 2030 중점과제

(1) **건강생활 실천**: 금연, 절주, 영양, 신체활동, 구강건강
(2) **정신건강 관리**: 자살예방, 치매, 중독, 지역사회 정신건강
(3) **비감염성 질환 예방관리**: 암, 심뇌혈관질환(심혈관질환, 선행질환), 비만, 손상
(4) **감염 및 기후변화성 질환 예방관리**: 감염병 예방 및 관리(결핵, 에이즈, 의료관련감염, 항생제 내성, 예방행태개선), 감염병 위기대비대응(검역/감시, 예방접종), 기후변화성 질환
(5) **인구집단별 건강관리**: 영유아, 청소년, 여성, 노인, 장애인, 근로자, 군인
(6) **건강친화적 환경 구축**: 건강친화적 법제도 개선, 건강정보이해력 제고, 혁신적 정보기술의 적용, 재원마련 및 운용, 지역사회지원(인력, 시설) 확충

건강생활실천 과제의 대표지표

(1) **금연**: 성인남성 현재흡연율, 성인여성 현재흡연율
(2) **절주**: 성인남성 고위험음주율, 성인여성 고위험음주율
(3) **영양**: 식품 안정성 확보 가구분율
(4) **신체활동**: 성인남성 유산소 신체활동 실천율, 성인여성 유산소 신체활동 실천율
(5) **구강건강**: 영구치(12세) 우식경험률

37

건강형평이란 모든 사람이 자신의 건강 잠재력을 완전하게 발휘할 수 있도록 공정한 기회를 가진다는 뜻을 지니고 있으며 이를 위하여 사회 공동체가 제도적·법적 책임이 있다는 의미도 내포하고 있다. 따라서 보건의료서비스 형평은 다음과 같은 의미를 내포한다.

- 동등한 건강요구에 대한 가용 서비스의 동등한 접근
- 동등한 건강요구에 대한 동등한 이용
- 사회 구성원 모두에게 동등한 질적 서비스 제공

38

제5차 국민건강증진종합계획 HP2030 중점과제

(1) **건강생활 실천**: 금연, 절주, 영양, 신체활동, 구강건강

(2) **정신건강 관리**: 자살예방, 치매, 중독, 지역사회 정신건강

(3) **비감염성 질환 예방관리**: 암, 심뇌혈관질환(심혈관질환, 선행질환), 비만, 손상

(4) **감염 및 기후변화성 질환 예방관리**: 감염병 예방 및 관리(결핵, 에이즈, 의료관련감염, 손씻기 등 포함), 감염병 위기대비대응(검역 감시 예방접종 포함), 기후변화성 질환(미세먼지, 폭염, 한파 등)

(5) **인구집단별 건강관리**: 영유아, 청소년(학생), 여성(모성, 다문화 포함), 노인, 장애인, 근로자, 군인

(6) **건강친화적 환경 구축**: 건강친화적 법제도 개선, 건강정보이해력 제고, 혁신적 정보기술의 적용, 재원마련 및 운용, 지역사회지원(인력시설) 확충 및 거버넌스 구축

39

국민건강증진 기금의 사용(「국민건강증진법」 제25조)

(1) 금연교육 및 광고, 흡연피해 예방 및 흡연피해자 지원 등 국민건강관리사업

(2) 건강생활의 지원사업

(3) 보건교육 및 그 자료의 개발

(4) 보건통계의 작성·보급과 보건의료관련 조사·연구 및 개발에 관한 사업

(5) 질병의 예방·검진·관리 및 암의 치료를 위한 사업

(6) 국민영양관리사업

(7) 신체활동장려사업

(8) 구강건강관리사업

(9) 시·도지사 및 시장·군수·구청장이 행하는 건강증진사업

(10) 공공보건의료 및 건강증진을 위한 시설·장비의 확충

(11) 기금의 관리·운용에 필요한 경비

(12) 그밖에 국민건강증진사업에 소요되는 경비로서 대통령령이 정하는 사업

40

(33 해설 참고)

41

(38 해설 참고)

42

(39 해설 참고)

43

제5차 국민건강증진종합계획(Health Plan 2030) 기본원칙

(1) 국가와 지역사회의 모든 정책 수립에 건강을 우선적으로 반영한다.

(2) 보편적인 건강수준의 향상과 건강형평성 제고를 함께 추진한다.

(3) 모든 생애과정과 생활터에 적용한다.

(4) 건강친화적인 환경을 구축한다.

(5) 누구나 참여하여 함께 만들고 누릴 수 있도록 한다.

(6) 관련된 모든 부문이 연계하고 협력한다.

44 ~ 45

제5차 국민건강증진종합계획 HP2030 중점과제

(1) **건강생활 실천**: 금연, 절주, 영양, 신체활동, 구강건강

(2) **정신건강 관리**: 자살예방, 치매, 중독, 지역사회 정신건강

(3) **비감염성 질환 예방관리**: 암, 심뇌혈관질환(심혈관질환, 선행질환), 비만, 손상

(4) **감염 및 기후변화성 질환 예방관리**: 감염병 예방 및 관리(결핵, 에이즈, 의료관련감염, 손씻기 등 포함), 감염병 위기대비대응(검역 감시 예방접종 포함), 기후변화성 질환(미세먼지, 폭염, 한파 등)

(5) **인구집단별 건강관리**: 영유아, 청소년(학생), 여성(모성, 다문화 포함), 노인, 장애인, 근로자, 군인

(6) **건강친화적 환경 구축**: 건강친화적 법제도 개선, 건강정보이해력 제고, 혁신적 정보기술의 적용, 재원마련 및 운용, 지역사회지원(인력시설) 확충 및 거버넌스 구축

46

건강형평이란 모든 사람이 자신의 건강 잠재력을 완전하게 발휘할 수 있도록 공정한 기회를 가진다는 뜻을 지니고 있으며 이를 위하여 사회 공동체가 제도적, 법적 책임이 있다는 의미도 내포하고 있다. 따라서 보건의료서비스 형평은 다음과 같은 의미를 내포한다.

(1) '동등한 건강요구에 대한 가용 서비스의 동등한 접근'으로, 이는 모든 사람은 가용 서비스를 이용할 수 있는 동등한 권리를 가지며, 건강요구에 근거하여 서비스는 지역적으로 공평한 분포가 되어야 하며 접근이 용이해야 할 뿐만 아니라 접근을 방해하는 여타 장애요소는 제거되어야 한다.

(2) '동등한 건강요구에 대한 동등한 이용'으로 이는 사회경제적 불리함으로 인해서 필요한 보건의료서비스를 이용하지 못하는 경우에, 이를 개선하기 위해서 동등한 이용률을 목표로 대책을 강구해야 한다.

(3) '사회 구성원 모두에게 동등한 질적 서비스 제공'은 사회의 모든 계층의 구성원들은 보건의료 제공자들로부터 똑같은 양질의 보건의료서비스를 제공받을 권리가 있으며, 보건의료 제공자들은 양질의 보건의료서비스를 필요로 하는 모든 사람들에게 제공할 의무가 있다.

47

「국민건강증진법」에 따른 보건교육

(1) **보건교육의 실시 등(법 제12조)**
① 국가 및 지방자치단체는 모든 국민이 올바른 보건의료의 이용과 건강한 생활습관을 실천할 수 있도록 그 대상이 되는 개인 또는 집단의 특성ㆍ건강상태ㆍ건강의식 수준등에 따라 적절한 보건교육을 실시한다.
② 국가 또는 지방자치단체는 국민건강증진사업관련 법인 또는 단체등이 보건교육을 실시할 경우 이에 필요한 지원을 할 수 있다.
③ 보건복지부장관, 시ㆍ도지사 및 시장ㆍ군수ㆍ구청장은 제2항의 규정에 의하여 보건교육을 실시하는 국민건강증진사업관련 법인 또는 단체 등에 대하여 보건교육의 계획 및 그 결과에 관한 자료를 요청할 수 있다.
④ 제1항의 규정에 의한 보건교육의 내용은 대통령령으로 정한다.

(2) **보건교육의 내용(법 시행령 제17조)**
① 금연ㆍ절주 등 건강생활의 실천에 관한 사항
② 만성퇴행성 질환 등 질병의 예방에 관한 사항
③ 영양 및 식생활에 관한 사항
④ 구강건강에 관한 사항
⑤ 공중위생에 관한 사항
⑥ 건강증진을 위한 체육활동에 관한 사항
⑦ 기타 건강증진사업에 관한 사항

48

(44 해설 참고)

49

제5차 국민건강증진종합계획(Health Plan 2030)

(1) **비전**: 모든 사람이 평생건강을 누리는 사회
① 모든 사람: 성, 계층, 지역 간 건강형평성을 확보, 적용 대상을 모든 사람으로 확대
② 평생 건강을 누리는 사회: 출생부터 노년까지 전 생애주기에 걸친 건강권 보장, 정부를 포함한 사회 전체를 포괄

(2) **목표**: 건강 수명 연장, 건강 형평성 제고
① 건강수명: '30년까지 건강수명 73.3세 달성('18. 70.4세 → '30 추계치 73.3세)

② 건강형평성: 건강수명의 소득 간, 지역 간 형평성 확보
㉠ 소득: 소득수준 상위 20%의 건강수명과 소득수준 하위 20%의 건강수명 격차를 7.6세 이하로 낮춘다.
㉡ 지역: 건강수명 상위 20% 해당 지자체의 건강수명과 하위 20% 해당 지자체의 건강수명의 격차를 2.9세 이하로 낮춘다.

50

(44 해설 참고)

51

(49 해설 참고)

52

(44 해설 참고)

53

> **「국민건강증진법」 제25조(기금의 사용)**
> ① 기금은 다음 각호의 사업에 사용한다.
> 　1. 금연교육 및 광고, 흡연피해 예방 및 흡연피해자 지원 등 국민건강관리사업
> 　2. 건강생활의 지원사업
> 　3. 보건교육 및 그 자료의 개발
> 　4. 보건통계의 작성ㆍ보급과 보건의료관련 조사ㆍ연구 및 개발에 관한 사업
> 　5. 질병의 예방ㆍ검진ㆍ관리 및 암의 치료를 위한 사업
> 　6. 국민영양관리사업
> 　7. 신체활동장려사업
> 　8. 구강건강관리사업
> 　9. 시ㆍ도지사 및 시장ㆍ군수ㆍ구청장이 행하는 건강증진사업
> 　10. 공공보건의료 및 건강증진을 위한 시설ㆍ장비의 확충
> 　11. 기금의 관리ㆍ운용에 필요한 경비
> 　12. 그 밖에 국민건강증진사업에 소요되는 경비로서 대통령령이 정하는 사업
> ② 보건복지부장관은 기금을 제1항 각호의 사업에 사용함에 있어서 아동ㆍ청소년ㆍ여성ㆍ노인ㆍ장애인 등에 대하여 특별히 배려ㆍ지원할 수 있다.
> ③ 보건복지부장관은 기금을 제1항 각호의 사업에 사용함에 있어서 필요한 경우에는 보조금으로 교부할 수 있다.

54

제5차 국민건강증진종합계획(HP2030)
24개 중점과제별 대표지표

(1) **금연**: 성인남성 현재흡연율(연령표준화), 성인여성 현재흡연율(연령표준화)
(2) **절주**: 성인남성 고위험음주율(연령표준화), 성인여성 고위험음주율(연령표준화)
(3) **영양**: 식품 안정성 확보 가구분율
(4) **신체활동**: 성인남성 유산소 신체활동 실천율(연령표준화), 성인여성 유산소 신체활동 실천율(연령표준화)
(5) **구강건강**: 영구치(12세) 우식 경험율(연령표준화)
(6) **자살예방**: 자살사망률(인구 10만명당), 남성 자살사망률(인구 10만명당), 여성 자살사망률(인구 10만명당)
(7) **치매**: 치매안심센터의 치매환자 등록 · 관리율(전국 평균)
(8) **중독**: 알코올 사용장애 정신건강 서비스 이용률
(9) **지역사회 정신건강**: 정신건강 서비스 이용률
(10) **암**: 성인남성(20~74세) 암 발생률(인구 10만명당, 연령표준화), 성인여성(20~74세) 암 발생률(인구 10만명당, 연령표준화)
(11) **심뇌혈관질환**: 성인남성 고혈압 유병률(연령표준화), 성인여성 고혈압유병률(연령표준화), 성인남성 당뇨병 유병률(연령표준화), 성인여성 당뇨병 유병률(연령표준화), 급성심근경색증 환자의 발병 후 3시간 미만 응급실 도착 비율
(12) **비만**: 성인남성 비만 유병률(연령표준화), 성인여성 비만 유병률(연령표준화)
(13) **손상**: 손상사망률(인구 10만명당)
(14) **감염병 예방 및 관리**: 신고 결핵 신환자율(인구 10만명당)
(15) **감염병 위기 대비대응**: MMR 완전접종률
(16) **기후변화성 질환**: 기후보건영향평가 평가체계 구축 및 운영
(17) **영유아**: 영아사망률(출생아 1천명당)
(18) **아동·청소년**: 고등학교 남학생 현재흡연율, 고등학교 여학생 현재흡연율
(19) **여성**: 모성사망비(출생아 10만명당)
(20) **노인**: 노인 남성의 주관적 건강인지율, 노인 여성의 주관적 건강인지율
(21) **장애인**: 성인 장애인 건강검진 수검률
(22) **근로자**: 연간 평균 노동시간
(23) **군인**: 군 장병 흡연율
(24) **건강정보이해력 제고**: 성인남성 적절한 건강정보이해능력 수준, 성인여성 적절한 건강정보이해능력 수준

55

제5차 국민건강증진종합계획 HP2030 중점과제

(1) **건강생활 실천**: 금연, 절주, 영양, 신체활동, 구강건강
(2) **정신건강 관리**: 자살예방, 치매, 중독, 지역사회 정신건강
(3) **비감염성질환 예방관리**: 암, 심뇌혈관질환(심혈관질환, 선행질환), 비만, 손상
(4) **감염 및 기후변화성 질환 예방관리**: 감염병 예방 및 관리(결핵, 에이즈, 의료관련감염, 손씻기 등 포함), 감염병 위기대비대응(검역 감시 예방접종 포함), 기후변화성 질환(미세먼지, 폭염, 한파 등)
(5) **인구집단별 건강관리**: 영유아, 청소년, 여성, 노인, 장애인, 근로자, 군인
(6) **건강친화적 환경 구축**: 건강친화적 법제도 개선, 건강정보이해력 제고, 혁신적 정보기술의 적용, 재원마련 및 운용, 지역사회지원(인력시설) 확충 및 거버넌스 구축

56

(53 해설 참고)

57 ~ 58

(55 해설 참고)

59

① 국민건강증진법 – 1995년 제정
② 노인장기요양보험 – 2007년 제정
③ 보건소법 – 1956년 제정
④ 보건의료기본법 – 2000년 제정

60

제5차 국민건강증진종합계획의 목표는 건강수명 연장과 건강형평성 제고이다.

61 ~ 63

(55 해설 참고)

64

국민건강증진법
(1) 금연 및 절주운동등(법 제8조)
　① 국가 및 지방자치단체는 국민에게 담배의 직접흡연 또는 간접흡연과 과다한 음주가 국민건강에 해롭다는 것을 교육 · 홍보하여야 한다.
　② 국가 및 지방자치단체는 금연 및 절주에 관한 조사 · 연구를 하는 법인 또는 단체를 지원할 수 있다.

③「주류 면허 등에 관한 법률」에 의하여 주류제조의 면허를 받은 자 또는 주류를 수입하여 판매하는 자는 대통령령이 정하는 주류의 판매용 용기에 과다한 음주는 건강에 해롭다는 내용과 임신 중 음주는 태아의 건강을 해칠 수 있다는 내용의 경고문구를 표기하여야 한다.

④ 경고문구의 표시내용, 방법 등에 관하여 필요한 사항은 보건복지부령으로 정한다.

(2) **경고문구의 표기대상 주류(법 시행령 제13조)**

법 제8조③에 따라 그 판매용 용기에 과다한 음주는 건강에 해롭다는 내용의 경고문구를 표기해야 하는 주류는 국내에 판매되는 「주세법」에 따른 <u>주류 중 알코올분 1도 이상의 음료</u>를 말한다.

65

구분	제4차 국민건강증진종합계획 (HP2020)	제5차 국민건강증진종합계획 (HP2030)
비전	온 국민이 함께 만들고 누리는 건강세상	<u>모든 사람이 평생 건강을</u> 누리는 사회
목표	건강수명 연장과 건강형평성 제고	건강수명 연장, 건강형평성 제고
기본원칙	–	① HiAP, ② 건강형평성, ③ 모든 생애과정, ④ 건강친화환경, ⑤ 누구나 참여, ⑥ 다부문 연계

사업분야	총 6분과 (HP2020)	27개 중점과제	총 6분과 (HP2030)	28개 중점과제
	I. 건강생활실천확산	1. 금연 2. 절주 3. 신체활동 4. 영양	I. 건강생활실천	1. 금연 2. 절주 3. 영양 4. 신체활동 5. 구강건강
	II. 만성퇴행성질환과 발생위험요인관리	5. 암 6. 건강검진(삭제) 7. 관절염(삭제) 8. 심뇌혈관질환 9. 비만 10. 정신보건(분과 확대) 11. 구강보건(분과 이동)	II. 정신건강관리	6. 자살예방 7. 치매 8. 중독 9. 지역사회정신건강
			III. 비감염성질환예방관리	10. 암 11. 심뇌혈관질환 ① 심뇌혈관질환 ② 선행질환 12. 비만 13. 손상
	III. 감염질환관리	12. 예방접종 13. 비상방역체계 14. 의료관련감염 15. 결핵 16. 에이즈	IV. 감염 및 기후변화성질환 예방관리	14. 감염병 예방 및 관리 ① 결핵 ② 에이즈 ③ 의료감염 항생제내성 ④ 예방행태 개선 15. 감염병위기 대비대응 ① 검역/감시 ② 예방접종 16. 기후변화성질환
	IV. 인구집단건강관리	16. 모성건강(→ 여성) 17. 영유아건강 18. 노인건강 19. 근로자건강증진 20. 군인건강증진 21. 학교보건 22. 다문화가족건강(→ 여성) 23. 취약가정방문건강(→ 노인) 24. 장애인건강	V. 인구집단별건강관리	17. 영유아 18. 아동·청소년 19. 여성 20. 노인 21. 장애인 22. 근로자 23. 군인
	V. 안전환경보건	25. 식품정책(삭제) 26. 손상예방	VI. 건강친화적환경구축	24. 건강친화적법제도개선 25. 건강정보이해력 제고 26. 혁신적 정보기술의 적용 27. 재원마련 및 운용 28. 지역사회자원(인력, 시설)확충 및 거버넌스 구축
	VI. 사업체계관리	27. 사업체계관리(인프라, 평가, 정보·통계, 재원)		

※ 건강검진: 비감염성질환 '암' 등에 검진내용 포함하고 중점과제에서 제외
※ 관절염: 정책담당부서가 없어 관리 어려움. 노인 등에 포함하고 중점과제에서 제외
※ 식품정책: 건강생활실천 '영양' 과제 등에 포함하고 중점과제에서 제외

66 ~ 68

제5차 국민건강증진종합계획 HP2030 중점과제

(1) **건강생활 실천**: 금연, 절주, 영양, 신체활동, 구강건강
(2) **정신건강 관리**: 자살예방, 치매, 중독, 지역사회 정신건강
(3) **비감염성질환 예방관리**: 암, 심뇌혈관질환(심혈관질환, 선행질환), 비만, 손상
(4) **감염 및 기후변화성 질환 예방관리**: 감염병 예방 및 관리(결핵, 에이즈, 의료관련감염, 손씻기 등 포함), 감염병 위기대비대응(검역 감시 예방접종 포함), 기후변화성 질환(미세먼지, 폭염, 한파 등)
(5) **인구집단별 건강관리**: 영유아, 청소년, 여성, 노인, 장애인, 근로자, 군인
(6) **건강친화적 환경 구축**: 건강친화적 법제도 개선, 건강정보이해력 제고, 혁신적 정보기술의 적용, 재원마련 및 운용, 지역사회지원(인력시설) 확충 및 거버넌스 구축

69

제5차 국민건강증진종합계획 목표: 건강 수명 연장, 건강 형평성 제고

(1) **건강수명**: '30년까지 건강수명 73.3세 달성('18. 70.4세 → '30 추계치 73.3세)
(2) **건강형평성**: 건강수명의 소득 간, 지역 간 형평성 확보
　① 소득: 소득수준 상위 20%의 건강수명과 소득수준 하위 20%의 건강수명 격차를 7.6세 이하로 낮춘다.
　② 지역: 건강수명 상위 20% 해당 지자체의 건강수명과 하위 20% 해당 지자체의 건강수명의 격차를 2.9세 이하로 낮춘다.

70

인구집단별 건강관리의 중점과제별 대표지표

(1) **영유아**: 영아사망률(출생아 1천명당) 2.3명
(2) **아동·청소년**: 고등학교 남학생 현재흡연율 13.2%, 고등학교 여학생 현재흡연율 4.2%
(3) **여성**: 모성사망비(출생아 10만명당) 7.0명
(4) **노인**: 노인 남성의 주관적 건강인지율 34.7%, 노인 여성의 주관적 건강인지율 23.6%
(5) **장애인**: 성인 장애인 건강검진 수검률 69.9%
(6) **근로자**: 연간 평균 노동시간 1,750시간
(7) **군인**: 군 장병 흡연율 33.0%

71

「국민건강증진법」 제2조(정의)

(1) "국민건강증진사업"이라 함은 보건교육, 질병예방, 영양개선, 신체활동장려, 건강관리 및 건강생활의 실천 등을 통하여 국민의 건강을 증진시키는 사업을 말한다.
(2) "보건교육"이라 함은 개인 또는 집단으로 하여금 건강에 유익한 행위를 자발적으로 수행하도록 하는 교육을 말한다.
(3) "영양개선"이라 함은 개인 또는 집단이 균형된 식생활을 통하여 건강을 개선시키는 것을 말한다.
(4) "신체활동장려"란 개인 또는 집단이 일상생활 중 신체의 근육을 활용하여 에너지를 소비하는 모든 활동을 자발적으로 적극 수행하도록 장려하는 것을 말한다.
(5) "건강관리"란 개인 또는 집단이 건강에 유익한 행위를 지속적으로 수행함으로써 건강한 상태를 유지하는 것을 말한다.
(6) "건강친화제도"란 근로자의 건강증진을 위하여 직장 내 문화 및 환경을 건강친화적으로 조성하고, 근로자가 자신의 건강관리를 적극적으로 수행할 수 있도록 교육, 상담 프로그램 등을 지원하는 것을 말한다.

72

제5차 국민건강증진종합계획 분과별 중점과제

(1) **건강생활실천 분과**
　① 금연: 부담금 인상, 광고 없는 담뱃갑 도입 등 규제강화, 미래흡연 고위험군 흡연예방
　② 절주: 주류광고 규제 대상 확대, 공공장소 음주규제 입법화
　③ 영양: 영양플러스 확대, 간편식 영양표시 의무화
　④ 신체활동: 건강친화기업 인증제, 건강인센티브제 도입
　⑤ 구강건강: 아동·장애인 치과주치의, 생활터별 구강위생 강화
(2) **정신건강관리**
　① 자살예방: 고위험군 발굴관리
　② 치매: 치매안심센터 기능강화 등 치매 친화적 환경조성
　③ 중독: 조기개입 및 지원강화로 정신건강 서비스이용률 제고
　④ 지역사회 정신건강: 일차의료기관과 정신과 연계, 권역 트라우마센터 확대
(3) **비감염성 질환 예방관리**
　① 암: 검진항목 주기 등 국가 암 검진 개선, 타 만성질환과 연계 협력 강화
　② 심뇌혈관질환: 일차의료 만성질환관리 내실화, 지역심뇌혈관질환센터지정
　③ 비만: 대상자별 비만예방, 학교·학원주변 비만 유발환경 개선
　④ 손상: 손상감시체계 통합 시스템, 손상예방관리법 제정

⑷ **감염 및 기후변화성 질환 예방 관리**
　① 감염병 예방: 결핵 이동검진, 에이즈 검진 강화
　② 감염병 대응: 전자검역체계 구축, 국가예방접종지원
　　　질 강화
　③ 기후변화성 질환: 기후보건영향평가
⑸ **인구집단별 건강관리**
　① 영유아: 고위험 산모 신생아 의료체계 개선, 영유아
　　　검진 확대
　② 아동·청소년: 맞춤형 건강증진 교육
　③ 여성: 임신고민여성 지원, 취약 여성 건강보호
　④ 노인: 방문건강관리사업 고도화, 방문진료 활성화
　⑤ 장애인: 장애친화 검진기관 확대, 장애친화 산부인과
　⑥ 근로자: 과로사 고위험군 지원
　⑦ 군인: 군 특성별 건강서비스, 군 내 감염병 대응강화
⑹ **건강친화적 환경 구축**
　① 건강친화적 법·제도 개선: 건강영향평가 도입
　② 건강정보이해력 제고: 건강정보이해력 실태조사, 건강
　　　정보 종합 포털
　③ 혁신적 정보기술 적용: 스마트 건강관리서비스, 건강
　　　관리서비스 인증제
　④ 재원 운용 등: 건강증진부담금 재정건전성 확보
　⑤ 지역사회 자원확충 등: 주민건강센터 확충

73

제5차 국민건강증진 종합계획(Health Plan 2030)
⑴ **비전**: 모든 사람이 평생건강을 누리는 사회
⑵ **목표**: 건강 수명 연장, 건강 형평성 제고
　① 건강수명: '30년까지 건강수명 73.3세 달성('18. 70.4
　　　세 → '30 추계치 73.3세)
　② 건강형평성: 건강수명의 소득 간, 지역 간 형평성 확보

74

(66 해설 참고)

75

(72 해설 참고)

제2편 정답 및 해설

역학과 보건통계

제1장	역학

제1절 | 역학의 이해

01 ④	02 ①	03 ①	04 ①	05 ①
06 ③	07 ②	08 ③	09 ④	10 ②

01 ~ 02

역학의 활용 및 기여분야

(1) 질병의 원인과 위험요인을 파악한다. 감염병의 전파 방법과 질병의 원인을 파악하는 것은 질병예방 대책 수립의 기초가 된다.

(2) 지역사회의 질병 규모를 파악한다. 발생률, 유병률 및 사망률을 파악하는 것은 이를 관리하기 위한 보건의료 인력, 시설 및 재원에 대한 기획 시에 긴요한 일이다.

(3) 질병의 자연사와 예후를 파악한다.

(4) 질병을 예방하고 치료하는 등 질병관리 방법의 효과를 평가한다.

(5) 공중보건 또는 환경문제에 대한 정책을 수립하는 데 기초자료를 제공한다.

03

특성	임상의학	역학
대상	개인(환자)	지역사회 인구 집단 (건강인과 환자)
목적	개인의 건강수준 향상	인구 집단의 건강수준 향상
진단 결과	정상 혹은 이상	인구 집단 중 이상자 수
이론적 근거	요인(치료수단)의 작용기전	요인과 질병의 연관성

② 임상의학의 목적은 개인(환자)의 건강수준 향상이고 역학의 목적은 인구집단의 건강수준 향상이다.

③ 임상의학의 진단 결과는 정상 혹은 이상이고 역학의 진단 결과는 인구집단 중 이상자 수이다.

④ 임상의학의 이론적 근거는 요인(치료수단)의 작용기전이고 역학의 이론적 근거는 요인과 질병의 연관성이다.

04

• 린드(J. Lind)는 괴혈병의 원인과 치료 방법을 찾는 데 비교의 개념 처음 적용하여 과일이 괴혈병 치료와 예방에 효과가 있을 것이라고 제안하였다.

비타민 C가 발견된 것은 1930년대 헝가리 생화학자 알베르트 센트죄르지(Albert Szent-Gyorgyi)에 의해서이며 센트죄르지는 1931년 헥수론산(비타민 C)이 괴혈병 치료제임을 알아냈다.

• 포트(pott)는 최초의 직업성 암인 음낭암에 대해 연구·보고하였다.

05

존 스노우(John Snow, 영국, 1813~1858)

(1) 저서 『콜레라 발생의 전파양식에 대하여(1855)』를 통해 콜레라 역학 조사로 전염병 감염설을 입증함으로써 장기설의 허구성을 밝혔으며 이는 최초의 기술역학에 해당한다.

(2) 스노우는 런던에 콜레라가 유행하였을 때 사망자의 발생 장소를 지도상에 표시하여 봄으로써 사망자가 브로드가(Broad Street)를 중심으로 발생하고 있으며, 동지역 내의 공동우물에 의한 것임을 입증하여 유행이 종식되었다. 이것은 코흐(Koch)가 콜레라균을 발견하기 30년 전의 일이다.

| 바로알기 |

① 확립기(1850~1900년) 학자이다.

06

스노우(John Snow)는 1855년 런던에 유행한 콜레라의 원인을 규명하였으며, 이는 역학이 과학이라는 학문 체계를 갖추고 출발한 계기가 되었다. 콜레라 병원체를 발견하기 전에 오염된 물을 통하여 콜레라가 전파된다는 가설을 세우고, 지도(Spot Map)를 작성하여 오염된 물이 콜레라를 전파하는 것이라는 가설을 입증하였다.

③ 콜레라균은 존스노우의 역학조사 이후인 1883년 코흐에 의해 발견되었으며 존스노우의 역학조사 당시 물을 통해 감염되는 것을 입증하였을 뿐 균이 배설물을 통해 배출된다는 것은 알지 못했다.

07 ~ 08

(01 해설 참고)

09

공중보건학의 범위

(1) **환경보건 분야**: 환경위생, 식품위생, 환경오염, 산업보건 등
(2) **보건관리 분야**: 보건행정, 인구보건, 모자보건, 가족계획, 보건영양, 보건교육, 학교보건, 보건통계 등
(3) **질병관리 분야**: 전염병 및 비전염성 질환관리, 역학, 기생충 질병관리 등

10

역학은 인구집단을 대상으로 발생가능한 건강문제와 관련된 요인들을 분석하여 원인을 규명하고 질병을 예방하고자 하며 그 과정에서 질병의 자연사 연구가 이루어진다. 역학의 궁극적인 목적은 질병예방이라고 할 수 있다.

제2절 | 질병 발생 모형

01 ③	02 ②	03 ①	04 ①	05 ②
06 ②	07 ②	08 ③	09 ③	10 ③
11 ③	12 ①	13 ③	14 ②	15 ②
16 ③	17 ③	18 ①	19 ③	20 ③
21 ③				

01

역학적 삼각모형은 병인, 숙주, 환경 3요소 간의 상호관계로 질병발생을 설명하는 모형으로, 세 가지 요소 중 하나라도 변화가 있어 요소 간의 평형상태가 깨질 때 질병 발생이 증가 혹은 감소한다고 보는 모형이다. 질병의 원인이 되는 병원체를 명확하게 알고 있는 감염병을 설명하는 데 적합하다.

02

수레바퀴 모형(Wheel Model)은 질병은 핵심적인 숙주 요인과 그를 둘러싼 생물학적, 사회적, 물리·화학적 환경의 상호작용으로 발생한다고 해석하는 모형이다.

03

① 개인 또는 집단의 습관은 숙주요인이다.

04

정서적 및 정신적 긴장, 사회적 스트레스 등은 질병의 병인으로 작용하는 요인들이다.

역학적 삼각형 모형

(1) **병인**: 질병을 일으키는 직접적인 요인
  ① 생물학적 인자: 세균, 바이러스, 곰팡이, 기생충 등
  ② 물리·화학적 인자: 대기, 수질오염, 전리방사선, 화학물질, 냉·과열 등
  ③ 영양소적 요인: 신체구성 성분과 에너지원으로서의 지방, 탄수화물, 단백질, 비타민 등을 들 수 있는데, 이들 영양소의 결핍 또는 과잉섭취가 병인으로 작용하여 영양결핍증이나 비만증, 심장병, 당뇨병 등을 일으키게 된다.
  ④ 사회적 요인: 정서적 및 정신적 긴장과 관습, 사회적 스트레스 등이 그 양과 질의 정도에 따라 질병발생의 변수로 작용한다.
(2) **숙주**: 개인의 병인에 대한 감수성 및 면역기전에 좌우되며, 내적 요인과 외적 요인의 상호작용에 의해 결정된다.
(3) **환경**: 환경적 인자는 질병 발생에 영향을 미치는 외적 요인으로서 생물학적 환경요인에는 병원소, 매개체, 식품, 약성분 등이 속하며, 물리·화학적 환경요인에는 고열과 한랭 및 공기, 기압, 주택 시설, 음료수, 소음, 지리적 조건 등이 포함되고, 사회적 환경은 사회조직과 경제상태, 사회적 관습, 주민들의 생활습관, 사회적 융합 및 이동 등이 직접, 간접으로 영향을 미친다.

05

| 오답해설 |

① 병인, 숙주, 환경으로 구분한다. → 역학적 삼각형 모형
③ 감염성 질환을 설명하기에 유리한 반면 비감염성 질병을 설명하기는 어렵다. – 역학적 삼각형 모형
④ 맥마흔(B. MacMahon) 등이 제시한 모형이다. – 거미줄 모형

06

수레바퀴 모형은 유전적소인을 가지고 있는 숙주와 숙주를 둘러싼 환경(생물학적 환경, 물리화학적 환경, 사회적 환경)의 상호작용으로 질병 발생을 설명하는 모형이다.

07

| 오답해설 |

① 역학적 삼각형 모형과 ④ 생태학적 모형은 병인, 숙주, 환경의 상호작용으로 질병 발생을 설명하는 모형이다.
③ 원인망 모형(거미줄 모형)은 질병 발생에 관여하는 여러 직·간접적인 요인들이 거미줄처럼 서로 얽혀 복잡한 작용 경로가 있다는 모형이다.

08 ~ 09

거미줄 모형은 질병 발생에 관여하는 여러 직·간접적인 요인들이 거미줄처럼 서로 얽혀 복잡한 작용 경로가 있다는 모형이다. 병인과 숙주, 환경을 구분하지 않고 모두 질병 발생에 영향을 주는 요인으로 파악한다. 많은 원인요소 중 질병 발생 경로상의 몇 개의 요인을 제거하면 질병을 예방할 수 있음을 보여 준다.

10

ㄷ. 수레바퀴 모형은 숙주와 환경의 상호작용으로 질병발생을 설명하는 모형이다.
ㄹ. 거미줄 모형은 감염병보다 만성질환 발생을 설명하는 데 적합하다.

11

㉮ **수레바퀴 모형(Wheel Model)**: 질병은 핵심적인 숙주 요인과 그를 둘러싼 생물학적, 사회적, 물리·화학적 환경의 상호작용으로 발생한다고 해석하는 모형이다.
㉯ **역학적 삼각형 모형(Epidemiology Triangle)**: 질병 발생을 병인, 숙주, 환경의 3요소 간의 상호 관계로 설명한다. 3가지 요소 중 하나라도 변화가 있어 3요소 간의 평형상태가 깨어질 때 질병 발생이 증가 혹은 감소한다고 보고 있다.

12

수레바퀴 모형

질병은 핵심적인 숙주요인과 그를 둘러싼 생물학적, 사회적, 물리 화학적 환경의 상호작용으로 발생한다고 해석하는 모형이다. 인간이 속한 생태계를 하나의 큰 동심원으로 표시한다. 원의 중심부는 숙주인 사람이 있고, 그 핵심은 유전적 소인으로 구성된다. 환경적 요인은 가장자리에서 숙주를 둘러싸고 있으며, 생물학적, 사회적, 물리화학적 환경으로 구분된다.

13

(1) 수레바퀴 모형은 유전적 소인을 가지고 있는 숙주와 숙주를 둘러싼 환경(생물학적 환경, 물리화학적 환경, 사회적 환경)의 상호작용으로 질병 발생을 설명하는 모형이다. 수레바퀴 모형에서는 유전이 숙주 요인에 포함되며 숙주의 저항능력이 질병 발생의 중요한 요인으로 설명된다.
(2) 거미줄 모형은 질병 발생에 관여하는 여러 직·간접적인 요인들이 거미줄처럼 서로 얽혀 복잡한 작용 경로가 있다는 모형이며 병인, 숙주, 환경을 구분하지 않고 모두 질병 발생에 영향을 주는 요인으로 파악한다.
(3) 두 모형의 공통점은 질병 발생에 다양한 요인이 관여하고 있음을 설명하는 것이다.

14

수레바퀴 모형(Wheel Model)

(1) 질병은 핵심적인 숙주요인과 그를 둘러싼 생물학적, 사회적, 물리화학적 환경의 상호작용으로 발생한다고 해석하는 모형이다.
(2) 인간이 속한 생태계를 하나의 큰 동심원으로 표시한다. 원의 중심부는 숙주인 사람이 있고, 그 핵심은 유전적 소인으로 구성된다. 환경적 요인은 가장자리에서 숙주를 둘러싸고 있으며, 생물학적, 사회적, 물리화학적 환경으로 구분된다.
(3) 질병별로 바퀴를 구성하는 면적은 각 부분의 기여도 크기에 따라 달라진다. 유전성 질환에서는 유전적 소인 부분이 크며, 홍역과 같은 감염성 질환에서는 숙주의 면역상태와 생물학적 환경이 크게 관여한다.
(4) 수레바퀴 모형은 질병발생에 대한 원인 요소들의 기여 정도에 중점을 두어 표현함으로써 역학적 분석에 도움이 된다.

15

역학적 삼각형모형은 질병의 원인이 명확한 감염병을 설명하기에 유리한 모형이다.

16

렙토스피라증과 같은 감염병을 설명하기에 가장 적합한 모형은 역학적 삼각형 모형이다.
역학적 삼각형 모형은 질병 발생을 병인, 숙주, 환경의 세 가지 요소로 설명하는 모형으로 감염성 질환을 설명하는 데 적절하며 비감염성 질환은 설명이 되지 않는 경우가 많다.

17

질병발생의 다요인설

(1) 수레바퀴 모형은 유전적 소인을 가지고 있는 숙주와 숙주를 둘러싼 환경(생물학적 환경, 물리화학적 환경, 사회적 환경)의 상호작용으로 질병 발생을 설명하는 모형이다. 수레바퀴 모형에서는 유전이 숙주 요인에 포함되며 숙주의 저항능력이 질병 발생의 중요한 요인으로 설명된다.
(2) 거미줄 모형은 질병 발생에 관여하는 여러 직·간접적인 요인들이 거미줄처럼 서로 얽혀 복잡한 작용 경로가 있다는 모형이며 병인, 숙주, 환경을 구분하지 않고 모두 질병 발생에 영향을 주는 요인으로 파악한다.
(3) 두 모형의 공통점은 질병 발생에 다양한 요인이 관여하고 있음을 설명하는 것이다.

18

역학적 삼각형(Epidemiology Triangle)

(1) 질병 발생의 생태학적 모형 중 현재까지 가장 널리 사용 되어 온 모형이다.

(2) 질병 발생을 병인, 숙주, 환경의 3요소 간의 상호 관계로 설명한다.

(3) 3가지 요소 중 하나라도 변화가 있어 3요소 간의 평형 상 태가 깨어질 때 질병 발생이 증가 혹은 감소한다고 본다.

(4) 질병 발생의 원인이 되는 병원체를 명확하게 알고 있는 감염병을 설명하는 데는 적합하지만 특정 병인이 불분명 한 비감염성 질환의 발생을 설명하기에는 적절하지 않다.

19

(14 해설 참고)

20

거미줄 모형은 질병 발생에 관여하는 여러 직·간접적인 요 인들이 거미줄처럼 서로 얽혀 복잡한 작용 경로가 있다는 모 형이다. 병인과 숙주, 환경을 구분하지 않고 모두 질병 발생 에 영향을 주는 요인으로 파악한다. 많은 원인요소 중 질병 발생 경로상의 몇 개의 요인을 제거하면 질병을 예방할 수 있음을 보여 준다.

21

(18 해설 참고)

제 3 절 | 원인적 연관성				
01 ⑤	02 ②	03 ③	04 ④	05 ①
06 ①	07 ③	08 ③	09 ④	10 ①

01

사망자 거주지로부터 거리가 가까운 지역일수록 인구 만 명당 사망자 수가 많고, 거리가 멀수록 사망자 수가 적음을 나타내 고 있기 때문에 양–반응 관계에 대한 설명으로 인과관계를 추 론할 수 있다. 용량–반응 관계는 요인에 대한 노출의 정도가 커지거나 작아질 때 질병발생위험도 이에 따라 더 커지거나 더 작아지는 경우 인과관계일 수 있음을 추론하는 근거가 된다.

02

연관성의 특이성은 어떤 요인이 다른 질병과 연관성을 보이지 않고 특정한 질병에만 연관성이 있는 경우를 의미한다. 연구내 용에 흡연과 폐암의 관련성에 대한 내용은 있지만 흡연이 다른 질병에는 영향을 주지 않고 오로지 폐암에만 영향을 준다는 내 용이 나타나 있지 않으므로 판정기준에 포함시킬 수 없다.

① **연관성의 일관성**: 흡연과 폐암 간의 연관성 연구는 다른 지역의 다른 연구자가 수행한 연구에서도 비슷한 연구 결과들이 발표되었다.

③ **연관성의 강도**: 흡연을 하는 사람은 흡연을 하지 않는 사 람에 비해 폐암이 발생할 확률이 5배 높은 것

양 – 반응 관계: 비흡연자에 비해 하루 1갑 미만 흡연자 의 폐암 발생률이 3배 높았으며, 1갑 이상 흡연자는 8배 높은 것

④ **원인과 결과의 시간적 선후관계**: 흡연을 하는 건강한 사 람과 흡연을 하지 않는 건강한 사람을 20년간 추적관찰 한 것

⑤ **실험적 입증**: 담배에서 추출한 타르를 이용한 동물실험 에서는 발암성이 입증된 것

※ 동물실험에 의한 결과는 생물학적 설명가능성으로 보아야 하지만 이 문제에서는 실험적 입증으로 출제되었다.

03 ~ 10

브레드포드 힐(Bradford Hill)의 인과 관계 판단 기준

관찰적인 연구에서 평가된 관련성이 정말 인과관계인지를 판 단하기 위해서는 Bradford Hill의 기준 9가지를 검토해야 한 다. 그러나 Hill이 주장하듯이 이 9가지 기준이 모두 만족되어 야 인과관계가 확립되는 것은 아니다. 단지 이 기준을 근거로 역학자는 엄격한 실험 없이도 인과관계의 가능성을 제시할 수 있다.

(1) **요인에 대한 노출과 질병 발생과의 시간적 선후 관계**: 요 인에 대한 노출은 항상 질병발생에 앞서 있어야 한다. 시 간적인 순서만이 아니고 노출과 질병발생 간의 기간도 적 절하여야 한다.

(2) **연관성의 강도**: 연관성의 강도가 클수록 인과 관계일 가 능성이 높다는 증거가 된다. 비교위험도나 교차비의 값이 클수록 연관성의 강도가 크다.

(3) **연관성의 일관성**: 요인과 결과 간의 연관성이 관찰 대상 집단과 연구 방법, 연구 시점이 다름에도 비슷하게 관찰되면 일관성이 높다고 하고 이 경우 인과관계일 가능성이 높다.

(4) **연관성의 특이성**: 한 요인이 다른 질병과 연관성을 보이 지 않고 특정한 질병과 연관성이 있거나, 한 질병이 여러 요인과 연관성을 보이지 않고 특정 요인과 연관성을 보일 경우를 말한다.

(5) **용량 - 반응 관계**: 요인에 대한 노출의 정도가 커지거나 작아질 때, 질병 발생 위험도가 이에 따라서 더 커지거나 더 작아지는 경우 인과관계일 가능성이 커진다.

(6) **생물학적 설명 가능성**: 역학적으로 관찰된 두 변수 사이의 연관성을 분자생물학적인 기전으로 설명이 가능하다면 인과관계일 가능성이 높다.

(7) **기존 학설과 일치**: 추정된 위험요인이 기존 지식이나 소견과 일치할수록 원인적 인과성이 있을 가능성이 커진다.

(8) **실험적 입증**: 실험으로 요인에 노출할 때 질병발생이 확인되거나 요인을 제거하여 질병발생이 감소한다면 인과성에 대한 확증을 확보할 수 있게 된다.

(9) **기존의 다른 인과 관계와의 유사성**: 존에 밝혀진 인과 관계와 유사한 연관성이 관찰되면 인과관계로 추론할 수 있다.

제 4 절 | 타당도와 신뢰도

01 ①	02 ②	03 ②	04 ③	05 ②
06 ②	07 ④	08 ①	09 ①	10 ③
11 ④	12 ②	13 ④	14 ④	15 ①
16 ①	17 ④	18 ①	19 ④	20 ②
21 ②	22 ①	23 ②	24 ①	25 ④
26 ④	27 ②	28 ④	29 ②	30 ①
31 ①	32 ②	33 ①	34 ②	35 ③
36 ④	37 ③	38 ②	39 ②	40 ①
41 ③	42 ①	43 ②	44 ③	45 ②
46 ①	47 ②	48 ①	49 ①	50 ②
51 ④	52 ②	53 ③	54 ②	55 ①
56 ①	57 ②	58 ①	59 ③	60 ④
61 ②				

01

- 민감도 = $a/(a+c) \times 100 = 60/80 \times 100 = 75\%$
- 특이도 = $d/(b+d) \times 100 = 780/920 \times 100 = 84.8\%$

02

정확도를 높이기 위해서는 검사도구의 민감도(Sensitivity, 감수성)와 특이도(Specificity)가 높아야 한다.

※ Susceptibility는 감수성이라는 뜻이지만, 정확도(타당도) 측정 시의 민감도 및 감수성은 Sensitivity이다.
Susceptibility(감수성)은 병원체가 숙주에 침입했을 때 병원체에 대하여 감염이나 발병을 막을 수 없는 상태를 의미한다.

03

검사도구의 민감도와 특이도가 모두 높아야 이상적이다. 하지만 실제로는 민감도와 특이도 사이에는 역상관성이 있어서 민감도가 높아지면 특이도는 낮아지게 된다. 조기 진단이 필요한 경우엔 민감도가 높은 검사가 유리하고 유병률이 낮은 지역엔 특이도가 높은 검사가 유리하다.

민감도와 특이도의 적절한 수준 결정
민감도와 특이도에서 적절한 수준의 기준은 환자를 발견하지 못하는 경우(위음성), 질병이 없는 사람이 환자로 구분되는 경우(위양성)의 중요성에 따라 상황에 맞게 결정해야 한다. 위음성을 줄여야 되는 경우는 한 환자를 놓쳐서 초래하는 대가가 큰 경우 즉, 질병이 중하거나 명확한 치료가 있는 경우(암), 질환이 전염될 수 있을 때(매독, 결핵), 혹은 지속적인 진단적 검사가 최소한의 비용과 위험을 갖고 있을 때 특이도의 희생을 감수하더라도 민감도를 증가시켜야 한다. 위양성을 줄여야 되는 경우 즉, 특이도를 높여야 되는 경우에는 집단검진에서 양성으로 나온 사람들이 복잡하고, 매우 비싼 정밀검사를 받아야 되어서 의료체계에 부담을 주게 되는 경우나, 집단검진에서 양성의 판정이 낙인이 되어 문제를 일으킬 수 있을 때 고려해야 한다.

04 ~ 06

타당도 지표
검사법이 진단하고자 하는 질병의 유무를 얼마나 정확하게 판정하는가에 대한 능력

(1) **민감도(Sensitivity, 감수성)**: 질병이 있는 환자 중 검사 결과가 양성으로 나타날 확률

(2) **특이도(Specificity)**: 질병이 없는 사람 중 검사 결과가 음성으로 나타날 확률

(3) **의음성률**: 질병이 있는 사람의 검사 결과가 음성으로 나타나는 경우

(4) **의양성률**: 질병이 없는 사람의 검사 결과가 양성으로 나타나는 경우

(5) **양성예측도**: 검사 결과가 양성인 사람이 실제 질병이 있는 환자일 가능성

(6) **음성예측도**: 검사 결과가 음성인 사람이 실제 질병이 없는 사람일 가능성

07

측정도구와 조사자가 자주 바뀌면 신뢰도가 낮아질 수 있다.

신뢰도를 높이는 전략
(1) 측정 방법의 표준화
(2) 관찰자를 훈련시키고 자격을 부여
(3) 측정기기의 정교화
(4) 기구의 자동화
(5) 측정의 반복

08

- **민감도** = 질병에 걸린 사람 중 양성판정자의 비율
  = 350/500 × 100 = 70%
- **특이도** = 질병에 걸리지 않은 사람 중 음성판정자의 비율
  = 7,600 / 9,500 × 100 = 80%
- **양성예측도** = 양성판정자 중 질병이 있는 사람의 비율
  = 350 / 2,250 × 100 = 15.6%
- **음성예측도** = 음성판정자 중 질병이 없는 사람의 비율
  = 7,600 / 7,750 × 100 = 98%

09

신뢰도의 측정방법으로는 일치율과 카파통계량이 있다.

- **일치율**: 질병 유무를 진단하기 위한 검사를 n명의 연구대상에 대해 두 사람의 검사자가 각각 독립적으로 검사하였을 때 두 검사자의 검사결과가 서로 일치하는 분율이다.
- **카파통계량(kappa statistics, kappa value)**: 일치율의 문제점을 보정하기 위하여, 두 검사자 간 검사결과가 우연히 일치하는 부분을 고려하여 계산한 지표이다.

10

1,000명의 수검자 중 환자 수가 10%이므로 환자는 100명. 검사의 민감도가 90%이므로 100의 환자 중 90명을 양성으로 판정하게 된다. 환자가 아닌 사람 900이며 검사의 특이도는 80%이므로 환자가 아닌 사람 중 음성 판정자는 720명이다. 이러한 내용을 표로 나타내면 아래와 같다.

구분	환자	비환자	합계
양성	90	180	270
음성	10	720	730
합계	100	900	1,000

- 양성예측도 = a / a+b × 100 = 90 / 270 × 00 = 33.3%

11

검사방법의 타당도를 나타내는 지표로는 민감도, 특이도, 위양성도, 위음성도, 양성예측도, 음성예측도 등이 있다.

12

① 실제 질병이 있는 사람을 질병이 있다고 판정할 수 있는 능력 – 민감도
② 질병이 없는 사람을 질병이 없다고 판정할 수 있는 능력 – 특이도
③ 음성이라고 판정된 사람 중 실제 병이 아닐 확률 – 음성예측도
④ 실제 병이 없음에도 양성으로 판정되는 확률 – 위양성

13

검사결과 양성으로 판정받은 사람이 실제 환자일 확률을 나타내는 것은 양성예측도이다.

14

신뢰도 측정 지표: 일치율, 카파통계량, 상관계수

15

신뢰도는 검사를 반복하였을 때 비슷한 검사 결과가 얻어지는지를 의미하는 개념이다.

16

	환자	환자 아님	합계
양성	a	b	a+b
음성	c	d	c+d
합계	a+c	b+d	a+b+c+d

(1) 인구 1,000명 중 200명이 환자이므로 a+b+c+d = 1,000, a+c = 200이다.
(2) 검사법의 민감도가 90%이므로 a/(a+c) × 100 = 90%, a = 180이다.
(3) a+c가 200이므로 b+d는 800이다.
(4) 검사법의 특이도가 90%이므로 d/(b+d) × 100 = 90%, d = 20, b = 80이다.
(5) 양성예측도는 a/(a+b) = 180/260이다.

17

	질병 +	질병 -	합계
양성	80	420	500
음성		580	
합계	100	1,000	1,100

(1) 민감도가 80%이므로 100명의 확진자 중 80명이 양성판정자이다.
(2) 양성예측도가 16% 이므로 $80/x = 0.16$이다. x는 총 양성판정자로 500명이다.
(3) 양성판정자 500명 중 80명이 확진이므로 나머지 420명이 질병이 없는 사람이다.
(4) 확진자 100명을 뺀 나머지 1,000명이 질병이 없는 사람이며 그 중 420명이 양성으로 판정받았으므로 음성판정자는 580명이다.
(5) 그러므로 특이도는 580/1,000 × 100 = 58%이다.

18

(1) 유병률이 10%인 질병이므로 1,000명중 100명은 질병이 있는 사람이다.
(2) 민감도가 80%이므로 질병이 있는 사람 중 양성판정을 받은 사람은 80명, 특이도가 90%이므로 질병이 없는 900명 중 음성판정자는 810명, 양성판정자는 90명이다.
(3) 그러므로 양성예측도의 분모인 양성 판정자는 170명, 그 중 분자인 질병이 있는 양성판정자는 80명이다.
양성예측도＝80/170×100＝47%

19

음성예측도는 음성판정자 중 환자가 아닌 사람의 분율이다.

20

검사방법의 신뢰도를 측정하는 방법으로는 일치율, 카파통계량, 상관계수가 있다.
가. 민감도, 마. 예측도, 바. 의음성도는 타당도를 측정하는 방법이다.

21

(1) 1,000명 중 환자가 10%이므로 100명은 환자, 900명은 환자가 아니다.
(2) 환자 100명 중 90명은 양성판정을 받았다.
(3) 환자가 아닌 사람 900명 중 800명이 음성판정자이므로 100명은 양성판정자이다.
(4) 총 양성판정자는 환자 중 90명과 환자가 아닌 사람 중 100명으로 190명이다.
(5) 양성예측도(검사결과 양성인 사람들 중에서 실제 질병이 있을 확률)＝90 / 190

22

양성예측도는 검사 결과가 양성인 사람이 실제 질병이 있는 환자일 가능성이다.
양성예측도＝2/10×100＝20%

23

진단검사도구의 타당도 중 질병이 없는 사람의 검사결과가 음성으로 나올 확률은 특이도이다.

| 오답해설 |
① **민감도**: 질병이 있는 사람이 양성으로 나올 확률
③ **음성예측도**: 음성으로 판정받은 사람이 환자가 아닐 확률
④ **의음성률**: 질병이 있는 사람이 음성으로 판정받을 확률

24

타당도는 검사도구의 정확성을 의미하며 민감도, 특이도, 위음성률, 위양성률, 예측도(양성예측도, 음성예측도)로 평가한다. 신뢰도는 검사를 반복하였을 때 비슷한 검사 결과가 얻어지는지를 의미하는 개념이다.

25

신뢰도는 검사를 반복하였을 때 비슷한 검사 결과가 얻어지는지를 의미하는 개념이다. 측정방법을 표준화하면 신뢰도를 높일 수 있다.

26

① 질병이 있는 사람 중 검사 결과가 양성으로 나타날 확률 – 민감도
② 질병이 있는 사람 중 검사 결과가 음성으로 나타날 확률 – 위음성률
③ 질병이 없는 사람 중 검사 결과가 양성으로 나타날 확률 – 위양성률
④ 질병이 없는 사람 중 검사 결과가 음성으로 나타날 확률 – 특이도

27

신뢰도는 검사를 반복하였을 때 비슷한 검사 결과가 얻어지는지를 의미하는 개념으로 검사의 일관성, 반복성, 재현성을 나타낸다.

28

특이도＝1,820/2,000×100＝91%

29

- 외적타당도는 표적 집단의 모수를 연구 대상에서 얼마나 정확하게 관찰할 수 있는가에 대한 정확성을 의미하며, 표적 집단의 측면에서는 표본의 대표성을 의미한다. 표본의 측면에서는 얻어진 연구결과를 표적 집단에 일반화할 수 있는지를 의미한다.
- 내적타당도는 해당 연구의 모집단에서의 실제 모수를 표본에서 얼마나 정확하게 관찰하는지를 의미하는 개념이며, 표본의 측면에서 볼 때는 얻어진 연구 결과가 얼마나 연구의 모집단에 적용 가능한 것인가, 즉 정확성을 의미한다.

30

집단검진 시 검사방법의 민감도와 특이도

(1) 민감도와 특이도에서 적절한 수준의 기준은 환자를 발견하지 못하는 경우(위음성), 질병이 없는 사람이 환자로 구분되는 경우(위양성)의 중요성에 따라서 상황에 맞게 결정해야 한다.

(2) 위음성을 줄여야 되는 경우(민감도를 높여야 되는 경우)는 한 환자를 놓쳐서 초래되는 대가가 큰 경우 즉, 질병이 중하거나 명확한 치료가 있는 경우(페닐케톤뇨증, 암), 질환이 전염될 수 있을 때(매독), 특이도의 희생을 감수하더라도 민감도를 증가시켜야 한다.

(3) 위양성을 줄여야 되는 경우 즉, 특이도를 높여야 되는 경우에는 집단검진에서 양성으로 나온 사람들이 복잡하고, 매우 비싼 정밀검사를 받아야 되어서 의료체계에 부담을 주게 되는 경우나, 집단검진에서 양성의 판정이 낙인이 되어 문제를 일으킬 수 있을 때 고려해야 한다.

※ 출처: 대한예방의학회, 예방의학과 공중보건(제4판), 계축문화사, 2021, p.1209.

31

(1) 100,000명 중 1,000명이 환자이므로 나머지 99,000명은 환자가 아닌 사람이다.

(2) 민감도가 50%이므로 환자 1,000명 중 500명은 양성, 나머지 500명은 음성판정을 받은 사람이다.

(3) 특이도가 90%이므로 환자가 아닌 99,000명 중 89,100명은 음성, 나머지 9,900명은 양성판정을 받은 사람이다.

(4) 양성예측도 $= 500 / (500 + 9,900) = 4.81\%$

	환자	환자아님	계
양성	500	9,900	10,400
음성	500	89,100	89,600
계	1,000	99,000	100,000

32 ~ 33

민감도는 환자 중에서 양성으로 판정받은 사람의 비율이다.

34

② 검사를 반복하였을 때 얼마나 재현성과 일관성이 있는지를 의미하는 것은 신뢰도이다.

타당도는 검사법이 진단하고자 하는 질병의 유무를 얼마나 정확하게 판정하는가에 대한 능력을 의미한다. 민감도(질병이 있는 사람을 양성으로 판정할 확률)와 특이도(질병이 없는 사람을 음성으로 판정할 확률)가 높을수록 검사의 타당도가 높다.

35

(1) 전체 1,000명중 유병률이 10%이므로 질병이 있는 환자는 100명이고 환자가 아닌 사람은 900명이다.

(2) 검사결과 양성판정자는 260명이며 그 중 실제 환자는 80이고 환자가 아닌 사람은 180명이다.

(3) 환자가 아닌 사람 900명 중 180명이 양성판정을 받았으므로 환자가 아니면서 음성판정을 받은 사람은 720명이다.

(4) 특이도 $= 720 / 900 \times 100 = 80\%$

	환자	환자아님	계
양성	80	180	260
음성	20	720	740
계	100	900	1,000

36

검사도구의 정확성(타당도)를 측정하기 위한 지표는 민감도, 특이도, 의음성률, 의양성률, 양성예측도, 음성예측도가 있다. 이 중 질병을 진단하는데 있어서 검사도구의 효용성을 평가하는데 적절한 지표는 예측도(양성예측도, 음성예측도)이다.

37

특이도는 질병이 없는 사람이 음성으로 판정받을 확률이다. 특이도 $= 72 / 90 \times 100 = 80\%$

38

- 민감도 $= 300 / 350 \times 100 = 85.7\%$
- 특이도 $= 560 / 650 \times 100 = 86.2\%$
- 양성예측도 $= 300 / 390 \times 100 = 76.9\%$
- 음성예측도 $= 560 / 610 \times 100 = 91.8\%$

39

검사의 정확도는 타당도를 의미한다. 타당도를 나타내는 지표는 민감도, 특이도, 예측도 등이 있다.

① 질병이 없는 사람 중 검사결과가 음성으로 나타날 확률 – **특이도**

② 검사결과가 양성인 사람이 실제 질병이 있는 환자일 가능성 – **양성예측도**

③ 검사를 반복하였을 때 비슷한 검사 결과가 얻어지는 정도 – **신뢰도**

④ 질병이 있는 사람 중 검사결과가 양성으로 나타날 확률 – **민감도**

40

위음성률은 질병이 있는 사람이 음성으로 판정받을 확률이다. 질병이 없는 사람이 양성으로 판정받을 확률은 위양성률이다.

41

- **민감도** = 질병이 있는 사람이 양성으로 판정받을 확률
  = 150 / 200 × 100 = 75%
- **특이도** = 질병이 없는 사람이 음성으로 판정받을 확률
  = 250 / 400 × 100 = 62.5%
- **양성예측도** = 양성판정자 중 환자의 비율
  = 150 / 300 × 100 = 50%
- **음성예측도** = 음성판정자 중 환자가 아닌 사람의 비율
  = 250 / 300 × 100 = 83.3%

42

타당도 지표

검사법이 진단하고자 하는 질병의 유무를 얼마나 정확하게 판정하는가에 대한 능력

(1) **민감도(Sensitivity, 감수성)**: 질병이 있는 환자 중 검사 결과가 양성으로 나타날 확률
(2) **특이도(Specificity)**: 질병이 없는 사람 중 검사 결과가 음성으로 나타날 확률
(3) **의음성률**: 질병이 있는 사람의 검사 결과가 음성으로 나타나는 경우
(4) **의양성률**: 질병이 없는 사람의 검사 결과가 양성으로 나타나는 경우
(5) **양성예측도**: 검사 결과가 양성인 사람이 실제 질병이 있는 환자일 가능성
(6) **음성예측도**: 검사 결과가 음성인 사람이 실제 질병이 없는 사람일 가능성

43

민감도는 환자 중 양성으로 판정받은 사람의 분율이다.
민감도 = 20 / 30 × 100 = 66.7%

44

민감도는 환자 중 양성으로 판정받은 사람의 분율이다.
민감도 = 200 / 300 × 100 = 66.7%

45

(1) 1,000명 중 유병률이 10%이므로 환자는 100명이고 환자가 아닌 사람은 900명이다.
(2) 검사결과 양성판정자가 260명이고 이중 80명이 환자이므로 180명은 환자가 아닌 사람 중 양성판정을 받은 사람이다.
(3) 환자가 아닌 900명 중 180명이 양성판정을 받았으므로 720은 음성판정자이다.
(4) 특이도는 환자가 아닌 사람 중 음성판정자의 비율이므로 720/900 × 100으로 계산한다.
(5) 특이도 = 720 / 900 × 100 = 80%

46

질병의 조기진단을 위한 검사도구는 정확도(타당도)가 높아야 하며 검사도구의 타당도는 민감도(감수성)와 특이도를 기준으로 평가한다.

47

| 오답해설 |

① 신뢰도 얼마나 일관되게 나타나는지에 대한 능력이다.
③ 무작위오차가 높은 경우 신뢰도가 낮아진다.
④ ROC곡선의 아래면적이 넓을수록 타당도가 높다.

48

특이도 = 4,590 / 6,750 × 100 = 68%

49

- **검사의 타당도 지표**: 민감도, 특이도, 위음성률, 위양성률, 양성예측도, 음성예측도
- **검사의 신뢰도 지표**: 일치율, 카파통계량, 상관계수

50

민감도는 질병에 걸린 사람이 검사결과 양성으로 판정받을 확률이다.
민감도 = 91 / 100 × 100 = 91%

51

타당도와 신뢰도

(1) **타당도**: 검사법이 진단하고자 하는 질병의 유무를 얼마나 정확하게 판정하는가에 대한 능력을 의미한다.
  ① **민감도(Sensitivity, 감수성)**: 질병이 있는 환자 중 검사 결과가 양성으로 나타날 확률
  ② **특이도(Specificity)**: 질병이 없는 사람 중 검사 결과가 음성으로 나타날 확률
  ③ **의음성률**: 질병이 있는 사람의 검사 결과가 음성으로 나타나는 경우
  ④ **의양성률**: 질병이 없는 사람의 검사 결과가 양성으로 나타나는 경우
  ⑤ **양성예측도**: 검사 결과가 양성인 사람이 실제 질병이 있는 환자일 가능성
  ⑥ **음성예측도**: 검사 결과가 음성인 사람이 실제 질병이 없는 사람일 가능성
(2) **신뢰도**: 검사를 반복하였을 때 비슷한 검사 결과가 얻어지는지를 의미하는 개념으로, 검사 결과의 정확성의 전제조건은 검사의 신뢰도이다.

52

특이도는 환자가 아닌 사람 중 음성판정자의 비율이다.
특이도 = 7,280 / 8,000 × 100 = 91%
양성예측도는 양성판정자 중 환자의 비율이다.
양성예측도 = 1,780 / 2,500 × 100 = 71.2%

53

타당도 지표

검사법이 진단하고자 하는 질병의 유무를 얼마나 정확하게 판정하는가에 대한 능력

(1) **민감도(Sensitivity, 감수성)**: 질병이 있는 환자 중 검사 결과가 양성으로 나타날 확률

(2) **특이도(Specificity)**: 질병이 없는 사람 중 검사 결과가 음성으로 나타날 확률

(3) **의음성률**: 질병이 있는 사람의 검사 결과가 음성으로 나타나는 경우

(4) **의양성률**: 질병이 없는 사람의 검사 결과가 양성으로 나타나는 경우

(5) **양성예측도**: 검사 결과가 양성인 사람이 실제 질병이 있는 환자일 가능성

(6) **음성예측도**: 검사 결과가 음성인 사람이 실제 질병이 없는 사람일 가능성

54

특이도는 질병이 없는 사람을 음성으로 판단하는 확률이다.
특이도 = 560 / 700 × 100 = 80%

55

위양성률은 환자가 아닌 사람이 양성으로 판정받을 확률이다.
위양성률 = 80 / 800 × 100 = 10%

56

민감도는 질병이 있는 사람이 양성으로 판정받을 확률이다.
민감도 = 146 / 200 × 100 = 73%

57

진단도구의 감수성(민감도, sensitivity)은 질병이 있는 사람 중 양성으로 판정받을 확률을 의미한다.
감수성 = 160 / 200 × 100 = 80%

58 ~ 60

(53 해설 참고)

61

특이도 = 88 / 100 × 100 = 88%
위음성률 = 23 / 100 × 100 = 23%

제 5 절 | 바이어스(Bias)				
01 ④	02 ①	03 ②	04 ①	05 ④
06 ①	07 ①	08 ④		

01

바이어스

(1) **선택 바이어스**: 연구대상을 선정하는 과정에서 특정 대상이 선택적으로 뽑힘에 따라 발생하는 바이어스이다. 연구에 참여한 집단과 이론적으로는 연구 대상자가 되어야 하는데도 연구 대상으로 선정되지 않았던 사람이 서로 달라서 발생한다.

(2) **정보 바이어스**: 연구 대상자를 선정한 후 연구에 필요한 정보를 수집하는 과정에서 발생하는 측정의 오류이다.

(3) **교란 바이어스**: 교란 변수는 연구자가 평가하고자 하는 주요 변수의 관계를 왜곡시키는 제3의 변수로 대상자의 나이, 성별, 결혼, 교육 수준, 경제 수준 등의 인구사회적 특성이 주로 해당된다. 교란 바이어스는 교란 변수에 의한 오류이다.

02

① **선택 바이어스**: 연구대상을 선정하는 과정에서 특정 대상이 선택적으로 뽑힘에 따라 발생하는 바이어스이다. 연구에 참여한 집단과 이론적으로는 연구 대상자가 되어야 하는데도 연구 대상으로 선정되지 않았던 사람이 서로 달라서 발생한다.

② **정보 바이어스**: 연구 대상자를 선정한 후 연구에 필요한 정보를 수집하는 과정에서 발생하는 측정의 오류이다.

③ **교란 바이어스**: 교란변수는 결과변수(질병)와 관련되어 있으면서(질병의 또 다른 위험요인), 설명변수(연구에서 평가하고자 하는 위험요인)와 연관성이 있으며, 설명변수와 결과변수 사이의 중간매개변수는 아닌 변수이다. 교란변수는 연구자가 평가하고자 하는 주요 변수의 관계를 왜곡시키는 제3의 변수이다.

④ **무작위 오류**: 측정값과 참값의 차이가 우연에 따라 변하는 경우이다.

03

지역사회에서 유병률을 구하려면 전체 인구 중 대표성 있는 표본을 뽑아서 진행해야 한다. 하지만 보건소에 방문한 사람만 연구대상으로 선정한다면 이 표본은 전체인구를 대표할 수 없다. 즉 연구 대상을 선정하는 과정에 발생하는 선택 바이어스의 문제가 발생한다.

04

(01 해설 참고)

05

정보 바이어스는 연구 대상자를 선정한 후 연구에 필요한 정보를 수집하는 과정에서 발생하는 측정의 오류이다. 환자군과 대조군에게 서로 다른 도구를 이용하여 혈압을 측정하는 것은 측정방법으로 인한 오류가 발생하게 된다(측정 바이어스). 이는 정보 바이어스에 해당한다.

| 오답해설 |

① **건강근로자 효과**: 직장인 건강검진을 이용한 역학연구에서 참여집단과 비참여집단 간에 건강상태가 다른 경우가 흔히 있는데, 건강하지 않은 근로자가(고용 문제 때문에) 건강검진을 피하는 경향이 있을 수 있다. 건강하지 않은 근로자가 해당 직장을 떠나는 경향이 있다면, 현재 고용된 근로자에 관한 연구를 토대로 한 연구결과에는 자기선택 바이어스가 발생할 수 있다. 건강근로자효과는 선택바이어스에 해당하는 자발적 참여자 바이어스의 일종이다.

② **교란 바이어스**: 결과변수(질병)와 관련되어 있으면서(질병의 또 다른 위험요인), 설명변수(연구에서 평가하고자 하는 위험요인)와 연관성이 있으며, 설명변수와 결과변수 사이의 중간매개변수는 아닌 변수인 교란변수에 의해 변수의 관계가 왜곡되는 것이다.

③ **버크슨 바이어스**: 특정 병원에만 한정하여 연구 대상자를 뽑을 때 병원의 특성에 따라 연구 대상이 될 수 있는 환자의 입원율이 다를 수 있으며 이로 인해 발생한다.

06

① **측정 바이어스**: 잘못된 조사 방법 때문에 요인 노출을 잘못 측정하는 바이어스로 민감한 개인 생활 관련 설문조사 혹은 잘못된 검사 방법이나 타당도가 떨어지는 검사 방법을 사용하는 경우이다.

② **확인 바이어스**: 코호트 연구에서 추적관찰을 시행하면서 요인에 노출된 대상자를 더욱 철저하게 질병 발생을 조사하거나 요인에 노출된 대상이 노출되지 않은 대상에 비해 과다하게 자신의 질병을 보고하게 됨으로써 질병 발생이 높은 것처럼 관찰되는 경우이다.

③ **호손 효과**: 특별한 중재나 실험 없이도 연구에 참여하거나, 위험요인에 대해 반복 측정하는 것 때문에 행동의 변화를 유발하여 요인 자체의 변화를 가져올 수 있다.

④ **기억소실 바이어스**: 피조사자의 기억력에 의존하여 과거 요인 노출에 대한 정보를 수집하는 경우 정보의 정확성이 떨어지게 된다.

07

버크슨 바이어스(Berkson's Bias)는 병원 환자를 대상으로 연구할 때 주로 발생한다. 특정 병원에만 한정하여 연구 대상자를 뽑을 때 병원의 특성에 따라 연구 대상이 될 수 있는 환자의 입원율이 다를 수 있으며 이로 인해 발생하며 극복하기 위해 여러 등급의 병원을 포함하는 다기관 연구를 수행한다.

08

건강근로자 효과
(1) 직장인 건강검진을 이용한 역학연구에서 참여집단과 비참여집단 간에 건강상태가 다른 경우가 흔히 있는데, 건강하지 않은 근로자가(고용 문제 때문에) 건강검진을 피하는 경향이 있을 수 있다.
(2) 건강하지 않은 근로자가 해당 직장을 떠나는 경향이 있다면, 현재 고용된 근로자에 관한 연구를 토대로 한 연구결과에는 자기선택 바이어스가 발생할 수 있다.
(3) 이 바이어스는 전 근로자 등록을 통한 코호트 연구 설계를 통해 극복할 수 있다.

제 6 절	역학연구방법론_기술역학			
01 ①	02 ②	03 ④	04 ①	05 ④
06 ②	07 ②	08 ①	09 ①	10 ④
11 ②	12 ①	13 ①	14 ④	15 ②
16 ①	17 ①	18 ②	19 ④	20 ③
21 ④	22 ①	23 ①	24 ①	25 ①
26 ③	27 ②	28 ②	29 ④	

01

기술역학은 인구집단에서 건강, 질병 현상을 시간적(Time), 지역적(Place), 인적(Person) 변수별로 기술하여 건강ㆍ질병 빈도차이를 일으키는 요인이 무엇인지에 대한 가설을 생성하는 역학연구이다.

02

분석역학은 2단계 역학으로 관찰을 통하여 얻어진 질병발생과 그 요인 혹은 속성과의 인과관계를 규명해내는 연구방법으로서 기술역학에서 조사된 질병의 분포와 발생에 관련된 특성인자의 결과를 바탕으로 질병발생에 대한 가설을 설정하고 그 가설을 검정해내는 것이다. 분석역학방법의 종류에는 단면연구, 환자-대조군 연구, 코호트 연구 등이 있다.

03

MERS는 해외유입 감염병으로 우리나라에서 어떠한 경향성 없이 돌발적으로 발생한 감염병이므로 불규칙변화에 해당한다.

04

주기변화는 전염성 질환에서 몇 년을 주기로 집단발병이 재현되는 양상으로 집단면역에 의한 것으로 설명할 수 있으며 주기변화의 특성을 보이는 대표적 감염병은 홍역, 백일해, 유행성이하선염 등이다.

05

추세변화
• 어떤 질병을 수년 또는 수십 년간 관찰했을 때 증가 혹은 감소의 경향을 보여주는 경우
• 주로 암, 심장병 등 주요 만성질환의 수십 년에 걸친 변동
• 장티푸스(30~40년 주기), 디프테리아(10~24년), 인플루엔자(약 30년) 등

06

단기변화는 시간별, 날짜별 혹은 주 단위로 질병발생이 변하는 양상으로 주로 급성 감염병의 집단발생 시 나타난다. 제시된 보기 중 장티푸스는 장기추세변화의 특성도 있으며 계절에 따라 여름철에 유행할 수 있는 계절변화 특성과 함께 음식에 의한 집단 감염으로 단기변화의 특성도 나타날 수 있다. 백일해는 대표적인 주기변화의 특성을 나타내는 감염병이지만 일시적 유행으로 단기변화 특성이 나타날 수 있다.

07

pandemic은 범발적, 범세계적 유행으로 질병의 유행이 한 지역에 국한되지 않고 최소 두 개 국가 이상의 광범위한 지역에서 동시에 유행되는 질환이다.

| 오답해설 |
① 우리나라에 매년 봄, 가을 쯔쯔가무시병 환자가 비슷한 수준으로 발생한다. - 토착병적(endemic)
③ 세계 여러 나라에 당뇨병 환자가 증가하고 있다.
    - 산발적(sporadic)
④ 우리나라에 갑작스럽게 콜레라가 유행한다.
    - 유행병적(epidemic)

08

기술역학은 인구집단을 대상으로 인적, 시간적, 그리고 지역적 변수에 따라 질병현상의 분포를 관찰하는 역학연구방법으로 1단계 역학에 해당한다. 2단계 역학은 분석역학, 3단계 역학은 이론역학이다.

09

불규칙변화
• 시간적 특징을 나타내지 않고 돌발적으로 질병이 발생하여 집중적으로 많은 환자가 발생하는 경우
• 외래 전염병의 국내 침입(콜레라)
• 조류인플루엔자와 같이 시간적 특성을 나타내지 않고 돌발적으로 유행하는 특성은 불규칙변화에 해당한다.

10

질병유행의 시간적 특성
(1) **장기추세변화**: 주로 암, 심장병 등 주요 만성질환의 수십 년에 걸친 변동을 관찰함으로써 이들 질환의 장기적 경향을 관찰할 수 있다. 감염병 중 장티푸스(30~40년 주기), 디프테리아(10~24년 주기), 인플루엔자(약 30년 주기)등은 장기변화의 특성으로 본다.
(2) **주기변화**: 전염성 질환에서 몇 년을 주기로 집단발병이 재현되는 양상을 말한다. 이는 주로 해당 지역주민의 집단면역(Herd Immunity)에 의한 것으로 설명될 수 있다. 홍역(2~3년), 백일해(2~4년), 풍진·유행성이하선염·일본뇌염(3~4년)등이 주기변화에 해당한다.
(3) **계절변화**: 매년 겨울철에 유행하는 인플루엔자나 가을철에 많이 발생하는 신증후군출혈열, 쯔쯔가무시증, 렙토스피라증 같이 특정 계절에 집중적으로 발생하는 양상을 말한다.
(4) **단기변화**: 시간별, 날짜별 혹은 주 단위로 질병발생의 양상이 변하는 양상으로 주로 급성 감염병의 집단발생 시 나타난다.
(5) **불규칙변화**: 외래 전염병의 국내 침입, 콜레라처럼 시간적 특징을 나타내지 않고 돌발적으로 질병이 발생하여 집중적으로 많은 환자가 발생하는 양상을 말한다. 콜레라, SARS, MERS, 동물인플루엔자 등이 해당한다.

| 오답해설 |
④ 암-장기추세변화

11

생태학적 연구(Ecological Study, 상관연구)는 다른 목적을 위해 생성된 기존자료 중 질병에 대한 인구집단 통계자료와 관련 요인에 대한 인구집단 통계자료를 이용하여 상관관계를 분석하는 연구이다.

12

기술역학은 인구 집단에서 건강, 질병 현상을 시간적(Time), 지역적(Place), 인적(Person) 변수별로 기술하여 건강, 질병 빈도 차이를 일으키는 요인이 무엇인지에 대한 가설을 생성하는 역학 연구이다.

13

① **유행병적(Epidemic)**: 어떤 지역에서 일시적으로 평상시 기대되는 발생 수준, 즉 토착적 발생(Endemicity) 이상으로 발생하는 질환을 유행성 질환이라 한다.
②, ③ **토착병적(편재적, 지방적, Endemic)**: 특정 지역에 어떤 형태이건 항상 지속적으로 존재하면서 시간적으로 비교적 오랜 기간 동안 발생 수준이 일정한 질병이다.
④ **범발적유행(범세계적, 대유행성, Pandemic)**: 질병의 유행이 한 지역에 국한되지 않고 최소 두 국가 이상의 광범위한 지역에서 동시에 유행되는 질환이다.

14

생태학적 연구의 결과를 나타내는 표이다.
생태학적 연구(Ecological Study, 상관연구)는 다른 목적을 위해 생성된 기존자료 중 질병에 대한 인구집단 통계자료와 관련 요인에 대한 인구집단 통계자료를 이용하여 상관관계를 분석하는 연구이다.

| 오답해설 |
① 원인적 요인과 질병 발생간의 시간적 선후관계가 불명확하다.
② 질병의 발생률을 구할 수 없다.
③ 기존 자료를 이용하므로 소요되는 경비와 시간이 적다.

15 ~ 16

(1) **범발적(범세계적, 대유행성, Pandemic)**: 질병의 유행이 한 지역에 국한되지 않고 최소 두 국가 이상의 광범위한 지역에서 동시에 유행되는 질환이다.
(2) **유행병적(Epidemic)**: 어떤 지역에서 일시적으로 평상시 기대되는 발생 수준, 즉 토착적 발생(Endemicity) 이상으로 발생하는 질환을 유행성 질환이라 한다.
(3) **토착병적(편재적, 지방적, Endemic)**: 특정 지역에 어떤 형태이건 항상 지속적으로 존재하면서 시간적으로 비교적 오랜 기간 동안 발생 수준이 일정한 질병이다.
(4) **산발적(Sporadic)**: 질병의 유행이 아니고 시간이나 지역에 따라 어떠한 경향성을 보이지 않을 때를 말한다.

17

① **불규칙변화**: 외래 전염병의 국내 침입, 콜레라처럼 시간적 특징을 나타내지 않고 돌발적으로 질병이 발생하여 집중적으로 많은 환자가 발생하는 양상을 말한다.
② **추세변화**: 주로 암, 심장병 등 주요 만성질환의 수십 년에 걸친 변동을 관찰함으로써 이들 질환의 장기적 경향을 관찰할 수 있는 양상을 말한다.
③ **계절변화**: 매년 겨울철에 유행하는 인플루엔자나 가을철에 많이 발생하는 신증후군출혈열 같이 특정 계절에 집중적으로 발생하는 양상을 말한다.
④ **단기변화**: 시간별, 날짜별 혹은 주 단위로 질병발생의 양상이 변하는 양상으로 주로 급성 감염병의 집단발생 시 나타난다.

18

유행병적(Epidemic): 어떤 지역에서 일시적으로 평상시 기대되는 발생 수준, 즉 토착적 발생(Endemicity) 이상으로 발생하는 질환을 유행성 질환이라 한다.

| 오답해설 |
① 일정한 수준으로 지속적 발생 – 토착병적(편재적, 지방적, Endemic)
③ 동시에 두 국가 이상에서 유행 – 범발적(범세계적, 대유행성, Pandemic)
④ 동물과 공통감염 – 인수공통감염병

19

주기 변화: 유행성이하선염이나 홍역 같이 주로 전염성 질환에서 몇 년을 주기로 집단발병이 재현되는 양상을 말한다. 이는 주로 해당 지역주민의 집단면역(Herd Immunity)에 의한 것으로 설명될 수 있다.

20

(1) **범발적(범세계적, 대유행성, Pandemic)**: 질병의 유행이 한 지역에 국한되지 않고 최소 두 국가 이상의 광범위한 지역에서 동시에 유행되는 질환이다.
(2) **유행병적(Epidemic)**: 어떤 지역에서 일시적으로 평상시 기대되는 발생 수준, 즉 토착적 발생(Endemicity) 이상으로 발생하는 질환을 유행성 질환이라 한다.
(3) **토착병적(편재적, 지방적, Endemic)**: 특정 지역에 어떤 형태이건 항상 지속적으로 존재하면서 시간적으로 비교적 오랜 기간 동안 발생 수준이 일정한 질병이다.
(4) **산발적(Sporadic)**: 질병의 유행이 아니고 시간이나 지역에 따라 어떠한 경향성을 보이지 않을 때를 말한다.

21

기술역학의 3대 변수는 인적 특성, 시간적 특성, 지역적 특성이다.

22

① **기술역학**: 인구집단에서 질병발생의 양상을 인적, 지역적, 시간적 특성별로 파악하여 질병발생의 원인에 관한 가설을 설정하는 데 중점을 둔 연구(사례연구, 사례군 연구, 생태학적 연구, 단면연구)

② **분석역학**: 비교군을 가지고 있으면서 두 군 이상의 질병빈도 차이를 관찰하는 연구로, 분석역학방법의 종류에는 단면조사 연구, 환자-대조군 연구(후향성 조사 연구), 코호트 연구가 있다.

③ **실험역학**: 연구자가 연구대상자의 참여, 주요인 및 교란요인에의 노출, 무작위 배정 등 여러 연구 조건을 직접 배정하거나 통제하여 연구수행의 과정에서 발생할 수 있는 바이어스가 연구결과에 영향을 미치지 못하도록 고안된 연구형태이다. 임상시험이나 지역사회시험이 해당되며 주로 새로 개발된 약이나 치료법의 안전성, 효과성, 질병 예방법의 효과 등을 확인하기 위하여 시행된다.

④ **이론역학**: 감염병의 발생 모델과 유행 현상을 수리적으로 분석하여, 이론적으로 유행 법칙이나 현상을 수식화하는 3단계 역학이다. 실제로 나타난 결과와 수식화된 이론을 비교·검토함으로써 그 타당성을 검정하거나 요인들의 상호 관계를 수리적으로 규명해내는 역학이다.

23

질병유행의 시간적 변수에 따른 특성

(1) **장기추세변화**: 주로 암, 심장병 등 주요 만성질환의 수십 년에 걸친 변동을 관찰함으로써 이들 질환의 장기적 경향을 관찰할 수 있다. 감염병 중 장티푸스(30~40년 주기), 디프테리아(10~24년 주기), 인플루엔자(약 30년 주기)등은 장기변화의 특성으로 본다.

(2) **주기변화(순환변화)**: 전염성 질환에서 몇 년을 주기로 집단발병이 재현되는 양상을 말한다. 이는 주로 해당 지역 주민의 집단면역(Herd Immunity)에 의한 것으로 설명될 수 있다. 홍역(2~3년), 백일해(2~4년), 풍진·유행성이하선염·일본뇌염(3~4년)등이 주기변화에 해당한다.

(3) **계절변화**: 매년 겨울철에 유행하는 인플루엔자나 가을철에 많이 발생하는 신증후군출혈열, 쯔쯔가무시증, 렙토스피라증 같이 특정 계절에 집중적으로 발생하는 양상을 말한다.

(4) **단기변화**: 시간별, 날짜별 혹은 주 단위로 질병발생의 양상이 변하는 양상으로 주로 급성 감염병의 집단발생 시 나타난다.

(5) **불규칙변화**: 외래 전염병의 국내 침입, 콜레라처럼 시간적 특징을 나타내지 않고 돌발적으로 질병이 발생하여 집중적으로 많은 환자가 발생하는 양상을 말한다. 콜레라, SARS, MERS, 동물인플루엔자 등이 해당한다.

| 바로알기 |

① 백일해 – 주기변화(순환변화)

24

(23 해설 참고)

25

주기변화는 전염성 질환에서 몇 년을 주기로 집단발병이 재현되는 양상으로 집단면역에 의한 것으로 설명할 수 있으며 주기변화의 특성을 보이는 대표적 감염병은 홍역, 백일해, 유행성이하선염 등이다.

26

질병유행 기술의 지역적 특성

(1) **범발적(범세계적, 대유행성, Pandemic)**: 질병의 유행이 한 지역에 국한되지 않고 최소 두 국가 이상의 광범위한 지역에서 동시에 유행되는 질환이다.

(2) **유행병적(Epidemic)**: 어떤 지역에서 일시적으로 평상시 기대되는 발생 수준, 즉 토착적 발생(Endemicity) 이상으로 발생하는 질환을 유행성 질환이라 한다.

(3) **토착병적(편재적, 지방적, Endemic)**: 특정 지역에 어떤 형태이건 항상 지속적으로 존재하면서 시간적으로 비교적 오랜 기간 동안 발생 수준이 일정한 질병이다.

(4) **산발적(Sporadic)**: 질병의 유행이 아니고 시간이나 지역에 따라 어떠한 경향성을 보이지 않을 때를 말한다.

27

(23 해설 참고)

28 ~ 29

(26 해설 참고)

제7절 | 역학연구방법론 _ 분석역학

01 ②	02 ④	03 ①	04 ②	05 ①
06 ④	07 ③			

01

기술역학을 통해 가설을 설정하고 난 뒤 그 가설을 검정하여 인과관계를 증명하는 연구는 분석역학이다. 실험역학은 인과 관계에 대한 근거가 가장 명확한 연구방법이지만 질병 원인에 대한 연구의 가설검정이 아니고 특정 조작에 따른 결과의 차이를 비교하기 위한 연구방법이다.

02

| 오답해설 |

① 환자－대조군 연구는 코호트 연구에 비해 시간과 노력이 적게 든다.

② 코호트 연구는 후향적 코호트 연구에 비해 신간적 선후관계가 명확하다.

③ 단면 연구는 비교적 큰 규모의 인구집단을 대상으로 하여야 한다.

03

역학 연구에서 1단계 역학은 기술역학, 2단계 역학은 분석역학이다. 단면조사 연구와 후향성 조사 연구는 분석역학의 종류로 2단계역학에 해당한다.

지역사회 연구와 임상연구는 실험역학이다.

04

분석역학은 비교군을 가지고 있으면서 두 군 이상의 질병빈도 차이를 관찰하는 연구로, 분석역학방법의 종류에는 단면조사 연구, 환자－대조군 연구(후향성 조사 연구), 코호트 연구가 있다.

사례 연구와 생태학적 연구는 기술역학에 해당하고 임상실험과 지역사회실험은 실험연구에 해당한다.

05

기술역학은 1단계 역학, 분석역학은 2단계 역학, 이론역학은 3단계 역학에 해당한다.

06

역학연구의 종류

(1) **관찰연구**: 연구자가 연구대상자에 대한 노출과 질병 양상을 있는 그대로 관찰함으로서 양자의 인과적 연관성을 밝히고자 하는 역학적 연구이다.

  ① 기술역학: 인구집단에서 질병발생의 양상을 인적, 지역적, 시간적 특성별로 파악하여 질병발생의 원인에 관한 가설을 설정하는 데 중점을 둔 연구(사례연구, 사례군 연구, 생태학적 연구, 단면연구)

  ② 분석역학: 비교군을 가지고 있으면서 두 군 이상의 질병빈도 차이를 관찰하는 연구로, 분석역학방법의 종류에는 단면조사 연구, 환자－대조군 연구(후향성 조사 연구), 코호트 연구가 있다.

(2) **실험연구**: 연구자가 연구대상자의 참여, 주요인 및 교란 요인에의 노출, 무작위 배정 등 여러 연구 조건을 직접 배정하거나 통제하여 연구수행의 과정에서 발생할 수 있는 바이어스가 연구결과에 영향을 미치지 못하도록 고안된 연구형태이다. 환자 대상의 무작위 임상시험이나 지역사회시험 등이 해당된다.

07

역학조사의 환

어떤 역학적 연구 방법을 실시하든 반드시 가설을 설정하여야 하며, 이 가설은 앞으로 전개될 연구에 대한 목적과 방향을 제시하는 데 중요한 역할을 한다.

(1) **1단계 역학 - 기술역학**: 인구 집단에서 건강, 질병 현상을 시간적(Time), 지역적(Place), 인적(Person) 변수별로 기술하여 건강, 질병 빈도 차이를 일으키는 요인이 무엇인지에 대한 가설을 생성하는 역학 연구이다.

(2) **2단계 역학 - 분석역학**: 가설의 진실 유무를 밝히기 위하여 더욱 상세한 분석을 하는 연구이다. 비교군을 가지고 있으면서 두 군 이상의 질병빈도 차이를 관찰하는 연구로, 분석역학방법의 종류에는 단면조사 연구, 환자－대조군 연구(후향성 조사 연구), 코호트 연구가 있다.

(3) **3단계 역학 - 이론역학**: 감염병의 발생 모델과 유행 현상을 수리적으로 분석하여, 이론적으로 유행 법칙이나 현상을 수식화한다.

01 ③	**02** ①	**03** ③	**04** ③	**05** ①
06 ④	**07** ④	**08** ①	**09** ①	**10** ①
11 ②	**12** ①	**13** ②	**14** ①	**15** ②
16 ③	**17** ③	**18** ④		

01

단면 연구는 질병과 특정 노출요인에 대한 정보를 같은 시점, 또는 짧은 기간 내에 얻는 역학적 연구 형태이다. 단면 연구는 다른 연구에 비해 단시간 내에 결과를 얻을 수 있어서 경제적인 장점이 있으며 연구 시점에 질병에 이환된 사람과 이환되지 않은 사람을 구분하여 비교하기 때문에 급성 질환의 경우 연구 시점에 환자로 분류되지 않는 사람들의 특성이 있을 수 있어서 바이어스가 발생할 수 있다.

| 오답해설 |
① 병원 또는 임상시험 연구기관 등에서 새로운 치료제나 중재방법의 효과를 검증하는 방법은 실험연구이다.
② 장기간 관찰로 추적이 불가능한 대상자가 많아지면 연구를 실패할 가능성이 있는 것은 코호트 연구의 문제점이다.
④ 대조군 선정의 어려움은 환자−대조군 연구의 단점이다.

02

원인요소에 대한 내용과 질병에 대한 내용을 동시에 조사하는 연구설계이므로 단면 연구에 해당한다. 2개월이라는 기간은 10,000명을 대상으로 조사를 진행한 기간일 뿐이고 각각의 대상자에서 흡연여부 및 혈당수치를 동시에 조사한 방법이다.

03

단면 연구는 유병률이 낮은 질병과 노출율이 낮은 요인의 연구는 어렵다.

04

단면 연구는 질병과 특정 노출요인에 대한 정보를 같은 시점, 또는 짧은 기간 내에 얻는 역학적 연구 형태로 국민건강영양조사는 단면조사의 형식으로 이루어진다.
(1) **단면조사 연구의 장점**
  ① 환자−대조군 연구나 코호트 연구에 비해 시행하기가 쉬움
  ② 단시간 내에 결과를 얻을 수 있어 경제적임
  ③ 어떤 사실을 찾거나 가설 검증에 도움이 됨
  ④ 동시에 여러 종류의 질병과 요인과의 관련성을 조사할 수 있음

  ⑤ 해당 질병의 유병률을 구할 수 있음
  ⑥ 유병률 산출이 목적일 때 연구 결과를 표적 집단에 대해 일반화할 수 있음
  ⑦ 질병의 자연사나 규모를 모를 때 유리함
(2) **단면조사 연구의 단점**
  ① 시간적 선후 관계가 모호함
  ② 상관관계만을 알 수 있을 뿐이며, 인과 관계를 규명하지는 못함
  ③ 일정한 시점에서 조사를 하기 때문에 빈도가 낮은 질병이나 이환 기간이 짧은 질병에는 부적합함
  ④ 현재와 과거 사항만을 주 대상으로 하므로 예측력이 낮음
  ⑤ 복합요인들 중에서 원인요인을 찾아내기 어려움
  ⑥ 대상 인구 집단이 비교적 커야 함
  ⑦ 대상이 연구 시점에 만날 수 있는 환자로 제한되어 이미 사망한 환자는 제외되므로 선택적 생존 바이어스를 유발함
  ⑧ 발생률을 구하지 못함

05

단면조사 연구는 질병과 특정 노출요인에 대한 정보를 같은 시점, 또는 짧은 기간 내에 얻는 역학적 연구 형태이다.

06

(04 해설 참고)

07

단면조사 연구는 질병과 특정 노출요인에 대한 정보를 같은 시점, 또는 짧은 기간 내에 얻는 역학적 연구 형태로 유병률, 혹은 어떤 요인의 노출률을 파악하기 위해 수행(유병률 조사)한다.

08

단면조사 연구는 질병의 유병률 조사에 적합하며 그 결과를 일반화하기 위해서는 큰 규모를 대상으로 하여야 한다.

09

단면 연구는 질병과 특정 노출요인에 대한 정보를 같은 시점, 또는 짧은 기간 내에 얻는 역학적 연구 형태이며 유병률, 혹은 어떤 요인의 노출률을 파악하기 위해 수행(유병률 조사)한다. 단면 연구에서 질병과 관련 요인에 대한 노출 정보를 얻을 수 있기 때문에 질병의 위험요인을 밝히기 위해 수행한다.

10

단면조사 연구는 질병과 특정 노출요인에 대한 정보를 같은 시점, 또는 짧은 기간 내에 얻는 역학적 연구 형태이다.

11

(04 해설 참고)

| 오답해설 |

ㄴ. 희귀한 질병이나 잠복기가 긴 질병에 대한 연구가 가능하다. - 환자-대조군 연구

ㄷ. 노출과 수많은 질병 간의 연관성을 연구할 수 있다. - 코호트 연구

12

단면조사 연구

(1) 질병과 특정 노출요인에 대한 정보를 같은 시점, 또는 짧은 기간 내에 얻는 역학적 연구 형태이다.

(2) 단면조사 연구의 장점

① 환자-대조군 연구나 코호트 연구에 비해 시행하기가 쉬움

② 단시간 내에 결과를 얻을 수 있어 경제적임

③ 어떤 사실을 찾거나 가설 검증에 도움이 됨

④ 동시에 여러 종류의 질병과 요인과의 관련성을 조사할 수 있음

⑤ 해당 질병의 유병률을 구할 수 있음

⑥ 유병률 산출이 목적일 때 연구 결과를 표적 집단에 대해 일반화할 수 있음

⑦ 질병의 자연사나 규모를 모를 때 유리함

(3) 단면조사 연구의 단점

① 시간적 선후 관계가 모호함

② 상관관계만을 알 수 있을 뿐이며, 인과 관계를 규명하지는 못함

③ 일정한 시점에서 조사를 하기 때문에 빈도가 낮은 질병이나 이환 기간이 짧은 질병에는 부적합함

④ 현재와 과거 사항만을 주 대상으로 하므로 예측력이 낮음

⑤ 복합요인들 중에서 원인요인을 찾아내기 어려움

⑥ 대상 인구 집단이 비교적 커야 함

⑦ 대상이 연구 시점에 만날 수 있는 환자로 제한되어 이미 사망한 환자는 제외되므로 선택적 생존 바이어스를 유발함

⑧ 발생률을 구하지 못함

13

단면 연구는 질병과 특정 노출요인에 대한 정보를 같은 시점, 또는 짧은 기간 내에 얻는 역학적 연구 형태이다. 단면 연구는 다른 연구에 비해 단시간 내에 결과를 얻을 수 있어서 경제적인 장점이 있으며 연구 시점에 질병에 이환된 사람과 이환되지 않은 사람을 구분하여 비교하기 때문에 급성 질환의 경우 연구 시점에 환자로 분류되지 않는 사람들의 특성이 있을 수 있어서 바이어스가 발생할 수 있다. 단면 연구는 급성 질환보다는 서서히 진행되는 질병을 주로 대상으로 한다. 단면 연구는 특정시점에 다양한 노출요인과 여러 질병이환여부를 조사하여 서로 관련성을 확인해 볼 수 있다.

| 오답해설 |

① 희귀한 질병의 연구에 적합하다. - 환자-대조군 연구

③ 질병 발생 원인과 결과 해석의 선후관계가 분명하다. - 코호트 연구

④ 연구대상자의 수가 적어도 적용할 수 있는 방법이다. - 환자-대조군 연구

14 ~ 15

(12 해설 참고)

16

국민건강영양조사는 단면조사 연구에 해당한다.

(12 해설 참고)

17

단면 연구는 질병과 특정 노출요인에 대한 정보를 같은 시점, 또는 짧은 기간 내에 얻는 역학적 연구 형태이며 유병률, 혹은 어떤 요인의 노출률을 파악하기 위해 수행(유병률 조사)한다. 단면 연구에서 질병과 관련 요인에 대한 노출 정보를 얻을 수 있기 때문에 질병의 위험요인을 밝히기 위해 수행한다.

18

단면 연구는 질병과 특정 노출요인에 대한 정보를 같은 시점, 또는 짧은 기간 내에 얻는 역학적 연구 형태로 국민건강영양조사는 단면조사의 형식으로 이루어진다.

(12 해설 참고)

01 ①	02 ①	03 ①	04 ②	05 ②
06 ③	07 ④	08 ②	09 ③	10 ②
11 ②	12 ③	13 ③	14 ①	15 ①
16 ③	17 ②	18 ④	19 ②	20 ④
21 ①	22 ②	23 ③	24 ③	25 ①
26 ①	27 ①	28 ①	29 ③	30 ④
31 ②	32 ④	33 ④	34 ②	35 ④
36 ④	37 ③	38 ②	39 ①	40 ③
41 ③	42 ③	43 ②		

01

집단식중독 발생 시 가장 많이 사용하는 역학조사방법은 후향적 코호트 연구와 환자-대조군 연구이다.

02

Odds Ratio(교차비, 비차비)는 환자-대조군 연구에서 요인과 질병의 연관성을 확인하는 지표로 비교위험도를 추정하기 위한 지표이다.

03

환자 - 대조군 연구는 관심질병에 걸린 환자를 연구대상으로 선정한 뒤 비교하기에 적절한 대조군(관심질병이 없는 사람)을 선정하여 과거 노출요인을 조사하고 비교하는 연구방법이다.
(1) 환자 - 대조군 연구의 장점
　① 연구가 비교적 용이하며, 비용이 적게 듦
　② 적은 연구 대상자로 연구가 가능함
　③ 발생이 적은 질병이나 잠복기가 긴 질병의 연구도 가능함
　④ 연구 결과를 비교적 빠른 시일 안에 알 수 있음
　⑤ 연구를 위해 피연구자가 새로운 위험에 노출되는 일이 없음
(2) 환자 - 대조군 연구의 단점
　① 환자군과 모든 조건이 비슷한 대조군 선정이 어려움 (선택 바이어스)
　② 정보 수집이 불확실함
　③ 시간적 선후관계 불분명

| 오답해설 |
② 질병의 자연사규모를 모를 때 유용하다. → 단면 연구
③ 질병의 유병률을 구할 수 있다. → 단면 연구
④ 하나의 요인에 대한 여러 질병을 연구할 수 있다. → 코호트 연구

04

환자-대조군 연구의 장점은 희귀질병에 대한 연구에 적절하다는 것이다.

05

Odds Ratio(교차비, 비차비)는 환자-대조군 연구에서 요인과 질병의 연관성을 확인하는 지표로 비교위험도를 추정하기 위한 지표이다.

06

환자-대조군 연구는 처음부터 폭로군-비폭로군이 아닌 환자군-대조군으로 나누어 조사하기 때문에 비교위험도의 의미가 적어 교차비(OR, Odds Ratio)를 산출한다.

$$OR = \dfrac{\dfrac{\text{위험노출 환자(A)}}{\text{위험노출 비환자(B)}}}{\dfrac{\text{비위험노출 환자(C)}}{\text{비위험노출 비환자(D)}}}$$

$$= \dfrac{\dfrac{\text{환자군 위험노출(A)}}{\text{환자군 위험 비노출(B)}}}{\dfrac{\text{대조군 위험노출(C)}}{\text{대조군 위험 비노출(D)}}} = \dfrac{ad}{bc}$$

07

교차비
'환자군에서의 위험요인 노출[비노출] 비에 대해 대조군에서의 노출[비노출] 비' 혹은 '위험요인 노출군에서의 질병 있음[없음] 비에 비해 위험요인 비노출군에서의 질병 있음[없음] 비'
교차비 = (40/10) / (20/130) = 5,200/200 = 26

08 ~ 09

이미 환자가 발생한 시점에서 식중독에 걸린 학생과 걸리지 않은 학생이 섭취한 음식을 조사하여 연구하여야 하기 때문에 환자-대조군 연구와 후향적 코호트 연구가 적합하다. 코호트 연구는 기본적으로 전향적 코호트 연구를 의미할 수 있기 때문에 정답은 환자-대조군 연구이다.

10

비교위험도(RR)의 해석

RR = 1	• 노출군과 비노출군의 질병 발생률이 같음 • 위험요인에 대한 노출이 질병 발생과 아무런 연관이 없음
RR > 1	• 노출군이 비노출군보다 질병 발생률이 높음 • 양의 연관성
RR < 1	• 노출군이 비노출군보다 질병 발생률이 낮음 • 음의 연관성 • 질병예방 효과

교차비(OR)는 비교위험도(RR)처럼 해석한다.

11

환자와 환자가 아닌사람을 비교하여 질병과의 연관성을 확인하는 것은 환자－대조군 연구이며 이 연구의 연관성 지표로는 교차비를 사용한다.

12

$$교차비 = \frac{\dfrac{노출군\ 중\ 환자수}{비노출군\ 중\ 환자수}}{\dfrac{노출군\ 중\ 대조군수}{비노출군\ 중\ 대조군\ 수}}$$

$$= \frac{\dfrac{8}{2}}{\dfrac{2}{2}} = \frac{16}{4} = 4$$

13

식중독 환자나 감염병 환자가 발생하여 역학조사 혹은 유행조사를 할 때는 환자－대조군 연구나 후향적 코호트 연구를 시행한다.

14

교차비를 통계값으로 사용하는 연구는 환자－대조군 연구이다. 환자－대조군 연구는 발생이 드문 질병 연구에 유리한 장점이 있다.

15

환자－대조군 연구는 관심질병에 걸린 환자를 연구대상으로 선정한 뒤 비교하기에 적절한 대조군(관심질병이 없는 사람)을 선정하여 과거 노출요인을 조사하고 비교하는 연구방법이다.

(1) **환자－대조군 연구의 장점**

① 연구가 비교적 용이하며, 비용이 적게 듦

② 적은 연구 대상자로 연구가 가능함

③ 발생이 적은 질병이나 잠복기가 긴 질병의 연구도 가능함

④ 연구 결과를 비교적 빠른 시일 안에 알 수 있음

⑤ 연구를 위해 피연구자가 새로운 위험에 노출되는 일이 없음

(2) **환자－대조군 연구의 단점**

① 환자군과 모든 조건이 비슷한 대조군 선정이 어려움 (선택 바이어스)

② 정보 수집이 불확실함

③ 시간적 선후관계 불분명

16

건강문제가 있는 사람과 건강문제가 없는 사람을 나누어 연구하는 것은 환자－대조군 연구이다. 환자－대조군 연구는 희귀질환 연구에 가장 적합한 연구이다.

| 오답해설 |

① 대상자수가 적어도 가능하다.

② 시간과 비용이 적게 드는 장점이 있다.

④ 과거 기억을 통해 자료를 수집하기 때문에 정확하지 않을 수 있다.

17

환자－대조군 연구는 대조군 선정에 어려움이 있다.

18

환자－대조군 연구에서 짝짓기(Matching)는 환자군에서의 교란 변수의 분포가 대조군에도 동일하게 분포하도록 미리 계획적으로 대조군을 뽑는 방법으로 교란요인의 영향을 효과적으로 통제하기 위해서 사용한다.

19

(15 해설 참고)

20

고혈압환자와 정상인을 선정하여 인과관계를 규명하고자 하는 연구는 환자－대조군 연구이다. 환자－대조군 연구에서는 질병의 발생률을 알 수 없다.

21

• **관찰 연구**: 기술역학(사례 연구, 사례군 연구, 생태학적 연구등), 분석역학(단면 연구, 환자－대조군 연구, 코호트 연구)

• **실험 연구**: 임상시험, 지역사회시험

① 환자－대조군 연구는 다른 연구에 비해 비용이 적게 들며 적은 수의 대상자로 연구가 가능한 것이 장점이다.

② 단면 연구는 경제적인 연구기법이면 연구대상의 규모가 커야한다.

③ 코호트 연구는 비용, 시간, 노력 등이 많이 들며 연구대상의 규모가 커야 한다.

22

교차비(비차비, Odds Ratio)

환자 – 대조군 연구에서의 요인과 질병과의 연관성 지표로 비교위험도의 좋은 추정치이며 특히 해당 질병의 발생률이 10% 이하인 경우는 비차비와 비교위험도의 값이 거의 같다. 질병발생빈도가 낮은 경우 교차비가 비교위험도와 거의 같아지기 때문에 교차비를 비교위험도처럼 해석할 수 있다.

비교위험도(상대위험도), 귀속위험도(기여위험도)는 코호트연구를 통해 산출할 수 있는 지표이다.

23

환자 – 대조군 연구는 질병의 발생률을 구할 수 없기 때문에 비교위험도를 구할 수 없다. 대신 비교위험도를 추정하기 위한 값으로 교차비를 산출한다.

교차비 = (환자군 중 흡연자 / 환자군 중 비흡연자) /
(대조군 중 흡연자 / 대조군 중 비흡연자)
= (90 / 10) / (70 / 30) = 2,700 / 700 = 3.86

24

환자 - 대조군 연구는 관심질병에 걸린 환자를 연구대상으로 선정한 뒤 비교하기에 적절한 대조군(관심질병이 없는 사람)을 선정하여 과거 노출요인을 조사하고 비교하는 연구방법이다.

(1) 환자 - 대조군 연구의 장점
① 연구가 비교적 용이하며, 비용이 적게 듦
② 적은 연구 대상자로 연구가 가능함
③ 발생이 적은 질병이나 잠복기가 긴 질병의 연구도 가능함
④ 연구 결과를 비교적 빠른 시일 안에 알 수 있음
⑤ 연구를 위해 피연구자가 새로운 위험에 노출되는 일이 없음

(2) 환자 - 대조군 연구의 단점
① 환자군과 모든 조건이 비슷한 대조군 선정이 어려움 (선택 바이어스)
② 정보 수집이 불확실함
③ 시간적 선후관계 불분명

25

$$교차비 = \frac{[위험노출 \; 환자(a) / 위험노출 \; 비환자(b)]}{[비위험노출 \; 환자(c) / 비위험노출 \; 비환자(d)]}$$

$$= \frac{[환자군 \; 위험노출(a) / 환자군 \; 위험 \; 비노출(c)]}{[대조군 \; 위험노출(b) / 대조군 \; 위험 \; 비노출(d)]}$$

$$= \frac{ad}{bc}$$

26

환자 – 대조군 연구는 관심질병에 걸린 환자를 연구대상으로 선정한 뒤 비교하기에 적절한 대조군(관심질병이 없는 사람)을 선정하여 과거 노출요인을 조사하고 비교하는 연구방법으로 발생이 드문 질병이어도 환자를 모아서 연구를 할 수 있기 때문에 희귀질환 연구에 가장 적합한 연구방법이다.

27

환자 – 대조군 연구는 정의된 진단기준에 맞는 환자를 선정한 뒤 해당질병을 가지고 있지 않은 대조군을 선정하여 과거 요인노출여부를 조사하고 비교하는 방법이기 때문에 질병의 발생률을 구할 수 없다.

환자군은 정의에 입각하여 명백히 환자여야 한다. 환사군을 선정하는 데는 새로이 발생한 환자를 선정하는 방법과 이미 발생하여 처치 중인 환자를 선정하는 방법이 있는데, 후자의 경우에는 그 지역을 떠나버렸거나 사망 혹은 이미 회복된 환자들을 놓치게 되기 때문에 환자군은 반드시 새로이 발생된 환자이어야 한다.

28

노출이 드문 요인에 대한 연구는 코호트 연구가 적합하다.

29

환자 – 대조군 연구는 관심질병에 걸린 환자를 연구대상으로 선정한 뒤 비교하기에 적절한 대조군(관심질병이 없는 사람)을 선정하여 과거 노출요인을 조사하고 비교하는 연구방법으로 발생이 드문 질병이어도 환자를 모아서 연구를 할 수 있기 때문에 희귀질환 연구에 가장 적합한 연구방법이다.

30

환자 – 대조군 연구는 처음부터 폭로군 – 비폭로군이 아닌 환자군 – 대조군으로 나누어 조사하기 때문에 비교위험도의 의미가 적어 교차비(OR, Odds Ratio)를 산출한다.

$$OR = \frac{\dfrac{환자군 \; 위험노출(A)}{환자군 \; 위험 \; 비노출(B)}}{\dfrac{대조군 \; 위험노출(C)}{대조군 \; 위험 \; 비노출(D)}} = \frac{ad}{bc}$$

$$= \frac{(40 \times 400)}{(10 \times 100)} = \frac{16,000}{1,000} = 16$$

31

$$OR = \frac{\dfrac{\text{환자군 위험노출(A)}}{\text{환자군 위험 비노출(B)}}}{\dfrac{\text{대조군 위험노출(C)}}{\text{대조군 위험 비노출(D)}}} = \frac{ad}{bc}$$

$$= \frac{(14 \times 76)}{(20 \times 40)} = \frac{1,064}{800} = 1.33$$

32

$$\text{교차비 } OR = \frac{\dfrac{\text{환자군 위험노출(A)}}{\text{환자군 위험 비노출(B)}}}{\dfrac{\text{대조군 위험노출(C)}}{\text{대조군 위험 비노출(D)}}} = \frac{ad}{bc}$$

$$= \frac{(400 \times 500)}{(100 \times 200)} = \frac{200,000}{20,000} = 10$$

33

$$\text{교차비} = \frac{\dfrac{\text{환자군 위험노출(A)}}{\text{환자군 위험 비노출(B)}}}{\dfrac{\text{대조군 위험노출(C)}}{\text{대조군 위험 비노출(D)}}} = \frac{ad}{bc}$$

$$= \frac{(60 \times 30)}{(20 \times 10)} = \frac{1,800}{200} = 9$$

34

환자 - 대조군 연구

관심질병에 걸린 환자를 연구대상으로 선정한 뒤 비교하기에 적절한 대조군(관심질병이 없는 사람)을 선정하여 과거 노출요인을 조사하고 비교하는 연구방법이다.

(1) **환자 - 대조군 연구의 장점**
   ① 연구가 비교적 용이하며, 비용이 적게 듦
   ② 적은 연구 대상자로 연구가 가능함
   ③ 발생이 적은 질병이나 잠복기가 긴 질병의 연구도 가능함
   ④ 연구 결과를 비교적 빠른 시일 안에 알 수 있음
   ⑤ 연구를 위해 피연구자가 새로운 위험에 노출되는 일이 없음

(2) **환자 - 대조군 연구의 단점**
   ① 환자군과 모든 조건이 비슷한 대조군 선정이 어려움 (선택 바이어스)
   ② 정보 수집이 불확실함
   ③ 시간적 선후관계 불분명

35

이 문제는 제시된 표에서 노출 여부의 위치가 일반적인 표와 반대로 되어있어 이를 주의하여 문제를 풀어야 한다.

	환자군	대조군
흡연	100	400
비흡연	50	450

교차비 = (100 / 50) / (400 / 450)

36

환자 - 대조군 연구는 발생률과 유병률을 구할 수 없다. 기여위험분율은 노출군과 비노출군의 발생률의 차이가 노출군의 발생률 중에서 차지하는 정도로 발생률을 구할 수 있는 코호트 연구에서 산출하는 값이다.

37

(34 해설 참고)

| 바로알기 |
③ 환자 - 대조군 연구는 발생률을 구할 수 없다. 발생률은 코호트 연구에서 구할 수 있다.

38

교차비

'환자군에서의 위험요인 노출[비노출] 비에 대해 대조군에서의 노출[비노출] 비' 혹은 '위험요인 노출군에서의 질병 있음[없음] 비에 비해 위험요인 비노출군에서의 질병 있음[없음] 비'
교차비 = (35 / 15) / (40 / 60) = 2100 / 600 = 3.5

39

환자 - 대조군 연구

관심질병에 걸린 환자를 연구대상으로 선정한 뒤 비교하기에 적절한 대조군(관심질병이 없는 사람)을 선정하여 과거 노출요인을 조사하고 비교하는 연구방법이다.

(1) **환자 - 대조군 연구의 장점**
   ① 연구가 비교적 용이하며, 비용이 적게 듦
   ② 적은 연구 대상자로 연구가 가능함
   ③ 발생이 적은 질병이나 잠복기가 긴 질병의 연구도 가능함
   ④ 연구 결과를 비교적 빠른 시일 안에 알 수 있음
   ⑤ 연구를 위해 피연구자가 새로운 위험에 노출되는 일이 없음

(2) **환자 - 대조군 연구의 단점**
   ① 환자군과 모든 조건이 비슷한 대조군 선정이 어려움 (선택 바이어스)
   ② 정보 수집이 불확실함
   ③ 시간적 선후관계 불분명

(3) **짝짓기**: 환자군에서의 교란 변수의 분포가 대조군에도 동일하게 분포하도록 미리 계획적으로 대조군을 뽑는 방법으로 교란요인의 영향을 효과적으로 통제하기 위해서 사용한다.

(4) **통계량**: 비교위험도를 추정하기 위하여 교차비(odds ratio)를 산출한다.

40

Odds Ratio(교차비, 비차비)는 환자-대조군 연구에서 요인과 질병의 연관성을 확인하는 지표로 비교위험도를 추정하기 위한 지표이다.

$$OR = \frac{\dfrac{\text{환자군 위험노출(A)}}{\text{환자군 위험 비노출(B)}}}{\dfrac{\text{대조군 위험노출(C)}}{\text{대조군 위험 비노출(D)}}} = \frac{ad}{bc}$$

$$= \frac{150 \times 400}{400 \times 50} = 3$$

41

오즈(odds)는 있을 확률(발생할 확률)이 없을 확률(발생하지 않을 확률)의 몇 배인지를 의미한다.

• 오즈(odds) = 있을 확률 / (1 - 있을 확률)
  보건문제가 발생할 확률(있을 확률)이 50%이므로 0.5이고 없을 확률은 (1 - 0.5)이다.
  오즈 = 0.5 / (1 - 0.5) = 1

42

환자-대조군 연구는 관심질병에 걸린 환자를 연구대상으로 선정한 뒤 비교하기에 적절한 대조군(관심질병이 없는 사람)을 선정하여 과거 노출요인을 조사하고 비교하는 연구방법이다.

(1) **환자-대조군 연구의 장점**
  ① 연구가 비교적 용이하며, 비용이 적게 듦
  ② 적은 연구 대상자로 연구가 가능함
  ③ 발생이 적은 질병이나 잠복기가 긴 질병의 연구도 가능함
  ④ 연구 결과를 비교적 빠른 시일 안에 알 수 있음
  ⑤ 연구를 위해 피연구자가 새로운 위험에 노출되는 일이 없음

(2) **환자-대조군 연구의 단점**
  ① 환자군과 모든 조건이 비슷한 대조군 선정이 어려움 (선택 바이어스)
  ② 연구에 필요한 정보가 과거 행위에 관한 것이므로 정보 편견이 발생할 수 있음
  ③ 정보 수집이 불확실함

| 오답해설 |
① 질병발생률이 낮은 희귀질환 연구에 가장 적합한 방법은 환자-대조군 연구이다.
② 상대위험도 및 귀속위험도를 구할 수 있다. - 코호트 연구의 장점
④ 많은 연구대상자가 필요하며, 대상자가 도중에 탈락할 수 있다. - 코호트 연구의 단점

43

(42 해설 참고)

제7-3절 | 코호트 연구

01 ②	02 ③	03 ②	04 ②	05 ④
06 ③	07 ③	08 ③	09 ①	10 ②
11 ④	12 ③	13 ①	14 ④(③)	15 ③
16 ④	17 ①	18 ①	19 ③	20 ②
21 ③	22 ①	23 ③	24 ②	25 ④
26 ①	27 ③	28 ④	29 ①	30 ②
31 ①	32 ③	33 ③	34 ②	35 ③
36 ④	37 ④	38 ②	39 ③	40 ②
41 ③	42 ③	43 ③	44 ④	45 ②
46 ②	47 ③	48 ③	49 ③	50 ②
51 ②	52 ②	53 ②	54 ④	55 ①
56 ②	57 ③	58 ②	59 ①	60 ④
61 ①	62 ③	63 ④	64 ④	65 ①
66 ④	67 ②	68 ②	69 ④	70 ①
71 ①	72 ③	73 ②	74 ②	75 ②
76 ④	77 ③	78 ①	79 ③	80 ④
81 ③	82 ①	83 ②	84 ③	85 ③
86 ②	87 ①	88 ①	89 ①	90 ③

01

코호트 연구(전향적 조사)는 질병의 위험요인을 밝히고자 위험요인 노출 여부가 확인된 인구 집단을 장시간 추적 관찰하여 질병 또는 사망의 발생률을 비교하는 역학적 연구 설계이다.

(1) **코호트 연구의 장점**
  ① 위험요인의 노출에서부터 질병 진행의 전 과정을 관찰할 수 있음
  ② 위험요인 노출 수준을 여러 번 측정할 수 있음
  ③ 위험요인과 질병 간의 시간적 선후 관계가 비교적 명확함

④ 질병의 발생률과 비교위험도를 구할 수 있음

⑤ 노출과 수많은 질병 간의 연관성을 볼 수 있음

(2) **코호트 연구의 단점**

① 비용(경비, 노력, 시간)이 많이 듦

② 장기간 지속적으로 관찰하여야 함

③ 추적이 불가능한 대상자가 많아지면 연구 결과에 영향을 줄 수 있음

④ 진단 방법과 기준, 질병 분류 방법이 변할 가능성이 있음

⑤ 질병 발생률이 낮은 경우에는 연구에 어려움이 있음

| 오답해설 |

① 유병률을 산출할 수 있는 것은 단면 연구이다. 코호트 연구에서는 발생률을 구할 수 있다.

③ 희귀질병조사에 적합한 연구는 환자-대조군 연구이다. 코호트 연구는 희귀한 위험요인에 대한 연구에 적합하다.

④ 요인과 질병의 연관성 지표로 교차비를 산출하는 것은 환자-대조군 연구이며 코호트 연구의 연관성 지표는 비교위험도이다.

02

$$RR = \frac{\dfrac{a}{a+b}}{\dfrac{c}{c+d}} = \frac{\dfrac{40}{1,000}}{\dfrac{16}{4,000}} = 10$$

03

문제는 기여위험도(귀속위험도)에 대한 설명으로 기여위험도는 위험요인에 노출된 집단과 노출되지 않은 집단의 질병발생률 차이로 해당 위험요인이 질병발생에 기여한 정도를 나타낸다.

04

(01 해설 참고)

② 동시에 여러 종류의 질병과 발생요인의 관련성 조사가 가능한 연구는 단면 연구이다. 코호트 연구는 노출과 수많은 질병 간의 연관성을 볼 수 있다.

05

| 오답해설 |

① 연구를 진행함에 있어 <u>시간과 비용이 많이 든다.</u>

② 희귀질환에 대한 연구에 유리한 연구방법은 환자-대조군 연구이다.

③ 연구 대상자 수가 <u>많아야 한다.</u>

06

| 오답해설 |

① 코호트 연구는 비용과 시간이 많이드는 단점이 있다.

② 희귀한 질병연구에 유리한 연구는 환자-대조군 연구이다. 코호트 연구는 드문 노출요인에 관련 연구가 유리하다.

④ 코호트 연구는 발생률 낮은 질병 연구는 어렵다.

07

$$\begin{aligned}\text{비교위험도} \atop \text{(상대위험도)} &= \frac{\text{노출군의 발병률}}{\text{비노출군의 발병률}} \\[2mm] &= \frac{a/(a+b)}{c/(c+d)} = \frac{a/(c+d)}{c/(a+b)} \\[2mm] &= \frac{80/5000}{20/5000} = 4\end{aligned}$$

08

비교위험도(상대위험도)는 요인에 노출 집단과 비노출 집단의 질병발생률의 비로 비교위험도가 2.7이라는 것은 흡연군의 폐암 발생률이 비흡연자의 폐암발생률 보다 2.7배 높다는 의미이다.

09

비교위험도 = (10/500) / (4/1,000) = 5

10

비교위험도(상대위험도)는 요인에 노출 집단과 비노출 집단의 질병발생률의 비로 비교위험도가 10이라는 것은 흡연군의 폐암 발생률이 비흡연자의 폐암발생률 보다 10배 높다는 의미이다.

11

$$\begin{aligned}\text{비교위험도} \atop \text{(상대위험도)} &= \frac{\text{노출군의 발병률}}{\text{비노출군의 발병률}} \\[2mm] &= \frac{a/(a+b)}{c/(c+d)} = \frac{a/(c+d)}{c/(a+b)} \\[2mm] &= \frac{10/1000}{5/4000} = 8\end{aligned}$$

12

비노출군의 질병발생률에 대한 노출군의 질병발생률의 비를 통해 위험도가 몇 배 높은가를 나타내는 값은 비교위험도이다.

13

비교위험도는 요인에 노출된 집단과 비노출 집단의 질병발생률의 비로 노출군이 비노출군보다 질병발생 위험이 몇 배 높은지를 나타내는 통계량이다.

14

① 단면조사 연구는 단시간 내에 결과를 얻을 수 있으나, 질병 발생과 질병 원인과의 선후관계를 규명하기 어렵다.

② 코호트 연구는 오랜 기간 계속 관찰해야하는 어려움이 있으며 관찰 기간이 연구결과의 정확도를 높이는 것은 아니다. 오히려 관찰기간이 길기 때문에 추적관찰탈락 바이어스나 시간바이어스가 발생할 수 있다.

③ 전향성 코호트 연구와 후향성 코호트 연구는 모두 비교위험도와 귀속위험도를 직접 측정할 수 있다. → 전향성 코호트 연구, 후향성 코호트 연구 모두 발생률을 구할 수 있기 때문에 비교위험도와 귀속위험도를 측정할 수 있다.

※ 2017년 6월 서울시 문제에서 정답이 ④로 제시되었으나 ③도 맞는 설명이다. 하지만 학생들의 문제제기가 없었기 때문에 그대로 ④가 정답처리된 문제이다.

15

사례보고는 기술역학에 해당한다.
단면조사 연구는 기술역학과 분석역학에 모두 해당할 수 있으므로 '나'의 지문은 맞는 설명으로 볼 수 있다.

16

기여위험도는 노출군에서의 질병발생률과 비노출군에서의 질병발생률 차이로 요인이 질병발생에 기여한 정도를 확인하기 위한 값이다.

17

기여위험도(AR, Attributable Risk, 귀속위험도)

노출집단의 질병 또는 사건의 발생 중 위험요인 노출로 인한 발생률로, 노출군과 비노출군 간의 발생률의 차이이다.

기여위험도 = 노출군의 발생률 − 비노출군의 발생률

$$= \frac{a}{a+b} - \frac{c}{c+d}$$

18

귀속위험도를 구할 수 있는 연구방법은 코호트 연구이다. 코호트 연구는 많은 사람을 대상으로 하여야 한다.

19

$$비교위험도 = \frac{노출군의\ 질병발생률}{비노출군의\ 질병발생률}$$

$$= \frac{\frac{20}{200}}{\frac{2}{200}} = 10$$

20

코호트 연구(전향적 조사)는 질병의 위험요인을 밝히고자 위험요인 노출 여부가 확인된 인구 집단을 장시간 추적 관찰하여 질병 또는 사망의 발생률을 비교하는 역학적 연구 설계이다. 코호트연구는 대상자의 위험노출수준을 조사하여 노출군과 비노출군의 비교위험도와 함께 노출양에 따른 발생률를 비교하여 양-반응관계를 구할 수 있다.

| 오답해설 |

① 일반적으로 유병조사라고 할 수 있는 연구방법은 단면조사 연구이다.

② 전향성조사는 현재 원인에 의해 앞으로 어떤 결과를 나타낼지 조사한다.

④ 집단의 특성에 따른 질병의 발생, 분포, 발생경향 등을 기록하는 1단계 역학은 기술역학이다. 코호트 연구는 2단계 역학인 분석역학기법이다.

21

코호트 연구(전향적 조사)는 질병의 위험요인을 밝히고자 위험요인 노출 여부가 확인된 인구 집단을 장시간 추적 관찰하여 질병 또는 사망의 발생률을 비교하는 역학적 연구 설계이다.

(1) **코호트 연구의 장점**

① 위험요인의 노출에서부터 질병 진행의 전 과정을 관찰할 수 있음

② 위험요인 노출 수준을 여러 번 측정할 수 있음

③ 위험요인과 질병 간의 시간적 선후 관계가 비교적 명확함

④ 질병의 발생률과 비교위험도를 구할 수 있음

⑤ 노출과 수많은 질병 간의 연관성을 볼 수 있음

(2) **코호트 연구의 단점**

① 비용(경비, 노력, 시간)이 많이 듦

② 장기간 지속적으로 관찰하여야 함

③ 추적이 불가능한 대상자가 많아지면 연구 결과에 영향을 줄 수 있음

④ 진단 방법과 기준, 질병 분류 방법이 변할 가능성이 있음

⑤ 질병 발생률이 낮은 경우에는 연구에 어려움이 있음

| 바로알기 |

③ 발생률이 높은 질병은 코호트 연구에 적합하다.

22

요인에 노출된 집단과 노출되지 않은 집단의 질병발생률의 차이를 통해 요인이 질병발생에 기여한 정도를 보기위한 지표는 기여위험도(귀속위험도)이다.

23

요인의 노출여부에 따른 이후의 질병발생을 관찰하여 비교하고자 하는 연구는 코호트 연구에 해당한다.

24

오즈비 혹은 비교위험도가 1보다 크면 노출군이 비노출군에 비해 질병발생률이 크다는 것을 의미한다.

25

$$비교위험도 = \frac{노출군의\ 질병발생률}{비노출군의\ 질병발생률}$$

$$= \frac{\dfrac{20}{1,000}}{\dfrac{4}{2,000}} = 10$$

26

상대위험도(비교위험도)는 노출군의 질병발생률을 비노출군의 질병발생으로 나눈 값으로 비노출군에 비해서 노출군의 질병발생률이 얼마나 높은지를 나타낸다.

27

노출된 집단과 노출되지 않은 집단으로 구분하여 질병발생을 연구하는 것은 코호트 연구이다.

28

비노출군과 노출군의 질병발생률의 비를 통해 확인하는 값은 비교위험도(상대위험도)이다.

29

후향적 코호트 연구

연구 시작 시점에서 과거의 관찰 시점으로 거슬러 올라가서 관찰 시점으로부터 연구 시점까지의 기간 동안에 질병의 발생 원인과 관련이 있으리라고 의심되는 요소를 갖고 있는 사람들과 갖고 있지 않는 사람들을 구분한 후 기록을 통하여 질병 발생을 찾아내는 방법이다.

30

특정 대상자를 위험요인으로 볼 수 있는 흡연 여부로 구분한 것은 노출군과 비노출군으로 대상을 구분한 것이고 이후 2013년까지 질병발생을 추적관찰하였으므로 코호트 연구의 설계이다.

31

비교위험도 = (16/20,000) / (4/10,000) = 2

32

비교위험도 = (200/20,000) / (100/40,000) = 4

33

비교위험도 = (10/100) / (5/200) = 4

34

비교위험도 = 노출군의 질병발생률 / 비노출군의 질병발생률

$$= \frac{\dfrac{가}{가+나}}{\dfrac{다}{다+라}} = \frac{가(다+라)}{다(가+나)}$$

35

희귀한질병 연구에 적절하고 잠복기가 긴 질병 연구에도 적절한 것은 환자-대조군 연구이다.
코호트 연구는 희귀한 노출요인 연구에 적절하다.

36

비교위험도 = 노출군의 발생률/비노출군의 발생률
① A음식 비교위험도 = 1.07 / 1.01 = 1.06
② B음식 비교위험도 = 2.93 / 1.08 = 2.71
③ C음식 비교위험도 = 3.09 / 2.35 = 1.31
④ D음식 비교위험도 = 4.7 / 1.21 = 3.88

37

전향적 코호트 연구는 연구 시작 시점에서 질병 발생의 원인이 되리라고 생각되는 요인에 노출된 집단과 노출되지 않은 집단을 구분하고 그때부터 일정 기간 동안을 추적 관찰하는 방법으로 현재 시점에서 미래의 어떤 시점까지 계속 관찰하여 원인과 결과 관계를 밝히는 방법이다.
① 전향적 코호트 연구는 연구 시작 시점에 질병을 가지고 있지 않은 건강한 사람을 대상을 한다.
② 전향적 코호트 연구는 희귀질병 연구에 적합하지 않다. 희구질병 연구에는 환자-대조군연구가 적합하다.

③ 전향적 코호트 연구는 질병발생률을 구할 수 있기 때문에 비교위험도와 귀속위험도를 구할 수 있다.
④ 전향적 코호트 연구는 추적관찰탈락바이어스나 확인바이어스 등이 발생할 수 있다. 하지만 환자-대조군에 비해 편견이 적은 편이다.

38

질병에 걸리지 않은 사람들을 노출군과 비노출군으로 구분하여 추적관찰하는 연구는 전향적 코호트 연구이다.

39

상대위험도(비교위험도)는 비노출군의 질병발생률에 대한 노출군의 질병발생률의 비이다.

$$상대위험도 = \frac{노출군의\ 발병률}{비노출군의\ 발병률} = \frac{a/(a+b)}{c/(c+d)} = \frac{a(c+d)}{c(a+b)}$$

40

비교위험도 = 노출군의 질병발생률/비노출군의 질병발생률
= (60/100)/(30/80) = 1.6

41

코호트: 어떤 공통된 특성이나 속성, 또는 경험을 가진 집단

42

비교위험도 = 노출군의 질병발생률/비노출군의 질병발생률
= (40/10,000)/(16/40,000) = 10

43

질병에 걸리지 않은 대상자를 노출군(흡연자)과 비노출군(비흡연자)으로 구분한 뒤 추적관찰하여 질병발생을 비교하는 것은 전향적코호트연구이다.

44

$$상대위험도 = \frac{노출군의\ 발병률}{비노출군의\ 발병률} = \frac{a/(a+b)}{c/(c+d)} = \frac{90/200}{60/200}$$

45

코호트 연구(전향적 조사)는 질병의 위험요인을 밝히고자 위험요인 노출 여부가 확인된 인구 집단을 장시간 추적 관찰하여 질병 또는 사망의 발생률을 비교하는 역학적 연구 설계이다.

(1) **코호트 연구의 장점**
① 위험요인의 노출에서부터 질병 진행의 전 과정을 관찰할 수 있음
② 위험요인 노출 수준을 여러 번 측정할 수 있음
③ 위험요인과 질병 간의 시간적 선후 관계가 비교적 명확함
④ 질병의 발생률과 비교위험도를 구할 수 있음
⑤ 노출과 수많은 질병 간의 연관성을 볼 수 있음

(2) **코호트 연구의 단점**
① 비용(경비, 노력, 시간)이 많이 듦
② 장기간 지속적으로 관찰하여야 함
③ 추적이 불가능한 대상자가 많아지면 연구 결과에 영향을 줄 수 있음
④ 진단 방법과 기준, 질병 분류 방법이 변할 가능성이 있음
⑤ 질병 발생률이 낮은 경우에는 연구에 어려움이 있음

| 바로알기 |
② 비교적 희귀한 질병의 연구가 가능한 것은 환자-대조군 연구이다.
코호트 연구는 노출이 드문 요인에 대한 연구가 가능하다.

46

• 비교위험도 = (80/500) / (20/1,000) = 8
• 기여위험분율 = (8 - 1) / 8 × 100 = 87.5%

47

코호트 연구는 희귀질환 연구에 적절하지 않고 희귀한 노출요인을 연구하는 데 적절하다. 시간, 비용, 노력이 많이 들고 많은 수의 대상자가 필요한 연구이다.

48

비교위험도 = (5/15) / (1/15) = 5

49

$$비교위험도 = \frac{노출군의\ 발병률}{비노출군의\ 발병률} = \frac{a/(a+b)}{c/(c+d)} = \frac{a(c+d)}{c(a+b)}$$

50

문제에서 기여위험도를 구하라고 하는 경우 발생률의 차이인 기여위험도와 기여위험분율을 함께 고려하고 판단하여야 한다. 이 문제에서는 제시된 선택지가 분율(%)의 형태가 아닌 소수점으로 제시되어 있으므로 노출군과 비노출군의 발생률의 차이를 구하는 것이 적당하다.

기여위험도 = 노출군의 질병발생률 − 비노출군의 질병발생률
= 0.8 − 0.2 = 0.6

51

비교위험도 = (15/1,000) / (5/2,000) = 6

52

비교위험도는 비노출군의 질병발생률에 대한 노출군의 질병발생률이다. 이 문제는 노출군에 대한 내용이 일반적인 표와 반대로 표기되어있음을 주의하여 문제를 풀어야 한다.

비교위험도 = (10 / 100) / (20 / 400) = 2

53

비교위험도 = (17/2,000) / (16/5,000) = 85 / 32 = 2.656

54

(45 해설 참고)
④ 희귀질병이나 잠복기가 긴 질병은 환자 − 대조군 연구가 적합하다.

55

코호트 연구는 질병의 위험요인을 밝히고자 위험요인 노출여부가 확인된 인구 집단을 장시간 추적 관찰하여 질병 또는 사망의 발생률을 비교하는 역학적 연구 설계로 연구과정에서 질병진행의 전 과정을 관찰할 수 있으며 시간적 선후관계가 비교적 명확한 연구이다. 발생률을 구할 수 있기 때문에 비교위험도를 직접 산출할 수 있다.
전향적 조사와 후향적 조사는 조사의 방향성에 대한 개념이다. 전향적 조사는 미래시점까지 추적관찰 하는 것이고 후향적 조사는 과거를 조사하는 것이다. 코호트 연구는 전향적 조사방법이 적용된다. 이 문제에서는 단순히 조사의 방향성을 묻는 것이 아니고 코호트 연구의 특징을 제시하고 있으므로 정답은 코호트 연구로 선택하여야 한다.

56

코호트 연구는 비용과 시간이 많이 드는 단점이 있다.
질병 발생률이 낮은 경우에는 환자 − 대조군 연구가 유리하다.

57

기여위험도(AR, Attributable Risk, 귀속위험도)는 집단 간의 질병발생률의 차이를 산출하는 것으로 질병발생에서 특정 위험요인 노출이 기여하는 정도가 얼마인지를 알 수 있다.

58

비교위험도 = 노출군의 질병발생률 / 비노출군의 질병발생률
= (120/20,000) / (100/30,000) = 1.8

59

코호트 연구는 질병에 걸리지 않은 사람들을 노출군과 비노출군으로 구분하여 추적관찰한 뒤 두 집단의 질병발생률을 비교하는 연구방법으로 다른 분석역학기법에 비해 시간적 선후관계가 비교적 명확하다.

60

코호트 연구(전향적 조사)는 질병의 위험요인을 밝히고자 위험요인 노출 여부가 확인된 인구 집단을 장시간 추적 관찰하여 질병 또는 사망의 발생률을 비교하는 역학적 연구 설계이다.

(1) **코호트 연구의 장점**
① 위험요인의 노출에서부터 질병 진행의 전 과정을 관찰할 수 있음
② 위험요인 노출 수준을 여러 번 측정할 수 있음
③ 위험요인과 질병 간의 시간적 선후 관계가 비교적 명확함
④ 질병의 발생률과 비교위험도를 구할 수 있음
⑤ 노출과 수많은 질병 간의 연관성을 볼 수 있음

(2) **코호트 연구의 단점**
① 비용(경비, 노력, 시간)이 많이 듦
② 장기간 지속적으로 관찰하여야 함
③ 추적이 불가능한 대상자가 많아지면 연구 결과에 영향을 줄 수 있음
④ 진단 방법과 기준, 질병 분류 방법이 변할 가능성이 있음
⑤ 질병 발생률이 낮은 경우에는 연구에 어려움이 있음

61

$$\frac{가}{가+나} = 미세먼지\ 노출군의\ 호흡기질환\ 발생률$$

$$\frac{다}{다+라} = 미세먼지\ 비노출군의\ 호흡기질환\ 발생률$$

노출군과 비노출군의 발생률의 차이를 구하는 것은 기여위험도이다.

62

비교위험도는 비노출군의 질병발생률에 대한 노출군의 질병발생률의 비이다.

- **비교위험도 = 1**: 노출군과 비노출군의 질병 발생률이 같은 것으로 위험요인에 대한 노출이 질병 발생과 아무런 연관이 없다.
- **비교위험도 > 1**: 노출군이 비노출군보다 질병 발생률이 높은 것으로 노출이 증가하면 질병발생 위험도가 증가한다.
- **비교위험도 < 1**: 노출군이 비노출군보다 질병 발생률이 낮은 것으로 노출이 증가하면 질병발생 위험도가 감소한다. 즉 질병에 대한 예방효과가 있는 요인으로 볼 수 있다.

63

코호트 연구는 질병의 위험요인을 밝히고자 위험요인 노출 여부가 확인된 인구 집단을 장시간 추적 관찰하여 질병 또는 사망의 발생률을 비교하는 역학적 연구 설계이다.

64

비교위험도는 특정 위험요인에 노출된 집단과 노출되지 않은 집단을 관찰하여 질병의 위험도를 측정 비교함으로써 인과관계 평가(두 집단의 질병 발생률을 파악하고 두 집단 간의 질병 발생률의 크기 비교)하는 지표이다.

비교위험도의 해석

RR = 1	• 노출군과 비노출군의 질병 발생률이 같음 • 위험요인에 대한 노출이 질병 발생과 아무런 연관이 없음
RR > 1	• 노출군이 비노출군보다 질병 발생률이 높음 • 양의 연관성
RR < 1	• 노출군이 비노출군보다 질병 발생률이 낮음 • 음의 연관성 • 질병예방 효과

65

기여위험도(귀속위험도)는 위험요인에 노출되지 않은 경우에 발생하는 질병의 경우를 제외한 순수하게 위험요인에 의한 질병발생의 경우를 측정하여 해당 위험요인을 제거할 경우 질병을 얼마나 예방할 수 있는지를 나타내는 위험도이다.
기여위험도는 발생률의 차이를 통해 산출할 수 있기 때문에 코호트 연구에서 측정이 가능하고 환자-대조군 연구에서는 측정이 불가능하다.

66

| 오답해설 |
① 단면 연구는 빈도가 높은 질병에는 적합하나 이환기간이 짧은 질병은 선택적 생존 바이어스 문제가 생길 수 있기 때문에 적합하지 않다.

② 환자-대조군 연구 비교위험도를 구할 수 없기 때문에 비교위험도를 추정하기 위한 값으로 비차비(교차비)를 구한다.
③ 코호트 연구는 오랜기간 추적관찰을 해야 하므로 대상자 중 중도탈락자가 발생할 가능성이 높고 이로 인한 추적관찰 탈락 바이어스가 발생할 수 있다.

67

$$\text{비교위험도(상대위험도)} = \frac{\text{노출군의 발병률}}{\text{비노출군의 발병률}}$$

$$= \frac{100 / 5,000}{50 / 7,000} = 2.8$$

68

노출군에서 노출요인을 제거했을 때 질병위험도 중 예방될 수 있는 정도를 나타내는 것은 기여위험분율이다.
기여위험분율(AF)은 질병의 발생률 중에서 특정 원인의 노출이 직접기여한 정도를 분율로 표시한 값이다.

- $\text{비교위험도} = \dfrac{\dfrac{30}{10,000}}{\dfrac{10}{10,000}} = 3$

- $AF = \dfrac{\text{노출군 질병발생률} - \text{비노출군 질병발생률}}{\text{노출군 질병발생률}} \times 100$

$= \dfrac{\text{비교위험도} - 1}{\text{비교위험도}} \times 100 = \dfrac{3 - 1}{3} \times 100 = 66.7\%$

69

코호트 연구는 질병의 위험요인을 밝히고자 위험요인 노출 여부가 확인된 인구 집단을 장시간 추적 관찰하여 질병 또는 사망의 발생률을 비교하는 역학적 연구 설계이다.

(1) **코호트 연구의 장점**
① 위험요인의 노출에서부터 질병 진행의 전 과정을 관찰할 수 있음
② 위험요인 노출 수준을 여러 번 측정할 수 있음
③ 위험요인과 질병 간의 시간적 선후 관계가 비교적 명확함
④ 질병의 발생률과 비교위험도를 구할 수 있음
⑤ 노출과 수많은 질병 간의 연관성을 볼 수 있음

(2) **코호트 연구의 단점**
① 비용(경비, 노력, 시간)이 많이 듦
② 장기간 지속적으로 관찰하여야 함
③ 추적이 불가능한 대상자가 많아지면 연구 결과에 영향을 줄 수 있음

④ 진단 방법과 기준, 질병 분류 방법이 변할 가능성이 있음
⑤ 질병 발생률이 낮은 경우에는 연구에 어려움이 있음

70

(1) **단면 연구**: 질병과 특정 노출요인에 대한 정보를 같은 시점, 또는 짧은 기간 내에 얻는 역학적 연구 형태이며 유병률, 혹은 어떤 요인의 노출률을 파악하기 위해 수행(유병률 조사)한다. 단면 연구에서 질병과 관련 요인에 대한 노출 정보를 얻을 수 있기 때문에 질병의 위험요인을 밝히기 위해 수행한다.

(2) **환자 - 대조군 연구**: 관심질병에 걸린 환자를 연구대상으로 선정한 뒤 비교하기에 적절한 대조군(관심질병이 없는 사람)을 선정하여 과거 노출요인을 조사하고 비교하는 연구방법으로 발생이 드문 질병이어도 환자를 모아서 연구를 할 수 있기 때문에 희귀질환 연구에 가장 적합한 연구방법이다.

(3) **코호트 연구**: 질병의 위험요인을 밝히고자 위험요인 노출 여부가 확인된 인구 집단을 장시간 추적 관찰하여 질병 또는 사망의 발생률을 비교하는 역학적 연구 설계로 연구과정에서 질병진행의 전 과정을 관찰할 수 있으며 시간적 선후관계가 비교적 명확한 연구이다. 발생률을 구할 수 있기 때문에 비교위험도를 직접 산출할 수 있다. 코호트 연구에는 전향적 코호트 연구와 후향적 코호트 연구가 있다.
① 전향적 조사는 미래시점까지 추적관찰 하는 것이다.
② 후향적 조사는 과거를 조사하는 것이다.

71

코호트 연구에서 위험요인에 폭로된 집단과 폭로되지 않은 집단은 모두 질병에 걸리지 않은 사람을 대상으로 하며 추적 관찰 후 미래시점에 각 집단에서의 환자발생률을 확인하고 비교한다.

72

코호트 연구는 질병의 위험요인을 밝히고자 위험요인 노출 여부가 확인된 인구 집단을 장시간 추적 관찰하여 질병 또는 사망의 발생률을 비교하는 역학적 연구 설계로 연구과정에서 질병진행의 전 과정을 관찰할 수 있으며 시간적 선후관계가 비교적 명확한 연구이다. 발생률을 구할 수 있기 때문에 비교위험도를 직접 산출할 수 있다.

73

코호트 연구(전향적 조사)는 질병의 위험요인을 밝히고자 위험요인 노출 여부가 확인된 인구 집단을 장시간 추적 관찰하여 질병 또는 사망의 발생률을 비교하는 역학적 연구 설계이다.

74

(69 해설 참고)

75

(1) 비교위험도 = (100/10,000) / (20/20,000) = 10
→ 노출군은 비노출군보다 질병발생률이 10배 높다.
(2) 기여위험도(발생률의 차이) = (1000/10,000) − (200/20,000) = 900/10,000
→ 노출군의 질병발생자 1,000명 중 100명은 노출요인과 관계없이 질병에 걸린 것으로 볼 수 있고 나머지 900명은 노출요인에 의한 질병발생으로 볼 수 있다.
(3) 기여위험분율 = (10/1) / 10 × 100 = 90%
→ 노출군의 질병발생 중 90%는 노출요인으로 인한 것이며 노출요인을 제거하면 노출군의 질병발생 중 90%를 예방할 수 있다고 해석할 수 있다.

76

코호트 연구(전향적 조사)
질병의 위험요인을 밝히고자 위험요인 노출 여부가 확인된 인구 집단을 장시간 추적 관찰하여 질병 또는 사망의 발생률을 비교하는 역학적 연구 설계이다.

(1) **코호트 연구의 장점**
① 위험요인의 노출에서부터 질병 진행의 전 과정을 관찰할 수 있음
② 위험요인 노출 수준을 여러 번 측정할 수 있음
③ 위험요인과 질병 간의 시간적 선후 관계가 비교적 명확함
④ 질병의 발생률과 비교위험도를 구할 수 있음
⑤ 노출과 수많은 질병 간의 연관성을 볼 수 있음

(2) **코호트 연구의 단점**
① 비용(경비, 노력, 시간)이 많이 듦
② 장기간 지속적으로 관찰하여야 함
③ 추적이 불가능한 대상자가 많아지면 연구 결과에 영향을 줄 수 있음
④ 진단 방법과 기준, 질병 분류 방법이 변할 가능성이 있음
⑤ 질병 발생률이 낮은 경우에는 연구에 어려움이 있음

환자 - 대조군 연구
관심질병에 걸린 환자를 연구대상으로 선정한 뒤 비교하기에 적절한 대조군(관심질병이 없는 사람)을 선정하여 과거 노출요인을 조사하고 비교하는 연구방법이다.

(1) **환자 - 대조군 연구의 장점**
① 연구가 비교적 용이하며, 비용이 적게 듦
② 적은 연구 대상자로 연구가 가능함

③ 발생이 적은 질병이나 잠복기가 긴 질병의 연구도 가능함
④ 연구 결과를 비교적 빠른 시일 안에 알 수 있음
⑤ 연구를 위해 피연구자가 새로운 위험에 노출되는 일이 없음

(2) 환자 - 대조군 연구의 단점
① 환자군과 모든 조건이 비슷한 대조군 선정이 어려움 (선택 바이어스)
② 정보 수집이 불확실함
③ 시간적 선후관계 불분명

77
비교위험도는 비노출군의 질병발생률에 대한 노출군의 질병발생률의 비로 노출군이 비노출군에 비해 질병발생 위험이 몇배 높은지를 의미한다.
- **비교위험도 = 1**: 노출군과 비노출군의 질병 발생률이 같은 것으로 위험요인에 대한 노출이 질병 발생과 아무런 연관이 없다.
- **비교위험도 > 1**: 노출군이 비노출군보다 질병 발생률이 높은 것으로 노출이 증가하면 질병발생 위험도가 증가한다.
- **비교위험도 < 1**: 노출군이 비노출군보다 질병 발생률이 낮은 것으로 노출이 증가하면 질병발생 위험도가 감소한다. 즉 질병에 대한 예방효과가 있는 요인으로 볼 수 있다.

78
"비접종군의 기여위험분율"이므로 예방접종을 하지 않은 집단에서 비접종이 질병발생에 기여한 정도를 구하는 문제이다. 그러므로 비접종군을 노출군으로 보고 접종군을 비노출군으로 간주하여 계산하여야 한다.

비접종군의 기여위험분율
= (비접종군 발생률 − 접종군 발생률) / 비접종군 발생률
= (50 − 5) / 50

79
비노출군에 대한 노출군의 질병발생률을 상대적으로 보여주는 지표는 비교위험도(ralative risk)이다. 교차비(Odds ratio)는 환자대조군연구에서 비교위험도를 구할 수 없기 때문에 이를 추정하기 위한 지표로 산출된다. 문제에서 상대적 위험을 "직접적으로" 확인할 수 있는 지표라고 명시하였기 때문에 정답은 비교위험도.
감염병이나 식중독 발생 시 원인확인을 위한 연구로는 후향적 코호트 연구와 환자 - 대조군 연구가 있다. 후향적 코호트 연구에서는 비교위험도의 직접산출이 가능하다.

80
비교위험도(상대위험도)는 요인에 노출 집단과 비노출 집단의 질병발생률의 비로 코호트 연구에서 원인요인과 질병의 연관성을 확인하는 지표이다.

81
비교위험도는 코호트 연구에서 특정 노출과 특정 질병발생 사이의 연관성 크기는 요인에 노출 집단과 비노출 집단의 질병발생률의 비로 산출한다.
- 노출군의 질병발생률 = 100 / 2,000
- 비노출군의 질병발생률 = 50 / 5,000
- 비교위험도 = (100 / 2,000) / (50 / 5,000) = 5
비교위험도는 노출군의 질병발생률이 비노출군의 질병발생률보다 몇 배 높은지를 의미한다.

82
코호트 연구(전향적 조사)는 질병의 위험요인을 밝히고자 위험요인 노출 여부가 확인된 인구 집단을 장시간 추적 관찰하여 질병 또는 사망의 발생률을 비교하는 역학적 연구 설계이다.

83
음주자와 비음주자의 위절제술 시행정도를 비교하였으므로 코호트 연구설계에 해당하며 이미 위절제수술을 시행한 대상자들의 과거를 조사하였으므로 후향적 코호트 연구에 해당한다. 후향적 코호트 연구는 연구 시작 시점에서 과거의 관찰 시점으로 거슬러 올라가서 관찰 시점으로부터 연구 시점까지의 기간 동안에 질병의 발생 원인과 관련이 있으리라고 의심되는 요소를 갖고 있는 사람들과 갖고 있지 않는 사람들을 구분한 후 기록을 통하여 질병 발생을 찾아내는 방법이다.

84
기여위험도(AR, Attributable Risk, 귀속위험도)
노출집단의 질병 또는 사건의 발생 중 위험요인 노출로 인한 발생률로, 노출군과 비노출군 간의 발생률의 차이이다.
기여위험도 = 노출군의 발생률 − 비노출군의 발생률

$$= \frac{a}{a+b} - \frac{c}{c+d}$$

85
제시된 연구의 대상은 당뇨병 진단받은 환자 중 아스피린 복용중인 사람들(노출군)과 아스피린을 복용하지 않는 사람들(비노출군)이다. 노출군과 비노출군을 10년간 추적관찰하여 두 집단의 뇌경색 발생률을 비교하였으므로 코호트 연구에 해당한다.

86

(1) 비교위험도
- A질병 = 100 / 10 = 10
- B질병 = 3,000 / 1,500 = 2
- C질병 = 5,000 / 3,000 = 1.6
- → 비교위험도(상대위험도)는 A질병에서 가장 높다.

(2) 기여위험분율
- A질병 = (10 − 1) / 10 × 100 = 90%
- B질병 = (2 − 1) / 2 × 100 = 50%
- C질병 = (1.6 − 1) / 1.6 × 100 = 37.5%
- → A질병의 기여위험분율이 가장 높으므로 흡연이 질병 발생에 가장 크게 영향을 주는 질병은 A이다.

(3) 발생예방 인구 수
- A질병: 흡연군 질병발생자 100명 중 90%는 흡연 때문이다. 모두 금연한다면 100명중 90%인 90명의 발생을 막을 수 있다.
- B질병: 흡연군 질병발생자 3,000명 중 50%가 흡연 때문이다. 모두 금연한다면 3,000명중 50%인 1,500명의 발생을 막을 수 있다.
- C질병: 흡연군 질병발생자 5,000명 중 37.5%가 흡연 때문이다. 모두 금연한다면 5,000명 중 37.5%인 1,875명의 발생을 막을 수 있다.
- → 금연을 할 경우 발생자 수가 가장 많이 감소하는 질병은 C질병이다.

87

비교위험도(상대위험도)는 요인에 노출 집단과 비노출 집단의 질병발생률의 비로 비교위험도가 3이라는 것은 노출군의 질병 발생률이 비노출군의 질병발생률 보다 3배 높다는 의미이다.

88

비교위험도 = (1 / 1,000) / (2 / 1,000) = 0.5
아스피린을 복용한 사람이 복용하지 않은 사람보다 뇌경색 발생률이 낮았다. 이는 아스피린이 뇌경색 예방효과가 있음을 의미한다.

89

비교위험도(RR)의 해석

RR = 1	• 노출군과 비노출군의 질병 발생률이 같음 • 위험요인에 대한 노출이 질병 발생과 아무런 연관이 없음
RR > 1	• 노출군이 비노출군보다 질병 발생률이 높음 • 양의 연관성
RR < 1	• 노출군이 비노출군보다 질병 발생률이 낮음 • 음의 연관성 • 질병예방 효과

90

비교위험도 = (3 / 10,000) / (1 / 20,000) = 6
귀속위험도 = (3 / 10,000) − (1 / 20,000) = (3 − 0.5) / 10,000
= (6 − 1) / 20,000 = 5 / 20,000
귀속위험분율 = (2.5 / 10,000) / (3 / 10,000) × 100 = 83.3%

| **오답해설** |
① 상대위험도는 6이다.
② 흡연자 중 폐암환자의 83.3%는 흡연으로 인한 것이다.
④ 흡연자가 비흡연자에 비해 폐암에 걸릴 확률이 6배 높다.

제 8 절	기타연구방법

01 ③	**02** ①	**03** ③	**04** ①	**05** ②
06 ①	**07** ①	**08** ②	**09** ④	**10** ①
11 ①	**12** ①	**13** ②	**14** ③	**15** ①
16 ④	**17** ③	**18** ①	**19** ②	**20** ②
21 ④	**22** ①	**23** ④	**24** ②	

01

$$RR = \frac{\dfrac{a}{a+b}}{\dfrac{c}{c+d}} = \frac{\dfrac{600}{2,000}}{\dfrac{200}{2,500}} = 3.75$$

02

이론역학은 감염병의 발생모델과 유행현상을 수리적으로 분석하여 이론적으로 유행법칙이나 현상을 수식화하는 3단계 역학이다. 이론역학은 실제로 나타난 결과와 수식화된 이론을 비교·검토함으로써 그 타당성을 검정하거나 요인들의 상호관계를 수리적으로 규명한다.

03

기술역학은 1단계 역학, 분석역학은 2단계 역학, 이론역학은 3단계 역학에 해당한다.

04

실험연구는 연구 대상에게 임의적인 조작을 가한 후 그것이 원인이 되어 어떤 반응이 나타나는가를 관찰하는 방법이다. 어떠한 요인을 인위적으로 제거하는 것 역시 조작에 해당되기 때문에 실험연구방법이다.

05

눈가림법(맹검법)은 임상시험에 참여하는 피험자나 연구자에게 치료 내용이 무엇인지 모르게 하는 방법이다.

- 단순맹검법(Single Blinding): 연구 대상이 되는 피험자만 치료 내용을 모르게 함
- 이중맹검법(Double Blinding): 피험자와 의료 인력이 치료 내용을 모르게 함
- 삼중맹검법(Triple Blinding): 이중맹검법에 임상역학자나 의학통계학자에게까지 비밀로 함

06

이론역학은 감염병의 발생모델과 유행현상을 수리적으로 분석하여 이론적으로 유행법칙이나 현상을 수식화하는 3단계 역학이다. 이론역학은 실제로 나타난 결과와 수식화된 이론을 비교·검토함으로써 그 타당성을 검정하거나 요인들의 상호관계를 수리적으로 규명한다.

07

임상시험의 타당성을 위한 조건으로는 무작위 배정, 맹검법, 위약사용 등이 있으며 그중 가장 중요한 것은 무작위 배정이다. 짝짓기는 환자-대조군 연구에서 연구의 타당성을 위한 조건으로 사용된다.

08

눈가림법(맹검법)은 임상시험에 참여하는 피험자나 연구자에게 치료내용이 무엇인지 모르게 하는 방법으로 연구자와 연구대상자들이 실험군인지 대조군인지 알 때 발생할 수 있는 편견을 피하기 위해서 실시한다.

09

이민자 연구는 이민 1세대와 2세대의 질병발생률 차이를 기반으로 환경과 유전적 요인의 질병발생에 대한 기여도를 비교하여 환경과 유전의 상대적인 중요성에 대한 정보를 제공한다.

10

라. 희귀한 노출요인에 대한 연구는 코호트 연구가 좋다.
환자-대조군 연구는 희귀질병을 연구하는 데에는 가장 좋은 방법이 된다.

11

이론역학은 감염병의 발생 모델과 유행 현상을 수리적으로 분석하여, 이론적으로 유행 법칙이나 현상을 수식화하는 3단계 역학이다.

12

(05 해설 참고)

13

역학연구 설계에서 근거수준의 강도가 낮은 연구에서 높은 연구로 나열하면 다음과 같다.
사례 연구 → 생태학적 연구 → 단면 연구 → 환자-대조군 연구 → 코호트 연구 → 실험 연구
실험 연구는 관찰연구에 비해 인과관계에 대한 근거수준이 높다. 준실험 연구여도 관찰연구들에 비해서는 근거수준이 높다고 할 수 있다.

14

임상시험은 연구 대상에게 임의적인 조작을 가한 후 그것이 원인이 되어 어떤 반응이 나타나는가를 관찰하는 방법이다. 질병 발생의 원인 규명에 적합한 방법이지만, 역학조사의 대상이 인구 집단이기 때문에 윤리적인 문제로 적용할 수 없는 경우가 많다.

| 오답해설 |

① 환자교차 연구: 환자-대조군 연구에 교차설계를 결합한 연구기법으로 기본 설계는 환자-대조군 연구와 같으나 대조군이 환자군의 대상자가 질병이 없었던 시기를 대조군으로 설정한다. 급사나 심근경색 같은 급성 질환에서 위험요인 노출이 일시적으로 발생하거나 노출의 영향이 짧게 지속되는 상황인 경우를 연구하기 위해 사용한다.

15

인과성의 근거가 가장 높은 연구는 실험역학이다.
관찰 연구 중 인과성의 근거가 높은 연구는 코호트 연구이다.

16

작전역학은 지역 주민들의 지식, 태도, 실천에 관한 조사로 보건사업의 효과를 평가하는 데 적합한 방법이다. 주로 설문지를 이용하여 보건사업 실시 전과 실시 후의 지식, 태도, 실천의 변화를 비교하여 보건사업의 성과를 평가한다.

17 ~ 18

인과적 연관성의 근거 수준
실험 연구 > 코호트 연구 > 환자-대조군 연구 > 단면 연구

19

작전역학(KAP 조사, Knowledge, Attitude and Practice Study)

(1) 지역 주민들의 지식, 태도, 실천에 관한 조사로 보건사업의 효과를 평가하는 데 적합한 방법이다.

(2) 주로 설문지를 이용하여 보건사업 실시 전과 실시 후의 지식, 태도, 실천의 변화를 비교하여 보건사업의 성과를 평가한다.

(3) 작전역학의 역할(옴란, Omran)
- 보건사업의 필요도를 측정 평가
- 새로 도입될 사업계획 및 설계에 대한 평가
- 사업의 진행과정과 그 효율성에 대한 평가
- 실제 그 사업에 의해 얻어진 효과에 대한 평가

| 오답해설 |

① 가계와 인구집단에서 유전자의 질병발생에 대한 병인을 밝히고 나아가서는 유전자와 환경 간의 상호작용을 평가하기 위한 방법이다. – 유전역학

③ 건강의 사회적 분포와 사회적 결정요인들에 대해 연구하는 역학의 한 분야이다. – 사회역학

④ 인구집단에서 질병을 포함하여 모든 건강상태와 관련된 영양학적 결정요인을 연구하는 학문이다. – 영양역학

20

이론역학

감염병의 발생 모델과 유행 현상을 수리적으로 분석하여, 이론적으로 유행 법칙이나 현상을 수식화하는 3단계 역학이다. 실제로 나타난 결과와 수식화된 이론을 비교·검토함으로써 그 타당성을 검정하거나 요인들의 상호 관계를 수리적으로 규명해내는 역학이다.

| 오답해설 |

① **작전역학**: KAP 조사(Knowledge, Attitude & Practice Study)라고도 하며, 지역주민들의 지식, 태도, 실천에 관한 조사로 보건사업의 효과를 평가하는 데 적합한 방법이다. 주로 설문지를 이용하여 보건사업 실시 전과 실시 후의 지식, 태도, 실천의 변화를 비교하여 보건사업의 성과를 평가한다.

③ **이민자 연구**: 이민 1세대와 2세대의 질병발생률 차이를 기반으로 환경과 유전적 요인의 질병발생에 대한 기여도를 비교하여 환경과 유전의 상대적인 중요성에 대한 정보를 제공한다.

④ **메타분석**: 여러 연구에서 얻어진 정량적 결과를 통합하는 통계적 방법이다.

21

역학 연구 설계와 근거 수준

연구설계		근거 수준
관찰 연구	사례 연구	약
	사례군 연구	
	생태학적 연구	
	단면 연구	
	환자–대조군 연구	
	코호트 연구	
실험 연구	준실험 연구	
	실험 연구	강

22

작전역학은 KAP 조사(Knowledge, Attitude & Practice Study)라고도 하며, 지역주민들의 지식, 태도, 실천에 관한 조사로 보건사업의 효과를 평가하는 데 적합한 방법이다. 주로 설문지를 이용하여 보건사업 실시 전과 실시 후의 지식, 태도, 실천의 변화를 비교하여 보건사업의 성과를 평가한다.

23 ~ 24

인과적 연관성의 근거 수준

실험 연구 > 코호트 연구 > 환자–대조군 연구 > 단면 연구

제 9 절 | 감염병의 유행과 유행조사

01 ④	02 ④	03 ③	04 ④	05 ①
06 ②	07 ④	08 ②	09 ②	10 ②
11 ②	12 ②	13 ④	14 ②	15 ②
16 ③	17 ④	18 ①	19 ②	20 ④
21 ②	22 ③			

01 ~ 02

집단면역 수준이 한계밀도보다 작으면 유행이 일어나고 집단면역 수준이 한계밀도보다 높으면 유행이 일어나지 않는다.

03

유행조사 단계

(1) 유행의 확인과 크기 측정

(2) 유행질환의 기술역학적 분석

(3) 유행원인에 대한 가설 설정

(4) 분석역학적 연구를 통한 가설 검정

(5) 예방 대책 수립과 보고서 작성

04

감염재생산수(R) 결정요인

$$R = \beta \times \kappa \times D$$

β : 감염원이 감수성자와 1회 접촉 시 감염을 전파시킬 확률

κ : 단위 시간동안 감염원이 감수성자와 접촉하는 횟수

D: 감염원이 감염을 전파시킬 수 있는 기간

05

질병이 유행할 때 처음 시행하는 역학연구는 1단계 역학인 기술역학이다.

기술역학을 토대로 질병의 원인요인에 대한 가설을 설정하고 2단계 역학인 분석역학을 통해 가설을 검정한 뒤 3단계 역학인 이론역학을 통해 감염병의 발생 모델과 유행 현상을 수리적으로 분석하여, 이론적으로 유행 법칙이나 현상을 수식화한다.

06

감염재생산

(1) **기초감염재생산수(Basic Reproduction Number, R0)**

모든 인구가 감수성이 있다고 가정할 때 감염성이 있는 환자가 감염 가능 기간 동안 직접 감염시키는 평균 인원 수

(2) **감염재생산수(2단계 감염자 수, R)**

① 집단 면역(p)의 비율만큼 환자가 덜 발생한다.

② 2단계 감염자 수(R) = R0 − p × (R0)

(3) **감염재생산수에 따른 질병 유행**

① R<1: 질병의 유행이 일어나지 않고 사라지게 된다.

② R=1: 풍토병이 된다(지역사회에 일정 수 유지).

③ R>1: 질병의 유행이 일어난다.

④ 질병 유행이 일어나지 않기 위한 집단 면역의 비율 p는

$$R0 - p \times (R0) \leq 1 \rightarrow p \geq \frac{R0 - 1}{R0}$$

07

유행곡선의 종류

(1) **Unimodal curve(단일봉 유행곡선)**

① 공동 오염원에 감수성 있는 사람들이 동시에 노출되었음을 의미한다. 이런 경우를 공동 오염원 단일노출에 의한 유행(point source epidemic)이라고 한다.

② 첫 발생 환자와 마지막 환자발생과의 거리는 최장잠복기간과 최단 잠복기간의 차이이다.

③ 단일봉이지만 봉우리가 고원(plateau)을 형성하고 잠복기가 알려진 것보다 긴 경우: 오염된 감염원이 제거되지 않아 여러 번에 걸쳐 지속적으로 유행을 일으키는 경우에 나타남

(2) **Multimodal curve(다봉형 유행곡선)**

① 봉우리가 1개가 아니고 여러 개인 경우

② 그 중에 흔한 것이 노출이 지속적으로 이루어지지 않고 간헐적으로 이루어져서 유행이 일어나는 것을 반복하는 것이다.

③ Bimodal curve(아봉형 유행곡선): 봉우리가 두 개인 경우로 first peak는 Unimodal curve와 같고 second peak는 이차감염을 의미한다.

(3) **Propagated curve(증식형 유행곡선)**

① 사람 간 접촉(사람에서 사람)으로 연쇄성 전파가 일어나는 유행의 모습으로 불규칙한 봉우리 크기와 비교적 일정한 봉우리 간격을 특징으로 한다.

② 특히, 비말로 감염되는 호흡기감염병의 경우 그대로 유행을 두면 점차 유행곡선의 봉우리가 커지는 전형적인 증식형 유행곡선을 보인다.

08

유행조사의 단계는 유행의 확인 − 자료수집(기술역학) − 가설 설정 − 가설검정(분석역학) − 관리 및 예방대책 지시이다. 그동안 유행한 적 없던 COVID19의 확진자가 1,000명 확인되었으므로 유행의 확인이 이루어진 것이므로 그 다음 먼저 수행해야 할 조사는 기술역학을 통한 자료조사이다.

① 연구자가 연구대상자의 참여, 주요인 및 교란요인에의 노출, 무작위 배정 등 여러 연구 조건을 직접 배정하거나 통제하여 연구를 수행한다. − 실험역학

② 질병발생의 양상을 인적, 지역적, 시간적 특성별로 파악한다. − 기술역학

③ 비교군을 가지고 있으면서 두 군 이상의 질병빈도 차이를 관찰한다. − 분석역학

④ 감염병의 발생 모델과 유행 현상을 수리적으로 분석하여, 이론적으로 유행 법칙이나 현상을 수식화한다. − 이론역학

09

유행이 일어나지 않기 위한 한계밀도

p = (기초감염재생산수 − 1) / 기초감염재생산수 × 100
　 = 4 / 5 × 100 = 80%

• 기초감염재생산수는 면역이 없어 감수성이 낮은 인구에 적용했을 때 한 사람이 평균적으로 전파시킬 수 있는 사람의 수이다.

• 감염재생산수가 1보다 크면 질병이 유행한다.

• 기초감염재생산수는 모든 질병이 동일하나 질병마다 다른 집단면역의 수준에 의해 감염재생산 수가 달라진다.

• 감염재생산수 결정요인은 감수성자와 접촉하는 횟수와 전파시킬 수 있는 기간과 비례한다.

10

감염재생산수(R) 결정요인

$$R = \beta \times \kappa \times D$$

β: 감염원이 감수성자와 1회 접촉 시 감염을 전파시킬 확률
κ: 단위 시간동안 감염원이 감수성자와 접촉하는 횟수
D: 감염원이 감염을 전파시킬 수 있는 기간

11

감염재생산수(R)=R0-P × R0=3-0.7 × 3=3-2.1=0.9

12

감염재생산수(2단계 감염자 수, R)
기초감염재생산수(R0)에서 집단 면역(p)의 비율만큼 환자가
덜 발생한다.
감염재생산수(R)=R0-p×(R0)=2-0.5×2=1

13

감염재생산
(1) **기초감염재생산수(Basic Reproduction Number, R0)**
    모든 인구가 감수성이 있다고 가정할 때 감염성이 있는 환
    자가 감염 가능 기간 동안 직접 감염시키는 평균 인원 수
(2) **감염재생산수(2단계 감염자 수, R)**
    ① 집단 면역(p)의 비율만큼 환자가 덜 발생한다.
    ② 2단계 감염자 수(R)=R0-p × (R0)
(3) **감염재생산수에 따른 질병 유행**
    ① R<1: 질병의 유행이 일어나지 않고 사라지게 된다.
    ② R=1: 풍토병이 된다(지역사회에 일정 수 유지).
    ③ R>1: 질병의 유행이 일어난다.
    ④ 질병 유행이 일어나지 않기 위한 집단 면역의 비율 p는

    $$R0 - p \times (R0) \leq 1 \rightarrow p \geq \frac{R0 - 1}{R0}$$

☞ 기초감염재생산수가 4인 코로나19가 유행하지 않기 위한
    집단면역 p

    $$p \geq \frac{R0 - 1}{R0} \times 100 = \frac{4-1}{4} \times 100 = 75\%$$

14

감염재생산수 결정요인
(1) 감염재생산수(R)는 한 인구집단 내에서 특정 개인으로부
    터 다른 개인으로 질병이 확대되어 나가는 잠재력이다.
(2) **감염재생산수(R) 결정요인**

    $$R = \beta \times \kappa \times D$$

    ① β: 감염원이 감수성자와 1회 접촉 시 감염을 전파시
        킬 확률

② κ: 단위 시간동안 감염원이 감수성자와 접촉하는 횟수
③ D: 감염원이 감염을 전파시킬 수 있는 기간

15

(13 해설 참고)
기초감염재생산수가 5이고 집단면역이 80%이므로
감염재생산수(R)=5-0.8 × 5=1
감염재생산수가 1이므로 풍토병이 된다.

16

집단면역(Herd Immunity)
(1) 집단 내 면역력자의 비율, 특정 감염병 전파에 대한 집단
    의 저항 수준을 나타냄

    집단 면역 = $\dfrac{\text{면역이 있는 사람 수}}{\text{총 인구수}} \times 100(\%)$

(2) 면역을 가진 인구의 비율이 높을 경우, 감염자가 감수성자와
    접촉할 수 있는 기회가 적어져 감염재생산수(Reproductive
    Number)가 적어진다.
(3) 지역사회 인구 중 면역을 획득한 비율이 어느 정도 되면
    그 지역사회는 마치 해당 질병에 면역된 것처럼 유행이
    발생하지 않음
(4) 한계밀도는 유행을 예방하기 위한 집단면역의 한계치로
    집단면역 수준이 한계밀도보다 크면 유행을 차단하게 됨

| 오답해설 |
① 인공능동면역을 통해 집단면역을 획득할 수 있다.
② 지역의 전체인구 중 면역력자의 수로 계산한다.
④ 한 지역에 전염병이 창궐하면 그 지역의 집단면역이 높아
   진다.

17

집단면역
(1) 인구집단 내 면역력자의 비율, 특정 감염병 전파에 대한
    집단의 저항 수준을 나타낸다.
(2) 홍역, 수두 등과 같이 사람 간에 전파되는 감염병의 유행
    은 뚜렷한 주기성을 갖고 있으며 이는 집단의 감수성자
    비율(즉, 면역이 없는 사람)에 의한 현상이다.
(3) 지역사회 인구 중 면역을 획득한 비율이 어느 정도 되면
    그 지역사회는 마치 해당 질병에 면역된 것처럼 유행이
    발생하지 않는다.
(4) 집단 면역 = $\dfrac{\text{면역이 있는 사람 수}}{\text{총 인구수}} \times 100(\%)$

| 바로알기 |
④ 집단면역은 인구집단 중 면역력을 가진 사람의 비율이기
   때문에 개개인의 면역수준을 파악할 수는 없다.

18

집단면역의 조건

(1) 질병이 전파되는 과정에서 숙주는 하나의 종(species)으로 제한되어야 한다.

(2) 직접전파에 의한 기전으로 질병 전파가 이루어져야 한다. 만약 병원체의 전파과정에 인간숙주 외에 중간숙주(reservoir)가 존재하면 집단면역은 작동하지 않게 되는데 이는 다른 수단을 이용한 전파가 가능하기 때문이다.

(3) 감염 후에 면역형성은 완전해야 한다. 만약 면역이 부분적으로 형성된다면 질병 유행 이후라 하더라도 그 집단 내에서 면역을 가지는 분율은 충분히 크지 못하게 될 것이다.

(4) 인구집단 내에서 감염자가 다른 모든 대상자를 접하게 되는 확률이 동일할 때(random mixing) 집단면역은 작용한다. 그러나 만약 감염된 사람이 대상자 중에서 감수성이 있는 일부의 사람들만을 모두 접촉하게 된다면 집단면역은 작동하지 않고 질병 유행은 일어날 것이다.

19

유행곡선의 종류

(1) Unimodal curve(단일봉 유행곡선)

① 공동 오염원에 감수성 있는 사람들이 동시에 노출되었음을 의미한다. 이런 경우를 공동 오염원 단일노출에 의한 유행(point source epidemic)이라고 한다.

② 첫 발생 환자와 마지막 환자발생과의 거리는 최장잠복기간과 최단 잠복기간의 차이이다.

③ 공동 오염원에 의한 식중독 발생 시 오른쪽 꼬리가 긴 대수정규분포의 모양이 나타난다.

④ 단일봉이지만 봉우리가 고원(plateau)을 형성하고 잠복기가 알려진 것보다 긴 경우: 오염된 감염원이 제거되지 않아 여러 번에 걸쳐 지속적으로 유행을 일으키는 경우에 나타남

(2) Multimodal curve(다봉형 유행곡선)

① 봉우리가 1개가 아니고 여러 개인 경우

② 그 중에 흔한 것이 노출이 지속적으로 이루어지지 않고 간헐적으로 이루어져서 유행이 일어나는 것을 반복하는 것이다.

③ Bimodal curve(아봉형 유행곡선): 봉우리가 두 개인 경우로 first peak는 Unimodal curve와 같고 second peak는 이차감염을 의미한다.

(3) Propagated curve(증식형 유행곡선)

① 사람 간 접촉(사람에서 사람)으로 연쇄성 전파가 일어나는 유행의 모습으로 불규칙한 봉우리 크기와 비교적 일정한 봉우리 간격을 특징으로 한다.

② 특히, 비말로 감염되는 호흡기감염병의 경우 그대로 유행을 두면 점차 유행곡선의 봉우리가 커지는 전형적인 증식형 유행곡선을 보인다.

20

감염재생산수(R) 결정요인

$$R = \beta \times \kappa \times D$$

(1) β: 감염원이 감수성자와 1회 접촉 시 감염을 전파시킬 확률

(2) κ: 단위 시간동안 감염원이 감수성자와 접촉하는 횟수

(3) D: 감염원이 감염을 전파시킬 수 있는 기간

21

감염재생산수(2단계 감염자 수, R)

(1) 집단면역(p)의 비율만큼 환자가 덜 발생한다.

(2) 2단계 감염자 수(R) = R0 − p × (R0)

(3) 감염재생산수에 따른 질병 유행

① R < 1: 질병의 유행이 일어나지 않고 사라지게 된다.

② R = 1: 풍토병이 된다(지역사회에 일정 수 유지).

③ R > 1: 질병의 유행이 일어난다.

☞ 기초감염재생산수 = 2, 집단면역 = 500 / 1,000 × 100 = 50%

감염재생산수(R) = 2 − (0.5 × 2) = 1

∴ 감염재생산 수(R)가 1이므로 풍토병이 된다.

22

역학조사의 단계상 유행의 확인이 이루어지고 나면 기술역학 분석을 통해 질병의 인적, 시간적, 지리적 특성 등을 확인하여 가설을 설정한 뒤 분석역학연구(환자−대조군 연구, 후향적 코호트 연구)를 통해 가설을 검정한다. 문제 가설 설정을 위한 연구라고는 하지 않았지만 순서 상 기술역학 연구가 선행된 뒤 분석역학 연구가 진행되어야 한다.

유행조사 단계

(1) 유행의 확인과 크기 측정

(2) 유행질환의 기술역학적 분석

(3) 유행원인에 대한 가설 설정

(4) 분석역학적 연구를 통한 가설 검정

(5) 예방 대책 수립과 보고서 작성

제 2 장 　보건통계

01　①

01

보건통계의 조건: 이용가능성, 일반화, 수용성, 재현성, 특이성, 민감성, 정확성

제 2 절	보건통계 조사 방법				
01 ②	**02** ④	**03** ③	**04** ①	**05** ①
06 ④	**07** ②	**08** ③	**09** ③	**10** ④
11 ①	**12** ③	**13** ④	**14** ②	**15** ②
16 ③	**17** ④	**18** ②	**19** ②	**20** ③
21 ①	**22** ④	**23** ②	**24** ①	**25** ②
26 ③	**27** ①	**28** ①	**29** ②	**30** ③
31 ②	**32** ④	**33** ①	**34** ②	**35** ④
36 ②	**37** ③	**38** ②	**39** ②	**40** ④
41 ③	**42** ④	**43** ③	**44** ③	

01

계통추출법(Systematic Sampling)은 모집단의 목록이 잘 정리된 경우 일정한 간격으로 표본을 추출하는 방법이다. 모집단 N에 일련번호를 부여하고 표본추출간격을 정한 후 단순확률추출법에 의하여 최초의 표본(A)을 뽑은 다음 여기에 추출간격(k)을 더하여 n개의 표본이 될 때까지 추출하는 방법이다.

02 ～ 03

집락표본추출은 표본추출단위가 개인이 아닌 집락인 표본추출법으로, 모집단을 구성하는 하부집락을 무작위 추출하여 그 전수를 표본으로 하거나 집락의 대상자 중 일부를 다시 표본추출하는 방법이다.

04

- **층화무작위추출**(stratified random sampling): 모집단을 성, 나이 등의 층으로 구분하고 각 층에서 단순무작위추출법에 따라 표본을 추출하는 방법

- **비례층화추출**: 각 층으로부터 단순무작위추출을 할 때 표본의 크기를 각 층의 크기에 따라 비례적으로 정함
- **비비례층화추출**: 각 층의 크기와 무관하게 표본을 추출하는 것

05

단순무작위추출(Simple Random Sampling)은 단순한 확률표본추출법으로 소규모 조사나 예비조사에서 주로 사용된다. 모집단의 모든 구성원의 표본추출확률을 똑같게 해주는 방법으로 대상자 전체에 일련번호를 부여하고 그 중 무작위로 표본을 뽑는다. 무작위로 표본을 산출하는 방법으로 난수표나 컴퓨터가 이용된다. 난수표나 컴퓨터를 이용하여 필요한 표본 수만큼 난수를 생성한 다음, 생성된 난수에 해당하는 일련번호를 가진 사람을 표본으로 산정한다.

06 ～ 07

- **확률표본추출**: 조사자의 의도가 표본추출과정에 개입되지 않고, 모집단에 속해 있는 대상으로부터 사전에 정해진 표본추출확률에 따라 무작위로 표본추출한다. 확률표본추출 방법으로는 단순무작위표본추출, 층화표본추출, 계통표본추출, 집락표본추출 등이 있다.
- **비확률표본추출**: 모집단의 대상자가 표본으로 뽑힐 확률이 같지 않은 경우로 조사자의 의도가 개입되는 추출법으로 임의추출, 편의추출, 연속추출, 눈덩이추출 등이 있다.

08

층화표본표출(층화확률추출)
모집집단을 배타적 특성에 따라 층(집단)으로 구분한 뒤 각 층에서 무작위로 표본을 추출하는 방법이다.

09

모집단에서 읍·면·동 중 몇 개의 지역을 표본으로 추출하고 다시 각 지역에서 마을에 해당하는 집단을 표본으로 추출하였으므로 2단계 집락추출에 해당한다.

10

집락표본추출은 모집단을 구성하는 하부 집락을 무작위 추출하여 그 전수를 표본으로 하거나 집락의 대상자 중 일부를 다시 표본추출하는 방법이다.
초등학생에 대한 표본을 학교와 학급의 반이라는 집단으로 추출하였기 때문에 집락표본추출에 해당한다.

11

단순무작위추출(Simple Random Sampling)

가장 단순한 확률표본추출법으로 모집단의 모든 구성원의 표본추출 확률을 똑같게 해주는 방법이다. 대상자 전체에 일련번호를 부여하고 난수표나 컴퓨터를 이용하여 필요한 표본 수만큼 난수를 생성한 다음, 생성된 난수에 해당하는 일련번호를 가진 사람을 표본으로 산정한다.

12

집락표본추출은 모집단을 구성하는 하부 집락을 무작위 추출하여 그 전수를 표본으로 하거나 집락의 대상자 중 일부를 다시 표본추출하는 방법이다.

초등학생에 대한 표본을 학교와 학급의 반이라는 집단으로 추출하였기 때문에 집락표본추출에 해당한다.

13

① 계통표본추출은 무작위추출의 단점을 보완하기 위한 것인데, 시간적으로 또는 공간적으로 일정한 간격을 두고 표본을 추출하는 방법으로, 단순하면서도 모집단 전체에서 골고루 표본을 추출할 수 있다.

④ 단순무작위표본추출은 가장 단순한 확률표본추출로 모집단의 모든 구성원의 표본추출 확률을 똑같게 해주는 방법이다.

14

모집단의 각 구성원들이 표본으로 뽑힐 기회를 같게 보장하는 것은 확률표본추출이다. 확률표본추출로는 단순무작위추출, 층화무작위추출, 계통추출, 집락추출이 있다.

15

단순무작위추출(Simple Random Sampling)은 모집단의 모든 구성원의 표본추출 확률을 똑같게 해주는 방법으로 대상자 전체에 일련번호를 부여하고 난수표나 컴퓨터를 이용하여 필요한 표본 수만큼 난수를 생성한 다음, 생성된 난수에 해당하는 일련번호를 가진 사람을 표본으로 산정한다.

16

집락추출법(cluster sampling)은 표본추출단위가 개인이 아닌 집락인 표본추출법으로, 모집단을 구성하는 하부집락을 무작위 추출하여 그 전수를 표본으로 하거나 집락의 대상자 중 일부를 다시 표본추출하는 방법이다.

17

계통표본추출은 모집단의 목록이 잘 정리된 경우 일정한 간격으로 표본을 추출하는 방법으로 모집단 N개에 일련번호를 부여하고 표본추출 간격을 정한 후 단순확률추출법에 의하여 최초의 표본(A)을 뽑은 다음 여기에 추출 간격(K)을 더하여 n개의 표본이 될 때까지 추출하는 방법이다.

18

표집대상은 슈퍼마켓이다. 대상의 특성인 규모의 크기에 따라 층을 나누어 각 집단으로부터 표본을 뽑는 방법은 층화표본추출에 해당한다.

19

층화표본추출은 모집단을 성, 나이 등의 층(집단)으로 구분하고 각 층(집단)에서 단순무작위추출법에 따라 표본을 추출하는 방법이다.

20

계통추출법(Systematic Sampling)

모집단의 목록이 잘 정리된 경우 일정한 간격으로 표본을 추출하는 방법으로 모집단 N개에 일련번호를 부여하고 표본추출 간격을 정한 후 단순확률추출법에 의하여 최초의 표본(A)을 뽑은 다음 여기에 추출 간격(K)을 더하여 n개의 표본이 될 때까지 추출하는 방법이다.

21

- **확률표본추출**: 단순무작위추출, 층화추출(비례층화추출, 비비례층화추출), 계통추출, 집락추출
- **비확률표본추출**: 편의추출, 임의추출, 의도추출, 눈덩이추출 등

22

계통추출법(Systematic Sampling)

모집단의 목록이 잘 정리된 경우 일정한 간격으로 표본을 추출하는 방법으로 모집단 N개에 일련번호를 부여하고 표본추출 간격을 정한 후 단순확률추출법에 의하여 최초의 표본(A)을 뽑은 다음 여기에 추출 간격(K)을 더하여 n개의 표본이 될 때까지 추출하는 방법이다.

23

집락표본추출은 표본추출 단위가 개인이 아닌 집락인 표본추출법으로 모집단을 구성하는 하부 집락을 무작위 추출하여 그 전수를 표본으로 하거나 집락의 대상자 중 일부를 다시 표본추출하는 방법이다.

24

층화표본추출은 모집단을 성, 나이 등의 층으로 구분하고 각 층에서 단순무작위추출법에 따라 표본을 추출하는 방법이다.

25

계통추출법(Systematic Sampling)
모집단의 목록이 잘 정리된 경우 일정한 간격으로 표본을 추출하는 방법으로 모집단 N개에 일련번호를 부여하고 표본추출 간격을 정한 후 단순확률추출법에 의하여 최초의 표본(A)을 뽑은 다음 여기에 추출 간격(K)을 더하여 n개의 표본이 될 때까지 추출하는 방법이다.

26

확률표본추출방법
(1) **단순무작위추출법(simple random sampling)**: 모집단의 모든 구성원의 표본추출확률을 똑같게 해주는 방법으로 대상자 전체에 일련번호를 부여하고 그 중 무작위로 표본을 뽑는다. 무작위로 표본을 산출하는 방법으로 난수표나 컴퓨터가 이용된다. 난수표나 컴퓨터를 이용하여 필요한 표본 수만큼 난수를 생성한 다음, 생성된 난수에 해당하는 일련번호를 가진 사람을 표본으로 산정한다.
(2) **층화무작위추출법(stratified random sampling)**: 모집집단을 배타적 특성에 따라 층(집단)으로 구분한 뒤 각 층에서 무작위로 표본을 추출하는 방법이다.
(3) **계통추출법(systematic sampling)**: 모집단의 목록이 잘 정리된 경우 일정한 간격으로 표본을 추출하는 방법이다. 모집단 N에 일련번호를 부여하고 표본추출간격을 정한 후 단순확률추출법에 의하여 최초의 표본(A)을 뽑은 다음 여기에 추출간격(k)을 더하여 n개의 표본이 될 때까지 추출하는 방법이다.
(4) **집락추출법(cluster sampling)**: 표본추출단위가 개인이 아닌 집락인 표본추출법으로, 모집단을 구성하는 하부집락을 무작위 추출하여 그 전수를 표본으로 하거나 집락의 대상자 중 일부를 다시 표본추출하는 방법이다.

27

표본추출 방법은 확률표본추출과 비확률표본추출로 구분한다. 확률표본추출은 조사자의 의도가 표본추출 과정에 개입되지 않고, 모집단에 속해 있는 대상으로부터 사전에 정해진 표본추출 확률에 따라 무작위로 표본을 추출하는 방법으로 대표성을 높일 수 있다.
• **확률표본추출방법**으로는 단순무작위추출, 층화무작위추출, 계통추출, 집락추출이 있다.
• **비확률표본추출**은 모집단의 구성원이 표본으로 뽑힐 확률에 차이가 있기 때문에 대표성이 떨어진다. 편의추출, 임의추출, 의도추출, 눈덩이추출, 연속추출 등이 이에 해당한다.

28

단순무작위추출(Simple Random Sampling)은 모집단의 모든 구성원의 표본추출 확률을 똑같게 해주는 방법으로 대상자 전체에 일련번호를 부여하고 난수표나 컴퓨터를 이용하여 필요한 표본 수만큼 난수를 생성한 다음, 생성된 난수에 해당하는 일련번호를 가진 사람을 표본으로 산정한다. 가장 단순한 확률표본추출법으로 소규모 조사나 예비 조사에서 주로 사용된다.

29 ~ 30

(26 해설 참고)

31

모집단이란 주어진 문제에 관해서 우리가 관심을 갖고 있는 모든 개체의 전 집합으로 지역주민 전체가 모집단이 된다. 표본이란 조사 대상으로 채택한 모집단의 일부이다.

32 ~ 33

계통추출법(Systematic Sampling)
(1) 모집단의 목록이 잘 정리된 경우 일정한 간격으로 표본을 추출하는 방법이다.
(2) 단순무작위표본추출법보다 추출작업이 쉽고, 선정된 표본들이 고르게 분포되어 있는 경우 표본의 대표성을 확보할 수 있다.
(3) **표본추출절차**: 모집단 N개에 일련번호를 부여하고 표본추출 간격을 정한 후 단순확률추출법에 의하여 최초의 표본(A)을 뽑은 다음 여기에 추출 간격(K)을 더하여 n개의 표본이 될 때까지 추출한다. 표본 N개는 A, A+K, A+2K, A+3K, …
(4) 하지만 모집단의 목록이 무작위가 아니고, 일정한 경향성을 지니는 경우 대표성을 훼손할 수 있으므로 표본을 선정한 뒤 경향성 여부를 검토하여야 한다.

34

(26 해설 참고)

35

표본추출방법은 크게 확률표본추출과 비확률표본추출이 있다.
• **확률표본추출**: 조사자의 의도가 표본추출과정에 개입되지 않고, 모집단에 속해 있는 대상으로부터 사전에 정해진 표본추출확률에 따라 무작위로 표본추출한다. 확률표본추출 방법으로는 단순무작위표본추출, 층화표본추출, 계통표본추출, 집락표본추출 등이 있다.
• **비확률표본추출**: 모집단의 대상자가 표본으로 뽑힐 확률이 같지 않은 경우로 조사자의 의도가 개입되는 추출법으로 임의추출, 편의추출, 연속추출 등이 있다.

36

집락표본추출(Cluster Sampling)

(1) 표본추출 단위가 개인이 아닌 집락인 표본추출법으로 모집단을 구성하는 하부 집락을 무작위 추출하여 그 전수를 표본으로 하거나 집락의 대상자 중 일부를 다시 표본추출하는 방법이다.

(2) **국민건강영양조사**: 일정한 수의 가구로 구성된 집락을 표본추출 단위로 지역, 동·읍·면, 주택 유형을 고려하여 층화한 뒤 각 층에서 일정한 수의 조사구를 추출하고 각 조사구를 구성하는 가구들의 구성원 조사

37

(35 해설 참고)

38 ~ 39

(26 해설 참고)

40

집락표본추출(군집표본추출)은 표본추출단위가 개인이 아닌 집락인 표본추출법으로, 모집단을 구성하는 하부집락을 무작위 추출하여 그 전수를 표본으로 하거나 집락의 대상자 중 일부를 다시 표본추출하는 방법이다.

41

확률표본추출

(1) **단순무작위추출법(simple random sampling)**: 모집단의 모든 구성원의 표본추출확률을 똑같게 해주는 방법으로 대상자 전체에 일련번호를 부여하고 그 중 무작위로 표본을 뽑는다. 무작위로 표본을 산출하는 방법으로 난수표나 컴퓨터가 이용된다. 난수표나 컴퓨터를 이용하여 필요한 표본 수만큼 난수를 생성한 다음, 생성된 난수에 해당하는 일련번호를 가진 사람을 표본으로 산정한다.

(2) **층화무작위추출법(stratified random sampling)**: 모집단을 배타적 특성에 따라 층(집단)으로 구분한 뒤 각 층에서 무작위로 표본을 추출하는 방법이다.

(3) **계통추출법(systematic sampling)**: 모집단의 목록이 잘 정리된 경우 일정한 간격으로 표본을 추출하는 방법이다. 모집단 N에 일련번호를 부여하고 표본추출간격을 정한 후 단순확률추출법에 의하여 최초의 표본(A)을 뽑은 다음 여기에 추출간격(k)을 더하여 n개의 표본이 될 때까지 추출하는 방법이다.

(4) **집락추출법(cluster sampling)**: 표본추출단위가 개인이 아닌 집락인 표본추출법으로, 모집단을 구성하는 하부집락을 무작위 추출하여 그 전수를 표본으로 하거나 집락의 대상자 중 일부를 다시 표본추출하는 방법이다.

42

표본추출 방법은 확률표본추출과 비확률표본추출로 구분한다. 확률표본추출은 조사자의 의도가 표본추출 과정에 개입되지 않고, 모집단에 속해 있는 대상으로부터 사전에 정해진 표본추출 확률에 따라 무작위로 표본을 추출하는 방법으로 대표성을 높일 수 있다.

• **확률표본추출**: 단순무작위추출, 층화무작위추출, 계통추출, 집락추출이 있다.

• **비확률표본추출**: 모집단의 구성원이 표본으로 뽑힐 확률에 차이가 있기 때문에 대표성이 떨어진다. 편의추출, 임의추출, 의도추출, 눈덩이추출, 연속추출 등이 이에 해당한다.

43 ~ 44

(41 해설 참고)

제 3 절	보건통계 자료			
01 ①	02 ①	03 ①	04 ①	05 ④
06 ①	07 ③	08 ①	09 ④	10 ④
11 ①	12 ④	13 ①	14 ①	15 ①
16 ③	17 ②	18 ②	19 ③	20 ③
21 ①	22 ③	23 ②	24 ④	25 ④
26 ②	27 ③	28 ③	29 ③	30 ②
31 ①	32 ③	33 ②	34 ②	35 ②
36 ②	37 ②	38 ①	39 ①	40 ①
41 ①	42 ②	43 ④	44 ①	45 ③

01

질적 자료는 측정대상의 특성을 분류하기 위한 자료로, 명목척도와 서열척도가 해당한다. 양적 자료는 숫자로 표현되는 자료로, 간격척도와 비척도가 해당된다.

인종, 성별, 혈액형 등의 변수는 명목척도에 해당한다. 명목척도는 정대상자의 특성이나 성질을 상호배타적인 범주로 나타낸 척도도 일반적으로 숫자로 표시하기 힘든 자료이지만 통계분석상 숫자로 표시한다.

02

변수의 측정척도수준이 가장 낮은 특성부터 높은 특성으로 나열하면 명목척도 – 서열척도 – 간격척도 – 비척도 순으로, 수준이 가장 높은 것은 비척도이다.

① 비만도 – 32.8(비척도)
② 성별 – 남자, 여자(명목척도)
③ 질병의 중증도 – 상, 중, 하(서열척도)
④ 체온 – 36.5℃(간격척도)
체온, 온도, 지능지수와 같은 변수는 숫자로 표현되지만 절대적 기준인 '0'의 개념이 존재하지 않는 특성을 가지고 있어서 간격척도(등간척도, 구간척도)로 구분된다.

03

정규분포곡선의 특징
(1) 정규분포곡선의 형태는 평균과 표준편차에 따라 그 위치와 모양이 결정된다.
(2) 좌우대칭으로 평균이 중앙에 있으며 평균 = 중앙값 = 최빈값이 성립되는 분포이다.
(3) 전체 면적은 항상 1(100%)이다.
(4) 분산이 작은 경우 종의 높이가 높아지며 폭은 좁아진다.
(5) 곡선이 X축과 맞닿지 않고 좌우로 무한히 뻗어있다.
(6) 왜도는 0이다.

04

변이계수(Coefficient of Variance)
(1) 표본의 산술평균을 100으로 환산할 때 표준편차는 산술평균 100에 대하여 그 크기가 얼마인지 알아보는 것이다.
(2) 두 개 이상의 산포도를 비교하려고 할 때 사용하는 지수로, 측정치의 크기가 매우 차이가 나거나 서로 다를 때 사용한다.
(3) 표준편차가 절대적 산포도라면 변이계수는 상대적 산포도로서 서로 다른 변수들의 산포도 간의 상대적 크기를 비교할 때 사용한다.

05

산포도의 종류에는 범위, 편차, 분산, 표준편차, 사분위수 범위 등이 있다.

06

변수의 측정척도
(1) **명목척도(Nominal Scale)**: 측정 대상자의 특성이나 성질을 상호 배타적인 범주로 나타낸 척도이다. 일반적으로 숫자로 표시하기 힘든 자료이지만 통계 분석상 남자=1, 여자=2와 같이 숫자로 표시한다.
(2) **서열척도(Ordinal Scale)**: 측정 대상자가 가지고 있는 어떤 특성의 상대적 크기에 따라 나타낸 순서이다. 측정값 간의 산술적인 관계는 같다 혹은 다르다와 크다 혹은 작다의 관계가 성립한다. '상, 중, 하' / '좋음, 보통, 나쁨' 등으로 표시되는 자료가 해당된다.

(3) **간격척도(등간척도, 구간척도, Interval Scale)**: 대상 자료의 범주나 대소 관계는 물론 동일한 간격의 척도로서 간격의 차이까지 설명 가능하다. 절대적 기준인 '0'의 개념이 존재하지 않는다. 온도, 체온, 지능지수 등이 해당된다.
(4) **비척도(비율척도, Ratio Scale)**: 명목척도, 서열척도, 등간척도가 가지고 있어 두 측정값 간의 순위, 간격의 크기뿐 아니라 비율도 계산이 가능하다. 비율척도로 측정한 값으로는 가감승제의 모든 연산이 가능하다. 따라서 한 측정값이 다른 측정값의 몇 배가 되는지를 알 수 있다.

| 오답해설 |
② 몸무게 – 비척도
③ 성별 – 명목척도
④ 시험석차 – 서열척도

07

① 독립변수는 질병의 원인이 될 수 있는 변수이다.
② 종속변수는 결과변수로 독립변수에 의해 발생될 수 있는 질병이다.
③ 교란변수는 매개변수가 아니면서 독립변수와도 관련 있고 종속변수와도 관련이 있어서 연구를 혼란시키는 변수이다.
④ 매개변수는 독립변수와 종속변수 사이의 다리역할을 하는 변수로 독립변수에 의해 매개변수가 변화하고 매개변수가 다시 종속변수를 변화하게 만든다.

08

(06 해설 참고)
명목척도는 측정 대상자의 특성이나 성질을 상호 배타적인 범주로 나타낸 척도로 일반적으로 숫자로 표시하기 힘든 자료이지만 통계 분석상 임의의 숫자를 부여하는 변수이다.

09

자료의 중앙집중성을 보여주는 값은 대푯값을 의미하며 자료의 대푯값에는 평균값, 최빈값(최빈치), 중앙값(중위수) 등이 있다.
④ 표준편차는 자료가 평균을 중심으로 얼마나 흩어져 있는지를 나타내는 산포도에 해당한다.

10 ~ 12

변이계수(Coefficient of Variance)
(1) 표본의 산술평균을 100으로 환산할 때 표준편차는 산술평균 100에 대하여 그 크기가 얼마인지 알아보는 것이다.
(2) 두 개 이상의 산포도를 비교하려고 할 때 사용하는 지수로, 측정치의 크기가 매우 차이가 나거나 서로 다를 때 사용한다.

(3) 표준편차가 절대적 산포도라면 변이계수는 상대적 산포
도로서 서로 다른 변수들의 산포도 간의 상대적 크기를
비교할 때 사용한다.

13

정규분포곡선의 전체면적은 100%(1)이며 평균을 중심으로
±1 표준편차까지의 면적은 68.26%이다. 그러므로 전체에서
±1표준편차를 제외한 면적은 31.74%이다.

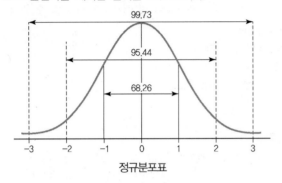

정규분포표

14

정규분포곡선의 특징
(1) 정규분포곡선의 형태는 평균과 표준편차에 따라 그 모양
이 결정된다.
(2) 좌우대칭으로 평균이 중앙에 있으며 평균 = 중앙값 = 최
빈값이 성립되는 분포이다.
(3) 전체 면적은 항상 1(100%)이다.
(4) 분산이 작은 경우 종의 높이가 높아지며 폭은 좁아진다.
(5) 곡선이 X축과 맞닿지 않고 좌우로 무한히 뻗어있다.
(6) 왜도는 0이다.

| 오답해설 |
② 정규분포곡선의 모양은 <u>표준편차에 의해 결정된다.</u>
③ X축과 정규분포곡선 사이의 <u>면적은 항상 1이다.</u>
④ 평균값과 중앙값, 최빈값의 위치는 같다.

15

명목척도(Nominal Scale)는 측정 대상자의 특성이나 성질을
상호 배타적인 범주로 나타낸 척도이다. 일반적으로 숫자로
표시하기 힘든 자료이지만 통계 분석상 남자＝1, 여자＝2와
같이 숫자로 표시한다.

16

• **대푯값**: 평균값, 중앙값, 최빈값
• **산포도**: 범위, 편차, 표준편차, 분산, 평균편차, 변이계수,
사분위수범위

17

사분위수는 자료를 4등분한 지점으로 2사분위수는 중위수와
동일한 의미를 갖는다.

18

변이계수(Coefficient of Variance)
(1) 표본의 산술평균을 100으로 환산할 때 표준편차는 산술
평균 100에 대하여 그 크기가 얼마인지 알아보는 것이다.
(2) 두 개 이상의 산포도를 비교하려고 할 때 사용하는 지수
로, 측정치의 크기가 매우 차이가 나거나 서로 다를 때
사용한다.
(3) 표준편차가 절대적 산포도라면 변이계수는 상대적 산포
도로서 서로 다른 변수들의 산포도 간의 상대적 크기를
비교할 때 사용한다.

19

대푯값
(1) **평균값(산술평균)**: 한 집단에 속하는 모든 측정치의 합을
사례의 수로 나눈 것으로 자료의 값 중에 매우 크거나 매
우 작은 값 같은 극단적인 값이 있는 경우 그 영향을 많
이 받는다.
(2) **중앙값**: 주어진 자료를 크기순으로 배열한 경우 가운데
위치하는 값을 의미한다. 측정값의 분포가 한 쪽으로 치
우쳐 있을 때 대푯값으로 자주 사용된다. 극단치의 영향
을 크게 받지 않으며 자료에서 항상 구할 수 있다.
(3) **최빈값**: 측정값들 중에서 빈도가 가장 높은 값이다. 반드
시 분포의 중심 가까이에 있는 것은 아니다. 오히려 극단
치일 수도 있다. 그러나 대부분의 분포는 최빈값이 중앙
에 위치하는 것이 보통이다. 자료에 없을수도 있고 두 개
이상일수도 있다.

| 오답해설 |
① 산술평균은 중위수, 최빈치에 비해 대표성이 높다.
→ 자료의 종류 및 특성에 따라 다르다.
② 중앙값은 없을 수 있다. → 중앙값은 자료내에 반드시 존
재하는 대푯값이다.
④ 최빈값은 없을 수도 있고 둘 이상일 수도 있다.

20

변수 형태		내용
질적 변수 (범주형)	명목 변수	특성을 이름으로 구별하는 변수 **예** 성별(남, 여)
	서열 변수	특성의 상대적 크기에 따라 순서로서 구분할 수 있는 변수 **예** 경제적 수준(상, 중, 하) 　　교육 수준(초졸, 중졸, 고졸, 대졸)
양적 변수 (연속형)	간격 변수	특성의 양에 따른 차이를 수량화할 수 있는 변수 **예** 온도(체온), 지능지수
	비율 변수	특성의 값에 대해 몇 배의 관계가 있는가를 수량화할 수 있는 변수 **예** 키, 체중

21

산포도

- **분산(Variance)**: 측정치들이 평균을 중심으로 얼마나 떨어져 있는가를 표시한 값으로 편차의 제곱을 합하여 평균한 값
- **표준편차(Standard Deviation)**: 분산이 편차의 제곱을 사용하는 값이기 때문에 원래의 값에 근접하기 위해 다시 제곱근을 구한 값이다.
- **평균편차(Mean Deviation)**: 측정치와 평균치와의 편차에 대한 절댓값의 평균이다.
- **변이계수(Coefficient of Variance)**: 표본의 산술평균을 100으로 환산할 때 표준편차는 산술평균 100에 대하여 그 크기가 얼마인지 알아보는 것이다. 두 개 이상의 산포도를 비교하려고 할 때 사용하는 지수로, 측정치의 크기가 매우 차이가 나거나 서로 다를 때 사용한다.

22

관찰된 자료가 어느 위치에 집중되어 있는가를 나타내는 것은 대푯값이다. 대푯값으로는 평균값(산술평균, 기하평균, 조화평균), 중앙값, 최빈값이 있다.

평균편차는 산포도에 해당하는 척도이다.

23

변수의 측정척도

(1) **명목척도(Nominal Scale)**: 측정 대상자의 특성이나 성질을 상호 배타적인 범주로 나타낸 척도이다. 일반적으로 숫자로 표시하기 힘든 자료이지만 통계 분석상 남자=1, 여자=2와 같이 숫자로 표시한다.

(2) **서열척도(Ordinal Scale)**: 측정 대상자가 가지고 있는 어떤 특성의 상대적 크기에 따라 나타낸 순서이다. 측정값 간의 산술적인 관계는 같다 혹은 다르다와 크다 혹은 작다의 관계가 성립한다. '상, 중, 하' / '좋음, 보통, 나쁨' 등으로 표시되는 자료가 해당된다.

(3) **간격척도(등간척도, 구간척도, Interval Scale)**: 대상 자료의 범주나 대소 관계는 물론 동일한 간격의 척도로서 간격의 차이까지 설명 가능하다. 절대적 기준인 '0'의 개념이 존재하지 않는다. 온도, 체온, 지능지수 등이 해당된다. 절대적 기준인 '0'의 개념이 존재하지 않는다. 온도, 체온, 지능지수 등이 해당된다.

(4) **비척도(비율척도, Ratio Scale)**: 명목척도, 서열척도, 등간척도가 가지고 있어 두 측정값 간의 순위, 간격의 크기뿐 아니라 비율도 계산이 가능하다. 비율척도로 측정한 값으로는 가감승제의 모든 연산이 가능하다. 따라서 한 측정값이 다른 측정값의 몇 배가 되는지를 알 수 있다.

24

표준정규분포란 평균이 0이고 표준편차가 1인 하나의 정규분포를 의미하며 모든 정규분포를 표준정규분포로 만들 수 있고 z값은 표준정규분포(평균=0, 표준편차=1)상 측정값의 위치를 나타낸다. 표준편차가 1이기 때문에 z값×표준편차(1)의 위치가 측정값의 위치이다.

25

- **산포도**: 범위, 편차, 분산, 표준편차, 평균편차, 사분위수범위, 변이계수
- 산술평균은 대푯값에 해당된다.

26

(23 해설 참고)

27

최빈치(Mode, 최빈값)

(1) 최빈값은 한 변수의 측정값들 중에서 빈도가 가장 높은 값이다.

(2) 반드시 분포의 중심 가까이에 있는 것은 아니다. 오히려 극단치일 수도 있다. 그러나 대부분의 분포는 최빈값이 중앙에 위치하는 것이 보통이다.

(3) 최빈값은 변수의 측정척도에 관계없이 사용할 수 있다.

(4) 자료에 없을수도 있고 두 개 이상일수도 있다.

(5) 최빈값은 연속형 변수의 분포를 나타내는 데에 산술평균이나 중앙값만큼 자주 사용되지는 않지만, <u>가장 자주 발생되는 사례나 관찰값을 알고자 할 경우에는 산술평균이나 중앙값보다 최빈값을 사용한다.</u>

28

제시된 값을 순서대로 나열하면 8, 9, 11, 12, 12, 14, 15, 19, 20, 230이다.

12개의 값 중 가운데는 12와 14고 둘의 평균인 13이 중앙값이 된다.

29

인체내 중금속농도는 일반적으로 정규분포가 아니라 대수정규분포를 하고 있으므로 산술평균보다는 기하평균이 중심경향을 나타낸다.

평균값의 종류

(1) **산술평균**: 측정치의 합을 사례의 수로 나눈 것
(2) **기하평균**: 측정치를 모두 곱하여 제곱근을 구하는 것으로 분포가 비대칭인 대수정규분포를 하고 있을 때 산술평균보다 기하평균이 중앙경향을 잘 나타냄
(3) **조화평균**: 측정치의 전체 개수를 각 측정값의 역수의 합으로 나누어 계산한 값으로 조화평균의 역수는 각 측정값의 역수에 대한 산술평균과 같음. 평균적인 변화율을 구할 때 주로 사용된다(주로 시간).

30

평균이 52kg이고 표준편차가 7.5kg이므로 59.5kg은 1표준편차의 위치에 해당한다. 1표준편차 지점의 오른쪽 면적이 59.5kg 초과자에 해당한다.
정규분포곡선의 면적은 그림과 같다.

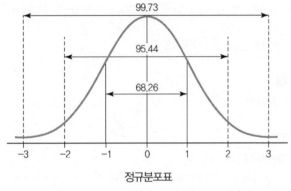

정규분포표

평균을 중심으로 좌우가 대칭이므로 평균 이상의 면적은 50%이고 평균보다 크면서 1표준편차보다 작은 값의 면적은 68.26%의 반인 34.13%이다.
1표준편차보다 큰 면적은 50%에서 34.13%를 뺀 15.87%이다.

31

정규분포곡선의 특징

(1) 정규분포곡선의 형태는 평균과 표준편차에 따라 그 위치와 모양이 결정된다.
(2) 좌우대칭으로 평균이 중앙에 있으며 평균 = 중앙값 = 최빈값이 성립되는 분포이다.
(3) 전체 면적은 항상 1(100%)이다.
(4) 분산이 작은 경우 종의 높이가 높아지며 폭은 좁아진다.
(5) 곡선이 X축과 맞닿지 않고 좌우로 무한히 뻗어있다.
(6) 왜도는 0이다.

① 평균 근처에서 높고 양측으로 갈수록 낮아진다.
② 편차에 따라 곡선의 높낮이가 달라진다.
③ 평균에 따라 곡선의 위치가 달라진다.

32

① **표준편차**: 측정치로부터 평균을 뺀 값이다.
② **표본오차**: 표본의 특정치에서 모집단의 특정치를 추정하는 과정에서 발생하는 오차로 표본조사에서 발생한다.
③ **변이계수**: 표본의 산술평균을 100으로 환산할 때 표준편차는 산술평균 100에 대하여 그 크기가 얼마인지 알아보는 것이다. 두 개 이상의 산포도를 비교하려고 할 때 사용하는 지수로, 측정치의 크기가 매우 차이가 나거나 서로 다를 때 사용한다.
④ **분산**: 측정치들이 평균을 중심으로 얼마나 떨어져 있는가를 표시한 값으로 편차의 제곱을 합하여 평균을 구한 값이다.

33 ~ 34

변수의 측정 수준에 따른 분류

변수 형태		내용	예
질적 변수 (범주형)	명목 변수	특성을 이름으로 구별하는 변수	성별(남, 여), 종교, 혈액형
	서열 변수	특성의 상대적 크기에 따라 순서로서 구분할 수 있는 변수	경제적 수준(상, 중, 하) 교육 수준(초졸, 중졸, 고졸, 대졸)
양적 변수 (연속형)	간격 변수	특성의 양에 따른 차이를 수량화할 수 있는 변수	온도(체온), 지능지수
	비율 변수	특성의 값에 대해 몇 배의 관계가 있는가를 수량화할 수 있는 변수	키, 체중

35

측정척도

(1) **명목척도(Nominal Scale)**: 측정 대상자의 특성이나 성질을 상호 배타적인 범주로 나타낸 척도이다. 일반적으로 숫자로 표시하기 힘든 자료이지만 통계 분석상 남자=1, 여자=2와 같이 숫자로 표시한다.
(2) **서열척도(Ordinal Scale)**: 측정 대상자가 가지고 있는 어떤 특성의 상대적 크기에 따라 나타낸 순서이다. 측정값 간의 산술적인 관계는 같다 혹은 다르다와 크다 혹은 작다의 관계가 성립한다. '상, 중, 하' / '좋음, 보통, 나쁨' 등으로 표시되는 자료가 해당된다.

(3) **간격척도(등간척도, 구간척도, Interval Scale)**: 대상 자료의 범주나 대소 관계는 물론 동일한 간격의 척도로서 간격의 차이까지 설명 가능하다. 절대적 기준인 '0'의 개념이 존재하지 않는다. 온도, 체온, 지능지수 등이 해당된다.

(4) **비척도(비율척도, Ratio Scale)**: 명목척도, 서열척도, 등간척도가 가지고 있어 두 측정값 간의 순위, 간격의 크기뿐 아니라 비율도 계산이 가능하다. 비율척도로 측정한 값으로는 가감승제의 모든 연산이 가능하다. 따라서 한 측정값이 다른 측정값의 몇 배가 되는지를 알 수 있다.

36

변이계수(Coefficient of Variance)

(1) 표본의 산술평균을 100으로 환산할 때 표준편차는 산술평균 100에 대하여 그 크기가 얼마인지 알아보는 것이다.

$$변이계수 = \frac{표준편차}{평균치} \times 100$$

(2) 두 개 이상의 산포도를 비교하려고 할 때 사용하는 지수로, 측정치의 크기가 매우 차이가 나거나 서로 다를 때 사용한다.

(3) 두 변수의 측정 단위가 같고, 또 산술평균이 같으면 분산이나 표준편차로 산포도의 크기를 비교할 수 있으나, 두 변수의 측정단위가 같아도 산술평균의 차이가 크면 분산이나 표준편차 같은 절대 산포도로는 비교하기 부적절하므로 변이계수를 사용한다.

(4) 두 변수의 측정 단위가 다를 때에도 산포도의 크기의 비교에는 변이계수를 사용한다.

(5) 표준편차가 절대적 산포도라면 변이계수는 상대적 산포도로서 서로 다른 변수들의 산포도 간의 상대적 크기를 비교할 때 사용한다.

| 오답해설 |

① **중앙값**: 대푯값의 하나로 주어진 자료를 크기순으로 배열한 경우 가운데 위치하는 값을 의미한다.

③ **분산**: 측정치들이 평균을 중심으로 얼마나 떨어져 있는가를 표시한 값으로 편차의 제곱을 합하여 평균한 값이다.

④ **평균편차**: 측정치와 평균치와의 편차에 대한 절댓값의 평균이다.

37 ~ 38

(33 해설 참고)

39

- **대푯값**: 평균값, 중앙값, 최빈값
- **산포도**: 범위, 편차, 분산, 표준편차, 평균편차, 변이계수

40

산포도

(1) **범위(range)**: 한 변수의 측정치들 중 최댓값과 최솟값 사이의 간격

(2) **편차(deviation)**: 측정치로부터 평균을 뺀 값, 편차의 합은 항상 '0'

(3) **분산(variance)**: 측정치들이 평균을 중심으로 얼마나 떨어져 있는가를 표시한 값으로 편차의 제곱을 합하여 평균한 값

(4) **표준편차(standard deviation)**: 산포도에서 가장 일반적으로 사용하는 값, 분산의 제곱근을 구한 값

(5) **평균편차(mean deviation)**: 측정치와 평균치와의 편차에 대한 절댓값의 평균

(6) **변이계수(coefficient of variance)**: 두 개 이상의 산포도를 비교하려고 할 때 사용하는 지수로, 측정치의 크기가 매우 차이가 나거나 서로 다를 때 사용. 표준편차를 평균치로 나눈 값, 표준편차가 절대적 산포도라면 변이계수는 상대적 산포도임

41

변이계수(변동계수, Coefficient of Variance)

(1) 표본의 산술평균을 100으로 환산할 때 표준편차는 산술평균 100에 대하여 그 크기가 얼마인지 알아보는 것이다.

(2) 두 개 이상의 산포도를 비교하려고 할 때 사용하는 지수로, 측정치의 크기가 매우 차이가 나거나 서로 다를 때 사용한다.

(3) 두 변수의 측정 단위가 같고, 또 산술평균이 같으면 분산이나 표준편차로 산포도의 크기를 비교할 수 있으나, 두 변수의 측정단위가 같아도 산술평균의 차이가 크면, 분산이나 표준편차 같은 절대 산포도로는 비교하기 부적절한 경우 변이계수를 사용한다.

(4) 두 변수의 측정 단위가 다를 때에도 산포도의 크기의 비교에는 변이계수를 사용한다.

(5) 표준편차가 절대적 산포도라면 변이계수는 상대적 산포도이다. 변이계수는 서로 다른 변수들의 산포도 간의 상대적 크기를 비교할 때 사용한다.

42

변수의 측정척도

(1) **명목척도(Nominal Scale)**: 측정 대상자의 특성이나 성질을 상호 배타적인 범주로 나타낸 척도이다. 일반적으로 숫자로 표시하기 힘든 자료이지만 통계 분석상 남자＝1, 여자＝2와 같이 숫자로 표시한다.

(2) **서열척도(Ordinal Scale)**: 측정 대상자가 가지고 있는 어떤 특성의 상대적 크기에 따라 나타낸 순서이다. 측정값 간의 산술적인 관계는 같다 혹은 다르다와 크다 혹은 작다의 관계가 성립한다. '상, 중, 하' / '좋음, 보통, 나쁨' 등으로 표시되는 자료가 해당된다.

(3) **간격척도(등간척도, 구간척도, Interval Scale)**: 대상 자료의 범주나 대소 관계는 물론 동일한 간격의 척도로서 간격의 차이까지 설명 가능하다. 절대적 기준인 '0'의 개념이 존재하지 않는다. 온도, 체온, 지능지수 등이 해당된다.

(4) **비척도(비율척도, Ratio Scale)**: 명목척도, 서열척도, 등간척도가 가지고 있어 두 측정값 간의 순위, 간격의 크기뿐 아니라 비율도 계산이 가능하다. 비율척도로 측정한 값으로는 가감승제의 모든 연산이 가능하다. 따라서 한 측정값이 다른 측정값의 몇 배가 되는지를 알 수 있다.

43

(41 해설 참고)

44

정규분포를 하는 각각의 측정값 X에서 모평균값 μ를 빼주면 평균값이 0이며 표준편차가 σ인 정규분포가 된다.
$(X-\mu)$로 치환한 값을 σ로 나누면 정규분포는 표준편차가 1이 된다.
이러한 분포를 표준정규분포라 하며 이 관계를 수직으로 표현하면 다음과 같다.

$$Z=(X-\mu)/\sigma$$

45

대푯값

(1) **산술평균**: 모든 측정치의 합을 사례의 수로 나눈 것
산술평균＝$(1+6+7+10+4+2+3+15+4+8)/10=6$

(2) **중위수**: 주어진 자료를 크기순으로 배열한 경우 가운데 위치하는 값
측정값을 크기순으로 나열하면 다음과 같다.
1, 2, 3, 4, 4, 6, 7, 8, 10, 15
이 중 가운데 위치하는 값은 4와 6이므로 둘을 더해서 평균을 구한다.
중위수＝$(4+6)/2=5$

(3) **최빈수**: 측정값들 중에서 빈도가 가장 높은 값
최빈수＝4

---

01 ①	02 ④	03 ④	04 ②	05 ①
06 ④	07 ①	08 ①	09 ③	10 ①
11 ②	12 ②	13 ①		

01

짝비교(Paired t-test)

짝비교란 모집단에서 표본을 추출할 때 조건이 같은 단위 둘을 한 짝으로 설정하고 이 짝을 추출하여 표본으로 삼은 것이다. 실험이나 치료의 효과를 측정할 때 자주 사용되는 방법이다.

02

카이제곱검정은 독립변수와 종속변수가 모두 명목변수일 때 두 변수 간의 관련성을 분석하는 방법이다. 독립변수는 엄마의 비만여부, 종속변수는 딸의 비만여부이므로 둘 다 명목형 변수이다.

03

독립변수와 종속변수가 모두 연속형 변수일 때 사용할 수 있는 분석기법은 회귀분석과 상관분석이다.

04

상관표는 두 변량 사이에 한쪽이 증가하면 다른 쪽도 증가(또는 감소)하는 경향을 좌표에 점으로 표시한 표이다.

05

산점도(scatter plot, scatterplot, scatter graph, scatter chart, scattergram, scatter diagram)는 직교 좌표계를 이용해 두 개 변수 간의 관계를 나타내는 방법으로 상관계수를 나타내는 도표이다.

06 ~ 07

(1) **T-검정**: 두 집단의 평균에 차이가 있는지를 판정하고자 할 때 사용하는 방법이다.

(2) **상관분석**: 두 연속변수 간의 관련성의 세기를 검토하는 방법이다.

(3) **카이제곱검정**: 독립변수와 종속변수가 모두 명목변수일 때 두 변수 간의 관련성을 알아보는 방법이다.

(4) **분산분석**: 셋 이상의 모집단의 산술평균에 차이가 있는지를 비교할 때 사용하는 가설검정 방법이다.

- 1요인 분산분석(일원분산분석): 비교집단을 나누는 요인이 하나일 때 사용하는 방법이다.
- 2요인 분산분석: 비교집단을 나누는 요인이 둘일 때 사용하는 방법이다.

08

카이제곱검정은 독립변수와 종속변수가 모두 명목형변수인 경우에 적용이 가능한 통계기법이다. 이 연구에서 독립변수는 당뇨병 유/무이고 종속변수는 간경화 발생 유/무로 모두 명목형 변수에 해당한다.

① 카이제곱검정: 독립변수와 종속변수가 모두 명목변수일 때 두 변수 간의 관련성을 알아보는 방법으로 pearson이 제안하였다.

② T - 검정: 두 집단의 평균에 차이가 있는지를 판정하고자 할 때 사용하는 방법이다. 독립변수는 이분값으로 주어진 명목변수이며 종속변수는 연속형 변수이어야 한다.

③ 분산분석: 셋 이상의 모집단의 산술평균에 차이가 있는지를 비교할 때 사용하는 가설검정 방법이다. 독립변수는 3개 이상의 범주로 나누어지는 명목변수이며 종속변수는 연속형 변수이다.

④ 상관분석: 두 연속변수 간의 관련성의 세기를 검토하는 방법이다. 여러 변수들이 어떤 관계를 가지고 있는지를 나타내는 것으로 두 변량 사이에 한쪽이 증가하면 다른 쪽도 증가(또는 감소)하는 경향이 있을 때, 이 두 변량 사이에 상관관계가 있다고 한다.

09

세 지역의 혈당의 평균을 조사하는 경우 독립변수인 지역(가, 나, 다)은 명목변수이고, 종속변수는 혈당수치는 연속형 변수에 해당한다.

① t-test: 두 집단의 평균에 차이가 있는지를 판정하고자 할 때 사용하는 방법

② 카이제곱검정: 독립변수와 종속변수가 모두 명목변수일 때 두 변수 간의 관련성을 알아보는 방법

③ 분산분석: 셋 이상의 모집단의 산술평균에 차이가 있는지를 비교할 때 사용하는 방법

④ 회귀분석: 두 연속변수 간의 관계를 수식으로 나타내는 통계적 기법

10

세 학교의 체중을 조사하는 경우 독립변수인 3개의 중학교로 명목변수이고, 종속변수는 체중으로 연속형 변수에 해당한다.

① 분산분석(ANOVA): 셋 이상의 모집단의 산술평균에 차이가 있는지를 비교할 때 사용하는 가설검정 방법이다. 독립변수는 3개 이상의 범주로 나누어지는 명목변수이며 종속변수는 연속형 변수이다.

② t -test: 두 집단의 평균에 차이가 있는지를 판정하고자 할 때 사용하는 방법이다. 독립변수는 이분값으로 주어진 명목변수이며 종속변수는 연속형 변수이어야 한다.

③ 상관분석: 두 연속변수 간의 관련성의 세기를 검토하는 방법이다. 여러 변수들이 어떤 관계를 가지고 있는지를 나타내는 것으로 두 변량 사이에 한쪽이 증가하면 다른 쪽도 증가(또는 감소)하는 경향이 있을 때, 이 두 변량 사이에 상관관계가 있다고 한다.

④ 카이제곱검정: 독립변수와 종속변수가 모두 명목변수일 때 두 변수 간의 관련성을 알아보는 방법이다.

11

고등학교의 각 학년은 1학년, 2학년, 3학년으로 구분된다. 셋 이상의 집단에서 체질량지수의 평균값을 구하여 차이를 비교하는 것은 분산분석(ANOVA)을 통해 확인할 수 있다.

통계분석기법

(1) T-검정: 두 집단의 평균에 차이가 있는지를 판정하고자 할 때 사용하는 방법이다.

(2) 분산분석: 셋 이상의 모집단의 산술평균에 차이가 있는지를 비교할 때 사용하는 가설검정 방법이다.

(3) 카이제곱검정: 독립변수와 종속변수가 모두 명목변수일 때 두 변수 간의 관련성을 알아보는 방법이다.

(4) 상관분석: 두 연속변수 간의 관련성의 세기를 검토하는 방법이다.

(5) 회귀분석: 두 연속변수 간의 관계를 수식으로 나타내는 통계적 기법이다.

12

(11 해설 참고)

13

흡연자 집단과 비흡연자 집단은 각각 독립된 집단이다. 두 집단의 혈압의 평균을 비교하는 것은 독립 t-test를 시행한다.

① 독립 T검정(t - test): 두 집단의 평균에 차이가 있는지를 판정하고자 할 때 사용하는 방법이다.

② 대응 T검정(Paired t - test): 비교하는 두 그룹이 전후 비교이거나 대상자 특성을 같게 매칭한 비교와 같이 서로 독립적이지 않은 경우 사용한다.

③ 분산분석(ANOVA): 셋 이상의 모집단의 산술평균에 차이가 있는지를 비교할 때 사용하는 가설검정 방법이다.

④ 카이제곱검정: 독립변수와 종속변수가 모두 명목변수일 때 두 변수 간의 관련성을 알아보는 방법이다.

01 ④	02 ②	03 ③	04 ①	05 ④
06 ①	07 ①	08 ④	09 ①	10 ③
11 ④	12 ③	13 ③	14 ①	15 ④
16 ①	17 ①			

01

지역사회건강조사

(1) 2005년 12월 수립된 「보건분야 지역사회 조사감시체계 구축계획」에 따라 시·군·구 기초자치단체별로 지역 주민의 건강상태와 건강결정요인에 대한 건강통계를 산출하기 위해 시행하는 단면조사이다.

(2) 2008년 이후 매년 전국 17개국 시·도, 205여개 시·군·구의 대표 통계를 생산하고 있다.

(3) 각 지역을 대표하는 19세 이상 성인 약 900명의 표본을 확률적으로 추출하여 전국적으로 23여만 명을 조사하고 있다.

(4) 주요 만성질환(암, 뇌혈관질환, 심장질환, 손상 등)의 이환과 의료이용, 건강 관련 건강행태(흡연, 음주, 신체활동, 안전의식 등), 그리고 다양한 건강 문제와 보건의료 이용 상황 등을 표준화된 방법으로 조사하고 있다.

02

EQ-5D(EuroQol five dimensions questionnaire)

(1) 인구집단의 건강수준 지표로 복합 상병 상태나 환자 본인의 건강상태에 대한 주관적인 평가를 포괄하는 지표

(2) 자가 평가를 통한 설문지 기재 방식의 도구로 상대적으로 건강상태 표현이 쉽고, 다양한 임상적인 상황에서도 쉽게 사용

(3) 국가 간 비교가 가능하다는 장점

(4) 문항: 운동 능력(이동성, mobility), 자기 돌봄 능력(self care), 일상활동(usual activities), 통증/불편감(pain/discomfort), 불안/우울(anxiety/depression)

03

주관적 건강지표 중 삶의 질 지표

(1) **EQ-5D**: 유럽의 EuroQoL Group에 의해 개발된 건강 관련 삶의 질을 측정하는 대표적인 도구이다. 자가 평가를 통한 설문지 기재 방식의 도구로 상대적으로 건강상태 표현이 쉽고, 다양한 임상적인 상황에서도 쉽게 사용할 수 있다. 국가 간 비교가 가능하다는 장점도 있다. 현재 국민건강영양조사 및 지역사회건강조사에서 EQ-5D를 활용하고 있다.

(2) **SF-36과 SF-12**: 보건정책에 대한 평가, 일반인이나 노동인구를 대상으로 일반적 건강수준을 측정하는 대규모 조사에 널리 사용되는 도구이다. SF-36을 적용한 전, 후 비교를 통해 중재프로그램의 효과 평가할 수 있다.

(3) **WHOQOL-BREF**: 세계보건기구가 개발한 삶의 질 척도이다. 자기보고식 도구로 최근 2주간 주관적으로 느낀 삶의 질을 자가평가하며, 모든 문화권에서 삶의 질을 측정할 수 있다.

(4) **PWI-SF**: PWI의 축약형으로서 한국 직장인과 지역사회 인구집단의 사회심리적 스트레스 측정할 수 있도록 번역한 도구이다. 인구학적 특성에 따른 정신건강 수준을 비교하고 스트레스 위험요인과 질병위험요인 간의 관련성을 파악하는데, 최근 몇 주간의 육체적, 심리적 상태를 파악하고 스트레스 수준을 평가할 수 있다.

| 오답해설 |

① QALY: 질 보정 생존 수명

② IADL: 수단적 일상생활 수행능력 평가

④ CES-D: 일반 인구 집단을 대상으로 하는 자기 기입식 우울증 간이 선별도구

04

사망자료

(1) 국가 혹은 인구 집단의 사망 수준과 사망 원인을 파악하여 지역사회의 보건 문제를 진단하고, 주요 사망 원인에 대한 가설을 제시하고 연구하여 조기 사망을 예방하기 위한 근거를 제공한다.

(2) 다른 건강 지표에 비해 비교적 정확하고 완전하므로 지역 간 또는 국가 간 보건 수준 비교와 보건사업의 평가 등에 중요한 자료로 이용한다.

(3) **자료원**: 사망신고자료

(4) 통계청은 질병 분류에 따라 분류한 사망 원인과 사망신고서에 기재된 인구학적 정보들을 통합하여 매년 '사망원인통계보고서'를 발간하였다.

① 양적 특성 지표: 일반사망률, 연령별 특수사망률, 영아사망률

② 질적 특성 지표: 질병별 특수사망률, 원인별 특수사망률 등

(5) **장단점**: 다른 이차 자료원보다 완전성이 높으나 사망신고서에 기재되는 사망원인이 부정확할 수 있다.

05

(1) **삶의 질 지표**

① EQ‑5D(EuroQol five dimensions questionnaire): 건강 관련 삶의 질을 측정하는 대표적인 도구로 자가평가를 통한 설문지 기재 방식의 도구로 상대적으로 건강상태 표현이 쉽고, 다양한 임상적인 상황에서도 쉽게 사용할 수 있다. 국가 간 비교가 가능하다는 장점도 있다. 현재 국민건강영양조사 및 지역사회건강조사에서 EQ-5D를 활용하고 있다.

② SF‑36과 SF‑12(Medical Outcome Study 36‑Item Short Form, 12‑Item Short Form): 보건정책에 대한 평가, 일반인이나 노동인구를 대상으로 일반적 건강수준을 측정하는 대규모 조사에 널리 사용되는 도구이다.

③ WHOQOL‑BREF(World Health Organization Quality of Life assessment): 세계보건기구가 개발한 삶의 질 척도이다.

④ PWI‑SF(Psychosocial Well‑being Index‑Short Form): PWI의 축약형으로서 한국 직장인과 지역사회 인구집단의 사회심리적 스트레스 측정할 수 있도록 번역한 도구이다.

(2) **정신질환과 인지능력 측정도구**

① MMPI(Minnesota Multiphasic Personality Inventory): 가장 널리 쓰이고 있는 다면적 인성 검사이다.

② CES‑D‑K(Center for Epidemiologic Studies Depression Scale Korean version): 일반 인구 집단을 대상으로 하는 자기 기입식 우울증 간이 선별도구이다.

③ MMSE(Mini‑Mental State Examination): 치매 선별 검사 도구로 인지기능 손상을 간단·신속하게 측정할 수 있는 대표적인 검사이다. 치매를 확진하거나 치매의 유형을 구별할 수는 없다.

④ GDS(Global Deterioration Scale): 치매가 의심되는 환자나 인지기능 장애가 의심되는 환자의 임상 양상과 심각도를 평가하도록 제작되었다.

06 ~ 07

삶의 질 지표

(1) EQ‑5D(EuroQol five dimensions questionnaire)

① 건강 관련 삶의 질을 측정하는 대표적인 도구이다.

② 자가 평가를 통한 설문지 기재 방식의 도구로 상대적으로 건강상태 표현이 쉽고, 다양한 임상적인 상황에서도 쉽게 사용할 수 있다.

③ 국가 간 비교가 가능하다는 장점도 있다. 현재 국민건강영양조사 및 지역사회건강조사에서 EQ‑5D를 활용하고 있다.

④ 문항: 이동성(mobility), 자기 관리(self care), 일상활동(usual activities), 통증/불편감(pain/discomfort), 불안/우울(anxiety/depression)

(2) SF‑36과 SF‑12(Medical Outcome Study 36‑Item Short Form, 12‑Item Short Form)

① 보건정책에 대한 평가, 일반인이나 노동인구를 대상으로 일반적 건강수준을 측정하는 대규모 조사에 널리 사용되는 도구이다.

② 임상연구에서 특정질병의 치료 효과를 측정하거나 동질적인 집단의 구성원의 건강수준 측정에 사용되고 있다.

③ SF‑36을 적용한 전, 후 비교를 통해 중재프로그램의 효과 평가할 수 있다.

④ 문항: 신체적 기능, 신체적 역할 제한, 통증, 사회적 기능, 정신건강, 감정 문제로 말미암은 역할 제한, 활력, 일반건강, 건강상태 변화

(3) WHOQOL‑BREFWorld Health Organization Quality of Life assessment)

① 세계보건기구가 개발한 삶의 질 척도이다.

② 자기보고식 도구로 최근 2주간 주관적으로 느낀 삶의 질을 자가평가하며, 모든 문화권에서 삶의 질을 측정할 수 있다.

③ 문항: 신체건강영역, 심리영역, 사회관계 영역, 환경영역 등 4개 영역의 24개 문항과 전반적인 삶의 질에 대한 2문항

(4) PWI‑SF(Psychosocial Well‑being Index‑Short Form)

① PWI의 축약형으로서 한국 직장인과 지역사회 인구집단의 사회심리적 스트레스 측정할 수 있도록 번역한 도구이다.

② 인구학적 특성에 따른 정신건강 수준을 비교하고 스트레스 위험요인과 질병위험요인 간의 관련성을 파악하는데, 최근 몇 주간의 육체적, 심리적 상태를 파악하고 스트레스 수준을 평가할 수 있다.

③ 문항: 사회적 역할과 자기신뢰도 8문항, 우울 3문항, 수면장애와 불안 3문항, 일반건강과 생명력 4문항

08

국민건강영양조사

(1) 우리나라를 대표하는 건강조사로 「국민건강증진법」에 근거하여 실시하는 조사이다.

(2) 이 조사를 통해 우리나라 국민의 건강 및 영양상태에 대한 통계를 생산하여 국민건강증진종합계획의 목표 지표의 평가에 활용하고, WHO와 OECD 등 국제기구에 조사 결과를 제공한다.

(3) 조사 완료 후 다음 해 11월에 결과를 공표하고, 12월에 해당 홈페이지를 통해 조사결과와 원시자료를 공개한다.

(4) 조사대상은 전국 192개 지역 약 1만 명의 만 1세 이상 국민이며, 조사내용은 건강설문조사, 검진조사, 영양조사로 구성되어 있다.

| 오답해설 |

④ 시·군·구 기초자치단체별로 지역 주민의 건강상태와 건강결정요인에 대한 건강통계를 산출하기 위해 시행하는 단면조사이다. - 지역사회건강조사

09

EQ-5D(EuroQol five dimensions questionnaire)

(1) 건강 관련 삶의 질을 측정하는 대표적인 도구이다.

(2) 자가 평가를 통한 설문지 기재 방식의 도구로 상대적으로 건강상태 표현이 쉽고, 다양한 임상적인 상황에서도 쉽게 사용할 수 있다.

(3) 국가 간 비교가 가능하다는 장점도 있다. 현재 국민건강영양조사 및 지역사회건강조사에서 EQ-5D를 활용하고 있다.

(4) 문항: 이동성(mobility), 자기 관리(self care), 일상활동(usual activities), 통증/불편감(pain/discomfort), 불안/우울(anxiety/depression)

| 오답해설 |

② MMPI: 가장 널리 쓰이고 있는 다면적 인성 검사이다. 개인의 인성 특징의 비정상성 또는 징후를 객관적으로 측정하기 위한 척도로서 정신과학적 분류를 통해 정신심리학적 상담과 치료에 이용하고, 비정상적인 방향으로 진전될 가능성을 미리 찾아내어 예방하고자 하는 목적을 가지고 있다.

③ SF-36: 보건정책에 대한 평가, 일반인이나 노동인구를 대상으로 일반적 건강수준을 측정하는 대규모 조사에 널리 사용되는 도구이다.

④ WHOQOL-BREF: 세계보건기구가 개발한 삶의 질 척도이다. 자기보고식 도구로 최근 2주간 주관적으로 느낀 삶의 질을 자가평가하며, 모든 문화권에서 삶의 질을 측정할 수 있다.

10

(08 해설 참고)

11

상병자료는 대상 집단의 상병 전반에 관한 자료로 사망자료보다 많은 정보를 제공한다.

- **자료원**: 건강보험자료, 직장자료, 병원자료, 신고자료, 등록자료, 건강조사자료

12

정신질환과 인지능력 측정도구

(1) MMPI(Minnesota Multiphasic Personality Inventory): 가장 널리 쓰이고 있는 다면적 인성 검사이다.

(2) CES-D-K(Center for Epidemiologic Studies Depression Scale Korean version): 일반 인구 집단을 대상으로 하는 자기 기입식 우울증 간이 선별도구이다.

(3) MMSE(Mini-Mental State Examination): 치매 선별 검사 도구로 인지기능 손상을 간단·신속하게 측정할 수 있는 대표적인 검사이다. 치매를 확진하거나 치매의 유형을 구별할 수는 없다.

(4) GDS(Global Deterioration Scale): 치매가 의심되는 환자나 인지기능 장애가 의심되는 환자의 임상 양상과 심각도를 평가하도록 제작되었다.

| 오답해설 |

ㄴ. ADL: 일상생활 수행능력 도구로 노인의 건강을 기능수준에 기초하여 평가한다.

ㄷ. EQ-5D: 건강 관련 삶의 질을 측정하는 대표적인 도구로 자가 평가를 통한 설문지 기재 방식의 도구로 상대적으로 건강상태 표현이 쉽고, 다양한 임상적인 상황에서도 쉽게 사용할 수 있다. 국가 간 비교가 가능하다는 장점도 있다. 현재 국민건강영양조사 및 지역사회건강조사에서 EQ-5D를 활용하고 있다.

ㅁ. SF-12: 보건정책에 대한 평가, 일반인이나 노동인구를 대상으로 일반적 건강수준을 측정하는 대규모 조사에 널리 사용되는 도구이다.

13

인터넷기반표본조사는 1차자료 수집을 위한 방법에 해당한다.
2차자료로 사용되는 건강조사자료: 국민건강영양조사, 청소년건강행태온라인조사, 지역사회건강조사, 국민구강건강실태조사 등을 실시하고 있다.

14

① ICD: International Statistical Classification of Diseases and Related Health Problems, 국제질병·사인분류. 국제적으로 비교가능한 질병, 사인 통계의 생산과 이를 통한 연구, 보험 등 다양한 분야에서 활용(WHO 개발)

② ICF: International Classification of Functioning, Disability and Health, 국제기능장애건강분류. 신체의 기능과 구조, 실제 생활에 있어 활동 및 참여와 환경요소가 상호작용하는 생체심리사회적 개념의 분류체계

③ ICHI: International Classification of Health Intervention, 국제건강행위분류. 각국의 다양한 의료행위 실태에 대해 기술하고 비교하기 위해 WHO가 개발 중인 분류체계

④ **ICTM**: International Classification of Traditional Medicine, 국제전통의학분류. 전통의학에 대한 국제적으로 비교 가능한 데이터 산출을 위해 개발된 분류체계, 2019년 ICD −11 26장으로 포함되어 승인되었다.

15

(12 해설 참고)

16

연구자료의 형태

(1) **1차 자료**: 특정 목적으로 연구자가 직접 수집한 자료로서 인구집단을 대상으로 설문조사와 신체계측, 생체시료 검사 등을 시행한 결과를 수집하는 것

(2) **2차 자료**: 연구가 아닌 다른 목적으로 수집되거나 신고ㆍ보고되고, 조사된 자료 중 연구자가 역학 연구에 활용하는 자료. 예 인구자료, 사망자료, 건강보험자료, 병원자료, 감염병 신고자료, 국민건강영양조사, 청소년건강행태조사 등

17

지역사회건강조사

(1) 2005년 12월 수립된 「보건분야 지역사회 조사감시체계 구축계획」에 따라 시ㆍ군ㆍ구 기초자치단체별로 지역 주민의 건강상태와 건강결정요인에 대한 건강통계를 산출하기 위해 시행하는 단면조사이다.

(2) 2008년 이후 매년 전국 17개국 시ㆍ도, 250여개 시ㆍ군ㆍ구의 대표 통계를 생산하고 있다.
각 지역을 대표하는 19세 이상 성인 약 900명의 표본을 확률적으로 추출하여 전국적으로 23만여 명을 조사하고 있다.

(3) 주요 만성질환(암, 뇌혈관질환, 심장질환, 손상 등)의 이환과 의료이용, 건강 관련 건강행태(흡연, 음주, 신체활동, 안전의식 등), 그리고 다양한 건강 문제와 보건의료 이용 상황 등을 표준화된 방법으로 조사하고 있다.

(4) 이 조사의 결과는 지역보건의료계획 수립 및 평가에 활용하고, 지역의 다른 통계자료들과 통합하여 각종 건강지표를 생산하며 근거 기반의 지역보건사업 활성화에 이바지한다.

제6절 | 사망 및 출생지표

01 ④	02 ③	03 ④	04 ②	05 ④
06 ④	07 ②	08 ②	09 ②	10 ②
11 ④	12 ③	13 ②	14 ③	15 ④
16 ①	17 ④	18 ①	19 ①	20 ③
21 ③	22 ④	23 ④	24 ④	25 ④
26 ④	27 ①	28 ③	29 ④	30 ④
31 ①	32 ①	33 ①	34 ②	35 ④
36 ③	37 ④	38 ①	39 ②	40 ③
41 ①	42 ②	43 ④	44 ①	45 ④
46 ④	47 ①	48 ①	49 ④	50 ④
51 ②	52 ①	53 ①	54 ③	55 ①
56 ①	57 ①	58 ①	59 ④	60 ④
61 ③	62 ③	63 ④	64 ②	65 ④
66 ①	67 ③	68 ①	69 ②	70 ②
71 ③	72 ②	73 ②	74 ②	75 ②
76 ②	77 ①	78 ③	79 ④	80 ②
81 ③	82 ③	83 ①	84 ③	85 ④
86 ①	87 ③	88 ①	89 ①	90 ③
91 ④	92 ②	93 ①	94 ②	95 ④
96 ③	97 ①			

01 ~ 02

율의 표준화(표준화 사망률)는 서로 다른 집단의 보건지표를 비교할 때 역학적 특성이 다른 것을 보정하는 것이다. 인구집단의 역학적 특성이 서로 다른 집단의 보건지표를 비교할 때 역학적 특성이 보건지표라는 결과에 영향을 줄 수 있는 요인으로 작용할 수 있기 때문에 보정이 필요하다.

03

| 오답해설 |

① 영아후기사망(생후 28일 이후 1년 이내)은 환경위생 및 보건수준의 문제가 대부분으로 예방이 가능하다.

② 영아사망률과 신생아 사망률은 저개발국가일수록 차이가 크다.

③ α−index가 1에 가까울수록 영유아 보건수준이 높음을 의미한다.

04

영아사망률은 일정 기간의 출생아 수 1,000명당 1세 미만의 사망아 수, **모성사망률(모성사망비)**은 일정 기간의 출생아 수 100,000명당 모성사망 수이다.

05

① 모성사망률(모성사망비)=(연간 임신·분만·산욕에 의한 모성사망 수/연간 출생아 수)×1,000

② 신생아사망률=(생후 28일 미만의 사망 수/연간 출생아 수)×1,000

③ 영아사망률=(생후 1년 이내 사망 수/연간 출생아 수)×1,000

④ 유아사망률=(연간 1~4세 사망 수/연간 1~4세 인구수)×1,000

06

비례사망지수(PMI, Proportional Mortality Indicator)

(1) 전체 사망자 수 중 50세 이상의 사망이 차지하는 분율로 국가 간 건강수준을 비교할 때 사용하는 대표적인 보건지표이다.

$$비례사망지수 = \frac{그 \ 연도의 \ 50세 \ 이상 \ 사망자 \ 수}{어떤 \ 연도의 \ 사망자 \ 수} \times 100$$

(2) PMI가 높은 경우 50세 이상의 인구사망 수가 많다는 의미로 건강수준이 높고 장수인구가 많다고 볼 수 있다.

(3) PMI가 낮은 경우 어린 연령층의 사망이 많다는 의미임

07

비례사망률(PMR, Proportional Mortality Rate)은 전체 사망자 중 특정 원인에 의해 사망한 사람들의 분율로, 총 사망 중 특정 원인이 차지하는 비중을 나타낸다.

$$PMR = \frac{그 \ 연도의 \ 특정 \ 질환에 \ 의한 \ 사망자 \ 수}{어떤 \ 연도의 \ 사망자 \ 수} \times 100$$

$$= \frac{150}{1,000} \times 100 = 15\%$$

08

가. 유아사망률

$$= \frac{일정 \ 기간 \ 1{\sim}4세 \ 사망자 \ 수}{일정 \ 기간 \ 1{\sim}4세 \ 인구} \times 1,000$$

다. α-index $= \dfrac{영아 \ 사망자 \ 수}{신생아 \ 사망자 \ 수}$

09

비례사망률은 전체 사망자 중에서 특정 원인에 의해 사망한 사람들의 분율이다.

10 ~ 11

• **합계출산율(TFR, Total Fertility Rate)**: 한 여자가 일생 동안 평균 몇 명의 자녀를 낳는가를 나타낸다.

• **총재생산율(GRR, Gross Reproduction Rate)**: 출산가능한 여성(15~49세 여성)이 일생 동안 몇 명의 여아를 낳는가를 의미하는 지표로 합계출산율에서 여아의 출산율만 구한 것이다.

• **순재생산율(NRR, Net Reproduction Rate)**: 한 여자가 일생 동안 낳은 여아의 수 가운데 출산가능연령에 도달한 생존 여자의 수만을 나타낸 지표이다.

12

| 오답해설 |

① **일반출산률**: 임신가능한 연령(15~49세)의 여자인구 1,000명당 연간 출생아 수이다.

② **조출생률**: 연앙인구 1,000명당 연간 출생아 수이다.

④ **총재생산율**: 모성의 사망률을 고려하지 않고 계산된 지표이다.

13

주산기사망률(perinatal mortality rate)

임신 28주 이상의 사산과 생후 1주 미만의 신생아 사망으로 임신중독, 출생 시 손상, 난산, 조산아, 무산소증 및 저산소증, 조기파수 등이 주요 원인이다.

14

비례사망률(PMR, Proportional Mortality Rate)

전체 사망자 중 특정 원인에 의해 사망한 사람들의 분율로 총 사망 중 특정 원인이 차지하는 비중을 나타낸다.

15

알파인덱스(α-index)는 '신생아 사망에 대한 영아 사망의 비'이다. 분모인 신생아는 분자인 영아에 포함되므로 분자의 값이 분모의 값보다 항상 크기 때문에 그 값이 1보다 작을 수 없으며 α-index가 1에 가까워질수록 보건 수준이 높다는 의미이다.

16

모성사망률(모성사망비)

주어진 기간의 출생아 100,000명에 대한 임신, 분만, 산욕의 합병증에 의한 사망자 수

모성사망률(모성사망비)=

$$\frac{일정 \ 기간 \ 중 \ 임신, \ 분만, \ 산욕의 \ 합병증에 \ 의한 \ 사망자 \ 수}{일정 \ 기간의 \ 출생아 \ 수} \times 100,000$$

17

영아사망률(Infant Mortality Rate)

(1) 주어진 기간 동안에 출생한 출생아 수 1,000명에 대하여 동일 기간에 발생한 1세 미만의 사망자 수. 기간은 주로 1년을 단위로 한다.

$$영아사망률 = \frac{일정\ 기간\ 중\ 1세\ 미만의\ 사망아\ 수}{일정\ 기간의\ 출생아\ 수} \times 1,000$$

(2) 보통사망률에 비해 국가 보건 수준을 나타내는 지표로서 더 큰 의미를 지닌다.
　① 연령 구성비의 영향을 받지 않아 통계적 유의성이 크다.
　② 영아는 환경, 영양, 건강에 대한 위해요소 등 외인성 요소에 매우 민감하게 반응한다.

(3) 후진국의 경우 출생 신고 및 사망 신고 누락이 있는 경우가 많아 통계적 정확성은 낮을 수 있다.

18

주산기사망률(perinatal mortality rate)

임신 28주 이상의 사산과 생후 1주 미만의 신생아 사망으로 임신중독, 출생 시 손상, 난산, 조산아, 무산소증 및 저산소증, 조기파수 등이 주요 원인이다.

19

비례사망지수(PMI, Proportional Mortality Indicator)

(1) 전체 사망자 수 중 50세 이상의 사망이 차지하는 분율로 국가 간 건강수준을 비교할 때 사용하는 대표적인 보건지표이다.

$$비례사망지수 = \frac{그\ 연도의\ 50세\ 이상\ 사망자\ 수}{어떤\ 연도의\ 사망자\ 수} \times 100$$

(2) PMI가 높은 경우 50세 이상의 인구사망 수가 많다는 의미로 건강수준이 높고 장수인구가 많다고 볼 수 있다.

(3) PMI가 낮은 경우 어린 연령층의 사망이 많다는 의미임

(4) 우리나라의 비례사망지수는 영유아의 사망률 감소와 평균수명의 연장에 따라 상승하게 되어 1960년 29.5%이던 것이 30년이 지난 2010년에는 87.9%, 2015년 91% 등 선진국 수준으로 크게 상승하였다.

20

모성사망률(모성사망비)

주어진 기간의 출생아 100,000명에 대한 임신, 분만, 산욕의 합병증에 의한 사망자 수

$$모성사망률(비) = \frac{일정\ 기간\ 중\ 임신,\ 분만,\ 산욕의\ 합병증에\ 의한\ 사망자\ 수}{일정\ 기간의\ 출생아\ 수} \times 100,000$$

① 영아사망률, ④ 주산기사망률

21

• 모성사망률(비) = 임신, 분만, 출산으로 인한 모성 사망수 / 출생아수 × 100,000

• 영아사망률 = 출생 후 1년 이내 사망자 수 / 출생아수 × 1,000

22

순재생산율은 여성의 사망률을 고려한 지표로 한 여자(15~49세)가 일생 동안 낳은 여아의 수 가운데 출산 가능 연령에 도달한 생존여자의 수만을 나타낸 지표이다.

순재생산율이 1이면 인구 증감이 없고 1보다 크면 인구 증가, 1보다 작으면 인구가 감소한다.

23

영아사망률이 보통사망률에 비해 국가 보건 수준을 나타내는 지표로서 더 큰 의미를 지니는 이유는 다음과 같다.

• 연령 구성비의 영향을 받지 않아 통계적 유의성이 큼

• 영아는 환경, 영양, 건강에 대한 위해요소 등 외인성 요소에 매우 민감하게 반응함

24

분자가 분모에 포함되지 않는 것은 ratio에 해당된다. 성비는 ratio에 해당되며 여자 100명당 남자의 수로 분모는 여자, 분자는 남자의 수를 나타낸다.

25

알파인덱스(α-index)

(1) '신생아 사망에 대한 영아 사망의 비'이다.

(2) 영아기 사망의 대부분이 피할 수 없는 원인에 의한 신생아 사망이라면, 그 지역사회의 건강 수준은 높다고 할 수 있다.

(3) 분모인 신생아는 분자인 영아에 포함되므로 분자의 값이 분모의 값보다 항상 크기 때문에 그 값이 1보다 작을 수 없으며 α-index가 1에 가까워질수록 보건 수준이 높다는 의미이다.

(4) 알파인덱스의 값이 커질수록 영아 보건을 위한 사업이 필요하다.

26

영아는 출생 후 1년 미만의 아이를 의미하고 신생아는 영아 중에서 생후 28일까지를 의미한다.

27

보통사망률의 분모는 연평균 인구 혹은 연중앙인구이다.

28

후기신생아는 생후 28일 이후~1년 이내의 영아를 의미한다. 신생아 사망자수가 2, 후기신생아 사망자 수가 1이면 영아사망자 수는 총 3명이다.

$$알파인덱스 = \frac{영아사망자 \ 수}{신생아사망자 \ 수} = \frac{3}{2} = 1.5$$

29

| 오답해설 |

① 건강수명과 기대수명이 차이가 <u>적을수록 좋다.</u>

② 비례사망지수가 <u>클수록</u> 건강수준이 높다.

④ 영아사망률은 통계적 유의성이 <u>높다.</u>

30

$$\alpha\text{-index} = \frac{영아사망자 \ 수}{신생아사망자 \ 수} = \frac{10}{5} = 2$$

31

비례사망지수(PMI, Proportional Mortality Indicator)

(1) 전체 사망자 수 중 50세 이상의 사망이 차지하는 분율로 국가 간 건강수준을 비교할 때 사용하는 대표적인 보건지표이다.

$$비례사망지수 = \frac{그 \ 연도의 \ 50세 \ 이상 \ 사망자 \ 수}{어떤 \ 연도의 \ 사망자 \ 수} \times 100$$

(2) PMI가 높은 경우 50세 이상의 인구사망 수가 많다는 의미로 건강수준이 높고 장수인구가 많다고 볼 수 있다.

(3) PMI가 낮은 경우 어린 연령층의 사망이 많다는 의미임

32

<u>평균수명은 사망률 특히 영유아사망률이 저하됨으로써 연장된다.</u> 인류가 사망률을 저하시킬 수 있게 된 것은 근대에 와서 과학이 발달한 결과이다. 인류의 과학적 진보가 사망률의 저하로서 나타난 것은 서구에서도 18세기부터 19세기에 걸쳐서이다. 역사적으로 평균수명이 낮았던 시대에서 평균수명이 매우 짧았던 것은 높은 영아사망률이 주요한 원인이었다. <u>평균수명은 인구의 연령구성에 대한 영향을 받지 않는 사망수준을 나타내는 좋은 지표로서,</u> 같은 해에 출생한 동년배 집단이 일반적으로 측정된 연령별 특수사망률에 의하여 사망위험이 노출된다는 가정 하에 앞으로 얼마나 생존할 수 있을 것인가를 추정하는 생명표에 의해 도출되는 것으로, 0세의 기대여명을 일반적으로 평균수명이라 한다.

※ 황병덕 외, 새로 쓴 공중보건학(제4판) 수문사, 2017, 178p

33

영아사망률은 연령구성비의 영향을 받지 않아 통계적 유의성이 크며 영아는 환경, 영양, 건강에 대한 위해요소 등 외인성 요소에 매우 민감하게 반응하기 때문에 지역의 보건수준을 나타내는 지표로서 의미가 크다.

34

② 알파인덱스는 영아사망자수를 신생아사망자수로 나눈 값이다.

35

순재생산율(NRR, Net Reproduction Rate)은 일생 동안 낳은 여아의 수 가운데 출산가능 연령에 도달한 생존 여자의 수만을 나타낸 지표이다.

순재생산율이 1.00이라면 인구증감이 없고 1.0 이하이면 인구의 감소를, 1.0 이상이면 인구의 증가를 뜻한다.

36

신생아 사망에 대한 영아사망의 비는 알파인덱스이다. 이 값이 1에 가깝다는 것은 영아사망의 대부분이 신생아기에 사망한 것으로 4주 이후 1년 이내 사망자수가 적은 것이며 이는 보건수준이 높은 선진국에서 볼 수 있는 값이다.

장수인구 여부는 알파인덱스를 통해서 추정할 수 없다.

비례사망지수(PMI)가 높은 경우 그 지역은 장수인구가 많다고 추정할 수 있다.

37

알파인덱스는 영아사망수를 신생아사망수로 나눈 값이다. 선택지를 비교해볼 때 더 확실하게 오답으로 판단할 수 있는 것은 알파인덱스에 대한 설명이다.

38

비례사망지수(PMI, Proportional Mortality Indicator)는 어떤 연도의 사망자 수 중 50세 이상의 사망자 수의 구성 비율이다. 국가 간 건강 수준을 비교할 때 사용하는 대표적인 보건 지표로 PMI가 높은 경우 50세 이상의 인구사망 수가 많다는 의미로 건강 수준이 높고 장수인구가 많다고 볼 수 있고 PMI가 낮은 경우 어린 연령층의 사망이 많다는 의미이다.

비례사망지수는 사망자 중에서 특정 연령군의 분율을 보는 지표이기 때문에 인구이동, 출생등의 영향을 받지 않고, 인구집단에서의 사망률 산출이 정확하지 않더라도 확인된 사망자의 연령만 알고 있으면 산출이 가능하다.

39

알파인덱스는 선진국일수록 작으며 1에 가깝다.

40

① 영아사망률＝영아사망자 수/총 출생아수×1,000＝36.36
② 알파인덱스＝영아사망자 수/신생아사망자 수＝40/30
  ＝1.33
③ 비례사망지수＝50세이상 사망자 수/총 사망자 수×100
  ＝1,155/1,500×100＝77%
④ 조사망률＝총출생아 수/총인구×1,000
  ＝1,100/200,000×1,000＝5.5

41

보통사망률은 어떤 해의 연 중앙인구 1,000명당 같은 기간 전체 사망자 수이다.

42

가. 비례사망지수는 전체 사망자 중 50세 이상이 차지하는 분율로 값이 클수록 그 지역의 건강수준이 높고 장수인구가 많다는 의미이다.
나. 알파인덱스는 신생아사망에 대한 영아사망의 비로 값이 1보다 작을 수 없으며 1에 가까울수록 보건수준이 높은 선진국이라고 판단할 수 있다.
다. 평균수명은 길수록 그 지역의 보건수준이 높다고 판단할 수 있다.
라. 영아사망률은 출생아 1,000명에 대한 출생 후 1년 이내 사망자의 수로 영아사망률이 높을수록 보건수준이 낮다고 판단할 수 있다.

43

주산기 사망률

＝(임신 28주 이후의 사산아＋출생후 1주 이내 사망아수)/총출산아수(태아 사망포함)×1,000

44

표준화사망률은 서로 다른 집단의 보건지표를 비교할 때, 역학적 특성이 다른 것을 보정하는 것이다. 인구집단의 역학적 특성이 서로 다른 집단의 보건지표를 비교할 때, 역학적 특성이 보건지표라는 결과에 영향을 줄 수 있는 요인으로 작용할 수 있기 때문에 보정이 필요하다.

45 ~ 46

간접표준화법

(1) 비교하고자 하는 한 군의 연령별 특수사망률을 알 수 없거나, 대상인구수가 너무 적어서 안정된 연령별 특수사망률을 구할 수 없는 경우에 간접법을 사용한다.
(2) **필요 요소**: 표준인구의 연령별 특수사망률, 비교집단의 연령별 인구 구성
(3) 표준사망비(Standardized Mortality Ratio, SMR)를 구하여 계산한다.

$$표준화사망비＝\frac{집단에서 \ 관찰된 \ 총사망수}{집단의 \ 예상되는 \ 총기대사망수}$$

(4) 표준사망비가 1보다 크면 관찰대상집단이 표준인구보다 많이 사망한 것이고 1보다 작으면 관찰대상집단이 표준인구보다 적게 사망한 것이다.

47

알파인덱스는 신생아사망에 대한 영아사망의 비로 영아사망 중 신생아가 차지하는 비중을 보기 위한 지표이다.

알파인덱스(α – index)

(1) '신생아 사망에 대한 영아 사망의 비'이다.
(2) 영아기 사망의 대부분이 피할 수 없는 원인에 의한 신생아 사망이라면, 그 지역사회의 건강 수준은 높다고 할 수 있다.
(3) 분모인 신생아는 분자인 영아에 포함되므로 분자의 값이 분모의 값보다 항상 크기 때문에 그 값이 1보다 작을 수 없으며 α – index가 1에 가까워질수록 보건 수준이 높다는 의미이다.
(4) 알파인덱스의 값이 커질수록 영아 보건을 위한 사업이 필요하다.

48

• 출산아 1,000명당 임신 28주 이상의 사산과 생후 1주 미만의 신생아 사망 수는 주산기사망률이다.
• 태아사망률은 살아서 출생한 아기 1000명당 임신 20주 이상에서 자궁내 태아의 사망건수이다.

49

분율(proportion)

(1) 분율은 분자가 분모에 포함되는 형태(x / x＋y)로 그 값은 0과 1사이에 위치하며, 분모 중 어떤 특성에 대한 규모를 보고자 할 때, 혹은 위험도(risk)(＝어떤 특성이 있을 확률 값)를 보고자 하는 목적으로 사용된다.
(2) 흔히 사용하는 것은 백분율(%)이다.
(3) 분율의 예로는 시점 유병률, 누적 발생률, 치명률, 기여위험도 등이 있다.

① 성비 – ratio
③ 비교위험도 – ratio
④ 조사망률 – rate

50

총재생산율이란 한 여성이 일생동안 몇 명의 여아를 낳는가를 나타낸다.

51

치명률을 어떤 질병에 이환된 환자 수 중에서 그 질병으로 인한 사망자 수로 질병의 심각한 정도를 나타낸다.
합계출산율은 한 여자가 일생 동안 평균 몇 명의 자녀를 낳는가를 나타내며 국가별 출산력을 비교하는 지표이다.

52

알파인덱스(α-index)

(1) '신생아 사망에 대한 영아 사망의 비'이다.
(2) 영아기 사망의 대부분이 피할 수 없는 원인에 의한 신생아 사망이라면, 그 지역사회의 건강 수준은 높다고 할 수 있음
(3) 분모인 신생아는 분자인 영아에 포함되므로 분자의 값이 분모의 값보다 항상 크기 때문에 그 값이 1보다 작을 수 없으며 α-index가 1에 가까워질수록 보건 수준이 높다는 의미

$$\alpha\text{-index} = \frac{영아사망자\ 수}{신생아사망자\ 수}$$

53

• 조출생률 = 출생아수/연중앙인구×1,000
• 일반출산율 = 출생아수/15~49세 여자인구×1,000
조출생률은 인구 1,000명당 출생아 수, 일반출산율은 가임기 여성 1,000명당 출생아 수이며 조출생률과 일반출산율에는 사산아가 포함되지 않는다.

54

① 한 인구집단의 사망수준을 나타내는 가장 기본적인 지표는 조사망률이다.
② 국가 간 또는 지역사회 간 보건수준을 비교하는 대표적인 지표는 영아사망률이다.
④ 영아사망률은 인구집단 연령구성비의 영향을 받지 않기 때문에 통계적 유의성이 크다.

55

① 영아사망률은 총 출생아수 1,000명당 1년 이내 사망자수로 제시된 자료에서 산출이 가능하다.
영아사망률 = 2/700×1,000 = 2.86
② 비례사망지수 = 50세 이상 사망자수/총사망자 수×100
③ 기대여명 = 연령 x세의 사람이 앞으로 생존할 것으로 기대되는 평균 생존연수
④ 주산기사망률 = (임신 28주 이후 사산자 수 + 생후 1주 이내 사망아 수) / 총출산아수(태아사망포함)×1,000

56

치명률은 특정 질병으로 사망한 사람의 수를 동일 질병을 갖고 있는 사람의 수로 나눈 비율이다. 치명률은 논리적으로 단기간, 급성 상태의 질환을 측정하는 데 적합하다. 치명률은 특정 사례의 사망 위험성을 측정하는 지표로써, 특정 질병에 대한 치료법 발달 정도에 따라서도 달라질 수 있다.

57

① **치명률**: 어떤 질병에 이환된 환자 수 중에서 그 질병으로 인한 사망자 수로 질병의 심각한 정도를 나타낸다.

$$치명률 = \frac{그\ 질병에\ 의한\ 사망자\ 수}{특정\ 질병에\ 이환된\ 환자\ 수}\times100$$

② **사인별사망률**은 특수사망률이다. 주어진 기간에 특정 원인으로 인한 사망자 수를 의미한다.
③ **주산기사망률**: 임신 28주 이상의 사산과 생후 1주 미만의 신생아 사망으로 임신중독, 출생 시 손상, 난산, 조산아, 무산소증 및 저산소증, 조기파수 등이 주요 원인이다.
④ **비례사망률**: 전체 사망자 중 특정 원인에 의해 사망한 사람들의 분율이다.

58

표준화사망비(SMR)는 간접표준화법에서 산출되는 값이다.
표준화사망비 = 집단에서 관찰된 총 사망수 / 집단의 예상되는 총기대사망수
관찰 사망자 수를 알고 있으므로 기대사망수를 구해야 한다. 간접법에서 기대사망자 수를 구하기 위해서 필요한 요소는 표준인구의 연령별사망률과 비교집단의 연령별 인구구성이다.

59

주산기사망률
= (임신 28주 이상의 사산자 수 + 출생 후 1주 이내 사망자 수)/연간 출산아수(태아사망 포함) × 1,000

60

알파인덱스 값이 큰 경우는 영아사망자 중 신생아사망이 차지하는 비중이 적고 영아후기의 사망자 수가 많은 것으로 이 경우 신생아보다 영아의 보건사업에 더 신경써야 한다.

61

율의 표준화

(1) **직접법(직접표준화법)**

① 표준인구를 택하여 이 표준인구가 나타내는 연령분포를 비교하고자 하는 군들의 연령별 특수사망률에 적용하는 방법

② 필요 요소: 표준인구 인구 구성, 비교집단의 연령별 특수사망률

③ 표준인구는 두 집단의 인구를 합하여 만들 수 있다. 또한, 국가 간 보건지표를 비교할 때는 세계보건기구가 만든 세계표준인구를 사용할 수도 있고, 해당 국가 전체인구의 연령별 인구수를 사용할 수도 있다.

(2) **간접법(간접표준화법)**

① 비교하고자 하는 한 군의 연령별 특수사망률을 알 수 없거나, 대상인구수가 너무 적어서 안정된 연령별 특수사망률을 구할 수 없는 경우에 간접법을 사용한다.

② 필요 요소: 표준인구의 연령별 특수사망률, 비교집단의 연령별 인구 구성

③ 표준화사망비(SMR, Standardized Mortality Ratio)를 구하여 계산한다.

62

알파인덱스는 '신생아 사망에 대한 영아 사망의 비'이다. 영아기 사망의 대부분이 피할 수 없는 원인에 의한 신생아 사망이라면, 그 지역사회의 건강 수준은 높다고 할 수 있다. 분모인 신생아는 분자인 영아에 포함되므로 분자의 값이 분모의 값보다 항상 크기 때문에 그 값이 1보다 작을 수 없으며 α – index가 1에 가까워질수록 보건 수준이 높다는 의미한다.

63

(61 해설 참고)

64

2013년 영아사망률 = 1.3 + 1.7 = 3
2019년 영아사망률 = 1.4 + 1.8 = 3.2

65

비례사망지수(PMI, Proportional Mortality Indicator)

$$비례사망지수 = \frac{그 \ 연도의 \ 50세 \ 이상 \ 사망자 \ 수}{어떤 \ 연도의 \ 사망자 \ 수} \times 100$$

(1) 국가 간 건강 수준을 비교할 때 사용하는 대표적인 보건지표이다.

(2) PMI가 높은 경우 50세 이상의 인구사망 수가 많다는 의미로 건강 수준이 높고 장수인구가 많다고 볼 수 있고, PMI가 낮은 경우 어린 연령층의 사망이 많다는 의미이다.

66

표준화율은 인구집단을 대상으로 직접 조사된 지표가 아니고 기존에 조사된 지표를 역학적 특성이 서로 다른 집단에 대해 그 특성을 보정하여 특성이 다른 두 집단을 비교하기 위한 것이다.

67

영아사망률은 출생아 1,000명당 영아사망자 수 있다.
영아사망률이 2라면 출생아 1,000명당 2명의 영아가 사망한 것이고, 전체 출생아가 20,000명이었으므로 실제 영아 사망자 수는 40명이다.
영아사망자 수 = 2 / 1,000 × 20,000 = 40

68

보건 및 환경수준이 좋은 국가는 0세의 기대수명이 길고, 비례사망지수가 높으며 알파인덱스는 1에 가깝다.
영아사망 중 선천적 원인으로 인한 사망은 주로 신생아기의 사망원인이다.
그러므로 선천적 원인에 의한 사망률이 높으면 영아사망 중 대부분이 신생아기에 해당하며 이런 경우 알파인덱스가 1에 가까워진다.
영아사망 중 선천적 원인으로 인한 사망이 낮은 경우는 영아사망의 대부분이 영아후기에 발생한 것이고 이는 주로 환경 및 보건수준의 영향으로 볼 수 있다.

69

| **오답해설** |

① 역학적 특성이 서로 다른 두 지역의 사망수준을 비교할때는 표준화사망률을 구해서 비교하여야 한다.

③ 제시된 두지역의 연령별 사망률을 알 수 있으므로 직접법을 적용할 수 있다. 표준인구는 두지역의 인구수를 더하여 구한다.

④ 일반적으로 직접법에서 표준인구는 두 지역의 인구를 더하여 구하지만 경우에 따라 다른 지역 인구나 국가 전체 인구, 세계표준인구 등을 이용할 수 있다.

직접 표준화율

	A지역		B지역	
	인구수	사망자 수	인구수	사망자 수
50세 미만 인구	40,000	1,200	10,000	320
50세 이상 인구	10,000	380	40,000	1,100
	50,000	1,580	50,000	1,420

	표준인구 수	A지역 기대사망수	B지역 기대사망수
50세 미만 인구	50,000	1,500	1,600
50세 이상 인구	50,000	1,900	1,375
합계	100,000	3,400	2,975
표준화 사망률		34명/ 1,000명당	29.75명/ 1,000명당

- A지역 50세 미만 기대사망수
  = 1,200 / 40,000 × 50,000 = 1,500
- A지역 50세 이상 기대사망수
  = 380 / 10,000 × 50,000 = 1,900
- B지역 50세 미만 기대사망수
  = 320 / 10,000 × 50,000 = 1,600
- B지역 50세 이상 기대사망수
  = 1,100 / 40,000 × 50,000 = 1,375

70

제시된 보건지표 중 지역의 건강수준을 가장 잘 나타내는 지표는 영아사망률이다.

71

분율(proportion)

(1) 분율은 분자가 분모에 포함되는 형태(x / x+y)로 그 값은 0과 1사이에 위치하며, 분모 중 어떤 특성에 대한 규모를 보고자 할 때, 혹은 위험도(risk)(= 어떤 특성이 있을 확률 값)를 보고자 하는 목적으로 사용된다.
(2) 흔히 사용하는 것은 백분율(%)이다.
(3) 분율의 예로는 시점 유병률, 누적 발생률, 치명률, 기여위험도 등이 있다.

| 오답해설 |
① 조사망률 – rate
② 평균발생률 – rate
④ 비교위험도 – ratio

72

알파인덱스(α–index)

(1) '신생아 사망에 대한 영아 사망의 비'이다.
(2) 영아기 사망의 대부분이 피할 수 없는 원인에 의한 신생아 사망이라면, 그 지역사회의 건강 수준은 높다고 할 수 있다.

(3) 분모인 신생아는 분자인 영아에 포함되므로 분자의 값이 분모의 값보다 항상 크기 때문에 그 값이 1보다 작을 수 없으며 α–index가 1에 가까워질수록 보건 수준이 높다는 의미이다(선진국일수록 1에 가깝다).

73

연령보정률은 실제 연령별 특수율을 가상적인 표준인구집단에 적용하여 산출되기 때문에 역시 가상적 수치라 할 수 있다. 연령보정 사망률의 값은 사용된 표준인구에 따라 다르게 산출되는 값으로, 실제 인구집단의 진정한 사망위험을 반영하지는 않는다.
※ 출처: 고디스역학, p.85.

74

비례사망지수(PMI, Proportional Mortality Indicator)

(1) 어떤 연도의 사망자 수 중 50세 이상의 사망자 수의 구성 비율로 국가 간 건강 수준을 비교할 때 사용하는 대표적인 보건 지표이다.

$$비례사망지수 = \frac{그\ 연도의\ 50세\ 이상\ 사망자\ 수}{어떤\ 연도의\ 사망자\ 수} \times 100$$

(2) PMI가 높은 경우 50세 이상의 인구사망 수가 많다는 의미로 건강 수준이 높고 장수인구가 많다고 볼 수 있고 PMI가 낮은 경우 어린 연령층의 사망이 많다는 의미이다.

| 오답해설 |
① 비례사망률은 전체 사망자 중 특정 원인에 의해 사망한 사람들의 분율로 총 사망 중 특정 원인이 차지하는 비중을 나타낸다. 높으면 사망자 중 해당 원인에 의한 사망자가 많다는 의미이다.
③ 알파인덱스는 신생아사망에 대한 영아사망의 비로 값이 1에 가까울수록 보건수준이 높고 값이 클수록 후진국이다.
④ 영아사망률은 출생아 1,000명당 영아사망자 수로 값이 클수록 보건수준, 환경위생 등이 열악한 것이다

75

비(ratio)

(1) 비는 x와 y가 완전히 독립적일 때 한 측정값을 다른 측정 값으로 나눈 x / y, 또는 y / x의 형태로 나타내는 지표이다.
(2) 비는 정량적인 두 가지 수치를 비교하고자 하는 목적으로 사용되며, 비가 1로 표현되는 두 값이 동일한 경우부터 '0'까지 그리고 '무한대'까지 어떠한 값도 가질 수 있다.
(3) 역학에서 많이 사용하는 비에는 성비, 사산비, 비교위험도, 교차비, 등이 있다.
(4) 영아사망률, 신생아사망률, 주산기사망률, 모성사망비는 비(ratio)의 개념이다.

76

ㄱ. 평균수명과 건강수명의 격차가 좁을수록 평균수명 중 건강하게 산 날이 많다는 의미이므로 격차가 좁을수록 좋다.

ㄴ. 조사망률, 평균수명, 비례사망지수가 WHO 3대 보건지표이다.

ㄷ. 알파인덱스는 신생아 사망수에 대한 영아 사망수이다.

ㄹ. 영아사망률은 출생아 1,000명 당 0세의 사망수이다.

77 ~ 78

비례사망지수(PMI, Proportional Mortality Indicator)

(1) 전체 사망자 수 중 50세 이상의 사망이 차지하는 분율로 국가 간 건강수준을 비교할 때 사용하는 대표적인 보건지표이다.

$$비례사망지수 = \frac{그\ 연도의\ 50세\ 이상\ 사망자\ 수}{어떤\ 연도의\ 사망자\ 수} \times 100$$

(2) PMI가 높은 경우 50세 이상의 인구사망 수가 많다는 의미로 건강수준이 높고 장수인구가 많다고 볼 수 있다.

(3) PMI가 낮은 경우 어린 연령층의 사망이 많다는 의미이다.

79

영아사망률(Infant Mortality Rate)

(1) 주어진 기간 동안에 출생한 출생아 수 1,000명에 대하여 동일 기간에 발생한 1세 미만의 사망자 수. 기간은 주로 1년을 단위로 한다.

$$영아사망률 = \frac{일정\ 기간\ 중\ 1세\ 미만의\ 사망아\ 수}{일정\ 기간의\ 출생아\ 수} \times 1,000$$

(2) 보통사망률에 비해 국가 보건 수준을 나타내는 지표로서 더 큰 의미를 지닌다.

① 연령 구성비의 영향을 받지 않아 통계적 유의성이 크다.

② 영아는 환경, 영양, 건강에 대한 위해요소 등 외인성 요소에 매우 민감하게 반응한다.

(3) 후진국의 경우 출생 신고 및 사망 신고 누락이 있는 경우가 많아 통계적 정확성은 낮을 수 있다.

80

치명률은 특정 질병의 현성감염자 중 사망자의 비율이다.

81

치명률은 환자 중에서 그 질병으로 사망한 사람의 비율이다.

- 코로나 – 19 남성 환자 치명률
  = 12,171 / 9,216,453 × 100 = 0.13%
- 코로나 – 19 여성 환자 치명률
  = 12,821 / 10,414,064 × 100 = 0.12%

82

(78 해설 참고)

83

영아사망률은 일정 기간의 출생아 수 1,000명당 1세 미만의 사망아 수, 모성사망률(모성사망비)은 일정 기간의 출생아 수 100,000명당 모성사망 수이다.

84

비례사망지수(PMI, Proportional Mortality Indicator)

(1) 전체 사망자 수 중 50세 이상의 사망이 차지하는 분율로 국가 간 건강수준을 비교할 때 사용하는 대표적인 보건지표이다.

$$비례사망지수 = \frac{그\ 연도의\ 50세\ 이상\ 사망자\ 수}{어떤\ 연도의\ 사망자\ 수} \times 100$$

(2) PMI가 높은 경우 50세 이상의 인구사망 수가 많다는 의미로 건강수준이 높고 장수인구가 많다고 볼 수 있다.

(3) PMI가 낮은 경우 어린 연령층의 사망이 많다는 의미이다.

비례사망률(PMR, Proportional Mortality Rate)

(1) 전체 사망자 중 특정 원인에 의해 사망한 사람들의 분율로, 총 사망 중 특정 원인이 차지하는 비중을 나타낸다.

(2)
$$PMR = \frac{그\ 연도의\ 특정\ 질환에\ 의한\ 사망자\ 수}{어떤\ 연도의\ 사망자\ 수} \times 100$$

85

비례사망지수(PMI, Proportional Mortality Indicator)

(1) 전체 사망자 수 중 50세 이상의 사망이 차지하는 분율로 국가 간 건강수준을 비교할 때 사용하는 대표적인 보건지표이다.

$$비례사망지수 = \frac{그\ 연도의\ 50세\ 이상\ 사망자\ 수}{어떤\ 연도의\ 사망자\ 수} \times 100$$

(2) PMI가 높은 경우 50세 이상의 인구사망 수가 많다는 의미로 건강수준이 높고 장수인구가 많다고 볼 수 있다.

(3) PMI가 낮은 경우 어린 연령층의 사망이 많다는 의미이다.

| 계산 |

전체 사망자수 = 100,000명

50세 이상 사망자 수 = 50,000명

비례사망지수 = 50,000 / 100,000 × 100 = 50%

86

지역 간 보건의료수준의 비교에 주로 사용되는 지표는 영아사망률인데 모든 지역의 영아사망자 수는 100명이다. 영아사망률이 동일하여도 사망한 영아 중 신생아 사망이 많을 경우 그 지역의 보건수준이 더 높다고 판단할 수 있다. 이러한 지표가 알파인덱스다.

알파인덱스(α-index)는 '신생아 사망에 대한 영아 사망의 비'이다. 분모인 신생아는 분자인 영아에 포함되므로 분자의 값이 분모의 값보다 항상 크기 때문에 그 값이 1보다 작을 수 없으며 α-index가 1에 가까워질수록 보건 수준이 높다는 의미이다.

(가) 지역의 알파인덱스 = 100 / 90 = 1.1

(나) 지역의 알파인덱스 = 100 / 80 = 1.25

(다) 지역의 알파인덱스 = 100 / 70 = 1.43

(라) 지역의 알파인덱스 = 100 / 10 = 10

(가) 지역의 알파인덱스가 가장 작으며 1에 가까우므로 보건수준이 가장 높다고 볼 수 있다.

87

특수사망률(Specific Death Rate)

(1) 주어진 기간에 인구 집단에서 성, 연령, 직업 등의 인구 특성별로 구한 사망률로 성별 사망률, 연령별 사망률 등이 있다.

(2) 특성별 특수사망률은 분모에 해당하는 인구집단이 전체 인구집단이 아니라 특정 특성을 가진 일부 인구집단으로 구성되며, 해당 특성별 한정된 인구집단 중 사망자 수로 계산한다.

① 연령별 특수사망률(Age-specific Death Rate): 특정 연령군에 한정된 사망률

② 사인별 특수사망률(Cause-specific Death Rate): 주어진 기간에 특정 원인으로 인한 사망자 수

여자 COVID19 특수사망률

$$= \frac{\text{COVID19로 인한 사망자 수}}{\text{전체 인구 수}} \times 1,000$$

$$= \frac{13}{1,000} \times 1,000 = 13$$

88

(1) 비례사망지수(Proportional Mortality Indicator, PMI)

① 전체 사망자 수 중 50세 이상의 사망이 차지하는 분율(proportion)이다.

② 연령별 사망자 수만 파악되면 산출할 수 있으므로 보건통계가 미비한 국가에서도 간편하게 얻을 수 있는 지표로서, 보통사망률, 평균수명과 함께 국가 간 건강수준을 비교하는 보건지표로 사용된다.

③ PMI가 높은 경우 50세 이상의 인구사망 수가 많다는 의미로 건강수준이 높고 장수인구가 많다고 볼 수 있다.

(2) **모성사망비**(Maternal Mortality Ratio, 모성사망률)

① 주어진 연도의 출생아 수에 대한 임신, 분만, 산욕의 합병증에 의한 사망 수의 비(ratio)이다.

② 모성사망비(률)는 모성의 건강을 나타내는 지표로 모성사망률이 높다는 것은 임신부의 산전관리나 분만관리가 잘 이루어지지 않는다는 의미로 해석할 수 있다.

모성사망비(모성사망률)

$$= \frac{\begin{array}{c}\text{일정 기간 중 임신, 분만,} \\ \text{산욕의 합병증에 의한 사망자 수}\end{array}}{\text{일정 기간의 출생아 수}} \times 100,000$$

89

알파인덱스(α-index)

- '신생아 사망에 대한 영아 사망의 비'이다.
- 분모인 신생아는 분자인 영아에 포함되므로 분자의 값이 분모의 값보다 항상 크기 때문에 그 값이 1보다 작을 수 없으며 α-index가 1에 가까워질수록 보건 수준이 높다는 의미이다.

$$\alpha - index = \frac{\text{영아사망자 수}}{\text{신생아사망자 수}}$$

※ 알파인덱스는 1보다 작을 수는 없으나 1일 수는 있으므로 "① 1 이하일 수 없다."에서 "이하"라는 표현이 맞지 않다. 하지만 다른 선택지가 모두 틀린 내용들이기 때문에 출제자가 1보다 작을 수 없다는 개념을 이렇게 표현한 것으로 판단하고 정답을 고를 수밖에 없는 문제이다.

90

(85 해설 참고)

91

영아사망률(Infant Mortality Rate)

(1) 주어진 기간 동안에 출생한 출생아 수 1,000명에 대하여 동일 기간에 발생한 1세 미만의 사망자 수. 기간은 주로 1년을 단위로 한다.

$$\text{영아사망률} = \frac{\begin{array}{c}\text{일정 기간 중 1세 미만의} \\ \text{사망아 수}\end{array}}{\text{일정 기간의 출생아 수}} \times 1,000$$

(2) 보통사망률에 비해 국가 보건 수준을 나타내는 지표로써 더 큰 의미를 지닌다.

① 연령 구성비의 영향을 받지 않아 통계적 유의성이 크다.

② 영아는 환경, 영양, 건강에 대한 위해요소 등 외인성 요소에 매우 민감하게 반응한다.

(3) 후진국의 경우 출생 신고 및 사망 신고 누락이 있는 경우가 많아 통계적 정확성은 낮을 수 있다.

92

연령별사망률은 특수사망률로 특정연령 사망자 수를 특정연령 인구수로 나눈 수이다.

93

• 조출생률은 인구 1,000명당 출생아 수이다.
• 필요한 정보: 당해 연도 중앙인구 수. 당해 연도 출생아 수

94

치명률

어떤 질병에 이환된 환자 수 중에서 그 질병으로 인한 사망자 수로 질병의 심각한 정도를 나타낸다.

$$치명률 = \frac{그\ 질병에\ 의한\ 사망자\ 수}{특정\ 질병에\ 이환된\ 환자\ 수} \times 100$$

☞ 신종감염병 C에 대한 여자의 2021년 치명률[%] 이므로 확진자 중 여자 중에서 여자사망자로 계산하여야 한다.
여자 치명률 = 10 / 100 × 100 = 10%

95

비례사망지수(PMI, Proportional Mortality Indicator)

(1) 전체 사망자 수 중 50세 이상의 사망이 차지하는 분율로 국가 간 건강수준을 비교할 때 사용하는 대표적인 보건지표다.

$$비례사망지수 = \frac{그\ 연도의\ 50세\ 이상\ 사망자\ 수}{어떤\ 연도의\ 사망자\ 수} \times 100$$

(2) PMI가 높은 경우 50세 이상의 인구사망 수가 많다는 의미로 건강수준이 높고 장수인구가 많다고 볼 수 있다.
(3) PMI가 낮은 경우 어린 연령층의 사망이 많다는 의미이다.

96

신생아 사망률이 영아사망률의 2/3이므로 영아가 3명 사망했을 때 그중 2명이 신생아다.

$$알파인덱스 = \frac{영아사망자\ 수}{신생아사망자\ 수} = \frac{3}{2} = 1.5$$

97

알파인덱스(α-index)

(1) '신생아 사망에 대한 영아 사망의 비'이다.
(2) 영아기 사망의 대부분이 피할 수 없는 원인에 의한 신생아 사망이라면, 그 지역사회의 건강 수준은 높다고 할 수 있다.

(3) 분모인 신생아는 분자인 영아에 포함되므로 분자의 값이 분모의 값보다 항상 크기 때문에 그 값이 1보다 작을 수 없으며 α-index가 1에 가까워질수록 보건 수준이 높다는 의미이다.
(4) 알파인덱스의 값이 커질수록 영아 보건을 위한 사업이 필요하다.

| 오답해설 |

② 어떤 연도의 연앙인구 100,000명에 대하여 그 연도 중 특정 사인으로 사망한 수를 말한다. - 사인별 특수사망률
③ 어떤 연도 출생아 100,000명당 같은 해 임신, 분만, 산욕으로 인한 모성사망자 수를 말하며, 감염병. 교통사고 등에 의한 사망은 포함되지 않는다. - 모성사망비
④ 어떤 연도 출산아 1,000명당 같은 해 임신 28주 이후 사산아 수와 출생 1주 이내의 신생아사망수의 합으로 나타낸다. - 주산기사망률

제 7 절	이환지표			
01 ②	02 ②	03 ③	04 ③	05 ②
06 ④	07 ④	08 ③	09 ②	10 ①
11 ②	12 ④	13 ①	14 ③	15 ②
16 ③	17 ①	18 ③	19 ①	20 ③
21 ③	22 ③	23 ④	24 ①	25 ④
26 ①	27 ②	28 ④	29 ④	30 ③
31 ②	32 ①	33 ④	34 ④	35 ①
36 ①	37 ③	38 ④	39 ④	40 ②
41 ④	42 ①	43 ④	44 ④	45 ③

01

9명의 가족 중 3명의 초등학생은 발단환자이고, 집단 내에서 2차적으로 발생한 환자는 할아버지와 할머니 2명이다.

$$\frac{2}{9-3} \times 100 = 33.3\%$$

02

유병률은 일정 시점에 인구집단에서 질병을 가진 사람들의 수를 측정하는 것으로, 한 시점 또는 특정 기간 중 한 개인이 질병에 걸려 있을 확률의 추정치를 제공한다.
② 질병의 원인을 찾는 연구에서 가장 필요한 측정지표는 발생률이다.

03

800명의 학생 중 발단환자는 20명, 면역력이 있는 학생 430명(병을 앓았던 아동 30명, 예방접종 아동 400명)이며 질병 발병자 수는 20명이다.

$$\frac{20}{800-450}=\frac{20}{350}$$

04

| 오답해설 |

① 질병의 발생률이 오랜 기간동안 일정하고 유병 기간이 일정한 상태이며 그 지역사회에서 해당 질병의 유병률이 낮을 경우 유병률은 발생률과 이환기간을 곱한 값과 같아진다. 급성 감염병에서와 같이 질병의 이환기간이 아주 짧을 때 발생률과 유병률이 같게 된다.

② 유병률의 분자에는 조사 시점 또는 조사 기간 이전에 발생한 환자수도 포함한다.

④ 2차 발병률은 환자와 접촉한 감수성자 수 중 발병한 환자 수로 나타낸다. 2차 발병률은 질병의 위중도를 나타낼 수는 없다. 질병의 위중도는 독력이나 치명률을 통해 알 수 있다.

05

이차발병률은 발단 환자를 가진 가구의 감수성 있는 가구원 중에서 이 병원체의 최장 잠복기 내에 발병하는 환자의 비율이다.

$$이차발병률 = \frac{질병\ 발병자\ 수}{환자와\ 접촉한\ 감수성이\ 있는\ 사람들의\ 수(발단\ 환자\ 제외)} \times 100$$

$$= \frac{20}{50-2} \times 100$$

06

발생률과 이환기간이 늘어나면 유병률은 증가하는데, 이 치료법의 경우 사망률을 낮추지만 회복률에는 영향을 미치지 않으므로 질병의 이환기간 증가에 의해 유병률이 증가하게 된다.

07

급성 감염병에서와 같이 질병의 이환 기간이 아주 짧을 때, 질병의 평균 이환 기간 D는 아주 짧다고 생각할 수 있으므로 유병률(P)＝발생률(I)이 성립할 수 있다.

08

발생률은 일정 기간에 한 인구 집단 내에서 어떤 질병 또는 사건이 새롭게 일어난 횟수가 얼마나 되는가를 나타낸다.

09

질병의 발생위험을 비교할 때는 발생률을 근거로 판단하여야 한다. 제시된 표는 유병률이기 때문에 이 데이터를 통해서 발생률을 비교할 수는 없다.

10

발생률의 분모는 질병에 걸리지 않은 인구수이므로 전체인구 1,000명에서 유병환자 100명을 뺀 900명이다.

11

유병률은 일정 시점에 인구 집단에서 질병을 가진 사람들의 수를 측정하는 것으로, 한 시점 또는 특정 기간 중 한 개인이 질병에 걸려 있을 확률의 추정치를 제공한다.

12

발병률은 한정된 기간에 어떤 질병에 노출위험이 있는 사람 중 그 질병이 발생한 사람의 분율로 일종의 발생률이다. 감염병처럼 짧은 기간에 특별한 유행 또는 사건이 발생할 때 사용한다.

13

유병률은 질병의 이환기간(유병기간)과 발생률의 영향을 받는다.

14

유병률은 일정 시점 또는 특정 기간에 인구집단에서 질병을 가진 사람들의 수를 측정하는 것으로, 한 시점 또는 특정 기간 중 한 개인이 질병에 걸려 있을 확률의 추정치를 제공한다. 분자에는 질병발생시점과 관계없이 질병에 걸린 사람이 모두 포함되고 분자에는 질병유무와 관계없이 모든 인구집단이 포함된다.

15

이차발병률은 발단 환자를 가진 가구의 감수성 있는 가구원 중에서 이 병원체의 최장 잠복기 내에 발병하는 환자의 비율로 감염성 질환에서 그 병원체의 감염력 및 전염력을 간접적으로 측정하는 데 유용하다.

16

| 오답해설 |

① 질병 발생의 확률을 직접적으로 나타내는 지표는 발생률이다.

② 발생률은 질병의 원인을 찾는 연구의 기본적 도구이다.

④ 질병의 유병률이 낮아지는 경우는 발생률이 낮아지거나 질병이환기간이 짧아지는 경우이다. 치료기술의 발달로 생존기간이 길어지면 유병률은 증가한다.

17

발생률과 유병률의 상호 관계

(1) 유병률은 발생률과 이환 기간의 영향을 받는다.

> $P ≒ I × D$(P: 유병률, I: 발생률, D: 이환 기간)

(2) 질병의 발생률이 오랜 기간 동안 일정하고 유병 기간이 일정한 상태이며 그 지역사회에서 해당 질병의 유병률이 낮을 경우 $P = I × D$가 된다. 결핵, 암과 같이 질병의 이환 기간이 비교적 일정하면서 치명률이 높지 않은 만성질환에서 이런 관계를 볼 수 있다.

(3) 급성 감염병에서와 같이 질병이 이환 기간이 아주 짧을 때, 질병의 평균 이환 기간 D는 아주 짧다고 생각할 수 있으므로 $P = I$이 성립할 수 있다.

18

- 유병률은 발생률과 이환기간의 영향을 받는다. 발생률이 증가하거나 이환기간이 길어질 때 유병률은 증가한다.
- 질병의 독성이 약해지거나, 치료 기술의 발달로 생존 기간이 길어진 경우(완치된 경우는 아님)에 유병률이 증가한다.
- 치료성공률이 증가하여 질병이 완치되는 경우는 질병의 이환기간이 짧아지게 되어 유병률이 감소한다.

19

급성감염병은 발생률이 높고 유병률이 낮은 것이 특징이다.

20

유병률은 일정 시점에 인구 집단에서 질병을 가진 사람들의 수를 측정하는 것이다.

21

- 발생률 $= 50/200,000 × 100,000 = 25$
- 치명률 $= 3/50 × 100 = 6\%$

22

유병률의 분모는 질병유무와 상관없이 전체 인구집단이 포함된다.

23

| 오답해설 |

① 유병률은 발생률과 이환기간을 곱한 값과 비슷하다.

② 조사시점 이전에 발생한 환자수도 포함한다.

③ 질병의 원인을 규명하는 데 적합한 지표는 발생률이다.

24

시점유병률은 전체 인구집단 중 그 시점에 질병에 걸린 사람의 수이다.

전체 학생 100명 중 4월 시점에 질병에 걸려있었던 학생은 9명이므로 4월시점 유병률은 $9 / 100 × 100$이다.

25

이차발병률은 발단환자를 가진 감수성 있는 인구수 중 최대 잠복기동안 감염된 사람의 수이다. 이 문제에서 원아가 100명이고 발단환자가 5명이지만 유치원의 원아 중 감수성자가 몇 명이고 추가 발병자가 몇 명인지 제시되지 않았기 때문에 유치원에서의 이차발병률은 구할 수 없다. 환아의 가족이 환아를 포함하여 20명이고 나머지 가족 모두 감수성자이며 추가 발병자가 3명으로 제시되었으므로 환아의 가족에서 이차발병률을 구할 수 있다.

이차발병률 $= 3 / (20 - 5) × 100$

26

발생률과 유병률의 용도

(1) 발생률

① 급성 질환이나 만성질환의 질병의 원인을 찾는 연구의 기본적 도구

② 질병 발생의 확률을 직접적으로 나타내는 지표

(2) 유병률

① 질병관리에 필요한 인력 및 자원 소요의 추정

② 질병퇴치 프로그램의 유용성 평가

③ 주민의 치료에 대한 필요 병상 수, 보건기관 수 등의 계획을 수립하는 데 필요한 정보 제공

④ 시점유병률을 장기적으로 추적하여 질병 양상의 추이 파악

27

이차발병률은 발단 환자를 가진 가구의 감수성 있는 가구원 중에서 이 병원체의 최장 잠복기 내에 발병하는 환자의 비율로 감염성 질환에서 그 병원체의 감염력 및 전염력을 간접적으로 측정하는 데 유용하다.

$$이차발병률 = \frac{질병\ 발병자\ 수}{환자와\ 접촉한\ 감수성이\ 있는\ 사람들의\ 수(발단\ 환자\ 제외)} × 100$$

$$= \frac{40}{70 - 2} × 100$$

28

유병률은 발생률과 이환 기간의 영향을 받는다.

P ≒ I × D (P: 유병률, I: 발생률, D: 이환 기간)

36 / 1,000 = 10 / 1,000 × D

D = 3.6

29

(26 해설 참고)

30

유병률은 일정 시점에 인구 집단에서 질병을 가진 사람들의 수를 측정한 것으로 질병에 걸려있는 환자의 숫자를 나타내는 것은 유병률에 해당한다. 질병의 이환기간과 발생률이 증가하면 유병률이 증가한다.

발생률은 인구집단 내에서 어떤 질병이 새롭게 일어난 횟수를 측정하는 것으로 질병에 걸리지 않았던 사람이 새롭게 진단을 받은 수는 발생률에 해당한다.

31

① 조출생률은 인구 1,000명당 출생아 수 이다.

② 발생률이 높고 이환기간이 긴 질병은 유병률이 높다.

③ 비례사망지수가 높은 지역은 평균수명이 높다.

④ α -index가 높으면 영아후기의 사망률이 높다고 판단할 수 있다.

32

이 문제에서는 발단환자를 제시하지 않았고 새롭게 발병한 환자수만 제시하였다. 이럴 경우 발단환자를 제외하고 계산해야 한다.

이차발병률은 발단 환자를 가진 가구의 감수성 있는 가구원 중에서 이 병원체의 최장 잠복기 내에 발병하는 환자의 비율이다. A초등학교의 감수성자는 총 학생 50명 중 예방접종을 한 20명과 과거 감염된 15명을 뺀 15명이다.

질병발병자 수는 5명으로 계산한다.

$$2차발병률 = \frac{5}{15} \times 100 = 33.3\%$$

33

이차발병률의 분모는 발단환자를 가진 감수성 있는 가구원이다. 분모에 발단환자를 포함한다는 의미는 아니고 발단환자와 접촉한 감수성 있는 가구원이라는 의미이다.

| 오답해설 |

① 유병률은 질병의 발생이 증가하고 사망이 감소할 때(완치되지 않는 질병) 증가한다.

② 발생률은 급성질환이나 만성질환 관계없이 질병의 원인을 찾는 연구에서 가장 필요한 지표이다.

③ 유병률은 대상 집단에서 질병을 지닌 사람들의 proportion 이다.

34

① 분자에 무증상감염자도 포함시킨다.

② 이전에 질병에 걸려 면역이 형성된 사람은 분모에서 제외한다.

③ 분자는 병원체의 최대 잠복기 내에 발병하는 환자의 수이다.

④ 분모는 발단환자를 가진 감수성 있는 가구원이다. 발단환자를 가진 감수성 있는 가구원은 발단환자와 접촉한 가구원을 의미하는 설명이다. 분모에 발단환자를 포함하여 계산한다는 의미는 아니다.

35

발생률과 유병률의 용도

(1) 발생률

① 급성 질환이나 만성질환의 질병의 원인을 찾는 연구의 기본적 도구

② 질병 발생의 확률을 직접적으로 나타내는 지표

(2) 유병률

① 질병관리에 필요한 인력 및 자원 소요의 추정

② 질병퇴치 프로그램의 유용성 평가

③ 주민의 치료에 대한 필요 병상 수, 보건기관 수 등의 계획을 수립하는 데 필요한 정보 제공

④ 시점유병률을 장기적으로 추적하여 질병 양상의 추이 파악

36

질병의 유병률은 해당 질병의 발생률과 이환기간의 영향을 받는다.

유병률이 증가하는 경우는 질병의 발생률이 증가하거나 이환기간이 증가하는 경우이다.

37

질병의 이환지표

(1) 발생률

① 일정 기간에 한 인구 집단 내에서 어떤 질병 또는 사건이 새롭게 일어난 횟수가 얼마나 되는가를 나타낸다.

② 발생률은 질병의 원인을 찾는 데 중요하게 사용된다.

③ 발생률에 변동이 생기면 원인요인의 자연적인 변화, 효과적인 예방프로그램의 적용, 새로운 질병의 발생 등을 생각할 수 있다.

(2) **발병률**
① 어떤 집단의 한정된 기간에 어떤 질병에 노출 위험이 있는 사람 중 그 질병이 발생한 사람의 분율로 일종의 발생률이다.
② 감염병처럼 짧은 기간에 특별한 유행 또는 사건이 발생할 때 사용한다.

(3) **이차발병률**
① 발단 환자를 가진 가구의 감수성 있는 가구원 중에서 이 병원체의 최장 잠복기 내에 발병하는 환자수로 분율(proportion)이다.
② 감염성 질환에서 그 병원체의 감염력 및 전염력을 간접적으로 측정하는 데 유용함

(4) **유병률**
① 일정 시점에 인구 집단에서 질병을 가진 사람들의 수를 측정하는 것으로, 한 시점 또는 특정 기간 중 한 개인이 질병에 걸려 있을 확률의 추정치를 제공한다.
② 시점유병률을 정기적으로 측정하면 시간 경과에 따라 질병 양상이 어떻게 변화하는지 파악할 수 있다.
③ 질병이 아니더라도 고혈압 인지율, 치료율, 조절률 등과 같이 어떤 변화가 있는지 파악할 때에도 사용할 수 있다.

38

발병률은 한정된 기간에 어떤 질병에 노출위험이 있는 사람 중 그 질병이 발생한 사람의 분율로 일종의 발생률이다. 감염병처럼 짧은 기간에 특별한 유행 또는 사건이 발생할 때 사용한다.
제시된 문제에서 위험에 노출된 사람은 40명이고 그 중 질병에 걸린 사람은 20명이다.
발병률 = 20 / 40 × 100 = 50%

39

한 학급 학생 100명이 노출위험이 있는 사람이고 그중 예방접종을 했던 40명과 과거 감염되었던 10명은 면역력자로 판단할 수 있으며 이들은 감염될 가능성이 없다고 본다. 그러므로 감염 가능한 사람은 50명이다.
발병률 = 10 / 50

40

(37 해설 참고)
| 바로알기 |
② 감염성 질환에서 그 병원체의 감염력 및 전염력을 간접적으로 측정하는 데 유용한 지표는 이차발병률이다.

41

발생률과 유병률의 상호 관계
(1) 유병률은 발생률과 이환 기간의 영향을 받는다.

$$P = I \times D(P: 유병률, I: 발생률, D: 이환 기간)$$

(2) 질병의 발생률이 오랜 기간 동안 일정하고 유병 기간이 일정한 상태이며 그 지역사회에서 해당 질병의 유병률이 낮을 경우 $P = I \times D$가 된다. 결핵, 암과 같이 질병의 이환 기간이 비교적 일정하면서 치명률이 높지 않은 만성질환에서 이런 관계를 볼 수 있다.
(3) 급성 감염병에서와 같이 질병이 이환 기간이 아주 짧을 때, 질병의 평균 이환 기간 D는 아주 짧다고 생각할 수 있으므로 $P = I$이 성립할 수 있다.

42

• 발생률은 일정 기간에 한 인구 집단 내에서 어떤 질병 또는 사건이 새롭게 일어난 횟수가 얼마나 되는가를 나타낸다.
• 발생률의 분모는 일정 시점 관심 질병에 걸리지 않은 사람의 수(1,000명 − 50명)이고 분자는 새롭게 질병에 걸린 사람의 수(5명)이다.

43

발병률(attack rate)
(1) 한정된 기간에 원인요인에 노출되어 해당 질병에 걸릴 위험이 있는 사람 중 그 질병의 발생 수로 계산한다.
(2) 일종의 발생률이며, 감염병처럼 짧은 기간에 특별한 유행 또는 사건이 발생할 때 사용한다.
(3) 발병률은 율(rate) 중 하나이긴 하지만, 평균발생률이 단위시간(일, 주, 월, 년)을 기반으로 인시(person−time)를 계산하여 분모에 사용하는 반면, 특정유행이 시작한 시기부터 끝날 때까지의 짧은 유행기간을 기반으로 하기 때문에 질병 위험에 처한 인구수를 분모로 사용하여 누적발생률과 같은 분율(proportion)로서 주로 백분율(%)로 표기한다.
(4) 발병률의 수준이 낮아 %로 기술할 경우 소수점 이하의 값이 산출될 경우에는 1,000명당 발병률을 산출하기도 한다.

44

이차발병률은 발단 환자를 가진 가구의 감수성 있는 가구원 중에서 이 병원체의 최장 잠복기 내에 발병하는 환자의 비율이다.

$$이차발병률 = \frac{질병 발병자 수}{환자와 접촉한 감수성이 있는 사람들의 수(발단 환자 제외)} \times 100$$

$$= \frac{20}{50} \times 100 = 40\%$$

45

(41 해설 참고)

| 오답해설 |
① 2차 발병률은 질병의 감염력(전파력)을 나타낸다.
② 발생률은 일정한 기간에 한 인구 집단 내에서 새로 발생한 환자 수이다.
④ 유병률은 어떤 시점에 특정 질병에 이환되어 있는 환자 수이다.

제 8 절 | 주요보건지표

01 ②	02 ①	03 ④	04 ④	05 ②
06 ①	07 ②	08 ①	09 ④	10 ④
11 ①	12 ③	13 ①	14 ④	15 ②
16 ④	17 ③	18 ②	19 ①	20 ①
21 ③	22 ④	23 ③	24 ③	25 ④
26 ②				

01

국가 간 비교를 위한 대표지표는 영아사망률, 비례사망지수, 평균수명이다.

02

생명표(Life Table)는 인구집단에 있어서 출생과 사망에 의한 생명현상을 나타내는 방법으로 생존과 사망자의 비율과 생존할 수 있는 수명이 어떻게 되는가를 표시하는 것이다.
• 생명함수 6종: 사망 수, 생존 수, 사망률, 생존율, 평균여명, 사력

03 ~ 07

WHO 3대 보건(건강) 지표는 평균수명, 비례사망지수(PMI), 조사망률(보통사망률)이다.

08

생명표(life table)
생명표는 '몇 년 더 살 수 있나?'를 통계적으로 추정한 표로 생존자와 사망자의 비율과 생존할 수 있는 수명이 어떻게 되는가를 표시하는 것이다. 생명표는 출생에 대한 예측은 포함하지 않는다.

• 생명표(生命表), 사망표(死亡表), 사망생존표(死亡生存表) 또는 사망생잔표(死亡生殘表)는 인구학 분야에서 연령별, 성별 등으로 분류하고 생존, 사망률과 평균수명 등을 나타낸 테이블이다. 생명표의 종류로는 국민생명표, 경험생명표가 있다. 간단히 말하면 '몇 년 더 살 수 있나?'를 통계적으로 추정한 표이다.
• 생존자와 사망자의 비율과 생존할 수 있는 수명이 어떻게 되는가를 표시하는 것
• 기초자료: 사망신고자료, 주민등록 인구
  (생명함수 6종: 사망수, 생존수, 사망률, 생존율, 평균여명, 사력)
• 생명표의 활용: 생명표는 보건, 의료정책수립, 보험료율, 인명피해 보상비 산정 등에 활용 되고 있으며, 장래인구추계 작성, 국가간 경제, 사회, 보건 수준 비교에 널리 이용되고 있다.

09

생명표(Life Table)는 인구학 분야에서 연령별, 성별 등으로 분류하고, 생존, 사망률과 평균 수명 등을 나타낸 표다. 생명표의 종류로는 국민생명표, 경험생명표가 있다. 간단히 말하면 '몇 년 더 살 수 있나?'를 통계적으로 추정한 표이다. 생명표에 사용되는 생명함수 6종은 사망수, 생존수, 사망률, 생존율, 평균여명, 사력이다.

10

WHO에서 제시한 국가의 건강수준을 나타내는 3대지표는 조사망률, 평균수명, 비례사망지수이다.

11

지역 간 혹은 국가 간 보건수준 비교를 위한 3대지표는 영아사망률, 비례사망지수, 평균수명이다.

12 ~ 14

생명표(Life Table)는 인구집단에 있어서 출생과 사망에 의한 생명현상을 나타내는 방법으로 생존과 사망자의 비율과 생존할 수 있는 수명이 어떻게 되는가를 표시하는 것이다.
• 생명함수 6종: 사망 수, 생존 수, 사망률, 생존율, 평균여명, 사력

15

WHO 3대 보건지표
(1) 평균수명: 0세의 평균 여명
(2) 비례사망지수(PMI): (50세 이상 사망자 수 / 총 사망자 수) ×100
(3) 조사망률(보통사망률): (연간 사망자 수 / 중앙 인구) ×1,000

16

생명함수: 생존수, 사망수, 생존율, 사망률, 평균여명, 사력

17

WHO 3대 보건지표: 조사망률, 평균수명, 비례사망지수

18

영아사망률은 연령구성비의 영향을 받지 않아 통계적 유의성이 크며 분모인 영아는 환경, 영양, 건강에 대한 위해요소 등 외인성 요소에 매우 민감하게 반응하기 때문에 국가(지역)의 보건수준을 나타내는 가장 대표적인 지표이다.

19 ~ 21

- **WHO 3대 보건지표**: 평균수명, 비례사망지수, 조사망률
- **지역 간 비교를 위한 3대 지표**: 평균수명, 비례사망지수, 영아사망률

22

WHO 3대 보건지표는 조사망률, 비례사망지수, 평균수명이다.
㉠ 해당년도 출생아 천명 가운데 1년 이내에 사망한 영아의 수＝영아사망률
㉡ 신생아 사망에 대한 영아 사망의 비＝알파인덱스
㉢ 연간 총사망자 수에 대한 50세 이상인 사망자 수의 백분율＝비례사망지수
㉣ 출생시의 평균여명＝평균수명

23

WHO 3대 보건지표는 평균수명, 조사망률, 비례사망지수다.

24

생명함수(6종)
(1) **생존수**: 일정한 출생 수(10만 명)가 어느 연령에 도달했을 때까지 생존할 것으로 기대되는 수를 그 연령의 생존수라고 하고, 동시 출생자가 절반으로 감소되는 때를 반감기라 한다.
(2) **사망수**: x세의 사람 중 $x+1$세에 도달하지 못하고 사망한 자의 수를 x세에서의 사망수라 한다.
(3) **생존율**: x세의 사람 중 $x+1$세에 도달할 수 있는 자의 비율을 x세에서의 생존율이라 하며, 생존율은 x세의 사람이 1년간 생존하는 확률이라고 할 수 있다.
(4) **사망률**: x세의 사람 중 $x+1$세에 도달하지 못하고 사망하는 비율을 x세에서의 사망률이라고 한다.
(5) **사력**: x세에 도달한 자가 그 순간에 사망할 수 있는 확률이 1년간 계속된다고 가정한 것이며 일반적으로 생명표에서 사용되지 않는다.

(6) **평균여명**: x세의 생존자 수가 x세 이후 생존할 수 있는 연수의 평균을 x세에서의 평균여명이라 하며, 평균수명이란 출생 직후 평균여명이다.

25

생명표(Life Table)는 인구집단에 있어서 출생과 사망에 의한 생명현상을 나타내는 방법으로 생존과 사망자의 비율과 생존할 수 있는 수명이 어떻게 되는가를 표시하는 것이다.
- **생명함수 6종**: 사망 수, 생존 수, 사망률, 생존율, 평균여명, 사력

26

건강 수명(Healthy life years)은 신체적, 정신적 이상 없이 생활할 수 있는 기간을 의미하며, 기대 수명에서 질병이나 사고로 인해 활동하지 못하는 기간을 제외한 나머지 수명을 말한다.

| 오답해설 |
① 특정 연도의 출생자가 향후 생존할 것으로 기대되는 평균 생존연수이다. - 평균수명(기대수명)
③ 경제활동연령 인구 중 65세 이상 노인인구의 비이다. - 노년부양비
④ 현재의 사망수준이 그대로 지속된다는 가정 하에서 어떤 출생집단이 몇 세까지 살 수 있는가를 정리한 것이다. - 생명표

제 9 절 | 병원 운영에 필요한 통계

01 ②　　**02** ②　　**03** ③　　**04** ④

01

병상회전율(Turn Over Ratio)은 일정 기간 동안 한 개의 병상을 사용한 평균 환자 수이다. 일반적으로 평균재원일 수가 긴 병원의 병상회전율은 낮고, 평균재원일 수가 짧은 병원의 병상회전율은 높다. 병상회전율은 병원의 수익성을 나타내는 지표로 회전율이 높을수록 수익성 측면에서 바람직하다.

$$\frac{\text{해당 기간 중 총 퇴원환자 수}}{\text{기간 중 사용가능한 평균 가동병상 수}}$$

02

병상이용률(Bed Occupancy Rate)은 가능한 총 병상 중 얼마큼이 실제로 이용되었나 하는 비율이다.

- 병상이용률 $= \dfrac{1일\ 평균\ 재원환자(입원환자)\ 수}{병상\ 수} \times 100$

- 연간 병상이용률

$= \dfrac{연간\ 총\ 누적\ 재원환자(입원환자)\ 수}{365 \times 병상\ 수} \times 100$

03

① **병상회전율**: 일정 기간 동안의 실제 입원환자(퇴원환자) 수를 가동병상 수로 나눈 비율이다.

> 병상회전율(명) = 퇴원환자(실입원환자) 수 / 가동병상 수

② **평균재원일 수**: 입원환자의 총 재원일 수를 실제 입원(퇴원)한 환자 수로 나눈 비율로서 환자가 병원에 입원한 평균일수이다.

> 평균재원일 수(일) = 총 재원일 수 / 퇴원환자 수

③ **병상이용률**: 일정 기간 동안 병원의 가동병상 중 입원환자가 차지하는 비율로서 입원자원(가동병상)의 운영효율성을 나타낸다.

> 병상이용률 = (재원환자(입원환자) 수 / 가동병상 수) × 100

④ **병원이용률**: 일정기간 중 환자 1인당 부담 진료비를 토대로 외래·입원 비율에 따라 가중치를 부여한 연외래환자수와 연입원환자 수(총 재원일 수)를 합한 후 연가동병상수로 나눈 지표이다.

04

(1) **병상회전율**: 일정 기간 동안의 실제 입원환자(퇴원환자) 수를 가동병상 수로 나눈 비율로서 병상당 입원환자를 몇 명 수용하였는가를 나타내는 병상 이용의 효율성 측정 지표이다.

(2) **병상이용률(%)**: 일정 기간 동안 병원의 가동병상 중 입원환자가 차지하는 비율로서 입원자원(가동병상)의 운영 효율성을 나타낸다.

(3) **평균재원일 수**: 입원환자의 총 재원일 수를 실제 입원(퇴원)한 환자 수로 나눈 비율로서 환자가 병원에 입원한 평균일수를 의미한다.

질병 관리

제1장 감염성 질환 관리

제1절 | 감염병의 역학적 특성

01 ①	02 ④	03 ②	04 ③	05 ④
06 ②	07 ③	08 ②	09 ①	10 ①
11 ②	12 ②	13 ③	14 ①	15 ②
16 ①	17 ①	18 ②	19 ②	20 ①
21 ①	22 ①	23 ①	24 ②	25 ①
26 ①	27 ①	28 ②	29 ③	30 ②
31 ③	32 ①	33 ④	34 ③	35 ③
36 ③	37 ①	38 ①	39 ③	40 ②
41 ②	42 ②	43 ②	44 ①	45 ①
46 ①	47 ②	48 ①	49 ②	50 ③
51 ②				

01

감염질환의 잠재기간이 잠복기보다 짧으면 감염질환의 증상이 나타나기 전에 균 배출이 먼저 시작되며, 이는 호흡기계 감염병의 특징이다. 호흡기계 감염병은 증상이 나타나기 전에 균이 배출되기 때문에 환자 발견 후 격리하는 것은 효과가 제한적이다.

| 오답해설 |

② 호흡기계 감염병은 잠복기 말부터 증상발현 초기에 전파력이 증가하며 이 시기 이후 균 배출이 줄어들어 증상이 소멸되기 전에 균 배출이 중단된다. 증상이 사라진 후에도 지속적으로 병원체를 배출하는 것은 소화기계 감염병의 특징이다.

③ 호흡기계 감염병은 기침에 의한 비말과 객담, 콧물 등의 분비물에 의한 직접전파 양상을 나타낸다. 소화기계 감염병은 대부분 물이나 식품, 물건 등을 통한 간접전파의 양상을 나타낸다.

④ 소화기계 감염병의 발생과 유행규모는 그 국가의 보건수준을 잘 반영한다.

02

수인성 전염병은 원인 병원성 미생물이 입을 통해 위와 장으로 들어가 주로 위장관에서 증식을 하면서 염증을 일으키며, 주로 복통, 설사, 오심, 구토 등의 위장관과 관련된 증상을 보인다. 각각의 원인 병원성 미생물에 따라 잠복기(병원성 미생물을 섭취하고 증상이 발현할 때까지의 시간)가 다르고 설사 양상(수양성, 점액성, 혈변 등)이나, 정도, 동반 증상(발열, 피부 반점 등)이 다양하게 나타날 수 있다.

03

감염병 관리의 발전사

종교설 시대 → 점성설 시대 → 장기설 시대 → 접촉감염설 시대 → 미생물병인론 시대

(1) **종교설 시대**: 질병은 악령 또는 선령이 내리는 재앙이라는 종교적 관점이 지배적이었다.

(2) **점성설 시대**: 질병발생이 환경의 물리적 상태와 관계가 있다고 보았으며 하늘의 별자리 이동으로 감염병의 유행, 기아, 사망, 전쟁 등을 점쳤다.

(3) **장기설 시대**: 전염병은 나쁜 공기나 공기 중의 유해물질 때문에 발생된다고 믿었다.

(4) **접촉감염설 시대**: 13세기 한센병, 14세기 흑사병의 유행으로 싹트기 시작한 이론으로 16세기 매독이 유럽 전역에 만연한 사실은 접촉에 의한 전파된다는 설을 뒷받침하였다.

(5) **미생물병인론 시대**: 1860년대 파스퇴르와 1870년대 코흐의 탄저균, 결핵균, 콜레라균 발견을 통하여 미생물병인설이 확인되었다. 이 시대에는 미생물이 질병발생에 절대적인 요인으로 여겨졌다.

04

③ 호흡기계 감염병은 감수성자에 대한 예방대책(예방접종)이 중요하다.

05

폴리오는 소화기계 감염병에 해당된다.

06

홍역, 디프테리아, 두창은 호흡기계 감염병에 해당한다.

07 ~ 09

- **감염력(infectivity)**: 병원체가 숙주 내에 침입·증식하여 숙주에 면역 반응을 일으키게 하는 능력
- **병원력**: 감염된 사람들 중에서 현성 감염자의 비율
- **독력(virulence)**: 현성 감염자 중에서 매우 심각한 임상 증상이나 장애가 초래된 사람의 비율
- **치명률**: 현성 감염자 중에서 사망할 확률
- **이차발병률**: 발달환자를 가진 가구의 감수성 있는 가구원 중에서 이 병원체의 최장 잠복기 내에 발병하는 환자의 비율

10

감염력이란 병원체가 숙주 내에 침입 증식하여 숙주에 면역 반응을 일으키게 하는 능력을 말한다.

감염력의 지표인 ID50(infectious dose to 50 percent of exposed individuals)은 병원체를 숙주에 투여하였을 때, 숙주의 50%에게 감염을 일으키는 최소한의 병원체 수이다.

11

병원체의 독성은 그 병원체로 인해 질병에 걸렸을 때 중증증상이 나타날 확률을 나타내는 값으로 유행의 조건으로 볼 수는 없다.

12

① **감염력**: 병원체가 숙주 내에 침입 증식하여 숙주에 면역 반응을 일으키게 하는 능력
② **병원력**: 감염된 사람들 중에서 현성 감염자의 비율로 병원체가 현성 감염을 일으키는 능력
③ **독력**: 현성 감염자 중에서 매우 심각한 임상 증상이나 장애가 초래된 사람의 비율
④ **치명률**: 현성 감염자 중에서 사망할 확률

13

감염병 관리의 발전사

(1) **종교설 시대**: 질병은 악령 또는 선령이 내리는 재앙이라는 종교적 관점
(2) **점성설 시대**: 질병 발생이 환경의 물리적 상태와 관계가 있다고 보아 하늘의 별자리 이동으로 감염병의 유행, 기아, 사망, 전쟁 등을 점침
(3) **장기설 시대**: 전염병은 나쁜 공기나 공기 중의 유해 물질 때문에 발생된다고 믿음
(4) **접촉감염설 시대**: 13세기 한센병, 14세기 흑사병의 유행으로 싹트기 시작한 이론으로 16세기 매독이 유럽 전역에 만연한 사실은 접촉에 의해 전파된다는 설을 뒷받침함
(5) **미생물병인론 시대**: 1860년대 파스퇴르와 1870년대 코흐의 탄저균, 결핵균, 콜레라균 발견을 통하여 미생물병인설이 확인됨. 이 시대에는 미생물이 질병 발생에 절대적인 요인으로 여겨짐

14

소화기계 감염병은 증상이 심해진 뒤에 균이 배출되기 시작하여 증상이 소실된 이후에도 균이 배출된다. 세균성이질은 대표적인 소화기계 감염병으로 이에 해당한다.

15

- 홍역, 백일해, 디프테리아, 유행성이하선염, 풍진, 수두 – 호흡기계 감염병
- 폴리오, A형간염 – 소화기계 감염병
- 파상풍 – 피부접촉에 의한 감염병
- 결핵 – 인체 모든 장기에 다 감염될 수 있으며 폐결핵은 호흡기계 감염병에 해당한다.

16

- **세균성이질**: 소화기계 감염병
- **말라리아**: 절지동물매개감염병
- **브루셀라증**: 인수공통감염병

17

호흡기계 감염병은 환자나 보균자의 객담, 콧물 등으로 배설되어 감염되는 비말감염과 공기전파로 이루어지는 비말핵 감염 및 먼지에 의한 공기전파 감염으로 이루어지는 감염병이다.
② 디프테리아: 호흡기계 감염병.

| 오답해설 |
① 폴리오, ③ 콜레라, ④ 장티푸스: 소화기계 감염병

18

나. 유행성출혈열: 인수공통감염병
마. 수막구균감염증: 호흡기계 감염병
바. 발진티푸스: 절지동물매개감염병

19

① **독력(virulence)**: 현성 감염자 중에서 매우 심각한 임상 증상이나 장애가 초래된 사람의 비율
② **병원력(pathogenicity)**: 감염된 사람들 중에서 현성 감염자의 비율
③ **치명률(case fatality rate)**: 현성 감염자 중에서 사망할 확률
④ **감염력(infectivity)**: 병원체가 숙주 내에 침입 증식하여 숙주에 면역 반응을 일으키게 하는 능력

20

수인성 감염병 유행의 특징

(1) 오염수계에 한해서 2~3일 내에 폭발적(폭발적, 동시적)으로 발생한다.
(2) 환자발생은 급수지역 내에 국한해서 발생하며, 급수원에 오염원이 있다.
(3) 성별, 연령, 직업 등의 차이에 따라 이환율의 차이가 없다.
(4) 계절과는 비교적 무관하게 발생하며, 가족집적성이 낮다.
(5) 급수시설에서 동일 병원체를 검출할 수 있다.
(6) 일반적으로 이환율과 치명률이 낮으며, 2차 감염자가 적다.

21

호흡기계 감염병은 대부분 보균자에게서 감수성장에게 직접 전파가 이루어지기 때문에 환경위생 관리가 감염병 관리에 큰 영향을 주지 못하며 감염자의 치료나 감수성자에 대한 예방접종을 통한 관리가 필요하다.

• 풍진 – 호흡기계 감염병
• 말라리아 – 절지동물 매개 감염병

22

환경위생을 관리하기 어렵고, 감수성자에 대한 예방접종이 중요한 관리대책이 되는 감염병은 호흡기계 감염병이다.

• 풍진 – 호흡기계 감염병
• 말라리아, 발진티푸스 – 절지동물 매개 감염병
• 콜레라 – 소화기계 감염병

23

호흡기 감염병은 증상발현 이전인 잠복기에 균배출이 이루어져 유행 시 관리가 어렵다.

24

히포크라테스는 '공기, 물, 장소에 대하여(Air, water and places)'라는 논문은 그 지방의 계절 및 기후변화, 나쁜 물, 지질 등 환경의 여러 조건이 병의 발생 및 경과에 미치는 영향에 대한 설명을 하였다. 사람과 환경의 부조화가 질병을 발생시킨다는 장기설(Miasma theory)은 오염된 공기를 장기라 하고 이 장기가 몸에 들어가면 인체를 구성하고 있는 혈액, 점액, 황담즙, 흑담즙의 분비의 균형이 깨져(4체액설)질병이 야기된다고 하였다.

25

① 병원력 = 950/1,000
② 독력 = 95/950
③ 치명률 = 40/950

④ 감염력: 전체 감수성자를 알 수 없기 때문에 감염력을 구할 수 없다.

26

① **감염력(infectivity)**: 병원체가 숙주 내에 침입 증식하여 숙주에 면역 반응을 일으키게 하는 능력

$$감염력(\%) = \frac{A+B+C+D+E}{N} \times 100(\%)$$

(N: 감수성 있는 대상자 총 수)

② **병원력(pathogenicity)**: 감염된 사람들 중에서 현성 감염자의 비율

$$병원력(\%) = \frac{B+C+D+E}{A+B+C+D+E} \times 100(\%)$$

③ **독력(virulence)**: 현성 감염자 중에서 매우 심각한 임상 증상이나 장애가 초래된 사람의 비율

$$독력(\%) = \frac{D+E}{B+C+D+E} \times 100(\%)$$

④ **치명률(Case Fatality Rate, CFR)**: 현성 감염자 중에서 그 질병으로 사망한 사람의 비율

$$치명률(\%) = \frac{E}{B+C+D+E} \times 100(\%)$$

27

병원체의 특성

(1) **감염력(infectivity)**: 병원체가 숙주 내에 침입·증식하여 숙주에 면역 반응을 일으키게 하는 능력이다. 감염력의 척도가 되는 것은 감염을 일으키는 데 필요한 병원체의 최소 수이다. 감염성이 높다고 질병의 증상이 반드시 심하게 나타나는 것은 아니다.

• 수두 바이러스: 감염력 높으나 증상 가볍고 후유증은 거의 없음

(2) **병원력(pathogenicity)**: 병원체가 감염된 숙주에게 현성 질병을 일으키는 능력으로 척도는 감염자 중 증상을 나타내는 환자의 비율이다.

• 홍역, 광견병 바이러스의 병원력은 100%, 유행성 이하선염은 40 – 60%, 소아마비 바이러스는 0.1 – 3%

(3) **독력(virulence)**: 질병의 위중도(병원체가 숙주에 대하여 어느 정도 심한 상태의 질병을 일으키는가 하는 능력)를 나타낸다. 척도는 환자 중 영구적 후유증이나 사망으로 나타난 비율(치명률)이다.

(4) **병원체의 양**: 침입한 병원체의 양은 감염이나 발병에 영향을 미친다. 병원체에 따라 질병발병을 나타내는 병원체의 양은 다양하다.

• 콜레라, 이질: 소량에도 감염호발, 살모넬라, 비브리오 식중독: 일정 수 이상에만 발병

(5) **미생물의 체내 침투력(invasiveness)**

(6) **생활력, 생육성(viability)**: 병원체의 외계에서 생존하는 능력(숙주로부터 탈출하여 신숙주로 들어갈 때까지 외부 환경에서의 생존능력)이다. 외계의 환경조건은 생활력에 영향을 준다.

※ 출처: 의료기관의 감염관리, 한미의학, 대한병원감염관리학회, 2011.
감염관리학, 대한감염관리간호사회, 2006.

28

① 감염력 = 1,000 / 10,000 × 100 = 10%
② 병원력 = 250 / 1,000 × 100 = 25%
③ 독력 = 10 / 250 × 100 = 4%
④ 치명률 = 2 / 250 × 100 = 0.8%

29

수인성 감염병 유행의 특징

(1) 오염수계에 한해서 2~3일 내에 폭발적(폭발적, 동시적)으로 발생한다.

(2) 환자발생은 급수지역 내에 국한해서 발생하며, 급수원에 오염원이 있다.

(3) 성별, 연령, 직업 등의 차이에 따라 이환율의 차이가 없다.

(4) 계절과는 비교적 무관하게 발생하며, 가족집적성이 낮다.

(5) 급수시설에서 동일 병원체를 검출할 수 있다.

(6) 일반적으로 이환율과 치명률이 낮으며, 2차 감염자가 적다.

(7) 우유로 인한 감염병의 경우는 환자발생지역이 우유배달 지역과 동일하고 잠복기가 비교적 짧으며, 발병률과 치명률이 높은 것이 수인성 감염병과의 차이점이다.

30

① **병원력**: 감염된 사람들 중에서 현성 감염자의 비율
② **감염력**: 병원체가 숙주 내에 침입 증식하여 숙주에 면역반응을 일으키게 하는 능력
③ **치명률**: 질병에 이환된 환자 수 중에서 그 질병으로 인한 사망자 수
④ **독력**: 현성 감염자 중에서 매우 심각한 임상 증상이나 장애가 초래된 사람의 비율

31

• 일본뇌염과 폴리오는 감염 시 대부분 불현성 감염을 일으키는 대표적인 질병이다.

• 홍역은 대부분(95%) 현성 감염을 일으키며 성홍열은 약 40%정도 현성 감염을 일으킨다.

32

감염력, 병원력, 독력의 상대적 강도

	감염력	병원력	독력
상대적 강도	감염자수 (발병자 + 항체 상승자) ────── 가족내 발단자와 접촉한 감수성자 수	발병자 수 ────── 전 감염자 수	중증환자 수 (후유증/사망자) ────── 전 발병자 수
높다	두창 홍역 수두 소아마비	두창 광견병 홍역 수두 감기	광견병 두창 결핵 나병
중간	풍진 유행성 이하선염 감기	풍진 유행성 이하선염	소아마비
낮다	결핵	소아마비 결핵	홍역
아주 낮다	나병	나병	풍진 수두 감기

33

불현성 감염

(1) 감염이 일어났으나 임상 증상과 증후가 없는 상태로 무증상 감염이라고도 함

(2) 감염의 전체 규모를 파악하고 향후 발생 규모를 예측하는 데 중요함

(3) 증상이 없지만 혈청학적 검사를 통하여 감염 여부를 확인할 수 있음

(4) 병원체를 배출하는 주요한 병원소이므로 감염병 관리에서 중요함

34

(29 해설 참고)

35

이차발병률은 발단환자를 가진 가구의 감수성 있는 가구원 중에서 이 병원체의 최장 잠복기 내에 발병하는 환자의 비율로 감염성 질환에서 그 병원체의 감염력 및 전염력을 간접적으로 측정하는 데 유용한 지표이다.

36

• 환경개선을 통해 관리할 수 있는 감염병은 소화기계 감염병이다.
• 디프테리아와 같은 호흡기계 감염병은 환경위생관리를 통해 예방효과를 얻기 어렵다.
• 장티푸스, 파라티푸스, 유행성간염(A형간염) – 소화기계 감염병

37

독력은 현성 감염자 중 심각한 임상증상이나 장애가 초래된 사람의 비율이다.

38

불현성 감염은 감염이 일어났으나 임상 증상과 증후가 없는 상태로 무증상 감염이라고도 한다. 증상이 없지만 혈청학적 검사를 통하여 감염 여부를 확인할 수 있으며 병원체를 배출하는 주요한 병원소이므로 감염병 관리에서 중요하다.

39

① **잠재기간(Latent Period)**: 감염이 일어났으나 병원체가 숙주에서 발견되지 않는 기간으로, 감염의 전파가 일어나지 않는 기간을 의미한다.
② **개방기간(Patent Period)**: 감염 후 병원체가 숙주에서 발견되는 기간으로, 감염의 전파가 가능한 기간을 의미한다.
③ **세대기(Generation Time)**: 감염 시작 시점부터 균 배출이 가장 많은 시점까지의 기간이다.
④ **잠복기(Incubation Period)**: 병원체가 숙주에 침입 후 표적 장기에 이동, 증식하여 일정 수준의 병리적 변화가 있어 증상과 증후가 발생할 때까지의 기간이다.

40

루더(De Rudder)의 감수성 지수는 특정 질환에 폭로된 적이 없는 미감염자가 병원체에 접촉되었을 때, 발병하는 비율로 대부분 호흡기계 감염병에 적용한다.
홍역, 두창(95%) > 백일해(60~80%) > 성홍열(40%) > 디프테리아(10%) > 소아마비(0.1%)

41

① **감염력**: 병원체가 숙주 내에 침입 증식하여 숙주에 면역 반응을 일으키게 하는 능력이다.
② **병원력**: 감염된 사람들 중에서 현성 감염자의 비율로 병원체가 숙주에게 질병을 일으키는 능력을 의미한다.
③ **독력**: 현성 감염자 중에서 매우 심각한 임상 증상이나 장애가 초래된 사람의 비율이다.

④ **면역력**: 병원체로부터 자신을 방어하기 위한 각종 방어체계로 병원체가 숙주에 침입했을 때 감염이나 발병을 막을 수 있는 능력이다.
⑤ **치명률**: 현성 감염자 중에서 사망할 확률이다.

42

• 디프테리아, COVID – 19, 홍역 – 호흡기계 감염병
• 장티푸스 – 소화기계 감염병

소화기계 감염병은 증상의 정도가 심해지고 난 뒤 균 배출이 시작되기 때문에 환자를 발견하고 난 뒤 격리조치가 효과적이어서 방역 및 관리가 비교적 수월하다.
반면 호흡기계 감염병은 증상이 나타나기 전(잠복기 말기)부터 증상 초기에 다량의 균 배출이 이루어지기 때문에 환자를 발견하고 난 뒤 이루어지는 격리조치의 효과가 떨어진다.

43

감염(Infection)

병원체가 숙주에 침입한 뒤 증식하여 세포와 조직에 병리 변화를 일으켜 증상과 증후를 나타내거나, 면역 반응을 야기하는 상태이다.
격리는 병원체를 배출하는 경우 필요하다.

44

잠복기(Incubation Period)

(1) 병원체가 숙주에 침입 후 표적 장기에 이동, 증식하여 일정 수준의 병리적 변화가 있어 증상과 증후가 발생할 때까지의 기간이다.
(2) **감염병의 잠복기 활용**
    ① 질병마다 특이 잠복기가 있어 감염병 유행 시 원인균 추정에 활용함
    ② 공동매개 전파와 점진적 전파 구분에 잠복기의 분포 양상을 활용함
    ③ 접촉자의 감염병 발현 가능 기간을 추정하여 검역 기간 선정에 사용함
    ④ 세대기와의 관계를 고려하여 전파 기간을 추정하는 데 활용함

| 오답해설 |

② 소화기계 감염병은 잠복기가 세대기보다 짧다.
③ 감염 후 병원체가 숙주에서 발견되지 않는 기간이다. – 잠재기
④ 감염 후 병원체가 숙주에서 발견되는 기간으로 전파가 이루어지는 기간이다. – 개방기

45

① **불현성 감염자**: 감염이 일어났으나 임상 증상과 증후가 없는 상태로 무증상감염이라고도 한다. 증상이 없지만 혈청학적 검사를 통하여 감염 여부를 확인할 수 있다. 병원체를 배출하는 주요한 병원소이므로 감염병 관리에서 중요하다.

② **현성 감염자**: 임상적 증상이 나타나는 감염이다.

③ **잠재 감염**: 병원체가 숙주에서 임상 증상을 일으키지 않으면서 지속적으로 존재하는 상태로 병원체가 혈액이나 조직, 분비물에서 발견될 수도 발견되지 않을 수도 있다.

④ **잠복기 보균자**: 질환의 잠복 기간에 병원체를 배출하는 감염자

46

- 감염력은 병원체가 숙주 내에 침입하여 숙주에 면역 반응을 일으키게 하는 능력이다.
- 독력은 현성감염자 중 매우 심각한 임상증상이나 낭애가 초래된 사람의 비율이다.

47

감염병 지표

(1) **감염력(infectivity)**: 병원체가 숙주 내에 침입·증식하여 숙주에 면역 반응을 일으키게 하는 능력이다. 감염력의 척도가 되는 것은 감염을 일으키는 데 필요한 병원체의 최소 수이다.

(2) **병원력(pathogenicity)**: 병원체가 감염된 숙주에게 현성 질병을 일으키는 능력으로 척도는 감염자 중 증상을 나타내는 환자의 비율이다.

(3) **독력(virulence)**: 질병의 위중도(병원체가 숙주에 대하여 어느 정도 심한 상태의 질병을 일으키는가 하는 능력)를 나타낸다. 척도는 환자 중 영구적 후유증이나 사망으로 나타난 비율(치명률)이다.

(4) **치명률**: 현성 감염자 중에서 사망할 확률이다.

48

잠복기(Incubation Period)는 병원체가 숙주에 침입 후 표적 장기에 이동, 증식하여 일정 수준의 병리적 변화가 있어 증상과 증후가 발생할 때까지의 기간이다.

감염병의 잠복기 활용

(1) 질병마다 특이 잠복기가 있어 감염병 유행 시 원인균 추정에 활용

(2) 공동매개 전파와 점진적 전파 구분에 잠복기의 분포 양상을 활용

(3) 접촉자의 감염병 발현 가능 기간을 추정하여 검역 기간 선정에 사용

(4) 세대기와의 관계를 고려하여 전파 기간을 추정하는 데 활용

49

(47 해설 참고)

50

- 폴리오는 소화기계 감염병이다.
- 홍역, 수두, 백일해는 호흡기계 감염병이다.

51

(47 해설 참고)

제2절 | 감염병의 생성과 전파

01 ④	02 ④	03 ①	04 ③	05 ③
06 ④				

01

산모가 태아에게 전파하는 것은 직접전파이다.

02

병원체 – 병원소로부터 병원체의 탈출 – 전파 – 병원체가 신숙주로 침입 – 신숙주의 감수성

03

감염병의 생성 단계

병원체 – 병원소 – 탈출 – 전파 – 침입 – 신숙주의 감수성

04

① ㈎는 소화기계 감염병에 대한 설명이다. 장티푸스는 소화기계 감염병이고 유행성출혈열은 인수공통감염병이다.

② 소화기계 감염병은 음식이나 물을 섭취한 사람들에게 발생하므로 섭취한 인구집단에서 폭발적으로 발생하며 여름에 더 많이 발생하지만 항상 여름에만 발생하는 것은 아니다.

③ ㈏는 인수공통감염병에 대한 설명으로 결핵, 탄저, 브루셀라병이 해당된다.

④ 폐흡충의 제1중간숙주는 다슬기이다.

05

감염병 유행의 3대 요인

(1) **감염원(병인)**
    ① 감염병의 병원체를 가지고 있어 감수성 있는 숙주에 게 병원체를 전염시킬 수 있는 근원이 되는 모든 것
    ② 환자, 보균자, 감염동물, 토양, 오염식품 등

(2) **감염 경로**
    ① 감염원으로부터 감수성이 있는 숙주 집단으로 병원체 가 운반될 수 있는 과정
    ② 접촉 감염, 공기 전파, 동물매개 전파, 개달물 전파 등

(3) **감수성 숙주**
    ① 숙주의 병원체에 대한 저항력이 낮은 상태
    ② 감수성이 높은 인구 집단은 감염병 유행이 잘 만연됨
    ③ 면역성이 높은 집단에서는 유행이 잘 이루어지지 않음

06

감염병 생성의 6단계와 각 단계의 종류

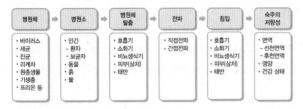

제 2-1 절 | 병원체 및 병원소

01 ③	02 ①	03 ③	04 ②	05 ②
06 ③	07 ③	08 ①	09 ②	10 ②
11 ①	12 ②	13 ①	14 ①	15 ①
16 ③	17 ②	18 ④	19 ①	20 ②
21 ③	22 ③	23 ④	24 ④	25 ①
26 ③	27 ③	28 ①	29 ④	30 ①
31 ④	32 ④	33 ①	34 ①	35 ②
36 ③	37 ①	38 ②	39 ①	40 ④
41 ④	42 ②	43 ①	44 ②	

01

페스트는 쥐벼룩에 의해 쥐에서 사람으로 전파되고 쥐벼룩이 사람을 흡혈 시 페스트균을 토출하여 전파시킨다.
• 소 – 탄저, 결핵, 브루셀라증, 살모넬라증, 파상열 등

02

바이러스 – 유행성이하선염, A형간염, 신증후군출혈열

03

발진티푸스는 리케치아에 의한 감염병이다.

04

• 결핵은 세균, 광견병은 바이러스, 쯔쯔가무시증은 리케차가 병원체이다.
• 기생충 – 말라리아, 말레이사상충, 아메바성이질, 십이지장충

05

| 오답해설 |
① 장티푸스, 결핵 – 세균 / 말라리아 – 원생동물
③ 발진열, 쯔쯔가무시증 – 리케치아 / 공수병 – 바이러스
④ 아메바성 이질 – 원생동물 / 회충, 십이지장충 – 후생동물

06

홍역, 풍진, 유행성이하선염의 병원체는 바이러스이고, 디프테리아의 병원체는 세균이다.

07

결핵, 백일해는 세균, 말라리아는 원충류에 의한 감염병이다.

08

회복기 보균자는 질병에 걸린 후 증상이 소실되었는데 병원체를 배출하는 경우로, 장티푸스는 대표적인 회복기간에 균을 배출하는 감염병이다.
• 폴리오, B형 간염 – 건강보균자
• 유행성이하선염 – 잠복기보균자

09

광견병, 큐열, 결핵은 모두 인수공통감염병이다. 황열은 주로 사람이 병원소가 되며 모기가 매개하는 감염병이다.

10

결핵의 병원체는 세균, 홍역의 병원체는 바이러스이다.

11

백일해의 원인병원체는 세균이다.

12

동물 병원소

(1) **소**: 결핵, 탄저, 파상열, 살모넬라증, 큐열
(2) **돼지**: 살모넬라증, 파상열, 탄저, 일본뇌염
(3) **양**: 탄저, 파상열, 큐열
(4) **개**: 광견병, 톡소플라즈마증
(5) **쥐**: 페스트, 발진열, 살모넬라증, 렙토스피라증, 양충병
(6) **고양이**: 살모넬라증, 톡소플라즈마증
(7) **박쥐**: 사스(SARS), 에볼라출혈열
(8) **토끼**: 야토병

※ 큐열: 병원소는 포유류, 새, 절지동물, 진드기 등이며, 인체 감염
   원으로 확인된 가장 흔한 동물은 가축으로 주로 소, 염소, 양 등
   이다. 이외 개나 고양이와 같은 반려동물도 드물게 감염원이 될
   수 있다.

13

공수병(광견병)의 원인균은 Rabis virus이다.
결핵, 장출혈성대장균감염증, 탄저병의 원인균은 모두 세균
이다.

14

공수병(광견병)의 원인균은 Rabies virus이다.

15

보균자는 자각적, 타각적으로 임상 증상이 없는 병원체 보유
자로서 전염원으로 작용하는 감염자로 환자보다 역학적으로
더욱 중요한 병원소가 되기 때문에 감염병 관리상 중요한 대
상이다.

16

여과성 병원체로서 전자현미경으로만 볼 수 있는 병원체는
바이러스이다.
① 아메바성이질 – 기생충(원생동물)
② 발진열 – 리케치아
③ 폴리오 – 바이러스
④ 장티푸스 – 세균

17

| 오답해설 |
① 일본뇌염 – 바이러스, 장티푸스 – 세균
③ 말라리아 – 기생충, 홍역 – 바이러스
④ 에이즈 – 바이러스, 발진티푸스 – 리케치아

18

① 광견병: 개, 고양이, 여우 등의 포유동물
② 브루셀라증: 말, 소, 돼지, 양, 개
③ B형간염: 사람
④ 렙토스피라증: 동물 중 특히 들쥐

19

• 탄저: 소, 돼지, 양 등
• 렙토스피라증: 소, 돼지, 쥐
• 말라리아의 병원소는 사람이다.
• 레지오넬라증의 병원소는 물이고 호흡기를 통해 사람에게
  감염된다.

20

발진열의 병원소는 설치류(쥐)나 야생동물이며 쥐벼룩을 매
개로 전파가 이루어진다.

21

| 오답해설 |
① 바이러스는 항생제에 저항하므로 예방하는 것이 최선의
  방법이며 홍역, 폴리오, 일본뇌염등의 원인이 된다.
② 세균은 단세포로 된 미생물로 배양이 가능하며 장티푸스,
  콜레라, 결핵, 디프테리아 등을 일으킨다. 말라리아, 수면
  병의 병원체는 원생동물에 해당한다.
④ 후생동물은 회충, 요충 등 육안으로 관찰이 가능한 것을
  말한다.

22

① 회충, 구충, 편충 – 후생동물
② 풍진, 홍역, 수두 – 바이러스
③ 장티푸스, 결핵, 콜레라 – 세균
④ 쯔쯔가무시, 발진티푸스, 발진열 – 리케치아

23

• **바이러스(Virus)**: 병원체 중 가장 작아 전자현미경으로만
  볼 수 있으며 세균 여과막을 통과하여 여과성 병원체라고
  한다. 살아 있는 조직세포 내에서만 증식하며 항생제에 저
  항하므로 예방하는 것이 최선의 방법이다.
• **바이러스가 병원체인 감염병**: 홍역, 폴리오, 일본뇌염, 공수
  병, 유행성이하선염, 에이즈, 풍진, 두창, 황열, 신증후군출
  혈열(유행성출혈열), B형간염, 수두 등

| 오답해설 |
① 칸디다증: 진균
② 발진티푸스: 리케치아
③ 디프테리아: 세균

24

병원소(reservoir)

(1) 병원체가 생존하고 증식하면서 감수성 있는 숙주에 전파 시킬 수 있는 생태적 지위에 해당하는 사람, 동물, 곤충, 흙, 물 등을 말한다.

(2) **환자**: 임상증상이 있어서 비교적 용이하게 치료와 격리 등 필요한 조치를 취할 수 있다.

(3) **보균자**: 자각적, 타각적으로 임상 증상이 없는 병원체 보 유자로서 전염원으로 작용하는 감염자로 환자보다 역학 적으로 더욱 중요한 병원소가 되기 때문에 감염병 관리상 중요한 대상이다.

(4) **동물 병원소**

① 동물 병원소가 문제가 되는 경우는 숙주 범위가 넓어 서 동물과 인간 모두에게 감염과 질병을 일으키는 경 우이다.

② 동물 병원소가 문제가 되는 인수공통감염병(zoonosis) 은 척추동물과 인간 사이에 상호 전파되는 병원체에 의해서 발생하는 질병을 말한다.

③ 인수공통감염병은 인류에게 새로운 신종감염병의 발 생에 중요한 역할을 한다는 점에서 높은 관심을 가져 야 한다.

(5) **환경병원소**: 토양, 흙, 먼지, 물 등(우유, 오염식품은 병원 소가 아님)

25

① 홍역 – 홍역바이러스(Measles Virus)

② 콜레라 – 콜레라균(Vibrio Cholerae) – 세균

③ 장티푸스 – 살모넬라 타이피균(Salmonella Typhi) – 세균

④ 디프테리아 – 디프테리아균(Corynebacterium Diphtheriae) – 세균

26

보균자

자각적, 타각적으로 임상 증상이 없는 병원체 보유자로서 전 염원으로 작용하는 감염자로 환자보다 역학적으로 더욱 중요 한 병원소가 되기 때문에 감염병 관리상 중요한 대상이다.

(1) **잠복기 보균자**: 질환의 잠복 기간에 병원체를 배출하는 감염자. 디프테리아, 홍역, 백일해, 유행성이하선염, 성홍 열, 인플루엔자, 폴리오 등

(2) **회복기 보균자**: 질병에 걸린 후 증상이 전부 소실되었는 데도 불구하고 계속 병원체를 배출하는 경우. 장티푸스, 파라티푸스, 세균성 이질 등의 많은 소화기계 감염병

(3) **건강 보균자**: 감염에 의한 임상 증상이 전혀 없고, 건강 자와 다름없지만 병원체를 보유하는 보균자로 병원체가 숙주로부터 배출되는 지속 기간에 따라 일시적 보균자,

영구적 보균자, 만성 보균자 등으로 구분. B형 간염, 디프 테리아, 폴리오

27

| 오답해설 |

① 브루셀라증 – 소, 말 – 브루셀라균(Brucella)

② 쯔쯔가무시증 – 진드기 – 리켓챠

④ 장티푸스 – 바퀴벌레 – 살모넬라 타이피균(Salmonella Typhi)

28

① 디프테리아: 디프테리아균(Corynebacterium Diphtheriae) – 세균(bacteria)

② 발진티푸스: 발진티푸스리케차(Rickettsia Prowazekia)

③ 일본뇌염: 일본뇌염바이러스(Japanese Encephalitis B Virus)

④ 쯔쯔가무시증: 리케차쯔쯔가무시(Rickettsia Tsutsugamushi)

29

동물 병원소

동물이 병원체를 보유하고 있다가 인간 숙주에게 전염시키는 전염원으로 작용하는 경우로, 이런 감염병을 인수공통감염병 (Zoonosis)이라 한다.

(1) **소**: 결핵, 탄저, 파상열(브루셀라증), 큐열, 살모넬라증, 광우병, 렙토스피라증

(2) **돼지**: 살모넬라증, 파상열(브루셀라증), 탄저, 일본뇌염, 렙토스피라증

(3) **양**: 탄저, 파상열(브루셀라증), 큐열

(4) **개**: 광견병, 톡소플라즈마증

(5) **쥐**: 페스트, 발진열, 살모넬라증, 렙토스피라증(와일씨병), 쯔쯔가무시증(양충병), 유행성출혈열, 서교증

(6) **고양이**: 살모넬라증, 톡소플라즈마증

(7) **토끼**: 야토병

30

건강 보균자

감염에 의한 임상 증상이 전혀 없고, 건강자와 다름 없지만 병원체를 보유하는 보균자로 병원체가 숙주로부터 배출되는 지속 기간에 따라 일시적 보균자, 영구적 보균자, 만성 보균 자 등으로 구분한다.

31 ～ 32

(29 해설 참고)

33

병원체의 종류

병원체 종류	전염 형태	질병
세균	호흡기	결핵, 디프테리아, 백일해, 성홍열, 나병
	소화기	콜레라, 장티푸스, 파라티푸스, 세균성이질
	피부 / 점막	매독, 임질, 파상풍, 나병, 페스트
바이러스	호흡기	홍역, 유행성이하선염, 두창, 풍진, 수두
	소화기	폴리오, 유행성간염
	피부 / 점막	광견병, 황열, B형간염, 에이즈, 일본뇌염
리케차		쯔쯔가무시증, 록키산홍반열, 큐열, 발진티푸스, 발진열
원충동물	소화기 /피부	말라리아, 아메바성이질, 아프리카수면병 등
후생동물	소화기	회충, 십이지장충 등

34

A형간염의 원인균은 Hepatitis A 바이러스이다.

35

(33 해설 참고)

36

① 탄저 - 탄저균(Bacillus Anthracis), 세균
② 렙토스피라증 - 렙토스피라인테로간스(Lleptospira Interrogans), 렙토스피라비플렉사(Leptospira Biflexa), 세균
③ 큐열 - coxiella burnetii, 리케치아과 그람음성균
④ 브루셀라증 - 브루셀라균(Brucella), 세균

37

① 쯔쯔가무시병, 발진티푸스 - 리케치아
② 렙토스피라증, 레지오넬라증 - 세균
③ 황열, 뎅기열 - 바이러스
④ 신증후군출혈열 - 바이러스, 브루셀라증 - 세균

38

- **홍역**: Meales 바이러스에 의한 호흡기계감염병
- **결핵**: Mycobacterium Tuberculosis(결핵균)에 의한 감염병으로 폐결핵은 호흡기계 감염병에 해당한다.
- **풍진**: Rubella 바이러스에 의한 호흡기계감염병

- **백일해**: Bordetella Pertussis(백일해균)에 의한 호흡기계감염병

39

- **야토병**: 프랜시셀라 툴라렌시스(Francisella tularensis) 세균
- **성홍열**: 화농성연쇄상구균(Streptococcus Pyogenes) 세균
- **연성하감**: 헤모필루스 듀크레이(haemophilus ducreyi) 세균
- **A형간염**: A형간염 바이러스(Hepatitis A Virus)
- **치쿤구나야열**: 치쿤구니야 바이러스(chikungunya virus)
- **클라미디아**: 클라미디아 트라코마티스(Chlamydia Trachomatis) 세균
- **쯔쯔가무시증**: 리케차쯔쯔가무시(Rickettsia Tsutsugamushi)
- **Q열**: 콕시엘라 버네티(coxiella burnetii) 리케차
- **일본뇌염**: 일본뇌염바이러스(Japanese Encephalitis B Virus)
- **말라리아**: 말라리아원충(Plasmodium)
- **아메바성이질**: 이질아메바(Entamoeba histolytica) 원충
- **장티푸스**: 살모넬라 타이피(Salmonella Typhi) 세균

40

① **소아마비** - polio virus
② **일본뇌염** - Japanese Encephalitis B Virus
③ **AIDS** - HIV(Human Immunodeficiency Virus)
④ **결핵** - Mycobacterium Tuberculosis

41

병원소(Reservoir)란 병원체가 생존하고 증식하면서 감수성 있는 숙주에 전파시킬 수 있는 생태적 지위에 해당하는 사람(환자, 보균자), 동물, 곤충, 흙, 물 등을 말한다.
개달물은 전파매개체에 해당한다.

42

폴리오, 파라티푸스는 소화기계 감염병으로 분변이나 토사물을 통해 체외로 배출된다.
폴리오는 소화기계 배설물이나 호흡기계 분비물을 통한 전파가 이루어진다.

43 ~ 44

동물병원소

(1) 소: 결핵, 탄저, 파상열(브루셀라증), 큐열, 살모넬라증, 광우병, 렙토스피라증
(2) 돼지: 살모넬라증, 파상열(브루셀라증), 탄저, 일본뇌염, 렙토스피라증
(3) 양: 탄저, 파상열(브루셀라증), 큐열

(4) **개**: 광견병, 톡소플라즈마증
(5) **쥐**: 페스트, 발진열, 살모넬라증, 렙토스피라증(와일씨병), 쯔쯔가무시증(양충병), 유행성출혈열, 서교증
(6) **고양이**: 살모넬라증, 톡소플라즈마증
(7) **토끼**: 야토병

제 2-2 절 | 탈출·전파·침입

01 ①	02 ①	03 ④	04 ④	05 ①
06 ①	07 ④	08 ③	09 ③	10 ①
11 ③	12 ②	13 ④	14 ④	15 ①
16 ③	17 ③	18 ④	19 ①	20 ①
21 ①	22 ②	23 ①	24 ①	25 ②
26 ③	27 ③	28 ②	29 ①	30 ①

01 ~ 02

생물학적 전파유형

(1) **증식형**: 매개 곤충 내에서 병원체가 수적 증식만 한 후 전파하는 형태.
 • 모기: 일본뇌염, 황열, 뎅기열
 • 쥐벼룩: 페스트
 • 벼룩: 발진열
 • 이: 발진티푸스, 재귀열

(2) **발육형**: 매개 곤충 내에서 수적 증식은 없지만 발육하여 전파하는 형태
 • 모기: 사상충증

(3) **발육증식형**: 매개 곤충 내에서 병원체가 발육과 수적 증식을 하여 전파되는 형태
 • 모기: 말라리아
 • 체체파리: 수면병

(4) **배설형**: 매개 곤충 내에서 증식한 후 장관을 거쳐 배설물로 배출된 것이 상처 부위나 호흡기계 등으로 전파되는 형태
 • 이: 발진티푸스
 • 벼룩: 페스트, 발진열

(5) **경란형**: 곤충의 난자를 통하여 다음 세대까지 전달되어 전파되는 형태
 • 진드기: 록키산홍반열, 재귀열, 쯔쯔가무시증

03

쥐-렙토스피라증, 살모넬라증, 신증후군출혈열 등
가. 발진티푸스-이
라. 사상충증-모기

04

발진열은 벼룩에 의해 매개된다.

웨스트나일열

(1) 웨스트나일열은 아보바이러스(Arbovirus)에 속하는 웨스트나일 바이러스(West Nile Virus; 이하 WNV)에 감염되어 발병하는 감염병으로 발열 이외에 뇌염 증상도 발생하여 웨스트나일 뇌염으로도 불린다.

(2) **매개**: 빨간집모기(Culex.pipens), 금빛숲모기(Aedes vexnans) 등 10속, 36종의 모기로 알려져 있다.

(3) **전파**: 사람과 사람 사이의 전파는 일어나지 않는다고 알려져 있지만, 수혈, 장기이식을 통하여 감염될 수 있으며 모유 수유를 통한 전파 가능성도 제기되고 있다.

(4) **임상증상**: 대부분 경증이나 무증상 감염을 나타내지만, 갑자기 발생하는 열, 두통, 근육통을 일으킬 수 있고 종종 소화기 증상을 동반한다. 환자의 약 50%에서 전신적인 장미진 또는 구진성 반점의 발진이 생기고, 일주일 후에 피부의 박리 없이 사라진다. 그러나 중증 감염 시 의식수준 저하, 이완성 마비, 호흡부전, 심근염, 췌장염, 전격성 간염을 일으킬 수가 있고, 뇌막염 발생 시, 사망률은 4~14%까지 이른다.

05 ~ 06

(01 해설 참고)

07

① 페스트, 발진열 – 벼룩
② 일본뇌염, 뎅기열 – 모기
③ 록키산홍반열, 재귀열 – 진드기
④ 질트리코모나스 – 성매개감염병 / 말라리아 – 모기

08

발진열의 매개체는 벼룩이다.

09

| 오답해설 |
① 페스트, ② 발진열: 벼룩
④ 쯔쯔가무시증: 진드기

10

• **개달물**: 완구, 의복, 책, 침구, 식기 등 매개체 자체는 숙주의 내부로 들어가지 않고 병원체를 운반하는 수단으로만 작용한다.
• **개달물 전파 질병**: 트라코마 눈병, 결핵

11

① 오염식수에 의한 콜레라 전파 – 물에 의한 간접전파
② 모기에 의한 말라리아 전파 – 모기가 매개하는 간접전파(생물학적 전파)
③ 비말에 의한 인플루엔자 전파 – 비말에 의한 직접전파
④ 비말핵에 의한 결핵 전파 – 비말핵이 공기의 흐름에 따라 이동하여 전파되는 간접전파(비활성매개물 전파)

12

| 오답해설 |
① 렙토스피라증 – 쥐
③ 살모넬라증 – 파리, 바퀴 등
④ 페스트 – 벼룩

13

| 오답해설 |
① 발진티푸스 – 이
② 신증후군출혈열 – 들쥐
③ 쯔쯔가무시병 – 진드기

14

직접 전파는 병원체가 중간 매개체 없이 다른 숙주로 직접 전파되어 감염을 일으키는 것이다.

| 오답해설 |
① **피부 접촉에 의한 전파**: 임질, 매독
② **비말에 의한 전파**: 홍역, 인플루엔자 등
③ **태반을 통한 수직감염**: 매독, 풍진, 에이즈, 톡소플라즈마증, B형간염, 두창, 단순포진(Herpes)

15

질병	탈출	전파	침입
홍역, 디프테리아, 결핵, 인플루엔자, 중증급성호흡기증후군	기도 분비물	직접 전파(비말), 공기매개 전파(비말핵), 개달물 등	호흡기 점막
장티푸스, 소아마비, 콜레라, A형간염, 세균성이질, 장출혈성 대장균감염증	분변	음식, 파리, 손, 개달물	입 (소화기)

에이즈, B형간염, C형간염	혈액	주사바늘	피부 (지상 부위)
말라리아, 사상충증, 일본뇌염, 황열, 뎅기열		흡혈 절지동물	피부 (지상 부위)
단순포진, 임질, 매독, 피부감염증	병변 부위 삼출액	직접 전파 (접촉, 성교), 파리	피부, 성기점막, 안구점막 등

16

감염병의 전파

(1) **직접 전파**: 병원체가 중간 매개체 없이 다른 숙주로 직접 전파되어 감염을 일으키는 것
　① 피부 접촉에 의한 전파: 임질, 매독
　② 비말에 의한 전파: 홍역, 인플루엔자 등
　③ 태반을 통한 수직감염: 매독, 풍진, 에이즈, 톡소플라즈마증, B형간염, 두창, 단순포진(Herpes)
(2) **간접 전파**: 병원체가 매개체를 통해 전파되는 것
　① **활성 매개체 전파**: 생물에 의한 매개로 전파되는 것
　　• 기계적 전파: 매개 곤충이 단순히 기계적으로 병원체를 운반하는 것으로 매개 곤충 내에서는 병원체의 증식 일어나지 않음
　　• 생물학적 전파: 병원체가 매개 곤충 내에서 성장이나 증식을 한 뒤에 전파하는 경우로 매개 곤충 자체가 전파 과정에서 생물학적으로 중요한 역할을 함
　② **비활성 매개 전파**
　　• 무생물 매개물 공기, 식품, 물, 우유, 토양
　　• 비말핵: 호흡기 비말의 경우 수분이 증발되면 비말핵이 남아 공기의 흐름에 따라 이동하여 멀리까지 전파가 가능함. 비말감염과 달리 공기가 매개하는 간접 전파이며 유행 관리가 어려움
　　• 개달물(Formit): 완구, 의복, 책, 침구, 식기 등 매개체 자체는 숙주의 내부로 들어가지 않고 병원체를 운반하는 수단으로만 작용

| 오답해설 |
③ 매개체를 통하지 않는 전파방법은 직접전파이다.

17

① 페스트 – 벼룩
② 중증급성호흡기증후군 – 비말감염
③ 지카바이러스 – 모기
④ 발진열 – 벼룩

18

생물학적 전파유형

(1) **증식형**: 매개 곤충 내에서 병원체가 수적 증식만 한 후 전파하는 형태.
  - 모기: 일본뇌염, 황열, 뎅기열
  - 쥐벼룩: 페스트
  - 벼룩: 발진열
  - 이: 발진티푸스, 재귀열
(2) **발육형**: 매개 곤충 내에서 수적 증식은 없지만 발육하여 전파하는 형태
  - 모기: 사상충증
(3) **발육증식형**: 매개 곤충 내에서 병원체가 발육과 수적 증식을 하여 전파되는 형태
  - 모기: 말라리아
  - 체체파리: 수면병
(4) **배설형**: 매개 곤충 내에서 증식한 후 장관을 거쳐 배설물로 배출된 것이 상처 부위나 호흡기계 등으로 전파되는 형태
  - 이: 발진티푸스
  - 벼룩: 페스트, 발진열
(5) **경란형**: 곤충의 난자를 통하여 다음 세대까지 전달되어 전파되는 형태
  - 진드기: 록키산홍반열, 재귀열, 쯔쯔가무시증

19

해충박멸로 예방할 수 있는 질병은 절족동물이 매개하는 질병이다.
브루셀라증은 인수공통감염병으로 병원소는 말, 소, 돼지, 양, 개 등이다. 염소, 양, 소의 소독되지 않은 젖이나 젖으로 만든 치즈를 먹고 산발적 또는 집단적으로 발생할 수 있다.

| 오답해설 |

② 쯔쯔가무시증: 진드기 매개
③ 발진티푸스: 이 매개
④ 말라리아: 중국얼룩날개모기 매개

20

두창의 감염경로는 사람 간 호흡기를 통한 공기전파, 환자와의 직접접촉, 수포액, 타액, 호흡기 분비물 등에 의한 감염이다.
① 인플루엔자: 호흡기 통한 비말감염, 비말핵 공기전파
② 소아마비: 소화기계 감염
③ 장티푸스: 소화기계 감염
④ 광견병: 병원소인 동물에게 물려서 감염

21

비말전파가 이루어지는 감염병은 호흡기계 감염병이다. (풍진, 결핵, 홍역, 인플루엔자)
소아마비(폴리오)의 경우 장내 배설물이나 호흡기계 분비물을 통하여 전파되며 주로 접촉 감염에 의해 이루어진다.
- **소아마비, 콜레라**: 소화기계 감염병
- **파상풍**: 피부접촉을 통한 감염
- **발진열**: 벼룩에 의한 전파

22

수건의 공동사용으로 전파되는 경우는 개달물에 의한 전파에 해당한다. 개달물 전파가 이루어지는 대표적 질병은 트라코마와 결핵이다.
세균성이질, 콜레라는 소화기계(음식, 물 섭취)를 통한 감염, 성홍열은 호흡기계(비말, 비말핵)를 통한 감염이 이루어진다.

23

개달물(Formit): 완구, 의복, 책, 침구, 식기 등 매개체 자체는 숙주의 내부로 들어가지 않고 병원체를 운반하는 수단으로만 작용한다.

24

생물학적 전파유형 중 배설형에 대한 설명이다. 배설형 전파가 이루어지는 질병은 이가 매개하는 발진티푸스, 벼룩이 매개하는 페스트와 발진열이 있다.

생물학적 전파 유형

(1) **증식형**: 매개 곤충 내에서 병원체가 수적 증식만 한 후 전파하는 형태.
  - 모기: 일본뇌염, 황열, 뎅기열
  - 쥐벼룩: 페스트
  - 벼룩: 발진열
  - 이: 발진티푸스, 재귀열
(2) **발육형**: 매개 곤충 내에서 수적 증식은 없지만 발육하여 전파하는 형태
  - 모기: 사상충증
(3) **발육증식형**: 매개 곤충 내에서 병원체가 발육과 수적 증식을 하여 전파되는 형태
  - 모기: 말라리아
  - 체체파리: 수면병
(4) **배설형**: 매개 곤충 내에서 증식한 후 장관을 거쳐 배설물로 배출된 것이 상처 부위나 호흡기계 등으로 전파되는 형태
  - 이: 발진티푸스
  - 벼룩: 페스트, 발진열

(5) **경란형**: 곤충의 난자를 통하여 다음 세대까지 전달되어 전파되는 형태
- 진드기: 록키산홍반열, 재귀열, 쯔쯔가무시증

25

전파수단에 따른 분류

(1) **직접전파(direct transmission)**
① 직접접촉(direct contact)에 의한 전파: 병원소와 새로운 숙주가 피부접촉, 점막접촉, 교상(biting), 수직감염 등을 통하여 전파되는 것
② 간접접촉(indirect contact)에 의한 전파: 환자나 보균자의 호흡기 비말(droplet)에 섞여 나온 병원체가 바로 새로운 숙주의 호흡기나 점막에 침입하는 비말전파

(2) **간접전파(indirect transmission)**
① 매개하는 물질이 생물인지 무생물인지에 따라 크게 구분되며, 무생물로서 질병을 전파하는 매개체를 통칭하여 매개물(vehicle)이라 하며, 생물인 경우(보통은 모기와 같은 곤충과 진드기)는 매개생물(vector)이라고 한다.
② 매개물전파로는 공기매개전파, 식품매개전파, 수인성, 우유매개전파, 개달물전파가 있다.
③ 생물매개전파는 크게 기계적 전파와 생물학적 전파로 나눌 수 있다.

26

주요 매개생물과 관련된 감염병의 예

매개생물	주요 감염병의 예
모기	말라리아, 사상충증, 일본뇌염, 뎅기열, 지카바이러스 감염증
쥐	렙토스피라증, 살모넬라증, 라싸열, 신증후군출혈열
쥐벼룩	페스트, 발진열
진드기류	재귀열, 쯔쯔가무시증, 중증열성혈소판감소증후군
이	발진티푸스, 재귀열

27

감염병의 전파방법

(1) **직접전파**: 병원체가 중간 매개체 없이 다른 숙주로 직접 전파되어 감염을 일으키는 것
① 피부 접촉에 의한 전파: 임질, 매독
② 비말에 의한 전파: 홍역, 인플루엔자 등
③ 태반을 통한 수직감염: 매독, 풍진, 에이즈, 톡소플라즈마증, B형간염, 두창, 단순포진(Herpes)

(2) **간접 전파**: 병원체가 매개체를 통해 전파되는 것
① 활성 매개체 전파: 생물에 의한 매개로 전파되는 것
② 비활성 매개 전파
㉠ 무생물 매개물: 공기, 식품, 물, 우유, 토양
㉡ 비말핵: 호흡기 비말의 경우 수분이 증발되면 비말핵이 남아 공기의 흐름에 따라 이동하여 멀리까지 전파가 가능함. 비말감염과 달리 공기가 매개하는 간접 전파이며 유행 관리가 어려움
㉢ 개달물(Formit): 완구, 의복, 책, 침구, 식기 등 매개체 자체는 숙주의 내부로 들어가지 않고 병원체를 운반하는 수단으로만 작용(결핵, 트라코마)

28 ~ 29

(24 해설 참고)

30

| 오답해설 |
② 모기 - 일본뇌염
③ 벼룩 - 발진열
④ 민물고기(잉어, 붕어 등) - 간흡충

제 2-3 절 | 신숙주의 감수성

01 ②	02 ①	03 ①	04 ①	05 ④
06 ②	07 ③	08 ①	09 ②	10 ③
11 ④	12 ②	13 ①	14 ②	15 ①
16 ②	17 ③	18 ④	19 ①	20 ④
21 ①	22 ②	23 ①	24 ②	25 ①
26 ①	27 ④	28 ④	29 ④	30 ①
31 ①	32 ①	33 ④	34 ③	35 ④
36 ③	37 ③	38 ③	39 ②	40 ③
41 ④	42 ①	43 ②	44 ②	45 ①
46 ④	47 ③	48 ③	49 ①	50 ③
51 ②	52 ②	53 ④	54 ③	55 ④
56 ②	57 ①	58 ③	59 ③	60 ①
61 ③	62 ①	63 ③	64 ②	65 ①
66 ②	67 ③	68 ①	69 ③	70 ②
71 ②	72 ②	73 ①	74 ③	75 ①
76 ①	77 ③	78 ①	79 ②	80 ③
81 ③	82 ②	83 ④	84 ①	85 ③

01 ~ 02

방법	예방되는 질병
생균 (Living Vaccine)	홍역, 유행성이하선염, 풍진, 결핵, 수두, 두창, 탄저, 황열, 폴리오(Sabin), 일본뇌염, 인플루엔자
사균 (Killed Vaccine)	백일해, B형간염, b형헤모필루스인플루엔자, 장티푸스, 신증후군출혈열, A형간염, 콜레라, 폴리오(Salk), 일본뇌염, 인플루엔자
순화독소(Toxoid)	디프테리아, 파상풍

03 ~ 06

후천면역

(1) **자연능동면역**: 질병에 이환된 후 자연적으로 형성되는 면역

(2) **인공능동면역**: 인위적으로 항원을 체내에 투입하여 항체가 생성되도록 하는 면역 방법으로, 생균백신, 사균백신, 순화독소 등을 사용하는 예방접종으로 얻어지는 면역

(3) **자연수동면역**: 임신 상태에서 모체로부터 태반을 통하거나 모유수유에 의해 획득되는 면역으로 대개 생후 4~6개월까지 유효함

(4) **인공수동면역**: 회복기 혈청, 면역혈청, 감마글로불린이나 파상풍 항독소 등 인공제제를 인체에 투입하여 면역을 부여함

07

자연수동면역은 주로 임신 상태에서 모체로부터 태반을 통하거나 모유수유에 의해 획득되는 면역으로 대개 생후 4~6개월까지 유효함

08

사균백신은 예방접종에 의해 능동적으로 생성되는 면역이다(인공능동면역).

항독소, 모유수유, 감마글로불린은 모두 수동적으로 형성되는 면역으로 이미 만들어진 항체를 제공하는 기전이다. 항독소와 감마글로불린은 인공수동면역, 모유수유는 자연수동면역이다.

09

병원체의 독소를 약화시키는 것은 순화독소를 의미한다. 파상풍, 디프테리아 순화독소를 백신으로 이용하는 인공능동면역에 대한 설명이다.

10

항독소는 독소의 항체를 주입하는 것으로 인공수동면역이다. 생백신, 사백신, 톡소이드(순화독소)는 인공능동면역에 해당한다.

11

인공수동면역은 회복기 혈청, 면역혈청, 감마글로불린이나 파상풍 항독소 등의 인공제제를 인체에 투입하여 면역을 부여하는 것이다.

12

• 항독소, 사균백신, 순화독소는 인공면역에 해당하고 모유수유는 자연면역이다.

• 항독소, 모유수유는 수동면역이고 사균백신과 순화독소는 능동면역에 해당한다.

• 종류가 다른 하나로 선택할 수 있는 것은 자연면역인 모유수유이다.

13

항원을 주입하는 것은 예방접종을 통해 항체를 형성하는 인공능동면역 방법이다.

14

예방접종을 맞으면 항체가 형성되는데 예방접종의 종류에 따라 또는 같은 예방접종이어도 사람에 따라 형성되는 항체가(항체역가)가 다를 수 있다. 일부 백신은 기본접종으로 형성되는 항체가 일정 시간이 지나면 감소하게 된다. 항체 역가가 낮으면 적절한 면역력을 가질 수 없다. 즉 면역력이 낮아지는 것이다. 추가접종은 항체가를 일정수준 이상으로 상승시켜 면역력을 높이기 위해 시행된다. 그러므로 면역력이 전보다 상승한다고 보는 게 맞다.

15

백일해는 사균백신, 탄저, 결핵은 생균백신으로 예방접종한다.

16

| 오답해설 |

① 백일해, ③ 폴리오(salk) - 사균백신

④ 풍진 - 생균

17

후천면역

(1) **자연능동면역**: 질병에 이환된 후 자연적으로 형성되는 면역

(2) **인공능동면역**: 인위적으로 항원을 체내에 투입하여 항체가 생성되도록 하는 면역 방법으로, 생균백신, 사균백신, 순화독소 등을 사용하는 예방접종으로 얻어지는 면역

(3) **자연수동면역**: 임신 상태에서 모체로부터 태반을 통하거나 모유수유에 의해 획득되는 면역으로 대개 생후 4~6개월까지 유효함

(4) **인공수동면역**: 회복기 혈청, 면역혈청, 감마글로불린이나 파상풍 항독소 등 인공제제를 인체에 투입하여 면역을 부여함

18

능동면역은 질병에 걸린 뒤 혹은 백신 접종 후 형성되는 면역이다. 이러한 면역은 해당 질병, 해당 병원균에 대해서만 형성되는 면역으로 특이적 면역이며 후천면역이다.
면역혈청 주사로 생기는 것은 인공수동면역이다.

19

① 황열 – 생균
② 장티푸스, ④ 콜레라 – 사균
③ 디프테리아 – 순화독소

20

회복기혈청, 면역혈청, 항독소 등은 인공수동면역에 해당한다.

21

루더(De Rudder)의 감수성 지수

홍역, 두창(95%) > 백일해(60~80%) > 성홍열(40%) > 디프테리아(10%) > 소아마비(0.1%)

22

모체에서 태반틀 통해 신생아에게 전달되는 경태반 면역이나 모유수유를 통해 모성의 항체가 영아에게 전달되는 것은 대표적인 자연수동면역에 해당한다.

23

질병에 걸린 후 형성되는 면역은 자연능동면역이다.

24

인공수동면역: 회복기 혈청, 면역혈청, 감마글로불린이나 파상풍 항독소 등 인공제제를 인체에 투입하여 면역을 부여하는 방법이다.

25

인공능동면역 방법과 질병

방법	예방되는 질병
생균 (Living Vaccine)	홍역, 유행성이하선염, 풍진, 결핵, 수두, 두창, 탄저, 황열, 폴리오(Sabin), 일본뇌염, 인플루엔자
사균 (Killed Vaccine)	백일해, B형간염, b형헤모필루스인플루엔자, 장티푸스, 신증후군출혈열, A형간염, 콜레라, 폴리오(Salk), 일본뇌염, 인플루엔자
순화독소(Toxoid)	디프테리아, 파상풍

26

면역(Immunity): 병원체로부터 자신을 방어하기 위한 각종 방어 체계로 선천면역과 후천면역으로 나눌 수 있다.

(1) **선천면역**: 태어날 때부터 갖고 있는 자연면역으로 인종, 종족, 개인 특이성과 관계있는 면역
(2) **후천면역**: 어떤 질병에 이환된 후나 예방접종 등에 의해서 후천적으로 형성되는 면역으로 능동면역과 수동면역으로 구분

27

(25 해설 참고)

28

후천면역

(1) **자연능동면역**: 질병에 이환된 후 자연적으로 형성되는 면역
(2) **인공능동면역**: 인위적으로 항원을 체내에 투입하여 항체가 생성되도록 하는 면역 방법으로, 생균백신, 사균백신, 순화독소 등을 사용하는 예방접종으로 얻어지는 면역
(3) **자연수동면역**: 임신 상태에서 모체로부터 태반을 통하거나 모유수유에 의해 획득되는 면역으로 대개 생후 4~6개월까지 유효함
(4) **인공수동면역**: 회복기 혈청, 면역혈청, 감마글로불린이나 파상풍 항독소 등 인공제제를 인체에 투입하여 면역을 부여함

29

(1) **수동면역**: 다른 사람이나 동물에서 만든 항체를 받아서 면역력을 지니게 되는 것으로 접종 즉시 면역된다라는 장점이 있지만 일시적임
(2) **능동면역**: 숙주 스스로 면역체를 만들어내어 면역을 획득하는 것으로 외부 항원에 대해 항체가 발생하는 경우
(3) **자연능동면역**: 질병에 이환된 후 자연적으로 형성되는 면역
(4) **인공능동면역**: 인위적으로 항원을 체내에 투입하여 항체가 생성되도록 하는 면역 방법으로, 생균백신, 사균백신, 순화독소 등을 사용하는 예방접종으로 얻어지는 면역

30

인공수동면역은 회복기 혈청, 면역혈청, 감마 글로불린이나 파상풍 항독소 등 인공제제를 인체에 투입하여 즉시 면역을 부여하는 방법이다.

31

감수성 지수는 특정 질환에 폭로된 적이 없는 미감염자가 병원체에 접촉되었을 때, 발병하는 비율로 대부분 호흡기계 감염병에 적용된다.
루더(De Rudder)의 감수성 지수: 홍역, 두창(95%) > 백일해(60~80%) > 성홍열(40%) > 디프테리아(10%) > 소아마비(0.1%)

32 ~ 33

후천면역

(1) **자연능동면역**: 질병에 이환된 후 자연적으로 형성되는 면역
(2) **인공능동면역**: 인위적으로 항원을 체내에 투입하여 항체가 생성되도록 하는 면역 방법으로, 생균백신, 사균백신, 순화독소 등을 사용하는 예방접종으로 얻어지는 면역
(3) **자연수동면역**: 임신 상태에서 모체로부터 태반을 통하거나 모유수유에 의해 획득되는 면역으로 대개 생후 4~6개월까지 유효함
(4) **인공수동면역**: 회복기 혈청, 면역혈청, 감마글로불린이나 파상풍 항독소 등 인공제제를 인체에 투입하여 면역을 부여함

34

방법	예방되는 질병
생균 (Living Vaccine)	홍역, 유행성이하선염, 풍진, 결핵, 수두, 두창, 탄저, 황열, 폴리오(Sabin), 일본뇌염, 인플루엔자
사균 (Killed Vaccine)	백일해, B형간염, b형헤모필루스인플루엔자, 장티푸스, 신증후군출혈열, A형간염, 콜레라, 폴리오(Salk), 일본뇌염, 인플루엔자
순화독소(Toxoid)	디프테리아, 파상풍

35

면역글로불린, 항독소 등은 인공수동면역에 해당한다.

36

수동면역은 효과가 즉각적으로 나타나지만 지속기간은 능동면역에 비해 짧다.

37

(34 해설 참고)

38

(32 해설 참고)

39

인공능동면역은 예방접종에 의해 형성되는 면역이다.
① 파상풍 항독소: 인공수동면역
② 풍진 예방접종: 인공능동면역
③ B형간염 면역글로불린: 인공수동면역
④ 홍역 감염 면역: 자연능동면역

40

① 자연능동면역: 질병 이환 후 획득하는 면역
② 자연수동면역: 경태반면역
③ 인공능동면역: 예방접종
④ 인공수동면역: 면역글로불린, 항독소 등

41

백신을 이용한 예방접종은 인공능동면역에 해당한다.

42

① 인공수동면역: 면역글로불린, 면역혈청, 감마글로블린, 항독소
② 인공능동면역: 백신, 순화독소 예방접종
③ 자연수동면역: 경태반면역, 모유수유
④ 자연능동면역: 질병이환 후 획득

43

① 자연능동면역: 질병이환 후 획득
② 자연수동면역: 경태반면역, 모유수유
③ 인공능동면역: 예방접종
④ 인공수동면역: 면역글로불린, 면역혈청, 감마글로불린, 항독소

44

| 오답해설 |

① 인공수동면역은 회복기 혈청, 면역 혈청, 감마 글로불린 등의 항체를 사람 또는 동물에게서 얻어 주사하는 것이다.
③ 자연수동면역은 태아가 모체의 태반을 통해 항체를 받거나 생후에 모유에서 항체를 얻는 방법으로 생후 차차 없어진다.
④ 인공수동면역은 이미 형성된 면역원을 체내에 주입하여 얻는 면역으로 비교적 짧은 기간 동안 유지된다.

45

자연능동면역 질병

면역 기간	감염병
현성 감염 후 영구면역	두창, 홍역, 수두, 유행성이하선염, 백일해, 성홍열, 발진티푸스, 콜레라, 장티푸스, 페스트
불현성 감염 후 영구면역	일본뇌염, 폴리오
약한 면역	디프테리아, 폐렴, 인플루엔자, 수막구균성수막염, 세균성이질
감염면역만 형성	매독, 임질, 말라리아

46

① 파상풍은 순화독소(toxoid) 접종으로 항체가 형성되는 인공능동면역이다.
② 홍역에 감염된 후 자연적으로 형성되는 면역은 자연능동면역이다.
③ 백신이나 순화독소를 접종하고 형성되는 면역은 인공능동면역이다.
④ 수동면역은 능동면역에 비해 효과는 빨리 나타나지만 지속시간은 짧다.

47

방법	예방되는 질병
생균 (Living Vaccine)	홍역, 유행성이하선염, 풍진, 결핵, 수두, 두창, 탄저, 황열, 폴리오(Sabin), 일본뇌염, 인플루엔자
사균 (Killed Vaccine)	백일해, B형간염, b형헤모필루스인플루엔자, 장티푸스, 신증후군출혈열, A형간염, 콜레라, 폴리오(Salk), 일본뇌염, 인플루엔자
순화독소(Toxoid)	디프테리아, 파상풍

48

후천면역

(1) **자연능동면역**: 질병에 이환된 후 자연적으로 형성되는 면역
(2) **인공능동면역**: 인위적으로 항원을 체내에 투입하여 항체가 생성되도록 하는 면역 방법으로, 생균백신, 사균백신, 순화독소 등을 사용하는 예방접종으로 얻어지는 면역
(3) **자연수동면역**: 임신 상태에서 모체로부터 태반을 통하거나 모유수유에 의해 획득되는 면역으로 대개 생후 4~6개월까지 유효함
(4) **인공수동면역**: 회복기 혈청, 면역혈청, 감마글로불린이나 파상풍 항독소 등 인공제제를 인체에 투입하여 면역을 부여함

49

(47 해설 참고)

50 ~ 53

(48 해설 참고)

54

① 질병에 이환된 후 형성되는 면역 – 자연능동면역
② 예방접종으로 형성되는 면역 – 인공능동면역
③ 모체로부터 태반이나 수유를 통해 받는 항체 – 자연수동면역
④ 면역혈청, 감마글로불린, 항독소 등의 접종을 통한 면역 – 인공수동면역

55

(1) **선천면역**: 태어날 때부터 갖고 있는 자연면역으로 인종, 종족, 개인 특이성과 관계있는 면역
(2) **후천면역**: 어떤 질병에 이환된 후나 예방접종 등에 의해서 후천적으로 형성되는 면역으로 능동면역과 수동면역으로 구분
　① 자연능동면역: 질병에 이환된 후 자연적으로 형성되는 면역
　② 인공능동면역: 인위적으로 항원을 체내에 투입하여 항체가 생성되도록 하는 면역 방법으로, 생균백신, 사균백신, 순화독소(톡소이드) 등을 사용하는 예방접종으로 얻어지는 면역
　③ 자연수동면역: 임신 상태에서 모체로부터 태반을 통하거나 모유수유에 의해 획득되는 면역으로 대개 생후 4~6개월까지 유효함
　④ 인공수동면역: 회복기 혈청, 면역혈청, 감마글로불린이나 파상풍 항독소 등 인공제제를 인체에 투입하여 면역을 부여함

56

(55 해설 참고)
① 모유를 통한 항체 전달 – 자연수동면역
② 톡소이드 접종 – 인공능동면역
③ 감마글로불린 접종 – 인공수동면역
④ 홍역 감염 후 형성된 면역 – 자연능동면역

57 ~ 58

(55 해설 참고)

59

자연능동면역 질병

면역 기간	감염병
현성 감염 후 영구면역	두창, 홍역, 수두, 유행성이하선염, 백일해, 성홍열, 발진티푸스, 콜레라, 장티푸스, 페스트
불현성 감염 후 영구면역	일본뇌염, 폴리오
약한 면역	디프테리아, 폐렴, 인플루엔자, 수막구균성수막염, 세균성이질
감염면역만 형성	매독, 임질, 말라리아

60

- 세균성이질과 장출혈성대장균감염증은 예방백신이 없다.
- 파라티푸스는 혈청형이 많아서 효과적인 예방접종 백신 개발이 어렵고 한 번 앓고 나면 수년간은 재감염이 잘 안되며, 같은 균주에 대하여는 면역항체를 갖게 되기 때문에 예방접종을 하지 않는다.

61

후천면역

(1) **자연능동면역**: 질병에 이환된 후 자연적으로 형성되는 면역
(2) **자연수동면역**: 임신 상태에서 모체로부터 태반을 통하거나 모유수유에 의해 획득되는 면역으로 대개 생후 4~6개월까지 유효함
(3) **인공능동면역**: 인위적으로 항원을 체내에 투입하여 항체가 생성되도록 하는 면역 방법으로, 생균백신, 사균백신, 순화독소 등을 사용하는 예방접종으로 얻어지는 면역
(4) **인공수동면역**: 회복기 혈청, 면역혈청, 감마글로불린이나 파상풍 항독소 등 인공제제를 인체에 투입하여 면역을 부여함

62

루더(De Rudder)의 감수성 지수는 특정 질환에 폭로된 적이 없는 미감염자가 병원체에 접촉되었을 때, 발병하는 비율로 대부분 호흡기계 감염병에 적용한다.
홍역, 두창(95%) > 백일해(60~80%) > 성홍열(40%) > 디프테리아(10%) > 소아마비(0.1%)

63

(61 해설 참고)

64

- 면역의 발효시간의 빠르기: 자연능동면역 < 인공능동면역 < 자연수동면역 < 인공수동면역
- 면역의 지속시간: 인공수동면역 < 자연수동면역 < 인공능동면역 < 자연능동면역

65 ~ 67

(61 해설 참고)

68

숙주의 저항성

(1) **감수성(Susceptibility)**: 병원체가 숙주에 침입했을 때 병원체에 대하여 감염이나 발병을 막을 수 없는 상태, 즉 저항력이 높으면 감수성이 낮다고 할 수 있음
(2) **면역(Immunity)**: 병원체로부터 자신을 방어하기 위한 각종 방어 체계로 선천면역과 후천면역으로 나눌 수 있다.
(3) **선천면역**: 태어날 때부터 갖고 있는 자연면역으로 인종, 종족, 개인 특이성과 관계있는 면역
(4) **후천면역**: 어떤 질병에 이환된 후나 예방접종 등에 의해서 후천적으로 형성되는 면역으로 능동면역과 수동면역으로 구분
　① 자연능동면역: 질병에 이환된 후 자연적으로 형성되는 면역
　② 인공능동면역: 인위적으로 항원을 체내에 투입하여 항체가 생성되도록 하는 면역 방법으로, 생균백신, 사균백신, 순화독소 등을 사용하는 예방접종으로 얻어지는 면역
　③ 자연수동면역: 임신 상태에서 모체로부터 태반을 통하거나 모유수유에 의해 획득되는 면역으로 대개 생후 4~6개월까지 유효함
　④ 인공수동면역: 회복기 혈청, 면역혈청, 감마글로불린이나 파상풍 항독소 등 인공제제를 인체에 투입하여 면역을 부여함

69

후천면역

(1) **자연능동면역**: 질병에 이환된 후 자연적으로 형성되는 면역
(2) **인공능동면역**: 인위적으로 항원을 체내에 투입하여 항체가 생성되도록 하는 면역 방법으로, 생균백신, 사균백신, 순화독소 등을 사용하는 예방접종으로 얻어지는 면역
(3) **자연수동면역**: 임신 상태에서 모체로부터 태반을 통하거나 모유수유에 의해 획득되는 면역으로 대개 생후 4~6개월까지 유효함

(4) **인공수동면역**: 회복기 혈청, 면역혈청, 감마글로불린이나 파상풍 항독소 등 인공제제를 인체에 투입하여 면역을 부여함

70

숙주의 감수성이 높고 면역력이 낮은 경우, 병원체의 병원력이 높은 경우 감염병 감염위험이 높아진다.

병원체의 독력은 질병에 이미 걸린 사람(현성감염자) 중 중증도가 높거나 사망한 사람의 비율이므로 독력이 높다고 더 잘 걸리는 것은 아니다.

감염력은 감수성자가 병원체에 감염되어 면역반응이 나타나거나 질병의 증상이 나타나는 경우를 모두 포함한다. 감염력이 높은 경우 감염자가 많아질 수는 있지만 불현성감염이 많다면 질병에 걸리는 사람의 수는 많지 않게 된다.

71

(69 해설 참고)

72

방법	예방되는 질병
생균 (Living Vaccine)	홍역, 유행성이하선염, 풍진, 결핵, 수두, 두창, 탄저, 황열, 폴리오(Sabin), 일본뇌염, 인플루엔자
사균 (Killed Vaccine)	백일해, B형간염, b형헤모필루스인플루엔자, 장티푸스, 신증후군출혈열, A형간염, 콜레라, 폴리오(Salk), 일본뇌염, 인플루엔자
순화독소(Toxoid)	디프테리아, 파상풍

73 ~ 74

(69 해설 참고)

75

백신의 형태

(1) **불활화 백신(Inactivated or Killed vaccine): 사균백신, 사독백신**
  ① 살아있는 것과 반대되는 말로 백신에 사용되는 미생물을 약품(포르말린, BPL등)으로 죽인 백신을 말한다.
  ② 불활화백신의 특징은 안전성이 높은 점을 들 수 있으나 생산단가가 높아 가격이 비싸고 2회 이상 접종하여야만 소기의 면역효과를 올릴 수 있으며 면역지속기간이 생백신에 비해 짧은 점이 단점으로 들 수 있다.
  ③ 백일해, B형간염, b형헤모필루스인플루엔자, 장티푸스, 신증후군출혈열, A형간염, 콜레라, 폴리오(Salk), 일본뇌염, 인플루엔자

(2) **순화백신(Attenuated vaccine): 악독화백신, 생균백신**
  ① 살아있는 병원성 미생물을 조직배양, 계란, 세균배지에 장기간 계대배양하여 독성을 없애거나 아주 미약하게 한 것이다.
  ② 생산단가가 적게 들어 가격이 싸고 일반적으로 1회접종으로 면역이 형성되며 불활화백신에 비해 면역지속기간이 길지만 모체이행항체에 의해 간섭을 다소 많이 받는 단점이 있다.
  ③ 홍역, 유행성이하선염, 풍진, 결핵, 수두, 두창, 탄저, 황열, 폴리오(Sabin), 일본뇌염, 인플루엔자

(3) **톡소이드(Toxoid) 혹은 변성톡신 백신**
  ① 세균의 대사과정에서 배출되거나 자체구성성분인 톡신에 열이나 약제(주로 포르말린)를 가해서 톡신의 특이한 면역원성에 아무런 영향을 주지 않으면서 자체의 독성을 파괴한 것이다.
  ② 디프테리아, 파상풍

76

항원을 주사 맞는 것은 예방접종에 해당하므로 인공능동면역에 해당한다.

77 ~ 78

후천면역

(1) **자연능동면역**: 질병에 이환된 후 자연적으로 형성되는 면역
(2) **인공능동면역**: 인위적으로 항원을 체내에 투입하여 항체가 생성되도록 하는 면역 방법으로, 생균백신, 사균백신, 순화독소 등을 사용하는 예방접종으로 얻어지는 면역
(3) **자연수동면역**: 임신 상태에서 모체로부터 태반을 통하거나 모유수유에 의해 획득되는 면역으로 대개 생후 4~6개월까지 유효함
(4) **인공수동면역**: 회복기 혈청, 면역혈청, 감마글로불린이나 파상풍 항독소 등 인공제제를 인체에 투입하여 면역을 부여함

79

- 태아가 태반을 통해 얻는 면역 – 자연수동면역
- 면역혈청, 면역글로불린 접종을 통해 얻는 면역 – 인공수동면역

80

(77 해설 참고)

81

감수성 지수

(1) 루더(De Rudder)의 감수성 지수는 특정 질환에 폭로된 적이 없는 미감염자가 병원체에 접촉되었을 때, 발병하는 비율로 대부분 호흡기계 감염병에 적용한다.

(2) 홍역, 두창(95%) > 백일해(60~80%) > 성홍열(40%) > 디프테리아(10%) > 소아마비(0.1%)

자연능동면역 질병

(1) **현성 감염 후 영구면역**: 두창, 홍역, 수두, 유행성이하선염, 백일해, 성홍열, 발진티푸스, 콜레라, 장티푸스, 페스트

(2) **불현성 감염 후 영구면역**: 일본뇌염, 폴리오

(3) **약한 면역**: 디프테리아, 폐렴, 인플루엔자, 수막구균성수막염, 세균성이질

(4) **감염면역만 형성(면역 생기지 않는 질병)**: 매독, 임질, 말라리아

인공능동면역 방법과 질병

(1) **생균**: 홍역, 유행성이하선염, 풍진, 결핵, 수두, 두창, 탄저, 황열, 폴리오(Sabin), 일본뇌염, 인플루엔자

(2) **사균**: 백일해, B형간염, b형헤모필루스인플루엔자, 장티푸스, 신증후군출혈열, A형간염, 콜레라, 폴리오(Salk), 일본뇌염, 인플루엔자

(3) **순화독소**: 디프테리아, 파상풍

후천면역의 종류

(1) **자연능동면역**: 두창, 홍역, 수두 등 감염 후 형성되는 면역

(2) **인공능동면역**: 백신 접종 후 형성되는 면역

(3) **자연수동면역**: 경태반면역(홍역, 소아마비, 디프테리아 등)

(4) **인공수동면역**: 회복기 혈청, 면역혈청, 면역글로불린, 파상풍 항독소

82

A형간염은 예방백신이 있다. 예방백신을 접종하는 것은 인공능동면역이다.
문제의 사례는 A형간염 유행지에 가게 되는 경우 투여할 수 있는 면역글로불린에 대한 설명으로 면역글로불린은 인공수동면역에 해당한다.

83

① 학교에서 홍역이 유행하여 홍역에 걸리고 난 뒤 항체를 획득한 초등학생 - 자연능동면역

② 독감 유행기간에 예방접종을 통해 항체를 획득한 70대 독거노인 - 인공능동면역

③ B형간염 환자의 체액에 노출되어 면역글로불린을 주사한 간호사 - 인공수동면역

④ 코로나19에 감염된 엄마로부터 항체를 획득한 신생아 - 자연수동면역

84

(77 해설 참고)

85

(1) 루더(De Rudder)의 감수성 지수는 특정 질환에 폭로된 적이 없는 미감염자가 병원체에 접촉되었을 때, 발병하는 비율로 대부분 호흡기계 감염병에 적용한다.

(2) 홍역, 두창(95%) > 백일해(60~80%) > 성홍열(40%) > 디프테리아(10%) > 소아마비(0.1%)

제3절 | 감염병 관리				
01 ④	02 ④	03 ③	04 ①	05 ①
06 ④	07 ①	08 ④	09 ②	10 ④
11 ①	12 ④	13 ③	14 ①	15 ③
16 ③	17 ②	18 ④	19 ④	20 ④
21 ①	22 ①	23 ③	24 ②	25 ②
26 ④	27 ①	28 ③	29 ③	30 ①
31 ③	32 ②	33 ②	34 ④	35 ④
36 ④	37 ④	38 ④	39 ④	40 ③
41 ②	42 ④	43 ①	44 ②	45 ①
46 ④	47 ①	48 ④	49 ②	50 ①
51 ④	52 ④	53 ②	54 ①	55 ③
56 ①	57 ①	58 ③	59 ③	60 ②
61 ④	62 ④	63 ③	64 ②	65 ①
66 ①				

01

- DPT: 디프테리아, 백일해, 파상풍
- MMR: 홍역, 풍진, 유행성이하선염(볼거리)

02

① B형간염 - 출생시·1·6개월에 1·2·3차 접종

② BCG - 생후 0개월에 접종

③ 디프테리아 - 파상풍, 백일해와 함께 2·4·6개월, 15~18개월, 4~6세, 11~12세에 1차부터 6차까지 접종

④ 일본뇌염 - 생후 12~36개월에 1·2차 접종

03

필수예방접종 대상 감염병
1. 디프테리아
2. 폴리오
3. 백일해
4. 홍역
5. 파상풍
6. 결핵
7. B형간염
8. 유행성이하선염
9. 풍진
10. 수두
11. 일본뇌염
12. b형헤모필루스인플루엔자
13. 폐렴구균
14. 인플루엔자
15. A형간염
16. 사람유두종바이러스 감염증
17. 그룹A형 로타바이러스 감염증
18. 그 밖에 질병관리청장이 감염병의 예방을 위하여 필요하다고 인정하여 지정하는 감염병(장티푸스, 신증후군출혈열)

04

감염병 관리원칙은 크게 병원체와 병원소의 관리, 전파과정 관리, 숙주관리로 구분할 수 있다. 환경위생은 전파과정관리에 해당하고 건강증진, 예방접종, 건강검진은 숙주에 대한 관리이다.

05

감염병의 관리 원칙

(1) **병원체와 병원소 관리**: 동물병원소 제거, 사람 병원소 치료 및 격리

(2) **전파과정 관리**: 검역, 격리, 위생관리(환경위생, 식품위생, 개인위생)

(3) **숙주 관리**
   ① 숙주 면역 증강: 예방접종, 인공수동면역(항독소 및 면역글로불린)
   ② 환자 조기발견 조기치료

06

(03 해설 참고)

07

b형 헤모필루스인플루엔자는 2, 4, 6개월에 1~3차 접종을 하고 12~15개월 사이에 4차 접종을 시행한다.

| 오답해설 |

② **결핵**: 출생 후 1개월 이내 1회 접종

③ **홍역**: 12~15개월 1차 접종, 4~6세 2차 접종

④ **유행성이하선염**: 12~15개월 1차 접종, 4~6세 2차 접종

08 ~ 11

(03 해설 참고)

12

① DPT – 생후 2, 4, 6개월에 1~3차 예방접종 시행, 15~18개월, 4~6세, 11~12세에 4~6차 예방접종 시행

② BCG – 생후 0개월(4주 이내)에 접종

③ b형 헤모필루스 인플루엔자 – 2, 4, 6개월에 1~3차 예방접종 시행

④ MMR – 12~15개월에 1차 접종, 4~6세 2차 접종

13

환자격리

전염병을 전파시킬 우려가 있는 환자를 전염력이 없어질 때까지 감수성자와의 접촉기회를 차단하는 것이다. 일반적으로 격리기간은 전염병별로 정하고 있는데, 콜레라, 장티푸스, 파라티푸스, 세균성 이질 등의 위장관전염병의 경우 전염병예방법에 의하여 환자의 증상과 증후가 없어진 뒤 48시간의 간격으로 두 차례 세균학적 검사를 시행하여 계속하여 음성이면 격리를 해제한다.

건강격리 혹은 검역

전염성이 있는 환자와 접촉한 사람이나 유행지역에서 비유행지역으로 이동해 온 사람 등 전염병에 감염되었을 위험성이 있는 사람들에 대하여 일정 기간 동안 이동을 제한하면서 질병 발생 여부를 보다 적극적으로 감시하는 것이다. 건강격리기간은 감염이 의심되는 시점부터 해당 전염병의 최장잠복기간으로 한다.

14

감염병 관리 원칙은 병원체와 병원소 관리, 전파과정 관리, 숙주 관리로 구분할 수 있다.

전파과정 관리는 검역, 격리, 위생 관리(환경위생, 식품위생, 개인위생)가 해당된다.

① 홍보를 통해 손씻기와 마스크 착용을 강조하였다. – 개인위생의 강조로 전파과정 관리에 해당한다.

② 조류 인플루엔자 감염 오리를 모두 살처분하였다. – 병원소 관리

③ 노인인구에서 신종인플루엔자 예방접종을 무료로 실시하였다. - 숙주 관리
④ 결핵환자 조기발견을 위한 감시체계를 강화하였다. - 병원소 관리, 숙주 관리

15

감염병의 관리 원칙

(1) **병원체와 병원소 관리**: 동물병원소 제거, 사람 병원소 치료 및 격리
(2) **전파과정 관리**: 검역, 격리, 위생관리(환경위생, 식품위생, 개인위생)
(3) **숙주 관리**
    ① 숙주 면역 증강: 예방접종, 인공수동면역(항독소 및 면역글로불린)
    ② 환자 조기발견 조기치료

16

필수예방접종(「감염병예방법」제24조)

특별자치시장·특별자치도지사 또는 시장·군수·구청장은 다음의 질병에 대하여 관할 보건소를 통하여 필수예방접종을 실시한다.

17

① **결핵**: 0개월
② **일본뇌염**: 12개월 이후 접종 시작
③ **폴리오**: 2개월, 4개월, 6~18개월, 4~6세
④ **디프테리아**: 2개월, 4개월, 6개월, 15~18개월, 4~6세, 11~12세

18

① **B형간염**: 출생시, 1개월, 6개월
② **결핵**: 0개월(4주 이내)
③ **폐렴구균**: 2개월, 4개월, 6개월, 12~15개월
④ **디프테리아**: 2개월, 4개월, 6개월, 15~18개월, 4~6세, 11~12세

19

임신부 예방접종

(1) 생백신 중 실제로 임신부에게 접종 시 태아에게 해를 끼치는 것이 증명된 백신은 두창(smallpox)백신 한 가지이나 다른 모든 생백신 역시 이론적으로 임신부에서 태아로의 전파 가능성이 있기 때문에 임신 중에는 투여하지 않는다.
(2) 불활성화 백신은 체내에서 증식을 하지 않으므로 태아에게 감염을 일으키지 않는다. 일반적으로 불활성화 백신은 적응증이 되는 임신부에게 접종이 가능하다.

(3) 단, 사람유두종바이러스 백신(human papillomavirus vaccine)은 임신부에게 접종시 안전성과 효과에 대한 자료가 충분치 않으므로 임신 중에는 접종을 미루어야 한다.
(4) 임신부는 인플루엔자에 이환될 경우 합병증 발생 위험이 높으므로, 인플루엔자 시즌에 임신 계획이 있는 여성은 모두 인플루엔자 불활성화 백신을 접종받아야 한다. 임신부는 약독화 생백신 제형의 인플루엔자 백신을 투여 받아서는 안 된다.
(5) 임신부는 Tdap 백신 접종의 금기군이 아니며, Tdap 백신 접종력이 없는 가임 여성은 임신 전에 접종이 적극 권장되며, 임신 중 어느 시기에나 접종이 가능하나 항체 생성과 태아에게 항체 전달을 극대화시키기 위해서 27~36주에 접종하는 것이 가장 좋다. 과거 Tdap을 접종받은 적이 없고 임신중에도 접종받지 않았다면 분만 후 신속한 접종이 권장된다.
(6) 임신부의 가족 내 접촉자 중 홍역, 유행성이하선염, 풍진 및 수두에 대하여 감수성이 있는 사람은 MMR 및 수두 백신을 접종받아야 하며, 대상포진, 로타바이러스 백신 및 인플루엔자 생백신 등도 적응증이 되면 접종받을 수 있다.

※ 출처: 질병관리청, 예방접종 대상 감염병의 역학과 관리, 2017, p.21.

20

백신효과 평가

VE(Vaccine efficacy) = (Iu − Iv) / Iu × 100(%)

• Iu: 비접종군의 질병 발생률
• Iv: 접종군의 질병 발생률

VE = (500 − 100) / 500 × 100 = 80%

21

이 문제는 공중보건 교재에서 소개되는 감염병 관리대책의 구분으로 적용해야 하는 문제이다.

예방의학에서 감염병 관리과정은 ❶ 병원체와 병원소 관리, ❷ 전파과정 관리, ❸ 숙주 관리로 구분하지만 공중보건 일부 교재에서는 ❶ 전파과정의 차단, ❷ 면역증강, ❸ 예방되지 않은 환자에 대한 조치로 구분하고 있다.

이 내용으로 적용하였을 때 병원소 제거는 전파과정의 차단, 조기진단과 집중치료는 예방되지 못한 환자에 대한 조치, 예방접종은 면역증강에 해당하는 내용이고 문제에서는 전파를 차단하기 위한 가장 확실한 방법을 묻고 있기 때문에 병원소 제거가 정답이다. 병원소 제거에서 동물병원소는 제거(실처분)를 하게 되고 인간이 병원소인 감염병은 수술이나 약물요법으로 치료해서 환자나 보균자를 없애도록 한다.

※ 출처: 남철현 외, 공중보건학(제9판), 계축문화사, 2020년, p.73~79.

감염병 관리대책

일반적으로 감염성 질환의 예방과 관리방법에는 (1) 전파과정의 차단, (2) 면역증강, (3) 예방되지 않은 환자에 대한 조치 등 3가지로 요약할 수 있다.

(1) **전파과정의 차단**
　① 병원소 제거: 감염동물 제거, 인간이 병원소인 감염병은 수술이나 약물 요법으로 치료해서 환자나 보균자를 없애도록 한다.
　② 전염력의 감소: 적당한 치료를 하면 환자가 완전히 치유되기 전부터 전염력이 감소함(개방성 폐결핵 환자에게 항결핵제 투여)
　③ 병원소의 검역과 격리
　④ 환경위생 관리
(2) **숙주의 면역증강**: 영양관리, 휴식과 운동, 충분한 수면, 능동면역과 수동면역, 예방접종
(3) **예방되지 못한 환자에 대한 조치**: 질병이 발생하였을 때 조기진단과 조기치료

22

DTaP는 디프테리아, 파상풍, 백일해 예방을 위한 혼합백신이다.

23

검역위원(감염병의 예방 및 관리에 관한 법률 제61조)
(1) 시·도지사는 감염병을 예방하기 위하여 필요하면 검역위원을 두고 검역에 관한 사무를 담당하게 하며, 특별히 필요하면 운송수단 등을 검역하게 할 수 있다.
(2) 검역위원은 제1항에 따른 사무나 검역을 수행하기 위하여 운송수단 등에 무상으로 승선하거나 승차할 수 있다.
(3) 제1항에 따른 검역위원의 임명 및 직무 등에 관하여 필요한 사항은 보건복지부령으로 정한다.

24

검역감염병의 접촉자에 대한 감시 등(검역법 제17조)
(1) 질병관리청장은 제15조제1항제2호에 따라 검역감염병 접촉자 또는 검역감염병 위험요인에 노출된 사람이 입국 후 거주하거나 체류하는 지역의 특별자치도지사·시장·군수·구청장에게 건강 상태를 감시하거나 「감염병의 예방 및 관리에 관한 법률」에 따라 격리시킬 것을 요청할 수 있다.
(2) 감시 또는 격리 기간은 보건복지부령으로 정하는 해당 검역감염병의 최대 잠복기간을 초과할 수 없다.

25

검역감염병 접촉자 또는 검역감염병 위험요인에 노출된 사람을 감시 또는 격리하는 기간은 검역감염병의 최대잠복기간으로 한다.

26

- **역격리/보호격리**: 면역저하 환자를 보호하기 위한 격리 방법
- 감염병에 걸린 사람과 접촉한 사람은 감염 우려는 있지만 질병에 걸린 상태는 아니므로 최장잠복기까지 질병의 증상 발현을 감시하는 **건강격리**를 실시한다.

27

① **결핵 예방접종(BCG)**: 생후 4주 이내에 접종한다.
② **DTaP**: 디프테리아, 파상풍, 백일해. 2·4·6개월, 15~18개월, 4~6세, 11~12세
③ **MMR**: 홍역, 유행성이하선염, 풍진. 12~15개월, 4세~6세
④ **HPV**: 사람유두종바이러스감염증. 11~12세

28 ~ 29

필수예방접종 대상 감염병
1. 디프테리아
2. 폴리오
3. 백일해
4. 홍역
5. 파상풍
6. 결핵
7. B형간염
8. 유행성이하선염
9. 풍진
10. 수두
11. 일본뇌염
12. b형헤모필루스인플루엔자
13. 폐렴구균
14. 인플루엔자
15. A형간염
16. 사람유두종바이러스 감염증
17. 그룹A형 로타바이러스 감염증
18. 그 밖에 질병관리청장이 감염병의 예방을 위하여 필요하다고 인정하여 지정하는 감염병: 장티푸스, 신증후군출혈열

30

표준예방접종 대상 감염병(백신종류 및 방법)

(1) 결핵(BCG 피내용)

(2) B형간염(HepB),

(3) 디프테리아, 파상풍, 백일해(DTaP)

(4) 폴리오(IPV)

(5) b형헤모필루스인플루엔자(Hib)

(6) 로타바이러스 감염증(RV)

(7) 폐렴구균(PCV, PPSV – 2세 이상 고위험군)

(8) 홍역, 유행성이하선염, 풍진(MMR)

(9) 수두(VAR)

(10) 일본뇌염(IJEV – 불활성화 백신, LJEV – 약독화 생백신)

(11) 사람유두종바이러스 감염증(HPV)

(12) 인플루엔자(IIV – 인플루엔자 불활성화백신)

31

감염병 발생 단계에 따른 관리원칙

감염병 생성 6대 요소		감염병 관리 3대 원칙
• 병원체 • 병원소	→ 병원체와 병원소 관리	• 동물병원소 살처분 • 사람병원소 격리 및 치료
• 병원소로부터 병원체의 탈출 • 병원체의 신숙주내 침입	→ 전파과정 차단 관리	• 검역과 격리 • 환경위생, 식품위생, 개인위생
숙주의 감수성	→ 숙주관리	• 면역증강 • 조기발견 및 치료

32

(28 해설 참고)

33 ～ 34

「검역법 시행규칙」 제14조의3(검역감염병의 최대 잠복기간)

1. 콜레라: 5일

2. 페스트: 6일

3. 황열: 6일

4. 중증 급성호흡기 증후군(SARS): 10일

5. 동물인플루엔자 인체감염증: 10일

6. 중동 호흡기 증후군(MERS): 14일

7. 에볼라바이러스병: 21일

8. 신종인플루엔자, 질병관리청장이 긴급 검역 조치가 필요하다고 인정하여 고시하는 감염병: 검역전문위원회에서 정하는 최대 잠복기간

35 ～ 37

(28 해설 참고)

38

DPT는 디프테리아, 백일해, 파상풍 혼합백신으로 2개월, 4개월, 6개월, 15～18개월, 4～6세, 11～12세에 접종한다.

39

검역감염병

「검역법」 제2조(정의)

가. 콜레라

나. 페스트

다. 황열

라. 중증 급성호흡기 증후군(SARS)

마. 동물인플루엔자 인체감염증

바. 신종인플루엔자

사. 중동 호흡기 증후군(MERS)

아. 에볼라바이러스병

자. 가목에서 아목까지의 것 외의 감염병으로서 외국에서 발생하여 국내로 들어올 우려가 있거나 우리나라에서 발생하여 외국으로 번질 우려가 있어 질병관리청장이 긴급 검역조치가 필요하다고 인정하여 고시하는 감염병

「검역법」 제6조(검역조사의 대상 등)

다음 각 호의 어느 하나에 해당하는 사람과 운송수단 및 화물(운송수단 내의 컨테이너, 운송수단 내 비치용품, 소모용품 및 개인 소지물품을 포함한다. 이하 같다)은 제12조에 따른 검역조사를 받아야 한다.

1. 우리나라로 들어오거나 외국으로 나가는 승객, 승무원 등 모든 사람(이하 "출입국자"라 한다), 운송수단 및 보건복지부령으로 정하는 화물

2. 범죄의 예방, 수사 업무나 피의자 체포 업무 수행 등 대통령령으로 정하는 사유로 제1호에 해당하는 운송수단과 접촉한 사람과 운송수단 및 화물

40

필수예방접종 대상 감염병

1. 디프테리아

2. 폴리오

3. 백일해

4. 홍역

5. 파상풍

6. 결핵

7. B형간염

8. 유행성이하선염

9. 풍진

10. 수두

11. 일본뇌염
12. b형헤모필루스인플루엔자
13. 폐렴구균
14. 인플루엔자
15. A형간염
16. 사람유두종바이러스 감염증
17. 그룹A형 로타바이러스 감염증
18. 그 밖에 질병관리청장이 감염병의 예방을 위하여 필요하다고 인정하여 지정하는 감염병(장티푸스, 신증후군출혈열)

41

> **「검역법 시행규칙」 제14조의3(검역감염병의 최대 잠복기간)**
> 검역감염병의 최대 잠복기간은 다음 각 호의 구분에 따른다.
> 1. 콜레라: 5일
> 2. 페스트: 6일
> 3. 황열: 6일
> 4. 중증 급성호흡기 증후군(SARS): 10일
> 5. 동물인플루엔자 인체감염증: 10일
> 6. 중동 호흡기 증후군(MERS): 14일
> 7. 에볼라바이러스병: 21일
> 8. 신종인플루엔자, 질병관리청장이 긴급 검역 조치가 필요하다고 인정하여 고시하는 감염병: 검역전문위원회에서 정하는 최대 잠복기간

42

B형간염 주산기감염 예방사업

B형간염의 주요 감염 경로는 주산기(임신 28주에서 생후 1주까지) 감염, 오염된 혈액이나 체액에 의한 피부 및 점막을 통한 감염, 성 접촉 등이 있다. 국내 영유아의 B형간염 백신 접종률은 96~98%로, 우리나라에서 가장 중요한 감염경로는 B형간염 산모를 통해 이뤄지는 주산기감염이다. B형간염 주산기감염 예방을 위하여 일반적으로 B형간염 전파 위험성이 높은 HBsAg 양성 산모에서 태어난 신생아에게 B형간염 백신을 단독 접종하는 방법과 B형간염 백신 접종과 면역글로불린을 동시에 투여하는 방법이 시행되고 있으며, 그 예방 효과는 각각 75~95%, 85~95%로 알려져 있다.

B형간염 주산기감염 예방을 위하여 2002년 7월부터 B형간염 표면항원 양성 산모에게서 태어난 신생아에게 예방접종 및 면역글로불린 투여 비용 및 항원·항체 검사비용을 지원하는 'B형간염 주산기감염 예방사업'을 실시하고 있다.

우리나라 어린이의 B형간염 예방접종의 완전접종률은 95% 이상을 유지하고 있으며, 주산기감염 예방사업을 동시에 시행하여 B형간염 표면항원 양성률이 4세~6세에서는 0.2%, 10세~14세에서는 0.2%로 B형간염 관리가 성공적으로 이루어지고 있다. 이 결과는 세계보건기구(World Health Organization, WHO) B형간염 관리 기준(5세 아동 표면항원 양성률 1% 미만)을 뛰어넘는 성과로, 2008년 서태평양 지역 국가 중 최초로 세계보건기구 서태평양지역사무처(Western Pacific Regional Office, WPRO)에서 'B형간염 관리 성과 인증(Certifacation for achieving the regional goal of hepatitis B control in Korea)'을 받았다. 또한, 2011년에는 높은 영유아 예방접종률, 주산기감염 예방사업 실적, 국제기구의 인증 등 국내 B형간염 관리사업에 대해 종합적으로 인정받아 '정부혁신 우수 인증사례'로 선정되었다.

※ 출처: 보건복지백서(2019년), p.507.

43

DTaP 혼합백신: 디프테리아, 파상풍, 백일해
2개월(1차), 4개월(2차), 6개월(3차), 15~18개월(4차), 4~5세(5차), 11~12세(6차) 접종

44

> **「검역법 시행규칙」 제14조의3(검역감염병의 최대 잠복기간)**
> 1. 콜레라: 5일
> 2. 페스트: 6일
> 3. 황열: 6일
> 4. 중증 급성호흡기 증후군(SARS): 10일
> 5. 동물인플루엔자 인체감염증: 10일
> 6. 중동 호흡기 증후군(MERS): 14일
> 7. 에볼라바이러스병: 21일
> 8. 신종인플루엔자, 질병관리청장이 긴급 검역 조치가 필요하다고 인정하여 고시하는 감염병: 검역전문위원회에서 정하는 최대 잠복기간

45

손씻기와 같은 개인위생이나 식품 및 수질관리는 전파과정을 차단하기 위한 관리에 해당한다.

감염병 발생 단계에 따른 관리원칙

감염병 생성 6대 요소		감염병 관리 3대 원칙
• 병원체 • 병원소	→ 병원체와 병원소 관리	• 동물병원소 살처분 • 사람병원소 격리 및 치료
• 병원소로부터 병원체의 탈출 • 병원체의 신숙주내 침입	→ 전파과정 차단 관리	• 검역과 격리 • 환경위생, 식품위생, 개인위생
숙주의 감수성	→ 숙주관리	• 면역증강 • 조기발견 및 치료

46

① 결핵 – 0개월
② B형간염 – 0, 1, 6개월
③ 디프테리아, 파상풍, 백일해 – 2, 4, 6개월, 15~18개월, 4~6세, 11~12세
④ 홍역, 유행성이하선염, 풍진 – 12~15개월, 4~6세

47

필수예방접종 대상 감염병
1. 디프테리아
2. 폴리오
3. 백일해
4. 홍역
5. 파상풍
6. 결핵
7. B형간염
8. 유행성이하선염
9. 풍진
10. 수두
11. 일본뇌염
12. b형헤모필루스인플루엔자
13. 폐렴구균
14. 인플루엔자
15. A형간염
16. 사람유두종바이러스 감염증
17. 그룹A형 로타바이러스 감염증
18. 그 밖에 질병관리청장이 감염병의 예방을 위하여 필요하다고 인정하여 지정하는 감염병: 장티푸스, 신증후군출혈열

48

(44 해설 참고)

49

감염병의 관리 원칙

(1) **병원체와 병원소 관리**: 동물병원소 제거, 사람 병원소 치료 및 격리
(2) **전파과정 관리**: 검역, 격리, 위생관리(환경위생, 식품위생, 개인위생)
(3) **숙주 관리**
　① 숙주 면역 증강: 예방접종, 인공수동면역(항독소 및 면역글로불린)
　② 환자 조기발견 조기치료

50

아나필락시스는 특정 물질에 대해 몸에서 과민 반응을 일으키는 것을 의미한다. 특정 물질을 극소량만 접촉하더라도 전신에 증상이 나타나는 심각한 알레르기 반응이다. 즉시 치료하면 별다른 문제 없이 회복되지만, 진단과 치료가 지연되면 치명적일 수도 있다. 대부분의 예방접종에서 나타날 수 있는 이상반응으로 접종 후 즉시 나타나기 때문에 24시간 이내를 범위로 하고 있다.

풍진 예방접종 이상반응 범위
(감염병의 예방 및 관리에 관한 법률 시행규칙 [별표 3])

홍역, 유행성 이하선염, 풍진 (MMR)	1. 아나필락시스	24시간 이내
	2. 뇌염, 뇌증	21일 이내
	3. 혈소판 감소성 자반증	7~30일
	4. 만성 관절염	42일 이내
	5. 국소 이상반응	7일 이내
	6. 그 밖에 접종과 연관성이 있는 것으로 의심되는 이상반응	기한 없음
	7. 제1호부터 제6호까지의 이상반응으로 인한 후유증	기한 없음

51

E형간염은 제2급 감염병에 해당하지만 필수예방접종대상 감염병에 해당하지 않는다.
(47 해설 참고)

52

(44 해설 참고)

53

임신부 예방접종

(1) 생백신 중 실제로 임신부에게 접종 시 태아에게 해를 끼치는 것이 증명된 백신은 두창(smallpox)백신 한 가지이나 다른 모든 생백신 역시 이론적으로 임신부에서 태아로의 전파 가능성이 있기 때문에 임신 중에는 투여하지 않는다.
(2) 불활성화 백신은 체내에서 증식을 하지 않으므로 태아에게 감염을 일으키지 않는다. 일반적으로 불활성화 백신은 적응증이 되는 임신부에게 접종이 가능하다.
(3) 단, 사람유두종바이러스 백신(human papilloma virus vaccine)은 임신부에게 접종시 안전성과 효과에 대한 자료가 충분치 않으므로 임신 중에는 접종을 미루어야 한다.
(4) 임신부는 인플루엔자에 이환될 경우 합병증 발생 위험이 높으므로, 인플루엔자 시즌에 임신 계획이 있는 여성은 모두 인플루엔자 불활성화 백신을 접종받아야 한다. 임신부는 약독화 생백신 제형의 인플루엔자 백신을 투여 받아서는 안 된다.

(5) 임신부는 Tdap 백신 접종의 금기군이 아니며, Tdap 백신 접종력이 없는 가임 여성은 임신 전에 접종이 적극 권장되며, 임신 중 어느 시기에나 접종이 가능하나 항체 생성과 태아에게 항체 전달을 극대화시키기 위해서 27~36주에 접종하는 것이 가장 좋다. 과거 Tdap을 접종받은 적이 없고 임신중에도 접종받지 않았다면 분만 후 신속한 접종이 권장된다.

54

① **홍역**: 1차(12~15개월), 2차(4~6세)
② **결핵**: 0개월 1회
③ **B형간염**: 출생시(1차), 1개월(2차), 6개월(3차)
④ **디프테리아**: 2개월(1차), 4개월(2차), 6개월(3차), 15~18개월(4차), 4~6세(5차), 11~12세(6차)

55

감염병의 관리 원칙
(1) **병원체와 병원소 관리**: 동물병원소 제거, 사람 병원소 치료 및 격리로 병원소 숫자를 줄임
(2) **전파과정 관리**: 검역, 격리, 위생관리(환경위생, 식품위생, 개인위생)
(3) **숙주 관리**
　① 숙주 면역 증강: 예방접종, 인공수동면역(항독소 및 면역글로불린)
　② 환자 조기발견 조기치료
※ 병원체와 병원소 관리 중 사람병원소를 격리하는 것이 포함되지만 이는 사람이 병원소인 경우 병원소의 숫자를 줄이기 위한 활동이다. 일반적인 "격리"는 전파과정 관리로 구분한다. 코호트 격리의 경우 병원소로 확인되지 않은 사람도 격리를 하는 건강격리가 포함된다.
※ 코호트 격리는 동일한 병원체에 노출되거나 감염을 가진 환자군(코호트)이 함께 배치되는 병실, 병동, 시설 등의 개념이며, 감염원의 역학 및 전파 방식에 따라 임상 진단, 미생물학적 검사결과를 바탕으로 설정한다.

56

DTaP
• 디프테리아, 파상풍, 백일해 혼합백신
• 생후 2, 4, 6개월, 15~18개월 접종, 4~6세 추가접종, 11~12세 때 Tdap 또는 Td 백신으로 접종

57

• **결핵**: 0개월(출생 후 4주 이내)
• **B형간염**: 출생시, 1개월, 6개월
• **DTaP**: 2·4·6개월, 15~18개월, 4~6세, 11~12세
• **b형헤모필루스인플루엔자**: 2·4·6개월, 12~15개월
• **MMR**: 12~15개월, 4~6세
• **수두**: 12~15개월
• **폴리오**: 2·4개월, 6~18개월
• **폐렴구균**: 2·4·6개월, 12~15개월

58

필수예방접종 대상 감염병
1. 디프테리아
2. 폴리오
3. 백일해
4. 홍역
5. 파상풍
6. 결핵
7. B형간염
8. 유행성이하선염
9. 풍진
10. 수두
11. 일본뇌염
12. b형헤모필루스인플루엔자
13. 폐렴구균
14. 인플루엔자
15. A형간염
16. 사람유두종바이러스 감염증
17. 그룹A형 로타바이러스 감염증
18. 그 밖에 질병관리청장이 감염병의 예방을 위하여 필요하다고 인정하여 지정하는 감염병: 장티푸스, 신증후군출혈열

59

검역감염병의 검역기간
「검역법 시행규칙」 제14조의3(검역감염병의 최대 잠복기간)
1. 콜레라: 5일
2. 페스트: 6일
3. 황열: 6일
4. 중증 급성호흡기 증후군(SARS): 10일
5. 동물인플루엔자 인체감염증: 10일
6. 중동 호흡기 증후군(MERS): 14일
7. 에볼라바이러스병: 21일
8. 신종인플루엔자, 질병관리청장이 긴급 검역 조치가 필요하다고 인정하여 고시하는 감염병: 검역전문위원회에서 정하는 최대 잠복기간

60 ~ 61

(58 해설 참고)

62

ㄱ. 검역은 우리나라로 들어오거나 외국으로 나가는 사람, 운송수단 및 화물을 대상으로 시행한다.

ㄴ. 감염병환자 접촉차, 의심자 등을 모두 "격리 수용" 하는 것은 아니다.

검역감염병 환자등의 격리(법 제16조)

① 질병관리청장은 제15조제1항제1호에 따라 검역감염병 환자 등을 다음 각 호의 어느 하나에 해당하는 시설에 격리한다. 다만, 사람 간 전파가능성이 낮은 경우 등 질병관리청장이 정하는 경우는 격리 대상에서 제외할 수 있다.

  ⊙ 검역소에서 관리하는 격리시설로서 질병관리청장이 지정한 시설

  ⓛ 「감염병의 예방 및 관리에 관한 법률」에 따른 감염병관리기관, 격리소·요양소 또는 진료소

  ⓒ 자가(自家)

  ⓔ 「감염병의 예방 및 관리에 관한 법률」에 따른 감염병전문병원

  ⓜ 국내에 거주지가 없는 경우 질병관리청장이 지정하는 시설 또는 장소

63

(58 해설 참고)

64

- 수두: 12~15개월(1회접종)
- 디프테리아: 2개월(1차), 4(2차), 6개월(3차), 15~18개월(4차), 4~6세(5차), 11~12세(6차)
- 폐렴구균: 2개월(1차), 4개월(2차), 6개월(3차), 12~15개월(4차)
- b형헤모필루스인플루엔자: 2개월(1차), 4개월(2차), 6개월(3차), 12~15개월(4차)
- A형간염: 12~23개월(1~2차)
- B형간염: 출생즉시(1차), 1개월(2차), 6개월(3차)
- 일본뇌염 불활성화백신: 12~23개월(1~2차), 24~35개월(3차), 6세(4차), 12세(5차)
- 일본뇌염 약독화 생백신: 12~23개월(1차), 24~35개월(2차)
- 로타바이러스감염증: 2개월(1차), 4개월(2차), 6개월(3차)

---

65 ~ 66

(59 해설 참고)

제 4 절 ㅣ 법정감염병				
01 ④	02 ①	03 ④	04 ①	05 ②
06 ①	07 ①	08 ④	09 ②	10 ③
11 ④	12 ④	13 ③	14 ③	15 ②
16 ③	17 ④	18 ④	19 ③	20 ②
21 ①	22 ③	23 ③	24 ④	25 ④
26 ②	27 ③	28 ④	29 ③	30 ①
31 ②	32 ①	33 ②	34 ④	35 ①
36 ①	37 ②	38 ②	39 ①	40 ②
41 ②	42 ③	43 ②	44 ④	45 ②
46 ④	47 ④	48 ③	49 ④	50 ①
51 ③	52 ①	53 ③	54 ②	55 ①
56 ②	57 ③	58 ④	59 ②	60 ①
61 ①	62 ②	63 ①	64 ①	65 ④
66 ②	67 ②	68 ②	69 ④	70 ④
71 ②	72 ③	73 ②	74 ②	75 ②
76 ③	77 ③	78 ①	79 ①	80 ①
81 ②	82 ①	83 ②	84 ④	85 ①
86 ②	87 ①	88 ①	89 ③	90 ④
91 ②	92 ①	93 ④	94 ④	95 ④
96 ③	97 ④	98 ②	99 ②	100 ②
101 ②				

01

제3급 감염병이란 그 발생을 계속 감시할 필요가 있어 발생 또는 유행 시 24시간 이내에 신고하여야 하는 감염병을 말한다.

ㅣ오답해설ㅣ

① 디프테리아 – 제1급 감염병

② 파라티푸스 – 제2급 감염병

③ 두창 – 제1급 감염병

02

① 인플루엔자 – 제4급 감염병으로 7일 이내에 신고한다.
② 수막구균감염증 – 제2급 감염병으로 24시간 이내에 신고한다.
③ 폐흡충증 – 제4급 감염병으로 7일 이내에 신고한다.
④ 반코마이신내성장알균(VRE) – 제4급 감염병으로 7일 이내에 신고한다.

03

일본뇌염은 제3급 감염병이다.

04

성홍열은 제2급 감염병이다.

05

① 탄저(1급) – 결핵(2급) – 페스트(1급) – 중증급성호흡기증후군(1급)
② 디프테리아(1급) – 홍역(2급) – B형간염(3급) – 인플루엔자(4급)
③ A형간염(2급) – 성홍열(2급) – 쯔쯔가무시증(3급) – 중동호흡기증후군(1급)
④ 신종인플루엔자(1급) – 풍진(2급) – 발진티푸스(3급) – 후천성면역결핍증(3급)

06

인플루엔자는 제4급 감염병에 해당한다.

07

| 오답해설 |
② 디프테리아 – 제1급 / 파상풍 – 제3급 / 백일해 – 제2급
③ 말라리아 – 제3급 / 결핵 – 제2급 / 한센병 – 제2급
④ 페스트 – 제1급 / 황열, 뎅기열 – 제3급

08

기생충에 감염되어 발생하는 감염병 중 질병관리청장이 고시하는 감염병을 말한다(회충증, 편충증, 요충증, 간흡충증, 폐흡충증, 장흡충증, 해외유입기생충감염증).

09

| 오답해설 |
① 군의관은 소속 의무부대장에게 보고하며, 소속 의무부대장은 보건소장에 신고한다.
③ 지체 없이 신고해야 하는 감염병은 제1급 감염병이다.

④ 제4급 감염병의 종류에는 임질, 수족구병, 큐열 등이 있으며, 7일 이내에 신고해야 한다. → 임질, 수족구병은 제4급 감염병이지만 큐열은 제3급 감염병이다.

10

결핵은 제2급 감염병이다.

11

제1급 감염병이란 생물테러감염병 또는 치명률이 높거나 집단발생의 우려가 커서 발생 또는 유행 즉시 신고하여야 하고, 음압격리와 같은 높은 수준의 격리가 필요한 감염병을 말한다.

| 오답해설 |
① 전파가능성을 고려하여 발생 또는 유행시 24시간 이내에 신고하여야 한다. – 제2급 감염병
② 발생을 계속 감시할 필요가 있어 발생 또는 유행 시 24시간 이내에 신고하여야 한다. – 제3급 감염병
③ 유행여부를 조사하기 위하여 표본감시활동이 필요한 감염병이다. – 제4급 감염병

12

제2급 감염병은 전파가능성을 고려하여 발생 또는 유행 시 24시간 이내에 신고하여야 하고, 격리가 필요한 감염병이다.
• 페스트 – 제1급 감염병
• 결핵, 장티푸스, 파라티푸스 – 제2급 감염병
• 말라리아, B형간염, C형간염, 발진티푸스 – 제3급 감염병

13

① 페스트(1급) – 디프테리아(1급) – 백일해(2급)
② 탄저(1급) – 결핵(2급) – 한센병(2급)
③ 두창(1급) – 폴리오(2급) – 파상풍(3급)
④ 보툴리눔독소증(1급) – 큐열(3급) – 뎅기열(3급)

14

제4급 감염병은 제1급 감염병부터 제3급 감염병까지의 감염병 외에 유행 여부를 조사하기 위하여 표본감시 활동이 필요한 감염병으로 「감염병의 예방 및 관리에 관한 법률」에 명시한다.
기생충감염병, 세계보건기구 감시대상 감염병, 생물테러감염병, 성매개감염병, 인수공통감염병, 의료관련감염병은 질병관리청장이 고시하는 감염병이다.

15

"세계보건기구 감시대상 감염병"이란 세계보건기구가 국제공중보건의 비상사태에 대비하기 위하여 감시대상으로 정한 질환으로서 질병관리청장이 고시하는 감염병을 말한다(두창, 폴리오, 신종인플루엔자, 중증급성호흡기증후군(SARS), 콜레라, 폐렴형페스트, 황열, 바이러스성출혈열, 웨스트나일열).

16

제1급 감염병에 대한 설명이다. 발진열과 뎅기열은 제3급 감염병이다.

17

법정감염병
(1) "제1급 감염병"이란 생물테러감염병 또는 치명률이 높거나 집단 발생의 우려가 커서 발생 또는 유행 즉시 신고하여야 하고, 음압격리와 같은 높은 수준의 격리가 필요한 감염병이다.
(2) "제2급 감염병"이란 전파가능성을 고려하여 발생 또는 유행 시 24시간 이내에 신고하여야 하고, 격리가 필요한 감염병이다.
(3) "제3급 감염병"이란 그 발생을 계속 감시할 필요가 있어 발생 또는 유행 시 24시간 이내에 신고하여야 하는 감염병이다.
(4) "제4급 감염병"이란 제1급 감염병부터 제3급 감염병까지의 감염병 외에 유행 여부를 조사하기 위하여 표본감시 활동이 필요한 감염병이다.

18

제1급 감염병은 즉시 신고하여야 한다. 신종감염병증후군이 이에 해당한다.
쯔쯔가무시증, 신증후군출혈열, 렙토스피라증은 모두 제3급 감염병으로 24시간 이내에 신고하여야 한다.

19

즉시 신고하여야 하는 감염병은 제1급 감염병이다.
급성호흡기감염증은 제4급 감염병으로 7일 이내에 신고하여야 한다.

20

| 오답해설 |
① 의사, 치과의사, 한의사가 제2급 감염병 환자를 진단하였을 때는 소속의료기관의 장에게 보고하고 의료기관의 장은 24시간 이내에 관할 보건소장에게 신고하여야 한다.
③ 육군, 해군, 공군 또는 국방부 직할 부대에 소속된 군의관은 제1급, 제2급, 제3급 감염병환자등을 진단하거나 그

사체를 검안(檢案)한 경우 소속 부대장에게 보고하여야 하고, 보고를 받은 소속 부대장은 제1급 감염병의 경우에는 즉시, 제2급 감염병 및 제3급 감염병의 경우에는 24시간 이내에 관할 보건소장에게 신고하여야 한다.
④ 의사, 치과의사 또는 한의사는 감염병 환자 신고의무가 있다.

21

① 뎅기열 – 제3급 감염병
② 탄저 – 제1급 감염병
③ 성홍열, ④ 한센병 – 제2급 감염병

22

① **제1급 감염병**: 생물테러감염병 또는 치명률이 높거나 집단 발생의 우려가 커서 발생 또는 유행 즉시 신고하여야 하고, 음압격리와 같은 높은 수준의 격리가 필요한 감염병을 말한다.
② **제2급 감염병**: 전파가능성을 고려하여 발생 또는 유행 시 24시간 이내에 신고하여야 하고, 격리가 필요한 감염병을 말한다.
③ **제3급 감염병**: 그 발생을 계속 감시할 필요가 있어 발생 또는 유행 시 24시간 이내에 신고하여야 하는 감염병을 말한다.
④ **제4급 감염병**: 제1급 감염병부터 제3급 감염병까지의 감염병 외에 유행 여부를 조사하기 위하여 표본감시 활동이 필요한 감염병을 말한다.

23

발생을 계속 감시할 필요가 있어 발생 또는 유행 시 24시간 이내에 신고하여야 하는 감염병은 제3급 감염병이다.
① B형 헤모필루스인플루엔자(2급), 탄저(1급), 페스트(1급)
② A형간염(2급), 신증후군출혈열(3급), 신종인플루엔자(1급)
③ 말라리아(3급), 일본뇌염(3급), 지카바이러스감염증(3급)
④ 레지오넬라증(3급), 야토병(1급), 중동호흡기증후군(1급)

24

| 오답해설 |
① 치명률이 높은 감염병이다. – 제1급 감염병
② 격리가 필요한 감염병이다. – 제2급 감염병
③ 발생을 감시할 필요가 있는 감염병이다. – 제3급 감염병

25

"기생충감염병"이란 기생충에 감염되어 발생하는 감염병 중 질병관리청장이 고시하는 감염병을 말한다. (회충증, 편충증, 요충증, 간흡충증, 폐흡충증, 장흡충증, 해외유입기생충감염증)

26

| 오답해설 |

① 세균성이질(2급) - 홍역(2급) - 결핵(2급) - 말라리아(3급)

③ 신종인플루엔자(1급) - B형간염(3급) - 일본뇌염(3급) - 성홍열(2급)

④ 디프테리아(1급) - 백일해(2급) - 장티푸스(2급) - 인플루엔자(4급)

27

| 오답해설 |

① 제1급 감염병 - 즉시신고, 제2급 감염병 - 24시간 이내에 신고, 제3급 감염병 - 24시간 이내에 신고

② 제4급 감염병 - 7일 이내에 신고

④ 감염병환자등의 신고는 질병관리청장 또는 보건소장에게 한다.

28

인수공통감염병이란 동물과 사람 간에 서로 전파되는 병원체에 의하여 발생되는 감염병 중 질병관리청장이 고시하는 감염병을 말한다. (장출혈성대장균감염증, 일본뇌염, 브루셀라증, 탄저, 공수병, 동물인플루엔자인체감염증, 중증급성호흡기증후군(SARS), 변종크로이츠펠트-야콥병(vCJD), 큐열, 결핵, 중증열성혈소판감소증후군(SFTS), 장관감염증(살모넬라균 감염증, 캄필로박터균 감염증))

29

역학조사란 감염병환자등이 발생한 경우 감염병의 차단과 확산 방지 등을 위하여 감염병환자등의 발생 규모를 파악하고 감염원을 추적하는 등의 활동과 감염병 예방접종 후 이상반응 사례가 발생한 경우 그 원인을 규명하기 위하여 하는 활동을 말한다.

30

> **감염병에 관한 강제처분**
> (「감염병의 예방 및 관리에 관한 법률」 제42조)
> 질병관리청장, 시·도지사 또는 시장·군수·구청장은 해당 공무원으로 하여금 다음 각 호의 어느 하나에 해당하는 감염병환자등이 있다고 인정되는 주거시설, 선박·항공기·열차 등 운송수단 또는 그 밖의 장소에 들어가 필요한 조사나 진찰을 하게 할 수 있으며, 그 진찰 결과 감염병환자등으로 인정될 때에는 동행하여 치료받게 하거나 입원시킬 수 있다.
> 1. 제1급 감염병
> 2. 제2급 감염병 중 결핵, 홍역, 콜레라, 장티푸스, 파라티푸스, 세균성이질, 장출혈성대장균감염증, A형간염, 수막구균 감염증, 폴리오, 성홍열 또는 질병관리청장이 정하는 감염병
> 3. 삭제
> 4. 제3급 감염병 중 질병관리청장이 정하는 감염병
> 5. 세계보건기구 감시대상 감염병
> 6. 삭제

31

① "제1급 감염병"이란 생물테러감염병 또는 치명률이 높거나 집단 발생의 우려가 커서 발생 또는 유행 즉시 신고하여야 하고, 음압격리와 같은 높은 수준의 격리가 필요한 감염병을 말한다.

② "제2급 감염병"이란 전파가능성을 고려하여 발생 또는 유행 시 24시간 이내에 신고하여야 하고, 격리가 필요한 감염병을 말한다.

③ "제3급 감염병"이란 그 발생을 계속 감시할 필요가 있어 발생 또는 유행 시 24시간 이내에 신고하여야 하는 감염병을 말한다.

④ "제4급 감염병"이란 제1급 감염병부터 제3급 감염병까지의 감염병 외에 유행 여부를 조사하기 위하여 표본감시 활동이 필요한 감염병을 말한다.

32

세계보건기구 감시대상 감염병이란 세계보건기구가 국제공중보건의 비상사태에 대비하기 위하여 감시대상으로 정한 질환으로서 질병관리청장이 고시하는 감염병을 말한다. 두창, 폴리오, 신종인플루엔자, 중증급성호흡기증후군(SARS), 콜레라, 폐렴형 페스트, 황열, 바이러스성 출혈열, 웨스트나일열이 해당한다.

33

감염병의 예방 및 관리에 관한 법률의 정의

(1) **감염병환자**

감염병의 병원체가 인체에 침입하여 증상을 나타내는 사람으로서 진단 기준에 따른 의사 또는 한의사의 진단이나 보건복지부령으로 정하는 기관(감염병병원체 확인기관)의 실험실 검사를 통하여 확인된 사람을 말한다.

(2) **감염병의사환자**

감염병병원체가 인체에 침입한 것으로 의심이 되나 감염병환자로 확인되기 전 단계에 있는 사람을 말한다.

(3) **병원체보유자**

임상적인 증상은 없으나 감염병병원체를 보유하고 있는 사람을 말한다.

34

감염병의 예방 및 관리에 관한 법률

(1) 정의(법 제2조)

> "역학조사"란 감염병환자등이 발생한 경우 감염병의 차단과 확산 방지 등을 위하여 감염병환자등의 발생 규모를 파악하고 감염원을 추적하는 등의 활동과 감염병 예방접종 후 이상반응 사례가 발생한 경우나 감염병 여부가 불분명하나 그 발병원인을 조사할 필요가 있는 사례가 발생한 경우 그 원인을 규명하기 위하여 하는 활동을 말한다.

(2) 역학조사(법 제18조)

① 질병관리청장, 시·도지사 또는 시장·군수·구청장은 감염병이 발생하여 유행할 우려가 있거나, 감염병 여부가 불분명하나 발병원인을 조사할 필요가 있다고 인정하면 지체 없이 역학조사를 하여야 하고, 그 결과에 관한 정보를 필요한 범위에서 해당 의료기관에 제공하여야 한다. 다만, 지역확산 방지 등을 위하여 필요한 경우 다른 의료기관에 제공하여야 한다.

② 질병관리청장, 시·도지사 또는 시장·군수·구청장은 역학조사를 하기 위하여 역학조사반을 각각 설치하여야 한다.

③ 누구든지 질병관리청장, 시·도지사 또는 시장·군수·구청장이 실시하는 역학조사에서 다음 각 호의 행위를 하여서는 아니 된다.

1. 정당한 사유 없이 역학조사를 거부·방해 또는 회피하는 행위
2. 거짓으로 진술하거나 거짓 자료를 제출하는 행위
3. 고의적으로 사실을 누락·은폐하는 행위

④ 제1항에 따른 역학조사의 내용과 시기·방법 및 제2항에 따른 역학조사반의 구성·임무 등에 관하여 필요한 사항은 대통령령으로 정한다.

역학조사의 시기(법 시행령 제13조)

역학조사의 시기) 법 제18조제1항 및 제29조에 따른 역학조사는 다음 각 호의 구분에 따라 해당 사유가 발생하면 실시한다.

1. 질병관리청장이 역학조사를 하여야 하는 경우
   가. 둘 이상의 시·도에서 역학조사가 동시에 필요한 경우
   나. 감염병 발생 및 유행 여부 또는 예방접종 후 이상반응에 관한 조사가 긴급히 필요한 경우
   다. 시·도지사의 역학조사가 불충분하였거나 불가능하다고 판단되는 경우

2. 시·도지사 또는 시장·군수·구청장(자치구의 구청장을 말한다. 이하 같다)이 역학조사를 하여야 하는 경우
   가. 관할 지역에서 감염병이 발생하여 유행할 우려가 있는 경우
   나. 관할 지역 밖에서 감염병이 발생하여 유행할 우려가 있는 경우로서 그 감염병이 관할구역과 역학적 연관성이 있다고 의심되는 경우
   다. 관할 지역에서 예방접종 후 이상반응 사례가 발생하여 그 원인 규명을 위한 조사가 필요한 경우

(3) 역학조사의 요청(법 제18조의2)

> ① 「의료법」에 따른 의료인 또는 의료기관의 장은 감염병 또는 알 수 없는 원인으로 인한 질병이 발생하였거나 발생할 것이 우려되는 경우 질병관리청장 또는 시·도지사에게 제18조에 따른 역학조사를 실시할 것을 요청할 수 있다.
> ② 제1항에 따른 요청을 받은 질병관리청장 또는 시·도지사는 역학조사의 실시 여부 및 그 사유 등을 지체 없이 해당 의료인 또는 의료기관 개설자에게 통지하여야 한다.
> ③ 제1항에 따른 역학조사 실시 요청 및 제2항에 따른 통지의 방법·절차 등 필요한 사항은 보건복지부령으로 정한다.

35

세계보건기구 감시대상 감염병

• 세계보건기구가 국제공중보건의 비상사태에 대비하기 위하여 감시대상으로 정한 질환으로서 질병관리청장이 고시하는 감염병
• 두창, 폴리오, 신종인플루엔자, 중증급성호흡기증후군(SARS), 콜레라, 폐렴형페스트, 황열, 바이러스성출혈열, 웨스트나일열

36

한센병, 결핵, 성홍열은 모두 제2급 감염병이다.
제2급 감염병은 전파가능성을 고려하여 발생 또는 유행 시 24시간 이내에 신고하여야 하고, 격리가 필요한 감염병을 말한다.

| 오답해설 |
② 발병하면 즉시 신고해야 한다. → 제1급 감염병
③ 발생을 계속 감시할 필요가 있다. → 제3급 감염병
④ 음압격리와 같은 높은 수준의 격리가 필요하다. → 제1급 감염병

37

세계보건기구 감시대상 감염병
- 세계보건기구가 국제공중보건의 비상사태에 대비하기 위하여 감시대상으로 정한 질환으로서 질병관리청장이 고시하는 감염병을 말한다.
- 두창, 폴리오, 신종인플루엔자, 중증급성호흡기증후군(SARS), 콜레라, 폐렴형페스트, 황열, 바이러스성출혈열, 웨스트나일열

38

① "제1급 감염병"이란 생물테러감염병 또는 치명률이 높거나 집단 발생의 우려가 커서 발생 또는 유행 즉시 신고하여야 하고, 음압격리와 같은 높은 수준의 격리가 필요한 감염병을 말한다.
② "제2급 감염병"이란 전파가능성을 고려하여 발생 또는 유행 시 24시간 이내에 신고하여야 하고, 격리가 필요한 감염병을 말한다.
③ "제3급 감염병"이란 그 발생을 계속 감시할 필요가 있어 발생 또는 유행 시 24시간 이내에 신고하여야 하는 감염병을 말한다.
④ "제4급 감염병"이란 제1급 감염병부터 제3급 감염병까지의 감염병 외에 유행 여부를 조사하기 위하여 표본감시 활동이 필요한 감염병을 말한다.

39

생물테러감염병 또는 치명률이 높거나 집단 발생의 우려가 커서 발생 또는 유행 즉시 신고하여야 하고, 음압격리와 같은 높은 수준의 격리가 필요한 감염병은 제1급 감염병이다.
- 신종인플루엔자, 신종감염병증후군, 동물인플루엔자 인체감염증: 제1급 감염병
- b형헤모필루스 인플루엔자: 제2급 감염병

40

① 렙토스피라증, ② 브루셀라증: 제3급 감염병
③ 탄저, ④ 페스트: 제1급 감염병

> **질병관리청장이 지정하는 인수공통감염병**
> 장출혈성대장균감염증, 일본뇌염, 브루셀라증, 탄저, 공수병, 동물인플루엔자인체감염증, 중증급성호흡기증후군(SARS), 변종크로이츠펠트─야콥병(vCJD), 큐열, 결핵, 중증열성혈소판감소증후군(SFTS), 장관감염증(살모넬라균 감염증, 캄필로박터균 감염증)

41

제2급 감염병에 대한 설명이다.
① 디프테리아, ④ 중증급성호흡기증후군: 제1급 감염병
② 백일해: 제2급 감염병
③ 일본뇌염: 제3급 감염병

42

| 오답해설 |
① 결핵, 수두, 홍역: 제2급 감염병
② 두창, 페스트, 탄저: 제1급 감염병
④ 파상풍, 공수병: 제3급 감염병

43

"제3급 감염병"이란 그 발생을 계속 감시할 필요가 있어 발생 또는 유행 시 24시간 이내에 신고하여야 하는 감염병을 말한다.

| 오답해설 |
① 전파가능성을 고려하여 발생 또는 유행 시 24시간 이내에 신고하여야 하는 감염병 – 제2급 감염병
③ 생물테러감염병 또는 치명률이 높거나 집단 발생의 우려가 큰 감염병 – 제1급 감염병
④ 유행 여부를 조사하기 위하여 표본감시 활동이 필요한 감염병 – 제4급 감염병

44

제2급 감염병은 21종이다.

법정감염병
(1) "제1급 감염병"이란 생물테러감염병 또는 치명률이 높거나 집단 발생의 우려가 커서 발생 또는 유행 즉시 신고하여야 하고, 음압격리와 같은 높은 수준의 격리가 필요한 감염병을 말한다.
(2) "제2급 감염병"이란 전파가능성을 고려하여 발생 또는 유행 시 24시간 이내에 신고하여야 하고, 격리가 필요한 감염병을 말한다.
(3) "제3급 감염병"이란 그 발생을 계속 감시할 필요가 있어 발생 또는 유행 시 24시간 이내에 신고하여야 하는 감염병을 말한다.
(4) "제4급 감염병"이란 제1급 감염병부터 제3급 감염병까지의 감염병 외에 유행 여부를 조사하기 위하여 표본감시 활동이 필요한 감염병을 말한다.

45

① "제1급 감염병"이란 생물테러감염병 또는 치명률이 높거나 집단 발생의 우려가 커서 발생 또는 유행 즉시 신고하여야 하고, 음압격리와 같은 높은 수준의 격리가 필요한 감염병이다.
② "제2급 감염병"이란 전파가능성을 고려하여 발생 또는 유행 시 24시간 이내에 신고하여야 하고, 격리가 필요한 감염병이다.

③ "제3급 감염병"이란 그 발생을 계속 감시할 필요가 있어 발생 또는 유행 시 24시간 이내에 신고하여야 하는 감염병이다.

④ "제4급 감염병"이란 제1급 감염병부터 제3급 감염병까지의 감염병 외에 유행 여부를 조사하기 위하여 표본감시 활동이 필요한 감염병을 말한다.

46

① 질병관리청장, 시·도지사 또는 시장·군수·구청장은 감염병이 발생하여 유행할 우려가 있거나, 감염병 여부가 불분명하나 발병원인을 조사할 필요가 있다고 인정하면 지체 없이 역학조사를 하여야 하고, 그 결과에 관한 정보를 필요한 범위에서 해당 의료기관에 제공하여야 한다. 다만, 지역확산 방지 등을 위하여 필요한 경우 다른 의료기관에 제공하여야 한다(법 제18조 역학조사 제1항).

② 신고를 받은 보건소장은 그 내용을 관할 특별자치도지사 또는 시장·군수·구청장에게 보고하여야 하며, 보고를 받은 특별자치도지사 또는 시장·군수·구청장은 이를 질병관리청장 및 시·도지사에게 각각 보고하여야 한다(법 제13조 보건소장등의 보고 등 제1항).

③ 질병관리청장 및 시·도지사는 감염병의 관리 및 감염 실태와 내성균 실태를 파악하기 위하여 실태조사를 실시하고, 그 결과를 공표하여야 한다.

④ 보건소장은 감염병환자 등의 명부를 작성하고 이를 3년간 보관하여야 한다.

「감염병의 예방 및 관리에 관한 법률」

제18조(역학조사)

① 질병관리청장, 시·도지사 또는 시장·군수·구청장은 감염병이 발생하여 유행할 우려가 있거나, 감염병 여부가 불분명하나 발병원인을 조사할 필요가 있다고 인정하면 지체 없이 역학조사를 하여야 하고, 그 결과에 관한 정보를 필요한 범위에서 해당 의료기관에 제공하여야 한다. 다만, 지역확산 방지 등을 위하여 필요한 경우 다른 의료기관에 제공하여야 한다.

② 질병관리청장, 시·도지사 또는 시장·군수·구청장은 역학조사를 하기 위하여 역학조사반을 각각 설치하여야 한다.

③ 누구든지 질병관리청장, 시·도지사 또는 시장·군수·구청장이 실시하는 역학조사에서 다음 각 호의 행위를 하여서는 아니 된다.
  1. 정당한 사유 없이 역학조사를 거부·방해 또는 회피하는 행위
  2. 거짓으로 진술하거나 거짓 자료를 제출하는 행위
  3. 고의적으로 사실을 누락·은폐하는 행위

④ 제1항에 따른 역학조사의 내용과 시기·방법 및 제2항에 따른 역학조사반의 구성·임무 등에 관하여 필요한 사항은 대통령령으로 정한다.

제13조(보건소장 등의 보고 등)

① 제11조 및 제12조에 따라 신고를 받은 보건소장은 그 내용을 관할 특별자치도지사 또는 시장·군수·구청장에게 보고하여야 하며, 보고를 받은 특별자치도지사 또는 시장·군수·구청장은 이를 질병관리청장 및 시·도지사에게 각각 보고하여야 한다.

② 제1항에 따라 보고를 받은 질병관리청장, 시·도지사 또는 시장·군수·구청장은 제11조제1항제4호에 해당하는 사람(제1급 감염병 환자로 의심되는 경우에 한정한다)에 대하여 감염병병원체 검사를 하게 할 수 있다.

③ 제1항에 따른 보고의 방법 및 절차 등에 관하여 필요한 사항은 보건복지부령으로 정한다.

제17조(실태조사)

① 질병관리청장 및 시·도지사는 감염병의 관리 및 감염 실태와 내성균 실태를 파악하기 위하여 실태조사를 실시하고, 그 결과를 공표하여야 한다.

② 질병관리청장 및 시·도지사는 제1항에 따른 조사를 위하여 의료기관 등 관계 기관·법인 및 단체의 장에게 필요한 자료의 제출 또는 의견의 진술을 요청할 수 있다. 이 경우 요청을 받은 자는 정당한 사유가 없으면 이에 협조하여야 한다.

③ 제1항에 따른 실태조사에 포함되어야 할 사항과 실태조사의 시기, 방법, 절차 및 공표 등에 관하여 필요한 사항은 보건복지부령으로 정한다.

제15조(감염병환자등의 파악 및 관리)

보건소장은 관할구역에 거주하는 감염병환자등에 관하여 제11조 및 제12조에 따른 신고를 받았을 때에는 보건복지부령으로 정하는 바에 따라 기록하고 그 명부(전자문서를 포함한다)를 관리하여야 한다.

법 시행규칙 제12조(감염병환자등의 명부 작성 및 관리)

① 보건소장은 법 제15조에 따라 별지 제4호서식의 감염병환자등의 명부를 작성하고 이를 3년간 보관하여야 한다.

② 보건소장은 법 제15조에 따라 별지 제5호서식의 예방접종 후 이상반응자의 명부를 작성하고 이를 10년간 보관하여야 한다.

47

감염병 환자가 발생했을 때 즉시 신고가 필요하며 환자에 대해서는 음압격리와 같은 높은 수준의 격리를 필요로 하는 감염병은 법정감염병 중 제1급 감염병이다.

중증급성호흡기증후군은 제1급 감염병에 해당한다.

세균성이질, 유행성이하선염, 성홍열은 제2급 감염병에 해당한다.

48

감염병의 예방 및 관리에 관한 법률에 따른 용어정의

(1) **감염병환자**: 감염병의 병원체가 인체에 침입하여 증상을 나타내는 사람으로서 진단 기준에 따른 의사, 치과의사 또는 한의사의 진단이나 감염병병원체 확인기관의 실험실 검사를 통하여 확인된 사람을 말한다.

(2) **감염병의사환자**: 감염병병원체가 인체에 침입한 것으로 의심이 되나 감염병환자로 확인되기 전 단계에 있는 사람을 말한다.

(3) **병원체보유자**: 임상적인 증상은 없으나 감염병병원체를 보유하고 있는 사람을 말한다.

(4) **감염병의심자**: 다음의 어느 하나에 해당하는 사람을 말한다.
   ① 감염병환자, 감염병의사환자 및 병원체보유자(이하 "감염병환자등"이라 한다)와 접촉하거나 접촉이 의심되는 사람(이하 "접촉자"라 한다)
   ② 「검역법」에 따른 검역관리지역 또는 중점검역관리지역에 체류하거나 그 지역을 경유한 사람으로서 감염이 우려되는 사람
   ③ 감염병병원체 등 위험요인에 노출되어 감염이 우려되는 사람

49

"제1급 감염병"이란 생물테러감염병 또는 치명률이 높거나 집단 발생의 우려가 커서 발생 또는 유행 즉시 신고하여야 하고, 음압격리와 같은 높은 수준의 격리가 필요한 감염병을 말한다. 다만, 갑작스러운 국내 유입 또는 유행이 예견되어 긴급한 예방·관리가 필요하여 질병관리청장이 보건복지부장관과 협의하여 지정하는 감염병을 포함한다.

50

전파가능성을 고려하여 발생 또는 유행 시 24시간 이내에 신고하여야 하고, 격리가 필요한 감염병은 제2급 감염병이다.
① 성홍열 – 제2급 감염병
② 두창 – 제1급 감염병
③ 파상풍 – 제3급 감염병
④ 뎅기열 – 제3급 감염병

51

① "제1급 감염병"이란 생물테러감염병 또는 치명률이 높거나 집단 발생의 우려가 커서 발생 또는 유행 즉시 신고하여야 하고, 음압격리와 같은 높은 수준의 격리가 필요한 감염병을 말한다.
② "제2급 감염병"이란 전파가능성을 고려하여 발생 또는 유행 시 24시간 이내에 신고하여야 하고, 격리가 필요한 감염병을 말한다.

③ "제3급 감염병"이란 그 발생을 계속 감시할 필요가 있어 발생 또는 유행 시 24시간 이내에 신고하여야 하는 감염병을 말한다.
④ "제4급 감염병"이란 제1급 감염병부터 제3급 감염병까지의 감염병 외에 유행 여부를 조사하기 위하여 표본감시 활동이 필요한 감염병을 말한다.

52

전파가능성을 고려하여 발생 또는 유행 시 24시간 이내에 신고하여야 하고, 격리가 필요한 감염병은 제2급 감염병이다.
① 장출혈성대장균감염증, 콜레라 – 제2급 감염병
② 동물인플루엔자 인체감염증, 디프테리아 – 제1급 감염병
③ A형간염 – 제2급 감염병 / B형간염 – 제3급 감염병
④ 급성호흡기감염증 – 제4급 감염병 / 결핵 – 제2급 감염병

53

"인수공통감염병"이란 동물과 사람 간에 서로 전파되는 병원체에 의하여 발생되는 감염병 중 질병관리청장이 고시하는 감염병을 말한다.
장출혈성대장균감염증, 일본뇌염, 브루셀라증, 탄저, 공수병, 동물인플루엔자인체감염증, 중증급성호흡기증후군(SARS), 변종크로이츠펠트-야콥병(vCJD), 큐열, 결핵, 중증열성혈소판감소증후군(SFTS), 장관감염증(살모넬라균 감염증, 캄필로박터균 감염증)

54 ~ 55

① "제1급 감염병"이란 생물테러감염병 또는 치명률이 높거나 집단 발생의 우려가 커서 발생 또는 유행 즉시 신고하여야 하고, 음압격리와 같은 높은 수준의 격리가 필요한 감염병이다.
② "제2급 감염병"이란 전파가능성을 고려하여 발생 또는 유행 시 24시간 이내에 신고하여야 하고, 격리가 필요한 감염병이다.
③ "제3급 감염병"이란 그 발생을 계속 감시할 필요가 있어 발생 또는 유행 시 24시간 이내에 신고하여야 하는 감염병이다.
④ "제4급 감염병"이란 제1급 감염병부터 제3급 감염병까지의 감염병 외에 유행 여부를 조사하기 위하여 표본감시 활동이 필요한 감염병이다.

56

전파가능성을 고려하여 발생 또는 유행 시 24시간 이내에 신고하여야 하고, 격리가 필요한 감염병은 제2급 감염병이다.
야토병, 두창, 탄저는 제1급 감염병에 해당한다.

57

전파가능성을 고려하여 발생 또는 유행 시 24시간 이내에 신고하여야 하고, 격리가 필요한 감염병은 제2급 감염병이다. 홍역, 수두, 한센병, 성홍열은 제2급 감염병이고 말라리아, 일본뇌염, 파상풍, 레지오넬라증은 제3급 감염병이다.

58

콜레라, 장티푸스, 파라티푸스 - 제2급 감염병

59

① "제1급 감염병"이란 생물테러감염병 또는 치명률이 높거나 집단 발생의 우려가 커서 발생 또는 유행 즉시 신고하여야 하고, 음압격리와 같은 높은 수준의 격리가 필요한 감염병이다.
② "제2급 감염병"이란 전파가능성을 고려하여 발생 또는 유행 시 24시간 이내에 신고하여야 하고, 격리가 필요한 감염병이다.
③ "제3급 감염병"이란 그 발생을 계속 감시할 필요가 있어 발생 또는 유행 시 24시간 이내에 신고하여야 하는 감염병이다.
④ "제4급 감염병"이란 제1급 감염병부터 제3급 감염병까지의 감염병 외에 유행 여부를 조사하기 위하여 표본감시 활동이 필요한 감염병이다.

60

전파가능성을 고려하여 발생 또는 유행 시 24시간 이내에 신고하여야 하고, 격리가 필요한 감염병은 제2급 감염병이다.
① A형 간염 - 제2급 감염병
② B형 간염 - 제3급 감염병
③ 중증호흡기증후군(SARS) - 제1급 감염병
④ 매독 - 제3급 감염병

61

전파가능성을 고려하여 발생 또는 유행 시 24시간 이내에 신고하여야 하고, 격리가 필요한 감염병은 제2급 감염병이다.
① E형간염 - 제2급 감염병
② MERS - 제1급 감염병
③ 인플루엔자 - 제4급 감염병
④ 파상풍 - 제3급 감염병

62

• 생물테러감염병 또는 치명률이 높거나 집단 발생 우려가 커서 발생 또는 유행 즉시 신고하고 음압격리가 필요한 감염병이다.
→ 제1급 감염병: 에볼라바이러스병, 마버그열, 라싸열, 크리미안콩고출혈열, 남아메리카출혈열, 리프트밸리열, 두창, 페스트, 탄저, 보툴리눔독소증, 야토병, 신종감염병증후군, 중증급성호흡기증후군(SARS), 중동호흡기증후군(MERS), 동물인플루엔자인체감염증, 신종인플루엔자, 디프테리아]
• 세계보건기구가 국제공중보건의 비상사태에 대비하기 위하여 감시대상으로 정한 질환이다.
→ 세계보건기구 감시대상 감염병: 두창, 폴리오, 신종인플루엔자, 중증급성호흡기증후군(SARS), 콜레라, 폐렴형페스트, 황열, 바이러스성출혈열, 웨스트나일열]

63

법정감염병

(1) "제1급 감염병"이란 생물테러감염병 또는 치명률이 높거나 집단 발생의 우려가 커서 발생 또는 유행 즉시 신고하여야 하고, 음압격리와 같은 높은 수준의 격리가 필요한 감염병을 말한다.
(2) "제2급 감염병"이란 전파가능성을 고려하여 발생 또는 유행 시 24시간 이내에 신고하여야 하고, 격리가 필요한 감염병을 말한다.
(3) "제3급 감염병"이란 그 발생을 계속 감시할 필요가 있어 발생 또는 유행 시 24시간 이내에 신고하여야 하는 감염병을 말한다.
(4) "제4급 감염병"이란 제1급 감염병부터 제3급 감염병까지의 감염병 외에 유행 여부를 조사하기 위하여 표본감시 활동이 필요한 감염병을 말한다.

64

(가) 전파가능성을 고려하여 발생 또는 유행 시 24시간이내에 신고하여야 하고, 격리가 필요한 감염병 - 제2급 감염병
(나) 동물과 사람 간에 서로 전파되는 병원체에 의하여 발생되는 감염병 중 질병관리청장이 고시하는 감염병 - 인수공통감염병

65

생물테러감염병 또는 치명률이 높거나 집단 발생의 우려가 커서 음압격리와 같은 높은 수준의 격리가 필요하며 유행하는 즉시 신고해야 하는 감염병은 제1급 감염병이다.

① 성홍열 – 제2급 감염병
② 백일해 – 제2급 감염병
③ 레지오넬라증 – 제3급 감염병
④ 중동호흡기증후군 – 제1급 감염병

66

쯔쯔가무시증은 제3급 감염병으로 의사, 치과의사, 한의사가 진단 시 24시간 이내 보건소장에게 신고하여야 한다.

67

「감염병의 예방 및 관리에 관한 법률」

(1) 국민의 권리와 의무(법 제6조)

① 국민은 감염병으로 격리 및 치료 등을 받은 경우 이로 인한 피해를 보상받을 수 있다.
② 국민은 감염병 발생 상황, 감염병 예방 및 관리 등에 관한 정보와 대응방법을 알 권리가 있고, 국가와 지방자치단체는 신속하게 정보를 공개하여야 한다.
③ 국민은 의료기관에서 이 법에 따른 감염병에 대한 진단 및 치료를 받을 권리가 있고, 국가와 지방자치단체는 이에 소요되는 비용을 부담하여야 한다.
④ 국민은 치료 및 격리조치 등 국가와 지방자치단체의 감염병 예방 및 관리를 위한 활동에 적극 협조하여야 한다.

(2) 역학조사(법 제18조)

① 질병관리청장, 시·도지사 또는 시장·군수·구청장은 감염병이 발생하여 유행할 우려가 있거나, 감염병 여부가 불분명하나 발병원인을 조사할 필요가 있다고 인정하면 지체 없이 역학조사를 하여야 하고, 그 결과에 관한 정보를 필요한 범위 에서 해당 의료기관에 제공하여야 한다. 다만, 지역확산 방지 등을 위하여 필요한 경우 다른 의료기관에 제공하여야 한다.
② 질병관리청장, 시·도지사 또는 시장·군수·구청장은 역학조사를 하기 위하여 역학조사반을 각각 설치하여야 한다.
③ 누구든지 질병관리청장, 시·도지사 또는 시장·군수·구청장이 실시하는 역학조사에서 다음 각 호의 행위를 하여서는 아니 된다.
　1. 정당한 사유 없이 역학조사를 거부·방해 또는 회피하는 행위
　2. 거짓으로 진술하거나 거짓 자료를 제출하는 행위
　3. 고의적으로 사실을 누락·은폐하는 행위

68

법정감염병

(1) "제1급 감염병"이란 생물테러감염병 또는 치명률이 높거나 집단 발생의 우려가 커서 발생 또는 유행 즉시 신고하여야 하고, 음압격리와 같은 높은 수준의 격리가 필요한 감염병이다.
(2) "제2급 감염병"이란 전파가능성을 고려하여 발생 또는 유행 시 24시간 이내에 신고하여야 하고, 격리가 필요한 감염병이다.
(3) "제3급 감염병"이란 그 발생을 계속 감시할 필요가 있어 발생 또는 유행 시 24시간 이내에 신고하여야 하는 감염병이다.
(4) "제4급 감염병"이란 제1급 감염병부터 제3급 감염병까지의 감염병 외에 유행 여부를 조사하기 위하여 표본감시 활동이 필요한 감염병이다.

69

야토병은 토끼가 병원소인 인수공통감염병이지만 감염병예방법에서 질병관리청장이 고시하는 인수공통감염병에는 해당하지 않는다.

「감염병의 예방 및 관리에 관한 법률」에 따른 "인수공통감염병"이란 동물과 사람 간에 서로 전파되는 병원체에 의하여 발생되는 감염병 중 질병관리청장이 고시하는 감염병을 말한다. (장출혈성대장균감염증, 일본뇌염, 브루셀라증, 탄저, 공수병, 동물인플루엔자인체감염증, 중증급성호흡기증후군(SARS), 변종크로이츠펠트-야콥병(vCJD), 큐열, 결핵, 중증열성혈소판감소증후군(SFTS))

70

전파가능성을 고려하여 발생 또는 유행 시 24시간 이내에 신고하여야 하고, 격리가 필요한 감염병 감염병은 제2급 감염병이다.

ㄱ. 디프테리아 – 제1급 감염병 / 발진열 – 제3급 감염병
ㄴ. 홍역, 유행성이하선염 – 제2급 감염병
ㄷ. 중증열성혈소판감소증후군 – 제3급 감염병 / 한센병 – 제2급 감염병
ㄹ. 결핵, 폐렴구균 – 제2급 감염병

71

발생을 계속 감시할 필요가 있어 발생 또는 유행 시 24시간 이내에 신고하여야 하는 감염병은 제3급 감염병이다.

① A형간염 – 제2급 감염병
② B형간염 – 제3급 감염병
③ 수족구병 – 제4급 감염병
④ 인플루엔자 – 제4급 감염병

72

전파가능성을 고려하여 발생 또는 유행 시 24시간 이내에 신고하여야 하고, 격리가 필요한 감염병은 제2급 감염병이다.

① A형간염 - 제2급 / B형간염, C형간염 - 제3급
② 폴리오 - 제2급 / 일본뇌염, 파상풍 - 제3급
③ 결핵, 수두, 한센병 - 제2급
④ 두창, 페스트, 탄저 - 제1급

73

제2급 감염병이란 전파가능성을 고려하여 발생 또는 유행 시 24시간 이내에 신고하여야 하고, 격리가 필요한 감염병을 말한다.

① 두창, 디프테리아 - 제1급 감염병
② 콜레라, 장티푸스 - 제2급 감염병
③ B형간염, C형간염 - 제3급 감염병
④ 일본뇌염, 말라리아 - 제3급 감염병

74

법정 감염병 신고

의사, 치과의사, 한의사	→	관할 보건소장		
의사, 치과의사, 한의사	→	의료 기관장	→	관할 보건소장 질병관리청장	제1급: 즉시 신고 제2급: 24시간 이내 신고 제3급: 24시간 이내 신고 제4급: 7일 이내 신고
감염병 병원체 인기관 직원	→	확인 기관의 장	→	관할 보건소장 질병관리청장	
군의관	→	소속 부대장	→	관할 보건소장	
감염병 표본감시 기관	→	관할 보건소장 질병관리청장		

75

「감염병의 예방 및 관리에 관한 법률」
- **인수공통감염병**: 동물과 사람 간에 서로 전파되는 병원체에 의하여 발생되는 감염병 중 질병관리청장이 고시하는 감염병
- **종류**: 장출혈성대장균감염증, 일본뇌염, 브루셀라증, 탄저, 공수병, 동물인플루엔자인체감염증, 중증급성호흡기증후군(SARS), 변종크로이츠펠트-야콥병(vCJD), 큐열, 결핵, 중증열성혈소판감소증후군(SFTS), 장관감염증(살모넬라균 감염증, 캄필로박터균 감염증)

76

> **예방접종에 관한 역학조사(「감염병예방법」 제29조)**
>
> 질병관리청장, 시·도지사 또는 시장·군수·구청장은 다음 각 호의 구분에 따라 조사를 실시하고, 예방접종 후 이상반응 사례가 발생하면 그 원인을 밝히기 위하여 제18조에 따라 역학조사를 하여야 한다.
> 1. 질병관리청장: 예방접종의 효과 및 예방접종 후 이상반응에 관한 조사
> 2. 시·도지사 또는 시장·군수·구청장: 예방접종 후 이상반응에 관한 조사

77

① 인플루엔자 - 제4급 감염병
② 유행성이하선염 - 제2급 감염병
③ 신종감염병증후군 - 제1급 감염병
④ 비브리오패혈증 - 제3급 감염병

78

전파가능성을 고려하여 발생 또는 유행 시 24시간 이내에 신고하여야 하고, 격리가 필요한 감염병은 제2급 감염병이다.

- 콜레라, 장티푸스, 세균성이질 - 제2급 감염병
- 파상풍 - 제3급 감염병

79

① 페스트, 야토병, 보툴리눔독소증 - 제1급 감염병
② 결핵, 한센병, 성홍열 - 제2급 감염병
③ 매독 - 제3급 감염병 / 인플루엔자, 임질 - 제4급 감염병
④ 황열, 큐열, 뎅기열 - 제3급 감염병

80

- 두창 - 제1급 감염병
- 한센병 - 제2급 감염병
- 신종인플루엔자 - 제1급 감염병

81

① 한센병 - 제2급 감염병
② B형간염 - 제3급 감염병
③ 유행성이하선염 - 제2급 감염병
④ 디프테리아 - 제1급 감염병

82

전파가능성을 고려하여 발생 또는 유행 시 24시간 이내에 신고하여야 하고, 격리가 필요한 감염병은 "제2급 감염병"이다.
① 폴리오 – 제2급 감염병
② 중증급성호흡기증후군 – 제1급 감염병
③ 매독 – 제3급 감염병
④ B형간염 – 제3급 감염병

83

제1급 감염병이란 생물테러감염병 또는 치명률이 높거나 집단 발생의 우려가 커서 발생 또는 유행 즉시 신고하여야 하고, 음압격리와 같은 높은 수준의 격리가 필요한 감염병을 말한다.
① 두창 – 제1급 감염병
② 탄저 – 제1급 감염병
③ 풍진 – 제2급 감염병
④ 디프테리아 – 제1급 감염병

84

① 풍진(2급) – 폴리오(2급) – 리프트밸리열(1급) – 라임병(3급)
② 디프테리아(1급) – E형간염(2급) – 성홍열(2급) – 야토병(1급)
③ 탄저(1급) – 풍진(2급) – 라싸열(1급) – 성홍열(2급)
④ 탄저(1급) – 홍역(2급) – 유비저(3급) – 장관감염증(4급)

85

제2급 감염병은 전파가능성을 고려하여 발생 또는 유행 시 24시간 이내에 신고하여야 하고, 격리가 필요한 감염병이다.
① A형간염 – 제2급 감염병
② B형간염 – 제3급 감염병
③ C형간염 – 제3급 감염병
④ 유비저 – 제3급 감염병

86

① 디프테리아(1급) – 라임병(3급) – 장티푸스(2급)
② 야토병(1급) – 장티푸스(2급) – 일본뇌염(3급)
③ 폐렴구균(2급) – 세균성이질(2급) – A형간염(2급)
④ 렙토스피라증(3급) – 콜레라(2급) – 인플루엔자(4급)

87

제1급 감염병은 생물테러감염병 또는 치명률이 높거나 집단 발생의 우려가 커서 발생 또는 유행 즉시 신고하여야 하고, 음압격리와 같은 높은 수준의 격리가 필요한 감염병이다.

① 신종인플루엔자 – 제1급 감염병
② 홍역 – 제2급 감염병
③ 파상풍 – 제3급 감염병
④ 유행성이하선염 – 제2급 감염병

88 ~ 89

"생물테러감염병"이란 고의 또는 테러 등을 목적으로 이용된 병원체에 의하여 발생된 감염병 중 질병관리청장이 고시하는 감염병을 말한다.
• 탄저, 보툴리눔독소증, 페스트, 마버그열, 에볼라바이러스병, 라싸열, 두창, 야토병

90

① 수막구균감염증 – 제2급 감염병
② 뎅기열 – 제3급 감염병
③ 성홍열 – 제2급 감염병
④ 신종인플루엔자 – 제1급 감염병

91

법정감염병
(1) "제1급 감염병"이란 생물테러감염병 또는 치명률이 높거나 집단 발생의 우려가 커서 발생 또는 유행 즉시 신고하여야 하고, 음압격리와 같은 높은 수준의 격리가 필요한 감염병이다.
(2) "제2급 감염병"이란 전파가능성을 고려하여 발생 또는 유행 시 24시간 이내에 신고하여야 하고, 격리가 필요한 감염병이다.
(3) "제3급 감염병"이란 그 발생을 계속 감시할 필요가 있어 발생 또는 유행 시 24시간 이내에 신고하여야 하는 감염병이다.
(4) "제4급 감염병"이란 제1급 감염병부터 제3급 감염병까지의 감염병 외에 유행 여부를 조사하기 위하여 표본감시 활동이 필요한 감염병이다.

92

• 야토병, 라싸열, 디프테리아, 두창 – 제1급 감염병
• 장티푸스, 풍진, 홍역 – 제2급 감염병

93

"생물테러감염병"이란 고의 또는 테러 등을 목적으로 이용된 병원체에 의하여 발생된 감염병 중 질병관리청장이 고시하는 감염병을 말한다.
• 탄저, 보툴리눔독소증, 페스트, 마버그열, 에볼라바이러스병, 라싸열, 두창, 야토병)

94

발생을 계속 감시할 필요가 있어 발생 또는 유행 시 24시간 이내에 신고하여야 하는 감염병은 제3급 감염병이다.
- 탄저, 페스트, 두창, 야토병 – 제1급 감염병
- 콜레라, 장티푸스, 파라티푸스 – 제2급 감염병
- 파상풍, 말라리아, 공수병 – 제3급 감염병

95

① 마버그열(1급) – 두창(1급) – 페스트(1급) – 디프테리아(1급)
② 야토병(1급) – 렙토스피라증(3급) – 성홍열(2급) – 인플루엔자(4급)
③ 백일해(2급) – 뎅기열(3급) – 발진티푸스(3급) – 파상풍(3급)
④ 신종감염병증후군(1급) – A형간염(2급) – 황열(3급) – 사람유두종바이러스(4급)

96

(91 해설 참고)

97

① 결핵(2급), 수두(2급), 홍역(2급)
② 두창(1급), 신종인플루엔자(1급), 수두(2급)
③ 페스트(1급), 탄저(1급), 인플루엔자(4급)
④ 야토병(1급), 라싸열(1급), 디프테리아(1급)

98~99

> 「감염병예방법」 제16조의2(감염병병원체 확인기관)
> ① 다음 각 호의 기관(이하 "감염병병원체 확인기관"이라 한다)은 실험실 검사 등을 통하여 감염병병원체를 확인할 수 있다.
> 1. 질병관리청
> 2. 질병대응센터
> 3. 「보건환경연구원법」 제2조에 따른 보건환경연구원
> 4. 「지역보건법」 제10조에 따른 보건소
> 5. 「의료법」 제3조에 따른 의료기관 중 진단검사의학과 전문의가 상근(常勤)하는 기관
> 6. 「고등교육법」 제4조에 따라 설립된 의과대학 중 진단검사의학과가 개설된 의과대학
> 7. 「결핵예방법」 제21조에 따라 설립된 대한결핵협회(결핵환자의 병원체를 확인하는 경우만 해당한다)
> 8. 「민법」 제32조에 따라 한센병환자 등의 치료·재활을 지원할 목적으로 설립된 기관(한센병환자의 병원체를 확인하는 경우만 해당한다)

> 9. 인체에서 채취한 검사물에 대한 검사를 국가, 지방자치단체, 의료기관 등으로부터 위탁받아 처리하는 기관 중 진단검사의학과 전문의가 상근하는 기관
> ② 보건복지부장관은 감염병병원체 확인의 정확성·신뢰성을 확보하기 위하여 감염병병원체 확인기관의 실험실 검사능력을 평가하고 관리할 수 있다.
> ③ 제2항에 따른 감염병병원체 확인기관의 실험실 검사능력 평가 및 관리에 관한 방법, 절차 등에 관하여 필요한 사항은 보건복지부령으로 정한다.

100

- 두창, 디프테리아 – 제1급 감염병
- A형간염, 홍역, 성홍열, 한센병 – 제2급 감염병
- 발진열, B형간염 – 제3급 감염병

101

ㄱ. 유행성이하선염 – 제2급 감염병
ㄴ. 신종인플루엔자 – 제1급 감염병
ㄷ. 장출혈성대장균감염증 – 제2급 감염병
ㄹ. 말라리아 – 제3급 감염병

제 5 절 | 공중보건감시				
01 ②	02 ②	03 ②	04 ①	05 ①
06 ②	07 ③			

01

국가전염병 위기경보 수준
- **관심(Blue)**: 해외의 신종전염병 발생, 국내 원인불명·재출현 감염병의 발생
- **주의(Yellow)**: 해외 신종전염병의 국내유입, 국내 원인불명·재출현 감염병의 제한적 전파
- **경계(Orange)**: 국내 유입된 해외 신종감염병의 제한적 전파, 국내 원인불명, 재출현 감염병의 지역사회 전파
- **심각(Red)**: 국내 유입된 해외 신종감염병의 지역사회 전파 또는 전국적 확산, 국내 원인불명, 재출현 감염병의 전국적 확산

02

주의(yellow)단계는 해외 신종전염병이 국내에 유입되었거나 국내 원인불명·재출현 감염병의 제한적 전파가 발생하였을 경우의 위기경보수준이다.

03

(01 해설 참고)

04

공중보건감시

(1) **공중보건감시(Public Health Surveillance)**: 질병과 상해 등 건강 관련 사건의 발생에 관한 지속적인 조사이다.

(2) **질병감시**: 질병관리의 계획, 집행, 평가를 위하여 역학적 정보를 체계적으로 수집하고 분석하고 해석하여 활용하는 것이다.

05 ～ 06

수동감시체계와 능동감시체계

(1) **수동감시체계(passive surveillance system)**
① 의료인이 환자를 발견하여 신고하고 보고하는 형태이다. 사례의 신고와 보고를 하는 사람은 주로 의료인이다. 다른 보고자도 있을 수 있다.
② 신고/보고율 제고를 위하여 감시체계 운영자가 주요 보고자를 접촉하거나, 검사실이나 기타 관계된 기록들을 검토하여 사례를 확인하기도 한다.
③ 간단하고 보고받는 기관의 부담이 적다는 장점이 있으나 보고의 완전성이 문제될 수 있다.

(2) **능동감시체계**
① 감시체계 운영자가 직접 나서 사례를 찾는 것이다. 전화와 같은 소통 수단을 이용하여 의사나 검사실 등과 같은 주요 보고자와 주기적으로 접촉하거나, 특정 상태의 환자들에 대한 자료나 검사실 자료 등을 검토하여 자료를 얻는 것이다.
② 사례 발견의 완전성이 높으므로 수동감시체계의 대표성을 확인할 수 있고, 특정 역학조사와 연계하여 사용하기도 한다.
③ 사례 발견의 완전성은 높으나 상당한 인력과 비용, 그리고 시간의 투입이 필요하므로 일반적으로 한정된 기간에만 운영된다.
  • 유행이 일어났거나 유행이 예측되어 집중적인 자료 수집이 필요한 경우
  • 새로운 질병이나 새로운 전파경로 등에 관한 조사가 필요한 경우
  • 새로운 지역이나 인구 집단에 유행이 일어난 경우
  • 특정 보건사업 후 효과를 타당성 있게 평가하기 위한 경우

07

국가전염병 위기경보 수준
• **관심(Blue)**: 해외의 신종전염병 발생, 국내 원인불명 · 재출현 감염병의 발생
• **주의(Yellow)**: 해외 신종전염병의 국내유입, 국내 원인불명 · 재출현 감염병의 제한적 전파
• **경계(Orange)**: 국내 유입된 해외 신종감염병의 제한적 전파, 국내 원인불명, 재출현 감염병의 지역사회 전파
• **심각(Red)**: 국내 유입된 해외 신종감염병의 지역사회 전파 또는 전국적 확산, 국내 원인불명, 재출현 감염병의 전국적 확산

제 6 절 │ 소화기계 감염병				
01 ④	02 ①	03 ①	04 ②	05 ③
06 ④	07 ①	08 ④	09 ③	10 ③
11 ③	12 ②	13 ③	14 ②	15 ②
16 ④	17 ②	18 ①	19 ③	

01 ～ 02

콜레라는 제2급 감염병, 검역감염병이다. 갑작스런 발병으로 묽은 설사(수양성)와 구토 등으로 탈수상태에 빠지는 급성장관질환으로 보통 복통과 열은 없는 것이 특징이다. 위생시설 및 환경위생이 나쁜 곳에서 주로 발생되는데, 특히 오염된 상수도원에 의해 집단발생된다. 우리나라는 1960년대부터 엘토르 형이 유행하고 있다.

03

병원체가 숙주의 분변을 통해 탈출하여 새로운 숙주로 침입하는 감염병은 소화기계 감염병이다.
결핵은 호흡기계 감염병, 황열은 절족동물매개 감염병, 임질은 성매개 감염병이다.

04

(01 해설 참고)

05

세균성이질의 역학적 특성

세균성이질균은 10~100마리의 적은 수로도 감염이 가능하여, 음식 내 증식 과정 없이 적은 오염으로도 집단발병할 수 있기 때문에 1998년 학교 급식을 시작하면서부터 2000년대 중반까지 대규모 유행이 발생하였다가 HACCP(위해요소 중점 관리기준)도입 등 급식위생 개선으로 최근 감소하고 있다. 잠복기는 평균 1~3일(12시간~7일)이고, 병원소는 사람이나, 영장류에서 유행하였다는 보고도 있다.

06

세균성이질

(1) 제2급 감염병으로 위생 상태가 나쁘고 인구가 밀집한 지역에서 발생하며 주로 여름철에 많이 유행한다. 갑자기 심한 복통, 구토, 경련, 뒤무직(Tensmus, 이급후증)이 발생하고, 고열과 함께 설사가 특징적인 급성 세균성 질환이다.

(2) 병원소는 사람이며 감수성은 전반적으로 소아에게 크며 완쾌 후 약간의 면역이 있으나 불확실하다.

(3) 예방백신은 없으며 환경위생 조치와 손씻기 등의 보건교육이 예방에 가장 중요하다. 사람 간 전파가 쉽게 일어나므로 접촉자 관리 및 교육을 철저히 해야하며 환자는 격리치료한다.

07

A형간염은 분변-구강경로 사람에서 사람으로 직접 전파되거나 분변에 오염된 물이나 음식물을 섭취함으로써 간접적으로 전파되기도 한다. 오염된 혈액제재나 주사기의 공동사용 등 혈액매개로도 전파될 수 있다. 잠복기는 15~50일(평균 28일)이다. 우리나라에서 1990년대 이전까지는 대부분의 국민이 소아기에 무증상 또는 경미한 자연감염을 통해 항체를 획득한 후 성인이 되었으므로 성인에서 중증 A형간염 환자는 거의 없었으나, 사회경제적 발전과 더불어 위생개선, 상수도 보급 등으로 최근의 20~30대는 소아기에 자연감염을 경험하지 않아 보호항체가 없는 경우가 대부분이며 최근의 국내 성인 A형간염 유행의 주 연령층이 되었다. 2000년대 들어 발생이 급증하여 2009년에 발생률 최고치를 보인 후 점차 감소하였고, 봄과 여름철에 보다 많이 발생하고 있다.

08

(06 해설 참고)

| 오답해설 |

① 제2급 감염병이다

② 10~100개 정도로 소량의 균으로도 감염된다.

③ 예방접종은 시행하고 있지 않다.

09

회복기 보균자가 주요 문제가 되며 환경위생 개선을 통해 관리할 수 있는 감염병은 주로 소화기계감염병이다.

10

세균성이질, 콜레라, 장티푸스는 모두 소화기계 감염병이며 제2급 감염병이다. 이 중 검역감염병에 해당하는 것은 콜레라이다.

디프테리아는 호흡기계 감염병이며 제1급 감염병이다.

11

장티푸스는 사람(환자와 보균자)이 유일한 병원소이다. 세균 수가 10^{6-9} 이상일 경우에 감염을 일으킬 수 있으므로 식수의 심각한 오염 또는 음식물 내에서 증식이 있었던 경우에 유행 양상으로 나타날 수 있다. 지속적인 고열, 두통, 쇠약감, 상대적 서맥, 장미진, 비장종대 등 설사보다 변비가 우세하다.

12

A형간염은 유행성간염이다. A형간염은 분변-구강경로로, 사람에서 사람으로 전파되거나 분변에 오염된 물이나 음식물을 섭취함으로써 간접적으로 전파되기도 한다. 오염된 혈액제재나 주사기의 공동사용 등 혈액매개로도 전파될 수 있다.

13

장출혈성대장균은 소, 양, 돼지, 개, 닭 등의 대변에 주로 발견되며 소가 가장 중요한 병원소이다. 오염된 소고기를 덜 익혀 먹거나, 충분히 소독이 안 된 우유 등의 섭취, 농장에서 소 분변과 접촉하는 경우에 주로 발생하며, 사람 간 전파도 쉽게 일어나는 것으로 알려져 있다. 무증상 감염자도 있으며, 오심, 구토, 비혈변성 설사에서 복통, 미열, 오심, 수양성 설사, 출혈성 장염, 용혈성요독증후군 및 혈전성혈소판 감소성 자반증, 사망에 이르기까지 매우 다양하다.

14~15

노로바이러스(Norovirus)

(1) 병원체는 Norovirus로 저온에 강하여 매년 겨울철에 산발적 혹은 집단적인 유행을 일으킨다.

(2) **감염 경로**: 오염된 식수 및 어패류 등의 생식을 통하여 감염되며 사람과 사람 사이에 전파도 가능하다.

(3) **원인 식품**: 생이나 가열이 불충분한 굴 등의 어패류 및 이들을 사용한 식품

(4) **잠복기**: 24~48시간

(5) **임상 증상**: 위와 장에 염증을 일으켜 메스꺼움, 구토, 설사, 복통 등의 증상이 있다.

(6) **예방**: 85℃에서 1분 이상 가열하면 감염성이 없어진다. 충분히 익혀 먹으며 날 것으로 먹을 경우 깨끗이 씻는다 (과일, 야채류).

16

세균성이질

(1) 제2급 감염병으로 위생 상태가 나쁘고 인구가 밀집한 지역에서 발생하며 주로 여름철에 많이 유행한다. 갑자기 심한 복통, 구토, 경련, 뒤무직(Tensmus, 이급후증)이 발생하고, 고열과 함께 설사가 특징적인 급성 세균성 질환이다.

(2) **역학적 특성**: 10~100마리의 적은 수로도 감염이 가능하여, 음식 내 증식 과정 없이 적은 오염으로도 집단발병할 수 있다. 오염된 오염수 및 오염음식물이 전염원으로, 분변으로 배출된 균이 파리나 불결한 손을 통하여 음식물 등으로 경구로 침입된다.

(3) **예방**: 백신은 없으며 환경위생 조치와 손씻기 등의 보건교육이 예방에 가장 중요하다.

17

〈보기 1〉은 소화기계 감염병에 대한 설명이다.

ㄱ. 장티푸스 – 소화기계 감염병
ㄴ. A형 간염 – 소화기계 감염병
ㄷ. 콜레라 – 소화기계 감염병
ㄹ. 렙토스피라증 – 인수공통감염병

18

• 장티푸스, A형간염, 파라티푸스, 폴리오 – 소화기계 감염병
• 유행성이하선염 – 호흡기계 감염병
• 발진티푸스 – 절지동물매개감염병
• B형간염 – 혈액매개감염병

19

식음료 관리가 효과적 예방활동이 될 수 있는 것은 소화기계 감염병이다.

• 장티푸스, 세균성이질, A형간염 – 소화기계 감염병
• 인플루엔자 – 호흡기계 감염병

제 7 절 | 호흡기계 감염병				
01 ④	02 ④	03 ②	04 ③	05 ②
06 ②	07 ②	08 ①	09 ②	10 ①
11 ④	12 ②	13 ④	14 ①	15 ①
16 ④	17 ④	18 ①	19 ②	20 ①
21 ④	22 ①	23 ④	24 ②	25 ④
26 ①	27 ②			

01

풍진

(1) **제2급 감염병**으로 홍역과 비슷한 발진이 생긴다. 홍역과의 차이점은 발열 등의 전신 증상은 가벼운 반면 전신 림프절 비대가 있을 수 있고, 불현성 감염이 많아 무증상 전염원이 많으며, 발진이 서로 융합하지 않고 색소 침착을 남기지 않는다는 점이다. 임신 초기에 산모가 풍진에 감염되면, 태아에 선천성 풍진증후군이 발생할 수 있는데, 이때 태아가 나타내는 증상은 자궁 내 성장 지연, 백내장, 선천성심장질환, 청력 상실 등이 있다.

(2) **병원체**: 루벨라바이러스(Rubella Virus)

(3) **병원소**: 사람

(4) **전파**: 주로 비말, 공기 감염으로 이루어지며 분변, 소변, 혈액 및 태반을 통해 직접 전파가 가능하다. 발진 7일 전부터 7일 후까지 전염된다.

(5) **잠복기**: 2~3주[질병관리청: 12~23일(평균 14일)]

(6) **예방**: MMR(홍역, 볼거리, 풍진) 예방접종. 생백신이므로 임산부에게는 접종 금지

02

중증급성호흡기증후군(SARS)은 현재까지 예방접종은 개발되어 있지 않다. 유행 지역으로의 여행을 제한하고, 국가 간 검역을 철저히 하는 것이 도움이 된다.

03

| 오답해설 |

① 카타르기, 경해기, 회복기로 진행되는 것은 백일해의 특징이다.
③ 병원체는 디프테리아균(Corynebacterium Diphtheriae)으로 세균이다.
④ DTaP 혼합백신으로 예방접종한다(디프테리아와 파상풍은 순화독소, 백일해는 사균백신).

04

(01 해설 참고)
풍진의 잠복기는 2~3주이다. 주요 증상은 열이 나고 목 뒤 림프절이 커지며 발진이 생긴다.

05

(01 해설 참고)
산모가 임신 초기 풍진에 감염되면 태아에 선천성풍진증후군이 발생할 수 있다. 이때 태아가 나타내는 증상은 자궁 내 성장지연, 백내장, 선천성 심장질환, 청력상실 등이다.

06

MERS는 SARS와 마찬가지로 병원에 입원한 환자와 의료진들을 시작으로 확산되어 병원감염에 의한 전파가 이루어졌다.

07

① Dick test – 성홍열
② Schick test – 디프테리아
③ Widal test – 장티푸스
④ PPD test – 결핵

08

산모가 임신 초기 풍진에 감염되면 태아에 선천성풍진증후군이 발생할 수 있다. 이때 태아가 나타내는 증상은 자궁 내 성장지연, 백내장, 선천성 심장질환, 청력상실 등이다.

09

중동호흡기증후군(MERS)전파
(1) 여러 중동 국가에서 단봉낙타의 코분비물, 우유, 대소변 등에서 바이러스가 분리되었고, 이들 바이러스는 사람에 감염된 바이러스와 같은 것으로 판명되었기 때문에, 단봉낙타가 사람에게 바이러스를 전파하는 병원소 역할을 하는 것으로 판단된다.
(2) 사람 간 감염은 밀접접촉에 의한 전파(대부분 병원 내 감염, 가족 간 감염)가 대부분이다.

10

(1) 장티푸스 → Widal Test
(2) 성홍열 → Dick Test
(3) 디프테리아 → Schick Test
(4) 한센병 → Lepromin Test
(5) 매독 → Wassermann Test
(6) 피부 → Patch Test
(7) 에이즈 → Elisa Test
(8) 결핵 → PPD 또는 TB Test

11

• 풍진은 루벨라바이러스(Rubella Virus) 감염에 의한 질환으로 발진과 발열 등의 전신 증상은 가벼운 반면 전신 림프절 비대가 있을 수 있다. 임신 초기 풍진 감염 시 태아에게 영향을 주어 선천성풍진이 발생한다.
• 선천성 풍진: 선천성 난청, 선천성 백내장, 선천성 심장기형(동맥관 개존증, 말초 폐동맥 협착 등), 소두증, 정신지체, 자반증, 간비종대 등을 보인다.
• MMR(홍역, 볼거리, 풍진) 예방접종은 생후 12~15개월에 1차접종, 만 4~6세에 2차접종을 실시한다.

12

| 오답해설 |
① 콜레라는 묽은 설사와 구토 등으로 탈수상태에 빠지는 급성 장관 질환으로 보통 복통과 열은 없는 것이 특징이다.
③ 신증후군출혈열은 우리나라 가을철 풍토병에 해당한다.
④ 일본뇌염은 원인균은 바이러스이다.

13

홍역
제2급 감염병으로 법정감염병 중 가장 감염력이 강하여 불현성 감염도 거의 없이 모든 감염자에서 증상이 나타난다. 일반적으로 1~2세에 많이 감염되며, 발열과 발진을 주 증상으로 한다. 합병증으로 기관지 폐렴, 뇌염 등의 신경계 합병증을 동반하기도 한다. 질병이환 후 영구면역이 획득된다. 홍역 관리와 퇴치 접근 전략은 예방접종을 시행하여 집단면역 수준을 95% 이상으로 올리는 것이다.

14

| 오답해설 |
② 제1형 당뇨병은 췌장 베타세포의 파괴로 인해 발생한다.
 – 당뇨병은 예방이 가능한 감염병이 아니다.
③ 에이즈 환자는 HIV에 감염된 시점으로부터 장기간의 잠복기가 경과된 후 면역 기능의 현저한 저하와 이로 인한 기회 감염 등이 수반된 상태의 사람이다.
④ 레지오넬라는 레지오넬라 세균(Legionella Species)으로 인해 발생한다.

15

홍역은 예방접종에 의한 예방효과가 가장 좋다. 면역력을 높여 감수성을 낮추기 위해서 예방접종을 시행하는 것이 가장 효과적이다.

16

풍진

(1) **제2급 감염병**으로 홍역과 비슷한 발진이 생긴다. 홍역과의 차이점은 발열 등의 전신 증상은 가벼운 반면 전신 림프절 비대가 있을 수 있고, 불현성 감염이 많아 무증상 전염원이 많으며, 발진이 서로 융합하지 않고 색소 침착을 남기지 않는다는 점이다. 임신 초기에 산모가 풍진에 감염되면, 태아에 선천성 풍진증후군이 발생할 수 있는데, 이때 태아가 나타내는 증상은 자궁 내 성장 지연, 백내장, 선천성심장질환, 청력 상실 등이 있다.

(2) **병원체**: 루벨라바이러스(Rubella Virus)

(3) **병원소**: 사람

(4) **전파**: 주로 비말, 공기 감염으로 이루어지며 분변, 소변, 혈액 및 태반을 통해 직접 전파가 가능하다. 발진 7일 전부터 7일 후까지 전염된다.

(5) **잠복기**: 2~3주[질병관리청: 12~23일(평균 14일)]

(6) **예방**: MMR(홍역, 볼거리, 풍진) 예방접종. 생백신이므로 임산부에게는 접종 금지

| 바로알기 |

④ 불현성 감염이 흔하다. 고환염과 부고환염은 유행성이하선염의 흔한 합병증이다.

※ 감염 후 감마글로불린의 투여는 효과가 없는 것으로 밝혀져 현재는 시행하지 않는다. 다만, 대부분의 공중보건 서적에서 임신 초기 감염 시 감마글로불린을 투여하여 치료한다고 명시하고 있으며 이 내용을 기반으로 출제된 문제로 판단된다.

17

마스크로 차단할 수 있는 질병은 비말이나 비말핵으로 전파되는 호흡기계 감염병이다. 풍진, 홍역, 수두는 호흡기계 감염병, 발진티푸스는 절지동물 매개 감염병이다.

18

레지오넬라증은 물에서 서식하는 레지오넬라균에 의해 발생하는 감염성 질환으로 레지오넬라 폐렴과 폰티악 열(Pontiac Fever)의 두 가지 형태로 나타난다. 오염된 물(냉각수) 속의 균이 비말 형태로 인체에 흡입되어 전파된다.

19

| 오답해설 |

① 페스트 – 인수공통감염병 & 절지동물매개감염병, 세균 / 폴리오 – 소화기계 감염병, 바이러스

③ 결핵 – 폐결핵의 경우 호흡기계 감염병, 세균 / 세균성이질 – 소화기계 감염병, 세균

④ 발진티푸스 – 절지동물매개감염병, 리케치아 / 파라티푸스 – 소화기계 감염병, 세균

20

홍역(Measles)의 증상은 발열, 식욕 부진, 결막염, 기침, 콧물 등의 증상, 구강 점막에 코플릭 반점(Koplik Spot)이다. 귀 뒤에서 발진이 시작되어 몸통과 사지로 퍼져나간다. 중이염, 폐렴, 장염, 뇌염 등의 합병증으로 사망할 수도 있다.

21

성홍열(Scarlet Fever)

제2급 감염병으로 발열, 인두통, 전신 발진 등이 나타난다. 특히, 얼굴에서 입 주위에만 발진이 나타나지 않아 희게 보이는 것과 혀가 딸기 모양으로 새빨갛게 변하는 것이 특징적 증상이다. 발진이 없어질 때 피부는 잘게 벗겨지며 흉터는 남지 않는다.

(1) **병원체**: 화농성연쇄상구균(Streptococcus Pyogenes)

(2) **병원소**: 사람

(3) **전파**: 상기도나 중이부 감염 부위에서 나오는 분비물이 전염원이 되며 비말에 의한 직접 전파가 가장 많고 손이나 물체에 의해서도 간접 전파된다.

(4) **잠복기**: 2~5일 또는 1~7일(평균 3일)

(5) **증상 및 증후**: 열, 인두통, 전신 발진 등이 나타난다. 특히, 얼굴에서 입 주위에만 발진이 나타나지 않아 희게 보이는 것과 혀가 딸기 모양으로 새빨갛게 변한다.

22

| 오답해설 |

② 쯔쯔가무시 – 절지동물 매개 감염병
　 백일해 – 호흡기계 감염병

③ A형간염 – 소화기계 감염병
　 성홍열 – 호흡기계 감염병

④ 장티푸스 – 소화기계 감염병
　 풍진 – 호흡기계 감염병

23

• 50대 간병인이 감염병 환자를 돌보며 주로 식사도움과 화장실 사용을 도왔으므로 분변을 통해 전파가능한 소화기계 감염병에 걸리기 쉽다.

• 에이즈와 말라리아는 혈액을 매개로 감염되므로 간병인에게 전파가능성이 적다.

• 수두는 호흡기 및 수포분비물을 통해 감염이 가능하다. 하지만 간병인이 대상포진을 앓은 적이 있다고 하였다. 대상포진을 앓았다는 것은 이전에 수두에 걸린 적이 있다는 의미이다. 대상포진은 과거 수두에 걸렸던 사람이 신경절에 바이러스가 잠복해있다 면역력이 저하되었을 때 증상을 일으킨다. 수두는 한번 감염 후 회복되면 영구면역이 형성되기 때문에 감염가능성이 없다.

24

레지오넬라증(Legionellosis)

(1) 제3급 감염병이며 물에서 서식하는 레지오넬라균에 의해 발생하는 감염성 질환으로 레지오넬라 폐렴과 폰티악 열 (Pontiac Fever)의 두 가지 형태로 나타난다.

(2) **병원체**: 레지오넬라 세균(Legionella Species), 병원소: 물

(3) **잠복기**: 폐렴형 – 2~10일(평균 7일) / 독감형 – 2~3일(대부분 24~48시간)

(4) **폐렴형**: 만성 폐질환자, 흡연자, 면역력 저하 환자에서 빈발한다. 발열, 오한, 마른기침이나 소량의 가래를 동반한 기침, 근육통, 두통, 전신쇠약감, 식욕 부진, 위장관 증상, 의식 장애 등의 증상이 있다.

(5) **독감형(폰티악열)**: 발병률 90% 이상이며 기저 질환 없는 사람에게서 빈발한다. 2~5일간 지속되는 급성, 자율성 질환으로 권태감, 근육통 등의 증상이 시작된 후 40도 이상의 고열 및 오한, 마른기침 등의 증상이 있다.

25

- 백일해, 인플루엔자, 디프테리아, 홍역 – 호흡기계 감염병
- 결핵 – 만성감염병이며 폐결핵은 호흡기계 감염병으로 볼 수 있다.
- 일본뇌염 – 절지동물매개감염병, 인수공통감염병
- 장티푸스 – 소화기계 감염병
- 말라리아 – 절지동물매개감염병

26

(24 해설 참고)

27

풍진

(1) **제2급 감염병**으로 홍역과 비슷한 발진이 생긴다. 홍역과의 차이점은 발열 등의 전신 증상은 가벼운 반면 전신 림프절 비대가 있을 수 있고, 불현성 감염이 많아 무증상 전염원이 많으며, 발진이 서로 융합하지 않고 색소 침착을 남기지 않는다는 점이다. 임신 초기에 산모가 풍진에 감염되면, 태아에 선천성 풍진증후군이 발생할 수 있는데, 이때 태아가 나타내는 증상은 자궁 내 성장 지연, 백내장, 선천성심장질환, 청력 상실 등이 있다.

(2) **병원체**: 루벨라바이러스(Rubella Virus)

(3) **병원소**: 사람

(4) **전파**: 주로 비말, 공기 감염으로 이루어지며 분변, 소변, 혈액 및 태반을 통해 직접 전파가 가능하다. 발진 7일 전부터 7일 후까지 전염된다.

(5) **잠복기**: 2~3주[질병관리청: 12~23일(평균 14일)]

(6) **예방**: MMR(홍역, 볼거리, 풍진) 예방접종. 생백신이므로 임산부에게는 접종 금지

01 ③	02 ②	03 ①	04 ①	05 ④
06 ①	07 ②	08 ③	09 ③	10 ③
11 ③	12 ③	13 ①	14 ②	15 ③

01

① 열대숲모기(Aedes Aegypti): 황열, 뎅기열

② 중국얼룩날개모기(Anopheles Sinesis): 말라리아

③ 작은빨간집모기(Culex Tritaeniorhynchus): 일본뇌염

④ 토고숲모기(Aedes Togoi): 말레이사상충

02

- 말라리아의 병원체는 원충류이고 일본뇌염의 병원체는 바이러스이다.
- 일본뇌염의 매개체는 모기이므로 환경의 영향을 받으며 예방을 위해 모기박멸이 필요하다.

03

일본뇌염

(1) 제3급 감염병으로 돼지가 가진 바이러스가 작은 빨간집모기를 통해 사람으로 전파되어 발생하는 급성 바이러스성 감염병이다.

(2) **병원체**: 일본뇌염바이러스(*Japanese Encephalitis B Virus*)

(3) **병원소**: 돼지

(4) **잠복기**: 7~14일

(5) **증상**

① 대부분 불현성 감염이다.

② 현성감염인 경우 급성으로 진행하여 고열(39~40℃), 두통, 현기증, 구토, 복통, 지각 이상 등을 보인다.

③ 급성 뇌염, 무균성 수막염, 비특이적인 열성 질환 등으로 발현할 수 있다.

(6) **예방 및 관리**

① 사람 간 전파는 없으므로 격리는 필요 없다.

② 모기 박멸과 예방접종이 주요 예방방법이다.

| **바로알기** |

① 중국얼룩날개모기는 말라리아의 매개체이다.

04

지카바이러스감염증

(1) **제3급 감염병**이다. 국내에서 발생하지 않고 국외에서 유입되는 감염병이다.

(2) **병원체**: 플라비바이러스(Flaviviurs) 계열의 지카바이러스

(3) **병원소**: 원숭이(바이러스가 우간다 붉은털 원숭이에서 최초로 확인됨)

(4) **전파**: 이집트 숲모기(Aedes Aegypti)가 매개. 사람 간 전파는 산모에서 태아로 수직감염, 수혈, 성 접촉, 그 외 감염된 체액에 접촉 등에 의해 가능하다.

(5) **잠복기**: 감염된 모기에 물린 후 2~14일의 잠복기가 있다.

(6) **증상**: 80% 정도가 불현성 감염. 발진을 동반한 갑작스런 발열, 관절통, 결막염, 근육통, 두통 등. 지카바이러스감염에 의한 소두증(Microcephaly) 신생아 출산 증가와 길랑바레증후군의 증가 경향 → 철저한 예방 필요

(7) 예방접종과 치료약이 없으므로 발생 국가 방문 시 모기에 물리지 않는 것이 최선의 예방이다.

05

일본뇌염은 돼지가 가진 바이러스가 작은 빨간집모기를 통해 사람으로 전파되어 발생하는 급성 바이러스성 감염병이다. 일본뇌염은 중국, 한국, 일본을 비롯하여 캄보디아, 라오스, 필리핀, 대만 등 동남아시아 지역에서 주로 발생하는 것으로 알려져 있다. 최근에는 인도와 네팔에서 많은 환자발생이 보고되고 있으며 인근 국가인 방글라데시와 부탄에서의 일본뇌염 환자 발생도 보고되고 있다.

06

말라리아의 병원체는 3일열 원충(Plamodium Vivax), 4일열 원충(Plamodium Malariae), 열대성 원충(Plamodium Falciparum), 난형열 원충(Plamodium Ovalae)이다.

프란시셀라 툴라렌시스(Francisella tularensis)는 야토병의 원인균이다.

07

쯔쯔가무시증(Tsutsugamushi)

쯔쯔가무시증은 제3급 감염병으로 들쥐가 가진 리케차가 진드기를 통해 사람에게 전파됨으로써 발생하는 질환이다. 일본, 동남아시아, 호주 등에서 호발하며, 계절적으로 10~12월과 4~7월 사이에 야외 활동이 많은 농부, 군인 등에서 많이 발생한다. 임상적으로 고열, 오한 등의 증상이 있다가 전신 피부에 홍반이 생긴다. 진드기가 문 자리에는 피부궤양이 발생하며, 이는 진단에 큰 도움이 된다.

① 발진티푸스 – 이
② 쯔쯔가무시증 – 진드기
③ 발진열 – 벼룩
④ 렙토스피라증 – 들쥐 배설물

08 ~ 10

(07 해설 참고)

11

발진티푸스

(1) 제3급 감염병이다.

(2) **병원체**: 발진티푸스리케차(Rickettsia Prowazekia)

(3) **병원소**: 사람

(4) **전파**: 리케차에 감염된 이가 사람 몸에 있을 때 사람이 가려움에 피부를 긁게 되면 피부에 상처가 나고, 이때 이의 배설물로 탈출한 리케차가 그 상처를 통해 침입되거나 이의 배설물이 건조되어 호흡기를 통해 감염된다.

(5) **증상**: 오한과 함께 40℃ 전후의 고열, 두통, 근육통, 전신 신경증, 발진 등

(6) **예방**: 환자에게 이가 있는 경우 환자 격리, 환자와 의복·침구 등 소독

12

(07 해설 참고)

13

일본뇌염(Japanese Encephalitis)

(1) 제3급 감염병으로 돼지가 가진 바이러스가 작은 빨간집모기를 통해 사람으로 전파되어 발생하는 급성 바이러스성 감염병으로 절지동물매개감염병이면서 동시에 인수공통감염병이다.

(2) 감염자 250명 중 약 1명 이하에서 증상을 보일 정도로 불현성 감염이 대부분이다. 증상을 보이더라도 뇌염까지 발전하지 않는 부전형이 많지만 뇌염으로 발전하는 경우 50~70%의 사망률을 보이고 장애율도 75% 정도로 높다.

(3) 일본뇌염 백신은 불활성화 사백신과 약독화 생백신이 있다.

① 생백신: 1차접종 – 12~23개월 /
　　　　　2차접종 – 24~35개월

② 사백신: 1차·2차접종 – 12~23개월 /
　　　　　3차접종 – 24~35개월 /
　　　　　4차접종 – 만 4~6세 /
　　　　　5차접종 – 만 12세

14

일본뇌염

(1) 제3급 감염병으로 돼지가 가진 바이러스가 작은 빨간집
모기를 통해 사람으로 전파되어 발생하는 급성 바이러
성 감염병이다.

(2) **병원체**: 일본뇌염바이러스(*Japanese Encephalitis B
Virus*)

(3) **병원소**: 돼지

(4) **잠복기**: 7~14일

(5) **증상**

① 대부분 불현성 감염이다.

② 현성감염인 경우 급성으로 진행하여 고열(39~40℃),
두통, 현기증, 구토, 복통, 지각 이상 등을 보인다.

③ 급성 뇌염, 무균성 수막염, 비특이적인 열성 질환 등
으로 발현할 수 있다.

(6) **예방 및 관리**

① 사람 간 전파는 없으므로 격리는 필요 없다.

② 모기 박멸과 예방접종이 주요 예방방법이다.

15

**중증열성혈소판감소증후군(SFTS, severe fever with
thrombocytopenia syndrome)**

(1) 제3급 감염병이며 인수공통감염병이다. 최근 새롭게 보고
된 진드기매개질병으로 2009년 중국에서 최초로 보고된
후 국내에서는 2013년에 환자 발생이 처음 보고되었다.

(2) **병원체**: 중증열성혈소판감소증후군 바이러스(SFTS virs,
SFTSV)

(3) **병원소**: 병원소에 대한 연구는 아직 근거가 부족하지만,
중국에서 양, 소, 돼지, 개, 닭 등에 대한 혈청 검사에서
바이러스가 분리되어 병원소일 가능성이 제기되었다.

(4) **전파**: 작은소참진드기가 매개하며 체액이나 혈액을 통한
사람 간 전파도 가능하다.

(5) **잠복기**: 평균 6~14일

(6) **증상**: 고열과 오심·구토, 설사 등의 위장관계 증상, 피
로감과 혈액검사로 백혈구감소증과 혈소판감소증 등, 중
증의 경우 말어눌, 경련, 의식저하 등의 신경학적 증상,
다발성 장기부전 발생

제 9 절 | 인수공통 감염병				
01 ④	**02** ①	**03** ①	**04** ③	**05** ②
06 ③	**07** ②	**08** ②	**09** ①	**10** ④
11 ③				

01

렙토스피라증, 쯔쯔가무시증, 유행성출혈열은 대표적으로 쥐
가 매개하고 가을철에 유행하는 감염병이다.

장티푸스는 물이나 음식이 매개하는 소화기계 감염병이다.

02

① 인수공통감염병의 병원체는 세균, 바이러스, 리케차, 진
균, 기생충 등으로 다양하다.

인수공통감염병

(1) 인수공통감염병(zoonosis)은 척추동물과 인간 사이에 상
호 전파되는 병원체에 의해서 발생하는 질병을 말한다.

(2) 인수공통감염병은 척추동물에서 인간으로 전염되는 것과
비록 동물이 감염 생활사에 중요한 역할을 하지 않더라
도 인간과 동물에 공통으로 감염될 수 있는 질환들을 총
칭한다.

(3) 동물 병원소는 가축과 같이 인류 친화도가 높은 경우와
박쥐나 사향고양이와 같이 친화도가 낮은 경우에 따라 예
방과 대처방법이 달라진다.

(4) 인수공통감염병은 인류에게 새로운 신종감염병의 발생에
중요한 역할을 한다는 점에서 높은 관심을 가져야 한다.

03

렙토스피라증

렙토스피라증(Leptospirosis)은 발열, 오한, 근육통 및 두통 등
인플루엔자와 비슷한 전구증상을 시작하여 흉통, 기침, 호흡
곤란 등의 증상을 보이는 질병으로, 1975년 가을에 괴질로
유행하였으나 원인을 찾지 못하다가, 1984년 가을에 다시
발생한 유행을 계기로 역학조사를 통하여 그 원인이 렙토스
피라균이라고 밝혀 존재가 확인되었다.

병원체는 렙토스피라 속(Leptospira species)이다. 형태학적
및 병원성에 근거하여 병원성 Leptospira interrogans와 독립
생활을 하는 L. biflexa로 구분된다.

지구상에 널리 퍼져 있어 도시와 농촌, 선진국과 원시적 생활
을 하는 지역 등 모든 곳에서 발생한다. 일종의 직업성 질환
으로 농부, 사탕수수밭 종사자, 하수청소부, 광부, 수의사, 축
산업자, 도축장 종사자, 군인 등의 직업군에서 많이 감염된
다. 환자는 대부분 남자이다.

※ 출처: 대한예방의학회, 예방의학과 공중보건학(제4판), 계축문화
사, 2021. p.430.

04

신증후군출혈열(유행성출혈열)은 제3급 감염병으로 들쥐가 가진 바이러스가 사람으로 전파되어 발생하는 바이러스성 감염 질환이다. 경기도 북부 및 강원도 등지에서 강우량이 적은 건조기인 늦봄(5~6월)과 늦가을(10~11월)에 많이 발생한다. 임상적으로 발열, 출혈, 신장 이상이 특징이며, 임상 경과는 발열기, 저혈압기, 핍뇨기, 이뇨기, 회복기의 다섯 단계로 진행한다. 병원체는 한탄바이러스(Hantan Virus), 서울바이러스(Seoul Virus)이고 병원소는 들쥐(등줄쥐)이다. 들쥐의 배설물에 접촉하지 말고, 늦가을과 늦봄 건조기에 잔디에 눕거나 잠을 자지 말아야 한다. 감염의 위험이 높은 농부와 군인은 예방접종을 시행한다.

05 ~ 06

브루셀라증(Burcellosis, 파상열)

(1) 제3급 감염병

(2) **병원체**: 브루셀라균(Brucella)

(3) **전파**: 염소, 양, 소의 소독되지 않은 젖이나 젖으로 만든 치즈를 먹고 산발적·집단적 발생. 멸균 처리되지 않은 유제품 등 식품 매개 감염 및 비말 감염 가능

(4) **잠복기**: 1~3주 정도이나 수개월인 경우도 있음

(5) **증상**: 열, 오한, 발한, 두통, 근육통, 관절통

(6) **예방 및 관리**: 감염된 동물의 조직, 체액의 직접 접촉을 피한다. 가축 대상 예방접종 실시, 우유 및 유제품 살균

07

라이(Reye syndrome)

감기나 수두 등의 바이러스에 감염된 어린이나 사춘기 청소년들이 치료 말기에 뇌압 상승과 간 기능 장애 때문에 갑자기 심한 구토와 혼수 상태에 빠져서 생명이 위험한 상태에까지 이르는 질환을 말한다. 뇌압 상승, 혈중 암모니아 상승, 황달이 없는 간 효소 수치의 상승, 혈액 응고 시간의 연장 등이 특징적인 임상 소견이다.

ㄷ. 레지오넬라증의 병원소는 물이다.

08

렙토스피라증(Leptospiraosis)

제3급 감염병으로 들쥐의 배설물로 배출된 병원체가 사람의 상처에 침투, 감염되어 발생하는 감염질환이다. 농부, 군인 등 야외활동이 많은 사람에게 흔하게 발생하며, 주로 9~10월에 자주 발생한다. 증상은 가벼운 감기증상(고열, 두통, 근육통, 오심 및 구토증 등)부터 치명적인 웨일씨병(Weil's Disease)까지 다양하다. 대부분 경증의 비황달형이고 5~10%는 중증의 황달, 신부전, 출혈 등을 보이는 웨일씨병으로 발전한다.

09

엠폭스(MPOX)

(1) 원숭이두창 바이러스(Monkeypox virus)에 감염되어 발생하는 급성 발진성 감염병이다.

(2) **감염경로**: 바이러스에 감염된 사람, 감염된 동물(설치류 및 원숭이 등) 또는 오염된 물질에 접촉할 경우 감염된다.

① (피부병변 부산물) 감염된 사람·동물의 체액, 피부·점막 병변(발진, 딱지 등)에 직접 접촉

② (매개물) 감염된 사람·동물이 사용한 물건, 천(의류, 침구 또는 수건) 및 표면에 접촉

③ (비말) 호흡기 분비물(코, 구강, 인두, 점막, 폐포에 있는 감염비말)에 접촉

④ (기타) 태반을 통해 감염된 모체에서 태아로 수직감염

※ 엠폭스(원숭이두창)는 주로 유증상 감염 환자와의 접촉을 통해 감염되며, 비말전파도 가능 하나(장시간 밀폐된 공간에서 근접거리에서 노출 – 3시간 이상 1M 이내 노출 등 – 시 감염의 가능성이 있다는 보고가 있음) 호흡기 감염병에 비해 가능성이 낮음. 또한, 원숭이두창 바이러스가 포함된 미세 에어로졸을 통한 공기전파에 대해서는 아직 확인된 바 없음

(3) **임상증상**

① 발열, 오한, 림프절 부종, 피로, 근육통 및 요통, 두통, 호흡기 증상(인후통, 코막힘, 기침 등) 등 이 나타나는 증상 초기에는 감기와 유사하기도 하며 보통 1~4일 후에 발진이 나타난다.

② 발진은 얼굴, 입, 손, 발, 가슴, 항문생식기 근처 등에서 나타날 수 있다. 대체로 반점부터 시작하여 여러 단계로(반점 → 구진 → 수포(물집) → 농포(고름) → 가피(딱지))로 진행되며 초기에는 뾰루지나 물집처럼 보일 수 있으며, 통증과 가려움증 동반하기도 한다.

※ 출처: 질병관리청 홈페이지

10

(08 해설 참고)

| 오답해설 |

① **말라리아** – 사람병원소, 모기 매개(중국얼룩날개모기)

② **일본뇌염** – 돼지 병원소, 모기 매개(작은빨간집모기)

③ **쯔쯔가무시증** – 들쥐 병원소, 진드기 매개

11

신증후군출혈열(유행성출혈열)은 제3급 감염병으로 들쥐가 가진 바이러스가 사람으로 전파되어 발생하는 바이러스성 감염 질환이다. 경기도 북부 및 강원도 등지에서 강우량이 적은 건조기인 늦봄(5~6월)과 늦가을(10~11월)에 많이 발생한다. 임상적으로 발열, 출혈, 신장 이상이 특징이며, 임상 경과는 발열기, 저혈압기, 핍뇨기, 이뇨기, 회복기의 다섯 단계로 진행한다. 병원체는 한탄바이러스(Hantan Virus), 서울바이러스

(Seoul Virus)이고 병원소는 들쥐(등줄쥐)이다. 들쥐의 배설물에 접촉하지 말고, 늦가을과 늦봄 건조기에 잔디에 눕거나 잠을 자지 말아야 한다. 감염의 위험이 높은 농부와 군인은 예방접종을 시행한다.

제 10 절 | 만성 감염병

01 ④	02 ③	03 ①	04 ①	05 ④
06 ②	07 ②	08 ④	09 ④	10 ②
11 ④	12 ④	13 ②	14 ①	15 ③
16 ①	17 ②	18 ④	19 ③	20 ③
21 ①	22 ①	23 ④	24 ②	

01

후천성면역결핍증(AIDS, Acquired Immunodeficiency Syndrome)

(1) **제3급 감염병**으로 인간면역결핍바이러스(HIV)에 의해 후천적으로 면역 기능이 떨어지면서 다양한 기회감염증에 이환되며 다양한 악성 종양이 발생하는 질병이다. 1981년 처음 진단된 이후 세계적으로 그 환자가 급속히 증가하고 있다.

(2) **전파**: 성적 접촉 시, 수혈 및 혈액 제품 사용 시, 오염된 주사기, 침, 칫솔, 면도칼을 사용할 때 등, 감염 모성에서 태아로 수직 감염이 가능

(3) **역학적 특징**: 성접촉에 의한 감염 - 99.2%, 수혈 또는 혈액제제 - 0.7%, 수직감염 - 0.1%

(4) **HIV 항체검사**: ELISA test, P.A법(선별검사), Western blot (확인검사). 보건소, 검역소, 보건환경연구원, 병·의원 등에서 익명으로 검사를 받을 수 있으며 병·의원을 제외하고는 모두 무료이다.

(5) **잠복기**: 1~6주 정도이지만 수년간이라는 보고도 있으며, 감염 후 2~3개월이면 항체가 양성 반응을 보인다.

(6) **증상**: 무증상의 건강한 보균자로부터 각종 기회감염, 악성종양, 신경계통의 합병증까지 다양하다. 감염 자체보다 합병증이 주요 사망원인이다.

(7) **치료**: AIDS의 원인인 HIV를 죽이는 약은 없다. HIV 증식을 막고, AIDS로 발병되는 것을 늦추기 위한 항바이러스제제를 병합하여 투여한다. 항바이러스제제의 병합요법은 HIV를 효과적으로 공격하여 질병의 진전 속도를 늦추어 평균 생존기간을 효과적으로 연장시키고 HIV의 전파력을 억제시킬 수 있다.

02

B형간염

(1) **제3급 감염병**으로 간염 자체뿐 아니라 간경변이나 간세포암을 유발시키기 때문에 문제가 되고 있다.

(2) **병원체**: B형간염바이러스(hepatitis B virus)

(3) **병원소**: 사람

(4) **전파**: 성적인 접촉이나 수혈, 오염된 주사기의 재사용 등에 의해서도 감염, 수직감염

(5) **잠복기**: 60~160일

(6) **증상**

① 급성 감염: 피로감, 식욕 부진 등의 전구증상 후 황달

② 만성 감염: 15~25%는 간경화나 간암으로 진행

③ 감염 시 만성감염으로 진행하는 데 관여하는 요소는 감염연령이 가장 중요하다. 신생아 감염의 90%, 5세 미만 감염의 30%가 만성으로 진행한다. 연령 이외에 남아, 다운증후군, 세포면역이 떨어진 경우, 모체 HBeAg 양성 여부 등이 만성감염의 위험을 높인다고 알려져 있다.

(7) **예방**: B형간염 백신 예방접종, 수직 감염이 주로 문제가 되기 때문에 모든 산모에 대하여 B형간염 검사 실시

03

감염병 진단방법

(1) 장티푸스 → Widal Test

(2) 성홍열 → Dick Test

(3) 디프테리아 → Schick Test

(4) 한센병 → Lepromin Test

(5) 매독 → Wassermann Test

(6) 피부 → Patch Test

(7) 에이즈 → Elisa Test

(8) 결핵 → PPD 또는 TB Test

04

결핵

(1) **제2급 감염병**으로 신체의 모든 장기에 감염되는 감염병이다. 주요 증상은 피로와 권태감, 식욕 부진, 체중 감소, 미열, 빠른 맥박 등이며 합병증으로 각혈, 늑막염을 일으키기도 한다. 감염성에 문제가 되는 것은 주로 폐결핵이다.

(2) **병원체**: 결핵균(Mycobacterium Tuberculosis)

(3) **병원소**: 사람, 소

(4) **전파**: 인체 감염은 비말 감염, 비말핵에 의한 공기감염, 비진감염, 우유감염, 오염식품 등으로 이루어진다.

(5) **잠복기**: 2~12주

(6) **증상**: 병변이 심하게 진행되기 전까지는 기침이나 객혈 등의 증상이 없고, 미열, 약한 발한, 피로감, 체중 감소와 같은 비특이적 증상뿐이어서 조기발견이 어렵다.

(7) **감수성 및 면역성**: 일단 감염되면 10%는 발병하고 90%는 잠재감염으로 남는다. 연령별로 3세 이하의 소아가 가장 감수성이 높고, 3~12세에 가장 낮으며, 청년기에 다시 높아진다.

(8) **예방 및 관리**

① BCG 예방접종(생후 1개월 이내 접종), 건강관리로 저항력 키운다.

② 약물치료는 감수성 있는 약제를 병합해서 6개월 이상 치료해야 하며, 일단 약물치료를 시작하면 급격히 감염력이 떨어지나 대부분의 2차 전파는 치료 전에 이루어지므로 조기진단이 중요하다.

③ 약물치료는 6개월 이상을 요하므로 치료에 대한 순응도와 약물의 부작용을 잘 모니터링하고 환자교육을 철저히 하는 것이 중요하다. 우리나라를 포함한 대부분의 국가에서 직접복약확인(DOT; Directly Observed Therapy) 서비스를 실시한다.

(9) **진단**

① 2주 이상 지속되는 호흡기 증상 및 전신 증상이 있는 경우 결핵을 의심하고 진단적 검사 시행

② 투베르쿨린 피부 반응검사(tuberculin skin test) 시행

③ 활동성 여부를 확인하기 위해 흉부 X선 촬영 시행

④ 결핵균을 확인하기 위한 객담도말검사 및 배양검사 시행(객담도말 양성은 결핵전파의 중요한 지표이므로 반드시 시행해야 하나 민감도가 50% 미만으로 낮은 단점이 있다.)

05

| 오답해설 |

① BCG 예방접종은 생후 1개월(4주) 이내에 한다.

② 만성감염병이고 인수공통감염병이다.

③ 면역력에 문제가 없는 성인에게는 예방접종이 필요하지 않다.

우리나라에서는 생후 1개월(4주) 이내의 모든 신생아에게 BCG를 접종하도록 권고하고 있으며, 예방접종을 통해 소아에서 발생가능성이 높은 중증결핵을 예방할 수 있다. 결핵예방접종(BCG접종)은 소아의 심각한 중증 결핵예방을 위해 접종하는 것으로 예방접종만으로 결핵이 평생 동안 예방되는 것은 아니다.

06

• **소아 집단검진**: 투베르쿨린검사 → X-ray 직접촬영 → 객담검사

• **성인 집단검진**: X-ray 간접촬영 → X-ray 직접촬영 → 객담검사

07

한센병

(1) **제2급 감염병**으로 결핵균과 매우 비슷한 나균(Mycobacterium Leprae)이 피부와 피하신경을 침범하는 만성 감염 질환이다.

(2) **병원체**: 나균(Mycobacterium leprae)

(3) **병원소**: 환자

(4) **전파**: 환자의 배설물이나 분비물 등에 오염된 물건을 통한 간접 전파나 사람과 사람의 접촉에 의한 직접 전파가 있다(약한 피부나 상처, 상부호흡기계 점막 감염, 비말 감염).

(5) **잠복기**: 9개월~20년(평균 4년) / 4~10년

(6) **감수성과 저항성**: 감수성은 약한 편이다. 균의 전파력이 약해 사람에게는 긴 기간 접촉으로 전염되는 것으로 알려져 있다. 환자로부터 태어난 아기는 미감아라 하며 격리 관찰되고 평균 잠복기간을 5년으로 보고 정기검진을 한다.

(7) **증상**: 피부 병변으로 소결절, 구진, 반점 등이 나타나고, 무감각, 마비 등의 말초신경 증상을 보이며, 비강점막이 침범되면 코가 내려앉아 호흡이 막히거나 출혈이 일어날 수 있다.

(8) **예방**: 환자 발견 · 격리 · 치료, 환자 접촉자 관리 및 소독. 적절한 항나치료를 받은 환자는 전염력이 없다.

| 오답해설 |

① 간접전파와 직접전파로 감염된다.

③ 한센병은 치료받지 않은 환자에게서 배출된 나균에 오랫동안 접촉한 경우에 발병한다. 그러나 전세계 인구의 95%는 나병에 자연 저항을 갖고 있기 때문에 나균이 피부 또는 호흡기를 통하여 체내로 들어오더라도 쉽게 병에 걸리지는 않는다. 접촉자 관리가 필요하다.

④ 한센병은 수직감염은 되지 않으나 부모나 가족의 한센병 환자와 장기간 접촉한 어린아이는 미감아라 하며 격리 관찰되고 평균 잠복기간을 5년으로 보고 정기검진을 한다.

08

B형간염

(1) **제3급 감염병**으로 간염 자체뿐 아니라 간경변이나 간세포암을 유발시키기 때문에 문제가 되고 있다.

(2) **병원체**: B형간염바이러스(hepatitis B virus)

(3) **병원소**: 사람

(4) **전파**: 성적인 접촉이나 수혈, 오염된 주사기의 재사용 등에 의해서도 감염, 수직감염

(5) **잠복기**: 60~160일

(6) **증상**

① 급성 감염: 피로감, 식욕 부진 등의 전구증상 후 황달

② 만성 감염: 15~25%는 간경화나 간암으로 진행

③ 감염 시 만성감염으로 진행하는 데 관여하는 요소는 감염연령이 가장 중요하다. 신생아 감염의 90%, 5세 미만 감염의 30%가 만성으로 진행한다. 연령 이외에 남아, 다운증후군, 세포면역이 떨어진 경우, 모체 HBeAg 양성 여부 등이 만성감염의 위험을 높인다고 알려져 있다.

(7) **예방**: B형간염 백신 예방접종. 수직 감염이 주로 문제가 되기 때문에 모든 산모에 대하여 B형간염 검사 실시

09

감염병 진단방법

(1) 장티푸스 → Widal Test
(2) 성홍열 → Dick Test
(3) 디프테리아 → Schick Test
(4) 한센병 → Lepromin Test
(5) 매독 → Wassermann Test
(6) 피부 → Patch Test
(7) 에이즈 → Elisa Test
(8) 결핵 → PPD 또는 TB Test

10

(01 해설 참고)
AIDS의 대표적인 진단방법은 ELISA test이다.
Lepromin test는 한센병 진단방법이다.

11

폐결핵 집단검진 순서

• 성인: X-ray 간접촬영 → X-ray 직접촬영 → 객담검사
• 소아: 투베르쿨린 검사 → X-ray 직접촬영 → 객담검사

12

(08 해설 참고)

13

② A형은 주로 유행성 간염을 일으키고 대부분 쉽게 회복된다.

14

B형간염은 면역이 형성되기 때문에 예방접종을 시행한다.

15

후천성면역결핍증(AIDS, Acquired Immunodeficiency Syndrome)

(1) 제3급 감염병으로 인간면역결핍바이러스(HIV)에 의해 후천적으로 면역 기능이 떨어지면서 다양한 기회감염증에 이환되며 다양한 악성 종양이 발생하는 질병이다. 1981년 처음 진단된 이후 세계적으로 그 환자가 급속히 증가하고 있다.

(2) 전파
① 성적 접촉 시
② 수혈 및 혈액 제품 사용 시
③ 오염된 주사기, 침, 칫솔, 면도칼을 사용할 때 등
④ 감염 모성에서 태아로 수직 감염이 가능

(3) **HIV 항체검사**: ELISA test, P.A법(선별검사), Western blot(확인검사)

(4) **치료**
① AIDS의 원인인 HIV를 죽이는 약은 없다.
② HIV 증식을 막고, AIDS로 발병되는 것을 늦추기 위한 항바이러스제제를 병합하여 투여한다.
③ 항바이러스제제의 병합요법은 HIV를 효과적으로 공격하여 질병의 진전 속도를 늦추어 평균 생존기간을 효과적으로 연장시키고 HIV의 전파력을 억제시킬 수 있다.

16

결핵균은 강한 산이나 알칼리에도 잘 견디는 항산성 균이지만 열과 햇볕에 약해 직사광선을 쪼이면 몇 분내에 사멸한다.

17

결핵의 병원체 및 임상적 특징

(1) 결핵은 그람양성이면서 항산성 간균인 Mycobacterium tuberculosis에 의해서 발병된다.
※ 항산성균(Mycobacterium)은 acid fast bacilli (AFB)라고도 하며 보통 염색으로는 쉽게 염색되지 않으며 가온하여 일단 염색이 되면 산이나, 알코올, 알카리에 강하고 탈색이 되지 않는 성질을 가지고 있으므로 항산성(acid fastness) 또는 항산성균(AFB)이라고 한다.

(2) 결핵균의 증식은 산소분압과 관련이 있어서 체내에서 폐, 특히 폐첨부에서 잘 발생한다

(3) 결핵균은 환자가 기침하거나 말할 때 호흡기 비말과 함께 나와 전파되고, 특히 비말의 수분성분이 마르고 남은 비말핵 형태로 공기 중 떠다니며 상당기간 공기매개전파를 일으킬 수 있다.

(4) 활동성 결핵 환자와 밀접한 접촉을 하는 경우는 33~65%에서 감염이 이루어지며, 환자가 도말 양성인 경우 감염률이 더 높다. 일단 감염이 되면 10%는 발병하고 90%는 잠재감염으로 남게 된다고 알려져 있다.

(5) 폐결핵이 발병해도 병변이 심하게 진행되기 전까지는 기침이나 객혈 등의 증상이 없고, 미열이나 약간발한, 피로감, 체중 감소와 같은 비특이적 증상뿐이어서 조기발견이 어려워 유행관리가 어려운 질환이다.

18

C형간염(Hepatitis C)

(1) 제3급 감염병으로 B형간염과 함께 만성 간질환과 간암의 주요 원인이다.

(2) 성적인 접촉이나 수혈, 혈액을 이용한 의약품, 오염된 주사기의 재사용, 소독되지 않은 침의 사용, 피어싱, 문신을 새기는 과정 등에서 감염된다.

(3) 잠복기는 2주~6개월이고 초기 감염은 대부분 무증상이거나 경미하지만 감염자의 50~80%는 만성 감염으로 발전하여 이 중 약 절반은 간경화나 간암으로 발전한다.

(4) 백신은 아직 개발되어 있지 않았으며, 예방 및 관리 기준은 B형간염과 유사하다.

19

결핵

(1) **감수성**: 일단 감염되면 10%는 발병하고 90%는 잠재감염으로 남는다. 감수성은 저체중이나 영양불량자들 중에 증가하며, 규폐증, 당뇨병 혹은 위절제술을 한 사람들, 알코올 중독자들과 면역 억제 상태에 있는 사람들의 경우 증가한다.

(2) **역학적 특성**

① 연령별 발생률: 80세 이상에서 가장 높으며 그다음이 70대, 60대 순(10대 후반에 크게 증가한 후 25~29세에 한 번 정점을 이루는데, 이 연령대에서의 높은 발생률은 결핵 후진국의 모습에서 아직 벗어나고 있지 못하고 있음을 의미)

② 전체적으로 남자가 여자보다 발생률이 높다.

③ 도시가 농촌보다 유병률이 높은데, 이는 도시외곽 빈민지역의 결핵유병률이 높기 때문이다.

④ 우리나라 인구 10만 명당 결핵발생률은 80.0명으로 OECD 평균(11.4명)보다 높게 나타나고 있다. OECD 회원국 중 한국(80.0명)이 가장 높은 결핵발생률을 기록해 OECD 회원국 34개국 중 한국은 1위로 나타났다.

20

〈보기〉의 내용은 결핵에 대한 설명이다.

① Mycobacterium leprae – 한센병
② Hepatitis B virus – B형간염
③ Mycobacterium Tuberculosis – 결핵
④ Human Immunodeficiency Virus – AIDS

21~22

한센병

(1) 병원체는 나균(Mycobacterium leprae)으로 세균에 해당한다.

(2) 제2급 감염병으로 결핵균과 매우 비슷한 나균(Mycobacterium Leprae)이 피부와 피하신경을 침범하는 만성 감염 질환이다. 가장 흔히 보이는 증상은 지각상실이고, 감각신경 이상에 의한 수지 및 사지 상실, 운동신경 장애에 의한 마비 등의 후유증을 동반한다.

(3) 한센병은 치료받지 않은 환자에게서 배출된 나균에 오랫동안 접촉한 경우에 발병한다. 그러나 전세계 인구의 95%는 나병에 자연 저항을 갖고 있기 때문에 나균이 피부 또는 호흡기를 통하여 체내로 들어오더라도 쉽게 병에 걸리지는 않는다. 접촉자 관리가 필요하다.

(4) 한센병의 진단방법은 Lepromin Test이다.

23~24

결핵(Mycobacterium Tuberculosis)

(1) 제2급 감염병으로 신체의 모든 장기에 감염되는 감염병이다. 주요 증상은 피로와 권태감, 식욕 부진, 체중 감소, 미열, 빠른 맥박 등이며 합병증으로 각혈, 늑막염을 일으키기도 한다. 감염성에 문제가 되는 것은 주로 폐결핵이다.

(2) **병원체**: 결핵균(Mycobacterium Tuberculosis)

(3) **병원소**: 사람, 소

(4) **전파**: 인체 감염은 비말 감염, 비말핵에 의한 공기감염, 비진감염, 우유감염, 오염식품 등으로 이루어진다.

(5) **잠복기**: 2~12주

(6) **증상**: 병변이 심하게 진행되기 전까지는 기침이나 객혈 등의 증상이 없고, 미열, 약한 발한, 피로감, 체중 감소와 같은 비특이적 증상뿐이어서 조기발견이 어렵다.

(7) **감수성 및 면역성**

① 일단 감염되면 10%는 발병하고 90%는 잠재감염으로 남는다.

② 감수성은 저체중이나 영양불량자들 중에 증가하며, 규폐증, 당뇨병 혹은 위절제술을 한 사람들, 알코올 중독자들과 면역 억제 상태에 있는 사람들의 경우 증가한다.

③ 연령별로 3세 이하의 소아가 가장 감수성이 높고, 3~12세에 가장 낮으며, 청년기에 다시 높아진다.

(8) **예방**: BCG 예방접종(생후 1개월 이내 접종), 평소 건강관리로 숙주의 저항력을 키운다.

(9) **진단**

① 2주 이상 지속되는 호흡기 증상 및 전신 증상이 있는 경우 결핵을 의심하고 진단적 검사 시행

② 투베르쿨린 피부 반응검사(tuberculin skin test) 시행

③ 활동성 여부를 확인하기 위해 흉부 X선 촬영 시행
④ 결핵균을 확인하기 위한 객담도말검사 및 배양검사 시행

제11절 | 성 접촉 매개 감염병

01 ④   02 ③

01

① 임질의 잠복기는 3~10일 정도이며 남자는 요도염, 부고환염, 여자는 자궁경부염이나 요도염이 증상으로 나타나고 합병증으로 자궁내막염, 난관염이 있을 수 있어 불임을 유발할 수 있다. 매독의 잠복기는 10일~3개월이며 통상적으로 3주 정도이다.
② 성기단순포진은 성 접촉으로 전파되는 성기 부위의 수포성 피부 질환으로 잠복기는 2~14일이다. 초기 감염자들에게는 성기 부위에 수포가 형성된 후 궤양이 나타나기도 하지만 아무 증상이 없는 경우도 흔하다.
③ 매독, 임질 등은 감염 면역만 나타난다.
④ 클라미디아감염증의 잠복기는 1~3주이다. 임상적 특성은 임질과 거의 유사하며 남성에게는 요도염으로, 여성에게는 농점액성 자궁경부염의 형태로 나타난다.

02

클라미디아감염증은 제4급 감염병이며 원인 병원체는 클라미디아 트라코마티스균(Chlamydia Trachomatis)이다. 성 접촉으로 전파되며, 잠복기는 1~3주이다. 임상적 특성은 임질과 거의 유사하며 남성에게는 요도염으로, 여성에게는 농점액성 자궁경부염의 형태로 나타난다.

제12절 | 신종 및 재출현 감염병

01 ②   02 ①   03 ④   04 ③   05 ①
06 ③

01

국제 보건에 대한 지도와 조정을 담당하는 기구는 세계보건기구(WHO)이다.

02

1980년 세계보건기구가 지구상에서 천연두(두창) 박멸을 선언하였다.

03

① 인플루엔자, COVID-19 등 RNA 바이러스는 높은 돌연변이율(DNA 바이러스 대비 300배 이상) 때문에 신종 바이러스가 지속적으로 발생한다.
② 예방접종을 받은 사람이 자연감염이 많은 사회에서 살게 되면 병원체와 접촉하여 면역력이 추가로 높아질 기회를 갖게 되어 백신 효과가 더 좋아질 수 있으나, 자연감염이 적은 사회라면 시간이 지나면서 항체가가 감소되어 소실되는 2차 백신 실패가 일어나서 백신 효과가 줄어들 수 있다.
③ 집단면역이 충분히 높으면 감수성자가 일상적 접촉에서 전염성을 가진 환자와 접촉하게 될 확률이 낮으므로 유행이 발생하지 않는다. 따라서 예방접종을 통하여 지역사회의 집단면역 수준을 높이게 되면 지역사회에서 해당 감염병의 유행 발생을 막을 수 있으며, 특히 인간만이 숙주인 경우는 감염병을 퇴치할 수도 있다.
④ 감염병의 종류에 따라 백신 및 치료제로 종식이 가능한 경우도 있으나 동물병원소인 감염병, 매개체감염병, 항원변이가 이루어지는 감염병 등은 종식이 어렵다.

04 ~ 05

외국에서 유입되어 발생하는 감염병
(1) 외국에서 유입되어 토착화된 대표적인 감염병은 1985년에 처음 발견된 뒤 발생이 증가하고 있는 HIV/AIDS이다.
(2) 콜레라와 열대열 말라리아, 뎅기열 등은 유행 지역에서 감염되어 유입되고 있으나 토착화가 이루어지지 않는 감염병이다.
(3) 해외여행이 증가하고, 여행 국가가 다양해지면서 많은 수의 다양한 감염병이 유입되고, 유입된 감염병이 국내에서 토착화되는 경우도 나타날 것으로 전망된다.

06
세계보건기구 감염병 경보
(1) **경보 단계**
　① 1단계: 동물 사이에 한정된 전염으로 사람에게는 안전한 상태
　② 2단계: 동물 사이에 전염되다가 소수의 사람들에게도 전염된 상태
　③ 3단계: 사람들 사이에서 감염이 증가한 상태
　④ 4단계: 사람들 사이에 전염이 급속히 퍼지기 시작, 세계적 유행병 발생 초기 상태. 에피데믹(Epidemic)
　⑤ 5단계: 동일 권역(대륙)의 최소 2개국에서 병이 유행, 전염병 대유행이 임박
　⑥ 6단계: 다른 권역(대륙)의 국가에서도 추가로 전염 발생. 전염병의 대유행, 팬데믹(Pandemic)
(2) **팬데믹 선포된 사례**
　① 1968년 홍콩독감
　② 2009년 신종인플루엔자
　③ 2020년 COVID-19

제 2 장	만성질환 관리

제 1 절 | 만성질환의 이해				
01 ③	02 ②	03 ④	04 ④	05 ②
06 ④	07 ④	08 ②	09 ③	10 ①
11 ④	12 ②	13 ①	14 ④	15 ③
16 ①	17 ①	18 ①	19 ②	20 ③
21 ③				

01
• **1차성 고혈압(본태성 고혈압)**: 원인이 불명확하며, 대부분이 본태성 고혈압으로 85~90%를 차지한다.
• **2차성 고혈압(속발성 고혈압)**: 원인이 알려져 있고 그 증상의 하나로 고혈압이 나타나는 것이다. 동맥경화증, 심혈관 질환 및 신성, 내분비성 원인으로 인한 증후성 고혈압이 해당한다.
고혈압은 1차성 고혈압인 본태성 고혈압 환자가 2차성 고혈압인 속발성 고혈압 환자보다 더 많다.

02
만성질환은 영속의 불구상태, 회복불가능한 병변, 재활을 위한 특별한 훈련의 필요성, 장기간의 보호나 감시의 필요성 중 최소한 한 가지 이상을 갖고 있는 상태를 말한다. 발병 후 완치가 어려우며 진행경과가 오래 걸리면서 단계적으로 기능저하나 장애가 심화되는 경우가 많다. 조기치료로 관리가 가능하다.

03
만성질환은 완치가 되지 않기 때문에 2차 · 3차 예방을 통한 관리는 유병률을 증가시킬 수 있다.
| 오답해설 |
① 대부분 발생시점을 정확하게 알 수 없다.
② 2차 예방을 통한 관리가 중요하지만 더 효과적인 관리방법은 1차 예방이다.
③ 대부분 직접적인 발생원인이 밝혀져 있지 않지만 생활습관 및 환경 개선을 통해 1차 예방이 가능하다.
만성질환의 역학적 특성
(1) 직접적인 원인이 존재하지 않는다.
(2) 원인이 다인적이다.
(3) 잠재 기간이 길다.
(4) 질병 발생 시점이 불분명하다.

(5) 증상이 호전과 악화 과정을 반복하면서 결과적으로 나쁜 방향으로 진행한다.

(6) 발병 후 완치되기 어려우며 진행 경과가 오래 걸리면서 단계적으로 기능 저하나 장애가 심화되는 경우가 많다.

(7) 연령이 증가하면 유병률도 증가한다.

(8) 만성 대사성 퇴행성 질환이 대부분이다.

(9) 집단 발생 형태가 아닌 개인적·산발적인 질병이다.

(10) 여러 가지 질환이 동시에 이환된다.

04

(03 해설 참고)
만성질환은 원인 및 발생시기가 불분명하다.

05

뇌혈관 질환에 의한 사망률은 2004년 70.1에서 2014년 48.2, 2015년 48.0으로 감소하는 추세이다.

06

(03 해설 참고)
만성질환은 호전과 악화를 반복하면서 결과적으로 나쁜 방향으로 진행한다.

07

대부분의 만성질환은 직접적인 원인이 없이 다양한 요인에 의해 발생하며 조기진단을 통해 관리가 중요하며 질병 발병 이후에는 완치가 어렵다.

08

만성질환은 발생률은 낮지만 유병률은 높다.

09

만성질환은 호전과 악화를 반복하다가 결과적으로 나쁜 방향으로 진행한다.

10

> **만성질환에 대한 10가지 오해(WHO, 2005)**
> 1. 주로 고소득 국가에 영향을 준다.
>   → 만성질환 사망자 5명 중 4명은 저·중소득 국가에서 발생한다.
> 2. 저·중소득 국가에서는 만성질환에 앞서 감염성질환을 통제해야 한다.
>   → 저·중소득 국가에서는 감염성 질환 문제도 있으나 급증하는 만성질환이 미래의 큰 문제로 떠오르고 있다.

3. 주로 부유한 사람들에게 영향을 준다.
   → 거의 모든 나라에서 가난한 사람이 부유한 사람보다 만성질환 발생위험 및 사망위험이 높으며, 만성질환의 경제적 부담으로 더욱 가난하게 된다.
4. 주로 노인들에게 영향을 준다.
   → 만성질환의 반 정도가 70세 이전에 조기사망을 초래한다.
5. 주로 남성들에게 영향을 준다.
   → 심장병을 포함해서 만성질환은 대체로 남녀에게 비슷하게 영향을 준다.
6. 불건강한 생활양식의 결과이며 개인의 책임이다.
   → 건강을 위한 의료자원의 배분이 적절하고 건강에 대한 교육이 충분히 이루어지는 경우가 아니라면 개인에게 책임을 물을 수 없다.
7. 예방할 수 없다.
   → 알려진 주요 위험요인이 제거된다면 심장병, 뇌졸중, 당뇨병의 80%와 암의 40%를 예방할 수 있다.
8. 예방과 관리는 비용이 지나치게 많이 든다.
   → 세계 어디서나 만성질환에 대한 중재는 매우 비용-효과적이며 값싸게 실행할 수 있다.
9. 위험요인이 많아도 건강히 오래살 수 있고, 위험요인이 없어도 젊어서 만성질환으로 죽을 수 있다. (반쪽진실)
   → 드물게 예외가 있으나 대다수의 만성질환은 공통적인 위험요인이 있으며 이들을 제거함으로써 예방될 수 있다.
10. 누구나 무슨 원인으로든 죽게 마련이다.(반쪽진실)
    → 죽음은 피할 수 없으나, 서서히 고통스럽게 일찍부터 죽을 필요도 없다.

11

만성질환의 역학적 특성
(1) 직접적인 원인이 존재하지 않는다.
(2) 원인이 다인적이다.
(3) 잠재 기간이 길다.
(4) 질병 발생 시점이 불분명하다.
(5) 증상이 호전과 악화 과정을 반복하면서 결과적으로 나쁜 방향으로 진행한다.
(6) 발병 후 완치되기 어려우며 진행 경과가 오래 걸리면서 단계적으로 기능 저하나 장애가 심화되는 경우가 많다.
(7) 연령이 증가하면 유병률도 증가한다.
(8) 만성 대사성 퇴행성 질환이 대부분이다.
(9) 집단 발생 형태가 아닌 개인적·산발적인 질병이다.
(10) 여러 가지 질환이 동시에 이환된다.
만성질환은 질병의 진행이 서서히 진행되며 위험요인에 노출 후 오랜 시간이 지나 발병한다.

12

대부분의 만성질환은 비감염성 또는 비전염성 질환으로, 감염병과 같이 접촉 등 매개체에 의해 전파되지 않는다. 그러나 일부 만성질환은 감염에 의해 질병이 발생할 수도 있다. 간암의 주요 위험요인인 B 및 C형간염 바이러스, 위암의 위험요인인 헬리코박터, 혹은 자궁경부암과 두경부암, 피부상피암의 위험요인인 인간유두종바이러스 등은 감염 인자가 만성질환에 기여한다.

13

2022년 0세(생후 1년 이내) 주요 사망원인: 출생전후기에 기원한 특정 병태, 선천기형·변형 및 염색체 이상, 영아 돌연사 증후군

14

(11 해설 참고)
만성질환은 잠재기간이 길며 서서히 진행된다.

15

사망원인통계상 암, 심장질환, 폐렴, 알츠하이머병은 증가추세이고 뇌혈관질환, 당뇨병은 감소추세였으나 2020년 이후 다시 증가하고 있다.

16

만성질환 감시 원칙과 방법

(1) 만성질환 감시
 ① 만성질환에 관련 만성질환 발생과 해당 위험요인 노출에 대한 자료를 체계적으로 수집, 분석, 해석하여 정책결정자나 그 밖의 수요자에게 적시에 제공하는 활동이다.
 ② WHO에서는 주요 만성질환의 위험요인의 유병 정도를 파악하여 만성질환 예방과 관리를 위한 정책개발에 활용할 수 있도록 국가 단위의 감시활동을 권장하고 있다.

(2) WHO STEPS 사업
 ① 네 가지 주요 만성질환(심혈관질환, 암, 만성폐질환, 당뇨)를 일으키는 위험요인으로 4가지 생활습관과 관련된 요인(흡연, 음주, 나쁜 식이습관, 신체활동 부족)과 4가지 생체요인(비만과 과체중, 혈압상승, 혈당상승, 지질이상)에 대한 조사이다.
 ② 각국에서는 나라의 상황에 맞추어 감시체계를 수행하며 정기적인 유병조사자료를 이용하여 위험요인의 추세를 지속적으로 관찰할 수 있고, 관련 정책을 세우는 주요 근거를 마련하게 된다.
 ③ WHO는 그 자료를 이용하여 국가 간 비교를 할 수 있다.

(3) 한국의 주요 만성질환 감시체계

이름	국민건강 영양조사	지역사회 건강조사	손상감시 사업	암등록사업
담당 기관	질병관리청	질병관리청	질병관리청	중앙암등록 본부 (국립 암센터)
시작 년도	1998	2008	2005	1980
목표 인구	전국	전국 (시군구)	전국	전국
자료 수집 방법	표본조사	표본조사	병원기반	인구기반
주요 대상 지표	만성질환 및 위험요인 유병률	만성질환 및 위험요인 유병률	심뇌혈관 질환 및 손상 발생률	발생률, 생존율, 사망률

17

만성질환의 결정요인

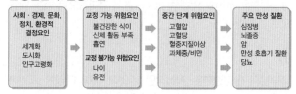

18

현대에 와서 급성질환의 유병률은 감소하고 만성질환의 유병률은 급격히 증가하고 사망원인도 악성신생물, 심장질환, 폐렴, 뇌혈관질환 등 만성질환이며 감염성 질환은 10위권 밖이다. 이러한 사망 및 질병력 변화의 이유는 다음과 같다.

(1) 사회, 경제 수준의 향상에 따른 위상수준의 향상
(2) 국민 영양 향상
(3) 생활양식의 변화
(4) 인구의 노령화
(5) 의학기술의 발전
(6) 의료보장제도

19

(11 해설 참고)

20

(10 해설 참고)

21

질병 및 사망원인 추이

(1) 건강수준의 장기 추이
  ① 인구집단의 건강수준을 객관적 지표로 볼 수 있는 것은 사망률과 기대여명을 들 수 있다.
  ② 한국의 2000년부터 2019년까지 5년 간격의 사망률의 변화양상을 살펴보면 조사망률이 2005년 이후 증가하는 추세이나 연령표준화사망률의 추이를 보면 2000년 615.4명, 이후 계속 감소하여 2019년에는 305.4명으로 지속적으로 감소하는 추세이다.
  ③ 1998년을 기준으로 2018년의 연령표준화 사망률은 2.07배 정도 감소하였으며, 남자는 2.04배, 여자는 2.07배 정도 감소하였고, 더욱 고무적인 것은 사망률의 성별 차이가 점자 줄어들고 있다는 점이다.
  ④ 기대여명의 변화 추이를 보면 1998년 75.1세에서 2018년에는 82.7세로 7.6년이 증가하였으며, 남자는 8.5년, 여자는 6.7년 증가하여 남자에서의 증가가 더 높았으며 이러한 결과로 남녀의 기대여명 차이는 1998년 7.8년에서 2018년 6.0년으로 감소하였다.
  ⑤ 사망률이나 기대여명에서의 감소추세는 사회경제수준의 향상이나 보건의료의 발전에서 찾을 수 있지만 성별 차이의 감소는 남자들의 성 역할 즉, 위험행동 감소로 설명하기도 한다.

(2) 우리나라 주요 사망원인 통계(2023년)
  ① 10대 사망원인은 악성신생물(암), 악성신생물(암), 심장 질환, 폐렴, 뇌혈관 질환, 고의적 자해(자살), 알츠하이머병, 당뇨병, 고혈압성 질환, 패혈증, 코로나19 순이다.
  ② 심장 질환, 폐렴, 알츠하이머병, 고혈압성 질환, 패혈증은 10년 전과 비교하여 순위가 상승하였다.

※ 출처: 대한예방의학회, 예방의학과 공중보건학 제4판, 계축문화사, 2021, p.120.

01 ②	02 ①	03 ②	04 ①	05 ③
06 ②	07 ③	08 ②	09 ①	10 ③
11 ①	12 ②	13 ④	14 ②	15 ①
16 ②	17 ③	18 ④	19 ②	20 ③
21 ①	22 ③	23 ②	24 ①	25 ④
26 ③	27 ③	28 ①	29 ④	30 ②
31 ②	32 ③	33 ②	34 ②	35 ③
36 ①	37 ③	38 ①	39 ①	40 ②
41 ④	42 ②	43 ①	44 ②	45 ②
46 ①	47 ③	48 ①	49 ④	50 ②
51 ④	52 ②	53 ④	54 ④	55 ③
56 ①	57 ②	58 ③	59 ②	60 ③
61 ③				

01

암의 종류별 검진주기와 연령 기준(「암관리법 시행령」 별표1)

암종	검진 대상	검진 주기
위암	40세 이상 남녀	2년 주기
간암	40세 이상 남녀 중 간암 발생 고위험군 해당자	6개월 주기
대장암	50세 이상 남녀	1년 주기
유방암	40세 이상 여성	2년 주기
자궁경부암	20세 이상 여성	2년 주기
폐암	54세 이상 74세 이하의 남녀 중 폐암 발생 고위험군	2년 주기

02

국제암연구소(IARC) 발암물질분류

Group 1	인체발암물질: 충분한 인간대상 연구자료와 충분한 동물실험결과가 있는 경우
Group 2A	인체발암추정물질: 제한적 인간대상 연구자료와 충분한 동물실험결과가 있는 경우
Group 2B	인체발암가능물질: 제한적 인간대상 연구자료와 불충분한 동물실험결과가 있는 경우
Group 3	인체발암성미분류물질: 불충분한 인간대상 연구자료와 불충분한 동물실험결과가 있는 경우
Group 4	인체비발암성추정물질: 인간에서 발암가능성이 없으며 동물실험결과도 부족한 경우

03

정상혈압은 수축기 혈압 120 미만, 확장기 혈압 80 미만이다.

04

(01 해설 참고)

05

위암, 간암, 유방암의 대상 연령은 만 40세 이상이고 대장암의 대상 연령은 만 50세 이상이다.

06

• 유방암, 위암, 자궁경부암 – 2년마다 1회 검진
• 대장암 – 1년마다 1회 검진

07

(01 해설 참고)

08 ~ 09

대사증후군(ATP Ⅲ) 진단기준

ATP Ⅲ 기준을 적용하며 진단 항목 5개 중 3개 또는 그 이상을 나타내는 경우 대사증후군으로 정의한다.

진단 항목	진단 수치
허리둘레	남자 $\geq$ 90cm, 여자 $\geq$ 85cm
중성지방	$\geq$ 150mg/dL 또는 약물치료
고밀도지단백콜레스테롤	남자 < 40mg/dL, 여자 < 50mg/dL 또는 약물치료
고혈압	수축기/이완기 $\geq$ 130/85mmHg 또는 약물치료
고혈당	공복혈당 $\geq$ 100mg/dL 또는 약물치료

10

(01 해설 참고)

11

(08 해설 참고)

| 오답해설 |

② 중성지방: $\geq$ 150mg/dL 또는 약물치료
③ 혈압: 수축기/이완기 $\geq$ 130/85mmHg 또는 약물치료
④ 혈당: 공복혈당 $\geq$ 100mg/dL 또는 약물치료

12

당뇨병

(1) **제1형 당뇨병**: 인슐린 의존형 당뇨병(IDDM, Insulin Dependent Diabetes Mellitus)으로 소아형당뇨라고도 한다. 췌장 베타 세포의 파괴로 인한 인슐린 결핍을 특징으로 하며 만 14세 이전에 발생하며 갑자기 나타난다. 위험요인은 병리학적 인자와 가족력 등이다.

(2) **제2형 당뇨병**: 인슐린 비의존형 당뇨병(NIDDM, Non-insulin Dependent Diabetes Mellitus), 성인당뇨로 당뇨병의 95%가 해당된다. 인슐린 저항성과 상대적인 인슐린 부족을 특징으로 하며 대부분이 40세 이후 성인에서 발병된다. 주요 위험요인은 나이, 비만도, 가족력, 인종, 운동량, 영양상태, 도시화 및 문명화된 환경변화 등이다.

| 바로알기 |

② 제2형 당뇨는 성인당뇨로 가족력, 비만, 출생 시 체중, 생활습관 등이 주요 원인 인자로 밝혀져 있다. 생활습관에 음주가 포함되기는 하지만 "다량의 음주"가 원인이라고 할 수는 없으며 당뇨병 자체는 관리만 잘 하면 일상활동에 큰 지장이 없기 때문에 활동인구의 인력소실을 가져오는 질병이라고 보기 어렵다.

③ **소아형 당뇨병**: 인슐린 양의 감소로 생기며, 갑작스러운 다뇨·다식·다갈증의 증상과 함께 비만아에게 많다.
  → 제1형 당뇨병을 소아형 당뇨병이라고 하는데 "소아형 당뇨병이 비만아에게 많다."는 설명은 옳지 않다. 소아 중에서 비만인 아이들이 제2형 당뇨가 발생하는 경우가 있으며 제1형 당뇨와 소아비만의 인과성은 증명되지 않았다.

이 문제는 ②와 ③ 두 선택지가 옳지 않은 내용이었으나 당시 정답은 ②로 발표되었고 이의제기도 없었기 때문에 그대로 인정되었던 문제이다.

13

대사증후군 진단항목: 허리둘레, 중성지방, 고밀도지단백콜레스테롤, 고혈압, 고혈당

14

고혈압

(1) 심장의 수축/이완할 때의 힘과 동맥의 저항하는 힘 사이에 생기는 혈관의 압력으로, 수축기혈압이 140mmHg 이상이거나 이완기혈압이 90mmHg 이상인 경우이다.

(2) **분류**
  ① 1차성 고혈압(본태성 고혈압): 원인이 불명확한 것으로 대부분이 본태성 고혈압으로 85~90% 차지
  ② 2차성 고혈압(속발성 고혈압): 원인이 알려져 있고 그 증상의 하나로 고혈압이 나타나는 것으로 동맥경화증,

심혈관 질환 및 신성, 내분비성 원인으로 인한 증후성 고혈압

(3) **혈압의 기준**: 정상 – 120/80 미만, 고혈압 – 140/90 이상

(4) **위험요인**: 연령과 성, 유전과 가족력, 소금섭취 부족, 비만, 운동부족, 음주, 정신적 스트레스

(5) **예방 및 관리**
　① 1차 예방: 개인의 생활습관을 바꾸는 지역사회의 보건사업 전개
　② 2차 예방: 혈압을 조기에 발견하고 항고혈압제 복용과 생활습관 개선을 통해 고혈압으로 인한 합병증 방지

15

대사증후군 진단 기준

ATP Ⅲ 기준을 적용하며 진단 항목 5개 중 3개 또는 그 이상을 나타내는 경우 대사증후군으로 정의한다.

진단 항목	진단 수치
허리둘레	남자 ≥ 90cm, 여자 ≥ 85cm
중성지방	≥ 150mg/dL 또는 약물치료
고밀도지단백 콜레스테롤	남자 < 40mg/dL, 여자 < 50mg/dL 또는 약물 치료
고혈압	수축기/이완기 ≥ 130/85mmHg 또는 약물치료
고혈당	공복혈당 ≥ 100mg/dL 또는 약물치료

16

손상(injury)은 숙주, 환경, 매개체의 상호작용에 의해 일어나는 물리적 상해와 이로 인한 만성 장애와 정신적 고통을 수반하는 질환으로 통칭된다.

17

심혈관질환 관련요인 중 인구집단 기여위험도

• 허혈성 심장질환: 흡연(41%), 고혈압(21%), 고지혈증(9%)
• 뇌혈관 질환: 고혈압(35%), 흡연(26%), 고지혈증(5%)

18 ~ 19

(15 해설 참고)

20

암의 종류별 검진주기와 연령 기준(「암관리법 시행령」 별표1)

암종	검진 대상	검진 주기
위암	40세 이상 남녀	2년 주기
간암	40세 이상 남녀 중 간암 발생 고위험군 해당자	6개월 주기
대장암	50세 이상 남녀	1년 주기
유방암	40세 이상 여성	2년 주기
자궁경부암	20세 이상 여성	2년 주기
폐암	54세 이상 74세 이하의 남녀 중 폐암 발생 고위험군	2년 주기

[비고]
1. "간암 발생 고위험군"이란 간경변증, B형간염 항원 양성, C형간염 항체 양성, B형 또는 C형 간염 바이러스에 의한 만성 간질환 환자를 말한다.
2. "폐암 발생 고위험군"이란 30갑년[하루 평균 담배소비량(갑)×흡연기간(년)] 이상의 흡연력(吸煙歷)을 가진 현재 흡연자와 폐암 검진의 필요성이 높아 보건복지부장관이 정하여 고시하는 사람을 말한다.

21

당뇨병의 증상

(1) **대표적인 3대 증상**: 다뇨(polyurea), 다음(polydypsia), 다식(polyphagia)
(2) **대사장애로 인한 증상**: 다뇨, 다음, 다식, 체중 감소, 피로, 권태감
(3) **합병증**: 시력장애, 망막증, 말초신경염, 지각장애, 당뇨성 족부궤양, 피부소양증, 종기, 동맥경화증, 협심증, 고혈압, 당뇨병성 신장염 등

22

(15 해설 참고)

23

국제암연구소(IARC) 발암물질 분류

Group 1	인체발암물질: 충분한 인간대상 연구자료와 충분한 동물실험결과가 있는 경우
Group 2A	인체발암추정물질: 제한적 인간대상 연구자료와 충분한 동물실험결과가 있는 경우
Group 2B	인체발암가능물질: 제한적 인간대상 연구자료와 불충분한 동물실험결과가 있는 경우
Group 3	인체발암성미분류물질: 불충분한 인간대상 연구자료와 불충분한 동물실험결과가 있는 경우
Group 4	인체비발암성추정물질: 인간에서 발암가능성이 없으며 동물실험결과도 부족한 경우

24

(1) 당뇨병 진단기준
  ① 당화혈색소 ≥ 6.5% 또는
  ② 8시간 이상 공복혈장혈당 ≥ 126mg/dL 또는
  ③ 75g 경구포도당부하검사 후 2시간 혈장혈당 ≥ 200mg/dL 또는
  ④ 당뇨병의 전형적인 증상(다뇨, 다음, 설명되지 않는 체중감소)과 임의 혈장혈당 ≥ 200mg/dL

(2) 당뇨 전 단계의 기준
  ① 당화혈색소 5.7% 이상 6.4% 이하
  ② 8시간 이상 공복혈장혈당 100mg/dL 이상 125mg/dL 이하(공복혈당장애)
  ③ 75g 경구포도당부하검사 후 2시간 혈장혈당 140mg/dL 이상 199mg/dL 이하(내당능장애)

25

(20 해설 참고)

26

(1) <u>제1형 당뇨병</u>: 인슐린 의존형 당뇨병(IDDM, Insulin Dependent Diabetes Mellitus)으로 소아형당뇨라고도 한다. 췌장 베타 세포의 파괴로 인한 인슐린 결핍을 특징으로 하며 만 14세 이전에 발생하며 갑자기 나타난다. 위험요인은 병리학적 인자와 가족력 등이다.

(2) <u>제2형 당뇨병</u>: 인슐린 비의존형 당뇨병(NIDDM, Non-insulin Dependent Diabetes Mellitus), 성인당뇨로 당뇨병의 95%가 해당된다. 인슐린 저항성과 상대적인 인슐린 부족을 특징으로 하며 대부분이 40세 이후 성인에서 발병된다. 주요 위험요인은 나이, 비만도, 가족력, 인종, 운동량, 영양상태, 도시화 및 문명화된 환경변화 등이다.

27

암의 종류별 검진주기와 연령 기준(「암관리법 시행령」 별표1)

암종	검진 대상	검진 주기	검사 항목
위암	40세 이상 남녀	2년 주기	위내시경 검사
간암	40세 이상 남녀 중 간암 발생 고위험군[1]	6개월 주기	간초음파 검사, 혈청알파태아단백 검사
대장암	50세 이상 남녀	1년 주기	분변잠혈검사, 대장내시경검사, 조직검사, 대장이중조영검사
유방암	40세 이상 여성	2년 주기	유방촬영
자궁경부암	20세 이상 여성	2년 주기	자궁경부세포검사
폐암	54세 이상 74세 이하 남녀 중 폐암 발생 고위험군[2]	2년 주기	저선량 흉부CT 검사

1) "간암 발생 고위험군"이란 간경변증, B형간염 항원 양성, C형간염 항체 양성, B형 또는 C형 간염 바이러스에 의한 만성 간질환 환자를 말한다.
2) "폐암 발생 고위험군"이란 30갑년[하루 평균 담배소비량(갑)×흡연기간(년)] 이상의 흡연력(吸煙歷)을 가진 현재 흡연자와 폐암 검진의 필요성이 높아 보건복지부장관이 정하여 고시하는 사람을 말한다.

28

| 오답해설 |
② 30~50대 고혈압 유병률은 남자가 높은 반면 60대 이후에는 여자의 유병률이 더 높다.
③ 제1형 당뇨병은 인슐린의존형으로 인슐린 결핍으로 인한 것이다. 제2형 당뇨병은 인슐린비의존형으로 인슐린에 대한 저항성이 원인이다.
④ 본태성 고혈압은 원인이 뚜렷하게 밝혀지지 않은 고혈압으로 고혈압 환자의 85~90%가 이에 해당된다.

흡연

(1) 흡연과 심혈관질환의 관련성은 많은 연구에서 입증되었으며, 우리나라에서 시행된 환자-대조군 연구에서도 흡연과 허혈성심질환 발생과의 용량-반응 관계가 분명하게 나타났다.

(2) 흡연은 허혈성심질환뿐 아니라, 허혈성뇌졸중, 출혈성뇌졸중, 말초동맥질환 등 주요 심혈관질환의 공통적인 위험요인이다. 흡연율이 감소하고 있지만 여전히 다른 위험요인에 비하여 유병률이 높아서 인구집단 기여위험도가 매우 크며, 통제할 수 있는 위험요인이기 때문에 심혈관질환 예방에 있어 가장 중요한 위험요인이다.

29 ~ 30

심혈관질환의 기술역학적 특성

(1) 심혈관질환은 세계적으로 발생 규모와 질병 부담이 매우 큰 질환이다. 전세계 사망원인 1위가 허혈성 심장질환이며 2위가 뇌혈관질환이다. 세계보건기구는 2030년까지 이 두 질환이 사망원인 수위를 유지할 것으로 예상하고 있다.

(2) OECD 국가들의 질병 통계를 보면 2013년 기준으로 우리나라는 일본, 프랑스와 함께 허혈성심질환 사망률이 가장 낮은 국가에 속한다. 그러나 우리나라의 뇌졸중 사망률은 OECD 전체 평균보다 높다.

(3) 1983년부터 2018년까지 36년간 사망원인통계자료를 보면, 전체 순환기계질환 사망률은 약간의 변동은 있지만 전반적으로 2009년까지는 감소하다가 그 이후로 다시 증가하는 양상이다. 최근의 사망률 증가는 한국의 인구구조가 빠르게 고령화하고 있기 때문인 것으로 파악된다.

(4) 전체 심장질환의 사망률은 1990년대 중반까지는 감소하였고, 수년간 변화가 없다가 2000년대 이후에는 다시 증가세로 바뀌었다.

(5) 하지만 허혈성심질환으로 한정한 사망률은 2000년대 중반까지 지속적으로 증가하다 그 이후에는 증가속도가 둔화되어 최근에는 큰 변화가 없다.

(6) 1983년부터 2012년까지 30년간 심뇌혈관질환 사망률 변화를 파악한 연구에 의하면, 허혈성심장질환의 연령표준화사망률은 1983년에서 2002년까지 약 5배 증가하였지만, 그 이후 증가세가 둔화되고 2000년대 중반 이후부터는 다행히 감소하기 시작하였다.

(7) 뇌혈관질환 연령표준화사망률은 전기간 동안 매우 빠르게 감소하였다.

(8) 심혈관 질환의 위험요인을 밝히기 위하여 가장 타당성이 높은 역학적 연구 설계는 전향적 코호트 연구이다.

(9) 밝혀진 위험요인은 고혈압, 흡연, 고콜레스테롤혈증, 비만, 당뇨병, 운동 부족, 음주, 가족력 및 개인 성격 등이 있다.

(10) 한국인의 심혈관 질환의 주요 위험요인: 고혈압, 흡연, 고콜레스테롤혈증, 당뇨병

※ 출처: 대한예방의학회, 예방의학과 공중보건학(제4판), 계축문화사, p.486.

31

| 오답해설 |

① 제1형 당뇨병의 90% 이상이 만 14세 이전에 발병한다.

③ 당뇨가 진행될수록 체중이 감소하고, 당뇨병의 증상으로 다뇨, 다음, 다식이 대표적이다.

④ 우리나라에서는 인슐린비의존형인 제2형 당뇨가 대부분이다.

32 ~ 33

대사증후군 진단 기준

ATP III 기준을 적용하며 진단 항목 5개 중 3개 또는 그 이상을 나타내는 경우 대사증후군으로 정의한다.

진단 항목	진단 수치
허리둘레	남자 ≥ 90cm, 여자 ≥ 85cm
중성지방	≥ 150mg/dL 또는 약물치료
고밀도지단백콜레스테롤	남자 < 40mg/dL, 여자 < 50mg/dL 또는 약물치료
고혈압	수축기/이완기 ≥ 130/85mmHg 또는 약물치료
고혈당	공복혈당 ≥ 100mg/dL 또는 약물치료

34

당뇨병

(1) 제1형 당뇨병(인슐린 의존형 당뇨병, IDDM, Insulin Dependent Diabetes Mellitus)

① 췌장 베타 세포의 파괴로 인한 인슐린 결핍을 특징으로 하며 만 14세 이전에 발생한다.

② 인슐린 치료가 이루어지지 않을 경우 케톤산증으로 사망할 수 있다.

(2) 제2형 당뇨병(인슐린 비의존형 당뇨병, NIDDM, Non-Insulin Dependent Diabetes Mellitus)

① 성인당뇨로 당뇨병의 95%는 제2형 당뇨병이다.

② 인슐린 저항성과 상대적인 인슐린 부족이 특징이다.

③ 대부분 40세 이후에 발병한다.

(3) 임신성 당뇨병: 임신중 당뇨병 증상이 처음 발현되는 것으로 제2형 당뇨병의 진단기준과 차이가 있다.

35

제1형 당뇨인 소아 당뇨는 인슐린 의존형이다.
인슐린 비의존형은 제2형 당뇨이다.

36

동맥경화증

동맥의 탄력성이 감소하고, 동맥벽 내면에 기름기가 끼고 이상조직이 증식하여 동맥벽의 폭이 좁아지는 현상을 동맥경화라고 한다. 동맥의 폭이 좁아지면 자연히 좁아진 부분을 통과하는 혈액의 흐름은 장애를 받게 되는데, 어느 정도까지는 불편한 증상이 나타나지 않다가 어느 수준 이상으로 좁아지면 비로소 그 증상이 나타나게 된다.

동맥경화란 말 자체는 병명이 아니고 동맥의 병적 변화를 말하는 용어이다. 동맥경화증에 의해 문제가 생긴 장기에 따라서 구체적 병명이 붙게 되며 뇌동맥 경화에 의한 뇌경색, 관상동맥경화에 의한 심근경색이 대표적이다.

이를 통틀어 심뇌혈관질환이라 한다. 심뇌혈관질환의 주요 원인은 고혈압, 흡연, 고콜레스테롤혈증, 당뇨병이다.

37

염좌 응급처치 RICE요법

(1) **안정(Rest)**: 일상적인 활동의 양을 줄이며, 필요한 경우 목발이나 지팡이 등을 이용하여 보행 시 체중을 분산시키게 한다. 통증이 심하고 확진이 될 때까지 손상 부위에 대해 석고 부목 고정을 대는 것도 국소 안정을 위해 좋은 방법이 될 수 있다.

(2) **얼음 찜질(Ice)**: 다친 부위에 얼음 팩, 냉습포 등을 약 20분씩 하루에 4~8회 가량 적용하게 되며, 얼음 팩을 사용할 경우에는 수건에 싸서 사용해야 한다. 한 번에 너무 장시간 적용하거나, 얼음이 직접 피부에 접촉하는 경우 피부 동상의 위험이 있으므로 주의해야 한다. 적절하게 시행된 얼음 찜질은 피부, 피하, 근육내부의 온도를 저하시켜 급성 외상으로 발생한 부종과 출혈을 감소시키고 통증을 줄여주지만, 48시간 이후에는 오히려 상처 회복을 지연시키게 되므로 상태에 따라 얼음찜질과 온 찜질을 결정한다.

(3) **압박(Compression)**: 손상 부위의 압박은 국소 종창을 줄이고 국소 안정에 도움을 주지만, 압박 붕대를 감을 때는 피부 접촉면에 주름이 가지 않도록 하여 피부에 수포가 생기지 않게 해야 한다. 특히 너무 심한 압박으로 혈액 순환 장애가 일어나지 않도록 주의해야 한다.

(4) **올림(Elevation)**: 손상 부위를 심장 부위보다 높여 물리적 현상에 의해 부종을 줄여주는 역할을 하게 된다.

※ 출처: 질병관리청 국가건강정보포털

38

심근경색증

심장은 크게 3개의 심장혈관(관상동맥)에 의해 산소와 영양분을 받고 활동한다. 이 3개의 관상동맥 중 어느 하나라도 혈전증이나 혈관의 빠른 수축(연축) 등에 의해 급성으로 막히는 경우, 심장의 전체 또는 일부분에 산소와 영양 공급이 급격하게 줄어들어서 심장 근육의 조직이나 세포가 죽는(괴사) 상황을 심근경색증이라 한다.

| 오답해설 |

② 협심증: 관상동맥 중 어느 한 곳에서라도 급성이나 만성으로 협착(수축 등의 원인에 의해 혈관 등의 통로의 지름이 감소하는 것)이 일어나는 경우, 심장의 전체 또는 일부분에 혈류 공급이 감소하면서 산소 및 영양 공급이 급격하게 줄어들어 심장근육이 이차적으로 허혈 상태에 빠지게 된다. 이러한 상황을 협심증이라고 한다.

③ 부정맥: 심장이 정상적으로 뛰지 않는 것을 말하며 종류가 매우 많다. 부정맥이 생기면 곧바로 심장 박동이나 맥박이 불규칙해지거나, 분당 50회 미만으로 느려지거나(서맥증), 분당 90회 이상으로 빨라지는 이상이 발생 한다(빈맥증).

④ 심근증: 심장 근육(심근)에 이상이 생겨서 심장 근육이 두꺼워지거나 늘어나고 기능이 나빠지는 심장병이다.

39

악성신생물(암) 사망률(2023)

(1) 암 사망률은 폐암, 간암, 대장암, 췌장암, 위암 순으로 높다.

(2) 10년 전보다 췌장암, 폐암, 대장암, 전립선암 등의 사망률은 증가하였고, 위암, 간암의 사망률은 감소하였다.

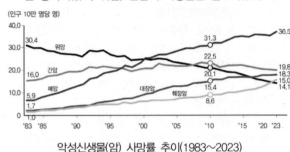

악성신생물(암) 사망률 추이(1983~2023)

40

암의 종류별 검진주기와 연령 기준(「암관리법 시행령」 별표1)

암종	검진 대상	검진 주기
위암	40세 이상 남녀	2년 주기
간암	40세 이상 남녀 중 간암 발생 고위험군 해당자	6개월 주기
대장암	50세 이상 남녀	1년 주기
유방암	40세 이상 여성	2년 주기
자궁경부암	20세 이상 여성	2년 주기
폐암	54세 이상 74세 이하의 남녀 중 폐암 발생 고위험군	2년 주기

[비고]

1. "간암 발생 고위험군"이란 간경변증, B형간염 항원 양성, C형간염 항체 양성, B형 또는 C형 간염 바이러스에 의한 만성 간질환 환자를 말한다.

2. "폐암 발생 고위험군"이란 30갑년[하루 평균 담배소비량(갑)×흡연기간(년)] 이상의 흡연력(吸煙歷)을 가진 현재 흡연자와 폐암 검진의 필요성이 높아 보건복지부장관이 정하여 고시하는 사람을 말한다.

41

국제암연구소(IARC) 발암물질 분류

Group 1	인체발암물질: 충분한 인간대상 연구자료와 충분한 동물실험결과가 있는 경우	121
Group 2A	인체발암추정물질: 제한적 인간대상 연구자료와 충분한 동물실험결과가 있는 경우	90
Group 2B	인체발암가능물질: 제한적 인간대상 연구자료와 불충분한 동물실험결과가 있는 경우	322
Group 3	인체발암성미분류물질: 불충분한 인간대상 연구자료와 불충분한 동물실험결과가 있는 경우	498
Group 4	인체비발암성추정물질: 인간에서 발암가능성이 없으며 동물실험결과도 부족한 경우	

(1) Group 1은 '1군 발암물질'로 불리며, '인체발암물질'인데, '충분한 인간 대상 연구자료와 충분한 동물실험 결과가 있는 경우'를 말한다. 이 등급에는 알코올(술), 그을음, 흡연(간접흡연), 햇빛(자외선, UV), 매연이나 톱밥의 분진, 벤젠, 벤조피렌, 아플라톡신, 니코틴, 니트로사민, 석면, 라돈, 음주시의 아세트알데히드(Acetaldehyde), 비소, 카드뮴, 석탄, 콜타르, 산화에틸렌(Ethylene Oxide), 포름알데히드, 헬리코박터 파이로리균, 인유두종바이러스, 간염바이러스, 에이즈, 전리방사선, 방사선핵종, 방선성요오드, 가공육 등

(2) Group 2A는 '2군 발암물질'로 불리며, '인체발암추정물질'을 말하는데, '제한적 인간 대상 연구자료와 충분한 동물실험 결과가 있는 경우'가 해당된다. DDT, 아크릴아미드, 튀김 및 과정, 인유두종바이러스, 석유정제과정, 적색육(붉은 고기) 등

(3) Group 2B는 역시 '2군 발암물질'이며, '인체발암가능물질'로 불리는데, '제한적 인간 대상 연구자료와 불충분한 동물실험 결과가 있는 경우'가 해당된다. 아세트알데히드, 경유, 드라이클리닝, 휘발유, 니켈, 휴대폰전자기장, 메틸수은화합물

(4) Group 3은 '3군 발암물질'로 불리우며, '인체발암성미분류물질'인데, '불충분한 인간 대상 연구자료와 불충분한 동물실험 결과가 있는 경우'가 해당된다. 수은 및 무기수은화합물, 톨루엔, 카페인 등

42

| 오답해설 |

① 2형 당뇨는 유전적 요인이 강하다. 1형 당뇨는 2형 당뇨에 비해 아주 적은 정도로 유전적 요인이 관여한다. 다만 가족 중 1형 당뇨 환자가 있고 또 다른 환자가 발생했을 경우에는 가족력에 의한 것으로 설명이 가능하다.

③ 저혈당뇌증, 케톤산증은 주로 1형 당뇨병에서 발생하는 합병증이다.

④ 1형 당뇨는 병리적 원인에 의해 인슐린의 분비가 부족하여 발생하고 2형 당뇨는 인슐린에 대한 저항성이 원인이다.

43

"간암 발생 고위험군"이란 간경변증, B형간염 항원 양성, C형간염 항체 양성, B형 또는 C형 간염 바이러스에 의한 만성 간질환 환자를 말한다.

44

(40 해설 참고)

45

암 예방을 위한 국민 암 예방 수칙

(1) 담배를 피우지 말고, 남이 피우는 담배연기도 피하기
(2) 채소와 과일을 충분하게 먹고, 다채로운 식단으로 균형잡힌 식사하기
(3) 음식을 짜지 않게 먹고, 탄 음식을 먹지 않기
(4) 암 예방을 위하여 하루 한두 잔의 소량 음주도 피하기
(5) 주 5회 이상, 하루 30분 이상, 땀이 날 정도로 걷거나 운동하기
(6) 자신의 체격에 맞는 건강 체중 유지하기
(7) 예방접종 지침에 따라 B형간염과 자궁경부암 예방접종 받기
(8) 성 매개 감염병에 걸리지 않도록 안전한 성 생활 하기
(9) 발암성 물질에 노출되지 않도록 작업장에서 안전보건수칙 지키기
(10) 암 조기 검진지침에 따라 검진을 빠짐없이 받기

46

동맥경화증

(1) 혈액 중에 콜레스테롤이 많아져 동맥 혈관의 안쪽 벽에 쌓여서 혈관이 좁아지거나 막히므로 병이 생긴다. 동맥경화증에 의한 대표적인 질병으로는 심장병(협심증, 심근경색증), 심장마비, 중풍(뇌졸중), 말초혈관질환 등이 있습니다. 동맥경화증을 일으키는 질환으로는 고혈압과 당뇨등이 있다.

(2) **치료**

말초동맥 질환의 치료에는 식사요법, 운동요법, 그리고 약물요법이 있다. 또한 동맥질환을 일으키거나 악화시킬 수 있는 흡연, 고지혈증, 고혈압, 당뇨 등을 치료해야 한다. 약물 치료는 혈관을 확장시켜 혈액 순환을 돕거나 혈관이 완전히 막히는 것을 예방하는데 도움을 주지만, 동맥 경화증으로 이미 좁아진 혈관 병변 자체를 제거하지는 못한다.

(3) **예방**: 과로와 자극을 피하고 규칙적인 생활을 하여야 한다. 동물성 지방을 제한하고 비타민, 단백질을 충분히 섭취하며 과식을 피하는 것이 좋다. 콜레스테롤을 감소시키는 약을 복용하는 것도 한 방법이다.

※ 출처: 한국지질 · 동맥경화학회 홈페이지, 서울성모병원 홈페이지

47

당뇨병

(1) **제1형 당뇨병(인슐린 의존형 당뇨병, IDDM, Insulin Dependent Diabetes Mellitus)**

① 췌장 베타 세포의 파괴로 인한 인슐린 결핍을 특징으로 하며 만 14세 이전에 발생한다.

② 인슐린 치료가 이루어지지 않을 경우 케톤산증으로 사망할 수 있다.

(2) **제2형 당뇨병(인슐린 비의존형 당뇨병, NIDDM, Non - Insulin Dependent Diabetes Mellitus)**

① 성인당뇨로 당뇨병의 95%는 제2형 당뇨병이다.

② 인슐린 저항성과 상대적인 인슐린 부족이 특징이다.

③ 대부분 40세 이후에 발병한다.

48

(40 해설 참고)

49

(47 해설 참고)

50

대사증후군 진단 기준

ATP Ⅲ 기준을 적용하며 진단 항목 5개 중 3개 또는 그 이상을 나타내는 경우 대사증후군으로 정의한다.

진단 항목	진단 수치
허리둘레	남자 ≥ 90cm, 여자 ≥ 85cm
중성지방	≥ 150mg/dL 또는 약물치료
고밀도지단백 콜레스테롤	남자 < 40mg/dL, 여자 < 50mg/dL 또는 약물치료
고혈압	수축기/이완기 ≥ 130/85mmHg 또는 약물치료
고혈당	공복혈당 ≥ 100mg/dL 또는 약물치료

51

양성종양과 악성종양(암)

(1) 양성종양은 비교적 서서히 성장하며 신체 여러 부위에 확산, 전이하지 않으며 제거하여 치유시킬 수 있는 종양을 말한다. 특이한 경우를 제외하고 대개의 양성종양은 생명에 위협을 초래하지는 않는다.

(2) 악성종양은 빠른 성장과 침윤성(파고들거나 퍼져나감) 성장 및 체내 각 부위에 확산, 전이(원래 장소에서 떨어진 곳까지 이동함)하여 생명에 위험을 초래하는 종양을 말한다. 즉, 암은 바로 악성종양과 같은 말이라고 보면 된다.

※ 출처: 대한암협회

52

암의 종류별 검진주기와 연령 기준(「암관리법 시행령」 별표1)

암종	검진 대상	검진 주기
위암	40세 이상 남녀	2년 주기
간암	40세 이상 남녀 중 간암 발생 고위험군 해당자	6개월 주기
대장암	50세 이상 남녀	1년 주기
유방암	40세 이상 여성	2년 주기
자궁경부암	20세 이상 여성	2년 주기
폐암	54세 이상 74세 이하의 남녀 중 폐암 발생 고위험군	2년 주기

[비고]

1. "간암 발생 고위험군"이란 간경변증, B형간염 항원 양성, C형간염 항체 양성, B형 또는 C형 간염 바이러스에 의한 만성 간질환 환자를 말한다.
2. "폐암 발생 고위험군"이란 30갑년[하루 평균 담배소비량(갑)×흡연기간(년)] 이상의 흡연력(吸煙歷)을 가진 현재 흡연자와 폐암 검진의 필요성이 높아 보건복지부장관이 정하여 고시하는 사람을 말한다.

53

주요암종별 위험요인

암종	국제암연구소 1급 발암물질	예방
위암	Helicobacter pylori, 흡연, X - 선, 감마선, 고무 생산 공정	금연, 비만예방
대장암	흡연, 알코올 음주, 가공육류, X - 선, 감마선	금연, 금주, 규칙적 신체활동, 비만예방, 대장암 스크리닝 (대장내시경 등)
간암	Hepatitis B virus, hepatitis C virus, 흡연, 알코올 음주, 아플라톡신, 에스트로겐 - 프로게스틴, 혼합 경구피임약, Thorium - 232 및 붕괴물질, 염화비닐, 플루토늄	B형간염 예방접종, 금연, 금주, 비만예방

유방암	알콜 음주, 비만(폐경 후 여성), 에스트로겐-프로제스틴 혼합 경구피임약, 에스트로겐-프로제스틴 혼합 폐경호르몬제, X-선, 감마선	모유수유, 금주, 비만예방(폐경 후 여성), 규칙적 신체활동, 유방조영술 스크리닝(50~74세 여성), 타목시펜
폐암	흡연, 간접흡연, 비소와 그 화합물, 베릴륨과 그 화합물, 카드뮴과 그 화합물, 6가크롬, 니켈화합물, 석면, 유리규산, 라돈-222 붕괴물질, 디젤 배기가스, 플루토늄, X-선, 감마선, 베타카로틴, 다환방족탄화수소	금연, 작업환경개선
갑상선암	iodine-131 포함하는 방사성요오드(어린이/청소년 노출), X-4, 감마선	비만예방
자궁경부암	Human papilloma virus(HIV), 흡연, 에스트로겐-프로제스틴 혼합 경구피임약, Diethyl-stilbestrol(임신 시 자궁내 노출)	안전한 성생활, 금연, 자궁경부암 스크리닝, 자궁경부암 HPV 예방접종 및 HPV 검사
백혈병/림포마	Epstein-Barr virus(EBV), flelicohqcter pylori, Hepatitis C virus, HIV-I, Human T-cell lymphotropic virus type 1, kaposi sarcoma herpesvirus 등의 미생물, 흡연, 면역억제제 혹은 항암제, 벤젠, 포름 알데히드, 고무제조업 등의 직업노출, Lindane, Pentachlorophenol 등의 살충제, X-선, 감마선, 스트론튬-90, 인-32, 인산염을 포함한 핵분열생성물, 토륨-232 및 붕괴물질 등의 방사선 동위원소	비만예방(다발성골수종)

※ 출처: 대한예방의학회, 예방의학과 공중보건학(제4판), 계축문화사, 2021, p.464.

54 ~ 56

대사증후군(ATPⅢ) 진단기준

ATPⅢ 기준을 적용하며 진단 항목 5개 중 3개 또는 그 이상을 나타내는 경우 대사증후군으로 정의한다.

진단 항목	진단 수치
허리둘레	남자 ≥ 90cm, 여자 ≥ 85cm
중성지방	≥ 150mg/dL 또는 약물치료
고밀도지단백 콜레스테롤	남자 < 40mg/dL, 여자 < 50mg/dL 또는 약물치료
고혈압	수축기/이완기 ≥ 130/85mmHg 또는 약물치료
고혈당	공복혈당 ≥ 100mg/dL 또는 약물치료

57

당뇨병

(1) **제1형 당뇨병**: 인슐린 의존형 당뇨병(IDDM, Insulin Dependent Diabetes Mellitus)으로 소아형당뇨라고도 한다. 췌장 베타 세포의 파괴로 인한 인슐린 결핍을 특징으로 하며 만 14세 이전에 발생하며 갑자기 나타난다. 위험요인은 병리학적 인자와 가족력 등이다.

(2) **제2형 당뇨병**: 인슐린 비의존형 당뇨병(NIDDM, Non-insulin Dependent Diabetes Mellitus), 성인당뇨로 당뇨병의 95%가 해당된다. 인슐린 저항성과 상대적인 인슐린 부족을 특징으로 하며 대부분이 40세 이후 성인에서 발병된다. 주요 위험요인은 나이, 비만도, 가족력, 인종, 운동량, 영양상태, 도시화 및 문명화된 환경변화 등이다.

| 오답해설 |

③ 내당능장애 - 당부하2시간 후 혈당이 140mg/dL 이상 200mg/dL 미만인 경우

④ 공복혈당장애 - 8시간 이상 공복혈당이 100mg/dL 이상 126mg/dL 미만인 경우

58

(54 해설 참고)

59

악성종양은 빠른 성장과 침윤성(파고들거나 퍼져나감) 성장 및 체내 각 부위에 확산, 전이(원래 장소에서 떨어진 곳까지 이동함)하여 생명에 위험을 초래하는 종양을 말한다. 즉, 암은 바로 악성종양과 같은 말이라고 보면 된다.

| 오답해설 |

① 당뇨병의 대부분은 인슐린 비의존형 당뇨병이다.

③ 고혈압은 대부분 본태성 고혈압 또는 1차성 고혈압이다.

④ 포화지방이 많이 함유된 음식은 동맥경화의 위험요인이다.

60 ~ 61

(52 해설 참고)

01 ③	02 ①	03 ①	04 ①	05 ③
06 ②	07 ③	08 ②	09 ③	10 ②
11 ②	12 ③	13 ④	14 ①	15 ④
16 ①	17 ④	18 ④	19 ③	

01

희귀질환은 집단검진을 통해 발견할 수 있는 경우가 적을 수 있으므로 집단검진항목으로 적절하지 않다.

02

질병의 자연사가 잘 알려져 있어야 한다.

집단검진의 조건(WHO, Wilson & Jungner)

(1) 선별해 내려는 상태는 중요한 건강 문제이어야 함
(2) 질병의 자연사가 잘 알려져 있어야 함
(3) 질병을 조기에 발견할 초기 단계가 있어야 함
(4) 증상이 발생하기 전에 치료하는 것이 후기에 치료하는 것보다 효과적이어야 함
(5) 적절한 검사 방법이 있어야 함
(6) 검사 방법은 수용 가능해야 함
(7) 검사 반복 기간이 결정되어 있어야 함
(8) 선별 검사로 인한 부가적인 의료 부담을 위한 적절한 의료서비스가 준비되어 있어야 함
(9) 신체적, 정신적 위험이 이득보다 작아야 함
(10) 비용의 부담이 이득대비 적절해야 함

03

집단검진에서 생길 수 있는 편견(bias)

(1) **조기발견 바이어스(lead time bias)**: 진단 시기를 앞당김으로 검진을 받은 사람들의 생존률이 높아 보이게 되는 바이어스
(2) **기간차이 바이어스(length bias)**: 집단검진은 대부분 진행 속도가 느린 질병의 발견에 유용하며 느리게 진행되는 질병이 집단검진으로 더 많이 발견됨으로써 환자의 예후가 더 좋은 것처럼 나타나는 바이어스
(3) **선택 바이어스(self-selection bias)**: 집단검진 프로그램에 자발적으로 참여하는 사람들이 그렇지 아니한 사람들과 다른 집단일 수 있어서 발생하는 바이어스
(4) **과다진단 바이어스(overdiagnosis bias)**: 정상인데 위양성으로 판단되어 질병이 있는 군으로 잘못 분류되는 경우

04

영양과 관련된 만성질환의 1차, 2차, 3차 예방 사례

예방의 구분	내용
1차 예방 (건강증진)	• 지역 성인교육센터의 영양 강좌 • 직장 점심식사에서 저지방식 제공 • 지역 농산물 시장의 과일 및 야채 공급량 증진 캠페인
2차 예방 (위험평가 및 위험저감)	• 심혈관 질환 고위험군의 영양상담 프로그램 • 심혈관 질환 가족력이 있는 사람들의 콜레스테롤 선별검사 • 임신당뇨 병력이 있는 여성들의 당뇨병 교육 프로그램
3차 예방 (치료 및 재활교육)	• 신장병 환자의 영양의학적 치료 • 관상동맥 수술환자의 심장 재활 • 당뇨병환자에 대한 자가 관리 심층교육

05

집단검진의 목적: 질병의 조기진단, 보건교육, 질병의 자연사와 발생기전 규명, 질병의 역학적인 연구

06

기간차이 바이어스(length bias): 집단검진은 대부분 진행 속도가 느린 질병의 발견에 유용하며 느리게 진행되는 질병이 집단검진으로 더 많이 발견됨으로써 환자의 예후가 더 좋은 것처럼 나타나는 바이어스

07

(02 해설 참고)

08

노인인구가 증가하면 만성질환의 유병률이 증가하게 된다. 우리나라 5대 사망원인은 암, 심장질환, 폐렴, 뇌혈관질환, 자살이다. 이에 따라 가장 필요한 사업은 만성질환 관리사업으로 보아야 한다.

09

제시된 설명은 모두 3차 예방에 대한 내용이다. 1차 예방은 질병의 발생을 막아 발생률과 유병률을 감소시키는 반면, 2차 예방과 3차 예방은 이미 질병이 발생한 뒤 관리를 통해 사망률을 감소시키므로 유병률을 증가시키는 영향이 있다.
① 건강증진을 위한 활동이다. - 1차 예방
② 만성질환의 발생률을 감소시킬 수 있다. - 1차 예방
③ 만성질환의 유병률을 증가시킬 수 있다. - 2차, 3차 예방
④ 위험평가 활동이다. - 2차 예방

10

① 당뇨병환자에 대한 자가관리 심층교육 – 3차 예방

③ 신장병 환자의 영양의학적 치료 – 3차 예방

④ 관상동맥 수술환자의 심장 재활 – 3차 예방

11

만성질환의 근본적인 예방대책은 1차 예방이다.

1차 예방의 성공은 질병의 발생률을 줄이는 효과가 있고 2차 예방과 3차 예방의 성공은 질병의 중증화를 감소시켜 사망률을 줄이게 되고 그로인해 질병의 이환기간이 길어지므로 유병률이 증가하게 된다.

12

우리나라의 역학적 변천단계

(1) 1940~1950년까지 '역질과 기근의 시대'가 지속하다가 이후 '범유행 감축의 시대'를 거침

(2) 1970년대에 '퇴행성 인조 질환 시대'로 들어섬(3단계)

(3) 1990년대 중반부터 '지연된 퇴행성 질환 시대'에 진입(4단계)

(4) 현재 '새로 출현하는 감염병 시대'가 공존하는 '하이브리드 시대'에 있다고 할 수 있다.

(5) 서구사회의 국가들은 범유행의 감축 시대가 지나가는데 100~200여 년이 소요되어 '고전형 국가'에 해당하는데 한국은 이 경과 기간이 30~40년으로 변천이 빠르게 진행된 '가속형 국가'에 속한다.

13 ~ 15

집단검진 효과 평가에 개입될 수 있는 편견

(1) **조기발견 바이어스(lead time bias)**: 조기발견기간(lead time)란 무증상시기에 집단검진을 시행하여 질병을 조기 진단하는 시점과 증상 또는 증후가 있어서 질병을 진단받게 되는 시점 사이의 기간이다. 실제 검진이 효과적이지 않을 경우, 질병의 자연사면에서 보면 사망하는 시점은 똑같은데 조기발견기간 만큼 검진을 받은 사람들의 생존율이 길어진 것처럼 보이는 바이어스이다.

(2) **기간차이 바이어스(length bias)**: 집단검진은 대부분 진행 속도가 느린 질병의 발견에 유용하고, 반면에 성장 속도가 빠르면 집단검진을 시행하여 진단을 받게 되는 확률이 적어지게 된다. 기간차이 바이어스는 집단검진에서 질병의 진행 속도가 느린 질병이 더 많이 발견됨으로 인하여, 집단검진으로 발견된 환자의 예후가 더 좋은 것처럼 나타나는 경우를 의미

(3) **선택 바이어스(self - selection bias)**: 집단검진 프로그램에 자발적으로 참여하는 사람들은 그렇지 아니한 사람들과 다른 집단일 수 있으며, 생존에 영향을 미치는 여러 가지 요인이 다를 수 있는 것을 말한다. 일반적으로 집단검진 참여자는 보다 건강하며 일반인구보다 낮은 사망률을 가짐. 반면 위험도가 높은 사람들이 참여자가 될 가능성도 있음. 이런 경우 집단검진 프로그램의 효과에도 불구하고 사망률이 높을 수 있다.

(4) **과다진단 바이어스(overdiagnosis bias)**: 집단검진의 열정으로 인하여 정상인데 위양성으로 판단되어 질병이 있는 군으로 잘못 분류되는 경우 집단검진이 더 유효한 것으로 결과를 오도할 수 있다. 또한 집단검진이 아니었다면 평생 질병이 있는지도 모르고 아무런 문제없이 지낼 수 있었으나 집단검진으로 인하여 질병자로 구분되는 과다진단 바이어스 등이 있다.

16

① **공복혈당 검사** – 2차 예방

② **걷기 실천율 증진** – 1차 예방

③ **금연교육** – 1차 예방

④ **당뇨환자 식단관리** – 3차 예방

17

한국인을 위한 식생활지침(2021년 4월 14일 발표)
1. 매일 신선한 채소, 과일과 함께 곡류, 고기ㆍ생선ㆍ달걀ㆍ콩류, 우유ㆍ유제품을 균형있게 먹자. 2. 덜 짜게, 덜 달게, 덜 기름지게 먹자. 3. 물을 충분히 마시자. 4. 과식을 피하고, 활동량을 늘려서 건강체중을 유지하자. 5. 아침식사를 꼭 하자. 6. 음식은 위생적으로, 필요한 만큼만 마련하자. 7. 음식을 먹을 땐 각자 덜어 먹기를 실천하자. 8. 술은 절제하자. 9. 우리 지역 식재료와 환경을 생각하는 식생활을 즐기자.

18

① 만성질환의 1차 예방에 성공하면 질병의 발생을 막기 때문에 발생률이 감소하며, 발생률의 감소는 유병률에 영향을 주어 유병률도 감소하게 된다.

② 2차, 3차 예방에 성공하면 이미 질병에 걸린 사람에 대한 조기치료 및 재활치료가 잘 이루어져 해당 질병으로 인한 사망률은 감소한다. 하지만 만성질환은 완치되지 않기 때문에 환자들의 질병이환 기간이 길어져 유병률은 증가한다.

③ 심혈관질환 가족력이 있는 사람들의 콜레스테롤 선별검사는 2차 예방이다.

④ 신장병 환자의 영양의학적 치료는 3차 예방이다.

19

질병관리청 만성질환 예방관리사업

(1) 고혈압·당뇨병 등록관리
  ① 병의원에서는 만 30세 이상 고혈압 · 당뇨병 환자를 개인별로 전산 등록하여 종합적이고 효과적인 서비스를 제공
  ② 정부에서 사회경제적으로 취약한 만 65세 이상 등록환자에게 일부 치료비를 정액 지원

(2) 심혈관질환 홍보사업
  ① 사회마케팅(Social Marketing)에 입각한 건강행태 교정 및 선행질환(고혈압, 당뇨병, 이상지질혈증, 비만) 예방 차원의 '공중건강 캠페인'을 통해 심뇌혈관질환 관리 정책의 수행 지원
  ② 근거에 기반한 정보제공을 통하여 심뇌혈관질환의 심각성과 예방관리의 중요성에 대한 국민의 인식제고 및 이를 지원하는 사회적 여론 조성

(3) 아토피천식 예방관리사업
  ① 지역사회 아토피 · 천식 예방관리사업 추진(교육정보 운영센터 운영, 지역주민 대상 교육 · 홍보 등)
  ② 알레르기질환의 올바른 예방 및 관리를 위한 대국민 교육 · 홍보
  ③ 아토피 · 천식 예방관리 인프라 구축

(4) 콩팥사업
  ① 만성콩팥병 예방관리를 위한 기반과 역량강화: 법, 조직, 정책 정비 및 현황 파악
  ② 발생예방을 위한 1차 예방전략: 일반인구집단 및 만성콩팥병 고위험군 관리
  ③ 질병악화 및 합병증 방지 위한 2차 예방전략: 만성콩팥병 환자의 조기진단 및 조기치료
  ④ 중증환자 생존과 삶의 질 향상 위한 3차 예방전략: 신대체요법 필요군에 대한 관리

(5) 만성질환 FMTP교육
  FMTP(Field Management Training Program): 시 · 도 및 보건소 실무인력, 보건관련 전문인력에게 대학원 석사 과정에 준하는 교육기회를 제공하여 해당 분야의 전문 인력으로 양성하기 위해 도입된 현장 중심 훈련과정(On - the - Job Training) 형식의 교육·훈련 프로그램

제3장	기생충 질환

제1절 | 기생충				
01 ①	02 ④	03 ②	04 ①	05 ②
06 ②	07 ③	08 ①	09 ②	10 ②
11 ②	12 ①	13 ③	14 ②	15 ③
16 ②	17 ②	18 ②	19 ②	20 ①
21 ①	22 ①	23 ③	24 ②	25 ③
26 ①	27 ②	28 ④	29 ①	30 ③
31 ④	32 ③	33 ①	34 ③	

01~04

기생충과 중간숙주
- 무구조충(민촌충): 소고기
- 유구조충(갈고리촌충)과 선모충: 돼지고기
- 유극악구충: 물벼룩 – 담수어(가물치, 메기, 뱀장어 등)
- 간흡충: 왜우렁이 – 담수어(잉어, 붕어)
- 폐흡충: 다슬기 – 민물 게, 가재
- 광절열두조충: 물벼룩 – 담수어(연어, 송어, 농어 등)
- 요코가와흡충: 다슬기 – 담수어(은어)
- 아니사키스: 갑각류 – 바다생선(오징어, 대구, 청어, 고등어)
- 톡소포자충: 고양이, 쥐 등
- 선모충: 돼지

05

트리코모나스는 원충류 중 편모충류에 해당한다.

기생충의 분류
(1) 원충류
  ① 근족충류: 이질아메바, 대장아메바, 소형아메바 등
  ② 편모충류: 람불편모충, 메닐편모충, 질트리코모나스 리슈마니아 등
  ③ 섬모충류: 대장발란티듐,
  ④ 포자충류: 말라리아원충, 톡소플라스마곤디 등
(2) 윤충류
  ① 선충류: 회충, 요충, 편충, 구충(십이지장충), 동양모양선충, 말레이사상충, 로마사상충, 아니사키스 등
  ② 조충류: 무구조충, 유구조충, 왜소조충, 광절열두조충 등
  ③ 흡충류: 간흡충, 폐흡충, 요코가와흡충, 주혈흡충 등

06

기생충의 인체 서식장소

(1) 회충: 소장
(2) 구충(십이지장충): 공장
(3) 요충: 맹장
(4) 편충: 맹장, 대장 상부
(5) 아니사키스: 위장 벽
(6) 말레이사상충: 임파선
(7) 유구조충(갈고리촌충): 소장 상부
(8) 무구조충(민촌충): 소장
(9) 광절열두조충(긴촌충): 소장 상부
(10) 간흡충(간디스토마): 담관
(11) 폐흡충(폐디스토마): 폐
(12) 요코가와흡충: 공장 상부

07

아니사키스의 중간숙주는 갑각류와 바다생선(오징어, 대구, 청어, 고등어 등)이다.

08

유구조충(갈고리촌충)의 중간숙주는 돼지이고 소는 무구조충(민촌충)의 중간숙주이다.

09

① 광절열두조충 - 물벼룩, 담수어(연어, 송어, 농어 등)
② 아니사키스 - 갑각류, 바다생선(오징어, 대구, 청어, 고등어, 꽁치, 명태 등)
③ 무구조충 - 소
④ 간흡충 - 왜우렁이, 담수어(잉어, 붕어)

10

(05 해설 참고)

11

① 유구조충 - 돼지
② 무구조충 - 소
③ 선모충 - 돼지
④ 광절열두조충 - 물벼룩 - 담수어(연어, 송어, 농어 등)

12

① 유구조충 - 돼지
② 무구조충(민촌충) - 소
③ 광절열두조충 - 물벼룩, 연어, 송어, 농어 등
④ 요코가와흡충 - 다슬기, 은어

13

기생충과 중간숙주

• 무구조충(민촌충): 소고기
• 유구조충(갈고리촌충)과 선모충: 돼지고기
• 유극악구충: 물벼룩 - 담수어(가물치, 메기, 뱀장어 등)
• 간흡충: 왜우렁이 - 담수어(잉어, 붕어)
• 폐흡충: 다슬기 - 민물 게, 가재
• 광절열두조충: 물벼룩 - 담수어(연어, 송어, 농어 등)
• 요코가와흡충: 다슬기 - 담수어(은어)
• 아니사키스: 갑각류 - 바다생선(오징어, 대구, 청어, 고등어)
• 톡소포자충: 고양이, 쥐 등
• 선모충: 돼지

14

① 아니사키스: 갑각류, 바다생선(오징어, 대구, 청어, 고등어, 조기, 명태, 꽁치 등)
② 광절열두조충: 물벼룩, 민물고기(연어, 송어, 농어 등)
③ 선모충: 돼지
④ 십이지장충: 채소류

15

기생충의 분류

(1) 원충류
　　① 근족충류: 이질아메바, 대장아메바, 소형아메바 등
　　② 편모충류: 람불편모충, 메닐편모충, 질트리코모나스 리슈마니아 등
　　③ 섬모충류: 대장발란티듐, 주육포자충
　　④ 포자충류: 말라리아원충, 톡소플라스마곤디 등
(2) 윤충류
　　① 선충류: 회충, 요충, 편충, 구충(십이지장충), 동양모양선충, 말레이사상충, 로마사상충, 아니사키스 등
　　② 조충류: 무구조충, 유구조충, 왜소조충, 광절열두조충 등
　　③ 흡충류: 간흡충, 폐흡충, 요코가와흡충, 주혈흡충 등

16

① 요코가와흡충 - 다슬기 - 담수어(은어, 황어, 숭어)
② 아니사키스 - 갑각류 - 바다생선(오징어, 대구, 청어, 고등어, 조기, 명태, 꽁치 등)
③ 광절열두조충 - 물벼룩 - 담수어(연어, 송어, 농어 등)
④ 무구조충 - 소

17

① 간흡충 − 왜우렁이 − 담수어(잉어, 붕어, 참붕어, 모래무지, 피라미)
② 아니사키스 − 갑각류 − 바다생선(오징어, 대구, 청어, 고등어, 조기, 명태, 공치 등)
③ 요코가와흡충 − 다슬기 − 담수어(은어, 황어, 숭어 등)
④ 광절열두조충 − 물벼룩 − 담수어(연어, 송어, 농어 등)

18

① 회충 − 채소류
② 요충 − 채소류
③ 간흡충 − 왜우렁이 − 담수어(잉어, 붕어, 참붕어, 모래무지, 피라미)
④ 무구조충 − 소

19

(15 해설 참고)

20

① 아니사키스 − 갑각류 − 바다생선(오징어, 대구, 청어, 고등어 등)
② 광절열두조충 − 물벼룩 − 연어, 송어, 농어
③ 유구조충 − 돼지
④ 폐흡충충 − 다슬기 − 민물게, 가재

21

① 아니사키스 − 갑각류 − 바다생선(오징어, 대구, 청어, 고등어, 조기, 명태, 공치 등)
② 요코가와흡충 − 다슬기 − 담수어(은어, 황어, 숭어)
③ 무구조충 − 소
④ 폐흡충 − 다슬기 − 민물 게, 가재

22

(15 해설 참고)

23

① 간디스토마의 중간숙주는 왜우렁이, 담수어(잉어, 붕처, 모래무지, 피라미)이다.
② 광절열두조충의 중간숙주는 물벼룩, 담수어(연어, 송어, 농어 등)이다.
③ 무구조충의 중간숙주는 소이므로 소고기를 익혀먹으면 감염을 예방할 수 있다.
④ 아니사키스의 중간숙주는 갑각류, 바다생선(오징어, 대구, 청어, 고등어, 조기, 공치 등)이다.

24

① 폐흡충 − 다슬기 − 민물게, 가재
② 아니사키스 − 갑각류 − 바다생선(오징어, 대구, 청어, 고등어, 조기, 명태, 꽁치 등)
③ 간흡충 − 왜우렁이 − 담수어(잉어, 붕어, 참붕어, 모래무지, 피라미 등)
④ 요꼬가와흡충 − 다슬기 − 담수어(은어, 황어, 숭어)

25

① 간흡충 − 왜우렁이 − 잉어, 붕어, 참붕어, 피라미
② 폐흡충 − 다슬기 − 게, 가재
③ 광절열두조충 − 물벼룩 − 연어, 송어, 농어
④ 아나사키스 − 갑각류 − 바다생선(오징어, 대구, 청어, 고등어, 조기 등)

26

① 기생충은 크게 원생동물(원충류)과 후생동물(윤충류)로 구분할 수 있다.
③ 말라리아원충은 사람의 간세포와 적혈구 안에서는 무성생식(다수분열)을 하며, 매개곤충인 말라리아모기의 몸 안에서는 유성생식(포자형성)과 무성생식을 하므로 동물학적으로는 사람이 중간숙주, 모기가 최종숙주가 된다.

27

요코가와흡충의 제1중간숙주는 다슬기, 제2중간숙주는 담수어(은어, 황어, 숭어)이다.

28

① 무구조충 − 소
② 십이지장충 − 채소
③ 회충 − 채소
④ 유구조충 − 돼지
⑤ 편충 − 채소

29

기생충의 분류

(1) **원충류**

① 근족충류: 이질아메바, 대장아메바, 소형아메바
② 편모충류: 람불편모충, 메닐편모충, 질트리코모나스, 리슈마니아
③ 섬모충류: 대장섬모충
④ 포자충류: 말라리아원충, 톡소플라스마곤디

(2) **윤충류**

① 선충류: 회충, 요충, 구충(십이지장충), 편충, 동양모양선충, 말레이사상충, 로아사상충, 아니사키스 등

② 조충류: 무구조충, 유구조충, 왜소조충, 광절열두조충 등
③ 흡충류: 간흡충, 폐흡충, 요코가와흡충, 주혈흡충 등

30

① 무구조충 – 소
② 요충 – 채소
③ 간흡충 – 왜우렁이, 잉어, 붕어 등
④ 선모충 – 돼지

31

유구조충과 선모충의 중간숙주: 돼지

32

(29 해설 참고)

33

감염경로	기생충 종류	제1중간숙주	제2중간숙주
어패류 및 게를 통한 감염	간흡충	왜우렁이	담수어(잉어, 붕어, 참붕어, 모래무지, 피라미)
	폐흡충	다슬기	민물 게, 가재
	광절열두조충	물벼룩	담수어(연어, 송어, 농어 등)
	요코가와흡충	다슬기	담수어(은어, 황어, 숭어)
	유극악구충	물벼룩	담수어(가물치, 메기, 뱀장어 등)
	아니사키스	갑각류	바다생선(오징어, 대구, 청어, 고등어, 조기, 명태, 꽁치, 문어, 낙지 등)

34

기생충과 중간숙주

• **무구조충(민촌충)**: 소고기
• **유구조충(갈고리촌충)과 선모충**: 돼지고기
• **유극악구충**: 물벼룩 – 담수어(가물치, 메기, 뱀장어 등)
• **간흡충**: 왜우렁이 – 담수어(잉어, 붕어)
• **폐흡충**: 다슬기 – 민물 게, 가재
• **광절열두조충**: 물벼룩 – 담수어(연어, 송어, 농어 등)
• **요코가와흡충**: 다슬기 – 담수어(은어)
• **아니사키스**: 갑각류 – 바다생선(오징어, 대구, 청어, 고등어)
• **톡소포자충**: 고양이, 쥐 등
• **선모충**: 돼지

01 ②	02 ②	03 ②	04 ②	05 ①
06 ②	07 ②	08 ①	09 ①	10 ①
11 ④	12 ④	13 ①	14 ③	15 ③
16 ④	17 ①	18 ①	19 ①	

01

간흡충(간디스토마, Clonorchiasis)은 한국을 비롯한 동남아시아 지역에만 분포하며 민물고기를 생식하는 지역주민에게 많이 유행하여 낙동강, 영산강, 섬진강 등의 강 유역 주민이 많이 감염된다. 간흡충 성충은 사람, 개, 고양이 등의 담도 내에 기생하면서 분변으로 충란 배출 → 왜우렁이(제1중간숙주) → 유미유충 → 민물고기(잉어, 참붕어, 피라미 등, 제2중간숙주) → 감염된 민물고기 생식, 조리과정 중 조리기구를 통한 경구감염 발생 → 소장에서 탈낭 → 담관(성충)이 되는 과정을 거친다. 증상은 간비대, 복수, 비장비대, 부종, 빈혈, 소화장애, 황달, 야맹증 등이다. 예방을 위해 민물고기 생식은 금지하고 조리기구의 청결을 유지하며 만연지역의 위생적인 분변처리가 필요하다.

02

폐흡충

(1) 객담이나 대변으로 충란 배출 → 다슬기(제1중간숙주) → 갑각류(가재, 게 등, 제2중간숙주) → 가재, 게 등 생식 시 감염 → 소장에서 탈낭 → 복강을 거쳐 횡격막을 뚫고 폐에 침입

(2) 증상: 기침, 객혈, 흉통, 위장장애, 일부 뇌로 간 폐흡충으로 인한 반신불수증, 국소마비, 실어증, 시력장애 등

03 ~ 04

간흡충은 민물고기를 생식하는 지역 주민에게 많이 유행한다. 낙동강, 영산강, 섬진강 등의 강 유역 주민이 많이 감염된다. 간흡충의 제1중간숙주는 왜우렁이, 제2중간숙주는 민물고기(잉어, 참붕어, 피라미 등)이다.

05

요충은 성숙충란이 불결한 손이나 음식물을 통해서 경구적으로 침입하며 소장 상부에서 부화하며, 맹장 부위에서 성충이 될 때까지 발육한다. 성충은 야간이행을 통해 직장으로 이동하고, 직장 내에서 기생하다가 45일 전후면 항문 주위로 나와 산란한다.

06

유구조충(갈고리촌충)은 전 세계적으로 분포되어 있고, 특히 돼지고기를 생식하는 지역 주민에게 많이 있다. 성충 감염보다는 충란 섭취로 뇌, 안구, 근육, 장벽, 심장, 폐 등에 낭충 감염이 많다. 성충이 소장 상부에서 기생하여 두통, 불쾌감, 격심한 복통, 설사, 구토, 식욕 감퇴, 공복통 등 소화기 증상을 일으키고 인체의 근육, 피하조직, 뇌, 심근, 신장 등에 낭충이 기생하여 인체 낭충증을 일으킨다.

07

① 회충은 분변으로 탈출 후 회충 수정란에 오염된 야채, 불결한 손, 파리의 매개에 의한 음식물 오염 등으로 경구 침입한다. 자충포장란(충란)의 형태로 감염된다.

② 요충은 <u>성숙충란이 불결한 손이나 음식물을 통해서 경구적으로 침입</u>하며 소장 상부에서 부화하며, 맹장 부위에서 성충이 될 때까지 발육한다. 성충은 야간이행을 통해 직장으로 이동하고, 직장 내에서 기생하다가 45일 전후면 항문 주위로 나와 산란한다.

③ 십이지장충은 유충이 피부를 통하여 인체에 침입하게 되며 그 부위에 소양감, 작열감을 일으킨다.

④ 간흡충은 유미유충에 감염된 민물고기(잉어, 참붕어, 피라미 등, 제2중간숙주) 생식, 조리 과정 중 조리 기구를 통한 경구감염이 발생한다.

08

폐흡충(폐디스토마, Paragonimiasis)

(1) **특징**: 우리나라의 산간 지역에 많이 분포

(2) **병원체**: 폐흡충(Paragonimus westermani)

(3) **전파**: 객담이나 대변으로 충란 배출 → 다슬기(제1중간숙주) → 갑각류(가재, 게 등, 제2중간숙주) → 가재, 게 등 생식 시 감염 → 소장에서 탈낭 → 복강을 거쳐 횡격막을 뚫고 폐에 침입

(4) **증상**: 기침, 객혈, 흉통, 위장장애, 일부 뇌로 간 폐흡충으로 인한 반신불수증, 국소마비, 실어증, 시력장애 등

(5) **예방**
    ① 게, 가재 등 생식 금지
    ② 유행 지역에는 생수 음용 금지
    ③ 환자의 객담 처리(매장하거나 태움)

09

요충

(1) 집단 생활을 하는 사람들 사이에서 집단으로 감염되기 쉬운데, 그 이유는 요충의 충란이 건조한 실내에서도 장기간 생존이 가능하기 때문이다.

(2) 성숙충란이 불결한 손이나 음식물을 통해서 경구적으로 침입하며 소장 상부에서 부화하며, 맹장 부위에서 성충이 될 때까지 발육한다. 성충은 야간이행을 통해 직장으로 이동하고, 직장 내에서 기생하다가 45일 전후면 항문 주위로 나와 산란한다.

(3) 항문 주변에 소양증이 있어 긁게 되면 습진이 생기고, 세균에 의한 2차 감염으로 염증을 일으킬 수 있다. 체중 감소, 경련, 수면장애, 야뇨증, 주의력 산만 등의 증상이 나타난다.

10

항문소양증은 요충감염시의 특징이다.

유구조충은 돼지고기를 통해 감염된다. 돼지고기를 생식할 때 소장에서 낭충은 약 2개월 내에 성충이 되며 인체 내에서 산란하면 충란은 장 내에서 부화하여 장벽을 뚫고 혈류를 따라 각 장기로 이동하기도 한다. 성충이 소장 상부에서 기생하여 두통, 불쾌감, 격심한 복통, 설사, 구토, 식욕 감퇴, 공복통 등 소화기 증상이 나타난다.

11

광절열두조충(긴촌충, Fish Tapeworm)

(1) 담수어를 식용하는 지방에서 많이 발견되며 우리나라에서는 최근 희귀하게 발견된다.

(2) **전파**: 충란 → 수중(Coracidium) → 물벼룩(제1중간숙주) → 송어, 연어 등(제2중간숙주) → 감염된 민물고기 생식 시 인체 감염 → 소장에서 성충으로 성숙하여 산란

(3) **증상**: 빈혈, 식욕 감퇴, 신경장애, 영양 불량, 복통 등

| 오답해설 |

④ 광절열두조충은 긴촌충이며 조충류에 속한다.

12

(08 해설 참고)

13

요코가와흡충

(1) **특징**: 우리나라는 보성강, 섬진강 유역 등 은어를 생식하는 지역에서 감염

(2) **병원소**: 개, 고양이, 돼지 같은 육식동물과 펠리칸 같은 어식조류의 소장점막에 기생

(3) **전파**: 충란이 분변과 함께 배출 → 다슬기(제1중간숙주) → 민물고기(은어, 잉어, 붕어, 황어, 숭어 등, 제2중간숙주) → 경구감염 → 탈낭 → 성충(공장 상부)

(4) **증상**: 다수 감염될 때에 임상증상이 나타난다. 장염, 복부 불안 등을 일으키고, 심한 경우 출혈성 설사나 복통 등이 있으며 호산구가 증가한다.

14

회충은 분변으로 탈출 후 회충 수정란에 오염된 야채, 불결한 손, 파리의 매개에 의한 음식물 오염 등으로 경구 침입한다. 예방을 위해 분변의 철저한 위생 관리와 파리 구제 등 환경 개선이 필요하며 청정채소를 장려(채소 세정)한다.

15

주혈흡충

(1) 주혈흡충증은 자유 유영 단계의 기생충으로 감염된 민물에서 수영, 걷기 또는 목욕을 하는 경우 감염된다.

(2) 감염자의 대변 또는 소변으로 주혈흡충 알을 배설된다. 물에서 알은 미성숙 유충을 배출하고, 이는 특정 유형의 수생 달팽이에 침투하여 증식하고 세르카리아(수영 가능)라는 형태로 성숙된다. 세르카리아는 물에서 자유롭게 수영하도록 배출된다.

(3) 주혈흡충이 사람들의 피부에 닿으면, 주혈흡충은 피부를 파고 들어 혈류를 통해 간으로 이동하고, 여기에서 성체 흡충으로 성장한다. 성체 흡충은 흡충의 최종 목적지인 방광 또는 장) 내의 소혈관으로 이동하여 평균 3 ~ 10년 동안 살 수 있다.

(4) 성체 흡충은 장 또는 방광 벽에 많은 양의 알을 낳는다. 알들은 궤양, 출혈 및 반흔 조직 형성을 초래할 수 있는 국소 조직 손상 및 염증을 일으키는 원인이 된다.

(5) 일부 알들은 대변(배설물) 또는 소변으로 배출된다. 감염된 사람의 소변 또는 대변이 민물에 들어가는 경우, 알이 부화하고 미성숙 유충을 배출하며, 이는 달팽이에 침투하여 주기를 다시 시작한다.

16

요충(Enterobiasis, Pin Worm)

(1) 요충은 맹장, 상행결장 하부에 기생하는 기생충으로, 열대 지방보다는 온대나 한대 지방, 농촌보다 도시 등 인구 밀집 지역에 많이 분포한다.

(2) 요충은 집단 생활을 하는 사람들 사이에서 집단으로 감염되기 쉬운데, 그 이유는 요충의 충란이 건조한 실내에서도 장기간 생존이 가능하기 때문이다.

(3) 성숙충란이 불결한 손이나 음식물을 통해서 경구적으로 침입하며 소장 상부에서 부화하며, 맹장 부위에서 성충이 될 때까지 발육한다. 성충은 야간이행을 통해 직장으로 이동하고, 직장 내에서 기생하다가 45일 전후면 항문 주위로 나와 산란한다. – 항문에 스카치데이프법으로 진단

(4) **증상**: 항문 주변에 소양증이 있어 긁게 되면 습진이 생기고, 세균에 의한 2차 감염으로 염증을 일으킬 수 있다. 체중 감소, 경련, 수면장애, 야뇨증, 주의력 산만 등의 증상이 나타난다.

(5) **예방**: 회충과 비슷하고, 집단적 구충이 필요하다. 내의와 손 및 침실 청결과 함께 자가 감염이나 가족 감염 예방을 위한 조치가 필요하다.

17

유구조충(갈고리촌충, Pork Tapeworm)

(1) 전 세계적으로 분포되어 있고, 특히 돼지고기를 생식하는 지역 주민에게 많이 있다. 성충 감염보다는 충란 섭취로 뇌, 안구, 근육, 장벽, 심장, 폐 등에 낭충 감염이 많다.

(2) **전파**: 충란에 오염된 풀을 중간숙주인 돼지가 먹으면 소장에서 부화한 유충들이 장벽의 혈류를 따라 피하, 근육 등에 이르러 약 2개월 후 유구낭충이 된다. 돼지고기를 생식할 때 소장에서 낭충은 약 2개월 내에 성충이 되며 인체 내에서 산란하면 충란은 장 내에서 부화하여 장벽을 뚫고 혈류를 따라 각 장기로 이동하기도 한다.

(3) **증상**: 성충이 소장 상부에서 기생하여 두통, 불쾌감, 격심한 복통, 설사, 구토, 식욕 감퇴, 공복통 등 소화기 증상을 일으키고 인체의 근육, 피하조직, 뇌, 심근, 신장 등에 낭충이 기생하여 인체 낭충증을 일으킨다.

(4) **예방**: 돼지고기 생식 금지, 인분의 위생적 처리 및 인분의 돼지사료 사용 금지, 감염자 구충

18

무구조충(민촌충, Beef Tapeworm)

(1) 분변과 함께 배출된 충란이 풀이나 사료에 오염되어 중간
숙주인 소가 먹으면 소의 장에서 부화되어 육구유충이 된
다. 유충이 탈출하여 장벽을 뚫고 혈류 외 림프를 통하여
골격근 내로 이행되며 2개월이면 무구낭충이 된다. 감염
된 쇠고기를 생식하면 소장 상부에서 탈낭, 약 2개월 내
에 성충이 된다.
(2) **증상**: 불쾌감, 상복부 통증, 식욕 부진, 소화불량 등
(3) **예방**: 소고기 생식 금지

19

광절열두조충의 중간숙주: 물벼룩 – 연어, 송어, 농어 등

제1장	환경위생

제1절 | 환경위생의 개념

01 ②	02 ①	03 ①	04 ③	05 ④
06 ①	07 ①	08 ③	09 ④	10 ③

01

- **노출 평가(exposure assessment)**: 사람이 다양한 매체와 다양한 경로(흡입, 경구 섭취, 피부 접촉 등)를 통해 위험성이 확인된 유해물질에 얼마나 노출되는가를 결정하는 단계로 그 물질의 매체 중 농도 또는 생물학적 감시 자료를 토대로 추정한다.
- **인체 일일 평균노출량**은 'mg/kg−day'의 단위로 표현한다.
- **표준적 가정**: 우리나라 성인의 평균 체중은 60kg, 일일 평균 호흡률은 13.3㎥/day, 일일 평균 물섭취량은 1.4L, 한 지역에서 평균 거주 기간은 30년, 기대수명은 70년 등을 적용한다.

02

환경보건의 기본 원칙
(1) **사람·생태계 중심의 통합 환경 관리**: 환경 정책의 최종 수요자인 사람의 건강과 생태계 안전성 확보에 중심을 두고, 관련 오염 매체 관리 정책을 통합 조정, 선도
(2) **사전주의 원칙(Precautionary Principle)의 적용 및 강화**: 환경오염에 의한 건강 피해의 심각성을 고려하여 환경오염의 무해성이 최종 입증될 때까지는 유해한 것으로 간주, 예방 정책을 수립·추진함
(3) **환경보건 정의의 실현**: 산모, 어린이, 노인 등 환경오염에 가장 취약하고 민감한 계층에 정책의 눈높이를 둠으로써 국민 전체의 건강 보호 담보 및 환경보건 정의 실현
(4) **이해관계자 참여 및 알 권리 보장**: 환경보건 정책 추진에 있어 일반 국민과 이해관계자들이 직접 참여하고 평가할 수 있는 체계 확립

03

특정 화학물질과 질병의 인과성을 결정하는 것은 유해성확인 단계이다. 유해성확인 단계에서는 특정 물질이 인간에게 어떠한 질병을 일으킬 수 있는 위험성 여부를 확인하는 단계이므로 해당물질이 질병의 원인이 될 수 있는지 여부가 결정된다.
(1) **유해성 확인(위험성 확인, Hazard Identification)**: 대상 물질에 대한 모든 동물 실험 자료 및 사람에 대한 자료(역학 연구)를 토대로 그 물질의 위험성 여부를 확인하는 정성적인 평가 단계이다.
(2) **용량 - 반응 평가(Dose - Response Assessment)**: 오염물질의 노출 또는 체내 용량과 특정 인체 반응과의 상관관계를 정량화하는 과정
(3) **노출 평가(Exposure Assessment)**: 사람이 다양한 매체와 다양한 경로(흡입, 경구 섭취, 피부 접촉 등)를 통해 위험성이 확인된 유해물질에 얼마나 노출되는가를 결정하는 단계
(4) **위해도 결정(Risk Characterization)**: 대상 인구 집단에서 유해 영향이 발생할 확률 결정

04

위해성 평가 방법
(1) **유해성 확인(위험성 확인, Hazard Identification)**: 대상 물질에 대한 모든 동물 실험 자료 및 사람에 대한 자료(역학 연구)를 토대로 그 물질의 위험성 여부를 확인하는 정성적(定性的)인 평가 단계. 이용될 수 있는 모든 적절한 자료를 수집
(2) **용량 - 반응 평가(Dose - Response Assessment)**: 오염물질의 노출 또는 체내 용량과 특정 인체 반응과의 상관관계를 정량화하는 과정. 대상물질이 발암물질인 경우 고농도 노출군을 대상으로 한 역학연구 자료나(예: 체르노빌 사고 이후 주변 지역 주민들의 고형암 발생 자료), 고용량에서 수행된 실험동물 연구자료 이용
(3) **노출 평가(Exposure Assessment)**: 사람이 다양한 매체와 다양한 경로(흡입, 경구 섭취, 피부 접촉 등)를 통해 위험성이 확인된 유해물질에 얼마나 노출되는가를 결정하는 단계
(4) **위해도 결정(Risk Characterization)**: 특정 노출 수준에서의 초과 위해도(유해물질에 노출되지 않은 인구 집단에서의 배경 위해도 수준보다 큰 위해도)를 정량적으로 평가하는 것

05

발암물질의 위해도는 평생노출에 의한 초과발암위해도로 산출한다.

비발암성 물질의 위해도는 RfD와 비교하여 일일노출량이 초과하는지를 평가하는 독성위험값으로 산출되며, 1을 초과하는 경우에는 독성의 가능성이 있다고 평가한다.

위해성 평가

(1) **위험성 확인(Hazard identification)**
   ① 대상물질의 위험성 여부(독성이나 발암성)를 확인하는 정성적인 평가단계이다.
   ② 위험성확인의 기본자료: 역학자료, 독성자료, 인체를 대상으로 한 인위적 실험자료, in vivo/ iv vitro 실험자료, 물리화학적 성질에 관한 자료

(2) **용량 - 반응 평가(Dose response assessment)**
   ① 오염물질의 단위 노출 또는 체내 용량에 대한 특정 인체 반응과의 상관관계를 정량화하는 과정이다.
   ② 발암물질: 발암잠재력(carcinogenic potency), 단위위해도(unit risk) 확인
   ③ 비발암물질: 만성참고치법(Referencd Dose, RfD) 사용.
      ㉠ 만성참고치란 인체에 독성 영향을 미치지 않을 것으로 기대되는 최대용량이다.
      ㉡ RfD와 동일하거나 이하 수준의 농도에 노출된 경우에는 노출기간과 상관없이 유해영향이 발생하지 않을 것으로 판정하는 반면, RfD 이상의 노출 수준이라고 해서 반드시 유해영향이 발생하는 것을 의미하지는 않는다.

(3) **노출 평가**
   ① 사람이 다양한 매체(공기, 음용수, 식품, 토양 등)와 경로(피부, 흡입, 섭취)를 통해 위험성이 확인된 유해물질에 얼마나 노출되는가를 결정하는 단계이다.
   ② 노출 평가의 방법
      ㉠ 인체 조직 내 독성 물질에 대한 생체 모니터링
      ㉡ 유해물질에 대해 대기, 실내 공기, 먹는 물 등 일반 환경 매체 모니터링
      ㉢ 다양한 환경 매체 또는 매체 간 유해물질 이동에 기초한 오염물질 거동 및 예측

(4) **위해도 결정**
   ① 특정 노출 수준에서의 초과 위해도(비노출군에서의 배경 위해도 수준보다 큰 위해도)를 정량적으로 평가하는 것이다.
   ② 발암물질의 위해도는 평생노출에 의한 초과발암위해도로 산출한다.
      초과발암 위해도 = 발암잠재력 × 일일평균 노출량
                     = 단위위해도 × 환경매체 오염도

③ 비발암성 물질의 위해도는 RfD와 비교하여 일일노출량이 초과하는지를 평가하는 독성위험값(hazard quotient)으로 산출되며, 1을 초과하는 경우에는 독성의 가능성이 있다고 평가한다.

$$독성위험값 = \frac{일일평균 \ 노출량}{만성노출 \ 참고치(RfD)}$$

※ 출처: KMLE 예방의학, 퍼시픽북스, 2021, p.202~203.

06

(04 해설 참고)

07

건강위해성 평가는 어떤 독성 물질이나 위험 상황에 노출되어 나타날 수 있는 개인 혹은 인구 집단의 건강 피해 확률을 추정하는 과학적인 과정으로 정의된다. 즉 건강위해성평가는 알려진 독성 자료를 이용하여 현 노출상황이 장기적으로 지속될 경우 발생할 수 있는 인체 위해를 추정하는 과정으로 위험성 확인(hazard identification), 노출 평가(exposure assessment), 용량 - 반응 평가(dose-response assessment) 그리고 위해도 결정(risk characterization)의 주요 4단계로 구성된다.

08

> **기후변화에 따른 국민건강영향평가 등(「보건의료기본법」 제37조의2)**
>
> (1) 질병관리청장은 국민의 건강을 보호·증진하기 위하여 지구온난화 등 기후변화가 국민건강에 미치는 영향을 5년마다 조사·평가(이하 "기후보건영향평가"라 한다)하여 그 결과를 공표하고 정책수립의 기초자료로 활용하여야 한다.
> (2) 질병관리청장은 기후보건영향평가에 필요한 기초자료 확보 및 통계의 작성을 위하여 실태조사를 실시할 수 있다.
> (3) 질병관리청장은 관계 중앙행정기관의 장, 지방자치단체의 장 및 보건의료 관련 기관이나 단체의 장에게 기후보건영향평가에 필요한 자료의 제공 또는 제2항에 따른 실태조사의 협조를 요청할 수 있다. 이 경우 자료제공 또는 실태조사 협조를 요청받은 관계 중앙행정기관의 장 등은 정당한 사유가 없으면 이에 따라야 한다.
> (4) 기후보건영향평가와 실태조사의 구체적인 내용 및 방법 등에 필요한 사항은 대통령령으로 정한다.

09

(04 해설 참고)

10

노출 평가

(1) 건강위해성 평가 과정 중 노출평가단계에서 인체 노출을 평가하기 위해서는 노출 인구수의 추정과 노출의 크기와 빈도, 기간을 알아야 한다.

(2) 인체일일평균노출량은 mg/kg－day의 단위로 표현

(3) 우리나라 성인의 평균 체중은 60kg, 일일 평균 호흡률은 13.3m³/day, 일일 평균 물 섭취량은 1.4ℓ, 한 지역에서 평균 거주 기간은 30년, 기대수명은 70년 등을 적용한다.

제 2 절 | 기후				
01 ①	02 ②	03 ①	04 ①	05 ①
06 ③	07 ①	08 ④	09 ④	10 ④
11 ④	12 ②	13 ②	14 ②	15 ①
16 ③	17 ①	18 ①	19 ①	20 ③
21 ③	22 ④	23 ④	24 ③	25 ③
26 ④	27 ③	28 ④	29 ①	30 ③
31 ②	32 ②	33 ④	34 ③	35 ①
36 ④	37 ④	38 ③	39 ③	40 ④
41 ④	42 ④	43 ③	44 ②	45 ④
46 ③	47 ④	48 ④	49 ①	

01

기후순화

(1) **대상성 순응**: 새로운 환경조건에 세포 또는 기관이 그 기능을 적응하는 것

(2) **자극적 순응**: 환경자극에 의해 저하되었던 기능이 정상적으로 회복되는 것

(3) **수동적 순응**: 약한 개체가 자신에 대한 최적의 기능을 찾는 것

02

태양광선 중 열효과를 가지고 있어서 복사열을 만들어내는 것은 적외선이다. 대류를 통해서 열이 전달되지 않고 열이 직접 이동하므로, 중간공기나 진공과는 관계없이 공간을 통과하기 때문에 열전달이 직접적이고 순간적이다. 사람들이 많이 모여 있는 곳이 난로가 있는 사무실보다 더 따뜻한 것은 그 때문이다.

03

기온

(1) ℃ ＝ 5/9(℉ － 32)

(2) **측정**: 옥외－1.5m에서 건구온도 측정/실내－45cm에서 측정

(3) **일교차**: 하루 중 최저기온인 일출 30분 전과 최고기온인 오후 2시경 온도의 차이(내륙＞해안＞산림지대), 고위도〉저위도

(4) **연교차**: 1년 동안의 최고기온과 최저기온의 차이(한대＞온대＞열대), 고위도＞저위도

(5) **적정 실내 온도**: 거실 18±2℃, 침실 15±1℃, 병실 21±2℃

(6) **대기권의 기온**: 지상 12km 이하의 대기권(대류권)에서는 100m 상승 시마다 0.6～1.0℃ 정도 낮아지며, 성층권에서는 고도가 높을수록 온도가 상승한다.

| 오답해설 |

② 일교차는 하루 중 최저기온인 <u>일출 30분 전</u>과 최고기온인 오후 2시경의 온도 차이이다.

③ 대류권에서는 고도가 높아질수록 온도가 <u>낮아진다</u>.

④ 실내의 기온은 <u>45cm</u> 높이에서 측정한다.

04

기습

(1) 일반적으로 공기는 약 4%의 수증기를 함유하고 있으며, 기온이 상승하면 공기 중에 포함될 수 있는 수증기량은 증가한다. 기습은 낮에는 태양의 복사열을 흡수하고 지표면의 과열을 막으며 밤에는 지열복사를 차단하여 기후를 완화시키는 작용을 한다.

(2) **포화습도**: 일정 공기가 함유할 수 있는 수증기량에는 한계가 있는데, 한계에 달했을 때를 포화 상태

(3) **절대습도**: 현재 공기 1m3 중에 함유된 수증기량

(4) **상대습도**: 현재 공기 1m3 포화 상태에서 함유할 수 있는 수증기량과 현재 그중에 함유되어 있는 수증기량과의 비를 %로 표시한 것
   － 상대습도(%)＝절대습도 / 포화습도×100

(5) **포차**: 공기 1m³가 포화 상태에서 함유할 수 있는 수증기량과 현재 그중에 함유한 수증기량과의 차이이다.
   포차＝포화습도－절대습도

(6) **온도에 따른 습도의 변화**: 기온↑ ⇒ 포화습도↑, 상대습도↓, 절대습도 일정

(7) **쾌적습도**: 40～70% 범위로서 15℃에서 70～80%, 18～20℃에서 60～70%, 24℃ 이상에서 40～60%가 적절하다. 실내 습도가 너무 건조하면 호흡기계 질병, 너무 습하면 피부 질환이 발생하기 쉽다.

(8) **측정**: 아스만 통풍 온습계, 아우구스 건습계, 모발 습도계, 자기습도계 등

| 오답해설 |
② 현재 공기 중에 함유된 수증기량은 절대습도이다.
③ 기온이 높아지면 함유할 수 있는 수증기량인 포화습도는 증가한다.
④ 공기 중에 함유된 수증기량은 절대습도이며 기온이 높아져도 일정하다.

05

• **보건학적 실내온도**: 거실 18 ± 2℃, 침실 15 ± 1℃, 병실 21 ± 2℃
• **쾌적기습**: 40~70%
• **온도에 따른 쾌적 습도**: 15℃에서 70~80%, 18~20℃에서 60~70%, 24℃ 이상에서 40~60%

06

감각온도(EF, Effective Temperature, 체감온도, 실효온도)
(1) 기온, 기습, 기류의 요소를 종합한 체감온도로 습도 100%, 무풍 상태의 기온을 감각온도의 기준으로 하고 있다.
(2) **쾌감 감각온도**: 여름철 64~79℉(18~26℃), 겨울철 60~74℉(15.6~23.3℃)

| 오답해설 |
① 날씨에 따라 인간이 느끼는 불쾌감 정도를 기온과 습도를 조합하여 나타낸 수식은 불쾌지수이다.
② 기온, 기습, 기류 3인자가 인체의 열을 뺏는 힘은 카타냉각력이다.
④ 체온조절에 있어서 가장 적절한 온도는 지적온도이다.

07

감각온도는 포화습도(습도 100%), 무풍(0.1m/sec) 상태에서 동일한 온감을 주는 기온이다.

08

감각온도는 기온, 기습, 기류의 3인자가 종합하여 인체에 주는 온감을 의미한다.

09

불쾌지수(DI, Discomfort Index)는 날씨에 따라 인간이 느끼는 불쾌감 정도를 기온과 습도를 조합하여 나타낸 수치이다.

불쾌지수와 불쾌감의 관계(동양인과 서양인이 다름)
• DI ≥ 70: 약 10%의 사람들이 불쾌감을 느끼는 상태
• DI ≥ 75: 약 50%의 사람들이 불쾌감을 느끼는 상태
• DI ≥ 80: 대부분의 사람들이 불쾌감을 느끼는 상태
• DI ≥ 85: 대부분의 사람들이 참을 수 없는 상태

10

④ 습구흑구온도지수(WBGT)는 태양복사열의 영향을 받는 옥외 환경을 평가하는 데 사용하도록 고안된 것으로 감각온도 대신 사용하며 고열작업장을 평가하는 지표로 이용한다.

11

| 오답해설 |
① 쾌감대 - 기온, 기습, 기류
② 카타냉각력 - 기온, 기습, 기류
③ 불쾌지수 - 기온, 기습

12

4대 온열인자: 기온, 기습, 기류, 복사열

13

① **포화습도**: 일정 공기가 함유할 수 있는 수증기량에는 한계가 있는데, 한계에 달했을 때를 포화 상태라고 하고, 이때의 공기 중 수증기량(g)이나 수증기장력(mmHg)
② **절대습도**: 현재 공기 1m³ 중에 함유된 수증기량 또는 수증기 장력
③ **상대습도**: 현재 공기 1m³ 포화 상태에서 함유할 수 있는 수증기량과 현재 그중에 함유되어 있는 수증기량과의 비를 %로 표시한 것
④ **포차**: 공기 1m³가 포화 상태에서 함유할 수 있는 수증기량과 현재 그중에 함유한 수증기량과의 차이

14

| 오답해설 |
① 불쾌지수가 70이면 약 10%의 사람이 불쾌감을 느낀다.
③ 지수 산출을 위해 건구, 습구 온도계가 필요하다.
④ 우리나라 고용노동부에서 적용하고 있는 고온작업에 대한 노출기준은 습구흑구온도지수이다.

15

기후순화
(1) **대상성 순응**: 새로운 환경조건에 세포 또는 기관이 그 기능을 적응하는 것
(2) **자극적 순응**: 환경자극에 의해 저하되었던 기능이 정상적으로 회복되는 것
(3) **수동적 순응**: 약한 개체가 자신에 대한 최적의 기능을 찾는 것

16

쾌감대(Comfort Zone)

(1) 기온, 기습, 기류의 종합적인 작용에 의하여 쾌감과 불쾌감을 느끼게 되며, 신체적 조건, 의복의 착용 상태, 활동량 등 여러 가지 여건에 따라서 달라진다.

(2) 안정 시 적당한 착의 상태에서 쾌감을 느낄 수 있는 조건: 기류 0.5m / sec 이하, 온도 17~18℃, 습도 60~65%일 때

17

지적온도

(1) 생리적 지적온도(=기능 지적온도): 최소의 에너지 소모로 최대의 생리적 기능을 발휘할 수 있는 온도

(2) 주관적 지적온도(=쾌적 감각온도): 감각적으로 가장 쾌적하게 느끼는 온도

(3) 생산적 지적온도(=최고 생산온도): 생산 능률을 가장 많이 올릴 수 있는 온도

18

기온, 기습, 기류의 종합적인 작용에 의하여 쾌감과 불쾌감을 느끼게 되며, 신체적 조건, 의복의 착용 상태, 활동량 등 여러 가지 여건에 따라서 달라진다. 쾌감대는 안정 시 착의 상태에서 쾌감을 느낄 수 있는 조건을 나타낸 것이다.

19

기류

(1) 기압과 기온의 차에 의해서 형성되는 공기의 흐름이다.

(2) 기류는 신체의 신진대사와 방열 작용을 촉진시키고 가옥 내 자연환기의 원동력이 되며, 대기의 확산과 희석에 영향을 미쳐 기후 변화의 원동력이 된다.

(3) **기류의 강도**: 풍속(m/sec)
   ① 무풍: 0.1m/sec 이하
   ② 불감기류: 0.5m/sec 이하
   ③ 쾌적기류: 실내 0.2~0.3m/sec, 실외 1.0m/sec

(4) **기류의 측정 도구**: 실내 – 카타 온도계, 실외 – 풍차 속도계, 아네모미터, 피토튜브

| 오답해설 |

② 단위는 m/sec이다.

③ 0.5m/sec는 불감기류이고 0.1m/sec는 무풍이다.

④ 기류는 신체의 방열작용을 촉진시킨다.

20

기습

(1) 일반적으로 공기는 약 4%의 수증기를 함유하고 있으며, 기온이 상승하면 공기 중에 포함될 수 있는 수증기량은 증가한다. 기습은 낮에는 태양의 복사열을 흡수하고 지표면의 과열을 막으며 밤에는 지열복사를 차단하여 기후를 완화시키는 작용을 한다.

(2) **포화습도**: 일정 공기가 함유할 수 있는 수증기량에는 한계가 있는데, 한계에 달했을 때를 포화 상태

(3) **절대습도**: 현재 공기 $1m^3$ 중에 함유된 수증기량

(4) **상대습도**: 현재 공기 $1m^3$ 포화 상태에서 함유할 수 있는 수증기량과 현재 그중에 함유되어 있는 수증기량과의 비를 %로 표시한 것
   – 상대습도(%) = 절대습도 / 포화습도 × 100

(5) **포차**: 공기 $1m^3$가 포화 상태에서 함유할 수 있는 수증기량과 현재 그중에 함유한 수증기량과의 차이이다.
   포차 = 포화습도 – 절대습도

(6) **온도에 따른 습도의 변화**: 기온↑ ⇒ 포화습도↑, 상대습도↓, 절대습도 일정

(7) **쾌적습도**: 40~70% 범위로서 15℃에서 70~80%, 18~20℃에서 60~70%, 24℃ 이상에서 40~60%가 적절하다. 실내 습도가 너무 건조하면 호흡기계 질병, 너무 습하면 피부 질환이 발생하기 쉽다.

(8) **측정**: 아스만 통풍 온습계, 아우구스 건습계, 모발 습도계, 자기습도계 등

| 오답해설 |

③ 기온이 상승하면 포화습도도 커진다.

21

기후의 3요소: 기온, 기습, 기류

22

감각온도(EF, Effective Temperature, 체감온도, 실효온도)

(1) 기온, 기습, 기류의 요소를 종합한 체감온도로 습도 100%, 무풍 상태의 기온을 감각온도의 기준으로 하고 있다.

(2) **쾌감 감각온도**: 여름철 64~79℉(18~26℃), 겨울철 60~74℉(15.6~23.3℃)

| 오답해설 |

① 여름철 쾌적 감각온도는 18~26℃이고, 겨울철 쾌적 감각온도는 15~23℃이다.

② 생리적 지적온도는 최소의 에너지 소모로 최대의 생리적 기능을 발휘할 수 있는 온도이다.

③ 불쾌지수가 80 이상이면 대부분의 사람들이 불쾌감을 느끼는 상태이다.

23

불쾌지수는 날씨에 따라 인간이 느끼는 불쾌감 정도를 기온과 습도를 조합하여 나타낸 수치이다.

24

기류

(1) 기압과 기온의 차에 의해서 형성되는 공기의 흐름이다.
(2) 기류는 신체의 신진대사와 방열 작용을 촉진시키고 가옥 내 자연환기의 원동력이 되며, 대기의 확산과 희석에 영향을 미쳐 기후 변화의 원동력이 된다.
(3) **기류의 강도**: 풍속(m/sec)
　① 무풍: 0.1m/sec 이하
　② 불감기류: 0.5m/sec 이하
　③ 쾌적기류: 실내 0.2~0.3m/sec, 실외 1.0m/sec
(4) **기류의 측정 도구**: 실내 – 카타 온도계, 실외 – 풍차 속도계, 아네모미터, 피토튜브
(5) **카타온도계**: 알코올이 100℉의 선에서 95℉선까지 강하한 시간(초)을 멈춤시계로 재고, 이를 4~5회 저온 되풀이한 다음 평균을 낸다.

25

기후의 유형

(1) **대륙성 기후**: 일교차가 심하고, 여름에 고온 및 저기압이 잘 형성되며, 겨울에는 쾌청한 날이 많은 것이 특징이다.
(2) **해양성 기후**: 일교차가 대륙성 기후보다 적고, 다습다우성이며, 자외선량·오존량이 많은 것이 특징이다.
(3) **사막성 기후**: 대륙성 기후의 극단적 현상이 많은 것이 특징이다.
(4) **산악성 기후**: 바람이 많고, 자외선과 오존량이 많은 것이 특징이다.
(5) **산림성 기후**: 기후가 온화하고, 온도차가 적으며, 습도가 비교적 높은 것(적은 것)이 특징이다.

26

4대 온열요소: 기온, 기습, 기류, 복사열
ㄱ. 대류를 통해 열이 전달되지 않고 직접 이동하는 것을 말한다. – 복사열
ㄴ. 낮에는 태양열을 흡수하여 대지의 과열을 방지한다.
　　– 기습

27

기후 순화(Acclimatization): 기온이 변화하면 인간은 신체적·정신적으로 변화를 일으키게 되어 질병이 발생될 수 있다. 하지만 인간은 새로운 환경에 적응하기 위하여 자신을 변화시키는 기후 순화를 일으킨다. 즉, 한 기후 지역에서 시간의 경과에 따라 체질 변화 등을 일으켜 그 기후에 적응하게 되는 것을 말한다.

(1) **대상성 순응**: 새로운 환경 조건에 세포 또는 기관이 그 기능을 적응하는 것
(2) **자극적 순응**: 환경자극에 의해 저하되었던 기능이 정상적으로 회복되는 것
(3) **수동적 순응**: 약한 개체가 자신에 대한 최적의 기능을 찾는 것

28

감각온도(EF, Effective Temperature, 체감온도, 실효온도)는 기온, 기습, 기류의 요소를 종합한 체감온도로 포화습도 상태인 습도 100%, 무풍(0.1m/sec) 상태의 기온을 기준으로 하고 있다.
무풍상태란 0.1m/sec의 상태로 정지기류는 무풍상태로 볼 수 있다.

29

공기의 물리적 성상인 <u>기온, 기습, 기류 및 복사열</u> 등을 온열인자(Thermal Factor) 또는 4대 온열요소라 하며, 이들 온열인자에 의하여 덥고 추운 감각을 느끼고, 이에 따라 체온을 조절하게 된다. 이들 온열인자가 각각 독립적이기 보다는 상호 복합적으로 작용하여 인체의 체온조절에 영향을 미친다.

30

4대 온열인자: 기온, 기습, 기류, 복사열

31

- **체열생산량**: 골격근 > 간 > 신장 > 심장 > 호흡 > 기타
- **체열방산량**: 피부복사전도 > 피부증발 > 폐포증발 > 호흡 > 분뇨

32

기습

(1) 일반적으로 공기는 약 4%의 수증기를 함유하고 있으며, 기온이 상승하면 공기 중에 포함될 수 있는 수증기량은 증가한다. 기습은 낮에는 태양의 복사열을 흡수하고 지표면의 과열을 막으며 밤에는 지열복사를 차단하여 기후를 완화시키는 작용을 한다.
(2) **포화습도**: 일정 공기가 함유할 수 있는 수증기량에는 한계가 있는데, 한계에 달했을 때를 포화 상태
(3) **절대습도**: 현재 공기 1m³ 중에 함유된 수증기량
(4) **상대습도**: 현재 공기 1m³ 포화 상태에서 함유할 수 있는 수증기량과 현재 그중에 함유되어 있는 수증기량과의 비를 %로 표시한 것
　– 상대습도(%) = 절대습도 / 포화습도 × 100

(5) **포차**: 공기 $1m^3$가 포화 상태에서 함유할 수 있는 수증기량과 현재 그중에 함유한 수증기량과의 차이이다.
포차＝포화습도－절대습도

(6) **온도에 따른 습도의 변화**: 기온↑ ⇒ 포화습도↑, 상대습도↓, 절대습도 일정

(7) **쾌적습도**: 40~70% 범위로서 15℃에서 70~80%, 18~20℃에서 60~70%, 24℃ 이상에서 40~60%가 적절하다. 실내 습도가 너무 건조하면 호흡기계 질병, 너무 습하면 피부 질환이 발생하기 쉽다.

(8) **측정**: 아스만 통풍 온습계, 아우구스 건습계, 모발 습도계, 자기습도계 등

| 오답해설 |
② 공기 중에 포함될 수 있는 수중기의 양은 포화습도를 의미한다. 포화습도는 기온이 상승하면 증가한다.

33

| 오답해설 |
① 온열인자는 인간 입장에서 외부요인인 공기의 물리적 성상인 기온, 기습, 기류 및 복사열을 의미하여 온열인자에 의하여 사람은 덥고 추운 감각을 느끼고 이에 따라 체온을 조절하게 된다.
② 실외 건구온도는 1.2~1.5m 높이에서 측정한다.
③ 상대습도는 포화습도에 대한 절대습도의 비이다.

34

| 오답해설 |
① <u>실내에서의 불쾌지수는 기온과 기습으로부터 산출한다.</u>
② 계절별 최적 감각온도는 겨울이 여름보다 낮은 편이다.
　　최적 감각온도: 여름철 71℉(21.7℃),
　　　　　　　　　 겨울철 66℉(18.9℃)
④ 기온과 습도가 낮고 기류가 크면 체열 발산이 증가한다.

35

카타 냉각력(Kata Cooling Power)
(1) 기온, 기습, 기류의 3인자가 종합하여 인체의 열을 뺏는 힘을 그 공기의 냉각력이라 한다.
(2) 기온, 기습이 낮고 기류가 클 때는 인체의 체열 방산량 증대된다.
(3) 힐(Leonard Hill, 1916)은 인간이 더위와 추위를 느끼는 것은 체열 방산량에 의해 결정된다고 생각하고, 인체를 모델로 하여 알코올 온도가 37.8℃(100℉)에서 35℃(95℉)까지 하강하는 시간을 측정하여 방산열량을 단위시간에 단위면적에서 손실되는 열량(cal/cm²/sec)으로 냉각력을 표시하였다.
(4) 카타 온도계는 불감기류와 같은 미풍을 정확히 측정할 수 있기 때문에 기류 측정의 미풍계로 사용된다.

36

공기의 물리적 성상인 기온, 기습, 기류 및 복사열 등을 온열인자(Thermal Factor) 또는 4대 온열요소라 하며, 이들 온열인자에 의하여 덥고 추운 감각을 느끼고, 이에 따라 체온을 조절하게 된다. 이들 온열인자가 각각 독립적이기 보다는 상호 복합적으로 작용하여 인체의 체온조절에 영향을 미친다.

37 ~ 38

불쾌지수(DI, Discomfort Index)
(1) 날씨에 따라 인간이 느끼는 불쾌감 정도를 기온과 습도를 조합하여 나타낸 수치이며 여름철 실내의 무더위를 예보하는 데 주로 이용되는 온습도지수이다.
(2) 각종 기상조건에 따라 공장, 사무실 등에서 전력소비량을 예측하기 위해서 고안된 것으로, E. Thom 등에 의해서 개발되었으며, 미국에서는 1959년 이래 불쾌지수(DI)로 이용되었다.
(3) DI ＝(건구온도℃＋습구온도℃) × 0.72＋40.6
　　　＝(건구온도℉＋습구온도℉) × 0.4＋15
(4) 불쾌지수와 불쾌감의 관계(동양인과 서양인이 다름)
　① DI ≥ 70: 약 10%의 사람들이 불쾌감을 느끼는 상태
　② DI ≥ 75: 약 50%의 사람들이 불쾌감을 느끼는 상태
　③ DI ≥ 80: 대부분의 사람이 불쾌감을 느끼는 상태
　④ DI ≥ 85: 참을 수 없는 상태

| 오답해설 |
카타온도계는 실내의 기류같은 미풍을 측정하는 온도계이다.

39

기온
(1) ℃＝5 / 9(℉－32)
(2) **측정**: 옥외－1.5m에서 건구온도 측정 / 실내－45cm에서 측정
(3) **일교차**: 하루 중 최저기온인 일출 30분 전과 최고기온인 오후 2시경 온도의 차이(내륙＞해안＞산림지대), 고위도＞저위도
(4) **연교차**: 1년 동안의 최고기온과 최저기온의 차이(한대＞온대＞열대), 고위도＞저위도
(5) **적정 실내 온도**: 거실 18±2℃, 침실 15±1℃, 병실 21±2℃
(6) **대기권의 기온**: 지상 12km 이하의 대기권(대류권)에서는 100m 상승 시마다 0.6~1.0℃ 정도 낮아지며, 성층권에서는 고도가 높을수록 온도가 상승한다.
※ 의복기후: 의복에 의해서 체온을 조절할 수 있는 외기온도는 10~26℃로서 10℃ 이하에서는 난방, 26℃ 이상에서는 냉방을 인위적으로 하여야 한다.

40

온열지수

(1) **감각온도(EF, Effective Temperature, 체감온도, 실효온도)**

　① 기온, 기습, 기류의 요소를 종합한 체감온도로 습도 100%, 무풍 상태의 기온을 감각온도의 기준으로 하고 있다.

　② 피복, 계절, 성별, 연령 및 기타 조건에 따라 변한다.

　③ 최적 감각온도: 여름철 71℉(21.7℃), 겨울철 66℉ (18.9℃)

(2) **불쾌지수(DI, Discomfort Index)**

　① 날씨에 따라 인간이 느끼는 불쾌감 정도를 기온과 습도를 조합하여 나타낸 수치이다.

　② 각종 기상조건에 따라 공장, 사무실 등에서 전력소비량을 예측하기 위해서 고안된 것으로, E. Thom 등에 의해서 개발되었으며, 미국에서는 1959년 이래 불쾌지수(DI)로 이용되었다

　③ DI = (건구온도℃ + 습구온도℃) × 0.72 + 40.6

　④ 불쾌지수와 불쾌감의 관계(동양인과 서양인이 다름)

　　㉠ DI ≥ 70: 약 10%의 사람들이 불쾌감을 느끼는 상태

　　㉡ DI ≥ 75: 약 50%의 사람들이 불쾌감을 느끼는 상태

　　㉢ DI ≥ 80: 대부분의 사람이 불쾌감을 느끼는 상태

　　㉣ DI ≥ 85: 참을 수 없는 상태

41

기습

(1) 일반적으로 공기는 약 4%의 수증기를 함유하고 있으며, 기온이 상승하면 공기 중에 포함될 수 있는 수증기량은 증가한다. 기습은 낮에는 태양의 복사열을 흡수하고 지표면의 과열을 막으며 밤에는 지열복사를 차단하여 기후를 완화시키는 작용을 한다.

(2) **포화습도**: 일정 공기가 함유할 수 있는 수증기량에는 한계가 있는데, 한계에 달했을 때를 포화 상태

(3) **절대습도**: 현재 공기 1m³ 중에 함유된 수증기량

(4) **상대습도**: 현재 공기 1m³ 포화 상태에서 함유할 수 있는 수증기량과 현재 그중에 함유되어 있는 수증기량과의 비를 %로 표시한 것

　－상대습도(%) = 절대습도 / 포화습도 × 100

(5) **포차**: 공기 1m³가 포화 상태에서 함유할 수 있는 수증기량과 현재 그중에 함유한 수증기량과의 차이이다.

　포차 = 포화습도 － 절대습도

(6) **온도에 따른 습도의 변화**: 기온↑ ⇒ 포화습도↑, 상대습도↓, 절대습도 일정

(7) **쾌적습도**: 40~70% 범위로서 15℃에서 70~80%, 18~20℃에서 60~70%, 24℃ 이상에서 40~60%가 적절하다. 실내 습도가 너무 건조하면 호흡기계 질병, 너무 습하면 피부 질환이 발생하기 쉽다.

(8) **측정**: 아스만 통풍 온습계, 아우구스 건습계, 모발 습도계, 자기습도계 등

42

공기의 물리적 성상인 기온, 기습, 기류 및 복사열 등을 온열인자(Thermal Factor) 또는 4대 온열요소라 하며, 이들 온열인자에 의하여 덥고 추운 감각을 느끼고, 이에 따라 체온을 조절하게 된다. 이들 온열인자가 각각 독립적이기 보다는 상호 복합적으로 작용하여 인체의 체온조절에 영향을 미친다.

43

기류(Air Movement)

(1) 기압과 기온의 차에 의해서 형성되는 공기의 흐름이다.

(2) 기류는 신체의 신진대사와 방열 작용을 촉진시키고 가옥 내 자연환기의 원동력이 되며, 대기의 확산과 희석에 영향을 미쳐 기후 변화의 원동력이 된다.

(3) **기류의 측정 도구**

　① 실내: 카타 온도계

　② 실외: 풍차 속도계, 아네모미터, 피토튜브

| 오답해설 |

① 아스만통풍온습계 – 습도 측정

② 흑구온도계 – 복사열 측정

④ 풍차속도계 – 실외 기류 측정

44

(37 해설 참고)

45

건구온도와 습구온도는 불쾌지수 등 여러 가지 온도로 측정이 되는데, 건구온도는 수은이나 알코올로 만든 봉상 온도계로 측정한 온도를 말하고 습구온도는 기온, 기습, 기류의 종합 작용에 기인한 것으로서 생물학적 의의가 크며, 쾌적상태에서 건구온도보다 3℃ 정도 낮은 것이 특징이다.

46

공기의 물리적 성상인 기온, 기습, 기류 및 복사열 등을 온열인자(Thermal Factor) 또는 4대 온열요소라 하며, 이들 온열인자에 의하여 덥고 추운 감각을 느끼고, 이에 따라 체온을 조절하게 된다. 이들 온열인자가 각각 독립적이기 보다는 상호 복합적으로 작용하여 인체의 체온조절에 영향을 미친다.

| 오답해설 |
① 온열인자는 기온, 기습, 기류, 복사열이다.
② 기온측정은 지표면으로부터 1.5m 높이에서 건구온도로 측정한다.
④ 감각온도는 기온과 기습, 복사열을 고려한 지수이다.

47

감각온도(EF, Effective Temperature, 체감온도, 실효온도)
(1) 기온, 기습, 기류의 요소를 종합한 체감온도로 습도 100%, 무풍 상태의 기온을 감각온도의 기준으로 하고 있다.
(2) 쾌감 감각온도: 여름철 64~79℉(18~26℃), 겨울철 60~74℉(15.6~23.3℃)

48

(41 해설 참고)

49

불쾌지수(DI, Discomfort Index)는 날씨에 따라 인간이 느끼는 불쾌감 정도를 기온과 습도를 조합하여 나타낸 수치이다.
불쾌지수와 불쾌감의 관계(동양인과 서양인이 다름)
• DI ≥ 70: 약 10%의 사람들이 불쾌감을 느끼는 상태
• DI ≥ 75: 약 50%의 사람들이 불쾌감을 느끼는 상태
• DI ≥ 80: 대부분의 사람들이 불쾌감을 느끼는 상태
• DI ≥ 85: 대부분의 사람들이 참을 수 없는 상태

제 3 절 | 태양광선				
01 ③	02 ①	03 ①	04 ④	05 ③
06 ④	07 ③	08 ①	09 ③	10 ③
11 ②	12 ①	13 ④	14 ④	15 ③
16 ③	17 ④	18 ④	19 ③	20 ①
21 ④	22 ②			

01

Dorno선의 파장은 2,800~3,200Å(280~320nm)이다.
(1nm = 10Å)

02

전기성 안염은 대표적인 자외선 장애로 눈의 심한 통증과 수명(photophobia)이 나타나는 급성 각막염으로 주로 아크용접공이나 극지 탐험가들이 걸린다.

03

적외선(Infrared Ray)은 7,000~30,000Å으로 열을 방출하는 가장 중요한 파장 영역이다. 복사선의 대부분은 적외선이다.
적외선의 생물학적 작용: 국소혈관의 확장, 혈액순환 촉진 및 진동 작용, 적외선 백내장(초자공 백내장, 대장공 백내장: 화상을 일으키지 않을 정도의 에너지 수준이라도 만성 노출 (10~15년) 시 생길 수 있음), 홍반, 화상, 두통, 현기증, 열경련, 일사병 등

04

태양광선
(1) 자외선
① 자외선은 눈에 보이지 않는 태양의 복사에너지이며, 가시광선과 전리방사선 사이의 2,000~4,000Å 대의 파장이다.
② 순기능: 체내에서 프로비타민 D가 비타민D로 전환되어 구루병을 예방하고, 피부결핵과 관절염의 치료작용을 한다. 또한 신진대사 및 적혈구, 백혈구, 혈소판 생성을 촉진하고, 혈압과 혈당 강하작용을 하며 살균작용(280~320nm)도 한다.
③ 유해영향: 피부의 홍반작용, 부종, 수포형성, 피부암, 눈의 동통, 결막염, 각막염, 전기성안염, 백내장
(2) 가시광선
① 눈의 망막을 자극하여 명암과 색채를 구별하게 하는 파장으로 일반적으로 4,000~7,700Å의 파장이다.
② 조명 과다: 망막을 자극하여 잔상을 동반한 시력장애, 시야협착, 망막변성 결막이 자극되어 수명(Photophobia, 광선기피증), 두통 등 유발
③ 조명 부족: 안정피로(Asthenopia; 40세 이상에서 호발, 두통, 눈의 피로감, 자극 증세 나타남), 안구진탕증
(3) 적외선
① 열을 방출하는 파장으로 7,000~30,000Å 대의 파장이다.
② 순기능: 국소혈관의 확장, 혈액 순환 촉진 및 진통 작용
③ 유해영향: 적외선 백내장(초자공 백내장, 대장공 백내장), 홍반, 화상, 두통, 현기증, 열경련, 일사병 등

| 오답해설 |
전리방사선 중 투과력이 가장 큰 것은 중성자이다.
투과력 크기: 중성자 > 감마선 > 엑스선 > 베타입자 > 알파입자

05

(04 해설 참고)

| 오답해설 |
① 적외선은 열선으로서 온열작용과 온실효과를 유발한다.
② 적외선이 자외선보다 파장범위가 넓다.
④ 자외선의 인체노출로 비타민 D가 생성된다.

06

(04 해설 참고)
망막을 자극하여 색채식별을 가능하게 하며 과다 시 시력장애, 시야협착을 유발하는 태양광선은 가시광선이다.

07

적외선은 열을 방출하는 가장 중요한 파장 영역으로 복사선의 대부분은 적외선이다.
적외선의 생물학적 작용: 국소혈관의 확장, 혈액 순환 촉진 및 진통 작용, 적외선백내장(초자공 백내장), 홍반, 화상, 두통, 현기증, 열경련, 일사병 등

08

적외선(Infrared Ray)은 7,000~30,000Å으로 열을 방출하는 가장 중요한 파장 영역이다. 복사선의 대부분은 적외선이다.
적외선의 생물학적 작용: 국소혈관의 확장, 혈액순환 촉진 및 진통 작용, 적외선 백내장(초자공 백내장, 대장공 백내장: 화상을 일으키지 않을 정도의 에너지 수준이라도 만성 노출(10~15년) 시 생길 수 있음), 홍반, 화상, 두통, 현기증, 열경련, 일사병 등

09

자외선
(1) 자외선은 눈에 보이지 않는 태양의 복사에너지이며, 가시광선과 전리방사선 사이의 2,000~4,000Å대의 파장이다.
(2) **순기능**: 체내에서 프로비타민 D가 비타민D로 전환되어 구루병을 예방하고, 피부결핵과 관절염의 치료작용을 한다. 또한 신진대사 및 적혈구, 백혈구, 혈소판 생성을 촉진하고, 혈압과 혈당 강하작용을 하며 살균작용(280~320nm)도 한다.
(3) **유해영향**: 피부의 홍반작용, 부종, 수포형성, 피부암, 눈의 동통, 결막염, 각막염, 전기성안염, 백내장

| 바로알기 |
두통, 열사병을 주로 일으키는 태양광선은 적외선이다.

10

자외선의 생물학적 작용
(1) **순기능**: 체내에서 프로비타민 D가 비타민D로 전환되어 구루병을 예방하고, 피부결핵과 관절염의 치료작용을 한다. 또한 신진대사 및 적혈구, 백혈구, 혈소판 생성을 촉진하고, 혈압과 혈당 강하작용을 하며 살균작용(280~320nm)도 한다.
(2) **피부에 대한 작용**: 홍반작용, 부종, 수포형성, 피부박리, 궤양, 피부암
(3) **눈에 대한 작용**: 동통, 이물감, 결막염, 각막염, 전기성 안염, 설염, 백내장
(4) **전신 작용**: 대사가 항진, 적혈구, 백혈구, 혈소판이 증가, 두통, 흥분, 피로, 불면

| 바로알기 |
③ 안정피로의 원인이 되며 안구진탕증을 초래하는 것은 가시광선이다.

11

자외선의 파장은 2,800~4,000Å이다. 이 중 비타민 D 생성을 도와 구루병 예방작용을 하는 파장은 도르노선(UV-B)으로 파장은 2,800~3,200Å이다.

12

안구진탕증은 가시광선의 영향으로 발생하는 건강문제이다.
자외선 생물학적 작용: 신진대사 촉진, 비타민D생성, 홍반, 색소침착, 피부암, 각막염, 결막염, 전기성 안염 등

13

자외선은 눈에 보이지 않는 태양의 복사에너지이며, 가시광선과 전리방사선 사이의 200~400nm대의 파장을 가지는데 주파수에 따라 3가지 대역으로 나뉜다. 이중 중자외선인 UV-B를 Dorno선(생명선, 건강선)이라고 하고, 소독작용, 비타민 D 생성, 피부색소반응 등 생물학적 활성을 나타내며 피부나 눈에 유해작용을 일으킨다.

| 오답해설 |
① 자외선의 파장은 200~400nm이다.
② 열선이라고도하며 주요작용은 대기 중의 탄산가스에 흡수되어 온실효과를 일으키게 된다. - 적외선
③ 주로 초자공, 대장장이 직업에서 노출될 수 있는 파장이다. - 적외선

14

가시광선은 눈의 망막을 자극하여 명암과 색채를 구별하게 하는 파장으로 일반적으로 4,000~7,700Å의 파장이며 5,500Å에서 가장 강한 빛을 느끼게 된다.

| 오답해설 |

① 피부온도를 상승시킨다. - 적외선
② 관절염 치료작용을 한다. - 자외선
③ 체내에서 비타민D를 생성시킨다. - 자외선

15

가시광선은 눈의 망막을 자극하여 명암과 색채를 구별하게 하는 파장으로 일반적으로 4,000~7,700Å의 파장이다.

| 오답해설 |

① 도르노선이라고 불린다. - 자외선 중 중자외선(UV-B)인 2,800~3,200Å
③ 온실효과의 원인이 된다. - 적외선
④ 열을 방출하는 파장이다. - 적외선

16

(10 해설 참고)

17

가시광선에 의한 생물학적 작용

(1) **조명 과다**: 망막을 자극하여 잔상을 동반한 시력장애, 시야협착, 망막변성, 결막이 자극되어 수명(Photophobia, 광선기피증), 두통 등 유발
(2) **조명 부족**: 안정피로(Asthenopia; 40세 이상에서 호발, 두통, 눈의 피로감, 자극 증세 나타남), 안구진탕증

| 오답해설 |

① 피부박리, 피부암 - 자외선
② 전기성안염, 결막염 - 자외선
③ 화상, 일사병 - 적외선

18

적외선(Infrared Ray)

(1) **파장**: 7,000~30,000Å
(2) **열을 방출하는 가장 중요한 파장 영역**: 복사선의 대부분은 적외선
(3) **생물학적 작용**
  ① 국소혈관의 확장
  ② 혈액 순환 촉진 및 진통 작용
  ③ 적외선 백내장(초자공 백내장, 대장공 백내장): 화상을 일으키지 않을 정도의 에너지 수준이라도 만성 노출(10~15년) 시 생길 수 있음
  ④ 홍반, 화상, 두통, 현기증, 열경련, 일사병 등

| 바로알기 |

④ 살균작용은 자외선의 작동이다.

19

태양광선

(1) **자외선**
  ① 자외선은 눈에 보이지 않는 태양의 복사에너지이며, 가시광선과 전리방사선 사이의 2,000~4,000Å 대의 파장이다.
  ② 순기능: 체내에서 프로비타민D가 비타민D로 전환되어 구루병을 예방하고, 피부결핵과 관절염의 치료작용을 한다. 또한 신진대사 및 적혈구, 백혈구, 혈소판 생성을 촉진하고, 혈압과 혈당 강하작용을 하며 살균작용(280~320nm)도 한다.
  ③ 유해영향: 피부의 홍반작용, 부종, 수포형성, 피부암, 눈의 동통, 결막염, 각막염, 전기성안염, 백내장

(2) **가시광선**
  ① 눈의 망막을 자극하여 명암과 색채를 구별하게 하는 파장으로 일반적으로 4,000~7,700Å의 파장이다.
  ② 조명 과다: 망막을 자극하여 잔상을 동반한 시력장애, 시야협착, 망막변성, 결막이 자극되어 수명(Photophobia, 광선기피증), 두통 등 유발
  ③ 조명 부족: 안정피로(Asthenopia; 40세 이상에서 호발, 두통, 눈의 피로감, 자극 증세 나타남), 안구진탕증

(3) **적외선**
  ① 열을 방출하는 파장으로 7,000~30,000Å 대의 파장이다.
  ② 순기능: 국소혈관의 확장, 혈액 순환 촉진 및 진통 작용
  ③ 유해영향: 적외선 백내장(초자공 백내장, 대장공 백내장), 홍반, 화상, 두통, 현기증, 열경련, 일사병 등

20

자외선

(1) 자외선은 눈에 보이지 않는 태양의 복사에너지이며, 가시광선과 전리방사선 사이의 2,000~4,000Å 대의 파장이다.
(2) **순기능**: 체내에서 프로비타민 D가 비타민D로 전환되어 구루병을 예방하고, 피부결핵과 관절염의 치료작용을 한다. 또한 신진대사 및 적혈구, 백혈구, 혈소판 생성을 촉진하고, 혈압과 혈당 강하작용을 하며 살균작용(280~320nm)도 한다.
(3) **유해영향**: 피부의 홍반작용, 부종, 수포형성, 피부암, 눈의 동통, 결막염, 각막염, 전기성안염, 백내장

21

① 자외선, 가시광선, 적외선은 비전리방사선이고 우주선, x-선, γ-선 등은 전리방사선이다.
② 눈의 망막을 자극하여 명암과 색채를 구별하게 하는 것은 가시광선으로 400~770nm이다.
③ 적외선은 열을 방출하는 가장 긴 파장으로 760nm 이상의 파장이다. 건강에 유익한 영향을 주는 도르노선(Dorno)은 280~320nm의 파장으로 자외선에 해당한다.

22

(19 해설 참고)

| 오답해설 |

① 혈압 강하작용을 한다. - 자외선
③ 피부결핵이나 피부병을 치료한다. - 자외선
④ 체온을 상승시켜 혈관확장을 일으킨다. - 적외선

| 제 4 절 | 공기 |

01 ②	02 ④	03 ②	04 ②	05 ③
06 ③	07 ②	08 ④	09 ④	10 ③
11 ④	12 ①	13 ②	14 ②	15 ③
16 ③	17 ④	18 ③	19 ②	20 ②
21 ①	22 ②	23 ②		

01

산소중독증은 대기 중 농도가 높거나 분압이 높은 산소를 장기간 호흡할 때 발생한다. 폐부종, 충혈, 이통, 흉통 등이 있으며 심하면 사망할 수도 있다.

02

이산화탄소는 실내공기의 오염도 판정기준으로 이용된다.

03 ~ 05

공기의 자정작용

(1) 공기 자체의 희석작용: 바람에 의한 희석
(2) 강우, 강설 등에 의한 분진이나 용해성 가스의 세정작용
(3) 산소, 오존, 과산화수소 등에 의한 산화작용
(4) 태양광선 중 자외선에 의한 살균작용
(5) 식물의 탄소동화작용에 의한 CO_2와 O_2 교환작용
(6) 중력에 의한 침강작용
• 여과작용, 응집작용, 미생물에 의한 식균작용은 물의 자정작용이고 공기의 자정작용에는 해당하지 않는다.

06

일산화탄소는 무색, 무미, 무취, 맹독성 가스이다.

07

일산화탄소(CO)는 물체가 불완전 연소할 때 많이 발생한다. 주로 석탄, 디젤, 휘발유 등의 불완전 연소로 인해 발생하는 무색, 무미, 무취, 맹독성 가스다. 헤모글로빈(Hb)과의 친화성이 산소에 비해 250~300배 강하므로 CO-Hb를 형성하고 HbO_2를 방해하여, 산소운반장애와 산소해리 촉진 작용으로 생체 조직의 산소결핍증을 일으킨다.
• 「환경정책기본법」상 대기오염 허용 기준: 1시간 25ppm 이하, 8시간 9ppm 이하

08

이산화탄소는 실내공기오염의 지표로 사용되고 있다.

09

| 오답해설 |

① 대기의 공기 중에 0.03% 존재한다.
② 실내 공기의 오염 지표이다. 대기(실외)오염의 지표는 아황산가스이다.
③ 무색 무취의 비독성 가스이다.

10 ~ 11

일산화탄소(CO)는 공기보다 약간 가벼워 공기와 잘 섞이고 헤모글로빈(Hb)과의 친화성이 산소에 비해 250~300배 강하므로 CO-Hb를 형성하고 HbO_2를 방해하여, 산소운반장애와 산소해리 촉진 작용으로 생체 조직의 산소결핍증을 일으킨다.

12

저산소증

흡기 중의 산소 함유량이 약 14% 이하에서는 생체 조직에 공급되는 산소의 절대량이 감소되므로 저산소증이 나타나게 된다.
• 14%: 호흡 수 증가, 맥박 증가, 중노동 곤란
• 10%: 호흡 곤란
• 7% 이하: 정신 착란, 감각 둔화, 질식, 혼수

13

공기의 자정 작용

(1) 공기 자체의 희석 작용: 바람에 의한 희석
(2) 강우, 강설 등에 의한 분진이나 용해성 가스의 세정 작용
(3) 산소, 오존, 과산화수소 등에 의한 산화 작용

(4) 태양광선 중 자외선에 의한 살균 작용

(5) 식물의 탄소 동화 작용에 의한 CO_2와 O_2 교환 작용

(6) 중력에 의한 침강 작용

14

(12 해설 참고)

15

(13 해설 참고)

16

실내공기오염의 지표는 이산화탄소(CO_2)이며 서한량은 0.1%(1,000ppm)이다.

17

질소(N_2)

(1) 공기 78%로 정상 기압에서는 인체에 직접적인 피해가 없으나 고기압 환경이나 감압 시에는 영향을 받게 된다.

(2) **건강장애**: 잠함병, 감압병

　① 3기압 이상: 자극 작용

　② 4기압 이상: 마취 작용, 환각

　③ 10기압 이상: 의식 소실, 사망

18

이산화탄소(CO_2)는 대기의 0.03% 정도를 차지하고 무색, 무취, 비독성가스이다.

• 이산화탄소는 실내 공기의 오염도 판정 기준으로 사용된다.

• 서한량: 실내 공기 중 이산화탄소의 허용 농도 0.1%(1,000ppm)

19

이산화탄소는 지구에서 방출되는 복사열을 흡수하여 지구의 기온을 상승시키는 온실가스이다. 장파에너지란 지구가 내보내는 복사를 말하며 태양복사에 비해 지구복사의 파장이 길기 때문에 장파복사라고 한다.

| 오답해설 |

① 대기 중 0.03% 존재한다.

③ 식물은 호흡과정에서 이산화탄소를 흡수하고 산소를 방출한다. 물체가 불완전연소시 일산화탄소가 생성된다.

④ 대기오염의 지표는 아황산가스다. 이산화탄소는 실내오염의 지표다.

20

공기의 자정작용

(1) 공기 자체의 희석 작용: 바람에 의한 희석

(2) 강우, 강설 등에 의한 분진이나 용해성 가스의 세정 작용

(3) 산소, 오존, 과산화수소 등에 의한 산화 작용

(4) 태양광선 중 자외선에 의한 살균 작용

(5) 식물의 탄소 동화 작용에 의한 CO_2와 O_2 교환 작용

(6) 중력에 의한 침강 작용

21

실내 공기오염 지표

• 이산화탄소는 실내 공기의 오염도 판정 기준으로 사용된다.

• 서한량: 실내 공기 중 이산화탄소의 허용 농도 0.1%(1,000ppm)

22

이산화탄소(CO_2)

(1) 무색, 무취, 비독성 가스로 대기의 0.03% 정도 차지한다.

(2) 이산화탄소는 실내 공기의 오염도 판정 기준으로 사용되며 서한량은 0.1%(1,000ppm)다.

23

질소는 공기 78%로 정상기압에서는 인체에 직접적인 피해가 없으나 고기압 환경이나 감압 시에는 영향을 받게 된다(잠함병, 감압병).

01 ②	02 ①	03 ②	04 ②	05 ③
06 ④	07 ③	08 ④	09 ①	10 ②
11 ②	12 ③	13 ④	14 ①	15 ③
16 ②	17 ①	18 ④	19 ③	20 ①
21 ④	22 ②	23 ②	24 ②	25 ④
26 ②	27 ①	28 ②	29 ②	30 ①
31 ③	32 ③	33 ①	34 ①	35 ④
36 ③	37 ③	38 ④	39 ③	40 ④
41 ②	42 ③	43 ③	44 ①	45 ③
46 ③	47 ④	48 ②	49 ③	50 ①
51 ③	52 ③	53 ②	54 ①	55 ①
56 ①	57 ①	58 ④	59 ③	60 ②
61 ④	62 ③	63 ①	64 ④	65 ④
66 ①	67 ④	68 ③	69 ②	70 ④
71 ③	72 ②	73 ④	74 ②	75 ④
76 ②	77 ②	78 ④	79 ②	80 ②
81 ②	82 ④	83 ③	84 ①	85 ③
86 ①	87 ①	88 ③	89 ④	90 ③
91 ②	92 ②	93 ②	94 ①	95 ④
96 ②	97 ③	98 ①	99 ④	100 ③
101 ③				

01

급속사여과법은 1872년 미국에서 처음으로 시작되어 미국식 여과법이라고도 한다. 여과속도로 적당한 것은 120~150m/day 로 완속여과의 40배 정도이다. 수원의 탁도·색도가 높거나, 수조류·철분량 등이 많을 때 적당하며, 추운 지방이나 대도시에서 이용하기에 알맞다. 여과막(생물막)이 빨리 두터워지므로 보통 1일 1회 역류세척한다. 약품침전법을 이용하며 좁은 면적에서도 가능하고 건설비는 적게 들지만 유지관리비는 많이 든다.

02

밀스 – 라인케(Mills–Reinke) 현상
미국과 독일에서 강물을 여과하여 급수하였더니 장티푸스 환자가 줄고 사망률도 감소한 현상으로 상수처리의 중요성을 나타내는 현상이다.
- **1893년 미국의 밀스**: 매사추세츠 주 로렌스 시의 수도에 여과지를 만들어 급수한 결과 장티푸스의 발생이 감소하고 일반 사망률도 감소

- **독일 레인케**: 콜레라 예방을 목적으로 함부르크 시의 엘베 강을 여과급수한 결과 사망률이 감소

03

카드뮴은 0.005mg/L를 넘지 아니하여야 한다.

04

| 오답해설 |
① 총 대장균군은 100mL에서 검출되지 않아야 한다.
③ 색도는 5도를 넘지 않아야 한다.
④ 벤젠은 0.01mg/L를 넘지 않아야 한다.

05

| 오답해설 |
① 불소는 0.6~1.0mg/L를 유지하는 것이 적절하며 먹는물 수질기준으로 1.5mg/L를 넘지 않아야 한다.
② 대장균·분원성 대장균군은 100mL에서 검출되지 않아야 한다.
④ 경도의 원인은 칼슘, 마그네슘, 철, 동 등의 이온이다.

06

> **먹는물 수질검사 항목 중 심미적 영양물질에 관한 기준**
> 가. 경도(硬度)는 1,000mg/L(수돗물의 경우 300mg/L, 먹는염지하수 및 먹는해양심층수의 경우 1,200mg/L)를 넘지 아니할 것. 다만, 샘물 및 염지하수의 경우에는 적용하지 아니한다.
> 나. 과망간산칼륨 소비량은 10mg/L를 넘지 아니할 것
> 다. 냄새와 맛은 소독으로 인한 냄새와 맛 이외의 냄새와 맛이 있어서는 아니될 것. 다만, 맛의 경우는 샘물, 염지하수, 먹는샘물 및 먹는물공동시설의 물에는 적용하지 아니한다.
> 라. 동은 1mg/L를 넘지 아니할 것
> 마. 색도는 5도를 넘지 아니할 것
> 바. 세제(음이온 계면활성제)는 0.5mg/L를 넘지 아니할 것. 다만, 샘물·먹는샘물, 염지하수·먹는염지하수 및 먹는해양심층수의 경우에는 검출되지 아니하여야 한다.
> 사. 수소이온 농도는 pH 5.8 이상 pH 8.5 이하이어야 할 것. 다만, 샘물, 먹는샘물 및 먹는물공동시설의 물의 경우에는 pH 4.5 이상 pH 9.5 이하이어야 한다.
> 아. 아연은 3mg/L를 넘지 아니할 것
> 자. 염소이온은 250mg/L를 넘지 아니할 것
> 차. 증발잔류물은 수돗물의 경우에는 500mg/L, 먹는염지하수 및 먹는해양심층수의 경우에는 미네랄 등 무해성분을 제외한 증발잔류물이 500mg/L를 넘지 아니할 것
> 카. 철은 0.3mg/L를 넘지 아니할 것. 다만, 샘물 및 염지하수의 경우에는 적용하지 아니한다.

타. 망간은 0.3mg/L(수돗물의 경우 0.05mg/L)를 넘지 아니할 것. 다만, 샘물 및 염지하수의 경우에는 적용하지 아니한다.

파. 탁도는 1NTU(Nephelometric Turbidity Unit)를 넘지 아니할 것. 다만, 지하수를 원수로 사용하는 마을상수도, 소규모급수시설 및 전용상수도를 제외한 수돗물의 경우에는 0.5NTU를 넘지 아니하여야 한다.

하. 황산이온은 200mg/L를 넘지 아니할 것. 다만, 샘물, 먹는샘물 및 먹는물공동시설의 물은 250mg/L를 넘지 아니하여야 하며, 염지하수의 경우에는 적용하지 아니한다.

거. 알루미늄은 0.2mg/L를 넘지 아니할 것

| 오답해설 |
①, ② 유리잔류염소, 총 트리할로메탄은 소독제 및 소독부산물질에 관한 기준이다.
③ 질산성 질소는 건강상 유해영향 무기물질에 관한 기준이다.

07
수은은 0.001mg/L를 넘지 아니하여야 한다.

08
밀스-라인케 현상은 상수처리 과정에서 물을 여과 급수하여 수인성 감염병뿐만 아니라 일반 사망률도 감소됨을 설명하는 현상이다.

09
• 완속사여과법: 1829년 영국 런던에서 템스 강물을 완속사여과법에 의해서 최초로 처리하였기 때문에 영국식 여과법이라고도 한다. 여과속도는 일반적으로 3m(6〜7m)/day이며, 1회 사용일수는 1〜2개월이다. 여과막(생물막)이 너무 두꺼워져서 여과속도가 떨어지면 1〜2cm의 사면을 대치하는 작업에 의하여 여과막을 제거한다.
• 급속사여과법: 1872년 미국에서 처음으로 시작되어 미국식 여과법이라고도 한다. 여과속도로 적당한 것은 120〜150m/day로 완속여과의 40배 정도이다. 수원의 탁도·색도가 높거나, 수조류·철분량 등이 많을 때 적당하며, 추운 지방이나 대도시에서 이용하기에 알맞다. 여과막(생물막)이 빨리 두터워지므로 보통 1일 1회 역류세척한다. 약품침전법을 이용하며 좁은 면적에서도 가능하고 건설비는 적게 들지만 유지관리비는 많이 든다.

10
매일 1회 이상 검사: 먹는물 수질기준 중에서 냄새, 맛, 색도, 탁도, 수소이온농도, 잔류염소에 관한 검사(6개 항목)

11
물의 자정작용 중 확산은 brown운동에 의해 일어나는 분자확산과 난류에 의한 와류현상으로 인해 생기는 난류확산이 있다. 와류현상과 관련 있는 것은 난류현상이다.

12
암모니아와 같은 오염물이 함유된 물은 염소를 주입하였을 때, 어느 정도까지는 잔류염소가 증가하지만 최대점에 달한 후에는 잔류염소가 감소하여 거의 0으로 내려갔다가 다시 증가하게 된다. 염소가 암모니아와 결합한 결합형잔류염소가 0이되는 점을 파괴점(break point) 또는 불연속점이라 한다.

13〜14
밀스-라인케 현상은 상수처리 과정에서 물을 여과 급수하여 수인성 감염병뿐만 아니라 일반 사망률도 감소됨을 설명하는 현상이다.

15
벤젠은 0.01mg/L를 넘지 아니하여야 한다.

16
| 오답해설 |
① 일반세균은 1mL 중 100CFU를 넘지 아니할 것
③ 살모넬라, 쉬겔라균은 250mL에서 검출되지 아니할 것
④ 여시니아균은 2L에서 검출되지 아니할 것

17
정수장 수질 검사
(1) **매일 1회 이상 검사**: 먹는물 수질 기준 중에서 냄새, 맛, 색도, 탁도, 수소이온농도, 잔류염소에 관한 검사 – 6항목
(2) **매주 1회 이상 검사**: 일반세균, 총 대장균군, 대장균 또는 분원성 대장균군, 암모니아성 질소, 질산성 질소, 과망간산칼륨 소비량 및 증발잔류물에 관한 검사 – 8항목
(3) **매월 1회 이상 검사**: 먹는물 수질 기준 중 제1호부터 제3호까지 및 제5호에 관한 검사
(4) **수도꼭지에서의 검사**: 매월 1회 이상 일반 세균, 총 대장균군, 대장균 또는 분원성 대장균군, 잔류염소에 관한 검사 – 5항목

(5) 검사대상 수도꼭지의 추출기준(「먹는물 수질기준에 관한 시행규칙」 제4조 제3항 관련 별표2)

급수인구(명)	수질검사대상 수도꼭지의 수(개)
5,000 미만	1곳
5,000 이상 ~ 50,000 미만	급수인구 5,000명당 1
50,000 이상 ~ 100,000 미만	급수인구 7,000명당 1 + 2
100,000 이상 ~ 500,000 미만	급수인구 8,000명당 1 + 4
500,000 이상 ~ 1,000,000 미만	급수인구 15,000명당 1 + 33
1,000,000 이상	급수인구 30,000명당 1 + 66

18

암모니아성 질소(NH_3-N)

하수, 공장폐수, 분뇨, 기타 배설물에 혼입된 요소나 아미노산 오염을 추정하는 지표로 <u>음용수에서 검출되어 분변오염이 증명되면 오염 기간이 짧아 병원균이 생존해 있을 위험이 있다는 의미</u>

19

염소소독법은 세균에 대한 살균 효과가 좋고 잔류 효과가 있으며, 조작이 간편하고 경제성이 있으므로 광범위하게 이용되고 있으나 강한 냄새와 트리할로메탄 생성에 의한 독성은 단점이 된다.
염소소독은 바이러스를 사멸시키지 못한다.
오존은 세균과 바이러스를 사멸시킨다.

20

급속사여과법

- 생물막 제거방법: 역류세척
- 1차 사용일수: 1일
- 소요면적: 좁은면적도 가능
- 건실비: 완속사여과법에 비해 적게 든다.

21

상수의 정수처리과정에서 약품침전시 사용되는 응집제로는 황산알루미늄, 염화제2철, 황산제1철, 황산제2철 등이 있다.

22

염소소독법

(1) **장점**: 세균에 대한 살균 효과가 좋고 잔류 효과가 있으며, 조작이 간편하고 경제성이 있으므로 광범위하게 이용된다.
(2) **단점**: 강한 냄새와 트리할로메탄 생성에 의한 독성이 있다.

23

총트리할로메탄

동식물의 사체나 배설물 등으로 상수원수에 함유되어 있는 휴민(humin)질, 풀브산(fulvic acid), 아세톤(acetone) 등의 유기물(부식질)이 살균소독으로 사용되는 염소와 반응하여 생성되는 물질로 클로로포름, 브로모디클로로메탄, 디트로모클로로메탄, 브로모포름 4가지 화합물을 지칭한다.
총트리할로메탄 중 대표적인 물질 클로로포름은 마취약으로 알려져 있으나, 동물 실험결과 발암성 물질인 것이 밝혀졌다.
총트리할로메탄은 염소와의 반응시간이 길고, pH가 높을수록, 그리고 휴민산의 농도가 높을수록 많이 생성된다.
정수처리에서 총트리할로메탄을 처리하는 방법으로는 입상활성탄에 의한 흡착이나 폭기에 의해 휘산하는 방법이 있다.

24

폭기법

물속 산소를 증가시킴과 동시에 물속에서 나오기 어려운 과잉유해한 물질 제거를 위해 물속에 공기를 분무하는 과정으로 냄새와 맛을 제거하고, pH를 높이고, Fe, Mn 등을 제거한다.

25

질산성 질소(NO_3-N)는 오염된 지 오래되었음을 추정하는 지표이다. 단백질이 질산화 과정을 거친 후 생긴 최종 산물로 과거의 유기오염 정도를 나타낸다. 질산성 질소가 함유된 물을 유아가 장기간 섭취 시 청색아(Blue Baby) 증상을 유발할 수 있다.

26

(18 해설 참고)

27

염소 소독 시 수중 반응

(1) 유리잔류염소
  ① $Cl_2 + H_2O \rightarrow HCl + HOCl$(차아염소산)
  ② $HOCL \rightarrow H+ + OCl^-$
(2) 결합잔류염소(클로라민)
  ① 염소(HOCL 차아염소산)가 암모니아나 질소화합물과 반응하여 존재하는 형태로 대표적인 형태가 클로라민임
  ② 살균력이 약하고 냄새가 감소하며 잔류 효과가 증대됨

28

비소 – 0.01mg/L 넘지 아니할 것

29 ~ 30

염소소독법의 장점

• 강한 잔류 효과가 있다.

• 가격이 저렴하여 경제적이다.

• 조작이 간편하다.

염소소독법의 단점

• 염소의 고유냄새가 심하다.

• 독성이 있다(THM 생성).

• 바이러스를 사멸시키지 못한다.

• 부식성이 있다.

31

대장균군(E. Coli)은 수질오염의 세균학적 지표로 쓰이는 세균이다. 대장균군이 많으면 분뇨를 포함한 하수가 유입되었음을 추측할 수 있으며 수중에 대장균군이 많으면 병원성 미생물이 존재할 가능성이 있다.

32

ㄴ. 카드뮴은 0.005mg/L을 넘지 아니할 것

ㅂ. 과망간산칼륨소비량은 10mg/L을 넘지 아니할 것

33

염소소독법

염소는 살균 효과가 좋고 잔류 효과가 있으며, 조작이 간편하고 경제성이 있으므로 광범위하게 이용되고 있으나 강한 냄새와 트리할로메탄 생성에 의한 독성은 단점이 된다.

34

먹는물 수질 기준 중 미생물에 관한 기준

일반세균, 총대장균군, 대장균, 분원성대장균군, 분원성 연쇄상구균, 녹농균, 살모넬라, 쉬겔라, 아황산환원혐기성포자형성균, 여시니아균

35

| 오답해설 |

① 납은 0.01mg/L를 넘지 아니할 것

② 크롬은 0.05mg/L를 넘지 아니할 것

③ 수은은 0.001mg/L를 넘지 아니할 것

36

염소요구량은 수중에 있는 유기의 피산화성 물질들에 의하여 환원되어 소모되는 염소의 양, 불연속점 이전까지의 소요염소량이다. 잔류염소는 염소를 주입하였을 때 염소요구량에 의해 소모되고 남아 있는 염소이다.

37

해수는 3%의 식염을 포함하고 있어 해수 담수화 과정을 거쳐 음용수로 사용할 수 있으나, 비용이 많이 들어 장기간 항해를 위한 함상에서 이용하는 정도이다.

| 오답해설 |

① 지표수는 하천수, 호수, 저수지수 등을 말하며 용수 및 상수원수로 가장 많이 이용되고 있다. 지표를 흐르기 때문에 오염물질의 혼입으로 오염가능성이 크고 지하수에 비해 경도는 낮다. 화학적으로 가장 순수한 물은 천수다.

② 복류수는 하천, 저수지, 호수 따위의 바닥이나 변두리 자갈, 모래층 속을 흐르는 물을 말한다. 수원으로 가장 많이 사용되는 것은 지표수이다.

④ 지하수는 지하에 있는 모든 물을 말하며, 지표수와 달리 수온의 변화가 기온의 변화에 많은 영향을 받지 않아 연중 수온이 거의 일정하다.

38

대장균지수는 대장균이 검출된 최소 검수량의 역수를 말한다. 물 10cc에서 대장균 검출되었다면 대장균지수는 0.10이다.

39

질산성 질소(NO_3-N)는 단백질이 질산화 과정을 거친 후 생긴 최종 산물로 과거의 유기오염 정도를 나타낸다. 유아가 장기간 섭취 시 청색아(Blue Baby) 증상을 유발할 수 있다.

40

매일 1회 이상 검사: 먹는물 수질 기준 중에서 냄새, 맛, 색도, 탁도, 수소이온농도, 잔류염소에 관한 검사(6개 항목)

41

② 불소는 1.5mg/L를 넘지 아니할 것

42

여과처리법

(1) 급속사여과법은 1872년 미국에서 처음으로 시작되어 미국식 여과법이라고도 한다. 여과속도로 적당한 것은 120~150m/day로 완속여과의 40배 정도이다. 수원의 탁도·색도가 높거나, 수조류·철분량 등이 많을 때 적당하며, 추운 지방이나 대도시에서 이용하기에 알맞다. 여과막(생물막)이 빨리 두터워지므로 보통 1일 1회 역류세척한다. 약품침전법을 이용하며 좁은 면적에서도 가능하고 건설비는 적게 들지만 유지관리비는 많이 든다. 세균제거율은 95~98%이다.

(2) 완속사여과법은 1829년 영국 런던에서 템스 강물을 완속
사여과법에 의해서 최초로 처리하였기 때문에 영국식 여
과법이라고도 한다. 여과속도는 일반적으로 3m(6∼
7m)/day이며, 1회 사용일수는 1∼2개월이다. 여과막(생
물막)이 너무 두꺼워져서 여과속도가 떨어지면 1∼2cm
의 사면을 대치하는 작업에 의하여 여과막을 제거한다.
세균제거율은 98∼99%이다.

| 바로알기 |
수면이 동결하기 쉬운 장소에서는 급속사여과법이 유리하다.

43
불연속점이 지나면 주입염소량에 비례하여 유리잔류염소가
증가한다.
상수처리에서 암모니아를 포함한 물에 염소를 이용하여 소독
하게 되면 클로라민의 양은 염소 주입량에 비례하여 증가하
다가 일정량 이상으로 염소를 주입하면 클로라민의 양이 급
격히 줄어들어 최소농도가 된다. 이 점을 불연속점이라 부르
고, 불연속점까지 주입된 염소량을 염소요구량이라고 한다.
그리고 불연속점 보다 더 많은 염소를 주입하는 소독법을 불
연속점 염소처리라 하고, 대부분의 상수도에서 염소 살균에
사용된다. 불연속점 이후에는 클로라민은 대부분 없어지고
HOCl(유리잔류염소)가 생성되어 소독이 된다.

44
정수장 수질 검사
(1) **매일 1회 이상 검사**: 냄새, 맛, 색도, 탁도, 수소이온농도,
잔류염소(6개 항목)
(2) **매주 1회 이상 검사**: 일반세균, 총 대장균군, 대장균 또는
분원성 대장균군, 암모니아성 질소, 질산성 질소, 과망간
산칼륨 소비량 및 증발잔류물에 관한 검사(8개 항목)
(3) **매월 1회 이상 검사**: 먹는물 수질 기준 중 제1호부터 제3
호까지 및 제5호에 관한 검사(54종)
(4) **수도꼭지에서의 검사**: 매월 1회 이상 일반 세균, 총 대장
균군, 대장균 또는 분원성 대장균군, 잔류염소에 관한 검
사(5개 항목)
| 오답해설 |
② 잔류염소 - 매일 1회 이상 검사
③ 일반세균 - 매주 1회 이상 검사
④ 수소이온농도 - 매일 1회 이상 검사

45
염소는 살균 효과가 좋고 잔류 효과가 있으며, 조작이 간편하
고 경제성이 있으므로 광범위하게 이용되고 있으나 강한 냄
새와 트리할로메탄 생성에 의한 독성은 단점이 된다.

46
급속사여과법의 생물막 제거 방법은 역류세척이다. 세균제거
율은 완속사여과법에서 더 높다.

47
건설비는 완속사여과법에서 더 많이 든다.

48
일반세균은 1mL에서 100CFU를 넘지 아니하여야 한다.

49
| 오답해설 |
② 급속사여과법은 약품침전법으로 처리하며 미국형이다.
③ 급속사여과법은 건설비가 적게드는 반면 경상비가 많이
소모된다.
④ 급속사여과법은 탁도와 색도가 높을 때 적용하기 유리
하다.

50
일반세균은 1mL 중 100CFU를 넘지 아니하여야 한다.

51
- 수돗물 수질검사 및 관리항목: 국민에게 보다 안전한 먹는
물을 공급하기 위해 정부의 2011년 먹는물 수질기준 58항
목을 포함하여 총 250항목(먹는물 수질기준 58항목＋수질
감시항목 26항목＋자체검사항목 166항목) 운영하고 있다.
- 알루미늄은 먹는물 수질기준항목으로 0.2mg/L를 넘지 아
니하여야 한다.
- 총인, 총질소, 클로로필−a는 호소의 생활환경기준에 해당
한다.

52
염소소독은 바이러스를 사멸시키지는 못한다.
오존소독으로 바이러스 사멸이 가능하다.

53

구분	오존법	염소소독법
장점	• 살균력이 염소보다 강하다 (바이러스 사멸). • THM이 생성되지 않는다. • 맛과 냄새가 거의 없다. • 공기와 전기만 있으면 쉽게 만들 수 있다.	• 강한 잔류 효과가 있다. • 가격이 저렴하여 경제적이다. • 조작이 간편하다.
단점	• 잔류 효과가 없다. • 2차오염의 위험이 있다. • 가격이 비싸다. • 고도의 운전 기술이 필요하다. • 처리장에 오존발생기가 필요하다.	• 염소의 고유냄새가 심하다. • 독성이 있다(THM 생성). • 바이러스를 죽이지 못한다. • 부식성이 있다.

54

대장균은 100ml에서 검출되지 않아야 한다.

55

① 디클로로메탄: 건강상 유해영향 유기물질에 관한 기준으로 0.02mg/L를 넘지 않아야 한다.
② 총트리할로메탄: 0.1mg/L를 넘지 아니할 것
③ 디클로로아세토니트릴: 0.09mg/L을 넘지 아니할 것
④ 브로모디클로로메탄: 0.03mg/L을 넘지 아니할 것

56

색도는 5도를 넘지 않아야 한다.

57

트리클로로에틸렌은 먹는물 수질기준 중에서 '건강상 유해영향 유기물질에 관한 기준' 항목에 해당한다.

> **먹는물 수질기준 중 소독제 및 소독부산물질에 관한 기준**
> 가. 잔류염소(유리잔류염소를 말한다)는 4.0mg/L를 넘지 아니할 것
> 나. 총트리할로메탄은 0.1mg/L를 넘지 아니할 것
> 다. 클로로포름은 0.08mg/L를 넘지 아니할 것
> 라. 브로모디클로로메탄은 0.03mg/L를 넘지 아니할 것
> 마. 디브로모클로로메탄은 0.1mg/L를 넘지 아니할 것
> 바. 클로랄하이드레이트는 0.03mg/L를 넘지 아니할 것
> 사. 디브로모아세토니트릴은 0.1mg/L를 넘지 아니할 것
> 아. 디클로로아세토니트릴은 0.09mg/L를 넘지 아니할 것
> 자. 트리클로로아세토니트릴은 0.004mg/L를 넘지 아니할 것
> 차. 할로아세틱에시드(디클로로아세틱에시드, 트리클로로아세틱에시드 및 디브로모아세틱에시드의 합으로 한다)는 0.1mg/L를 넘지 아니할 것
> 카. 포름알데히드는 0.5mg/L를 넘지 아니할 것

58

상수의 처리과정
(1) **취수**: 수원에서 필요한 원수를 확보하는 과정
(2) **도수**: 취수한 원수를 도수로를 통해 정수 시설까지 이송하는 과정
(3) **정수**: 정수 시설에서 음용수 수질 기준에 맞게 정화하는 과정(침전 → 폭기 → 여과 → 소독)
(4) **송수**: 정수된 물을 정수지에서 배수지까지 이송하는 과정
(5) **배수**: 정화된 물을 적당한 수압하에 필요한 양만큼 분배하는 과정
(6) **급수**: 각 수요자의 수도관까지 보내지는 과정

59

| 오답해설 |
① 녹농균은 250mL에서 검출되지 않아야 한다.
② 불소는 1.5mg/L를 넘지 않아야 한다.
④ 황산이온은 200mg/L를 넘지 않아야 한다.

60

일반세균은 1ml 중 100CFU를 넘지 아니할 것

61

방사능에 관한 기준은 염지하수의 경우에만 적용한다.

62

> **먹는물 수질기준 중 심미적 영향물질에 관한 기준**
> 가. 경도(硬度)는 1,000mg/L(수돗물의 경우 300mg/L, 먹는염지하수 및 먹는해양심층수의 경우 1,200mg/L)를 넘지 아니할 것. 다만, 샘물 및 염지하수의 경우에는 적용하지 아니한다.
> 나. 과망간산칼륨 소비량은 10mg/L를 넘지 아니할 것
> 다. 냄새와 맛은 소독으로 인한 냄새와 맛 이외의 냄새와 맛이 있어서는 아니될 것. 다만, 맛의 경우는 샘물, 염지하수, 먹는샘물 및 먹는물공동시설의 물에는 적용하지 아니한다.
> 라. 동은 1mg/L를 넘지 아니할 것
> 마. 색도는 5도를 넘지 아니할 것
> 바. 세제(음이온 계면활성제)는 0.5mg/L를 넘지 아니할 것. 다만, 샘물·먹는샘물, 염지하수·먹는염지하수 및 먹는해양심층수의 경우에는 검출되지 아니하여야 한다.
> 사. 수소이온 농도는 pH 5.8 이상 pH 8.5 이하이어야 할 것. 다만, 샘물, 먹는샘물 및 먹는물공동시설의 물의 경우에는 pH 4.5 이상 pH 9.5 이하이어야 한다.
> 아. 아연은 3mg/L를 넘지 아니할 것
> 자. 염소이온은 250mg/L를 넘지 아니할 것

차. 증발잔류물은 수돗물의 경우에는 500mg/L, 먹는염지하수 및
   먹는해양심층수의 경우에는 미네랄 등 무해성분을 제외한 증
   발잔류물이 500mg/L를 넘지 아니할 것

카. 철은 0.3mg/L를 넘지 아니할 것. 다만, 샘물 및 염지하수의
   경우에는 적용하지 아니한다.

타. 망간은 0.3mg/L(수돗물의 경우 0.05mg/L)를 넘지 아니할 것.
   다만, 샘물 및 염지하수의 경우에는 적용하지 아니한다.

파. 탁도는 1NTU(Nephelometric Turbidity Unit)를 넘지 아니할
   것. 다만, 지하수를 원수로 사용하는 마을상수도, 소규모급수
   시설 및 전용상수도를 제외한 수돗물의 경우에는 0.5NTU를
   넘지 아니하여야 한다.

하. 황산이온은 200mg/L를 넘지 아니할 것. 다만, 샘물, 먹는샘물
   및 먹는물공동시설의 물은 250mg/L를 넘지 아니하여야 하며,
   염지하수의 경우에는 적용하지 아니한다.

거. 알루미늄은 0.2mg/L를 넘지 아니할 것

63

질산성질소(NO_3-N): 오염된 지 오래되었음을 추정하는 지표

(1) 단백질이 질산화 과정을 거친 후 생긴 최종 산물
(2) 과거의 유기오염 정도를 나타냄
(3) 유아가 장기간 섭취 시 청색아(Blue Baby) 증상을 유발할
    수 있음

64

색도는 5도를 넘지 아니하여야 한다.

65

정수장 수질 검사

(1) **매일 1회 이상 검사**: 먹는물 수질 기준 중에서 냄새, 맛,
    색도, 탁도, 수소이온농도, 잔류염소에 관한 검사(6개 항목)
(2) **매주 1회 이상 검사**: 일반세균, 총 대장균군, 대장균 또는
    분원성 대장균군, 암모니아성 질소, 질산성 질소, 과망간
    산칼륨 소비량 및 증발잔류물에 관한 검사(8개 항목)
(3) **매월 1회 이상 검사**: 먹는물 수질 기준 중 제1호부터 제3
    호까지 및 제5호에 관한 검사(54종)
(4) **수도꼭지에서의 검사**: 매월 1회 이상 일반 세균, 총 대장
    균군, 대장균 또는 분원성 대장균군, 잔류염소에 관한 검
    사(5개 항목)

66

급속사여과법은 약품침전법을 시행 후 여과가 이루어진다.

| 오답해설 |

② 완속사여과법에 비해 건설비가 적게 든다.
③ 완속사여과법에 비해 유지비가 많이 든다.

④ 완속사여과법은 사면대치를 이용하여 생물막을 제거하고,
   급속사여과법은 역류세척을 통해 생물막을 제거한다.

67

(65 해설 참고)

검사대상 수도꼭지의 추출기준 (먹는물 수질기준 및 검사 등에 관한 규칙 제4조제3항 관련)	
급수인구(명)	수질검사대상 수도꼭지의 수 (개)
5,000 미만	1
5,000 이상 – 50,000 미만	급수인구 5,000명당 1
50,000 이상 – 100,000 미만	급수인구 7,000명당 1 + 2
100,000 이상 – 500,000 미만	급수인구 8,000명당 1 + 4
500,000 이상 – 1,000,000 미만	급수인구 5,000명당 1 + 33
1,000,000 이상	급수인구 30,000명당 1 + 66

※ 비고: 검사대상 수도꼭지의 수를 산정할 때 소수점 이하 자리는 올려서
  계산한다.

68

구분	오존법	염소소독법
장점	• 살균력이 염소보다 강하다 (바이러스 사멸). • THM이 생성되지 않는다. • 맛과 냄새가 거의 없다. • 공기와 전기만 있으면 쉽게 만들 수 있다.	• 강한 잔류 효과가 있다. • 가격이 저렴하여 경제적이다. • 조작이 간편하다.
단점	• 잔류 효과가 없다. • 2차오염의 위험이 있다. • 가격이 비싸다. • 고도의 운전 기술이 필요하다. • 처리장에 오존발생기가 필요하다.	• 염소의 고유냄새가 심하다. • 독성이 있다(THM 생성). • 바이러스를 죽이지 못한다. • 부식성이 있다.

69

밀스-레인케(Mills-Reinke) 현상은 수도에 여과지를 만들어
급수한 결과 장티푸스, 콜레라 등의 질병이 감소하고 일반사
망률도 감소한 것으로 이는 물의 여과급수를 통해 수인성감
염병을 예방할 수 있음을 나타내는 것이다.
• 디프테리아 – 호흡기계 감염병
• 장티푸스, 세균성이질 – 소화기계 감염병(수인성 감염병)
• 발진티푸스 – 절지동물 매개 감염병

70

완속사여과법과 급속사여과법의 비교

구분	완속사여과법	급속사여과법
침전법	보통침전법	약품침전법
생물막 제거법	사면대치	역류세척
여과 속도	3m(6~7m)/day	120m/day
1회 사용일수	20~60일(1~2개월)	12시간~2일(1일)
탁도, 색도가 높을 때	불리하다	좋다
이끼류가 발생하기 쉬운 장소	불리하다	좋다
수면이 동결되기 쉬운 장소	불리하다	좋다
면적	광대한 면적 필요	좁은 면적도 가능
건설비	많이 든다	적게 든다
유지비	적게 든다	많이 든다
세균 제거율	98~99%	95~98%

71

색도는 5도를 넘지 아니할 것

72

먹는물 수질기준 중 미생물에 관한 기준

(1) 일반세균은 1mL 중 100CFU(Colony Forming Unit)를 넘지 아니할 것.

(2) 총 대장균군은 100mL(샘물·먹는샘물, 염지하수·먹는염지하수 및 먹는해양심층수의 경우에는 250mL)에서 검출되지 아니할 것.

(3) 대장균·분원성 대장균군은 100mL에서 검출되지 아니할 것. 다만, 샘물·먹는샘물, 염지하수·먹는염지하수 및 먹는해양심층수의 경우에는 적용하지 아니한다.

(4) 분원성 연쇄상구균·녹농균·살모넬라 및 쉬겔라는 250mL에서 검출되지 아니할 것(샘물·먹는샘물, 염지하수·먹는염지하수 및 먹는해양심층수의 경우에만 적용한다)

(5) 아황산환원혐기성포자형성균은 50mL에서 검출되지 아니할 것(샘물·먹는샘물, 염지하수·먹는염지하수 및 먹는해양심층수의 경우에만 적용한다)

(6) 여시니아균은 2L에서 검출되지 아니할 것(먹는물공동시설의 물의 경우에만 적용한다)

73

(70 해설 참고)

74

먹는물 수질기준 중 심미적 영향물질에 관한 기준

가. 경도(硬度)는 1,000mg/L(수돗물의 경우 300mg/L, 먹는염지하수 및 먹는해양심층수의 경우 1,200mg/L)를 넘지 아니할 것. 다만, 샘물 및 염지하수의 경우에는 적용하지 아니한다.

나. 과망간산칼륨 소비량은 10mg/L를 넘지 아니할 것

다. 냄새와 맛은 소독으로 인한 냄새와 맛 이외의 냄새와 맛이 있어서는 아니될 것. 다만, 맛의 경우는 샘물, 염지하수, 먹는샘물 및 먹는물공동시설의 물에는 적용하지 아니한다.

라. 동은 1mg/L를 넘지 아니할 것

마. 색도는 5도를 넘지 아니할 것

바. 세제(음이온 계면활성제)는 0.5mg/L를 넘지 아니할 것. 다만, 샘물·먹는샘물, 염지하수·먹는염지하수 및 먹는해양심층수의 경우에는 검출되지 아니하여야 한다.

사. 수소이온 농도는 pH 5.8 이상 pH 8.5 이하이어야 할 것. 다만, 샘물, 먹는샘물 및 먹는물공동시설의 물의 경우에는 pH 4.5 이상 pH 9.5 이하이어야 한다.

아. 아연은 3mg/L를 넘지 아니할 것

자. 염소이온은 250mg/L를 넘지 아니할 것

차. 증발잔류물은 수돗물의 경우에는 500mg/L, 먹는염지하수 및 먹는해양심층수의 경우에는 미네랄 등 무해성분을 제외한 증발잔류물이 500mg/L를 넘지 아니할 것

카. 철은 0.3mg/L를 넘지 아니할 것. 다만, 샘물 및 염지하수의 경우에는 적용하지 아니한다.

타. 망간은 0.3mg/L(수돗물의 경우 0.05mg/L)를 넘지 아니할 것. 다만, 샘물 및 염지하수의 경우에는 적용하지 아니한다.

파. 탁도는 1NTU(Nephelometric Turbidity Unit)를 넘지 아니할 것. 다만, 지하수를 원수로 사용하는 마을상수도, 소규모급수시설 및 전용상수도를 제외한 수돗물의 경우에는 0.5NTU를 넘지 아니하여야 한다.

하. 황산이온은 200mg/L를 넘지 아니할 것. 다만, 샘물, 먹는샘물 및 먹는물공동시설의 물은 250mg/L를 넘지 아니하여야 하며, 염지하수의 경우에는 적용하지 아니한다.

거. 알루미늄은 0.2mg/L를 넘지 아니할 것

75

경수연화법
경수는 경도의 원인이 되는 칼슘, 마그네슘, 철, 동 등의 이온을 많이 함유한 물로 비누거품이 일지 않는 등의 특징이 있다.

(1) 일시경수
- 끓이면 경수의 특성이 없어지는 물
- $Ca(HCO_3)_2$ 중탄산칼슘이나 $Mg(HCO_3)_2$ 중탄산마그네슘을 함유하는 물을 끓이면 물에 불용성인 $CaCO_3$ 탄산칼슘, $Mg(OH)_2$ 수산화마그네슘이 생겨 침전되므로 물이 부드럽게 됨

(2) 영구경수
- 끓여도 연화되지 않는 물
- $CaSO_4$ 황산칼슘, $MgSO_3$ 황산마그네슘 등의 황산염은 끓여도 불변하기 때문에 영구경수라 함
- 경도의 원인이 되는 이온을 제거하여 연화
- 제올라이트(Zeolite, 이온교환법)법, 석회소다법

| 오답해설 |
① 오존소독법 – 상수처리과정의 소독법
② 염소소독법 – 상수처리과정의 소독법
③ 오르도톨루딘법 – 잔류염소 측정법

76

| 오답해설 |
① 일반세균 – 1mL에 100CFU를 넘지 아니할 것
③ 암모니아성질소 – 0.5mg/L를 넘지 아니할 것
④ 과망간산칼륨 – 10mg/L를 넘지 아니할 것

77

염소소독
(1) 염소는 살균 효과가 좋고 잔류 효과가 있으며, 조작이 간편하고 경제성이 있으므로 광범위하게 이용되고 있으나 강한 냄새와 트리할로메탄 생성에 의한 독성은 단점이 된다.
(2) 유리잔류염소(HOCl, OCl⁻): 수중 HOCl이나 OCl⁻로 존재하는 염소로 강한 살균력을 가지며 냄새가 난다. 살균력을 지배하는 HOCl(차아염소산)은 pH 3~6에서 많고, pH 7 이상에서는 OCl⁻가 많다.
(3) **결합잔류염소(클로라민)**: 염소(HOCl, 치아염소산)가 암모니아나 질소화합물과 반응하여 존재하는 형태로 대표적인 형태가 클로라민이다. 살균력이 약하고 냄새가 감소하며 잔류 효과가 증대된다.
(4) 불연속점처리법은 불연속점 이상으로 염소량을 주입하여 잔류염소가 검출되도록 염소를 주입하는 방법을 말한다.
(5) 부활 현상이란 염소 소독할 때는 세균이 사멸되었다가 일정 시간이 경과하면 수중에 염소 성분이 없어지고 다시 세균이 증가하는 현상이다.

78

오존법과 염소소독법의 비교

구분	오존법	염소소독법
장점	• 살균력이 염소보다 강하다(바이러스 사멸). • THM이 생성되지 않는다. • 맛과 냄새가 거의 없다. • 공기와 전기만 있으면 쉽게 만들 수 있다.	• 강한 잔류 효과가 있다. • 가격이 저렴하여 경제적이다. • 조작이 간편하다.
단점	• 잔류 효과가 없다. • 2차오염의 위험이 있다. • 가격이 비싸다. • 고도의 운전 기술이 필요하다. • 처리장에 오존발생기가 필요하다.	• 염소의 고유냄새가 심하다. • 독성이 있다(THM 생성). • 바이러스를 죽이지 못한다. • 부식성이 있다.

79

(74 해설 참고)
불소는 건강상 유해영향 무기물질에 관한 기준에 해당한다.(1.5mg/L를 넘지 아니할 것)

80 ~ 81

먹는물 수질기준 중 미생물에 관한 기준
가. 일반세균은 <u>1mL 중 100CFU</u>(Colony Forming Unit)를 넘지 아니할 것.
나. 총 대장균군은 100mL(샘물·먹는샘물, 염지하수·먹는염지하수 및 먹는해양심층수의 경우에는 250mL)에서 검출되지 아니할 것.
다. 대장균·분원성 대장균군은 100mL에서 검출되지 아니할 것.
라. 분원성 연쇄상구균·녹농균·살모넬라 및 쉬겔라는 250mL에서 검출되지 아니할 것(샘물·먹는샘물, 염지하수·먹는염지하수 및 먹는해양심층수의 경우에만 적용한다).
마. 아황산환원혐기성포자형성균은 50mL에서 검출되지 아니할 것(샘물·먹는샘물, 염지하수·먹는염지하수 및 먹는해양심층수의 경우에만 적용한다).
바. 여시니아균은 2L에서 검출되지 아니할 것(먹는물공동시설의 물의 경우에만 적용한다).

82

물의 자정작용 종류
(1) **물리적 작용**: 희석 작용, 침전 작용(침강 작용), 확산 작용, 여과 작용 등
(2) **화학적 작용**: 산화·환원 작용, 응집 작용, 폭기

(3) **생물학적 작용**: 미생물에 의한 유기물질 분해 작용과 식
균 작용

(4) **살균 작용**: 자외선에 의한 살균

※ 폭기는 물속 산소를 증가시킴과 동시에 물속에서 나오기 어려운 과잉 유해한 물질 제거를 위해 물속에 공기를 분무하는 과정이다. 산소(O_2)를 이산화탄소(CO_2), 메탄(CH_4), 황화수소(H_2S), 암모니아(NH_3)등과 교환하는 과정으로 화학적인 처리방법에 해당한다.

83
(78 해설 참고)

84
석회소다법은 영구경수의 연화법이다.

망간제거법: 과망간산칼륨 주입에 의한 산화법, 망간제올라이트법, 양이온 교환수지에 의한 교환처리법

85
불소는 건강상 유해영향 무기물질에 관한 기준으로 1.5mg/L를 넘지 아니하여야 한다.

86
물의 정수처리 과정: 침전 → 폭기 → 여과 → 소독

(1) **침전지**: 물속에 함유된 각종 부유물질을 응집, 침전시켜 깨끗한 물을 여과지로 보내는 시설이다.

(2) **폭기**: 물속 산소를 증가시킴과 동시에 물속에서 나오기 어려운 과잉 유해한 물질 제거를 위해 물속에 공기를 분무하는 과정이다.

(3) **여과지**: 자갈, 모래 등의 층을 통과시켜 물속의 부유물질, 미생물 등을 제거·감소시키는 정수 시설이다.

(4) **정수지**: 완성된 제품, 즉 수돗물을 임시 저장하는 곳이다.

(5) **배수지**: 정수지에서 보내온 물은 배수지에 저장한다.

87
염소 소독 시 수중 반응

(1) $Cl_2 + H_2O \rightarrow HCl + HOCl$(차아염소산)

(2) $HOCl \rightarrow H^+ + OCl^-$

(3) 염소는 수중에서 가수분해하여 염산과 차아염소산($HOCl$)이 되고, 이때 생성된 $HOCl$과 OCl^-를 유리잔류염소라 하는데, 살균력을 지배하는 $HOCl$(차아염소산)은 pH 3~6에서 많고, pH 7 이상에서는 OCl^-가 많다.

88
ㄱ. 건강상 유해영향 무기물질에 관한 기준은 납, 불소, 비소, 셀레늄, 수은 등 14개 항목이며 각각 넘지 아니하여야 할 기준치를 제시하고 있다.

ㄴ. 심미적 영양물질에 관한 기준으로 경도, 과망간산칼륨 소비량, 냄새와 맛, 동, 색도, 세제, 등 15개 항목을 규정하고 있다.

ㄷ. 방사능에 관한 기준으로 세슘은 4.0mBq/L, 스트론튬 3.0mBq/L, 삼중수소 6.0Bq/L를 넘지 아니할 것으로 규정하고 있다.

ㅁ. 미생물에 관한 기준으로 일반세균, 총 대장균군, 대장균·분원성대장균군, 분원성 연쇄상구균, 녹농균, 살모넬라균, 쉬겔라, 아황산환원혐기성포자형성균, 여시니아균이 있다.

89
| 오답해설 |

① 일반세균은 1mL 중 100CFU를 넘지 아니할 것

② 살모넬라 및 쉬겔라는 250mL에서 검출되지 아니할 것

③ 암모니아성 질소는 0.5mg/L를 넘지 아니할 것

90

심미적 영향물질에 관한 기준

가. 경도(硬度)는 1,000mg/L를 넘지 아니할 것

나. 과망간산칼륨소비량은 10mg/L를 넘지 아니할 것

다. 냄새와 맛은 소독으로 인한 냄새와 맛 이외의 냄새와 맛이 있어서는 아니될 것

라. 동은 1mg/L를 넘지 아니할 것

마. 색도는 5도를 넘지 아니할 것

바. 세제(음이온 계면활성제)는 0.5mg/L를 넘지 아니할 것

사. 수소이온 농도는 pH 5.8 이상 pH 8.5 이하이어야 할 것

아. 아연은 3mg/L를 넘지 아니할 것

자. 염소이온은 250mg/L를 넘지 아니할 것

차. 증발잔류물은 수돗물의 경우에는 500mg/L, 먹는염지하수 및 먹는해양심층수의 경우에는 미네랄 등 무해성분을 제외한 증발잔류물이 500mg/L를 넘지 아니할 것

카. 철은 0.3mg/L를 넘지 아니할 것

타. 망간은 0.3mg/L(수돗물의 경우 0.05mg/L)를 넘지 아니할 것

파. 탁도는 1NTU(Nephelometric Turbidity Unit)를 넘지 아니할 것

하. 황산이온은 200mg/L를 넘지 아니할 것

거. 알루미늄은 0.2mg/L를 넘지 아니할 것

| 오답해설 |

① 납(0.01mg/L를 넘지 아니할 것)은 건강상 유해영향 무기물질에 관한 기준에 해당한다.

② 대장균(100mL에서 검출되지 아니할 것)은 미생물에 관한 기준에 해당한다.

④ 잔류염소(4.0mg/L를 넘지 아니할 것)는 소독제 및 소독부산물질에 관한 기준

91

(1) 상수의 처리과정
- 취수: 수원에서 필요한 원수를 확보하는 과정
- 도수: 취수한 원수를 도수로를 통해 정수 시설까지 이송하는 과정
- 정수: 정수 시설에서 음용수 수질 기준에 맞게 정화하는 과정(침전 → 폭기 → 여과 → 소독)
- 송수: 정수된 물을 정수지에서 배수지까지 이송하는 과정
- 배수: 정화된 물을 적당한 수압하에 필요한 양만큼 분배하는 과정
- 급수: 각 수요자의 수도관까지 보내지는 과정

(2) 약품침전
- 응집제를 이용하여 침전시키는 것으로 보통침전은 시간이 많이 소요되므로 대량 공급을 해야 하는 대도시에서 주로 약품침전법을 이용한다.
- 급속사여과지를 가진 정수장에서 사용한다.
- 응집제의 사용으로 미세한 입자(부유물질, 콜로이드성 물질, 미생물 등)가 플록(floc)을 형성하여 빠르게 침전되며 탁도나 색도, 세균 제거 효과도 있다.
- 응집제의 종류: 황산알루미늄, 염화제2철, 황산제1철, 황산제2철 등

92

| 오답해설 |
① 일반세균은 1mL 중 100CFU를 넘지 않아야 한다.
③ 크롬 0.05mg/L를 넘지 않아야 한다.
④ 여시니아균 2L에서 검출되지 않아야 한다.

93~94

완속사여과법과 급속사여과법의 비교
- 완속사여과법: 1829년 영국 런던에서 템즈 강물을 완속사여과법에 의해서 최초로 처리하였기 때문에 영국식 여과법이라고도 한다.
- 급속사여과법: 1872년 미국에서 처음으로 시작된 것이기 때문에 미국식 여과법이라고도 한다.

완속사여과법과 급속사여과법의 비교

구분	완속사여과법	급속사여과법
침전법	보통침전법	약품침전법
생물막 제거법	사면대치	역류세척
여과 속도	3m(6~7m)/day	120m/day
1회 사용일수	20~60일(1~2개월)	12시간~2일(1일)
탁도, 색도가 높을 때	불리하다	좋다
이끼류가 발생하기 쉬운 장소	불리하다	좋다
수면이 동결되기 쉬운 장소	불리하다	좋다
면적	광대한 면적 필요	좁은 면적도 가능
건설비	많이 든다	적게 든다
유지비	적게 든다	많이 든다
세균 제거율	98~99%	95~98%

95

| 오답해설 |
① 암모니아성 질소는 0.5mg/L를 넘지 아니할 것
② 납은 0.01mg/L를 넘지 아니할 것
③ 비소는 0.01mg/L를 넘지 아니할 것

96

대장균은 100mL에서 검출되지 아니하여야 한다.

97

먹는물 수질기준상 소독제 및 소독부산물질에 관한 기준
가. 잔류염소(유리잔류염소를 말한다)는 <u>4.0mg/L</u>를 넘지 아니할 것
나. 총트리할로메탄은 <u>0.1mg/L</u>를 넘지 아니할 것
다. 클로로포름은 <u>0.08mg/L</u>를 넘지 아니할 것
라. 브로모디클로로메탄은 0.03mg/L를 넘지 아니할 것
마. 디브로모클로로메탄은 0.1mg/L를 넘지 아니할 것
바. 클로랄하이드레이트는 0.03mg/L를 넘지 아니할 것
사. 디브로모아세토니트릴은 0.1mg/L를 넘지 아니할 것
아. 디클로로아세토니트릴은 0.09mg/L를 넘지 아니할 것
자. 트리클로로아세토니트릴은 0.004mg/L를 넘지 아니할 것
차. 할로아세틱에시드(디클로로아세틱에시드, 트리클로로아세틱에시드 및 디브로모아세틱에시드의 합으로 한다)는 0.1mg/L를 넘지 아니할 것
카. 포름알데히드는 0.5mg/L를 넘지 아니할 것

98

| 오답해설 |
② 불소는 1.5mg/L를 넘지 않아야 한다.
③ 암모니아성 질소는 0.5mg/L를 넘지 않아야 한다.
④ 페놀은 0.005mg/L를 넘지 않아야 한다.

99

염소소독법
염소는 살균 효과가 좋고 잔류효과가 있으며, 조작이 간편하고 경제성이 있으므로 광범위하게 이용되고 있으나 강한 냄새와 트리할로메탄 생성에 의한 독성은 단점이 된다.

수질 기준(「수도법 시행규칙」 제22조의2 제3호)

(1) 수도꼭지의 유리잔류염소가 0.1mg/L(결합형 잔류염소 0.4mg/L) 이상 되도록 규정
(2) 병원미생물에 오염되었거나 오염될 우려가 있는 경우 유리잔류염소 0.4mg/L(결합형 잔류염소 1.8mg/L) 이상 되도록 규정

100

수은은 0.001mg/L를 넘지 아니할 것

101

(93 해설 참고)

제6절 | 수영장 및 공중목욕탕

01 ④	02 ②		

01

수영장의 수질기준

(1) 유리잔류염소는 0.4mg/L부터 1.0mg/L까지의 범위 내이어야 한다.
(2) 수소이온농도는 5.8부터 8.6까지 되도록 하여야 한다.
(3) 탁도는 1.5 NTU 이하이어야 한다.
(4) 과망간산칼륨의 소비량은 12mg/L 이하로 하여야 한다.
(5) 총대장균군은 10밀리리터들이 시험대상 욕수 5개 중 양성이 2개 이하이어야 한다.
(6) 비소는 0.05mg/L 이하이고, 수은은 0.007mg/L 이하이며, 알루미늄은 0.5mg/L 이하이어야 한다.
(7) 결합잔류염소는 최대 0.5mg/L 이하이어야 한다.

02

공중목욕장의 수질기준(「공중위생관리법 시행규칙」 별표 2 〈개정 2022. 6. 22.〉)_원수

(1) 색도는 5도 이하로 하여야 한다.
(2) 탁도는 1NTU 이하로 하여야 한다.
(3) 수소이온농도는 5.8 이상 8.6 이하로 하여야 한다.
(4) 과망간산칼륨 소비량은 10mg/L 이하가 되어야 한다.
(5) 총 대장균군은 100mL 중에서 검출되지 아니하여야 한다.

제7절 | 하수

01 ③	02 ④	03 ④	04 ③	05 ④
06 ①	07 ①	08 ④	09 ①	10 ④
11 ①	12 ④	13 ②	14 ①	15 ②
16 ②	17 ①	18 ①	19 ②	20 ②
21 ②	22 ③	23 ③	24 ④	25 ③
26 ①	27 ①	28 ②	29 ③	30 ③
31 ②	32 ①	33 ④	34 ③	35 ①
36 ②	37 ①			

01

하수처리법의 기본적인 과정을 나타낼 때 최초 침전 후에 방류하는 처리를 1차 처리라고 하며, 다음에 활성오니법이나 살수여상법, 혐기성처리 등의 생물처리를 가한 처리를 2차 처리라고 한다.

02 ~ 03

하수처리과정에서 생물학적 처리는 본 처리과정을 의미한다. 생물학적 처리방법에는 혐기성 처리와 호기성 처리가 있다.
• **혐기성 처리** : 부패조, 임호프탱크, 혐기성 소화법(메탄발효법)
• **호기성 처리** : 활성오니법, 살수여상법, 회전원판법, 산화지법

04

합류식하수도는 오수 및 천수 등 모든 하수를 운반하는 것으로 건설비가 적게 들며 수리, 검사, 청소 등이 용이한 장점이 있으나 우기에 범람할 우려가 있고 건기에 물이 부패되어 악취가 발생할 수 있다.
환경보건측면에서 유리한 것은 분류식 하수도이다.

05

하수처리는 예비처리(스크리닝, 침사, 침전법) – 본 처리(혐기성 처리, 호기성 처리) – 오니처리 순으로 진행된다.

06

활성오니법은 호기성 세균을 이용한 산화작용에 의한 처리방법이다.

07

살수여상법은 대기 중에서 오수와 미생물을 접촉시키는 방법으로 산소 공급을 위한 폭기가 필요없다.

08
- 살수여상법은 물의 온도에 영향을 적게 받지만 겨울철에는 동결문제가 발생한다.
- 활성오니법은 온도의 영향을 크게 받지만 동결문제가 발생하지는 않는다.

09
산화지법, 살수여상법, 회전원판법은 호기성 처리 방식이다.

10 ~ 12
- 하천의 생활환경 기준은 수소이온농도(pH), 생물화학적산소요구량(BOD), 총유기탄소량(TOC), 부유물질(SS), 용존산소량(DO), 총인(T-P), 대장균군(총대장균군, 분원성대장균군)이다.
- 호소의 생활환경 기준은 수소이온농도(pH), 총유기탄소량(TOC), 부유물질(SS), 용존산소량(DO), 총인(T-P), 총질소(T-N), 클로로필-a(Chl-a), 대장균군(총대장균군, 분원성대장균군)이다.
- 카드뮴(Cd)은 사람건강보호 기준에 해당한다.

13 ~ 14
임호프탱크, 부패조는 혐기성처리법에 해당한다.
활성오니법, 살수여상법, 산화지법은 호기성처리법이다.

15
DO가 높고 BOD, COD, SS는 낮을수록 수질이 좋은 물이다.
하천, 호소의 pH는 6.5~8.5가 적당하다.

16
하천의 생활환경 기준 중 용존산소(DO)의 기준이다.

17 ~ 18
하수처리는 예비처리, 본처리, 오니처리의 단계로 진행된다.
본처리에는 혐기성 처리와 호기성처리방법이 있다.
- 혐기성처리: 부패조, 임호프탱크
- 호기성처리: 활성오니법, 살수여상법, 산화지법, 회전원판법

19
산화지법은 물의 자정 작용을 이용한 하수처리 방법이다. 호기성 균이 유기물을 분해하고, 조류(Algae)는 분해된 유기물을 영양소로 사용해 광합성을 하여 산소를 방출하면 세균은 조류가 방출한 산소를 이용하여 다시 유기물을 분해하게 된다.

20
활성오니법(Activated Sludge Process)은 하수처리의 본 처리과정 중 호기성 균에 의한 산화작용 처리방법이다. 활성오니법은 가장 현대적인 처리방법으로 1912년 영국에서 시작하였으며, 도시의 하수처리법으로 이용되고 있다. 호기성 균이 풍부한 오니를 하수량의 25%로 첨가하여 충분한 산소를 공급함으로써 호기성 균의 활동을 촉진시켜 유기물을 산화시킨다. F/M비는 유입 유기물량과 제거하려는 미생물량과의 비를 말하며 최적 F/M비는 0.3~0.60이다. 1차 처리된 하수는 2차 처리를 위해 주로 이용되며, 주요 공정은 폭기조, 최종침전조, 슬러지 반송설비로 구성되어 있다.

21
일부 활성슬러지를 반송하는 이유는 폭기조의 미생물 농도를 일정하게 유지하기 위해서이다.

22
하수처리는 예비처리, 본처리, 오니처리의 단계로 진행된다.
본처리에는 혐기성 처리와 호기성처리방법이 있다.
- 혐기성처리: 부패조, 임호프탱크
- 호기성처리: 활성오니법, 살수여상법, 산화지법, 회전원판법

23
급속사여과법은 상수의 처리방법이다.
하수처리방법으로는 혐기성처리인 부패조, 임호프탱크와 호기성처리인 활성오니법, 살수여상법, 산화지법, 회전원판법 등이 있다.

24
하천 및 호소의 사람 건강보호 기준

항목	기준값(mg/L)
카드뮴(Cd)	0.005 이하
비소(As)	0.05 이하
시안(CN)	검출되어서는 안 됨 (검출한계 0.01)
수은(Hg)	검출되어서는 안 됨 (검출한계 0.001)
유기인	검출되어서는 안 됨 (검출한계 0.0005)
폴리클로리네이티드비페닐 (PCB)	검출되어서는 안 됨 (검출한계 0.0005)
납(Pb)	0.05 이하
6가 크롬(Cr^{6+})	0.05 이하
음이온 계면활성제(ABS)	0.5 이하

사염화탄소	0.004 이하
1,2-디클로로에탄	0.03 이하
테트라클로로에틸렌(PCE)	0.04 이하
디클로로메탄	0.02 이하
벤젠	0.01 이하
클로로포름	0.08 이하
디에틸헥실프탈레이트(DEHP)	0.008 이하
안티몬	0.02 이하
1,4-다이옥세인	0.05 이하
포름알데히드	0.5 이하
헥사클로로벤젠	0.00004 이하

25

살수여상법

큰 돌을 겹쳐서 여과조를 만들고 여기에 하수를 살포하면 돌에 증식되는 미생물과 더불어 생물막을 형성하게 하는데, 표면의 미생물은 호기적 활동을 하며, 막의 저부에서는 산소의 공급이 단절되므로 혐기성 미생물의 증식에 의한 혐기성 작용이 진행되므로 살수여상법은 통성 혐기성 처리라 할 수 있다. 살수여상법은 주로 산업폐수처리나 분뇨의 소화처리 후 탈리액(脫離液)의 처리에 이용되는 방법으로 수량이 갑자기 바뀌어도 조치가 가능(수량변동에 유리함)한 장점이 있으나, 여름철에 위생해충의 발생 및 악취가 심하며 높은 수압이 필요하다.

26

활성오니법은 가장 현대적인 처리 방법으로 1912년 영국에서 시작하였으며, 도시의 하수처리법으로 이용되고 있다. 호기성균이 풍부한 오니를 하수량의 25%를 첨가하여 충분한 산소를 공급함으로써 호기성균의 활동을 촉진시켜 유기물을 산화시키는 방법이다.

27

해역의 생활환경 기준

항목	수소이온농도 (pH)	총 대장균군 (총 대장균군 수/100mL)	용매 추출유분 (mg/L)
기준	6.5 ~ 8.5	1,000 이하	0.01 이하

28

활성오니법(Activated Sludge Process)

호기성 균이 풍부한 오니를 하수량의 25%를 첨가하여 충분한 산소를 공급함으로써 호기성 균의 활동을 촉진시켜 유기물을 산화시키는 방법이다. 활성오니법은 처리면적이 적어도 가능하나, 고도로 숙련된 기술을 필요로 하는 방법으로 근래 도시하수의 처리에 가장 많이 이용되고 있다.

| 오답해설 |

① **살수여상법**: 큰 돌을 겹쳐서 만든 여과조에 하수를 살포하면 돌에 증식되는 미생물과 더불어 생물막을 형성하게 하는데, 표면의 미생물은 호기적 활동을 하며, 막의 저부에서는 산소의 공급이 단절되므로 혐기성 미생물의 증식에 의한 혐기성 작용이 진행되므로 살수여상법은 통성 혐기성 처리라 할 수 있다.

② **산화지법**: 물의 자정 작용을 이용한 하수처리 방법이다. 호기성균이 유기물을 분해하고, 조류(Algae)는 분해된 유기물을 영양소로 사용해 광합성을 하여 산소를 방출하고, 세균은 조류가 방출한 산소를 이용하여 다시 유기물을 분해하게 된다.

④ **관개법**: 하수의 처분 방법 중에서 가장 오래된 방법의 하나로서 하수를 논밭에 간헐적으로 공급하는 방법인데, 비료효과가 있는 질소성분을 준다는 점에서 중요하게 여겨져 왔다.

29

- **호소의 생활환경기준**: 수소이온농도(pH), 총유기탄소량(TOC), 부유물질량(SS), 용존산소량(DO), 총인(T-P), 총질소(T-N), 클로로필-a, 대장균군
- **하천의 생활환경기준**: 수소이온농도(pH), 생물화학적산소요구량(BOD), 총유기탄소량(TOC), 부유물질량(SS), 용존산소량(DO), 총인(T-P), 대장균군

30

부패조는 혐기성처리법에 해당한다. 혐기성처리는 호기성 처리에 비하여 유기물질의 제거율이 다소 낮고 소요시간이 긴 반면에 산소 공급이 불필요하며 오니(슬러지)의 발생량이 적다.

31

하천의 생활환경기준

등급		수소 이온 농도 (pH)	생물 화학적 산소 요구량 (BOD) (mg/L)	화학적 산소 요구량 (COD) (mg/L)	총유기 탄소량 (TOC) (mg/L)
매우 좋음	Ia	6.5~8.5	1 이하	2 이하	2 이하
좋음	Ib	6.5~8.5	2 이하	4 이하	3 이하
약간 좋음	II	6.5~8.5	3 이하	5 이하	4 이하
보통	III	6.5~8.5	5 이하	7 이하	5 이하
약간 나쁨	IV	6.0~8.5	8 이하	9 이하	6 이하
나쁨	V	6.0~8.5	10 이하	11 이하	8 이하
매우 나쁨	VI		10 초과	11 초과	8 초과

등급		기준				
		부유물질량 (SS) (mg/L)	용존산소량 (DO) (mg/L)	총인 (T-P) (mg/L)	대장균군 (군수/100mL)	
					총 대장균군	분원성 대장균군
매우 좋음	Ia	25 이하	7.5 이상	0.02 이하	50 이하	10 이하
좋음	Ib	25 이하	5.0 이상	0.04 이하	500 이하	100 이하
약간 좋음	II	25 이하	5.0 이상	0.1 이하	1,000 이하	200 이하
보통	III	25 이하	5.0 이상	0.2 이하	5,000 이하	1,000 이하
약간 나쁨	IV	100 이하	2.0 이상	0.3 이하		
나쁨	V	쓰레기 등이 떠 있지 않을 것	2.0 이상	0.5 이하		
매우 나쁨	VI		2.0 미만	0.5 초과		

※ 화학적 산소요구량(COD) 기준은 2015년 12월 31일까지 적용한다.

32

하수처리 과정

(1) 예비처리(물리적 처리): 스크리닝, 침사법, 침전법

(2) 본처리(생물학적 처리)

 ① 혐기성 처리법: 부패조, 임호프탱크

 ② 호기성 처리법: 활성오니법(활성슬러지법), 살수여상법, 산화지법, 회전원판법

(3) 오니처리: 건조법, 소화법, 퇴비법 등

33

살수여상법(Trickling Filter Process)

(1) 살수여상법은 큰 돌을 겹쳐서 여과조로 사용하고 여기에 하수를 살포하면 돌에 증식되는 미생물과 더불어 생물막을 형성하게 하는데, 표면의 미생물은 호기적 활동을 하며, 막의 저부에서는 산소의 공급이 단절되므로 혐기성 미생물의 증식에 의한 혐기성 작용이 진행되므로 살수여상법은 통성 혐기성 처리라 할 수 있다.

(2) 살수여상법은 주로 산업폐수처리나 분뇨의 소화처리 후 탈리액(脫離液)의 처리에 이용되는 방법으로 수량이 갑자기 바뀌어도 조치가 가능한 장점이 있으나, 여름철에 위생 해충의 발생 및 악취가 심하며 높은 수압이 필요하다.

34

활성오니법(Activated Sludge Process)

호기성 균이 풍부한 오니를 하수량의 25%를 첨가하여 충분한 산소를 공급함으로써 호기성 균의 활동을 촉진시켜 유기물을 산화시키는 방법이다. 활성오니법은 처리면적이 적어도 가능하나, 고도로 숙련된 기술을 필요로 하는 방법으로 근래 도시하수의 처리에 가장 많이 이용되고 있다.

35

(33 해설 참고)

36

- **하천의 생활환경기준**: 수소이온농도(pH), 생물화학적산소요구량(BOD), 총유기탄소량(TOC), 부유물질량(SS), 용존산소량(DO), 총인(T-P), 대장균군
- **호소의 생활환경기준**: 수소이온농도(pH), 총유기탄소량(TOC), 부유물질량(SS), 용존산소량(DO), 총인(T-P), 총질소(T-N), 클로로필-a, 대장균군

37

오니처리(Sludge disposal)

(1) 하수처리 과정 중 오니의 종류에 따라서 처리방법에 차이가 있을 수 있으나, 일반적으로 육상투기, 해양투기, 소각처리, 퇴비화, 사상건조법, 소화법 등이 있다.

(2) **사상건조법**: 오니를 모래 위에 말려서 이용하는 방법으로 비료 등으로 이용하고 있다.

(3) **소화법**: 소화탱크에 오니를 넣어서 혐기성 부패를 일으키게 하여 유기물을 분해 안정화시키고 병원성미생물을 사멸시키는 방법으로 충분히 소화된 오니는 사상건조법과 마찬가지로 비료화 할 수 있으며, 나머지는 해양이나 육상투기를 할 수 있어서 소화법은 가장 진보된 오니처리 방법이라 할 수 있다.

01 ①	02 ①	03 ①	04 ④	05 ④
06 ③	07 ②	08 ①	09 ②	10 ①
11 ③	12 ④			

01

격리의료폐기물이란 감염병으로부터 타인을 보호하기 위하여 격리된 사람에 대한 의료행위에서 발생한 일체의 폐기물이다 (「폐기물관리법 시행규칙」별표5). 격리의료폐기물은 7일간 보관가능하며 용기의 표시는 붉은색으로 한다.

다. 동물사체는 위해의료폐기물에 해당한다.

라. 격리의료폐기물, 위해의료폐기물 중 조직물류폐기물(치아 제외), 손상성 폐기물, 액체상태 폐기물은 합성수지류 상 자형 용기에 버려야 한다. 그 밖의 의료폐기물은 봉투형 용기 또는 골판지류 상자형 용기에 버리며, 봉투형 용기 의 경우 75% 미만일 때 의료폐기물을 버려야 한다.

02

소각법은 설치소요면적이 적고 시의 중심부에 설치할 수 있 기 때문에 운송비를 줄일 수 있다. 병원성 균, 부패성 유기물, 유독성 성분을 소각하면 연소과정을 통해 위생적으로 처리되 며 소각 시 발생하는 폐열을 이용할 수 있다.

03

소각법은 병원성 균, 부패성 유기물, 유독성 성분을 소각하여 연소 과정을 통해 위생적으로 처리할 수 있는 방법이다.

04

소각로는 피가열물을 연소시켜 소각하는 노로서 일반적으로 폐기물 소각로가 대표적이다. 소각 시설은 설치 소요 면적이 적은 것이 장점이다.

05

분리수거는 재활용(recycle)에 해당한다.

재사용(reuse)
① 공병보증금제도
② 리필제품 생산권고(리필정책): 세제, 샴푸, 린스 등
③ 알뜰시장(벼룩시장, 녹색가게): 생활용품 재사용

06

폐기물부담금제도

(1) 유해물질을 함유하고 있거나, 재활용이 어렵고 폐기물관 리상 문제를 일으킬 수 있는 제품/재료/용기의 제조업자 또는 수입업자에게 그 폐기물 처리에 드는 비용을 부담하 도록 하는 제도이다.

(2) **폐기물부담금 부과대상**
① 살충제(유리병, 플라스틱용기), 유독물(금속캔, 유리병, 플라트틱용기) 부동액, 껌, 1회용 기저귀, 담배(전자담 배 포함)의 제조·수입업자 또는 도·소매업자
② 플라스틱을 재료로 사용한 제품으로서 별표 1의2에 따른 업종의 제조업을 경영하는 자 또는 도·소매업 자가 제조하거나 수입한 제품
※ 다만, 합성수지 섬유제품은 제외한다.(소비자에게 판매하기 위하 여 시장에 유통되는 최종단계의 제품)

07

소각법은 감량비가 크고 잔사가 안정화되기 때문에 각종 가 연성 쓰레기의 처리에 가장 널리 이용되고 있고 위생적이며, 소각에서 발생하는 열을 이용할 수도 있다. 병원성 균, 부패 성 유기물, 유독성 성분을 소각하면 연소 과정을 통해 위생적 으로 처리되는 것이 장점이다.

08

폐기물 매립시 발생 가스

(1) 매립지에서는 매립된 폐기물의 유기물성분이 혐기성 상 태에서 분해됨에 따라 메탄, 이산화탄소의 주요 성분과 휘발성유기화합물, 악취유발성분 등의 미량성분으로 구성 된 매립가스가 발생한다.

(2) 매립가스 발생의 주요인자는 쓰레기의 성상, 쓰레기 매립 형태, 매립지 규모, 매립층 두께, 복토재 성상 및 두께 등 에 의해서 복합적으로 작용하고 있고, 매립가스의 발생기 간은 매립된 폐기물의 성상에 차이가 있지만 통상적으로 매립 시작 후 20여 년 정도까지 발생할 수 있다.

(3) 특히 매립가스 성분 중 메탄은 대체 에너지 연료로서 각 광 받고 있고, 최근에는 메탄가스가 지구온난화물질로 그 기여도가 이산화탄소에 비해 21배에 달하고 있어 관심이 집중되고 있다.

(4) 선진 외국에서는 매립가스를 발전시설의 연료로 사용하 여 전기를 생산하고 있고, 일부에서는 메탄가스를 정제하 여 자동차의 연료로 사용하고, 셀전지 등 대체에너지 개 발에 대한 연구가 활발히 이루어지고 있다.

(5) 우리나라는 매립지가 광역화되면서 매립된 폐기물량이 100만m³ 이상의 매립지가 13개소에 이르며, 전국 폐기 물매립의 절반을 차지하고 있는 수도권매립지는 오는

2022년까지 매립하기 때문에 매립가스를 향후 25년간 안정적으로 사용할 수 있다.

(6) 대부분의 매립가스가 소각되고 있고, 일부 연료로 사용하고 있어 하루에도 엄청난 양의 자원이 낭비가 되고 있다. 따라서 우리나라도 고유가시대에 즈음하여 미활용 에너지인 폐기물에서 발생되고 있는 온실가스인 메탄가스를 이용한 대체에너지 개발에 대하여 관심을 가져야 할 시기라고 생각되고, 특히 지구온난화와 관련하여 각종 국제회의에서 온실가스 의무감축, 배출권거래제도 등이 논의되고 있기 때문에 청정개발체제사업과 연계하여 매립가스 자원화사업을 추진하는 것이 바람직할 것으로 판단된다. 전환하여 이용하여 온실가스 저감효과는 물론 경제적인 효과를 얻고자 하는 노력이 계속되고 있다.

※ 출처: 국가환경산업기술정보시스템 KONETIC

09

자원순환제도

(1) **폐기물부담금제도**: 유해물질을 함유하고 있거나, 재활용이 어렵고 폐기물관리상 문제를 일으킬 수 있는 제품/재료/용기의 제조업자 또는 수입업자에게 그 폐기물 처리에 드는 비용을 부담하도록 하는 제도

(2) **자발적협약제도**: 플라스틱 폐기물 회수·재활용 자발적 협약, 폐기물부담금 대상이 되는 플라스틱 제품의 제조·수입업자(협약의무이행생산자) 및 협약의무이행단체가 환경부장관과 '플라스틱 폐기물 회수·재활용 자발적 협약'을 체결하고 이를 이행할 경우 폐기물부담금을 면제하는 제도

(3) **생산자책임재활용제도**: 생산자책임재활용(EPR: Extended Producer Responsibility)제도는 제품 생산자나 포장재를 이용한 제품의 생산자에게 그 제품이나 포장재의 폐기물에 대하여 일정량의 재활용의무를 부여하여 재활용하게 하고, 이를 이행하지 않을 경우 재활용에 소요되는 비용 이상의 재활용 부과금을 생산자에게 부과하는 제도

(4) **환경성보장제도**: 전기·전자제품 및 자동차의 재활용 촉진을 위하여 유해물질 사용 억제, 재활용 용이성 제고 및 그 폐기물을 적정하게 재활용하는 등 제품의 설계·생산부터 폐기 시까지의 전 과정을 관리함으로써 자원순환체계 구축 및 환경부하 최소화를 유도하는 제도

(5) **분리배출표시제도**: 분리배출표시제도란 생산자책임재활용제도의 시행에 따라 재활용의무대상 포장재의 분리배출을 쉽게 하고 재활용 가능한 폐기물의 분리수거율을 높여 생산자들의 재활용 의무를 원활하게 수행할 수 있도록 하는 제도

(6) **빈용기보증금제도**: 사용된 용기의 회수 및 재사용 촉진을 위하여 출고가격과는 별도의 금액(빈용기보증금)을 제품의 가격에 포함시켜 판매한 뒤 용기를 반환하는 자에게 빈용기보증금을 돌려주는 제도

(7) **폐기물처분부담금제도**: 소각 또는 매립의 방법으로 폐기물을 처분하는 처리의무자(지자체 및 사업장폐기물배출자)에게 부담금을 부과하여 최대한 재활용 되도록 유도하는 제도

(8) **포장재재질구조평가제도**: 포장재 재질·구조 및 재활용 용이성을 평가하여 제품 설계·생산 단계부터 재활용 용이성을 고려하도록 유도하기 위한 제도

(9) **자원순환 성과관리제도**: 국가의 중장기·단계별 자원순환목표를 달성하기 위하여 시·도 및 폐기물 다량 배출 사업자 별로 자원순환 목표를 설정하고 관리하는 제도

(10) **재활용환경성평가**: 재활용 기술 및 방법의 환경영향을 사전에 예측·평가하여 안전한 폐기물 재활용을 도모하고, 재활용 신기술의 시장진입을 쉽게 유도하기 위한 선진화된 제도

10 ~ 11

의료폐기물 종류(「폐기물관리법 시행령」 제4조 별표 2)

(1) **격리의료폐기물**: 「감염병의 예방 및 관리에 관한 법률」에 따른 감염병으로부터 타인을 보호하기 위하여 격리된 사람에 대한 의료행위에서 발생한 일체의 폐기물

(2) **위해의료폐기물**

① 조직물류폐기물: 인체 또는 동물의 조직·장기·기관·신체의 일부, 동물의 사체, 혈액·고름 및 혈액생성물(혈청, 혈장, 혈액제제)

② 병리계폐기물: 시험·검사 등에 사용된 배양액, 배양용기, 보관균주, 폐시험관, 슬라이드, 커버글라스, 폐배지, 폐장갑

③ 손상성폐기물: 주사바늘, 봉합바늘, 수술용 칼날, 한방침, 치과용침, 파손된 유리재질의 시험기구

④ 생물·화학폐기물: 폐백신, 폐항암제, 폐화학치료제

⑤ 혈액오염폐기물: 폐혈액백, 혈액투석 시 사용된 폐기물, 그 밖에 혈액이 유출될 정도로 포함되어 있어 특별한 관리가 필요한 폐기물

(3) **일반의료폐기물**: 혈액·체액·분비물·배설물이 함유되어 있는 탈지면, 붕대, 거즈, 일회용 기저귀, 생리대, 일회용 주사기, 수액세트

[비고]

1. 의료폐기물이 아닌 폐기물로서 의료폐기물과 혼합되거나 접촉된 폐기물은 혼합되거나 접촉된 의료폐기물과 같은 폐기물로 본다.

2. 채혈진단에 사용된 혈액이 담긴 검사튜브, 용기 등은 제2호가목의 조직물류폐기물로 본다.

3. (3) 중 일회용 기저귀는 다음의 일회용 기저귀로 한정한다.
   가. 「감염병의 예방 및 관리에 관한 법률」 제2조제13호부터 제15호까지의 규정에 따른 감염병환자, 감염병의사환자 또는 병원체보유자(이하 "감염병환자등"이라 한다)가 사용한 일회용 기저귀. 다만, 일회용 기저귀를 매개로 한 전염 가능성이 낮다고 판단되는 감염병으로서 환경부장관이 고시하는 감염병 관련 감염병환자등이 사용한 일회용 기저귀는 제외한다.
   나. 혈액이 함유되어 있는 일회용 기저귀

12

생활쓰레기의 품목별 분류

(1) **주개(제1류)**: 동물성 및 식물성 주개. 제1류의 주개는 양돈 사료로 사용 가능하며, 제1 · 2류의 일부는 유기성 진개로서 퇴비로 가능하다.

(2) **가연성 진개(제2류)**: 종이, 나무, 풀, 직물류, 고무류, 피혁류 등. 제2류는 가연물로 소각로에서 발생하는 열에너지를 이용할 수 있다.

(3) **불연성 진개(제3류)**: 금속, 도기, 석기, 초자, 토사류 등의 제3류는 환원 가능 물질을 제외하고는 토지매립을 해야 한다.

(4) **재활용성 진개(제4류)**: 병류, 초자류, 종이류, 플라스틱류 등의 제4류 쓰레기의 양을 줄인다는 의미와 자원절약이라는 의미에서 분리처리 종류를 확대해 가야 한다.

제 9 절 | 주택 및 의복위생				
01 ③	02 ②	03 ③	04 ③	05 ②
06 ②	07 ①			

01～02

열 차단 단위로 기온 21℃, 기습 50%, 기류 10cm/sec (0.1m/sec)에서 신진대사율이 50kcal/m^2/hr로 피부온도가 92℉(33℃)로 유지될 때의 의복의 방한력을 1CLO로 하고 있다.

03

- 보통 작업복: 1CLO(9℃ 해당)
- 방한장갑: 2CLO
- 방한화: 2.5CLO
- 방한복: 4CLO

04

중력환기

(1) 자연환기는 실내외의 온도차에 의하며, 온도차에 의하여 공기의 밀도차가 형성되고 밀도차는 압력차를 생성하여 공기의 흐름이 생기게 된다. 이러한 공기의 흐름에 의하여 이루어지는 환기를 중력환기라고 한다.

(2) 실내 기온이 실외 기온보다 높을 때 압력의 차이에 의해서 거실의 하부로는 공기가 들어오고 상부로는 배출되는데 그 중간의 압력 0의 지대가 형성된다. 이를 중성대(neutral zone)라 한다.

(3) 중성대는 천장에 가까이 형성되는 것이 환기량이 크고 인간활동에 좋다.

05

자연조명

신체의 모든 세포를 자극하여 피부를 튼튼하게 하고, 각 장기의 기능을 증진시켜 식욕 증진, 정신적 상쾌감, 비타민D의 생성으로 구루병 예방, 살균 작용을 한다.

(1) **창의 방향**: 남향 창, 일조 시간은 1일 6시간이 좋으나 최소 4시간 이상은 햇빛이 비추어야 한다.

(2) **창의 면적**
   ① 방바닥 면적의 1/7～1/5(14～20%)이 적당함
   ② 동일한 면적의 창이라도 세로로 긴 창(실내가 밝다)이 가로로 긴 창보다 좋음

(3) **거실의 안쪽 길이**: 창틀 상단 높이의 1.5배 이하인 것이 좋다.

(4) **개각과 입사각**
   ① 개각(가시각)은 4～5°가 좋으며, 개각이 클수록 밝음(앞 건물에 물체가 있을 때 빛의 각도)
   ② 입사각(앙각)은 28° 이상이 좋으며, 입사각이 클수록 밝음(앞 건물에 물체가 없을 때 빛의 각도)

(5) 남향(거실, 침실, 어린이방), 북향(화장실, 목욕탕, 부엌)

(6) **차광 방법**
   ㉠ 빛의 양이 많으면 커튼이나 기타 차광물을 사용하여 빛의 양을 조절한다.
   ㉡ 벽의 색도는 방안의 밝기에 작용하므로 빛의 양에 따라 벽지를 선택해야 하는데, 흰색의 반사율은 70～80%, 회색은 15～55%, 진한 녹색은 10～20%이다.

06

자연조명(채광)을 위한 창의 방향은 남향이 바람직하며 일조 시간은 1일 6시간이 좋으나 최소 4시간 이상은 햇빛이 비추어야 한다. 창의 면적은 방바닥 면적의 1/7～1/5(14～20%)이 적당하고 동일한 면적의 창이라도 세로로 긴 창(실내가 밝다)이 가로로 긴 창보다 좋다.

07

인공환기

(1) **공기 조정법**
   ① 공기의 온도, 습도, 기류를 인공적으로 조절하는 방법
   ② 공기의 온도와 습도를 조절할 수 있고, 배기의 오염물을 처리하는 여과 시설을 일반적으로 갖추고 있기 때문에 보건학적으로 가장 이상적인 방법

(2) **배기식 환기법**
　① 선풍기 또는 팬에 의해 흡입 배기하는 방법
　② 배기식 환기법은 오염물 배기나 처리에 유효하다.
(3) **송기식 환기법**
　① 선풍기 또는 팬에 의해서 신선한 외부 공기를 불어넣
　　는 방법으로 실내오염 공기가 흩어져서 불쾌감을 초
　　래하기도 한다.
　② 오염물 제거에는 효과가 없으나 신선한 공기를 공급
　　하여 주며 오염물을 희석시킨다.
(4) **평형식 환기법**
　① 배기식과 송기식을 병용한 환기 방법이다.
　② 평형식 환기법으로 고려할 점은 건축 구조와의 관련성,
　　실내의 미관, 실내의 열원과 문제, 진애, 소음 등이다.
　③ 평형식 환기법에서 보통 많이 사용하는 방법은 위로
　　부터 수평으로 흡입하고 밑에서 수평으로 배출하는
　　방법이다.

제10 절 | 위생해충 관리

01 ③	02 ③	03 ③	04 ③	05 ①
06 ④	07 ③	08 ①	09 ③	10 ①
11 ④	12 ③	13 ③		

01
• 진드기 – 쯔쯔가무시증, 재귀열, 야토병
• 이 – 발진티푸스, 재귀열, 참호열

02
① 열대숲모기(Aedes Aegypti): 황열, 뎅기열
② 중국얼룩날개모기(Anopheles Sinensis): 말라리아
③ 작은빨간집모기(Culex Tritaeniorhynchus): 일본뇌염
④ 토고숲모기(Aedes Togoi): 말레이사상충

03
불완전 변태는 곤충이 번데기 과정을 거치지 않고 유충에서
바로 성충으로 탈피하는 성장과정이다. 바퀴와 빈대는 불완
전 변태하는 곤충이다. 그중 질병을 기계적으로 전파하는 위
생해충은 바퀴이다. 빈대는 질병을 전파하지 않는다.

04
토고숲모기는 사상충증을 매개한다.

05
쥐가 전파할 수 있는 질병
(1) **세균성 질병**: 페스트, 와일씨병, 서교열, 살모넬라증 등
(2) **리케차성 질병**: 발진열, 쯔쯔가무시증 등
(3) **바이러스성 질병**: 유행성출혈열, 천열
(4) **기생충 질병**: 아메바성이질, 선모충증, 레이슈마니아증 등

06
탄저의 동물병원소: 소, 돼지, 양 등

07
모기에 의한 전파 질병
(1) **중국얼룩날개모기**(Anopheles Sinensis): 말라리아
(2) **작은빨간집모기**(Culex Tritaeniorhynchus): 일본뇌염
(3) **토고숲모기**(Aedes Togoi): 사상충증
(4) **열대숲모기**(Aedes Egypti): 황열, 뎅기열, 지카바이러스

08
① 쯔쯔가무시증 – 리케치아
② 신증후군출혈열 – 바이러스
③ 렙토스피라증 – 세균
④ 살모넬라증 – 세균

09 ~ 10
(07 해설 참고)

11
위생해충 매개질병
(1) **파리**: 장티푸스, 파라티푸스, 이질, 콜레라, 결핵
(2) **모기**: 일본뇌염, 황열, 뎅기열, 사상충증, 말라리아
(3) **이**: 발진티푸스, 재귀열, 참호열
(4) **진드기**: 쯔쯔가무시증, 재귀열, 야토병
(5) **벼룩**: 페스트, 발진열, 재귀열
(6) **바퀴**: 장티푸스, 살모넬라
(7) **쥐**: 페스트, 렙토스피라, 서교열, 살모넬라, 발진열, 유행
　　성출혈열 등

12
(07 해설 참고)

13

위생해충 구제법

(1) **환경적 방법**: 발생원 및 서식처 제거 → 가장 근원적인 방법
(2) **화학적 방법**: 속효성 및 잔효성 살충제 분무, 불임제, 발육억제제, 기피제 등
(3) **물리적 방법**: 트랩, 끈끈이테이프, 유문등 이용, 트랩, 방사선조사 등
(4) **생물학적 방법**: 천적 이용, 불임충방사법

		제 11절 | 소독		
01 ②	02 ③	03 ②	04 ④	05 ④
06 ③	07 ②	08 ③	09 ④	10 ①
11 ④	12 ③	13 ①	14 ③	15 ①
16 ①	17 ④	18 ②	19 ②	20 ①
21 ①	22 ①	23 ②	24 ④	25 ④
26 ①	27 ③	28 ①	29 ②	30 ②
31 ②	32 ③			

01

알코올은 포자형성균에는 효과가 없고 무포자균에 유효하다. 70~75% 에틸알코올은 피부소독이나 의료기구 소독에 사용되며 눈, 비강, 점막 등에는 사용하지 않는다.

① 소독약의 살균력 측정지표로 사용되는 소독약은 석탄산이다.

02 ~ 03

고압증기멸균법

• 포자형성균의 멸균에 가장 좋은 방법
• 고압증기멸균기(Autoclave) 사용
• 10Lbs(115.5℃)에서 30분간, 15Lbs(121.5℃)에서 20분간, 20Lbs(126.5℃)에서 15분간 처리
• 초자기구, 의료, 고무제품, 자기류, 거즈 및 약액 등의 멸균에 사용

04

• 균체 단백응고작용 소독약: 석탄산, 알코올, 크레졸, 포르말린, 승홍
④ 과산화수소는 산화작용을 하는 소독약이다.

소독약의 살균기전

(1) **산화 작용**: 염소(Cl_2)와 그 유도체, H_2O_2, O_2, O_3, $KMnO_4$
(2) **균단백응고 작용**: 석탄산, 알코올, 크레졸, 포르말린, 승홍(昇汞)
(3) **균체의 효소 불활화 작용**: 알코올, 석탄산, 중금속염, 역성비누
(4) **가수분해 작용**: 강산, 강알칼리, 열탕수
(5) **탈수 작용**: 식염, 설탕, 포르말린, 알코올
(6) **중금속염의 형성 작용**: 승홍, 머큐로크롬, 질산은
(7) **균체막의 삼투압 변화 작용**: 염화물, 석탄산, 중금속염

05

저온소독법

결핵균, 소 유산균, 살모넬라균 등 포자를 형성하지 않은 세균의 멸균을 위해서 사용하는 방법

• **우유**: 63℃에서 30분
• **아이스크림 원료**: 80℃에서 30분
• **건조 과실**: 72℃에서 30분
• **포도주**: 55℃에서 10분(주류는 주로 부패방지가 주 목적)

06

소독약의 구비 조건

(1) 살균력이 강할 것(석탄산 계수가 높을 것)
(2) 물품의 부식성, 표백성이 없을 것
(3) 용해성(Solubility)이 높고, 안정성(Stability)이 있을 것
(4) 경제적이고, 구입이 쉬워야 할 것
(5) 생체의 조직에 대한 독성이 낮아서 인체에 무독, 무해할 것
(6) 사용 방법이 간편할 것
(7) 침투력이 강할 것
(8) 잔류 작용이 있을 것

07

(05 해설 참고)

08

③ 건열멸균법: 유리기구, 주사기, 주사바늘, 글리세린, 분말금속류, 자기류 등 습열이 침투하기 어려운 제품들의 소독에 주로 사용된다.

• 포자형성 멸균에 가장 좋은 방법은 고압증기멸균법이다.

09

소독법

(1) **물리적(이학적) 소독법**
  ① 가열멸균법: 화염멸균법, 건열별균법, 자비소독법, 고압증기멸균법, 유통증기(간헐)멸균법, 저온소독법
  ② 무가열멸균법: 자외선멸균법, 초음파멸균법, 방사선멸균법
  ③ 기타방법: 냉동법, 세균여과법, 무균조작법, 희석
(2) **화학적 소독법**: 석탄산, 크레졸, 알코올, 과산화수소, 승홍, 생석회, 알코올, 머큐로크롬, 역성비누, 약용비누, 포르말린, 질산은, 오존소독 등

10

(1) **소독(Disinfection)**: 병원성 미생물의 생활력을 파괴 또는 멸살시켜 감염 및 증식력을 없애는 것이다.
(2) **멸균(Sterilization)**: 강한 살균력을 작용시켜, 모든 미생물의 영양형은 물론 포자까지도 멸살 또는 파괴시키는 조작이다. 멸균은 소독을 의미하지만 소독은 멸균을 의미하지 않는다.
(3) **살균**: 미생물에 물리적·화학적 자극을 가하여 이를 단시간 내에 멸살시키는 작용으로 멸균만큼 완전하지는 않다.
(4) **방부(Antiseptic)**: 병원성 미생물의 발육과 그 활동성을 저지 또는 소멸시켜 식품 등의 부패나 발효를 방지하는 조작으로, 방부가 소독이 될 수는 없으나 소독은 방부가 될 수 있다.

11

소독력의 강도: 멸균 > 살균 > 소독 > 방부

12

저온살균법은 결핵균, 소 유산균, 살모넬라균 등 포자를 형성하지 않는 세균의 멸균을 위해서 사용하는 방법이다.

13

고압증기멸균법은 포자 형성균의 멸균에 제일 좋은 방법으로 초자기구, 의료, 고무제품, 자기류, 거즈 및 약액 등의 멸균에 사용된다.

14

가열소독법에는 건열멸균법과 습열멸균법이 있다.
• 건열멸균법은 건열멸균기(Dry Oven)를 이용하여 170℃에서 1~2시간 가열하는 방법으로 유리기구, 주사기, 주사바늘, 글리세린, 분말 금속류, 자기류 등 습열이 침투하기 어려운 제품들의 소독에 주로 사용한다.

• 습열멸균법으로는 자비소독법, 고압증기멸균법, 유통증기멸균법, 저온살균법 등이 있다.
• 고압증기멸균법은 10Lbs(115.5℃)에서 30분간, 15Lbs(121.5℃)에서 20분간, 20Lbs(126.5℃)에서 15분간 처리한다.

15

① 약용비누는 비누의 기제에 각종 살균제를 첨가하여 만든 것이다. 세척 효과와 살균제에 의한 소독 효과를 얻기 위해 만들어졌다. 손이나 피부소독 등에 주로 사용된다.
② 역성비누의 작용기전은 균체 효소 불활성화이다. 물에 잘 녹고 무색, 무취, 무미, 무해하여 환자 및 환자접촉자, 식품종사자의 손소독에 많이 사용되며, 식품소독에 좋다(조리기구, 식기류, 점막이나 의료기구 소독 및 실내 분무 소독). 자극성 및 독성이 없고 침투력, 살균력도 강하다. 포도상구균, 이질균(Shigella), 결핵균에 유효하다.
③ 승홍은 성인의 치사량이 1g 정도로 맹독성이어서 식기구나 피부소독에는 적당하지 않다. 금속 부식성이 강하고 단백질과 결합하여 침전이 잘 일어나므로 주의를 요한다. 승홍 1에 식염 1과 물 1,000의 비율(약 0.1%)로 희석한 승홍은 손소독에 사용한다.
④ 과산화수소는 3% 수용액이 사용된다. 무포자균을 빨리 살균할 수 있다. 자극성이 적어서 구내염, 인두염, 입안 세척, 화농성 상처에 사용된다.

16

① **상압증기멸균(= 유통증기멸균법)**: 100℃의 증기 유통. 고압증기멸균에 견디기 어려운 불안정한 배지 멸균에 사용한다. 상압증기소독은 포자를 파괴할 수 없기 때문에 포자형성균의 오염이 예상되는 경우 포자를 멸살하기 위해서 간헐멸균(1일 1회씩 100℃의 증기로 30분간씩 3회 실시)을 실시한다.
② 자외선멸균법에 사용되는 파장은 2,400~2,800Å이다.
③ 건열멸균법은 건열멸균기(Dry Oven)를 이용하여 170℃에서 1~2시간 가열하는 방법이다.
④ 자비소독법은 100℃의 끓는 물에서 15~20분간 처리하는 방법으로 완전히 멸균되지 않는다. 아포는 죽지 않지만 결핵균은 80℃로 5분이면 죽는다.

17

역성비누는 물에 잘 녹고 무색, 무취, 무미, 무해하여 환자 및 환자접촉자, 식품종사자의 손소독에 많이 사용되며, 식품소독에 좋다(조리기구, 식기류, 점막이나 의료기수 소독 및 실내 분무 소독).

18

① 불꽃 속에 15~20초 노출시킨다. – 화염멸균
② 100도씨 끓는 물에서 15~20분간 처리한다. – 자비소독
③ 포자 형성균의 멸균에 제일 좋은 방법이다. – 고압증기멸균
④ 건열멸균법에 해당한다. → 자비소독은 습열멸균에 해당한다.

19

과산화수소(H_2O_2)는 무포자균을 빨리 살균할 수 있다. 자극성이 적어서 구내염, 인두염, 입안 세척, 화농성 상처에 사용된다.

20

① **역성비누**: 물에 잘 녹고 무색, 무취, 무미, 무해하여 환자 및 환자접촉자, 식품종사자의 손소독에 많이 사용되며, 식품소독에 좋다(조리기구, 식기류, 점막이나 의료기수 소독 및 실내 분무 소독). 자극성 및 독성이 없고 침투력, 살균력도 강하다.
② **과산화수소**: 자극성이 적어서 구내염, 인두염, 입안 세척, 화농성 상처에 사용된다.
③ **크레졸**: 손, 오물, 객담 등의 소독에 사용한다.
④ **석탄산**: 환자의 오염의류, 용기, 오물, 시험대, 배설물, 토사물 등 소독에 사용한다.

21

① **석탄산(Phenol)**
  • 방역용 석탄산 3%(3~5%)의 수용액을 사용한다.
  • 저온에서는 용해가 잘 되지 않으며, 산성도가 높다.
  • 고온일수록 소독 효과가 크기 때문에 열탕수로 사용하는 것이 좋다.
  • 소독 대상물: 환자의 오염의류, 용기, 오물, 시험대, 배설물, 토사물 등
② **크레졸**
  • 석탄산보다 2배 살균력이 강하다(석탄산 계수: 2).
  • 물에 잘 녹지 않아 보통 비누액에 50%를 혼합한 크레졸비누액에 3% 수용액 만들어 사용한다.
  • 손, 오물, 객담 등의 소독에 사용한다.
③ **과산화수소**
  • 3% 수용액이 사용된다.
  • 자극성이 적어서 구내염, 인두염, 입안 세척, 화농성 상처에 사용된다.
④ **생석회**
  • 습기가 있는 분변, 하수, 오수, 오물, 토사물 소독에 적당하다.
  • 석회유[수산화칼슘, $Ca(OH)_2$]는 생석회 분말 2 : 물 8의 비율로 만들어 건조한 소독 대상물에 사용한다.

22

① **크레졸**
  • 석탄산보다 2배 살균력이 강하다(석탄산 계수: 2).
  • 물에 잘 녹지 않아 보통 비누액에 50%를 혼합한 크레졸비누액에 3% 수용액 만들어 사용한다.
  • 손, 오물, 객담 등의 소독에 사용한다.
  • 바이러스에는 소독 효과가 적으나 세균 소독에는 효과가 크다.
  • 유기물에 소독 효과가 약화되지 않는다.
  • 피부에 자극성이 없다.
  • 냄새가 강한 단점이 있다.
② **생석회(CaO)**
  • 습기가 있는 분변, 하수, 오수, 오물, 토사물 소독에 적당하다.
  • 공기에 오래 노출되면 살균력이 저하되므로 주의를 요한다.
  • 석회유[수산화칼슘, $Ca(OH)_2$]는 생석회 분말 2 : 물 8의 비율로 만들어 건조한 소독 대상물에 사용한다.
③ **역성비누(Invert Soap)**
  • 0.01~0.1%액을 사용한다.
  • 물에 잘 녹고 무색, 무취, 무미, 무해하여 환자 및 환자접촉자, 식품종사자의 손소독에 많이 사용되며, 식품소독에 좋다(조리기구, 식기류, 점막이나 의료기수 소독 및 실내 분무 소독).
  • 자극성 및 독성이 없고 침투력, 살균력도 강하다.
  • 포도상구균, 이질균(Shigella), 결핵균에 유효하다.
④ **포르말린**
  • 세균단백질을 응고시켜 강한 살균력을 보인다.
  • 포르말린 가스의 소독에는 수증기가 필요하므로 포르말린 1에 물 34의 비율로 사용 전에 조제하여야 한다(0.02~0.1% 포르말린: 훈증소독).

23

자비소독법

(1) 100℃의 끓는 물에서 15~20분간 처리하는 방법으로 완전히 멸균되지는 않는다. 아포는 죽지 않지만 결핵균은 80℃로 5분이면 죽는다.
(2) 석탄산(5%)이나 크레졸(2~3%)을 첨가하면 소독 효과가 커진다.
(3) 식기류, 도자기류, 주사기, 의류 등에 사용한다.

24

① 알코올의 소독 기전은 균단백응고작용이다.

② 메틸알코올은 에틸알코올에 비해 인체에 대한 독성이 강하다. 소독용으로는 에틸알코올을 사용한다.

③ 자극성이 강하기 때문에 상처, 눈, 구강, 비강 등의 점막에는 사용하지 않는다.

④ 에틸알코올은 농도가 지나치게 높으면 살균력이 없다. 70% 이상은 되어야 충분한 살균, 소독효과를 기대할 수 있기 때문에 70~75% 에틸알코올을 피부 및 기구 소독에 사용한다.

25

| 오답해설 |

① 1%의 질산은 용액은 임균성 신생아 안염을 예방하기 위해 출산 직후 신생아의 눈에 점안하는 데 사용된다. 0.1~0.5%의 질산은은 화상이나 병소의 젖은 드레싱으로써 사용된다.

② 70~75% 에틸알코올은 피부 및 기구소독에 사용하며 상처, 눈, 구강, 비강 등의 점막에는 사용하지 않는 것이 좋다.

③ 석탄산은 환자의 오염의류, 용기, 오물, 시험대, 배설물, 토사물 등에 사용한다.

26

석탄산 계수(Phenol Coefficient)

소독약의 살균을 비교하기 위하여 쓰여지는 것인데, 성상이 안정되고 순수한 석탄산을 표준으로 한다.

- 석탄산 계수: 20℃에서 10분 이내 멸균 페놀(Phenol)의 최저 농도와 비교한 수치
  = 소독약의 희석 배수 / 석탄산 희석 배수 = 10/40 = 0.25

27

① 석탄산은 3% 수용액을 사용한다. 저온에서는 용해가 잘 되지 않으며, 산성도가 높다. 고온일수록 소독 효과가 크기 때문에 열탕수로 사용하는 것이 좋다. 환자의 오염의류, 용기, 오물, 시험대, 배설물, 토사물 등의 소독에 주로 사용한다.

② **균단백응고 작용**: 석탄산, 알코올, 크레졸, 포르말린, 승홍(昇汞)

③ 머큐로크롬은 점막 및 피부 상처에 사용된다. 자극성이 없으나 살균력이 강하지 않다.

④ 생석회는 습기가 있는 분변, 하수, 오수, 오물, 토사물 소독에 적당하다.

28 ~ 29

소독약의 살균기전

(1) **산화 작용**: 염소(Cl_2)와 그 유도체, H_2O_2, O_2, O_3, $KMnO_4$

(2) **균단백응고 작용**: 석탄산, 알코올, 크레졸, 포르말린, 승홍(昇汞)

(3) **균체의 효소 불활화 작용**: 알코올, 석탄산, 중금속염, 역성비누

(4) **가수분해 작용**: 강산, 강알칼리, 열탕수

(5) **탈수 작용**: 식염, 설탕, 포르말린, 알코올

(6) **중금속염의 형성 작용**: 승홍, 머큐로크롬, 질산은

(7) **균체막의 삼투압 변화 작용**: 염화물, 석탄산, 중금속염

30

석탄산 계수(Phenol Coefficient): 소독약의 살균력 측정에 이용

(1) 소독약의 살균을 비교하기 위하여 쓰이는 것인데, 성상이 안정되고 순수한 석탄산을 표준으로 한다.

(2) **석탄산 계수**: 20℃에서 10분 이내 멸균 페놀(Phenol)의 최저 농도와 비교한 수치 = 소독약의 희석 배수 / 석탄산 희석 배수

(3) 장티푸스균과 포도상구균이 시험 균주이다.

(4) 석탄산 계수가 높을수록 살균력이 좋다.

31

(28 해설 참고)

32

석탄산(Phenol)

(1) 방역용 석탄산 3%(3~5%)의 수용액을 사용한다.

(2) 저온에서는 용해가 잘 되지 않으며, 산성도가 높다.

(3) 고온일수록 소독 효과가 크기 때문에 열탕수로 사용하는 것이 좋다.

(4) **장점**: 살균력이 안정됨, 유기물에도 소독력이 약화되지 않음

(5) **단점**: 피부점막에는 자극성이 강함, 금속의 부식성이 있음, 냄새와 독성이 강함

(6) **살균기전**: 균체 단백질의 응고 작용, 균체막의 삼투압 변화 작용, 균체의 효소계 침투 작용 등

(7) **소독 대상물**: 환자의 오염의류, 용기, 오물, 시험대, 배설물, 토사물 등

제2장 환경보전

제1절 | 환경오염

01 ①	02 ①	03 ①	04 ③	05 ①
06 ④	07 ①	08 ②	09 ②	10 ②
11 ①	12 ②	13 ④	14 ③	15 ②
16 ②	17 ③	18 ②	19 ④	20 ②
21 ③	22 ②	23 ①	24 ③	25 ③
26 ③	27 ①	28 ②	29 ④	30 ③
31 ①	32 ④	33 ③	34 ①	35 ③
36 ①	37 ③	38 ④	39 ①	40 ②
41 ④	42 ③	43 ③	44 ④	45 ②
46 ①	47 ①	48 ②	49 ①	

01

1972년 113개국의 정상들이 스웨덴 스톡홀름에서 '인간환경선언'을 선포하였다.

인간환경선언 4대 원칙

하나뿐인 지구를 보전하자는 공동인식

- 인간은 좋은 환경에서 쾌적한 생활을 영위할 기본적 권리가 있다.
- 현재와 미래에 있어서 공기, 물 등의 자연생태계를 포함하여 지구의 천연자원이 적절히 계획 · 관리되어야 한다.
- 유해물의 배출 등으로 생태계가 회복될 수 없는 상태로 악화되지 않도록 한다.
- 경제개발, 사회개발, 도시화 계획 등의 모든 계획은 환경의 보호와 향상을 고려하여 계획되어야 한다.

| 오답해설 |
② **교토의정서**: 1997년, 제3차 기후변화협약
③ **몬트리올의정서**: 1987년, 오존층 파괴물질 규제협약
④ **발리로드맵**: 2007년, 제13차 기후변화협약

02

바젤협약(1989): 유해폐기물의 국가 간 이동 및 처분 규제에 관한 협약으로, 기본 취지는 병원성 폐기물을 포함한 유해폐기물의 국가 간 이동 시, 사전통보 등의 조치를 취함으로써 유해폐기물의 불법이동을 줄이기 위한 것이다.

| 오답해설 |
② **런던협약**: 1972년 해양오염방지협약
③ **비엔나협약**: 1985년 오존층 보호를 위한 협약

④ **로테르담협약**: 1998년 특정 유해화학물질 및 농약의 국제교역시 사전통보승인절차에 관한 협약

03

| 오답해설 |
② 몬트리올의정서는 오존층 파괴물질인 염화불화탄소의 생산과 사용 규제 목적의 협약이다.
③ 기후변화방지협약은 지구온난화를 일으키는 온실가스 배출량을 억제하기 위한 협약이다.
④ 런던협약은 폐기물의 해양투기로 인한 해양오염방지를 위한 국제협약이다.

04

| 오답해설 |
① 런던 스모그 – 아황산가스 스모그
② 이타이이타이병 – 카드뮴에 의한 수질오염
④ 도노라 사건 – 아황산가스, 입자상 물질 스모그

05

대기오염사건의 환경요소
- **런던**: 무풍, 기온역전, 석탄연소에 따른 아황산가스 배출
- **LA**: 해안분지, 기온역전, 자동차의 배기가스
- **뮤즈계곡**: 분지, 무풍, 기온역전, 저온, 공장에서 배출된 이산화황(SO_2)과 입자상 물질
- **도노라 계곡**: 분지, 무풍, 기온역전, 연무, 공업지대

06

교토의정서

(1) 유엔 기후변화협약의 구체적 이행 방안에 대한 국제 협약이며, 1997년 12월 교토에서 열린 기후변화협약 제3차 당사국 총회에서 합의되었다. 선진국의 온실가스 배출량 강제적 감축 의무 규정, 교토 메커니즘 등이 주요 내용이다.

(2) 감축 대상 가스: 이산화탄소(CO_2), 메탄(CH_4), 아산화질소(N_2O), 과불화탄소(PFC), 수소불화탄소(HFC), 육불화황(SF_6)

(3) 선진국(38개국)의 경우 1차 이행 기간인 2008~2012년 사이에 6개 주요 온실가스의 총 배출량을 1990년 수준보다 평균 5.2% 감축하기로 합의하였다. 개발도상국은 2차 의무감축으로 2013년부터 2017년에 시행하기로 하였다.

(4) **교토 메커니즘**: 교토의정서에는 각국의 온실가스 배출 감축 의무 이행에 유연성을 확보하고 온실가스 저감 비용을 최소화시키기 위해 공동이행제도, 청정개발. 체제, 배출권거래제도 등과 같은 체제를 도입하였는데, 이를 교토 메커니즘이라고 한다.

07

1987년 몬트리올의정서

오존층 파괴물질의 규제에 관한 국제 협약으로 염화불화탄소(CFC)와 할론으로 된 여러 종류의 생산과 소비를 1994년까지 1986년 수준의 80%까지 줄이고, 1999년까지는 1986년 수준의 50%까지 줄이는 것으로 설계되었다. 그 이후로 사염화탄소와 트리클로로에탄, 수소화플루오르화탄소(HFCs), 수소염화플루오르화탄소(HCFCs), 수소브로모플루오르카본(HBFCs), 브롬화메틸, 그 외 다른 오존 파괴물질들의 제조와 사용뿐만 아니라 CFC와 할론의 사용을 점차 줄이다가 전폐시키는 것으로 협약이 개정되어 왔다.

몬트리올의정서 오존층파괴물질

- 씨에프씨(CFCs)
- 할론
- 완전히 할로겐화된 그밖의 씨에프씨
- 사염화탄소
- 1,1,1-트리클로로에탄(메틸클로로포름)
- 염화불화탄화수소
- 브롬화불화탄화수소
- 브롬화메틸
- 불화염화메탄

08

CFC는 주요 온실가스에 해당하지만 교토의정서 이전에 몬트리올의정서를 통해 규제하였기 때문에 교토의정서에 규정되지 않았다.

오존 역시 온실가스이고 교토의정서에 규정되지 않았으나 온실가스로서 기여도가 높은 것은 CFC이므로 출제자의 의도를 고려한다면 정답은 CFC로 보는 것이 적당하다.

- **교토의정서 규정 6대 온실가스**: CO_2, CH_4, N_2O, HFCs, PFCs, SF_6

09

멕시코 포자리카: 석유정제공장에서 황화수소가스 누출(H_2S)

10

① UNEP 국제연합환경계획(UNEP, United Nations Environmental Program): 1972년 스웨덴 스톡홀름에서 개최된 최초의 유엔인간환경회의 권고에 따라 1973년 2월 1일 UNEP가 출범하였다.

② IPCC(Intergovernmental Panel on Climate Change) 기후변화에 관한 정부간 협의체: 기후변화에 관한 정부간 협의체(IPCC)는 기후변화 문제에 대처하기 위해 세계기상기구(WMO)와 유엔환경계획(UNEP)이 1988년에 공동 설립한 국제기구로, 기후변화에 관한 과학적 규명에 기여하고 있다.

③ IEA 국제 에너지 기구(International Energy Agency): 1974년 벨기에 브뤼셀에서 열린 석유 소비와 관련된 회의의 합의에 따라 같은 해에 발족한 국제적 석유 긴급 유통 계획 기구이다. 본부는 프랑스 파리에 있다.

④ UNFCCC 기후변화에 관한 유엔 기본 협약(UNFCCC FCCC, The United Nations Framework Convention on Climate Change, 유엔기후변화협약 혹은 기후변화협약): 온실 기체에 의해 벌어지는 지구 온난화를 줄이기 위한 국제 협약이다. 기후변화협약은 1992년 브라질 리우데자네이루에서 열렸다. 기후 변화 협약은 선진국들이 이산화탄소를 비롯 각종 온실 기체의 방출을 제한하고 지구 온난화를 막는 데 주요 목적이 있다.

본 협약 자체는 각국의 온실 가스 배출에 대한 어떤 제약을 가하거나 강제성을 띄고 있지는 않다는 점에서 법적 구속력은 없다. 대신 협약은 시행령에 해당하는 의정서(protocol)을 통해 의무적인 배출량 제한을 규정하고 있다. 이에 대한 주요 내용을 정의한 것이 교토 의정서인데, 지금은 UNFCCC보다도 널리 알려져 있다.

11

| 오답해설 |

② LA스모그 – 오존

③ 뮤즈계곡 사건 – 세계 최초의 대기오염 사고로써 1930년 12월 1일부터 약 5일간 발생한 역전층에 의해 오염공기가 뮤즈강 계곡에 정체되어 63명이 사망하고 수천명의 주민이 심한 통증을 호소하였다. 대기오염의 원인 물질은 아황산가스로 추정하고 있다.

④ 도노라 사건 – 도노라에서 1948년 아연제련소와 제철소로부터 철과 아연을 생산하고 있었고, 주택가의 위치와 굴뚝공장의 높이가 거의 같은 상황에서 10월에 기온역전이 발생하여 계곡이 봉인되어 대기오염농도가 증가하였다. 대기오염의 원인물질은 아황산가스로 추정되고 있으며, 그로인해 17명이 사망하고 많은 주민들이 입원하게 된 사건이다.

12

교토 메커니즘

(1) **공동이행제도 (JI, Joint Implementation)**: 부속서Ⅰ 국가(선진국 A국)가 다른 부속서Ⅰ 국가(선진국 B국)에 투자하여 온실가스 배출을 감축하면 그 가운데 일부를 A국의 감축으로 인정

(2) **청정개발사업(CDM, Clean Development Mechanism)**: 부속서Ⅰ 국가(선진국 A국)가 비부속서Ⅰ 국가(개발도상국 C국)에 투자하여 온실가스배출을 감축하면 그 가운데 일부를 A국의 감축으로 인정

(3) **배출권거래제도(ET, Emission Trading)**: 온실가스 감축 의무가 있는 국가들에 배출 할당량을 부여한 후, 해당 국가들이 서로 배출권을 거래할 수 있도록 허용

13 ~ 14

2015년 파리 기후변화협약(제21차 유엔 기후변화협약 COP21)

(1) 세계 195개국 정부 대표들이 프랑스 파리에 모여 2015년 12월 12일 폐막한 유엔기후변화협약 당사국 총회에서 온실가스를 줄이는 데 합의한 신(新) 기후체제인 파리협정을 만장일치로 채택하였다.
(2) 목표: 지구 평균 기온 상승을 산업화 이전 대비 2도보다 훨씬 낮은 수준으로 유지하고, 1.5도로 제한하기 위해 노력한다.
(3) 극한적인 홍수와 가뭄 등 글로벌 기후변화에 대응하기 위해 교토의정서를 채택한지 18년 만에 기후·환경·경제 부문을 망라해서 영향을 미치는 새로운 국제 행동규범이 마련되었다.

15

① 보팔 – MIC,
포자리카 – H_2S
러브커넬 – PCB, 다이옥신 등
② 도노라, 뮤즈계곡, 런던스모그 – 아황산가스(SO_2)
③ 미나마타 – 수은
욧가이 – 이산화황(SO_2), 이산화질소(NO_2), 포름알데히드 등
뮤즈계곡 – 아황산가스(SO_2)
④ 세베소 – 다이옥신
LA스모그 – 오존
런던스모그 – 아황산가스(SO_2)

16

몬트리올의정서는 오존층 파괴물질인 염화불화탄소의 사용을 규제한 협약으로 1987년 채택되어 1989년 1월 발효되었다. 한국은 1992년 2월 의정서에 가입하였다.

17

1987년 몬트리올의정서

오존층 파괴물질의 규제에 관한 국제 협약으로 염화불화탄소(CFC)와 할론으로 된 여러 종류의 생산과 소비를 1994년까지 1986년 수준의 80%까지 줄이고, 1999년까지는 1986년 수준의 50%까지 줄이는 것으로 설계되었다.

18

(1) **고이아니아 사건**: 1987년 브라질 고이아니아 지방에서 방사성 원소(Cesium – 137)이 노출되었던 사건이다.

> 브라질 고이아니아 지방의 한 보건소에서 의료기 도난사고가 발생하였는데, 이 의료기 속에는 소량의 방사성 원소 세슘(Cesium) – 137이 보관되어 있었다. 핵폭발에 의하거나 원자로에서 생기는 방사성 폐기물은 강력한 방사능을 가지게 되는데, 반감기가 긴 것은 장기간 잔류하게 되어 중요한 의미를 갖게 되는데, 이 중에서 생체에 미치는 영향을 볼 때 세슘 – 137은 반감기가 30년으로 스트론튬(Strontium) – 90(반감기 29년)과 함께 많은 영향을 끼칠 수 있는 물질이다. 한편 도둑들이 훔친 의료기를 분해하는 과정에서 방사능물질이 들어 있는 캡슐을 깨뜨리게 되었고, 깨어진 캡슐은 고물상에 팔리게 되었다. 고물상 주인은 이 캡슐에 들어있는 조각들이 어두운 곳에서 파란 빛을 내는 것을 보고 이를 가족들과 친구들에게 나누어 주었으며, 며칠이 지나자 많은 사람들이 위장장애 증세를 보이기 시작하였다. 이같은 증세는 방사능에 과다 노출될 경우 나타난다는 사실이 9월 28일에 한 내과의사에 의해 밝혀짐에 따라 브라질 당국은 비상대책위원회를 구성하고 방사능 물질 유출과정과 고이아니아 지역 67평방킬로미터를 대상으로 오염상태를 조사한 결과 여덟 곳이 방사능으로 오염되었음이 확인되었다. 조사지역에서 특히 심각하게 오염된 85가구 중 41가구 200여명은 긴급 대피하게 되었다. 한편 이 물질에 장시간 노출된 249명은 신체적 고통에 시달리게 되었고 이 가운데 4명은 결국 생명을 잃었다.

(2) **아모코카디즈 사건**: 미국 아모코석유회사 소유의 22만 톤급 유조선 아모코카디즈 호가 160만 배럴의 중동산 원유를 만재하고 항해하던 중 선장의 실수로 암초와 충돌하였고, 이 유조선에서 160만 배럴의 원유가 유출되어 해양이 오염된 사건이다.
(3) **보팔 사건**: 살충제 공장(미국 화학기업)에서 메틸이소시안염(MIC; methylisocyanate) 이라는 독가스 유출되어 노동자 주택을 중심으로 3천 명의 사상자와 수십 만 명의 피해자 발생한 사건이다.
(4) **러브커넬 사건**: 1940년대 폐기물 매립으로 PCB, 다이옥신(Dioxin) 등에 의해 토양이 오염되었고 1970년대에 유산, 선천성 기형 발생 등의 건강 문제가 제기된 사건이다.

19

- 리우회의(Rio Summit) 또는 지구 정상 회의(Earth Summit)는 1992년 6월 3일부터 6월 14일까지 브라질 리우데자네이루에서 열린 국제 회의로, 전 세계 185개국 정부 대표단과 114개국 정상 및 정부 수반들이 참여하여 지구의 환경 보전 문제를 논의한 회의이다. 정식 명칭은 **환경 및 개발에 관한 국제 연합 회의(UNCED**; United Nations Conference on Environment and Development)이다. 이 회의에서는 선언적 의미의 '리우 선언'과 '의제 21(Agenda 21)'을 채택하고, '지구온난화 방지 협약', '생물다양성 보존 협약' 등이 각각 수십 개국에 의해 별도 서명됨으로써 지구환경보호 활동의 수준이 한 단계 높아지는 성과를 낳았다.
- **교토의정서와 파리협약**은 리우 회의 이후 지속적으로 이루어지고 있는 '지구온난화 방지 협약' 협약이다.
- **바젤협약**은 유해폐기물의 국가 간 이동 및 처분 규제에 관한 협약이다.

20

교토의정서는 선진국의 온실가수 배출량 강제적 감축 의무를 규정하였다.

21

① **바젤협약(1989년)**: 유해폐기물의 국가 간 이동 및 처분 규제에 관한 협약
② **비엔나협약(1985년)**: 오존층 보호를 위한 협약
③ **런던협약(1972년)**: 폐기물 등 기타 물질의 방출에 의한 해양오염 방지 협약
④ **파리협약(2015년)**: 기후변화협약

22

바젤협약(1989년)은 유해폐기물의 국가 간 이동 및 처분 규제에 관한 협약이다.

23

① **러브커낼 사건(1940년대 매립, 1970년대 건강문제)**: 미국 뉴욕주 나이아가라시에서 1940년대 산업폐기물을 매립한 뒤 PCB, 다이옥신(Dioxin) 등에 의한 토양 오염으로 1970년대에 지역주민에게 건강문제가 발생한 사건이다.
② **도노라 사건(1948년)**: 미국 펜실바니아주 도노라 공업지구공장 대기배출물(아황산가스)가 원인물질이며 기온역전으로 인하여 지역주민에 호흡기 증상을 일으켰던 사건이다.
③ **LA스모그(1942~1955년)**: 미국 로스앤젤레스에서 자동차 배기가스에 의한 광화학스모그 발생(침강성 기온역전)하여 호흡기 자극증상, 천식, 발작 등 일으킨 사건이다.

④ **런던스모그(1952년)**: 영국 런던에서 주거용 난방가스, 매연 등으로 배출된 아황산가스로 인하여(복사성 기온역전) 호흡기질환 및 심장질환 일으킨 사건이다.

24

교토 메커니즘: 교토 의정서에는 각국의 온실가스 배출 감축 의무 이행에 유연성을 확보하고 온실가스 저감 비용을 최소화시키기 위해 공동이행제도, 청정개발 체제, 배출권거래제도 등과 같은 체제를 도입하였는데, 이를 교토 메커니즘이라고 한다.

(1) **공동이행제도(Joint Implementation, JI)**: 부속서 I 국가(A국, 선진국)가 다른 부속서 I 국가(B국, 선진국)에 투자하여 온실가스 배출을 감축하면 그 가운데 일부를 A국의 감축으로 인정
(2) **청정개발사업(Clean Development Mechanism, CDM)**: 부속서 I 국가(A국, 선진국)가 비부속서 I 국가(C국, 개발도상국)에 투자하여 온실가스배출을 감축하면 그 가운데 일부를 A국의 감축으로 인정
(3) **배출권거래제도(Emission Trading, ET)**: 온실가스 감축 의무가 있는 국가들에 배출 할당량을 부여한 후, 해당 국가들이 서로 배출권을 거래할 수 있도록 허용

25

교토의정서(1997년)는 유엔 기후변화협약의 구체적 이행 방안에 대한 국제 협약이며, 1997년 12월 교토에서 열린 기후변화협약 제3차 당사국 총회에서 합의되었다. 선진국의 온실가스 배출량 강제적 감축 의무 규정, 교토 메커니즘 등이 주요 내용이다.

교토의정서 발효 배경

전 세계적으로 환경 문제가 심화되면서 각국의 CO_2 배출량이 기온 상승에 얼마나 영향을 미쳤는지 알아본 결과, 미국을 비롯한 선진국의 산업 혁명 이래 배출한 이산화탄소(CO_2)가 지구기온 상승을 발생시킨 지구온난화의 주범으로 밝혀졌다. 이에 효율적인 대기오염 방지를 위해 전 지구적 차원의 협약을 만들어 상세한 국제 기준을 설정하고 이를 감독, 규제해야 할 필요성이 대두되어 교토 의정서가 추진·발효되었다.

26

① **도노라 사건** – 공장 대기배출물질(아황산가스)
② **런던 스모그** – 주거용 난방연료(아황산가스)
③ **LA 스모그** – 자동차 배기가스에 의한 광화학 스모그(질소산화물, 오존)
④ **뮤즈계곡 사건** – 공장 대기배출물질(아황산가스)

27

러브커낼 사건은 1940년대 폐기물 매립한 지역에 마을이 조성되고 1970년대에 그 지역에 살던 주민들의 건강문제가 발생한 사건으로 PCB, 다이옥신(Dioxin) 등에 의한 토양오염 사건이다.

| 오답해설 |

② **보팔 사건** – 살충제 공장(미국 화학기업)에서 메틸이소시안염(MIC, methylisocyanate) 이라는 독가스 유출. 대기오염사건

③ **포자리카 사건** – 석유정제공장에서 황화수소(H_2S)가스 누출. 대기오염사건

④ **도노라 사건** – 공장 대기배출물에 의한 대기오염사건.

28

① 람사협약(1971)은 국제습지조약으로 물새의 서식지인 습지를 보호하기 위한 협약이다.

② 바젤협약(1989)은 유해 폐기물의 국가 간 이동 및 처리에 관한 협약이다.

③ 몬트리올의정서(1987)는 오존층 파괴물질의 규제에 관한 국제 협약이다.

④ 런던협약(1972)은 폐기물 등 기타 물질의 방출에 의한 해양오염 방지 협약이다.

29 ~ 30

2015년 파리 기후변화협약(제21차 유엔 기후변화협약 COP21)

(1) 세계 195개국 정부 대표들이 프랑스 파리에 모여 2015년 12월 12일 폐막한 유엔기후변화협약 당사국 총회에서 온실가스를 줄이는 데 합의한 신(新) 기후체제인 파리협정을 만장일치로 채택하였다.

(2) 극한적인 홍수와 가뭄 등 글로벌 기후변화에 대응하기 위해 교토의정서를 채택한지 18년 만에 기후 · 환경 · 경제 부문을 망라해서 영향을 미치는 새로운 국제 행동규범이 마련되었다.

(3) 파리협정은 2020년 말 교토의정서가 만료되는 직후인 2021년 1월부터 적용되며 파리협정의 주요내용은 다음과 같다.

① 기후변화 대응을 위해 선진국과 개도국 모두 참여한다.

② 지구 평균 기온 상승을 산업화 이전 대비 2도보다 훨씬 낮은 수준으로 유지하고, 1.5도로 제한하기 위해 노력한다.

③ 개도국을 포함한 모든 국가가 자발적 온실가스 감축목표(NDC)를 5년 단위로 제출하고, 이행하기로 합의한다.

④ 기여방안을 의무 제출하되, 이행은 각 국이 자체 노력한다(제재조치 없음).

※ 출처: 남철현 외, 공중보건학(제9판), 계측문화사, 2020, p.229~230. 환경부(2016.5) 파리협정 길라잡이, p.30.

31

리우회의

1992년 6월 3일부터 6월 14일까지 브라질 리우데자네이루에서 열린 국제 회의로, 지구의 환경보전 문제를 논의한 회의이다. 정식 명칭은 환경 및 개발에 관한 국제 연합 회의(UNCED; United Nations Conference on Environment and Development)이다. 이 회의에서는 선언적 의미의 '리우 선언'과 '의제 21(Agenda 21)'을 채택하고, '지구온난화 방지 협약', '생물다양성 보존 협약' 등이 각각 수십 개국에 의해 별도 서명됨으로써 지구환경보호 활동의 수준이 한 단계 높아지는 성과를 낳았다.

기후변화협약(UNFCCC)은 리우회의에서 채택된 선언으로 온실 기체에 의해 벌어지는 지구온난화를 줄이기 위한 국제 협약이다. 이산화탄소를 비롯한 각종 온실 기체의 방출을 제한하고 지구온난화를 막는 데 주요 목적이 있다. 유엔기후변화협약 당사국총회(COP)는 UNFCCC에서 공식적으로 매년 개최하는 기후변화를 논의하는 컨퍼런스이다.

32

교토의정서와 파리협정 비교표

구분	교토의정서	파리협정
목표	온실가스 배출량 감축 (1차: 5.2%, 2차: 18%)	2℃ 목표, 1.5℃ 목표 달성 노력
범위	주로 온실가스 감축에 초점	온실가스 감축만이 아니라 적응, 재원, 기술이전, 역량배양, 투명성 등을 포괄
감축 의무국가	주로 선진국	모든 당사국
목표 설정방식	하향식	상향식
목표 불이행시 징벌 여부	징벌적 (미달성량의 1.3배를 다음 공약기간에 추가)	비징벌적
목표 설정기준	특별한 언급 없음	진전원칙
지속 가능성	공약기간에 종료 시점이 있어 지속가능한지 의문	종료 시점을 규정하지 않아 지속가능한 대응 가능
행위자	국가 중심	다양한 행위자의 참여 독려

33

① **비엔나협약**: 1985년, 오스트리아의 비엔나에서 채택된 협약으로, 오존층 보호를 위한 협약이다. 오존층 파괴의 영향으로부터 지구와 인류를 보호하기 위해 최초로 만들어진 보편적인 국제협약이며, 이후 1987년 몬트리올 의정서에서 그 내용이 구체화되었다.

② **런던협약**: 1972년, 폐기물 등 기타 물질의 방출에 의한 해양오염 방지 협약이다.

③ **바젤협약**: 1989년, 유해폐기물의 국가 간 이동 및 처분 규제에 관한 협약으로 기본 취지는 병원성 폐기물을 포함한 유해폐기물의 국가 간 이동 시, 사전 통보 등의 조치를 취함으로써 유해폐기물의 불법 이동을 줄이기 위한 것이다.

④ **몬트리올의정서**: 1987년, 오존층 파괴물질의 규제에 관한 국제 협약으로 염화불화탄소(CFC)와 할론으로 된 여러 종류의 생산과 소비를 1994년까지 1986년 수준의 80%까지 줄이고, 1999년까지는 1986년 수준의 50%까지 줄이는 것으로 설계되었다.

34

① **파리협정**: 제21차 유엔기후변화협약. 2015년 12월 12일 폐막한 유엔기후변화협약 당사국 총회에서 온실가스를 줄이는 데 합의한 신(新) 기후체제인 파리협정을 만장일치로 채택하였다.

② **비엔나협약**: 1985년, 오존층 보호를 위한 협약

③ **몬트리올의정서**: 1987년, 오존층파괴물질 규제에 관한 협약

④ **바젤협약**: 1989년, 유해폐기물의 국가 간 이동 및 처분 규제에 관한 협약

35

① **Meuse Valley(벨기에)** 1930년 12월: 벨기에 뮤즈계곡 공업지구에서 공장대기배출물(아황산가스)에 의한 대기오염사건 + 기온역전현상

② **Donora(미국)**, 1948년 10월: 미국 펜실베니아주 도노라 공업지구에서 공장대기배출물(아황산가스)에 의한 대기오염사건 + 기온역전현상

③ **Poza Rica(멕시코)**, 1950년 11월: 멕시코 포자리카의 석유정제공장에서 황화수소가스(H_2S)누출

④ **London(영국)**, 1952년 12월: 영국 런던에서 주거용 난방연료대기오염물질(아황산가스)로 인한 대기오염사건 + 기온역전현상

36

보팔 사건

1948년 12월 인도 보팔시의 살충제 공장(미국 화학기업)에서 메틸이소시안염(MIC, methylisocyanate)이라는 독가스 유출되었던 사건으로 노동자 주택을 중심으로 3천 명의 사상자와 수십 만 명의 피해자가 발생하였다.

| 오답해설 |

② **도노라 사건**: 1948년 미국 펜실바니아주 도노라 공업지구에서 공장의 대기배출물질(아황산가스)에 의한 대기오염사건으로 당시 기온역전현상이 있어서 오염이 5일간 지속되었다.

③ **가네미 사건**: 1968년 일본의 기타큐슈에 있는 가네미회사에서 사료 원료로 판매한 미강유의 탈취 공정 중에 혼입된 PCB로 인해 발생한 사건이다.

④ **LA형 스모그**: 1940년대 이후 미국 로스앤젤레스에서 자동차 배기가스에 의한 광화학 스모그로 대기가 오염되었던 사건으로 당시 침강성역전이 있었다.

37

1997년 교토의정서 6대 온실가스

이산화탄소(CO_2), 메탄(CH_4), 아산화질소(N_2O), 과불화탄소(PFC), 수소불화탄소(HFC), 육불화황(SF_6)

38

교토의정서

유엔 기후변화협약의 구체적 이행 방안에 대한 국제 협약이며, 1997년 12월 교토에서 열린 기후변화협약 제3차 당사국 총회에서 합의되었다. 선진국의 온실가스 배출량 강제적 감축 의무 규정, 교토 메커니즘 등이 주요 내용이다.

감축 대상 가스

이산화탄소(CO_2), 메탄(CH_4), 아산화질소(N_2O), 과불화탄소(PFC), 수소불화탄소(HFC), 육불화황(SF_6)

| 오답해설 |

① **바젤협약**: 1989년, 유해폐기물의 국경을 넘는 이동 및 그 처분의 규제에 관한 조약

② **몬트리올의정서**: 1987년, 오존층 파괴물질의 규제에 관한 국제 협약(CFC, 할론 등)

③ **런던협약**: 1972년, 폐기물 등 기타 물질의 방출에 의한 해양오염 방지 협약

39

보팔 사건

1948년 12월 인도 보팔시의 살충제 공장(미국 화학기업)에서 메틸이소시안염(MIC, methylisocyanate) 이라는 독가스 유출되었던 사건으로 노동자 주택을 중심으로 3천 명의 사상자와 수십 만 명의 피해자가 발생하였다.

| 오답해설 |

② **LA스모그**: 1940년대 이후 미국 로스앤젤레스에서 자동차 배기가스에 의한 광화학 스모그로 대기가 오염되었던 사건으로 당시 침강성역전이 있었다.

③ **도노라 사건**: 1948년 미국 펜실바니아주 도노라 공업지구에서 공장의 대기배출물질(아황산가스)에 의한 대기오염사건으로 당시 기온역전현상이 있어서 오염이 5일간 지속되었다.

④ **가네미유 사건**: 1968년 일본의 기타큐슈에 있는 가네미회사에서 사료 원료로 판매한 미강유의 탈취 공정 중에 혼입된 PCB로 인해 발생한 사건이다.

40

런던스모그

(1) 주로 석탄연료를 사용하는 공장 및 빌딩의 연소 시설이나 일반 가정 난방 시설 등에서 배출되는 아황산가스, 매연과 같이 직접 굴뚝에서 나오는 오염물질에 의하여 발생한 스모그이다.

(2) 이산화황이 공기 중의 산소와 반응하여 삼산화황이 되고, 이들이 공기 중의 수분과 반응하여 황산을 만들면 런던형 스모그가 생성된다.

(3) 복사성 기온역전이 발생하는 겨울철 밤과 새벽에 심하다.

(4) 영국은 이 스모그 사건의 재발 방지를 목적으로 1956년 청정대기법(Clean Air Act)을 제정하였다.

41

신기후체제란 지구 온난화의 규제 및 방지를 위한 국가간 국제협약으로, 2020년 만료 예정인 교토의정서(Kyoto Protocol)를 대체할 새 기후변화 체제에 대한 국제적 합의문이다. 신기후체제가 파리기후협약으로도 불리는 이유는 신기후체제 합의문이 마련된 배경에 있는데, 2015년 파리에서 열린 유엔 기후변화협약(United Nations Framework Convention on Climate Change, UNFCCC)의 21번째 당사국총회에서 도출된 합의문이어서 개최 도시의 이름을 따 파리기후협약이라고도 부른다. 파리기후협약은 1997년 체결되고 선진국에게만 온실가스 감축 의무를 부과했던 교토의정서와 달리, 195개 당사국 모두에게 구속력있는 감축 의무를 부과한 첫 기후협약이라는 점에서 역사적 의의를 가진다.

42

① **런던협약**: 1972년, 폐기물 등 기타 물질의 방출에 의한 해양오염 방지 협약

② **바젤협약**: 1989년, 유해폐기물의 국가 간 이동 및 처분 규제에 관한 협약

③ **스톡홀름협약**: 2001년, POPs(잔류성 유기오염물질) 규제 협약

④ **람사협약**: 1971년, 국제습지조약으로 물새의 서식지인 습지를 보호하기 위한 협약

43

도노라 사건

1948년 미국 펜실베니아주 도노라시에서 발생한 런던형 스모그현상이다. 아황산가스, 황산안개, 먼지와 같은 화합물로 인한 대기오염으로 건강에 영향을 미쳤다.

44

(40 해설 참고)

45

리우회의(Rio Summit) 또는 지구 정상 회의(Earth Summit)는 1992년 6월 3일부터 6월 14일까지 브라질 리우데자네이루에서 열린 국제 회의로, 전 세계 185개국 정부 대표단과 114개국 정상 및 정부 수반들이 참여하여 지구의 환경보전 문제를 논의한 회의이다. 정식 명칭은 환경 및 개발에 관한 국제 연합 회의(UNCED, United Nations Conference on Environment and Development)이다. 이 회의에서는 선언적 의미의 '리우 선언'과 '의제 21(Agenda 21)'을 채택하고, '지구온난화 방지 협약', '생물다양성 보존 협약' 등이 각각 수십 개국에 의해 별도 서명됨으로써 지구환경보호 활동의 수준이 한 단계 높아지는 성과를 낳았다.

46

2015년 파리 기후변화협약(제21차 유엔 기후변화협약 COP21)

(1) 세계 195개국 정부 대표들이 프랑스 파리에 모여 2015년 12월 12일 폐막한 유엔기후변화협약 당사국 총회에서 온실가스를 줄이는 데 합의한 신(新) 기후체제인 파리협정을 만장일치로 채택하였다.

(2) **목표**: 지구 평균 기온 상승을 산업화 이전 대비 2도보다 훨씬 낮은 수준으로 유지하고, 1.5도로 제한하기 위해 노력한다.

(3) 극한적인 홍수와 가뭄 등 글로벌 기후변화에 대응하기 위해 교토의정서를 채택한지 18년 만에 기후·환경·경제 부문을 망라해서 영향을 미치는 새로운 국제 행동규범이 마련되었다.

47

ㄱ. **뮤즈계곡 사건**: 1930년 뮤즈계공 공업지구에서 공장 대기배출물(아황산가스)이 기온역전현상에 의해 확산되지 않아 지역주민에게 호흡기 증상 및 급성심부전증 등을 일으킨 사건

ㄴ. **도노라 사건**: 1943년 미국 펜실베니아주 도노라 공업지구에서 공장 대기배출물(아황산가스)이 기온역전현상에 의해 확산되지 않아 지역주민에게 호흡기 증상을 일으킨 사건

ㄷ. **런던스모그**: 1952년 영국 런던에서 주거용 난방연료의 매연인 아황산가스가 기온역전현상으로 희석 확산되지 않고 심각한 대기오염을 일으켜 지역주민들에게 호흡기 및 심장질환을 일으키고 4,000여명이 사망한 사건

ㄹ. **인도 보팔 사건**: 1984년 인도 보팔시에 있던 미국 화학기업인 살충제공장에서 메틸이소시안염(MIC)이라는 독가스가 유출되어 노동자 및 주민 중 3천여 명의 사상자가 발생했던 사건

48

교토의정서

(1) 유엔 기후변화협약의 구체적 이행 방안에 대한 국제 협약이며, 1997년 12월 교토에서 열린 기후변화협약 제3차 당사국 총회에서 합의되었다. 선진국의 온실가스 배출량 강제적 감축 의무 규정, 교토 메커니즘 등이 주요 내용이다.

(2) **감축 대상 가스**: 이산화탄소(CO_2), 메탄(CH_4), 아산화질소(N_2O), 과불화탄소(PFC), 수소불화탄소(HFC), 육불화황(SF_6)

(3) 선진국(38개국)의 경우 1차 이행 기간인 2008~2012년 사이에 6개 주요 온실가스의 총 배출량을 1990년 수준보다 평균 5.2% 감축하기로 합의하였다. 개발도상국은 2차 의무감축으로 2013년부터 2017년에 시행하기로 하였다.

(4) **교토 메커니즘**: 교토 의정서에는 각국의 온실가스 배출 감축 의무 이행에 유연성을 확보하고 온실가스 저감 비용을 최소화시키기 위해 공동이행제도, 청정개발 체제, 배출권거래제도 등과 같은 체제를 도입하였는데, 이를 교토 메커니즘이라고 한다.

49

ㄱ. 뮤즈계곡 사건 - 1930년 공장 대기배출물(아황산가스)

ㄴ. 미국 도노라 사건 - 1948년 공장 대기배출물(아황산가스)

ㄷ. 인도 보팔 사건 - 1984년 살충제공장 메틸이소시안염(MIC) 유출

ㄹ. 런던스모그 사건 - 1952년 주거용 난방연료 오염물질(아황산가스), 복사성 역전

01 ③	02 ②	03 ②	04 ①	05 ②
06 ②	07 ①	08 ①	09 ①	10 ③

01

내분비계 교란물질은 쉽게 분해되지 않고 안정적이다. 내분비계 교란물질은 정상호르몬과 유사하게 작용하면서 정상호르몬보다 강하거나 약한 신호를 전달하여 내분비계의 교란작용을 유발한다.

내분비계 교란물질의 작용기전

- **호르몬 유사작용**: 정상호르몬과 유사하게 작용하는 것으로 정상호르몬보다 강하거나 약한 신호를 전달함으로써 내분비계의 교란작용을 유발한다.
- **호르몬 봉쇄작용**: 호르몬 수용체 결합부위를 봉쇄함으로써 정상호르몬이 수용체에 접근하는 것을 막아 내분비계가 기능을 발휘하지 못하도록 한다(DDT의 분해산물인 DDE).
- **호르몬 촉발작용**: 내분비계 교란물질이 수용체와 반응함으로써 정상적인 호르몬 작용에서는 나타나지 않는 생체 내에 해로운 대사작용을 유발한다(암, 대사작용 이상, 다이옥신).

02

트리할로메탄은 상수처리과정에서 염소소독 시 발생할 수 있는 독성물질이다.

환경호르몬 대표적 물질 - 세계생태보전기금(WWF) 분류(67종)

- 다이옥신류 등 유기염소물질 6종
- DDT 등 농약류 44종
- 펜타 - 노닐 페놀
- 비스페놀 A
- 디에틸헥실프탈레이트 등 프탈레이트 8종
- 스티렌 다이머, 트리머
- 벤조피렌
- 수은, 카드뮴, 납

03

대표적 내분비계 교란물질

(1) **비스페놀 A**: 식품이나 음료수 캔의 코팅물질 등에 사용. 플라스틱 용기, 병마개, 수도관의 내장코팅제, 치과 치료 시 사용되는 코팅제

(2) **DDT, PCB**: 과거 농약이나 변압기절연유로 사용되었으나 현재는 사용 금지됨

(3) **다이옥신류**: 소각장에서 주로 발생

(4) **알킬페놀**: 합성세제원료

(5) **프탈레이트**: 플라스틱 용기, 접착제, 전기용품, 어린이 장

난감, 의약품, 페인트, 아교, 프린트 잉크, 코팅제, 건축용품, 합성세제

(6) **파라벤**: 화장품, 식품첨가물

(7) **스티렌다이머, 트리머**: 컵라면 용기

(8) **수은**: 폐건전지

04

(1) **생물농축**: 자연계에서 잘 분리되지 않는 농약이나 중금속이온 등의 물질이 먹이연쇄의 상위 단계로 갈수록 농축되어 함량이 많아지는 현상이다.

(2) **생물농축 물질**
- 농축이 일어나는 물질: DDT, PCB, Hg, Cd, Pb, Cr, Zn, 방사능물질 등
- 농축이 되지 않는 물질: 영양염류(N, P), ABS, Na 등

05

내분비계교란물질

(1) 우리나라에 환경호르몬이라는 용어로 먼저 소개된 내분비계교란물질이란 DDT, PCB 등 환경중의 화학물질이 사람이나 생물체의 몸속에 들어가서 성장, 생식 등에 관여하는 호르몬(내분비계)의 정상적인 작용을 방해하여 정자수의 감소, 암수변환, 암 등을 유발할 수 있다고 지적되는 화학물질이다.

(2) 생체호르몬과는 달리 쉽게 분해되지 않고 안정되어 있다.

(3) 환경 중 생체 내에 잔존하며 심지어 수년간 지속되기도 한다.

(4) 인체 등 생물체의 지방 및 조직에 농축되는 성질이 있다.

(5) 인체에 들어가 호르몬의 정상적인 작용을 방해한다.

| 오답해설 |

내분비계 교란물질은 정상 호르몬보다 불안정한 특성을 가진 것이 아니라, 정상 호르몬과 유사하게 작용하면서 정상 호르몬보다 강하거나 약한 신호를 전달하여 내분비계의 교란작용을 유발한다.

06

벤젠은 휘발성유기화합물에 해당한다.

(03 해설 참고)

07

다이옥신

(1) **다이옥신 생성**

다이옥신은 제조되거나 사용되는 물질이 아니며, 보통 염소나 브롬을 함유하는 <u>산업공정에서 화학적인 오염물로서 생성되고, 또 염소가 들어있는 화합물을 태울 때 생긴다</u>. 일반적으로 다이옥신은 쓰레기를 태울 때 제일 많이

생기며, 특히 PVC제제가 많이 포함되어 있는 병원폐기물(약 62%)과 도시쓰레기(약 36.5%)를 태울 때 제일 많이 나온다. 심지어 담배연기에서도 다이옥신이 발생된다.

(2) **다이옥신 특성**

생물체내로 유입되면 수십 년 혹은 수백 년까지도 존재할 수 있다. 다이옥신은 물에 잘 녹지 않으므로 생물체 안으로 들어온 다이옥신은 소변으로 잘 배설되지 않는다. 그러나 지방에는 잘 녹기 때문에 생물체 안으로 들어온 다이옥신은 생물체의 지방조직에 잘 축적된다.

(3) **다이옥신의 인체 내 섭취 경로**

사람은 음식물을 통하여 97~98%의 다이옥신을 섭취하고 있으며, 호흡기를 통한 섭취는 2~3%정도인 것으로 알려져 있다. 다이옥신은 소고기와 낙농 유제품, 우유, 닭고기, 계란, 돼지고기, 양고기, 어패류 등을 통해 섭취하는 것이 대부분이고 식수를 통한 섭취는 무시해도 좋은 수준이다.

(4) **다이옥신의 인체 내 섭취 과정**

<u>소각장에서 생성된 다이옥신(미국의 경우 98.8%)은 먼저 대기를 오염시키며 산림자원, 농산물, 토양 등을 오염시킨다. 다이옥신은 물에 잘 녹지 않고 지방에 잘 녹는 성질이 있어 물에 금방 씻겨 내려가기 때문에 우리가 먹는 물이나 채소들에서는 거의 무시해도 좋다. 씻겨 내려간 다이옥신은 강이나 연안해양의 바닥에 침전물이 쌓여 오염이 밑바닥에서 심해져 어패류에 오염을 일으키며, 작은 물고기가 섭취한 다이옥신은 물고기 체내의 지방조직에 축적되고 먹이사슬을 통해 점차 큰 물고기에 점점 더 많은 양의 다이옥신이 축적되게 된다. 육지에서도 소, 돼지, 양, 닭, 등의 가축에 오랜 시간에 걸쳐 다이옥신의 축적이 지방조직에서 이루어지고 계란이나 우유에도 다이옥신이 축적된다. 사람은 육류나 어패류 및 낙농제품의 최종소비자이기 때문에 먹이사슬을 통해 축적된 최고로 높은 양의 다이옥신을 섭취하게 된다.</u>

※ 출처: 한국환경공단 에어코리아 홈페이지

08

비스페놀 A

(1) 에폭시수지, 폴리카보네이트 등 플라스틱 제조의 주원료로 사용된다. 일부 영수증용감열지 현상제, 치아 밀봉재(레진) 등에도 사용되는 유기화합물이다.

(2) 식품용 포장이나 용기, 물병, 스포츠 장비, CD · DVD 등에 사용되는 폴리카보네이트 제조과정에 사용되며 식품용 캔 내부, 수도관 등의 코팅용 에폭시수지에도 사용되기 때문에 식품이나 물을 통해 노출될 수 있다.

(3) 식품, 화장품, 개인 위생용품, 환경 등을 통해 노출 가능하며, 이 중 식품이 주요 노출원으로 알려져 있다.

(4) 여성호르몬인 에스트로겐과 유사한 작용을 하여 남성에게 무정자증을 유발하거나 여성에게 이상성징후를 나타낼 수 있는 것으로 알려져 있다.

09

(03 해설 참고)

10

과불화화물(perfluorinated compounds, PFCs)

(1) 과불화화합물은 탄화수소의 기본 골격 중 수소가 불소로 치환된 형태의 화합물로, 대표적으로 과불화옥탄산(perfluorooctanoic acid, PFOA)과 과불화옥탄술폰산(perfluorooctanesulfonic acid, PFOS)이 있다.

(2) 이들 PFCs는 안정적이고 발수성이 좋은 특징을 가지고 있기 때문에 의류, 카펫, 가구, 신발, 조리기구 눌음 방지 코팅, 페인트, 왁스 등에 널리 사용되고 있다. 발수성이 좋기 때문에 일회용 종이 식기의 코팅에도 많이 사용되고 있다.

(3) 다양한 용도로 사용되는 만큼 인체 노출이 일어나는 경로도 경구와 호흡 등으로 다양하게 추정되고 있다. 체내에 흡수된 PFCs는 대사되지 않으며, 대부분의 혈중 PFCs는 알부민과 같은 단백질과 결합하여 신장여과율도 낮은 편이기 때문에 비교적 긴 반감기를 가진다. PFOS의 경우 약 5년, PFOA의 경우 약 4년의 반감기를 가지고 있다고 알려져 있다.

(4) PFCs의 건강영향은 최근 몇 년간 다양하게 연구되고 보고되고 있다. 플라스틱 유래 화학물질들과 마찬가지로 내분비계 교란물질로, 주로 갑상선 호르몬의 작용을 교란하는 것으로 알려져 있다. 이 외에도 암, 면역계 질환, 출생 체중 감소 등과 관련성이 보고되고 있다.

※ 출처: 대한예방의학회, 예방의학과 공중보건학 제4판, 계축문화사, 2021, p.765.

제 3 절 | 대기오염				
01 ③	02 ②	03 ②	04 ④	05 ③
06 ①	07 ①	08 ④	09 ③	10 ①
11 ①	12 ④	13 ①	14 ②	15 ④
16 ②	17 ③	18 ①	19 ①	20 ④
21 ③	22 ①	23 ③	24 ④	25 ④
26 ②	27 ②	28 ②	29 ②	30 ①
31 ①	32 ①	33 ①	34 ④	35 ④
36 ④	37 ①	38 ①	39 ②	40 ③
41 ②	42 ①	43 ③	44 ③	45 ④
46 ①	47 ③	48 ②	49 ④	50 ②
51 ①	52 ①	53 ①	54 ④	55 ①
56 ①	57 ③	58 ④	59 ①	60 ④

01

2차오염물질

(1) 1차오염물질이 대기 중에서 오염물질 간 상호작용, 가수분해, 산화, 광화학반응 등 물리·화학적 반응을 거쳐 새롭게 형성되어진 오염물질을 말한다.

(2) 오존, PAN류(PPN, PBN 등), 알데히드, 스모그 등

| 오답해설 |

③ 아황산가스는 석탄이나 석유 연소시 산화되어 발생하는 1차오염물질이다.

02

대기오염의 정의

(1) 오염물질이 외부공기에 존재할 경우만을 말한다. 오염물질이 실내 공기에 존재할 경우에는 대기오염의 범주에 넣지 않고 산업보건 분야에서 다루며, 따로 실내 공기오염으로 구분한다.

(2) 오염물질의 발생원이 인위적이어야 한다. 자연적인 발생원, 예를 들면 화산폭발, 산불, 산림, 모래바람, 해양으로부터 많은 오염물질이 대기 중으로 들어오지만, 일반적으로 대기오염 분야에서 다루지 않는다.

(3) 사람뿐만이 아니고 동·식물과 재산상에 해를 줄 수 있는 양 혹은 물질이어야 한다. 예를 들면, CO_2는 그 자체가 동·식물에 그다지 유해한 물질이 아니므로 일반적으로 대기오염물질로 취급하지 않았으나 그 양이 너무 많아서 지구 온난화 현상을 유발할 때는 대기오염으로 간주한다.

(4) 감지할 수 있는 물질로써 존재해야 한다. 소음과 같이 물질로 구성되어 있지 않으면 대기오염의 범주에 포함시키지 않는다.

03

- **분진(dust)**: 일반적으로 미세한 독립 상태의 액체 또는 고체상의 알맹이, $10\mu m$ 이상의 크기를 가지며 비교적 무거워서 침강하기 쉬운 것을 강하분진, 입자가 $10\mu m$ 이하의 크기로 가벼워서 가라앉지 않고 장시간 공기 중에 부유하는 것을 부유분진이라 함
- **흄(fume)**: 보통 광물질의 용해나 산화 등의 화학 반응에서 증발한 가스가 대기 중에서 응축하여 생기는 $0.001\sim1\mu m$ 의 고체입자(납, 산화아연, 산화우라늄 등에서 생성)
- **매연(smoke) 및 검댕(soot)**: 연료가 연소할 때 완전히 타지 않고 남는 고체물질로 매연은 $1\mu m$ 이하 크기의 탄소입자, 검댕은 $1\mu m$ 이상의 크기를 갖고 있는 유리탄소 및 타르물질이 응결된 것
- **연무(mist)**: 가스나 증기의 응축에 의하여 생성된 대략 $2\sim200\mu m$ 크기의 입자상 물질로 매연이나 가스상 물질보다 입자의 크기가 큼

04

흄(fume): 보통 광물질의 용해나 산화 등의 화학 반응에서 증발한 가스가 대기 중에서 응축하여 생기는 $0.001\sim1\mu m$의 고체입자(납, 산화아연, 산화우라늄 등에서 생성)

05

2차 오염물질 PAN류: PAN, PPN, PBN 등이 있으며 무색의 자극성 액체로 눈과 목을 자극한다.

06

오존은 자동차 배기가스가 자외선에 의한 광화학반응으로 생성되기 때문에 일사량이 높은 날 오후 교통량이 많은 곳에서 주로 농도가 높아지며 오존 농도가 높게 나타나면 주민들에게 눈, 코, 호흡기 자극, 기침, 흉부압박, 호흡곤란, 천식 악화 등의 건강문제가 발생한다.

07

아황산가스(SO_2)는 대기오염의 지표이며 액화성이 강한 가스로 호흡기 장애를 일으키고 눈, 코, 목의 점막을 자극한다.

08

휘발성 유기화합물(VOCs)

(1) 휘발성 유기화합물을 벤젠, 클로로포름, 메탄올, 사염화탄소, 포름알데하이드 등 다양한 물질들을 포함하고 있다.

(2) 질소산화물과 마찬가지로 오존의 전구물질인 동시에 자체로 호흡기에 자극증상을 일으키며 두통 등 비특이적인 증상을 유발하기도 한다.

(3) 휘발성 유기화합물은 페인트 등 유기용제를 다루는 과정이나, 자동차 배기가스, 그리고 주유소에서 연료를 넣을 때도 상당량 배출될 수 있다.

(4) 휘발성 유기화합물은 나무나 풀 같은 식물에서도 배출되는데 특히 기온이 높을 때 더욱 많이 배출된다.

09

황산화물(Sulfu Oxide, SOx: SO_2, SO_3, H_2SO_4)은 석탄이나 석유 연소 시 산화되어 발생하는 대기오염물질이다. 황산화물질은 호흡기 장애(상기도 자극), 눈·코·목의 점막 자극(급성 결막염), 폐질환등을 유발하며 액화성이 강한 가스로 미스트를 형성하고 금속 부식력이 강한 가스이며 산성비의 주요 원인이되기도 한다.

10

「대기환경보전법」의 대기오염물질 용어 정의로 매연은 연소 시 발생하는 유리탄소를 주로 하는 미세한 입자상 물질을 의미한다.

11

일산화탄소(CO)는 호흡기계에 직접적 영향보다는 헤모글로빈과의 결합으로 산소결핍을 유발하는 독작용이 강하다.

12

염화불화탄소(CFCs)는 냉매제, 스프레이, 분사제 등 발생원에서 직접 대기로 방출되는 1차 대기오염물질로서, 대류권에서 체류기간이 길고 불활성이며 대기 중에서는 쉽게 분해되지 않는다.

염화불화탄소는 대기권에서는 거의 분해되지 않고 성층권에서 자외선을 받으면 분해된다. 프레온가스가 성층권에 도달하는 기간은 대략 15년이며 성층권에서 분해된 CFC에서 나오는 염소원자 하나가 100년 가량 존속하면서 약 10만개의 오존 분자를 파괴하는 것으로 알려져 있다. 일단 성층권까지 올라간 염화불화탄소는 강한 자외선과 접할 경우, 즉 단파 복사에 의한 광분해로 염소원자(Cl)를 유리시킨다. 염소원자가 (Cl)가 분리된 후 오존(O_3)과 반응하여 일산화염소(ClO)와 산소(O_2)로 변화면서 오존층을 파괴한다.

13

일산화탄소(CO)

(1) 무색, 무취, 무미의 가스로 화석연료가 불완전 연소할 때 발생한다. 공기보다 약간 가벼워 공기와 잘 섞이며 인체에 흡수되면 적혈구 속의 헤모글로빈과 결합력이 산소보다 월등히 높아 산소 운반 능력을 떨어뜨리고 협심증, 시력장애, 신경, 폐기관 질환을 유발한다.

(2) **급성 중독 증상**: 두통, 피부혈관 확장, 권태, 현기증, 시력저하, 구토, 시야 협착, 호흡과 맥박 증가, 심하면 경련, 혼수, 사망

(3) **만성 중독 증상**: 기억력 감퇴, 불면증, 지각 이상, 파킨슨신드롬, 무력증, 진전, 운동실조, 후각 마비

| 오답해설 |

② CO가스는 무색, 무미, 무취, 자극성 가스이다.
  → 자극은 없으며 맹독성 가스다.

③ Hb과 결합력이 산소에 비해 250~300배 <u>높다.</u>

14

① **흄(훈연, Fume)**: 보통 광물질의 용해나 산화 등의 화학 반응에서 증발한 가스가 대기 중에서 응축하여 생기는 0.001~1㎛의 고체입자(납, 산화아연, 산화우라늄 등에서 생성)

②, ③ **매연(Smoke) 및 검댕(Soot)**: 연료가 연소할 때 완전히 타지 않고 남는 고체물질로 <u>매연은 1㎛ 이하 크기의 탄소입자</u>, 검댕은 1㎛ 이상의 크기를 갖고 있는 유리탄소 및 타르 물질이 응결된 것

③ **연무(액적, Mist)**: 가스나 증기의 응축에 의하여 생성된 대략 2~200㎛ 크기의 입자상 물질로 매연이나 가스상 물질보다 입자의 크기가 큼

15

① **훈연(Fume)**: 보통 광물질의 용해나 산화 등의 화학 반응에서 증발한 가스가 대기 중에서 응축하여 생기는 0.001~1㎛의 고체입자(납, 산화아연, 산화우라늄 등에서 생성)

② **매연(Smoke)**: 연료가 연소할 때 완전히 타지 않고 남는 고체물질로 매연은 1㎛ 이하 크기의 탄소입자

③ **검댕(Soot)**: 연료가 연소할 때 완전히 타지 않고 남는 고체물질로 검댕은 1㎛ 이상의 크기를 갖고 있는 유리탄소 및 타르 물질이 응결된 것

④ **액적(Mist)**: 가스나 증기의 응축에 의하여 생성된 대략 2~200㎛ 크기의 입자상 물질로 매연이나 가스상 물질보다 입자의 크기가 큼

16

대기오염경보 단계별 대기오염물질의 농도기준 (제14조 관련 별표7)

대상물질	경보단계	발령기준	단계별 조치
미세먼지 (PM-10)	주의보	기상조건 등을 고려하여 해당지역의 대기자동측정소 PM-10 시간당 평균 농도가 150㎍/㎥ 이상 2시간 이상 지속인 때	주민의 실외활동 및 자동차 사용의 자제 요청 등
	경보	기상조건 등을 고려하여 해당지역의 대기자동측정소 PM-10 시간당 평균 농도가 300㎍/㎥ 이상 2시간 이상 지속인 때	주민의 실외활동 제한 요청, 자동차 사용의 제한 및 사업장의 연료사용량 감축 권고 등
미세먼지 (PM-2.5)	주의보	기상조건 등을 고려하여 해당지역의 대기자동측정소 PM-2.5 시간당 평균 농도가 75㎍/㎥ 이상 2시간 이상 지속인 때	주민의 실외활동 및 자동차 사용의 자제 요청 등
	경보	기상조건 등을 고려하여 해당지역의 대기자동측정소 PM-2.5 시간당 평균 농도가 150㎍/㎥ 이상 2시간 이상 지속인 때	주민의 실외활동 제한 요청, 자동차 사용의 제한 및 사업장의 연료사용량 감축 권고 등

17

오존경보 단계

• **주의보**: 오존농도 0.12ppm 이상인 때
• **경보**: 오존농도 0.3ppm 이상인 때
• **중대경보**: 오존농도 0.5ppm 이상인 때

오존이 식물에 미치는 영향

식물은 광합성과 관계가 되는 낮이나 밤, 또는 수분량과 기공의 열림 정도에 따라서 피해에 차이를 보인다. 일반적으로 기공이 열리는 아침과 낮에 피해가 크고, 수분이 많은 시간대에 피해가 커질 수 있다. 오존에 의해 피해를 받는 경우에는 잎의 해면조직이 손상되어 회백색 또는 갈색의 반점이 생기게 된다. 오존에 약한 식물에는 무, 담배, 시금치, 파 등이 있다. 무의 경우는 0.05ppm에 1일 8시간씩 20일간 노출되면 수확량이 50%나 감소하는 것으로 알려져 있다. 한편, 오존에 강한 식물에는 사과, 해바라기, 양배추, 국화 등이 있다.

※ 출처: 국립환경연구원, 오존의 이해와 대응, 2001년, p.12.

18

Fume(흄)

입사상 물질인 1차오염물질로 보통 광물질의 용해나 산화 등의 화학 반응에서 증발한 가스가 대기 중에서 응축하여 생기는 0.001~1㎛의 고체입자(납, 산화아연, 산화우라늄 등에서 생성)이다.

19

① 훈연(흄, Fume)은 보통 광물질의 용해나 산화 등의 화학 반응에서 증발한 가스가 대기 중에서 응축하여 생기는 0.001~1μm의 고체입자(납, 산화아연, 산화우라늄 등에서 생성)이다.
액적(연무, Mist)은 가스나 증기의 응축에 의하여 생성된 대략 2~200μm 크기의 입자상 물질이다.

20

이산화질소(NO_2)는 석탄이나 석유 등 연료의 고온 연소 과정에서 생성되는는 가스상의 1차오염물질이며 대도시에서는 자동차배기가스가 주요 배출원이다. 탄화수소와 결합하고 자외선의 촉매반응으로 광화학스모그를 형성하는 주범이다. 이산화질소는 호흡기의 방어기전을 약화시켜 호흡기 감염을 증가시키고, 기도에 손상을 입혀 호흡기 증상을 유발하며 폐기능을 감소시킨다.

21

흄(fume)은 보통 광물질의 용해나 산화 등의 화학 반응에서 증발한 가스가 대기 중에서 응축하여 생기는 0.001~1μm의 고체입자(납, 산화아연, 산화우라늄 등에서 생성)로 1차 오염물질에 해당한다.
2차 오염물질은 1차 오염물질이 대기 중에서 오염물질 간 상호작용, 가수분해, 산화, 광화학반응 등 물리ㆍ화학적 반응을 거쳐 새롭게 형성되어진 오염물질을 말한다. 오존, PAN류, 알데히드, 스모그 등이다.

22

미세먼지 경보

대상물질	경보 단계	발령기준
미세먼지 (PM-10)	주의보	PM-10 시간당 평균농도가 150$\mu g/m^3$ 이상 2시간 이상 지속인 때
	경보	PM-10 시간당 평균농도가 300$\mu g/m^3$ 이상 2시간 이상 지속인 때
미세먼지 (PM-2.5)	주의보	PM-2.5 시간당 평균농도가 75$\mu g/m^3$ 이상 2시간 이상 지속인 때
	경보	PM-2.5 시간당 평균농도가 150$\mu g/m^3$ 이상 2시간 이상 지속인 때

23

미세먼지

(1) 먼지의 입경이 10μm 이하인 먼지는 PM-10, 먼지의 입경이 2.5μm 이하인 작은 먼지는 PM-2.5라고 한다.
(2) 미세먼지는 폐속으로 쉽게 흡입되고, 이중 아주 작은 입자들은 폐포에 도달할 가능성이 높으며, 폐에 장기간 남아있고 혈류속으로 흡수될 수도 있다.

(3) PM-10의 실내 발생원은 대부분 연료의 연소, 흡연, 진드기 먼지 등이 있으며 외부 유입 먼지도 포함된다.
(4) 최근 문제가 되고 있는 미세먼지(PM-2.5)는 대표적인 발생원으로는 경유 차량의 배출가스 및 타이어 마모 먼지 등에서 발생되고, 실내에서는 주방, 난방연료의 연소과정에서 발생될 가능성이 많다.

24 ~ 25

대상물질	경보단계	발령기준
미세먼지 (PM-10)	주의보	PM-10 시간당 평균농도가 150$\mu g/m^3$ 이상 2시간 이상 지속인 때
	경보	PM-10 시간당 평균농도가 300$\mu g/m^3$ 이상 2시간 이상 지속인 때
미세먼지 (PM-2.5)	주의보	PM-2.5 시간당 평균농도가 75$\mu g/m^3$ 이상 2시간 이상 지속인 때
	경보	PM-2.5 시간당 평균농도가 150$\mu g/m^3$ 이상 2시간 이상 지속인 때
오존 (O_3)	주의보	오존농도가 0.12ppm 이상인 때
	경보	오존농도가 0.3ppm 이상인 때
	중대경보	오존농도가 0.5ppm 이상인 때

26

ㄱ. Hb와의 결합력이 산소보다 200배 가량 높다.
ㄹ. 실내 공기오염의 지표는 이산화탄소이다.

27

일산화탄소(CO)

(1) 물체가 불완전 연소할 때 많이 발생, 주로 석탄, 디젤, 휘발유 등의 불완전 연소로 인해 발생한다.
(2) 무색, 무미, 무취, 맹독성 가스
(3) 중독 기전 : 일산화탄소(CO)는 헤모글로빈(Hb)과의 친화성이 산소에 비해 250~300배 강하므로 CO-Hb를 형성하고 HbO_2를 방해하여, 산소운반장애와 산소해리 촉진 작용으로 생체 조직의 산소결핍증을 일으킨다(화학성 질식제).
(4) 증상
  ① 급성 증상: 전두부 긴박감, 두통, 피부혈관 확장, 현기, 시력 저하, 구토, 호흡과 맥박 증가, 허탈 상태. 심한 경우 경련, 혼수, 사망
  ② 만성 증상: 기억력 감퇴, 불면증, 지각이상, 파킨슨병

| 오답해설 |
① 카르복시헤모글로빈을 생성하여 헤모글로빈과 산소의 결합을 방해한다.
③ 일산화탄소는 폐기능에 영향을 주는 것이 아니고 헤모글로빈의 산소운반장애를 초래한다.

④ 화학적질식제는 혈액 중 산소운반능력을 방해하는 물질로 일산화탄소는 화학적질식제에 해당한다. 하지만 동맥혈의 공급을 차단하는 것은 아니다.

질식제

(1) **단순질식제**: 그 자체는 유해성이 없으나 공기 중 산소농도를 낮출 수 있는 물질(수소, 질소, 헬륨, 메탄, 에탄, 탄산가스 등 불활성가스)
(2) **화학적질식제**: 혈액 중 산소운반능력을 방해하는 물질(일산화탄소, 아닐린, 니트로소아민, 아비반 등)

28

분진은 대기 중에 부유하거나 비산강하하는 미세한 고체상의 입자상 물질(「대기오염방지법」, 1981)로 산업보건 기준에 관한 규칙에서는 근로자가 작업하는 장소에서 발생하거나 흩날리는 미세한 분말상의 물질이다. 폐포 침착률이 가장 큰 분진의 크기는 0.5~5.0㎛이다.

분진의 종류

(1) **흡입성 분진**: 호흡기 어느 부위에서도 독성을 나타내는 분진, 입경 크기 1~100㎛
(2) **흉곽성 분진**: 기도나 하기도에 침착하여 독성을 나타내는 분진, 평균 입경 10㎛
(3) **호흡성 분진**: 폐포에 침착하여 독성을 나타내는 분진, 평균 입경 4㎛

29

일산화탄소는 물체가 불완전연소할 때 주로 발생한다. 연소하기 시작할 때와 타다 꺼질 때가 이에 해당한다.

30

일산화탄소는 물체가 불완전 연소할 때 많이 발생. 주로 석탄, 디젤, 휘발유 등의 불완전 연소로 인해 발생한다.
불이 활활 타오를 때, 산소가 충분이 공급될 때 완전연소가 이루어진다.

31

① **매연(Smoke) 및 검댕(Soot)**: 연료가 연소할 때 완전히 타지 않고 남는 고체물질로 매연은 1㎛ 이하 크기의 탄소입자, 검댕은 1㎛ 이상의 크기를 갖고 있는 유리탄소 및 타르 물질이 응결된 것
② **분진(Dust)**: 일반적으로 미세한 독립 상태의 액체 또는 고체상의 알맹이, 10㎛ 이상의 크기를 가지며 비교적 무거워서 침강하기 쉬운 것을 강하분진, 입자가 10㎛ 이하의 크기로 가벼워서 가라앉지 않고 장시간 공기 중에 부유하는 것을 부유분진이라 함

③ **흄(훈연, Fume)**: 보통 광물질의 용해나 산화 등의 화학반응에서 증발한 가스가 대기 중에서 응축하여 생기는 0.001~1㎛의 고체입자(납, 산화아연, 산화우라늄 등에서 생성)
④ **연무(액적, Mist)**: 가스나 증기의 응축에 의하여 생성된 대략 2~200㎛ 크기의 입자상 물질로 매연이나 가스상 물질보다 입자의 크기가 큼

32 ~ 33

1차오염물질은 직접 대기로 버려지는 것으로 입자상물질, 가스상 물질 중 황산화물, 질소산화물, 일산화탄소, 탄화수소 등이 해당된다.
2차 오염물질은 1차 오염물질이 대기 중에서 오염물질 간 상호작용, 가수분해, 산화, 광화학반응 등 물리·화학적 반응을 거쳐 새롭게 형성되어진 오염물질을 말한다. 오존, PAN류, 알데히드, 스모그 등이 해당된다.

34

(33 해설 참고)
아크롤레인은 알데히드류에 해당하는 물질이다.
일산화탄소는 1차 오염물질이다.

35

2차 오염물질은 1차 오염물질이 대기 중에서 오염물질 간 상호작용, 가수분해, 산화, 광화학반응 등 물리·화학적 반응을 거쳐 새롭게 형성되어진 오염물질을 말한다. 오존, PAN류, 알데히드, 스모그 등이 해당된다.

36

휘발성 유기화합물(VOCs)

(1) 휘발성 유기화합물은 벤젠, 클로로포름, 메탄올, 사염화탄소, 포름알데하이드 등 다양한 물질들을 포함하고 있다.
(2) 질소산화물과 마찬가지로 오존의 전구물질인 동시에 자체로 호흡기에 자극증상을 일으키며 두통 등 비특이적인 증상을 유발하기도 한다.
(3) 휘발성 유기화합물은 페인트 등 유기용제를 다루는 과정이나, 자동차 배기가스, 그리고 주유소에서 연료를 넣을 때도 상당량 배출될 수 있다.
(4) 휘발성 유기화합물은 나무나 풀 같은 식물에서도 배출되는데 특히 기온이 높을 때 더욱 많이 배출된다.

37

- **아황산가스**: 석탄이나 석유와 같은 화석연료의 연소와 정유나 정련공정에서 발생되는데, 섬유나 종이펄프 모직 등의 표백제와 곡물의 훈증제로 사용되며, 공기 중에서 낮은 농도로 노출될 수 있다.액화성이 강한 특성이 있어서 수용성이며 눈, 코, 목, 점막을 자극하고 주로 상기도에 흡수되어 호흡기 증상을 일으킨다.
- **암모니아**: 수용성의 무색 자극성 가스로 점막에서는 수산화암모늄을 생성하고 이는 점막의 용해성 괴사를 일으킨다. 여러 가지 세척제의 흄이 가정에서 노출원이 될 수 있다. 직업적으로는 냉동시설이나 플라스틱, 폭약, 비료산업에서 사고성 노출에 의해 발생될 수 있다.눈, 피부, 상기도의 점막에 자극제로서 후두부에 부종을 유발하여 상기도 폐색을 가져올 수 있고, 화학적 기관지염, 기관지경련, 비심인성(non-cardiogenic) 폐부종을 초래하기도 한다.

38

「미세먼지 저감 및 관리에 관한 특별법」
(1) 비상저감조치의 시행기준(법 시행규칙 제7조)

> ① 당일(비상저감조치 시행일의 전날을 말한다. 이하 같다) 초미세먼지(PM-2.5) 평균 농도가 50μg/㎥을 초과하고, 다음 날(비상저감조치 시행일을 말한다. 이하 같다)의 초미세먼지 24시간 평균 농도가 50μg/㎥을 초과할 것으로 예측되는 경우
> ② 당일에 「대기환경보전법 시행령」에 따른 초미세먼지 주의보 또는 경보가 발령되고, 다음 날의 초미세먼지 24시간 평균 농도가 50μg/㎥을 초과할 것으로 예측되는 경우
> ③ 다음 날의 초미세먼지 24시간 평균 농도가 75μg/㎥을 초과할 것으로 예측되는 경우

(2) 고농도 미세먼지 비상저감조치(법 제18조)

> ① 시·도지사는 환경부장관이 정하는 기간 동안 초미세먼지 예측 농도가 환경부령으로 정하는 기준에 해당하는 경우 미세먼지를 줄이기 위한 다음 각 호의 비상저감조치를 시행할 수 있다. 다만, 환경부장관은 2개 이상의 시·도에 광역적으로 비상저감조치가 필요한 경우에는 해당 시·도지사에게 비상저감조치 시행을 요청할 수 있고, 요청받은 시·도지사는 정당한 사유가 없으면 이에 따라야 한다.
> 1. 대통령령으로 정하는 영업용 등 자동차를 제외한 자동차의 운행 제한
> 2. 「대기환경보전법」 제2조제11호에 따른 대기오염물질배출시설 중 환경부령으로 정하는 시설의 가동시간 변경, 가동률 조정 또는 같은 법 제2조제12호에 따른 대기오염방지시설의 효율 개선

> 3. 비산먼지 발생사업 중 건설공사장의 공사시간 변경·조정
> 4. 그 밖에 비상저감조치와 관련하여 대통령령으로 정하는 사항
> ② 시·도지사는 제1항에 따른 비상저감조치를 시행할 때 관련 기관의 장 또는 사업자에게 대통령령으로 정하는 바에 따라 휴업, 탄력적 근무제도 등을 권고할 수 있다.
> ③ 제1항에 따라 비상저감조치를 요구받은 자는 정당한 사유가 없으면 이에 따라야 한다.
> ④ 제1항에 따른 비상저감조치의 대상지역, 발령의 기준·기간·절차 등에 필요한 사항은 대통령령으로 정한다. 다만, 제1항제1호에 해당하는 자동차 운행 제한의 방법·대상지역·대상차량·발령시간·발령절차 등에 필요한 사항은 시·도의 조례로 정한다.

(3) 비상저감조치의 해제(법 제19조)

> ① 시·도지사는 비상저감조치의 발령 사유가 없어진 경우에는 비상저감조치를 즉시 해제하여야 한다.
> ② 그 밖에 비상저감조치의 해제 요건 및 절차 등에 필요한 사항은 환경부령으로 정한다.

39

대상물질	경보 단계	발령기준
미세먼지 (PM-10)	주의보	PM-10 시간당 평균농도가 150μg/㎥ 이상 2시간 이상 지속인 때
	경보	PM-10 시간당 평균농도가 300μg/㎥ 이상 2시간 이상 지속인 때
미세먼지 (PM-2.5)	주의보	PM-2.5 시간당 평균농도가 75μg/㎥ 이상 2시간 이상 지속인 때
	경보	PM-2.5 시간당 평균농도가 150μg/㎥ 이상 2시간 이상 지속인 때

「미세먼지 저감 및 관리에 관한 특별법」제18조(고농도 미세먼지 비상저감조치)

① 시·도지사는 환경부장관이 정하는 기간 동안 초미세먼지 예측 농도가 환경부령으로 정하는 기준에 해당하는 경우 미세먼지를 줄이기 위한 다음 각 호의 비상저감조치를 시행할 수 있다. 다만, 환경부장관은 2개 이상의 시·도에 광역적으로 비상저감조치가 필요한 경우에는 해당 시·도지사에게 비상저감조치 시행을 요청할 수 있고, 요청받은 시·도지사는 정당한 사유가 없으면 이에 따라야 한다.

> 「미세먼지 저감 및 관리에 관한 특별법 시행규칙」제7조 (비상저감조치의 시행기준)
>
> ① 시·도지사는 법 제18조제1항 각 호 외의 부분 본문에서 "환경부령으로 정하는 기준에 해당하는 경우"란 다음 각 호의 어느 하나에 해당하는 경우를 말한다.
> 1. <u>당일(비상저감조치 시행일의 전날을 말한다. 이하 같다) 초미세먼지 평균 농도가 1세제곱미터당 50마이크로그램을 초과하고, 다음 날(비상저감조치 시행일을 말한다. 이하 같다)의 초미세먼지 24시간 평균 농도가 1세제곱미터당 50마이크로그램을 초과할 것으로 예측되는 경우</u>
> 2. <u>당일에 「대기환경보전법 시행령」 제2조제3항제2호에 따른 초미세먼지 주의보 또는 경보가 발령되고, 다음 날의 초미세먼지 24시간 평균 농도가 1세제곱미터당 50마이크로그램을 초과할 것으로 예측되는 경우</u>
> 3. <u>다음 날의 초미세먼지 24시간 평균 농도가 1세제곱미터당 75마이크로그램을 초과할 것으로 예측되는 경우</u>

1. 대통령령으로 정하는 영업용 등 자동차를 제외한 자동차의 운행 제한
2. 「대기환경보전법」 제2조제11호에 따른 대기오염물질배출시설 중 환경부령으로 정하는 시설의 가동시간 변경, 가동률 조정 또는 같은 법 제2조제12호에 따른 대기오염방지시설의 효율 개선
3. 비산먼지 발생사업 중 건설공사장의 공사시간 변경·조정
4. 그 밖에 비상저감조치와 관련하여 대통령령으로 정하는 사항

② 시·도지사는 제1항에 따른 비상저감조치를 시행할 때 관련 기관의 장 또는 사업자에게 대통령령으로 정하는 바에 따라 휴업, 탄력적 근무제도 등을 권고할 수 있다.

③ 제1항에 따라 비상저감조치를 요구받은 자는 정당한 사유가 없으면 이에 따라야 한다.

④ 제1항에 따른 비상저감조치의 대상지역, 발령의 기준·기간·절차 등에 필요한 사항은 대통령령으로 정한다. 다만, 제1항제1호에 해당하는 자동차 운행 제한의 방법·대상지역·대상차량·발령시간·발령절차 등에 필요한 사항은 시·도의 조례로 정한다.

41

「대기환경보존법」제2조 대기오염물질의 주요 용어

(1) **가스**: 물질이 연소·합성·분해될 때에 발생하거나 물리적 성질로 인하여 발생하는 기체상 물질
(2) **입자상 물질**: 물질이 파쇄·선별·퇴적·이적(移積)될 때, 그 밖에 기계적으로 처리되거나 연소·합성·분해될 때에 발생하는 고체상(固體狀) 또는 액체상(液體狀)의 미세한 물질
(3) **먼지**: 대기 중에 떠다니거나 흩날려 내려오는 입자상 물질
(4) **매연**: 연소 시 발생하는 유리탄소를 주로 하는 미세한 입자상 물질
(5) **검댕**: 연소 시 발생하는 유리탄소가 응결하여 입자의 지름이 1μ 이상이 되는 입자상 물질
(6) **휘발성 유기화합물**: 탄화수소류 중 석유화학제품, 유기용제, 그 밖의 물질로서 환경부장관이 관계 중앙행정기관의 장과 협의하여 고시하는 것

입자상 물질

(1) **분진(Dust)**: 일반적으로 미세한 독립 상태의 액체 또는 고체상의 알맹이, $10\mu m$ 이상의 크기를 가지며 비교적 무거워서 침강하기 쉬운 것을 강하분진, 입자가 $10\mu m$ 이하의 크기로 가벼워서 가라앉지 않고 장시간 공기 중에 부유하는 것을 부유분진이라 함
(2) **매연(Smoke) 및 검댕(Soot)**: 연료가 연소할 때 완전히 타지 않고 남는 고체물질로 매연은 $1\mu m$ 이하 크기의 탄소입자, 검댕은 $1\mu m$ 이상의 크기를 갖고 있는 유리탄소 및 타르 물질이 응결된 것
(3) **연무(액적, Mist)**: 가스나 증기의 응축에 의하여 생성된 대략 $2\sim200\mu m$ 크기의 입자상 물질로 매연이나 가스상 물질보다 입자의 크기가 큼
(4) **흄(훈연, Fume)**: 보통 광물질의 용해나 산화 등의 화학반응에서 증발한 가스가 대기 중에서 응축하여 생기는 $0.001\sim1\mu m$의 고체입자(납, 산화아연, 산화우라늄 등에서 생성)

① 오존은 성층권에 오존층을 만들어 지구 보호막을 만든다.
② 오존층은 자외선을 흡수하여 지구 생명체를 보호한다.
③ 오존은 자동차, 사업장 등에서 직접 배출되는 오염물질은 아니고 1차 오염물질인 질소산화물과 탄화수소가 자외선과 만나 광화학반응에 의해 만들어지는 2차 오염물질이다.
④ 오존 농도가 높을 때는 실외활동을 제한한다.

45

아황산가스(SO_2)

(1) 산업화 초기에 심각한 대기오염을 일으켰고 런던 스모그의 주범으로 알려져 있다. 아황산가스는 용해도가 높기 때문에 상기도에서 많이 흡수되고 폐로도 침투된다.

(2) 대기오염의 지표다.

(3) 금속 부식력이 하고 산성비의 원인이 된다.

(4) **건강 장애**: 호흡기 장애(상기도 자극), 눈·코·목의 점막 자극(급성 결막염)

(5) 아황산가스의 비중은 공기1에 대하여 2.263으로 공기보다 무겁다.

46

(42 해설 참고)

| 오답해설 |

④ 박무(mist)는 대기 중 수증기의 응결에 의하여 형성된 것으로 안개보다 시정이 좋은 상태를 가리킨다. 대한민국 기상청 기준은 가시거리 1km 이상 10km 미만 상태에서 상대습도가 70% 이상을 말한다. 70% 이하는 연무라고 한다.

47

오존경보제: 대기 중 오존의 농도가 일정 기준 이상 높게 나타났을 때 경보를 발령함으로써 지역 거주 주민들의 건강과 생활 환경상의 피해를 최소화하기 위해 실시되는 제도(주의보, 경보, 중대경보 3단계로 발령)

구분	발령 기준	단계별 조치
주의보	기상조건 등을 고려하여 해당 지역의 대기자동측정소 오존 농도가 0.12ppm 이상인 때	주민의 실외 활동 및 자동차 사용의 자제 요청 등
경보	기상조건 등을 고려하여 해당 지역의 대기자동측정소 오존 농도가 0.3ppm 이상인 때	주민의 실외 활동 제한 요청, 자동차 사용의 제한 및 사업장의 연료 사용량 감축 권고 등
중대 경보	기상조건 등을 고려하여 해당 지역의 대기자동측정소 오존 농도가 0.5ppm 이상인 때	주민의 실외 활동 금지 요청, 자동차의 통행금지 및 사업장의 조업시간 단축 명령 등

48

황산화물은 석탄이나 석유 연소 시 산화되어 발생하며, 아황산가스(SO_2), 삼산화황(SO_3), 황산(H_2SO_4) 등이 있다.

아황산가스(SO_2)

(1) 산업화 초기에 심각한 대기오염을 일으켰고 런던 스모그의 주범으로 알려져 있다. 가스 형태이지만 대기 중에서 황산염으로 변화하기 때문에 입자의 형태로도 흡수가 된

다. 아황산가스는 용해도가 높기 때문에 상기도에서 많이 흡수되고 폐로도 침투된다.

(2) **특성**

① 대기오염지표

② 황산제조공장, 석탄 연소 시 많이 배출되며, 감소 추세

③ 무색, 자극성이 강한 냄새가 남

④ 액화성이 강한 가스

⑤ 금속 부식력이 강함

⑥ 건강 장애: 호흡기 장애(상기도 자극), 눈·코·목의 점막 자극(급성 결막염)

⑦ 환원성 표백제

⑧ 산성비의 원인

⑨ 농작물에 가장 피해를 주는 물질

49 ~ 50

질소산화물(Nitrogen Oxide, NO_X)

(1) 석탄이나 석유 등 연료의 고온 연소 과정에서 생성되는데, 대도시에서는 자동차 배기가스가 주요 배출원이다.

(2) 특성

① 수용성이 낮아 상기도보다 하기도에 자극증상을 일으킴

② 심한 중독 시에 폐울혈, 폐부종을 일으킬 수 있음

③ 호흡기의 방어기전을 약화시켜 호흡기 감염을 증가시킴

(3) **종류**: 일산화질소(NO), 이산화질소(NO_2), 아산화질소(N_2O)

51

아황산가스(SO_2)

(1) 산업화 초기에 심각한 대기오염을 일으켰고 런던 스모그의 주범으로 알려져 있다. 아황산가스는 용해도가 높기 때문에 상기도에서 많이 흡수되고 폐로도 침투된다.

(2) 대기오염의 지표다.

(3) 금속 부식력이 하고 산성비의 원인이 된다.

(4) **건강 장애**: 호흡기 장애(상기도 자극), 눈·코·목의 점막 자극(급성 결막염)

(5) 아황산가스의 비중은 공기1에 대하여 2.263으로 공기보다 무겁다.

질소산화물

(1) 석탄이나 석유 등 연료의 고온 연소 과정에서 생성되는데, 대도시에서는 자동차 배기가스가 주요 배출원이다.

(2) 수용성이 낮아 상기도보다 하기도에 자극증상을 일으키며 심한 중독 시에 폐울혈, 폐부종을 일으킬 수 있음

(3) **이산화질소(NO_2)**

① 호흡기의 방어기전을 약화시켜 호흡기 감염을 증가시키고, 기도에 손상을 입혀 호흡기 증상을 유발하며 폐기능을 감소시킴

② 사일로우 중독(Silo–Filler Disease) 농부병: 농작물 저장소에서 근무하는 사람들에게 기침, 호흡 곤란, 객혈 등의 증상이 나타남

(4) 아산화질소(N_2O)
① 단시간 실시하는 수술의 마취제로 사용되며 장기간 흡입 시 사망할 수 있음
② 일명 스마일가스(Smile Gas)라고 함
③ 오존층 파괴와 온난화 유발

52

미세먼지

(1) **미세먼지**: 대기 중에 떠다니거나 흩날려 내려오는 입자상 물질인 먼지 중 다음의 흡입성먼지를 말한다.
① 미세먼지(PM–10): 입자의 지름이 10마이크로미터(μm) 이하인 먼지
② 초미세먼지(PM–2.5): 입자의 지름이 2.5마이크로미터(μm) 이하인 먼지
※ 초미세먼지는 머리카락 직경(약 $60\mu m$)의 1/20~1/30 크기보다 작다.

(2) **미세먼지 배출원**: 미세먼지 및 미세먼지 생성물질을 대기오염물질을 대기에 배출하는 대기오염물질배출시설과 자동차, 선박, 건설기계 등에 의해 배출된다.

(3) **미세먼지가 건강에 미치는 영향**
① 미세먼지는 사람 머리카락 굵기의 5분의 1 크기에 불과하다. 따라서 코나 기관지에서 걸러지지 않고 몸속에 스며들 가능성이 높다. 몸에 들어와 폐까지 침투한 미세먼지는 천식과 폐질환의 원인이 되고, 이를 제거하기 위한 면역세포의 작용으로 염증을 일으키기도 한다.
② 초미세먼지는 더 많은 유해물질들이 흡착될 수 있고, 크기가 작아 혈관으로 침투해 다른 인체기관으로 이동할 가능성도 높아 일반적으로 미세먼지보다 건강에 해로운 것으로 알려져 있다.

53

DPSEEA모형(driving force – pressures – state – exposure – effects – action)

(1) 대기오염의 관리방안을 도출하는 데 세계보건기구 유럽사무처에서 개발한 모형이다.
(2) DPSEEA모형은 환경오염의 <u>가장 근본적인 동인(driving force)</u>에서부터 최종적인 결과인 건강영향에 이르기까지 단계를 설정하고 각 단계별로 적절한 조치를 취할 수 있음을 나타내는 모형이다.

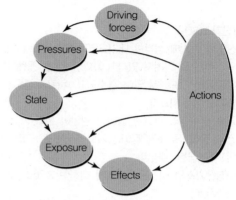

(3) DPSEEA모형을 대기오염에 적용해보면 대기오염을 유발하는 <u>가장 근원적인 동인은 대도시의 인구 집중, 에너지 과소비, 자동차 등</u>을 들 수 있다. 이런 동인은 이산화질소, 탄화수소, 미세먼지 등의 대기오염물질을 배출하는 <u>압력(pressure)</u>으로 작용하고, 배출된 물질은 대기 중에 축적되고 오존과 같은 이차오염물질을 생성하여 대기 <u>상태(state)</u>를 악화시킨다.

(4) 대기가 악화되었다고 해서 자동적으로 건강피해를 일으키는 것은 아니고 <u>노출(exposure)</u>이 전제되어야 한다. 즉 대기오염 상태가 안 좋은 곳에서 숨을 쉴 때 비로소 노출이 되고 이어서 기침, 가래, 심장질환 등 다양한 <u>건강영향(effects)</u>이 일어나게 된다.

(5) 대기오염에 대한 관리는 DPSEEA모형의 각 단계별로 시행할 수 있다. 가장 근본적으로는 인구 분산, 에너지 절약 등이 동인에 대한 조치이고 대중교통수단을 확충하고 자전거 이용을 확대하여 차량통행량을 줄이거나 자동차나 공장의 배출 기준을 강화하는 것은 배출 압력을 낮추는 방법이며 디젤버스에 필터를 부착하거나 연료를 천연가스로 바꾸는 것은 대기 상태를 개선시키는 방법이다.

(6) 한국 주요 도시에서 시행하고 있는 오존과 미세먼지의 예보 및 경보제는 대기오염 수준을 미리 알려서 노출을 줄이기 위한 시도라고 할 수 있다.

54

아산화질소(NO_2)

(1) 적갈색의 자극성 기체이다.
(2) 질소산화물은 석탄이나 석유 등 연료의 고온 연소 과정에서 생성되는데, 대도시에서는 자동차 배기가스가 주요 배출원이다.
(3) 대기 중의 질소산화물과 탄화수소는 자외선에 의해 광화학적 반응을 일으켜 오존(O_3), aldehyde 및 PAN(peroxyacetyl nitrate)등의 광화학적 산화물을 형성한다.

55

오존(O_3)

(1) 자동차 배기가스에서 발생하는 NO_2나 탄화수소, 휘발성 유기화합물(VOCs) 등의 전구물질이 햇빛에 의한 광화학 반응으로 생성되는 2차 오염물질이다.

(2) 산화력이 강하여 살균, 악취 제거에 사용되며 고무제품을 손상시킨다.

(3) 독작용: 코·눈 자극, 호흡기 자극, 기침, 흉부 압박, 호흡 곤란, 천식 악화, 상기도 점막 건조, 비출혈, 폐의 부종과 섬유화 유발

(4) 오존농도는 대략 일사량 및 기온에 비례하여 증가하고, 상대습도 및 풍속에 반비례하여 감소하는 경향이 있다.

(5) 오존경보제: 대기 중 오존의 농도가 일정 기준 이상 높게 나타났을 때 경보를 발령함으로써 지역 거주 주민들의 건강과 생활 환경상의 피해를 최소화하기 위해 실시되는 제도(주의보, 경보, 중대경보 3단계로 발령)
  - 주의보: 오존농도 0.12ppm 이상인 때
  - 경보: 오존농도 0.3ppm 이상인 때
  - 중대경보: 오존농도 0.5ppm 이상인 때

56

Fume(흄)

입자상 물질인 1차 오염물질로 보통 광물질의 용해나 산화 등의 화학 반응에서 증발한 가스가 대기 중에서 응축하여 생기는 0.001~1μm의 고체입자(납, 산화아연, 산화우라늄 등에서 생성)이다.

생성 과정에 의한 대기오염물질의 분류

(1) 1차 오염물질
  ① 대기를 오염시키는 물질 중에서 직접 대기로 버려지는 것으로, 기온 역전 등에 의해 아침과 저녁, 밤을 거치면서 농도가 증가하나, 낮 동안에는 상승기류와 바람 등에 의해 확산되어 농도가 저하된다.
  ② 입자상 물질, 가스상 물질 중 황산화물, 질소산화물, 일산화탄소, 탄화수소 등

(2) 2차 오염물질
  ① 1차 오염물질이 대기 중에서 오염물질 간 상호작용, 가수분해, 산화, 광화학반응 등 물리·화학적 반응을 거쳐 새롭게 형성되어진 오염물질을 말한다.
  ② 오존, PAN, PBN, PPN, 알데히드, 스모그 등

57

일산화탄소(CO)는 물체가 불완전 연소할 때 많이 발생, 주로 석탄, 디젤, 휘발유 등의 불완전 연소로 인해 발생하는 무색, 무미, 무취, 맹독성 가스이다. 일산화탄소는 헤모글로빈(Hb)과의 친화성이 산소에 비해 250~300배 강하기 때문에 CO -Hb를 형성하고 HbO_2를 방해하여, 산소운반장애와 산소해리 촉진작용으로 생체조직의 산소결핍증을 일으킨다.

58

미세먼지

(1) 미세먼지는 직경에 따라 PM-10과 PM-2.5 등으로 구분하며, PM-10은 10μm(1000분의 10mm)보다 작은 먼지이며, PM-2.5는 2.5μm(1000분의 2.5mm)보다 작은 먼지로, 머리카락 직경(약 60μm)의 1/20~1/30 크기보다 작은 입자이다.

(2) 사업장 연소, 자동차 연료 연소, 생물성 연소 과정등 특정 배출원으로부터 직접 발생한다. PM-2.5의 경우 상당량이 황산화물(SOx), 질소산화물(NOx), 암모니아(NH_3), 휘발성 유기화학물(VOCs) 등의 전구물질이 대기 중의 특정 조건에서 반응하여 2차 생성된다.

(3) 자연적으로 존재하는 입자로서 광물 입자(예 황사), 소금 입자, 생물성 입자(예 꽃가루, 미생물) 등이 있다.

(4) 미세먼지 조성은 매우 다양하나, 주로 탄소성분(유기탄소, 원소탄소), 이온성분(황산염, 질산염, 암모늄), 광물성분 등으로 구성되어 있다.

※ 출처: 에어코리아 홈페이지

59

아황산가스(SO_2)

(1) 산업화 초기에 심각한 대기오염을 일으켰고 런던 스모그의 주범으로 알려져 있다. 가스 형태이지만 대기 중에서 황산염으로 변화하기 때문에 입자의 형태로도 흡수가 된다. 아황산가스는 용해도가 높기 때문에 상기도에서 많이 흡수되고 폐로도 침투된다.

(2) 특성
  ① 대기오염지표
  ② 황산제조공장, 석탄 연소 시 많이 배출되며, 감소 추세
  ③ 무색, 자극성이 강한 냄새가 남
  ④ 액화성이 강한 가스
  ⑤ 금속 부식력이 강함
  ⑥ 건강 장애: 호흡기 장애(상기도 자극), 눈·코·목의 점막 자극(급성 결막염)
  ⑦ 환원성 표백제
  ⑧ 산성비의 원인
  ⑨ 농작물에 가장 피해를 주는 물질

60

이산화질소(NO_2)

(1) 적갈색, 자극성, NO보다는 수용성
(2) NO보다 인체의 기관에 미치는 영향은 5~7배 정도 더 강하다.
(3) 호흡기의 방어기전을 약화시켜 호흡기 감염을 증가시키고, 기도에 손상을 입혀 호흡기 증상을 유발하며 폐기능을 감소시킨다.
(4) 사일로우 중독(Silo-Filler Disease) 농부병: 농작물 저장소에서 근무하는 사람들에게 기침, 호흡 곤란, 객혈 등의 증상이 나타난다.
(5) 자동차 배기가스에서 발생하는 NO_2나 탄화수소, 휘발성유기화합물(VOCs) 등의 전구물질이 자외선에 의한 광화학 반응으로 오존을 생성한다.

제 4 절 | 실내공기 오염				
01 ③	02 ④	03 ④	04 ②	05 ②
06 ④	07 ④	08 ④	09 ②	10 ④
11 ④	12 ②	13 ①	14 ①	15 ②
16 ④	17 ①	18 ①	19 ②	20 ①
21 ④	22 ③	23 ②	24 ①	25 ④
26 ③				

01

라돈은 건물의 균열, 연결부위나 다른 틈을 통해 실내로 유입되어 호흡을 통해 흡입하게 되면, 폐에 흡착하여 붕괴하면서 알파에너지를 주변 조직에 부여하여 장기적으로 폐암을 유발하게 된다.

02

군집독(Crowd Poisoning)은 다수인이 밀폐된 공간에 있을 때 실내공기의 물리·화학적 변화현상으로, 주요 영향요인은 고온·고습·구취·채취 등의 냄새, CO 및 CO_2 등의 가스, 무기류, 분진 등이다. 주요증상은 불쾌감, 두통, 권태, 현기증, 구토, 식욕저하 등이며 예방을 위해 주위 공기를 환기해야 한다.

03

실내공기 중의 오존은 사무실에서 사용하는 복사기, 레이저 프린터, 팩스 등 높은 전압의 전기를 사용하는 사무용기기에서 많이 발생하며, 환기가 잘 안되면 그 안의 사람들은 고농도의 오존에 노출되게 된다. 사무기기 등에서 배출되는 오존은 기기에 부착되어 있는 오존필터에 의해 제거되도록 되어 있으나 기기의 사용과 수명이 오래됨에 따라 제 성능을 충분히 발휘할 수 없게 되므로 오존의 배출이 많아지게 된다.

04

「실내공기질 관리법」에 따른 실내공기질 유지기준대상이 되는 오염물질: 미세먼지(PM-10), 미세먼지(PM-2.5), 이산화탄소, 포름알데히드, 총부유세균(TAB, Total Airborne Bacteria), 일산화탄소

05

새집증후군의 원인은 휘발성유기화합물(벤젠, 톨루엔, 클로로포름, 아세톤, 스틸렌, 포름알데히드 등)이다.
짧은 기간 노출 시 두통, 눈·코·목의 자극, 기침, 가려움증, 현기증, 피로감, 집중력 저하가 있으며 오랜 기간 노출 시 호흡기 질환, 심장병, 암 등의 질병 유발할 수 있다.
새로 지은 건물 혹은 보수공사 후 2개월까지 증가, 입주 후 약 6개월이 경과하면 입주 후 최고농도의 약 50% 이하로 감소하고, 19개월 이후에는 약 20% 내외의 농도로 안정화 된다.

06

포름알데히드

(1) 휘발성 유기화합물의 일종으로 자극성 냄새를 갖는 가연성 무색 기체이며, 인화점이 낮아 폭발의 위험성을 가지며, 휘발성유기화합물과 함께 새집증후군의 원인물질로 알려져 있다.
(2) 실내에서 포름알데히드 농도는 온도와 습도, 건축물의 수명, 실내 환기율에 따라 크게 좌우된다. 특히, 지하생활환경에서 발생되는 실내공기 중의 포름알데히드는 건축자재, 상가, 포목점 등에서 많이 방출되어 효과적인 환기시설의 운영이 요구된다.
(3) 우레아 단열재, 실내가구의 칠, 가스난로 등의 연소과정, 접착제, 흡연, 생활용품, 의약품, 접착제 등에 의해 발생되며, 일반적으로 방출되는 기간은 수십 년간으로 추정되고 있다.
(4) 국제암연구기구(IARC)에서 인체발암물질로 분류하고 있다.

07

라돈(Radon)은 화학 원소로 기호는 Rn, 원자 번호는 86이다. 라돈은 방사성 비활성기체로써 무색, 무미, 무취의 성질을 가지고 있으며 공기보다 무겁다. 자연에서는 우라늄과 토륨의 자연 붕괴에 의해서 발생된다. 가장 안정적인 동위 원소는 Rn-222으로 반감기는 3.8일이고, 이를 이용하여 방사선 치료 등에 사용된다. 라돈의 방사능을 흡입하게 되면 폐의 건강을 위협할 수 있다. 이러한 이유로 많은 과학자들이 라돈에 대한 화학적 연구를 꺼리고 있고, 그로 인해 아직까지 알려진 화학적 합성물질은 매우 극소수에 불과하다.

라돈의 붕괴과정에서 생성되는 라돈자손은 호흡을 통해 흡입하게 되면, 폐에 흡착하여 붕괴하면서 방출되는 <u>알파에너지를 주변 조직에 부여함</u>으로써 장기적으로 폐암을 유발할 수 있는 생물학적 손상을 야기한다.

08

휘발성유기화합물은 벤젠, 클로로포름, 메탄올, 사염화탄소, 포름알데하이드 등 다양한 물질들을 포함하고 있다. 호흡기에 자극증상을 일으키며 두통 등 비특이적인 증상을 유발하기도 한다. 페인트 등 유기용제를 다루는 과정이나, 자동차 배기가스, 그리고 주유소에서 연료를 넣을 때도 상당량 배출될 수 있고 나무나 풀 같은 식물에서도 배출되는데 특히 기온이 높을 때 더욱 많이 배출된다.

새집증후군은 집이나 건물을 새로 지을 때 사용하는 건축자재나 벽지 등에서 나오는 유해물질로 인해 거주자들이 느끼는 건강상 문제 및 불쾌감으로 주요 원인이 휘발성유기화합물이다.

09 ~ 10

• 실내공기질 유지기준: 미세먼지(PM-10), 미세먼지(PM-2.5), 이산화탄소(CO_2), 포름알데히드(HCHO), 총부유세균, 일산화탄소(CO)

• 실내공기질 권고기준: 이산화질소(NO_2), 라돈(Rn), 총휘발성유기화합물(TVOC), 곰팡이

11

포름알데히드는 휘발성유기화합물의 일종으로 자극성 냄새를 갖는 가연성 무색 기체이며, 인화점이 낮아 폭발의 위험성을 가지며, 휘발성유기화합물과 함께 새집증후군의 원인물질로 알려져 있다. 우레아 단열재, 실내가구의 칠, 가스난로 등의 연소과정, 접착제, 흡연, 생활용품, 의약품, 접착제 등에 의해 발생된다. 눈, 코 및 호흡기도에 만성 자극을 일으키며, 특히 정서적 불안정, 기억력 상실, 정신집중의 곤란 등 건강장해가 야기된다. 국제암연구기구(IARC)에서 인체발암물질로 분류하고 있다.

12

지하역사의 일산화탄소 농도는 10ppm 이하이다.

실내공기질 유지기준(「실내공기질 관리법 시행규칙」 제3조 관련)

(1) 미세먼지(PM-10), 미세먼지(PM-2.5), 이산화탄소(CO_2), 포름알데히드(HCHO), 총부유세균, 일산화탄소(CO)
(2) 6개 물질에 대해 유지 기준을 설정하고 위반 시 과태료 부과 등 행정조치를 함

항목\n시설	PM-10\n($\mu g/m^3$)	PM-2.5\n($\mu g/m^3$)	CO_2\n(ppm)	포름알데히드\n($\mu g/m^3$)	총 부유\n세균\n(CFU/m^3)	CO\n(ppm)
가	100\n이하	50\n이하	1,000\n이하	100\n이하	–	10\n이하
나	75\n이하	35\n이하		80\n이하	800\n이하	
다	200\n이하	–		100\n이하	–	25\n이하
라	200\n이하					

• "가" 시설: 지하역사, 지하도 상가, 철도역사의 대합실, 여객자동차 터미널의 대합실, 항만시설 중 대합실, 공항시설 중 여객터미널, 도서관·박물관 및 미술관, 대규모 점포, 장례식장, 영화상영관, 학원, 전시시설, 인터넷컴퓨터게임시설제공업의 영업시설, 목욕장업의 영업시설
• "나" 시설: 의료기관, 산후조리원, 노인요양시설, 어린이집
• "다" 시설: 실내주차장
• "라" 시설: 실내 체육시설, 실내 공연장, 업무시설, 둘 이상의 용도에 사용되는 건축물

13

| 오답해설 |
② 새집증후군은 건축자재나 벽지 등에서 나오는 유해물질로 인해 거주자들이 느끼는 건강문제로 주로 휘발성유기화합물이 원인이 된다.
③ PM-10, PM-2.5는 실내공기질 유지기준에 해당한다.
④ 포름알데히드는 새집증후군의 주요 원인이다.

14

(12 해설 참고)

15

① 포름알데히드 – 눈, 코 및 호흡기에 만성 자극, 정서적 불안정, 기억력 상실, 정신집중의 곤란, 인체발암물질
② 석면 – 석면폐증, 악성 중피종, 폐암
③ 오존 – 눈, 코, 목 자극
④ 라돈 – 폐암

16

포름알데히드

(1) 휘발성유기화합물의 일종으로 자극성 냄새를 갖는 가연성 무색 기체이며, 인화점이 낮아 폭발의 위험성을 가지며, 휘발성유기화합물과 함께 새집증후군의 원인물질로 알려져 있다.

(2) 실내에서 포름알데히드 농도는 온도와 습도, 건축물의 수명, 실내 환기율에 따라 크게 좌우된다. 특히, 지하생활환경에서 발생되는 실내공기 중의 포름알데히드는 건축자재, 상가, 포목점 등에서 많이 방출되어 효과적인 환기시설의 운영이 요구된다.

(3) 우레아 단열재, 실내가구의 칠, 가스난로 등의 연소과정, 접착제, 흡연, 생활용품, 의약품, 접착제 등에 의해 발생되며, 일반적으로 방출되는 기간은 수십 년간으로 추정되고 있다.

(4) 눈, 코 및 호흡기도에 만성 자극을 일으키며, 특히 정서적 불안정, 기억력 상실, 정신집중의 곤란 등 건강장해가 야기된다. 흡입, 흡수, 피부를 통한 경로로 침투되고, 이 중에서 흡입에 의한 독성이 가장 위험한 것으로 알려져 있다.

(5) 국제암연구기구(IARC)에서 인체발암물질로 분류하고 있다.

17

(1) **실내공기질 유지기준**: 미세먼지(PM-10), 미세먼지(PM-2.5), 이산화탄소(CO_2), 포름알데히드(HCHO), 총부유세균, 일산화탄소(CO)

(2) **실내공기질 권고기준**: 이산화질소(NO_2), 라돈(Rn), 총휘발성유기화합물(TVOC), 곰팡이

18

군집독(Crowd Poisoning)은 다수인이 밀폐된 공간에 있을 때 실내공기의 물리·화학적 변화현상으로, 주요 영향요인은 고온·고습·구취·채취 등의 냄새, CO 및 CO_2 등의 가스, 무기류, 분진 등이다. 주요증상은 불쾌감, 두통, 권태, 현기증, 구토, 식욕저하 등이며 예방을 위해 주위 공기를 환기해야 한다.

19

(12 해설 참고)

20

(1) **실내공기질 유지기준**(「실내공기질 관리법 시행규칙」 제3조 관련)

① 미세먼지(PM-10), 미세먼지(PM-2.5), 이산화탄소(CO_2), 포름알데히드(HCHO), 총부유세균, 일산화탄소(CO)

② 6개 물질에 대해 유지 기준을 설정하고 위반 시 과태료 부과 등 행정조치를 함

(2) **실내공기질 권고기준**(「실내공기질 관리법 시행규칙」 제4조 관련)

① 이산화질소(NO_2), 라돈(Rn), 총휘발성유기화합물(TVOC), 곰팡이

② 4개 물질에 대해 권고기준을 설정하여 자율적으로 준수하도록 하고 있음

21

실내공기오염의 지표는 이산화탄소다.

22

(20 해설 참고)

23

군집독(Crowd Poisoning)은 다수인이 밀폐된 공간에 있을 때 실내공기의 물리·화학적 변화현상으로, 주요 영향요인은 고온·고습·구취·채취 등의 냄새, CO 및 CO_2 등의 가스, 무기류, 분진 등이다. 주요증상은 불쾌감, 두통, 권태, 현기증, 구토, 식욕저하 등이며 예방을 위해 주위 공기를 환기해야 한다.

24

휘발성 유기화합물(VOCs)

(1) 휘발성 유기화합물은 휘발하기 쉬운 수백 종의 화학물질의 집합체를 일컫는 것으로 증기압이 높아 대기 중으로 쉽게 증발되고, 물질에 따라 발암성을 보인다.

(2) 새집증후군의 원인물질로 대부분의 건축자재에서 시공 후 초기단계에 다량의 휘발성 유기화합물질이 방출되며 시간의 경과에 따라 점차 감소된다.

(3) 「실내공기질 관리법」에서는 총휘발성 유기화합물은 100세대 이상의 신축공동주택에서는 개별적인 휘발성 유기화합물에 대해서 각각 포름알데히드 210$\mu g/m^3$, 벤젠 30$\mu g/m^3$, 톨루엔 1,000$\mu g/m^3$, 에틸벤젠 360$\mu g/m^3$, 자일렌 700$\mu g/m^3$, 스틸렌 300$\mu g/m^3$ 이하의 수준으로 유지할 것을 권고하고 있다(법 시행규칙 별표4의2).

(4) 휘발성 유기화합물은 노출되었을 시 보편적인 증상은 현기증, 호흡기 자극 증상, 피부자극 등이 있으며, 노출농도가 심해짐에 따라 의식상실, 마비 및 사망에까지 이르기도 한다. 만성장애로는 감각이상, 시각 및 청각장애, 기억력 감퇴, 작업능률저하, 수면장애, 우울증 및 말초신경장애 등이 있다.

※ 출처: 대한예방의학회, 예방의학과 공중보건학(제4판), 계축문화사, p.740.

25 ~ 26

(1) 실내공기질 유지기준(「실내공기질 관리법 시행규칙」 제3조 관련)

① 미세먼지(PM-10), 미세먼지(PM-2.5), 이산화탄소(CO_2), 포름알데히드(HCHO), 총부유세균, 일산화탄소(CO)

② 6개 물질에 대해 유지 기준을 설정하고 위반 시 과태료 부과 등 행정조치를 함

(2) 실내공기질 권고기준(「실내공기질 관리법 시행규칙」 제4조 관련)

① 이산화질소(NO_2), 라돈(Rn), 총휘발성유기화합물(TVOC), 곰팡이

② 4개 물질에 대해 권고 기준을 설정하여 자율적으로 준수하도록 하고 있음

제 5 절 | 대기오염과 기상

01 ②	02 ①	03 ④	04 ①	05 ①
06 ④	07 ④	08 ①	09 ②	10 ②
11 ②	12 ①	13 ③	14 ④	15 ②
16 ②	17 ①	18 ②	19 ③	20 ③
21 ①	22 ③	23 ②	24 ④	25 ①
26 ④	27 ②	28 ②	29 ②	30 ④
31 ①	32 ①	33 ①	34 ②	35 ①
36 ①	37 ③	38 ②, ③	39 ①	

01

기온역전

정상적인 경우 대류권에서는 고도가 상승함에 따라 대기의 온도는 하강하지만, 경우에 따라서 지표면이 상층보다 기온이 낮아서 지표면 공기의 상승이 억제되는 것을 기온역전이라고 한다. 대기에 기온역전층이 형성되면 대기에 있는 공기의 흐름이 안정되어 확산이 일어나지 않아 대기 중 있던 오염물질들 확산되지 않고 오염상태로 머물러 있게 되며 오염지역의 주민들이 대기오염물질에 의한 건강장애를 느끼게 된다. 기온역전은 지표면뿐만 아니라 대기층의 도중에서 층상으로 일어나는 때도 있으며, 기온역전이 있을 때에는 안개가 발생하기 쉽다.

02

라니냐 현상은 동풍인 무역풍이 강해지면서 적도 부근의 동태평양 해수온도가 평소보다 낮아지는 것으로 해수면의 온도가 평년보다 0.5℃ 이상 낮게 6개월 이상 지속된다.

03 ~ 05

CO_2를 기준으로 한 온실가스별 지구온난화지수와 주요 발생원 (IPCC, Intergovernmental Panel on Climate Change 4차 보고서, 2007)

온실가스	지구온난화지수	주요 발생원	배출량
이산화탄소	1	에너지 사용, 산림벌채	77%
메탄	21	화석원료, 폐기물, 농업, 축산	14%
아산화질소	310	산업공정, 비료 사용, 소각	8%
수소불화탄소	140~11,700	에어컨 냉매, 스프레이 분사제	1%
과불화탄소	6,500~9,200	반도체 세정용	
육불화황	23,900	전기절연용	

※ 온실효과 기여: CO_2 > CH_4, CFC > N_2O > HFCs, PFCs, SF_6, O_3

06

지형성 역전(Goegraphical Inversion)

- 해안 지대에서 낮 동안에 찬 해풍이 불어와 육지의 더운 공기가 상승함으로써 생기는 역전
- 산 너머에서 바람이 불 때 바람이 불어가는 쪽에서는 공기가 남거나 약한 열풍이 생겨 양자 사이에 역전면이 생길 수 있음
- 또 맑은 날 밤에 산허리가 방사에 의해서 냉각되어 그곳에 접한 공기가 아랫방향으로 흘러서 산기슭의 평지에 고여 역전층이 생길 수 있음
- 이러한 경우에는 평지의 접지 역전이 강해지며 분지에는 높은 농도의 오염이 생기기도 함

07

기온역전은 침강성, 복사성, 전선성, 지형성 역전이 있다.

08

복사성 역전(방사성 역전, Radiational Inversion)은 태양의 복사열에 의해 지표는 대기보다 쉽게 가열되고 주간에 충분히 가열됐던 지표가 야간에 냉각되면 지표 부근의 대기 온도가 상층의 대기보다 낮아져 형성되는 역전이다.

09

정상 대기상태에서는 고도가 높아질수록 기온이 낮아져야 하나 상부의 기온이 하부의 기온보다 높아져서 공기의 수직확산이 이루어지지 않는 상태를 기온역전이라 한다.

10

침강성 역전은 <u>고기압 중심</u>에서 상층의 공기가 서서히 침강하며 하강하는 기류가 단열압축에 의해 온도가 상승하여 하층의 공기보다 온도가 높아지는 현상이다.

11

런던스모그 – 복사성 역전, LA스모그 – 침강성 역전
이류성 역전: 이류란 공기의 수평 흐름을 뜻한다. 다시 말해 이류는 바람이다. 이류성 역전은 공기의 흐름으로 인해 생기는 역전층이다. 산을 넘은 따뜻하고 건조한 공기가 찬공기 쪽으로 유입될 때 두 공기 경계 부근에 생성되는 역전층이다.

12

런던스모그는 습도 85% 이상, 12~1월 겨울철에 발생하였다.

13

열섬 현상은 도시 도로의 포장률 증가, 인위적인 열 생산량의 증가, 도시의 대형 건물과 공장들이 불규칙한 지면을 형성하여 자연적인 공기의 흐름이나 바람을 지연시켜 도심의 온도가 변두리보다 약 5℃ 정도 높게 되어 국지적인 기상의 변화가 생기는 현상이다. 따뜻한 공기는 상승하고 도시 주위로부터 찬바람이 지표로 흐르게 되고 이때 대기오염물질이 상승하여 먼지 지붕을 형성하여 태양열에 의한 지표 가열을 방해하게 되므로 공기의 수직 이동이 감소되어 오염이 심화된다.

14

피부암은 오존층 파괴로 인해 자외선 조사량이 증가하면서 증가하여 문제가 되었다.

15

엘니뇨 현상(El Nino)
(1) 동풍이 약해지고(적도 무역풍의 약화) 동태평양의 바닷물 온도가 올라가면서 바닷물의 방향을 역전시키는 현상으로 <u>해수면의 온도가 평년보다 0.5℃ 이상 높게 6개월 이상 지속되는 현상이다.</u>
(2) 대략 9월에서 다음해 3월 사이 크리스마스를 전후로 나타나기 때문에 '작은 사내아이'란 별칭을 갖고 있다.
(3) 적도의 강력한 난류가 동쪽으로 반류하여 강하게 흐름에 따라 페루 부근(동태평양)은 호우가 발생하고 반대편 서부에는 큰 가뭄이 발생함
(4) 대기 순환의 변화를 가져와 태평양 주변국뿐만 아니라 아시아, 아프리카까지 정상적인 기후 조건이 파괴되고 이상기후로 변함
(5) 엘니뇨는 지구온난화와 깊은 관련이 있어 지구온난화로 인한 기상이변과 엘니뇨의 발생 주기가 같고, 그 발생 주기는 시간이 흐름에 따라 더 짧아지고 기상이변의 강도도 커짐

16

라니냐 현상
(1) 동풍인 무역풍이 강해지면서 적도 부근의 동태평양 해수 온도가 평소보다 낮아지는 현상으로 해수면의 온도가 평년보다 0.5℃ 이상 낮게 6개월 이상 지속된다.
(2) 스페인어로 '작은 소녀'라는 뜻으로 엘니뇨와 반대 현상을 말한다.
(3) 지구온난화의 영향으로 인도네시아 등 동남아시아에는 극심한 장마가, 페루 등 중남미에는 가뭄이, 그리고 미국에서는 심한 경우 극지방 같은 추위가 도래한다.
• **푄 현상**: 바람이 산 표면에 닿아 그 바람이 산을 넘어 하강 기류로 내려와 따뜻하고 건조한 바람에 의해 그 부근의 기온이 흐르는 현상으로, 우리나라의 높새바람이 푄 현상의 하나이다.

17

런던스모그는 석탄과 석유계 연소물의 열적 반응에 의해 생성된 아황산가스가 주요 원인인 환원형 스모그이다. 석유계 연료 연소물의 광화학 반응에 의해 생성된 산화형 스모그는 LA스모그이다.

18

LA스모그는 대표적인 광화학적 스모그에 의한 오염사건이었다. 당시 주된 사용 연료는 석유계 연료였다. 주로 자동차 배기가스 속에 함유된 올레핀계 탄화수소와 질소산화물의 혼합물에 태양광선이 작용해서 생기는 광화학 반응에 의한 것이다. 태양광선 작용이 있어야 하므로 낮에 주로 발생하며 오존이 주요 오염물질로 연무형 스모그이다.

19

엘니뇨란 동풍이 약해지고(적도 무역풍의 약화) 동태평양의 바닷물 온도가 올라가면서 바닷물의 방향을 역전시키면서 동태평양의 해수면의 온도가 평년보다 0.5℃ 이상 높게 6개월 이상 지속되는 상태이다.

20

런던형 스모그는 주로 주거용 난방가스의 오염물질인 아황산가스(SO_2)가 주 원인이었다.

21

CO_2를 기준으로 한 온실가스별 지구온난화지수와 주요 발생원

온실가스	지구온난화지수	주요 발생원	배출량
이산화탄소	1	에너지 사용, 산림벌채	77%
메탄	21	화석원료, 폐기물, 농업, 축산	14%
아산화질소	310	산업공정, 비료 사용, 소각	8%
수소불화탄소	140~11,700	에어컨 냉매, 스프레이 분사제	1%
과불화탄소	6,500~9,200	반도체 세정용	
육불화황	23,900	전기절연용	

※ 출처: IPCC; Intergovernmental Panel on Climate Change 4차 보고서, 2007.

22

열섬 현상

(1) 도시 도로의 포장률 증가, 인위적인 열 생산량의 증가, 도시의 대형 건물과 공장들은 불규칙한 지면을 형성하여 자연적인 공기의 흐름이나 바람을 지연시켜 도심의 온도는 변두리보다 약 5℃ 정도 높게 되어 국지적인 기상의 변화가 생긴다. 따뜻한 공기는 상승하고 도시 주위로부터 찬바람이 지표로 흐르게 되는데 이때 대기오염물질이 상승하여 먼지 지붕을 형성하여 태양열에 의한 지표 가열을 방해하게 되므로 공기의 수직 이동이 감소되어 오염이 심화된다.

(2) **열섬 효과의 인자**
 ① 도시가 시골보다 열 보전 능력이 큼(아스팔트, 콘크리트 벽 등)
 ② CO_2가 많음, 인공열이 많음
 ③ 물 증발에 의한 열 소비가 적음
 ④ 바람이 적음

(3) **열섬 효과가 주로 발생하는 때**
 ① 고기압의 영향으로 하늘이 맑고 바람이 약할 때 주로 발생함
 ② 밤에 주로 발생
 ③ 여름보다 겨울에 주로 발생

23

자동차배기가스가 주요 원인이 된 것은 LA스모그이다. 런던 스모그의 주요 원인물질은 주거용 난방가스에 의해 배출된 황산화물이다.

24

온실가스 중 배출량이 가장 많아 온난화 기여도가 가장 노은 물질은 이산화탄소(CO_2)이다.

25

주요 온실가스: CO_2, CH_4, CFC, N_2O, HFCs, PFCs, SF_6, O_3

26

뮤즈계곡 사건과 도노라 사건은 공업지구의 대기배출물이 기온역전 현상에 의해 희석확산되지 않고 정체되어 있으며 건강문제를 일으켰던 사건이다.
런던스모그 사건은 주거용 난방 연료에 의한 매연이 기온역전 현상에 의해 희석확산되지 않고 정체되어 있으며 건강문제를 일으켰던 사건이다.

27

라니냐(La Nina) 현상

(1) 동풍인 무역풍이 강해지면서 적도 부근의 동태평양 해수온도가 평소보다 낮아지는 현상으로 해수면의 온도가 평년보다 0.5℃ 이상 낮아진다.

(2) 스페인어로 '작은 소녀'라는 뜻으로 엘니뇨와 반대 현상을 말한다.

(3) 지구온난화의 영향으로 인도네시아 등 동남아시아에는 극심한 장마가, 페루 등 중남미에는 가뭄이, 그리고 미국에서는 심한 경우 극지방 같은 추위가 도래한다.

28

① 상층부의 기온이 하층부의 기온보다 높은 상태이다.

② 복사성 역전, 참강성 역전, 이류성 역전, 전선성 역전, 지형성 역전 등이 있다.
 • 이류성 역전: 차가운 지표상에 외부에서 따뜻한 공기가 흘러 들어왔을 때, 하층의 기온이 상층의 기온보다 낮은 경우 이류에 의해 발생하는 역전층을 이류 역전층이라고 한다. 이러한 조건은 해안 지역에서 차가운 바다 위로 바람이 불어와서 발생한다. 이류역전은 연중 어느 시기에나 상대적으로 찬 수면 위로 바람이 불어올 때 발생하는데, 보통은 밤의 짧은 시간에 나타난다.

③ 오염물질의 수직확산이 잘 이루어지지 않는다.

④ 복사성 역전은 겨울철 새벽에 주로 발생한다.

29 ~ 32

기온역전

(1) **복사성 역전(방사성 역전, Radiational Inversion)**
① 태양의 복사열에 의해 지표는 대기보다 쉽게 가열되고 주간에 충분히 가열됐던 지표가 야간에 냉각되면 지표 부근의 대기 온도가 상층의 대기보다 낮아져 역전층을 형성하게 되어 오염물질이 확산되지 않고 하층에서 정체된다.
② 지표 가까이서 발생하므로 접지역전, 지표성 역전 또는 방사성 역전이라고도 하며, 지표 200m 이하에서 주로 발생한다.
③ 아침 햇빛이 비치면 쉽게 파괴되는 야행성의 특징이 있다.
④ 날씨가 맑고 바람이 적으며 습도가 낮을 때, 야간에서 새벽사이에 주로 발생하며 밤이 긴 겨울철에 발생빈도가 높다.

(2) **침강성 역전(Subsidence Inversion)**
① 고기압 중심에서는 상층의 공기가 서서히 침강하게 되며 이것을 채우기 위해 넓은 지역에 걸쳐 상공으로부터 하강하는 기류는 단열압축에 의해 온도가 상승하여 하층의 공기보다 온도가 높아지는 현상으로, 이때 역전층이 형성된다.
② 이 층은 대개 지표 상층 부분에서 발생되어 대기가 매우 안정하여 하층의 대기에 대하여 덮개 역할을 함으로써 오염물질의 연직 확산을 억제하며, 해가 뜬 후 복사열에 의한 지표면이 가열되면서 소멸되기 시작한다.

(3) **전선성 역전(Frontal Inversion)**: 한랭전선이나 온난전선에 의하여 발생하는 역전으로 대기 중에서는 보통 상공으로 올라가면서 기온이 낮아지지만 더운 공기가 찬 공기의 위를 타고 상승하는 전선면(Frontal Surface) 부근에서는 그 전이층에서 기온의 역전 현상이 발생(전선 역전층)한다.

(4) **지형성 역전(Goegraphical Inversion)**: 해안 지대에서 낮 동안에 찬 해풍이 불어와 육지의 더운 공기가 상승함으로써 생기는 역전이다. 산 너머에서 바람이 불 때 바람이 불어가는 쪽에서는 공기가 남거나 약한 열풍이 생겨 양자 사이에 역전면이 생길 수 있다.

33

- 온실 효과란 대기 중의 탄산가스가 지표로부터 복사하는 적외선을 흡수하여 열의 방출을 막을 뿐만 아니라, 흡수한 열을 다시 지상에 복사하여 지구 기온을 상승시키는 것을 말한다. 석유, 석탄 연료 사용 및 숲 파괴로 인한 이산화탄소 증가가 원인이 된다.
- 온실 효과 기여물질: CO_2 > CH_4, CFC > N_2O > $HFCs$, $PFCs$, SF_6, O_3 등

34

기온역전(대기오염이 가장 잘 발생하는 기상 조건)

정상적인 경우 대류권에서는 고도가 상승함에 따라 대기의 온도는 하강하지만, 경우에 따라서 지표면이 상층보다 기온이 낮아서 지표면 공기의 상승이 억제되는 것을 기온역전이라고 한다. 기온역전은 지표면뿐만 아니라 대기층의 도중에서 층상으로 일어나는 때도 있다. 기온역전이 있을 때에는 안개가 발생하기 쉽다.

뮤즈계곡, 도노라, 런던스모그 등의 대기오염 사건은 대기오염물질이 다량 배출된 상태에서 기온역전이 형성되어 오염물질의 희석·확산이 이루어지지 않고 대기층에 머물러 있으면서 지역주민에게 건강피해를 입힌 경우이다.

35

정상적인 경우 대류권에서는 고도가 상승함에 따라 대기의 온도는 하강하지만, 경우에 따라서 지표면이 상층보다 기온이 낮아서 지표면 공기의 상승이 억제되는 것을 기온역전이라고 한다. 즉 찬공기가 아래에 있고 따뜻한 공기가 위에 있는 상태이다.

36

침강성 역전(Subsidence Inversion)

(1) 고기압 중심에서는 상층의 공기가 서서히 침강하게 되며 이것을 채우기 위해 넓은 지역에 걸쳐 상공으로부터 하강하는 기류는 단열압축에 의해 온도가 상승하여 하층의 공기보다 온도가 높아지는 현상으로, 이때 역전층이 형성된다.

(2) 이 층은 대개 지표 상층 부분에서 발생되어 대기가 매우 안정하여 하층의 대기에 대하여 덮개 역할을 함으로써 오염물질의 연직 확산을 억제하며, 해가 뜬 후 복사열에 의한 지표면이 가열되면서 소멸되기 시작한다.

37

CO_2를 기준으로 한 온실가스별 지구온난화지수와 주요 발생원

온실가스	지구온난화지수	주요 발생원	배출량
이산화탄소 (CO_2)	1	에너지 사용, 산림 벌채	77%
메탄 (CH_4)	21	화석원료, 폐기물, 농업, 축산	14%
아산화질소 (N_2O)	310	산업공정, 비료 사용, 소각	8%
수소불화탄소 (HFCs)	140~11,700	에어컨 냉매, 스프레이 분사제	1%
과불화탄소 (PFCs)	6,500~9,200	반도체 세정용	
육불화황 (SF_6)	23,900	전기 절연용	

38

지구온난화: 온실효과

(1) 온실 효과란 대기 중의 탄산가스가 지표로부터 복사하는 적외선을 흡수하여 열의 방출을 막을 뿐만 아니라, 흡수한 열을 다시 지상에 복사하여 지구 기온을 상승시키는 것을 말한다.

(2) 석유, 석탄 연료 사용 및 숲 파괴로 인한 이산화탄소 증가가 원인이 된다.

(3) 온실 효과 기여물질: 이산화탄소(CO_2) > 메탄(CH_4), 염화불화탄소(CFC) > 아산화질소(N_2O) > HFCs, PFCs, SF_6, O_3 등

| 바로알기 |

② 염소, ③ 이산화질소 둘다 온실가스에 해당하지 않는다.

39

산불이 기후에 영향을 미치는 방법

(1) 산불은 타면서 이산화탄소 같은 온실가스를 내뿜기 때문에 전 지구 온실가스 순환에 직접 영향을 미치게 된다. 온실가스에 영향을 주는 만큼 기후도 변하게 된다.

(2) 산불이 내뿜는 뿌연 연기가 햇빛을 차단해 지구 복사 에너지 평형에 영향을 미친다. 햇빛이 차단되는 만큼 지역 기후에 영향을 미칠 수 있다. 특히 산불이 탈 때 불완전 연소로 만들어지는 에어로졸인 검댕(그을음, soot)은 태양에너지를 흡수해 지구를 뜨겁게 만든다. 또 검댕이 내려앉아 표면이 검게 변한 눈은 햇빛을 주로 반사시키는 하얀 눈보다 빛을 많이 흡수하기 때문에 결국 지구 온도를 높이는 역할을 하게 된다. 검댕이 지구를 뜨겁게 하는 정도는 같은 양의 이산화탄소에 비해 수백~수천 배나 크다.

(3) 산이 불에 타 토양이 잿빛이나 검은색으로 변하게 되면 태양에너지를 흡수하는 정도가 숲으로 뒤덮여 있을 때와는 또 달라진다. 이 또한 지역적으로 복사에너지 평형에 영향을 줘서 지역 기후나 날씨에 영향을 미치게 된다.

※ 출처: 아시아기후변화교육센터

에어로졸

에어로졸은 공기 중에 떠 있는 고체 또는 액체 상태의 입자로 보통 $0.001 \sim 100\mu m$ 정도의 크기를 갖고 있으며 황사, 화산재 같은 자연적 요인과 도시·산업시설 배출, 소각, 자동차 등의 인위적 요인에 의해 발생된다. 대기 중에 부유하여 지표면으로 들어오는 태양복사에너지를 차단 또는 흡수하거나, 구름 형성과 물리특성을 변화시키면서 기후변화에 영향을 미치고 있다.

☞ 에어로졸은 지구를 냉각시킨다는 것이 과학계의 정설이다. 대기 중에 에어로졸 입자가 많아지면 태양광 산란이 증가하기 때문이다.

01 ③　　**02** ①　　**03** ①　　**04** ③　　**05** ④

01

일반적으로 pH 5.6 미만인 비를 산성비라 한다.

02

산성비는 공장, 자동차 등으로 대기 중에 방출된 황산화물(SOx)과 질소산화물(NOx)이 수분과 결합하여 황산과 질산이 되고, 이들이 우수에 용해되어 pH 5.6 이하의 강수가 되는 것을 말한다.

03

몬트리올의정서: 오존층 파괴물질에 대한 생산 및 사용 규제 협약(CFC, 할론, 브로마이드)

04

오존층 파괴물질에 대한 생산 및 사용을 규제한 조약은 몬트리올의정서이다. 교토의정서는 기후변화협약으로 온실기체에 대해 규제하였다.

05

황사경보의 발령기준은 먼지농도(PM-10)가 $800\mu m/m^3$ 이상, 2시간 이상 지속 예상되는 경우이다.

01 ①	02 ③	03 ②	04 ④	05 ①
06 ②	07 ③	08 ①	09 ②	10 ④
11 ③	12 ①	13 ②	14 ③	15 ①
16 ④	17 ①	18 ③	19 ②	20 ②
21 ②	22 ②	23 ①	24 ②	25 ④
26 ④	27 ④	28 ②	29 ②	

01 ~ 03

항목	기준
아황산가스 (SO₂)	연간평균치 0.02ppm 이하 24시간 평균치 0.05ppm 이하 1시간 평균치 0.15ppm 이하
일산화탄소 (CO)	8시간 평균치 9ppm 이하 1시간 평균치 25ppm 이하
이산화질소 (NO₂)	연간평균치 0.03ppm 이하 24시간 평균치 0.06ppm 이하 1시간 평균치 0.10ppm 이하
미세먼지 (PM-10)	연간평균치 $50\mu g/m^3$ 이하 24시간 평균치 $100\mu g/m^3$ 이하
초미세먼지 (PM-2.5)	연간평균치 $15\mu g/m^3$ 이하 24시간 평균치 $35\mu g/m^3$ 이하
오존(O₃)	8시간 평균치 0.06ppm 이하 1시간 평균치 0.1ppm 이하
납(Pb)	연간평균치 $0.5\mu g/m^3$ 이하
벤젠	연간평균치 $5\mu g/m^3$ 이하

오존과 일산화탄소는 변동량이 크고 단시간 노출에 의한 영향이 크기 때문에 1시간·8시간 평균치만을 규정하고 있다.

04

이산화탄소는 실내오염의 지표이지 대기환경지표에는 해당하지 않는다.

05

(01 해설 참고)

06 ~ 07

링겔만 비탁도는 굴뚝에서 나오는 매연의 농도를 측정할 때 사용하는 농도기준표로 백선에서 흑선까지 6단계가 있다. 우리나라 대기허용기준은 2도(40%) 이하이며 매연의 농도와 비교해서 농도의 도수를 측정한다.

비탁도에 따른 매연농도
- 1도 - 20%
- 2도 - 40%
- 3도 - 60%
- 4도 - 80%
- 5도 - 100%

08

| 오답해설 |

② 아황산가스(SO₂) - 1시간 평균치 - 0.15ppm
③ 일산화탄소(CO) - 8시간 평균치 - 9ppm
④ 오존(O₃) - 8시간 평균치 - 0.06ppm

09

오염물질 기준치
(1) **건강기준치(criteria):** 보통 인체의 건강장애를 고려해서 만든 기준치로서 법적인 구속력이 없고 법적 규제수단이 아니다.
(2) **환경기준치(standard):** 그 나라의 정치, 경제, 사회 등을 고려하여 그 나라가 추구하려고 하는 목표치(goal)는 행정상 중요한 의미를 갖게 된다. 그 자체가 행정상 규제대상이 되거나 법적 구속력을 갖고 있지 않기 때문에 기준치를 초과하였다고 하여도, 국민이나 사업자가 직접적으로 책임지는 것은 아니다.
(3) **배출허용기준(Emission standard):** 환경기준치를 달성하기 위해 법적인 구속력을 갖는 배출규제이다.
※ 출처: 남철현 외, 공중보건학(제9판), 계축문화사, 2020, p.242~244.

10

- **이산화질소:** 1시간 평균치 0.1ppm 이하, 24시간 평균치 0.06ppm 이하, 연간 평균치 0.03ppm 이하
- **아황산가스:** 1시간 평균치 0.15ppm 이하, 24시간 평균치 0.05ppm 이하, 연간 평균치 0.02ppm 이하
- **일산화탄소:** 1시간평균치 25pp 이하, 8시간 평균치 9ppm 이하

11 ~ 12

대기환경기준: 아황산가스(SO₂), 일산화탄소(CO), 이산화질소(NO₂), 미세먼지(PM-10), 초미세먼지(PM-2.5), 오존(O₃), 납(Pb), 벤젠

13

- **미세먼지(PM-10):** 연간 평균치 $50\mu g/m^3$ 이하, 24시간 평균치 $100\mu g/m^3$ 이하
- **초미세먼지(PM-2.5):** 연간 평균치 $15\mu g/m^3$ 이하, 24시간 평균치 $35\mu g/m^3$ 이하

14

대기환경기준: 아황산가스(SO_2), 일산화탄소(CO), 이산화질소(NO_2), 미세먼지(PM-10), 초미세먼지(PM-2.5), 오존(O_3), 납(Pb), 벤젠

15

| 오답해설 |
② 일산화탄소(CO) - 1시간 평균치 25ppm 이하
③ 이산화질소(NO_2) - 1시간 평균치 0.10ppm 이하
④ 오존(O_3) - 1시간 평균치 0.1ppm 이하

16

| 오답해설 |
① 아황산가스의 연평균 수치는 0.02ppm 이하이다.
② 이산화질소의 연평균 수치는 0.03ppm 이하이다.
③ 오존의 1시간 평균 수치는 0.1ppm 이하이다.

17

통합대기환경지수(Comprehensive air-quality index, CAI)

(1) 대기오염도 측정치를 국민이 쉽게 알 수 있도록 하고 대기오염으로부터 피해를 예방하기 위한 행동지침을 국민에게 제시하기 위하여 대기오염도에 따른 인체 영향 및 체감오염도를 고려하여 개발된 대기오염도 표현방식

(2) **지수 산출방법**
① 6개 대기오염물질별로 통합대기환경지수 점수를 산정하며 가장 높은 점수를 통합 지수값으로 사용한다.
② 산출된 각각의 오염물질별 지수점수가 '나쁨' 이상의 등급이 2개 물질 이상일 경우 통합지수값에 가산점을 부여한다.
　㉠ 1개일 경우: 점수가 가장 높은 지수점수를 통합지수로 사용
　㉡ 2개일 경우: 가장 높은 점수가 나온 오염물질을 영향 오염물질로 표시하고 그 오염물질의 점수에 50점을 가산
　㉢ 3개 이상일 경우: 가장 높은 점수가 나온 오염물질을 영향 오염물질로 표시하고 그 오염물질의 점수에 75점 가산
③ 통합대기환경지수는 0에서 500까지의 지수를 4단계로 나누어 점수가 커질수록 대기상태가 좋지 않음을 나타냄
④ 지수산출 오염물질: 아황산가스, 일산화탄소, 오존, 이산화질소, 미세먼지, 초미세먼지

(3) **지수구간별 개요**

지수구분	구간의미
좋음 (0~50)	대기오염 관련 질환자군에서도 영향이 유발되지 않을 수준
보통 (51~100)	환자군에게 만성 노출시 경미한 영향이 유발될 수 있는 수준
나쁨 (101~250)	환자군 및 민감군(어린이, 노약자 등)에게 유해한 영향 유발, 일반인도 건강상 불쾌감을 경험할 수 있는 수준
매우나쁨 (250~)	환자군 및 민감군에게 급성 노출시 심각한 영향 유발, 일반인도 약한 영향이 유발될 수 있는 수준

| 오답해설 |
① 오염지수는 총 4단계(좋음, 보통, 나쁨, 매우나쁨)으로 구성된다.

18

| 오답해설 |
① 아황산가스 - 연간 평균치 0.02ppm 이하
② 오존 - 1시간 평균치 0.1ppm 이하
④ 이산화질소 - 24시간 평균치 0.06ppm 이하

19

링겔만농도표

0도	매연농도 0%
1도	매연농도 20%
2도	매연농도 40%
3도	매연농도 60%
4도	매연농도 80%
5도	매연농도 100%

20

미세먼지 대기환경기준

(1) **미세먼지(PM-10)**
- 연간 평균치 $50\mu g/m^3$ 이하
- 24시간 평균치 $100\mu g/m^3$ 이하

(2) **초미세먼지(PM-2.5)**
- 연간 평균치 $15\mu g/m^3$ 이하
- 24시간 평균치 $35\mu g/m^3$ 이하

21

- 오존: 8시간 평균치 0.06ppm 이하, 1시간 평균치 0.1ppm 이하
- 일산화탄소: 8시간 평균치 9ppm 이하, 1시간 평균치 25ppm 이하
- 아황산가스: 연간 평균치 0.02ppm 이하, 24시간 평균치 0.05ppm 이하, 1시간 평균치 0.15ppm 이하
- 초미세먼지(PM-2.5): 연간 평균치 $15\mu g/m^3$ 이하, 24시간 평균치 $35\mu g/m^3$ 이하

22

「환경정책기본법」에 따른 대기환경기준: 아황산가스(SO_2), 일산화탄소(CO), 이산화질소(NO_2), 미세먼지(PM-10), 초미세먼지(PM-2.5), 오존(O_3), 납(Pb), 벤젠

23

(20 해설 참고)

24

「환경정책기본법 시행령」 제2조 관련 대기환경기준: 아황산가스(SO_2), 일산화탄소(CO), 미세먼지(PM-10), 초미세먼지(PM-2.5), 오존(O_3), 납(Pb), 벤젠

25

(20 해설 참고)

26 ~ 28

대기환경기준

항목	기준
아황산가스 (SO₂)	연간평균치 0.02ppm 이하 24시간 평균치 0.05ppm 이하 1시간 평균치 0.15ppm 이하
일산화탄소 (CO)	8시간 평균치 9ppm 이하 1시간 평균치 25ppm 이하
이산화질소 (NO₂)	연간평균치 0.03ppm 이하 24시간 평균치 0.06ppm 이하 1시간 평균치 0.10ppm 이하
미세먼지 (PM-10)	연간평균치 $50\mu g/m^3$ 이하 24시간 평균치 $100\mu g/m^3$ 이하
초미세먼지 (PM-2.5)	연간평균치 $15\mu g/m^3$ 이하 24시간 평균치 $35\mu g/m^3$ 이하
오존(O₃)	8시간 평균치 0.06ppm 이하 1시간 평균치 0.1ppm 이하
납(Pb)	연간평균치 $0.5\mu g/m^3$ 이하
벤젠	연간평균치 $5\mu g/m^3$ 이하

29

대기환경기준

아황산가스(SO_2), 일산화탄소(CO), 이산화질소(NO_2), 미세먼지(PM-10), 초미세먼지(PM-2.5), 오존(O_3), 납(Pb), 벤젠

제 8 절 | 수질오염				
01 ①	02 ②	03 ①	04 ③	05 ④
06 ①	07 ①	08 ③	09 ②	10 ①
11 ①	12 ④	13 ③	14 ②	15 ①
16 ④	17 ①	18 ③	19 ③	20 ③
21 ④	22 ③	23 ②	24 ④	25 ③
26 ①	27 ②	28 ②	29 ④	30 ④
31 ③	32 ③	33 ①	34 ③	35 ②
36 ①	37 ①	38 ②	39 ①	40 ③
41 ④	42 ③	43 ③	44 ①	45 ③
46 ②	47 ②	48 ③	49 ①	50 ①
51 ②	52 ①	53 ①	54 ②	55 ①
56 ②				

01

DO의 변화

- 수온이 낮을수록, 기압이 높을수록 DO는 높아진다.
- 염류의 농도가 높을수록 감소하기 때문에 해수나 경수는 산소용해도가 낮다.

02

수온이 낮을수록, 기압이 높을수록 DO는 높아진다.

03

| 오답해설 |

② 물의 오염도가 낮으면 DO는 높아진다.
③ 생물화학적 산소요구량이 높으면 DO는 낮아진다.
④ 미생물의 호흡작용에 의해서 DO는 감소한다.

04 ~ 05

- 용존산소량(DO, Dissolved Oxygen)은 하수 중에 용존된 산소량으로 DO가 낮으면 오염도가 높음을 의미한다.
- 생물화학적 산소요구량(BOD, Biochemical Oxygen Demand)은 하수·폐수 수질오염 지표로 BOD가 높다는 것은 미생물에 의해 분해되기 쉬운 유기물질이 많다는 것을 의미한다.

- **화학적 산소요구량**(COD, Chemical Oxygen Demand)은 폐수 · 해수 오염지표로 COD가 높다는 것은 산화제에 의해 산화될 유기물질이 많다는 것을 의미한다.
- **부유물질**(SS, Suspended Solids)은 무기 · 유기물질을 함유한 고형물질로 물에 용해되지 않는 $0.1\mu m$ 이상의 물질이다. 부유물질이 많으면 수질상태가 악화된다.

06

| 오답해설 |
② BOD와 COD가 높으면 DO는 <u>감소한다</u>.
③ 수중의 오염물질이 화학물질에 의해 산화되는 데 소비되는 산소량은 COD이다.
④ 수중의 유기물질이 미생물에 의해 분해 · 산화되는 데 소비되는 산소량은 BOD이다.

07

생물화학적 산소요구량(BOD)은 하수 폐수 오염지표이다. 하수 · 폐수 내의 오염물질(유기물)이 호기성 상태에서 미생물에 의해 분해되어 안정화되는 데 소비하는 산소량을 말한다. BOD가 높다는 것은 미생물에 의해 분해되기 쉬운 유기물질이 많다는 것을 의미한다.

08

용존산소량은 수온이 낮을수록 높고 염류 농도가 높으면 감소한다. 또한 수중 유기물질이 많으면 호기성 미생물의 활동이 활발해지므로 산소량이 감소한다.

09

화학적 산소요구량(COD)은 물속의 피산화성 물질인 유기물질이 산화제에 의해 산화될 때 소비되는 산소량을 mg/L(ppm) 단위로 나타낸 것이다. COD는 미생물이 분해하지 못하는 유기물도 측정 가능하며 독성물질이 있을 때도 측정이 가능하다. BOD보다 짧은 시간 내에 측정 가능(2시간 정도면 측정 가능)하다.

10

COD는 미생물이 분해하지 못하는 유기물도 측정 가능하며 독성물질이 있을 때도 측정이 가능하다. BOD보다 짧은 시간 내에 측정 가능(2시간 정도면 측정 가능)하다.

11

용존산소량(DO)가 높다는 것은 물의 오염도가 낮은 것이다. 반면 BOD, COD, SS가 높으면 물이 오염되어있음을 판단할 수 있다.

12 ~ 13

BOD 측정
20℃에서 5일간 BOD를 mg/L(ppm)으로 표기한 것
(1) 2개의 시료 채취
(2) 1개는 즉시 DO 측정
(3) 다른 하나는 20℃에서 5일간 보관 후 DO 측정
(4) BOD = (2) − (3)

14

COD의 산화제로는 과망간산칼륨, 중크롬산칼륨이 있으며 우리나라에서 주로 사용되는 산화제는 과망간산칼륨이다.

15

DO의 변화
(1) 수온이 낮을수록, 기압이 높을수록 높음
(2) 염류의 농도가 높을수록 감소하기 때문에 해수나 경수는 산소 용해도가 낮음
(3) BOD가 높으면 낮음

16

| 오답해설 |
① 용존산소는 수온이 낮을수록 높다.
② 물고기 서식을 위해서는 5ppm 이상을 유지해야 한다.
③ BOD가 높을수록 용존산소는 감소한다.

17

과망간산칼륨 소비량은 먹는물 중의 산화성 물질에 의하여 소비되는 과망간산칼륨의 양을 계산하는 것이다. 유기물의 오염 정도(양)를 과망간산칼륨으로 측정하는 방법이다

18

화학적 산소요구량, 과망간산칼륨소비량, 생물화학적 산소요구량은 오염도가 높을수록 값이 커지는 지표이다.
용존산소는 값이 클수록 오염도가 낮은 것이다.

19

DO는 용존산소로 높을수록 오염도가 낮다.
BOD는 생물화학적 산소요구량으로 낮을수록 오염도가 낮다.

20

(1) BOD: 생물화학적 산소요구량. 하수 · 폐수 내의 오염물질(유기물)이 호기성 상태에서 미생물에 의해 분해되어 안정화되는 데 소비하는 산소량을 말한다. BOD가 높다는 것은 미생물에 의해 분해되기 쉬운 유기물질이 많다는 것을 의미한다.

(2) SS: 부유물질. 무기 · 유기물질을 함유한 고형물질로 물에 용해되지 않는 $0.1 \mu m$ 이상의 물질을 의미한다.

(3) DO: 용존산소량. 하수 중에 용존된 산소량으로 오염도를 측정하는 방법이다.

(4) COD: 화학적 산소요구량. 물속의 피산화성 물질인 유기물질이 산화제에 의해 산화될 때 소비되는 산소량을 mg/L(ppm) 단위로 나타낸 것이다. 산화제로는 과망간산칼륨, 중크롬산칼륨을 사용한다.

21

수질오염원의 분류

(1) 점 오염원(point - source)

① 한 지점 또는 좁은 구역에서 다량의 오염물질이 하천에 배출되는 오염원이다.

② 생활하수, 공장폐수, 축산폐수 등이 속한다.

③ 갈수기에 하천에는 수량이 적어 점 오염에서 배출되는 오염물질을 희석할 수 있는 희석배수가 상대적으로 낮아 결국 하천의 오염물 농도는 증가한다.

(2) 비점 오염원(nonpoint - source)

① 오염원이 한 장소 또는 좁은 구역에 국한되어 있지 않고 넓은 장소에 산재되어 있는 경우로서 도시지역, 농촌지역, 산림지역, 광산지역, 휴양지역 등에 산재되어 있는 오염원들이 여기에 속한다.

② 도시지역은 강우 강도 등에 따라, 농촌지역은 퇴비나 농약의 종류나 정도 등에 따라, 산림지역은 낙엽이 썩으면서 형성된 유기물층 등에 따라 오염 정도가 다르다.

③ 이것은 홍수기 강우에 의하여 넓은 지역에 산재되어 있던 비점 오염원의 오염물질들이 이시기에 씻기기 때문이다.

22

① 먹는물 수질기준에는 대장균이 포함된다.

② 대기오염지표인 오염물질은 아황산가스이다.

③ 실내공기오염의 지표가 되는 오염물질은 이산화탄소이다.

④ 하수오염의 지표로는 BOD, COD, DO, SS, 대장균군 등이 있다.

23

화학적 산소요구량(Chemical Oxygen Demand, COD)은 폐수, 해수의 오염지표로 물속의 피산화성 물질인 유기물질이 산화제에 의해 산화될 때 소비되는 산소량을 mg/L(ppm) 단위로 나타낸 것이다. 산화제로는 과망간산칼륨($KMnO_4$), 중크롬산칼륨($K_2Cr_2O_7$)이 사용된다.

24

용존산소는 수온이 낮을수록, 기압이 높을수록, 유속이 빠를수록 증가한다.
물의 염류농도가 높을수록 용존산소는 감소한다.

25

① 용존산소(DO) – DO가 클수록 수질이 좋다.

② 화학적 산소요구량(COD) – 깨끗한 물에서 생활하수로 갈수록 COD가 높아진다.

③ 총유기탄소(TOC) – TOC가 클수록 수질이 나쁘다.

④ 생물화학적 산소요구량(BOD) – BOD가 클수록 수질이 나쁘다.

26

생물화학적 산소요구량(Biochemical Oxygen Demand, BOD)은 하수 · 폐수 내의 오염물질(유기물)이 호기성 상태에서 미생물에 의해 분해되어 안정화되는 데 소비하는 산소량을 말한다.

| 오답해설 |

② 수중의 각종 오염물질을 화학적으로 산화시키는 데 소비되는 산소량 – 화학적 산소요구량(COD)

③ 하수 중에 용존된 산소량 – 용존산소(DO)

④ 수중에 존재하는 수소이온량을 나타내는 지수 – 수소이온농도(pH)

27

대장균군(E. Coli)은 수질오염의 세균학적 지표로 쓰이는 세균이다. 대장균군이 많으면 분뇨를 포함한 하수가 유입되었음을 추측할 수 있으며, 수중에 대장균군이 많으면 병원성 미생물이 존재할 가능성이 있다.

28

	점 오염원	비점 오염원
개념	한 지점 또는 좁은 구역에서 다량의 오염물질이 하천에 배출되는 오염원이다.	오염원이 한 장소 또는 좁은 구역에 국한되어 있지 않고 넓은 장소에 산재되어 있는 경우이다.
배출원	생활하수, 공장폐수, 축산폐수 등	농경지로부터의 배수, 거리 청소로 인한 배수, 강우로 인한 배수
특징	• 인위적 • 배출지점이 특정 • 한 지점으로 집중적 배출 • 자연적 요인에 영향을 적게 받아 연중 배출량의 차이가 일정함 • 모으기 용이하고 처리효율 높음	• 인위적 및 자연적 • 배출지점이 불특정 • 희석, 확산되면서 넓은 지역으로 배출 • 강우 등 자연적 요인에 따른 배출량의 변화가 심하여 예측이 곤란함(계절에 따른 변화 크다.) • 모으기 어렵고 처리효율이 일정하지 않음

29

폐수는 독성물질이 있을 수 있기 때문에 BOD가 정확하지 않을 수 있다. COD는 독성물질이 있을 때도 측정할 수 있다. 그렇기 때문에 BOD 값이 COD 값보다 낮게 나올 수 있다.

30

부영양화는 정체수역에 합성세제, 비료, 축산폐수 등에서 유래되는 질소(N), 인(P)과 같은 영양염류가 다량 유입 시 미생물로 인한 유기물 분해로 인하여 수중에 영양물질이 많아지는 현상

31

① SS: 무기·유기물질을 함유한 고형물질로 물에 용해되지 않는 0.1μm 이상의 물질
② DO: 하수 중에 용존된 산소량으로 오염도를 측정하는 방법
③ BOD: 하수·폐수 내의 오염물질(유기물)이 호기성 상태에서 미생물에 의해 분해되어 안정화되는 데 소비하는 산소량을 말한다. BOD5는 20℃에서 5일간 BOD를 mg/L(ppm)으로 표기한 것
④ COD: 물속의 피산화성 물질인 유기물질이 산화제에 의해 산화될 때 소비되는 산소량을 mg/L(ppm) 단위로 나타낸 것

32

① COD가 높을수록 유기물에 의한 오염 정도가 심한 것이다.
② BOD가 낮을수록 유기물에 의한 오염 정도가 낮고 깨끗한 물이다.
③ DO가 낮으면 오염도가 높은 것이고 DO가 높으면 오염도가 낮고 깨끗한 물이다.
④ pH는 7정도(중성)가 적절하고 높으면 알칼리성, 낮으면 산성을 띠게 된다.

33

| 오답해설 |
② 암모니아성 질소의 검출은 유기성 물질에 최근 오염된 것을 의미하고 질산성 질소는 오염된 후 시간이 많이 지난 것을 의미한다.
③ 물속에 녹아있는 산소량인 용존산소는 오염된 물에서 낮아진다.
④ 생물화학적 산소요구량이 높다는 것은 수중에 호기성 미생물에 의해 분해되기 쉬운 유기물이 많다는 것을 의미한다.

34 ~ 35

용존산소량(DO, Dissolved Oxygen)

(1) 하수 중에 용존된 산소량으로 오염도를 측정하는 방법으로 용존산소의 부족은 오염도가 높음을 의미한다.
(2) DO의 변화
　① 수온이 낮을수록, 기압이 높을수록 높음
　② 염류의 농도가 높을수록 감소하기 때문에 해수나 경수는 산소 용해도가 낮음
　③ 5ppm 이하가 되면 어류가 생존할 수 없는 오염 상태가 됨

36

부영양화는 정체수역에 합성세제, 비료 등에서 유래되는 질소(N), 인(P)과 같은 영양염류가 다량 유입 시 미생물로 인한 유기물 분해로 인하여 수중에 영양물질이 많아지는 현상이다. 부유물질이 많아짐으로 인해 수질의 색도가 증가하고 투명도는 저하된다. 용존산소 농도가 표수층은 과포화되고 심수층은 감소된다. COD와 BOD는 모두 증가한다.

37

① 물의 온도가 높아지면 용존산소는 감소한다. 수온이 낮을수록 용존산소가 높다.
② 물의 BOD가 높으면 용존산소는 감소한다.
③ 물에 유기물의 양이 많으면 용존산소는 감소한다.
④ 수면의 교란상태가 크거나 물의 기압이 높을수록 용존산소는 증가한다.

38

① BOD 5ppm 이하여야 물고기가 살 수 있다.

② pH는 수중에 존재하는 수소이온량을 나타내는 지수로서 물의 산성 또는 알칼리성을 나타낸다. pH가 7인 경우 중성에 해당하며 하천이나 호소의 생활환경기준에서 pH 기준은 6.5~8.5이다.

③ BOD는 측정하는 데 5일의 시간이 소요되고 COD는 2시간이면 측정이 가능하다.

④ DO는 온도가 높을수록 낮고 기압이 높을수록 높다.

39

TOC는 총유기탄소량으로 물 속 유기오염물질이 가진 탄소의 총량으로 수질오염 정도를 나타내는 주요 지표다. 미생물에 의한 자연분해가 어려운 난분해성 유기물질 측정지표인데, 물 속의 탄소량을 의미한다.

40

생물화학적 산소요구량(BOD, Biochemical Oxygen Demand)

(1) 하수·폐수 내의 오염물질(유기물)이 호기성 상태에서 미생물에 의해 분해되어 안정화되는 데 소비하는 산소량을 말한다.

(2) BOD가 높다는 것은 미생물에 의해 분해되기 쉬운 유기물질이 많다는 것을 의미한다.

41

① **수소이온 농도(pH)**: 수중에 존재하는 수소이온량을 나타내는 지수로서 물의 산성 또는 알칼리성을 나타낸다.

② **용존산소량(DO, Dissolved Oxygen)**: 하수 중에 용존된 산소량으로 오염도를 측정하는 방법. 용존산소의 부족: 오염도가 높음을 의미

③ **화학적 산소요구량(COD, Chemical Oxygen Demand)**: 물속의 피산화성 물질인 유기물질이 산화제에 의해 산화될 때 소비되는 산소량을 mg/L(ppm) 단위로 나타낸 것

④ **생물화학적 산소요구량(BOD, Biochemical Oxygen Demand)**: 하수·폐수 내의 <u>오염물질(유기물)이 호기성 상태에서 미생물에 의해 분해되어 안정화되는 데 소비하는 산소량</u>

42

수질오염원의 분류

(1) **점 오염원(point-source)**

① 한 지점 또는 좁은 구역에서 다량의 오염물질이 하천에 배출되는 오염원이다.

② 생활하수, 공장폐수, 축산폐수 등이 속한다.

③ 갈수기에 하천에는 수량이 적어 점 오염에서 배출되는 오염물질을 희석할 수 있는 희석배수가 상대적으로 낮아 결국 하천의 오염물 농도는 증가한다.

(2) **비점 오염원(nonpoint-source)**

① 오염원이 한 장소 또는 좁은 구역에 국한되어 있지 않고 넓은 장소에 산재되어 있는 경우로서 도시지역, 농촌지역, 산림지역, 광산지역, 휴양지역 등에 산재되어 있는 오염원들이 여기에 속한다.

② 도시지역은 강우 강도 등에 따라, 농촌지역은 퇴비나 농약의 종류나 정도 등에 따라, 산림지역은 낙엽이 썩으면서 형성된 유기물층 등에 따라 오염 정도가 다르다.

③ 이것은 홍수기 강우에 의하여 넓은 지역에 산재되어 있던 비점 오염원의 오염물질들이 이시기에 씻기기 때문이다.

43

수은은 상온에서 액체 상태를 이루고 있는 유일한 금속으로 직업성 폭로 외에도 환경오염으로 인하여 중독되기도 하는데, 오염된 폐수에서 자란 어패류의 먹이연쇄 현상에 의해 경구적으로 인체 내에 수은이 침입할 수 있다. 이 같은 현상의 대표적인 예로, 일본의 미나마타 시에서 발생한 '미나마타' 중독 현상을 들 수 있다.

유기수은(미나마타병)

신경계 증상이 나타나는데, 정신장애, 조화운동 불능 또는 경직, 감각이상, 시각 및 청각장애 등이 주로 나타나며 무기수은과 다르게 신장의 손상은 거의 없음(임신 중 노출: 심한 뇌성마비, 정신운동부진, 저체중, 성장지연, 발달지연)

44

(1) **생물화학적 산소요구량(BOD, Biochemical Oxygen Demand)**

① 하수·폐수 내의 오염물질(유기물)이 호기성 상태에서 미생물에 의해 분해되어 안정화되는 데 소비하는 산소량을 말한다.

② BOD가 높다는 것은 미생물에 의해 분해되기 쉬운 유기물질이 많다는 것을 의미한다.

(2) **용존산소량(DO, Dissolved Oxygen)**

① 하수 중에 용존된 산소량으로 오염도를 측정하는 방법이다.

② 용존산소의 부족은 오염도가 높음을 의미한다.

45

수질오염지표

(1) **생물화학적 산소요구량(BOD, Biochemical Oxygen Demand)**

　① 하수ㆍ폐수 내의 오염물질(유기물)이 호기성 상태에서 미생물에 의해 분해되어 안정화되는 데 소비하는 산소량을 말한다.

　② BOD가 높다는 것은 미생물에 의해 분해되기 쉬운 유기물질이 많다는 것을 의미한다.

　③ 측정: BOD 5 → 20℃에서 5일간 BOD를 mg/L(ppm)으로 표기한 것

(2) **용존산소량(DO, Dissolved Oxygen)**

　① 하수 중에 용존된 산소량으로 오염도를 측정하는 방법이다.

　② 용존산소의 부족은 오염도가 높음을 의미한다.

　③ 용존산소는 수온이 낮을수록, 기압이 높을수록 높고 염류의 농도가 높을수록 낮다.

(3) **화학적 산소요구량(COD, Chemical Oxygen Demand): 폐수ㆍ해수 오염지표**

　① 물속의 피산화성 물질인 유기물질이 산화제에 의해 산화될 때 소비되는 산소량을 mg/L(ppm) 단위로 나타낸 것으로 산화제로는 과망간산칼륨($KMnO_4$), 중크롬산칼륨($K_2Cr_2O_7$)을 사용한다.

　② COD는 미생물이 분해하지 못하는 유기물도 측정 가능하며 BOD보다 짧은 시간 내에 측정 가능(2시간 정도면 측정 가능)하다.

(4) **부유물질(SS, Suspended Solids)**: 무기ㆍ유기물질을 함유한 고형물질로 물에 용해되지 않는 $0.1\mu m$ 이상의 물질이다.

(5) **수소이온농도(pH)**: 수중에 존재하는 수소이온량을 나타내는 지수로서 물의 산성 또는 알칼리성을 나타낸다. 하천의 생활환경기준상 매우 좋음(Ⅰa) 등급의 수소이온농도는 6.5~8.5이다.

46

(42 해설 참고)

| 바로알기 |

　④ 양식장: 대상해역 수중에 설치된 가두리 양식장은 비점오염원, 수중에 설치되지 않은 신고된 양식장은 점 오염원에 해당한다.

47

수질오염 측정 지표

(1) **생물화학적 산소요구량(BOD)**: 하수ㆍ폐수 내의 오염물질(유기물)이 호기성 상태에서 미생물에 의해 분해되어 안정화되는 데 소비하는 산소량

(2) **화학적 산소요구량(COD)**: 물속의 피산화성 물질인 유기물질이 산화제에 의해 산화될 때 소비되는 산소량을 mg/L(ppm) 단위로 나타낸 것(폐수, 해수 오염 지표)

(3) **용존산소량(DO)**: 수중에 용존된 산소량으로 오염도를 측정하는 방법

(4) **수소이온농도(pH)**: 수중에 존재하는 수소이온량을 나타내는 지수로서 물의 산성 또는 알칼리성을 나타냄

(5) **부유물질(SS)**: 무기ㆍ유기물질을 함유한 고형물질로 물에 용해되지 않는 $0.1\mu m$ 이상의 물질

(6) **미생물검사**: 일반세균, 대장균 검사

(7) **색도**: 색도 1도는 백금 1mg 함유 색도표준액을 정제수 1L에 용해시켰을 때 나타나는 색상이다.

(8) **탁도**: 불순물에 의해 물이 탁해지는 정도를 나타내며 탁도 1도는 카올린 1mg을 정제수 1L에 혼합하였을 때의 흐린 정도이다.

(9) **경도**: 물속에 용해되어 있는 Ca^{2+}, Mg^{2+}, Mn^{2+}, Fe^{2+}, Sr^{2+} 등의 2가 양이온 함량을 탄산칼슘($CaCO_3$)으로 환산한 표시

48

부영양화는 정체수역에 합성세제, 비료, 축산폐수 등에서 유래되는 질소(N), 인(P)과 같은 영양염류가 다량 유입 시 미생물로 인한 유기물 분해로 인하여 수중에 영양물질이 많아지는 현상

49

- **용존산소량(DO, Dissolved Oxygen)**: 하수 중에 용존된 산소량으로 DO가 낮으면 오염도가 높음을 의미한다.

- **생물화학적 산소요구량(BOD, Biochemical Oxygen Demand)**: 하수ㆍ폐수 수질오염 지표로 BOD가 높다는 것은 미생물에 의해 분해되기 쉬운 유기물질이 많다는 것을 의미한다. 20℃에서 5일간 측정한다.

- **화학적 산소요구량(COD, Chemical Oxygen Demand)**: 폐수ㆍ해수 오염지표로 COD가 높다는 것은 산화제에 의해 산화될 유기물질이 많다는 것을 의미한다. 2~3시간이면 측정이 가능하다.

- **대장균**: 생활환경기준상 100mL에서 총대장균군 50 이하로 검출되면 수질은 "매우좋음(Ⅰa)"등급에 해당한다. 먹는물 수질기준으로는 100mL에서 검출되어서는 안 된다.

50

DO의 변화
(1) 수온이 낮을수록, 기압이 높을수록 용존산소가 높다.
(2) 염류의 농도가 높을수록 감소하기 때문에 해수나 경수는 산소 용해도가 낮다.
(3) BOD가 높으면 용존산소가 낮다.
(4) 난류가 클수록, 유속이 빠를수록 용존산소량이 증가한다.

51

용존산소량(DO, Dissolved Oxygen)
(1) 하수 중에 용존된 산소량으로 오염도를 측정하는 방법이다.
(2) 용존산소의 부족은 오염도가 높음을 의미
(3) 용존산소는 수온이 낮을수록, 기압이 높을수록 높고 염류의 농도가 높을수록 낮다.

52

(50 해설 참고)

53

(45 해설 참고)

54

부영양화
(1) 수중생물의 영양분이 증가한다는 의미로 정체수역에 합성세제, 비료 등에서 유래되는 질소(N), 인(P)과 같은 영양염류가 다량 유입 시 미생물로 인한 유기물 분해로 인하여 수중에 영양물질이 많아지는 현상이다.
(2) 부영양화로 인한 현상
　① 부유물질이 많아짐(수질의 색도 증가, 투명도 저하)
　② 태양광선의 침투가 어려워짐
　③ 용존산소농도가 표수층은 플랑크톤 광합성에 의해 포화 또는 과포화되고, 심수층에서는 용존산소가 현저히 감소된다.
　④ 산소의 소비는 주로 플랑크톤 사체의 산화를 의미(플랑크톤의 사체를 분해하기 위해 미생물이 산소를 사용하여 산소가 고갈됨)
　⑤ 화학적 산소요구량(COD) 값의 증가
　⑥ 적색 또는 녹색 물로 변화하며 물의 자정 능력 저하

55

하수의 화학적 산소요구량이 증가하는 것은 하수가 오염된 것으로 유기물질이 많은 상태이다.
오염된 하수는 용존산소가 낮아지며 어족이 살기 나쁜 환경이다.

56

수질오염지표
• 용존산소량(DO, Dissolved Oxygen)은 하수 중에 용존된 산소량으로 DO가 낮으면 오염도가 높음을 의미한다.
• 생물화학적 산소요구량(BOD, Biochemical Oxygen Demand)은 하수 폐수 오염지표이다. 하수·폐수 내의 오염물질(유기물)이 호기성 상태에서 미생물에 의해 분해되어 안정화되는 데 소비하는 산소량을 말한다.
• 화학적 산소요구량(COD, Chemical Oxygen Demand)은 물속의 피산화성 물질인 유기물질이 산화제에 의해 산화될 때 소비되는 산소량을 mg/L(ppm) 단위로 나타낸 것이다. COD는 미생물이 분해하지 못하는 유기물도 측정 가능하며 독성물질이 있을 때도 측정이 가능하다. BOD보다 짧은 시간 내에 측정 가능(2시간 정도면 측정 가능)하다.

산업보건

제1장 | 산업보건

제1절 | 산업보건의 개념

01 ②	02 ②	03 ①	04 ②	05 ①
06 ③	07 ②	08 ①	09 ④	10 ③
11 ③	12 ③	13 ④		

01

산업보건을 통해 작업환경을 관리하고 직업병 및 산업재해를 예방하게 된다. 이러한 활동은 노동인력 관리 및 노동력 확보에 기여하지만 노동생산력 향상은 거리가 멀다. 생산력 향상은 보건행정의 조직이론에서 그 방안을 모색한다.

02

해밀턴은 미국의 직업보건 및 산업의학 선구자로서 이황화탄소 직업병에 대한 연구, 공장 및 작업장에서 발생하는 위험한 화학물질과 직업병에 대한 연구를 수행하였다.

03

「산업안전보건법」

(1) **정부의 책무(제4조)**

① 산업 안전 및 보건 정책의 수립 및 집행
② 산업재해 예방 지원 및 지도
③ 「근로기준법」 제76조의2에 따른 직장 내 괴롭힘 예방을 위한 조치기준 마련, 지도 및 지원
④ 사업주의 자율적인 산업 안전 및 보건 경영체제 확립을 위한 지원
⑤ 산업 안전 및 보건에 관한 의식을 북돋우기 위한 홍보·교육 등 안전문화 확산 추진
⑥ 산업 안전 및 보건에 관한 기술의 연구·개발 및 시설의 설치·운영
⑦ 산업재해에 관한 조사 및 통계의 유지·관리
⑧ 산업 안전 및 보건 관련 단체 등에 대한 지원 및 지도·감독
⑨ 그 밖에 노무를 제공하는 사람의 안전 및 건강의 보호·증진

(2) **사업주 등의 의무(제5조)**

① 사업주는 다음의 사항을 이행함으로써 근로자의 안전 및 건강을 유지·증진시키고 국가의 산업재해 예방정책을 따라야 한다.
   ㉠ 이 법과 이 법에 따른 명령으로 정하는 산업재해 예방을 위한 기준
   ㉡ 근로자의 신체적 피로와 정신적 스트레스 등을 줄일 수 있는 쾌적한 작업환경의 조성 및 근로조건 개선
   ㉢ 해당 사업장의 안전 및 보건에 관한 정보를 근로자에게 제공
② 다음의 어느 하나에 해당하는 자는 발주·설계·제조·수입 또는 건설을 할 때 이 법과 이 법에 따른 명령으로 정하는 기준을 지켜야 하고, 발주·설계·제조·수입 또는 건설에 사용되는 물건으로 인하여 발생하는 산업재해를 방지하기 위하여 필요한 조치를 하여야 한다.
   ㉠ 기계·기구와 그 밖의 설비를 설계·제조 또는 수입하는 자
   ㉡ 원재료 등을 제조·수입하는 자
   ㉢ 건설물을 발주·설계·건설하는 자

04

물질안전보건자료(MSDS, Materials Safety Data Sheet)

화학물질에 대하여 유해위험성, 응급조치요령, 취급방법 등 16가지 항목에 대해 상세하게 설명해주는 자료를 말한다. ILO의 「화학물질조약」에서는 CSDS(Chemical Safety Data Sheet)라는 용어로 사용된다. 「산업안전보건법」 제41조의 규정에 의하여 화학물질을 제조, 수입, 사용, 저장, 운반하고자 하는 자는 MSDS를 작성·비치 또는 게시하고, 화학물질을 양도 또는 제공하는 자는 MSDS를 함께 제공토록 하고 있다.

05

(03 해설 참고)

06

「산업안전보건법」 안전보건관리 담장자 관련 규정

(1) 안전보건관리담당자(법 제19조)

① 사업주는 사업장에 안전 및 보건에 관하여 사업주를 보좌하고 관리감독자에게 지도·조언하는 업무를 수행하는 사람(이하 "안전보건관리담당자"라 한다)을 두어야 한다. 다만, 안전관리자 또는 보건관리자가 있거나 이를 두어야 하는 경우에는 그러하지 아니하다.

② 안전보건관리담당자를 두어야 하는 사업의 종류와 사업장의 상시근로자 수, 안전보건관리담당자의 수·자격·업무·권한·선임방법, 그 밖에 필요한 사항은 대통령령으로 정한다.

③ 고용노동부장관은 산업재해 예방을 위하여 필요한 경우로서 고용노동부령으로 정하는 사유에 해당하는 경우에는 사업주에게 안전보건관리담당자를 제2항에 따라 대통령령으로 정하는 수 이상으로 늘리거나 교체할 것을 명할 수 있다.

④ 대통령령으로 정하는 사업의 종류 및 사업장의 상시근로자 수에 해당하는 사업장의 사업주는 안전관리전문기관 또는 보건관리전문기관에 안전보건관리담당자의 업무를 위탁할 수 있다.

(2) 안전보건관리담당자의 선임 등(법 시행령 제24조)

① 다음 각 호의 어느 하나에 해당하는 사업의 사업주는 법 제19조제1항에 따라 상시근로자 20명 이상 50명 미만인 사업장에 안전보건관리담당자를 1명 이상 선임해야 한다.
  1. 제조업
  2. 임업
  3. 하수, 폐수 및 분뇨 처리업
  4. 폐기물 수집, 운반, 처리 및 원료 재생업
  5. 환경 정화 및 복원업

② 안전보건관리담당자는 해당 사업장 소속 근로자로서 다음 각 호의 어느 하나에 해당하는 요건을 갖추어야 한다.
  1. 제17조에 따른 안전관리자의 자격을 갖추었을 것
  2. 제21조에 따른 보건관리자의 자격을 갖추었을 것
  3. 고용노동부장관이 정하여 고시하는 안전보건교육을 이수했을 것

③ 안전보건관리담당자는 제25조 각 호에 따른 업무에 지장이 없는 범위에서 다른 업무를 겸할 수 있다.

④ 사업주는 제1항에 따라 안전보건관리담당자를 선임한 경우에는 그 선임 사실 및 제25조 각 호에 따른 업무를 수행했음을 증명할 수 있는 서류를 갖추어 두어야 한다.

07

① **산업재해보상보험법**: 이 법은 산업재해보상보험 사업을 시행하여 근로자의 업무상의 재해를 신속하고 공정하게 보상하며, 재해근로자의 재활 및 사회 복귀를 촉진하기 위하여 이에 필요한 보험시설을 설치·운영하고, 재해 예방과 그 밖에 근로자의 복지 증진을 위한 사업을 시행하여 근로자 보호에 이바지하는 것을 목적으로 한다.

② **산업안전보건법**: 이 법은 산업 안전 및 보건에 관한 기준을 확립하고 그 책임의 소재를 명확하게 하여 산업재해를 예방하고 쾌적한 작업환경을 조성함으로써 노무를 제공하는 사람의 안전 및 보건을 유지·증진함을 목적으로 한다.

③ **근로기준법**: 이 법은 헌법에 따라 근로조건의 기준을 정함으로써 근로자의 기본적 생활을 보장, 향상시키며 균형 있는 국민경제의 발전을 꾀하는 것을 목적으로 한다.

④ **고용보험법**: 이 법은 고용보험의 시행을 통하여 실업의 예방, 고용의 촉진 및 근로자 등의 직업능력의 개발과 향상을 꾀하고, 국가의 직업지도와 직업소개 기능을 강화하며, 근로자 등이 실업한 경우에 생활에 필요한 급여를 실시하여 근로자 등의 생활안정과 구직 활동을 촉진함으로써 경제·사회 발전에 이바지하는 것을 목적으로 한다.

08

• 산업통상자원부(産業通商資源部)는 상업·무역·공업·통상, 통상교섭 및 통상교섭에 관한 총괄·조정, 외국인 투자, 중견기업, 산업기술 연구개발정책 및 에너지·지하자원에 관한 사무를 관장하는 대한민국의 중앙행정기관이다.

• 산업안전보건 정책은 고용노동부에서 담당하고 있다.

09

보건관리자의 업무(「산업안전보건법 시행령」 제22조)

(1) 산업안전보건위원회 또는 노사협의체에서 심의·의결한 업무와 안전보건관리규정 및 취업규칙에서 정한 업무

(2) 안전인증대상기계등과 자율안전확인대상기계등 중 보건과 관련된 보호구(保護具) 구입 시 적격품 선정에 관한 보좌 및 지도·조언

(3) 위험성평가에 관한 보좌 및 지도·조언

(4) 물질안전보건자료의 게시 또는 비치에 관한 보좌 및 지도·조언

(5) 보건관리자가 「의료법」에 따른 의사인 경우 산업보건의의 직무

(6) 해당 사업장 보건교육계획의 수립 및 보건교육 실시에 관한 보좌 및 지도·조언

(7) 해당 사업장의 근로자를 보호하기 위한 다음의 조치에 해당하는 의료행위(보건관리자가 의사, 간호사에 해당하는 경우로 한정한다)
  ① 자주 발생하는 가벼운 부상에 대한 치료

② 응급처치가 필요한 사람에 대한 처치

③ 부상 · 질병의 악화를 방지하기 위한 처치

④ 건강진단 결과 발견된 질병자의 요양 지도 및 관리

⑤ ①부터 ④까지의 의료행위에 따르는 의약품의 투여

(8) 작업장 내에서 사용되는 전체 환기장치 및 국소 배기장치 등에 관한 설비의 점검과 작업방법의 공학적 개선에 관한 보좌 및 지도 · 조언

(9) 사업장 순회점검, 지도 및 조치 건의

(10) 산업재해 발생의 원인 조사 · 분석 및 재발 방지를 위한 기술적 보좌 및 지도 · 조언

(11) 산업재해에 관한 통계의 유지 · 관리 · 분석을 위한 보좌 및 지도 · 조언

(12) 법 또는 법에 따른 명령으로 정한 보건에 관한 사항의 이행에 관한 보좌 및 지도 · 조언

(13) 업무 수행 내용의 기록 · 유지

(14) 그 밖에 보건과 관련된 작업관리 및 작업환경관리에 관한 사항으로서 고용노동부장관이 정하는 사항

10

우리나라 산업보건관련 역사

(1) 1953년: 「근로기준법」 제정

(2) 1963년: 「산업재해보상보험법」 제정

(4) 1972년: 특수건강진단 제도 실시

(5) 1981년: 「산업안전보건법」 제정

(6) 1984년: 「진폐의 예방과 진폐근로자의 보호 등에 관한 법률」 제정

(7) 1990년: 「산업안전기준에 관한 규칙」 제정

(8) 1995년: 근로복지공단 설립

(9) 2004년: 근골격계부담작업 유해요인 조사 실시

(10) 2011년: 「산업안전기준에 관한 규칙」을 「산업안전보건 기준에 관한 규칙」

11 ~ 12

산업안전보건법

(1) **보건관리자(제18조)**

사업주는 사업장에 보건에 관한 기술적인 사항에 관하여 사업주 또는 안전보건관리책임자를 보좌하고 관리감독자에게 지도 · 조언하는 업무를 수행하는 사람을 두어야 한다.

(2) **보건관리자의 자격(법 시행령 제21조 별표 6)**

① 법 제143조제1항에 따른 <u>산업보건지도사</u> 자격을 가진 사람

② 「의료법」에 따른 <u>의사</u>

③ 「의료법」에 따른 <u>간호사</u>

④ 「국가기술자격법」에 따른 <u>산업위생관리산업기사</u> 또는 <u>대기환경산업기사</u> 이상의 자격을 취득한 사람

⑤ 「국가기술자격법」에 따른 <u>인간공학기사</u> 이상의 자격을 취득한 사람

⑥ 「고등교육법」에 따른 <u>전문대학 이상의 학교에서 산업보건 또는 산업위생 분야의 학위를 취득한 사람</u>(법령에 따라 이와 같은 수준 이상의 학력이 있다고 인정되는 사람을 포함한다)

13

독일 「산업재해보험법」은 1884년, 우리나라 「산업재해보험법」은 1963년에 제정되었다.

제 2 절 | 건강과 근로작업				
01 ②	**02** ②	**03** ②	**04** ②	**05** ②
06 ④	**07** ④	**08** ③	**09** ③	**10** ④
11 ①	**12** ③	**13** ①	**14** ②	

01

「근로기준법」 제51조 탄력적 시간근로제에 따라 사용자는 근로자 대표와의 서면합의에 따라 3개월 이내의 단위기간을 평균하여 1주간의 근로시간이 제50조 제1항(1주간의 근로시간은 휴게시간을 제외하고 40시간을 초과할 수 없다)의 근로시간을 초과하지 아니하는 범위에서 특정한 주에 제50조 제1항의 근로시간을, 특정한 날에 제50조 제2항의 근로시간을 초과하여 근로하게 할 수 있다. 다만, <u>특정한 주의 근로시간은 52시간을, 특정한 날의 근로시간은 12시간을 초과할 수 없다.</u>

02

여성 및 연소근로자 보호

(1) **여성 근로자의 보호**

① <u>임산부(임신중이거나 산후 1년 지나지 않은 여성)는 보건상 유해 · 위험한 사업에 사용하지 못한다.</u>

② <u>주작업의 근로강도는 RMR 2.0 이하</u>

③ 중량물 취급 작업에 있어서 중량 제한(16세 이하는 5kg, 16~18세는 8kg, 18세 이상은 20kg)

④ 서서 하는 작업의 경우 시간 조건과 휴식 시간 조정

⑤ 공업독물(납, 벤젠, 비소, 수은) 취급 작업 시 유산 · 조산의 우려가 있으므로 고려

⑥ 고 · 저온 작업에서는 작업 조건과 냉 · 난방 고려

⑦ <u>산전 · 산후휴가: 90일, 다태아일 경우 120일</u>

⑧ <u>청구시 월 1일의 생리휴가 지급</u>

(2) 연소 노동과 근로

① 15세 미만자는 근로자로 채용하지 못한다.

② 18세 미만자는 도덕상 또는 보건상 유해하거나 위험한 사업에 채용하지 못한다.

③ 15이상 18세 미만까지는 보호연령으로 규정하여 1일 근로 시간 7시간, 1주에 35시간을 초과하지 못한다. 다만, 당사자 사이의 합의에 따라 1일에 1시간, 1주에 5시간을 한도로 연장할 수 있다.

④ 연소자에게 있어 중노동은 성장 발육을 저해하고, 추리력, 통찰력, 신경 작용, 운동 조절 능력 등을 떨어뜨리며, 직업병 및 공업중독의 위험성이 크고, 인격발달 장애를 가져오기 쉽기 때문에 근로 규제를 한다.

03

| 오답해설 |

① 1주간의 근로시간은 <u>휴게시간을 제외하고</u> 40시간을 초과할 수 없다.

③ 임신 중의 여성에게 <u>출산전후 90일</u>의 출산휴가를 주어야 한다.

④ 15세 이상 18세 미만 연소근로자의 법정근로시간은 <u>하루 7시간, 주35시간</u>을 초과하지 못한다.

04

$$에너지\ 대사율 = \frac{작업\ 시\ 소비에너지\ -\ 같은\ 시간\ 안정\ 시\ 소비에너지}{기초대사량}$$

• 작업시 소비에너지 = 7kcal×60분×10시간 = 4,200kcal
• 안정 시 소비에너지 = 2kcal×60분×10시간 = 1,200kcal
• 에너지대사율(RMR) = (4,200−1,200)/2,000 = 1.5

> **에너지 대사율에 따른 작업강도**
> • 경노동: RMR 0~1 　　• 중등노동: RMR 1~2
> • 강노동: RMR 2~4 　　• 중노동: RMR 4~7
> • 격노동: RMR 7 이상

05

근로 강도

(1) 오래 지속된 작업은 피로를 느끼게 하고 지나치면 근로자의 작업 능률 감소와 건강을 위협하는 결과까지도 초래한다.

(2) 근로자의 근로 강도나 양을 조사하여 근로자의 건강 관리, 작업 능률을 향상시켜야 한다.

(3) 에너지 대사율(Relative Metabolic Rate, RMR): 육체적 작업 강도의 지표

$$에너지\ 대사율 = \frac{근로대사량}{기초대사량}$$

(4) 에너지 대사율에 따른 작업강도

노동 강도	RMR	비고
경노동	0~1	의자에 앉아서 손으로 하는 작업
중등노동	1~2	지적 작업, 6시간 이상 쉬지 않고 하는 작업
강노동	2~4	전형적인 지속 작업
중노동	4~7	휴식의 필요가 있는 작업, 노동 시간 단축
격노동	7~	중도적 작업(중량물 작업을 과격하게 하는 정도)

06

여성 근로자의 보호

(1) 임산부(임신중이거나 산후 1년 지나지 않은 여성)는 보건상 유해·위험한 사업에 사용하지 못한다.

(2) 주작업의 근로강도는 RMR 2.0 이하

(3) 중량물 취급 작업에 있어서 중량 제한(16세 이하는 5kg, 16~18세는 8kg, 18세 이상은 20kg)

(4) 서서 하는 작업의 경우 시간 조건과 휴식 시간 조정

(5) 공업독물(납, 벤젠, 비소, 수은) 취급 작업 시 유산·조산의 우려가 있으므로 고려

(6) 고·저온 작업에서는 작업 조건과 냉·난방 고려

(7) 산전·산후휴가: 90일, 다태아일 경우 120일

(8) 청구시 월 1일의 생리휴가 지급

에너지 대사율에 따른 작업강도

노동 강도	RMR	비고
경노동	0~1	의자에 앉아서 손으로 하는 작업
중등노동	1~2	지적 작업, 6시간 이상 쉬지 않고 하는 작업
강노동	2~4	전형적인 지속 작업
중노동	4~7	휴식의 필요가 있는 작업, 노동 시간 단축
격노동	7~	중도적 작업

07

> **「근로기준법」상 여성과 소년에 관한 규정(법 제64조~75조)**
>
> ① 15세 미만인 자(중학교에 재학 중인 18세 미만인 자를 포함한다)는 근로자로 사용하지 못한다. 다만, 대통령령으로 정하는 기준에 따라 고용노동부장관이 발급한 취직인허증을 지닌 자는 근로자로 사용할 수 있다.
>
> ② 사용자는 임신 중이거나 산후 1년이 지나지 아니한 여성(임산부)과 18세 미만자를 도덕상 또는 보건상 유해·위험한 사업에 사용하지 못한다.
>
> ③ 근로 의욕과 생산성을 위하여 근로자를 적재적소에 배치한다. (법에 명시된 내용은 아니지만 근로자의 건강을 보호하기 위한 조치로는 적절하다.)
>
> ④ 생후 1년 미만의 유아(乳兒)를 가진 여성 근로자가 청구하면 1일 2회 각각 30분 이상의 유급 수유 시간을 주어야 한다.

08

산업피로(Indestrial fatigue)

(1) **산업피로**: 산업피로는 수면이나 휴식을 잘 취하지 못하고 과로 등이 누적되어서 정신.

(2) **산업피로의 증상**

① 머리가 무겁고, 전신이 나약해지고, 어깨, 가슴이 결리고, 숨쉬기가 어렵고, 팔, 다리가 쑤시고 입이 마르고, 하품이 나며, 식은땀이 나는 등의 신체적 증상이 있다.

② 머리가 띵하고 생각이 정리되지 않으며, 졸음이 오고 주의력이 산만해지고, 집중력이 떨어지며 관절의 강직과 이완이 오게 되며, 상태가 더 악화되면 얼굴에 부종, 근육통, 호흡곤란, 이상 발한, 소화기장애, 두통과 현기증, 허탈감 등의 증세가 나타난다.

산업피로의 자각증상

1군 〈졸음과 권태〉	2군 〈주의집중 곤란〉	3군 〈적재된 신체 이화감〉
1. 머리가 무겁다	11. 생각이 잘 정리되지 않는다	21. 머리가 아프다
2. 온몸이 노곤하다	12. 말하기가 싫어진다	22. 어깨가 결린다
3. 발이 무겁다	13. 초조해진다	23. 등이 아프다
4. 머리가 띵하다	14. 마음이 산란해진다	24. 숨이 차다
5. 하품이 난다	15. 일에 마음이 쏠리지 않는다	25. 입안이 마른다
6. 졸음이 온다	16. 간단한 일에도 생각이 잘 안 난다	26. 목소리가 변한다
7. 눈이 피로하다	17. 하는 일에 실수가 많아진다	27. 현기증이 난다
8. 동작이 어색해진다	18. 사소한 일에도 신경이 많이 간다	28. 눈 두덩이와 근육이 실룩거린다
9. 발걸음이 불안하다	19. 단정하게 있을 수가 없다	29. 손과 발이 불안하다
10. 옆으로 눕고 싶다	20. 끈기가 없어진다	30. 기분이 나쁘다

※ 출처: 노동과 건강연구회

09

「근로기준법」상 여성과 소년에 관한 규정

(1) 15세 미만인 자(중학교에 재학 중인 18세 미만인 자를 포함한다)는 근로자로 사용하지 못한다. 다만, 대통령령으로 정하는 기준에 따라 고용노동부장관이 발급한 취직인허증을 지닌 자는 근로자로 사용할 수 있다.

(2) 사용자는 임신 중이거나 산후 1년이 지나지 아니한 여성(임산부)과 18세 미만자를 도덕상 또는 보건상 유해·위험한 사업에 사용하지 못한다.

(3) 15세 이상 18세 미만인 자의 근로시간은 1일에 7시간, 1주에 35시간을 초과하지 못한다. 다만, 당사자 사이의 합의에 따라 1일에 1시간, 1주에 5시간을 한도로 연장할 수 있다.

(4) 사용자는 여성 근로자가 청구하면 월 1일의 생리휴가를 주어야 한다.

(5) 사용자는 임신 중의 여성에게 출산 전과 출산 후를 통하여 90일(한 번에 둘 이상 자녀를 임신한 경우에는 120일)의 출산전후휴가를 주어야 한다. 이 경우 휴가 기간의 배정은 출산 후에 45일(한 번에 둘 이상 자녀를 임신한 경우에는 60일) 이상이 되어야 한다.

(6) 생후 1년 미만의 유아(乳兒)를 가진 여성 근로자가 청구하면 1일 2회 각각 30분 이상 유급 수유 시간을 주어야 한다.

(7) 사용자는 산후 1년이 지나지 아니한 여성에 대하여는 단체협약이 있는 경우라도 1일에 2시간, 1주에 6시간, 1년에 150시간을 초과하는 시간외근로를 시키지 못한다.

10

「안전보건규정」 제2조(정의)

1. "안전보건교육"이란 「산업안전보건법」에 따라 근로자 및 특수형태근로종사자에게 실시하여야 하는 다음 각 목의 교육을 말한다.

   가. 정기교육: 해당 사업장의 사무직 종사 근로자, 사무직 종사 근로자 외의 근로자, 관리감독자의 지위에 있는 사람을 대상으로 정기적으로 실시하여야 하는 교육

   나. 채용 시 교육: 해당 사업장에 채용한 근로자를 대상으로 직무 배치 전 실시하여야 하는 교육

   다. 작업내용 변경 시 교육: 해당 사업장의 근로자가 기존에 수행하던 작업내용과 다른 작업을 수행하게 될 경우 변경된 작업을 수행하기 전 의무적으로 실시하여야 하는 교육

   라. 특별교육: 특수형태근로종사자를 배치하기 전 또는 작업내용을 변경할 때 실시하여야 하는 교육

   마. 최초 노무 제공 시 교육: 특수형태근로종사자로부터 노무를 제공받는 자가 노무를 제공하는 특수형태근로종사자를 대상으로 작업 배치 전 실시하여야 하는 교육

11

에너지 대사율에 따른 작업강도

노동 강도	RMR	비고
경노동	0~1	의자에 앉아서 손으로 하는 작업
중등노동	1~2	지적 작업, 6시간 이상 쉬지 않고 하는 작업
강노동	2~4	전형적인 지속 작업
중노동	4~7	휴식의 필요가 있는 작업, 노동 시간 단축
격노동	7~	중도적 작업

12

「산업안전보건법 시행규칙」

제38조(안전보건표지의 종류 · 형태 · 색채 및 용도 등)

안전보건표지의 색도기준 및 용도(제38조제3항 관련)			
색채	색도기준	용도	사용례
빨간색	7.5R 4/14	금지	정지신호, 소화설비 및 그 장소, 유해행위의 금지
		경고	화학물질 취급장소에서의 유해 · 위험 경고
노란색	5Y 8.5/12	경고	화학물질 취급장소에서의 유해 · 위험경고 이외의 위험경고, 주의표지 또는 기계방호물
파란색	2.5PB 4/10	지시	특정 행위의 지시 및 사실의 고지
녹색	2.5G 4/10	안내	비상구 및 피난소, 사람 또는 차량의 통행표지
흰색	N9.5		파란색 또는 녹색에 대한 보조색
검은색	N0.5		문자 및 빨간색 또는 노란색에 대한 보조색

(참고)

1. 허용 오차 범위 H=±2, V=±0.3, C=±1(H는 색상, V는 명도, C는 채도를 말한다)
2. 위의 색도기준은 한국산업규격(KS)에 따른 색의 3속성에 의한 표시방법(KSA 0062 기술표준원 고시 제2008−0759)에 따른다.

13

(1) 에너지 대사율(RMR, Relative Metabolic Rate): 육체적 작업 강도의 지표

에너지 대사율

$$= \frac{\text{작업 시 소비에너지 − 그와 같은 시간에 안정 시 소비에너지}}{\text{기초대사량}} = \frac{\text{근로대사량}}{\text{기초대사량}}$$

(2) 에너지 대사율에 따른 작업강도

노동 강도	RMR	비고
경노동	0~1	의자에 앉아서 손으로 하는 작업
중등노동	1~2	지적 작업, 6시간 이상 쉬지 않고 하는 작업
강노동	2~4	전형적인 지속 작업
중노동	4~7	휴식의 필요가 있는 작업, 노동 시간 단축
격노동	7~	중도적 작업(중량물 작업을 과격하게 하는 정도)

14

「근로기준법」상 근로시간

(1) 1주간의 근로시간은 휴게시간을 제외하고 40시간을 초과할 수 없다.
(2) 1일의 근로시간은 휴게시간을 제외하고 8시간을 초과할 수 없다.
(3) 당사자 간에 합의하면 1주간에 12시간을 한도로 근로시간을 연장할 수 있다.
(4) 근로시간이 4시간인 경우에는 30분 이상, 8시간인 경우에는 1시간 이상의 휴게시간을 근로시간 도중에 주어야 하며 휴게시간은 근로자가 자유롭게 이용할 수 있다.
(5) 15세 이상 18세 미만인 사람의 근로시간은 1일에 7시간, 1주에 35시간을 초과하지 못한다. 다만, 당사자 사이의 합의에 따라 1일에 1시간, 1주에 5시간을 한도로 연장할 수 있다.

제 3 절 | 근로자 건강진단				
01 ④	02 ④	03 ①	04 ②	05 ③
06 ④	07 ③	08 ③	09 ②	10 ②
11 ③	12 ②	13 ③	14 ③	15 ③
16 ③	17 ②	18 ①		

01 ~ 02

A	건강한 근로자
C1	직업병 요관찰자
C2	일반질병 요관찰자
D1	직업병 유소견자
D2	일반질병 유소견자
R	질환의심자

03

특수건강진단

(1) 특수건강진단 유해요인을 취급하는 업무에 종사하는 근로자에 대하여 직업병의 조기 발견을 위해 실시하는 정기 건강진단으로 특수건강진단기관에서 실시

(2) 직업성 질환을 조기에 발견함으로써 질병의 악화와 재발을 방지하며, 더 나아가 얻어진 자료를 통해 직업병 발생을 예방함으로써 근로자의 건강 보호와 유지에 기여하고 노동력을 보호하는 데 목적이 있음

(3) 화학물질 제조 및 취급자는 6개월에 1회, 기타 근로자는 1년에 1회 시행

특수건강진단 대상 유해인자(「산업안전보건법 시행규칙」 제98조 제2호 관련[별표 12의2])

1. 화학적 인자
   가. 유기화합물(108종)
   나. 금속류(19종)
   다. 산 및 알카리류(8종)
   라. 가스 상태 물질류(14종)
   마. 영 제30조에 따른 허가 대상 유해물질(12종)
   바. 금속가공유: 미네랄 오일미스트(광물성 오일, Oil mist, mineral)

2. 분진(7종)
   1) 곡물 분진(Grain dust)
   2) 광물성 분진(Mineral dust)
   3) 면 분진(Cotton dust)
   4) 나무 분진(Wood dust)
   5) 용접 흄(Welding fume)
   6) 유리섬유 분진(Glass fiber dust)
   7) 석면분진(Asbestos dust)

3. 물리적 인자(8종)
   1) 안전보건규칙 제512조제1호부터 제3호까지의 규정의 소음 작업, 강렬한 소음작업 및 충격소음작업에서 발생하는 소음
   2) 안전보건규칙 제512조제4호의 진동작업에서 발생하는 진동
   3) 안전보건규칙 제573조제1호의 방사선
   4) 고기압
   5) 저기압
   6) 유해광선
      가) 자외선
      나) 적외선
      다) 마이크로파 및 라디오파

4. 야간작업(2종)
   가. 6개월간 밤 12시부터 오전 5시까지의 시간을 포함하여 계속되는 8시간 작업을 월 평균 4회 이상 수행하는 경우
   나. 6개월간 오후 10시부터 다음날 오전 6시 사이의 시간 중 작업을 월 평균 60시간 이상 수행하는 경우

04

수시건강진단은 특수건강진단 실시 시기 외에 건강장해를 의심하게 하는 증상을 보이거나 의학적 소견이 있는 근로자에 대하여 사업주가 특수건강진단기관에서 실시하는 건강진단으로 특수건강진단 대상 업무로 인하여 해당 유해인자에 의한 직업성 천식, 직업성 피부 질환 등을 의심하게 하는 증상을 보이거나 의학적 소견이 있는 근로자에 대하여 실시한다.

05 ~ 06

건강관리 구분		건강관리 구분내용
A		건강관리상 사후관리가 필요 없는 근로자(건강한 근로자)
C	C1	직업성 질병으로 진전될 우려가 있어 추적검사 등 관찰이 필요한 근로자(직업병 요관찰자)
	C2	일반질병으로 진전될 우려가 있어 추적관찰이 필요한 근로자(일반질병 요관찰자)
D	D1	직업성 질병의 소견을 보여 사후관리가 필요한 근로자(직업병 유소견자)
	D2	일반 질병의 소견을 보여 사후관리가 필요한 근로자(일반질병 유소견자)
R		건강진단 1차 검사결과 건강수준의 평가가 곤란하거나 질병이 의심되는 근로자(제2차건강진단 대상자)

07

③ 일부(제1호~제5호)를 제외한 모든 대상 유해인자의 특수건강진단 실시주기는 12개월이다.(법 시행규칙 별표 12의3)

④ 제1차 검사항목은 특수건강진단의 대상이 되는 근로자 모두에 대하여 실시한다. → 제1차 검사항목은 특수건강진단, 배치전건강진단 및 수시건강진단의 대상이 되는 근로자 모두에 대하여 실시한다.(법 시행규칙 제206조)

특수건강진단

(1) 특수건강진단 유해요인을 취급하는 업무에 종사하는 근로자에 대하여 직업병의 조기발견을 위해 실시하는 정기 건강진단으로 특수건강진단기관에서 실시

(2) 직업성 질환을 조기에 발견함으로써 질병의 악화와 재발을 방지하며, 더 나아가 얻어진 자료를 통해 직업병 발생을 예방함으로써 근로자의 건강 보호와 유지에 기여하고 노동력을 보호하는 데 목적이 있음

(3) 화학물질 제조 및 취급자는 6개월에 1회, 기타 근로자는 1년에 1회 시행

08 ~ 09

근로자 건강진단 후 건강관리 구분

A	건강한 근로자
C1	직업병 요관찰자
C2	일반질병 요관찰자
D1	직업병 유소견자
D2	일반질병 유소견자
R	질환의심자

10

① **수시건강진단**: 특수건강진단 실시 시기 외에 건강장해를 의심하게 하는 증상을 보이거나 의학적 소견이 있는 근로자에 대하여 사업주가 특수건강진단기관에서 실시하는 건강진단

② **임시건강진단**: 같은 유해인자에 노출되는 근로자들에게 유사한 질병의 증상이 발생한 경우 등 고용노동부령으로 정하는 경우에는 근로자의 건강을 보호하기 위하여 사업주에게 특정 근로자에 대한 건강진단이다.

③ **특수건강진단**: 유해요인을 취급하는 업무에 종사하는 근로자에 대하여 직업병의 조기발견을 위해 특수건강진단기관에서 실시하는 정기건강진단

④ **배치 전 건강진단**: 근로자가 신규채용 또는 작업부서 전환으로 특수건강진단 대상 업무에 종사할 근로자에 대하여 사업주가 실시하는 건강진단으로 특수건강진단기관에서 실시

11

(08 해설 참고)

12

① **수시건강진단**: 특수건강진단 실시 시기 외에 건강장해를 의심하게 하는 증상을 보이거나 의학적 소견이 있는 근로자에 대하여 사업주가 특수건강진단기관에서 실시하는 건강진단

② **임시건강진단**: 같은 유해인자에 노출되는 근로자들에게 유사한 질병의 증상이 발생한 경우 등 고용노동부령으로 정하는 경우에는 근로자의 건강을 보호하기 위하여 사업주에게 특정 근로자에 대한 건강진단이다.

③ **특수건강진단**: 유해요인을 취급하는 업무에 종사하는 근로자에 대하여 직업병의 조기발견을 위해 실시하는 정기건강진단으로 특수건강진단기관에서 실시한다.

④ **일반건강진단**: 「국민건강보험법」에 의한 직장가입자의 경우 건강보험 재정으로 실시하는 건강진단이다. 근로자의 질병을 조기에 찾아내어 적절한 사후 관리와 치료를 신속

히 받도록 하여 근로자의 건강을 유지 및 보호하기 위해 실시한다.

13

특수건강진단

(1) 특수건강진단 유해요인을 취급하는 업무에 종사하는 근로자에 대하여 직업병의 조기발견을 위해 실시하는 정기건강진단으로 특수건강진단기관에서 실시한다.

(2) 직업성 질환을 조기에 발견함으로써 질병의 악화와 재발을 방지하며, 더 나아가 얻어진 자료를 통해 직업병 발생을 예방함으로써 근로자의 건강 보호와 유지에 기여하고 노동력을 보호하는 데 목적이 있다.

(3) 화학물질 제조 및 취급자는 6개월에 1회, 기타 근로자는 1년에 1회 시행

14

임시건강진단

(1) 같은 유해인자에 노출되는 근로자들에게 유사한 질병의 증상이 발생한 경우 등 고용노동부령으로 정하는 경우에는 근로자의 건강을 보호하기 위하여 사업주에게 특정 근로자에 대한 건강진단이다.

(2) "고용노동부령으로 정하는 경우"란 특수건강진단 대상 유해인자 또는 그 밖의 유해인자에 의한 중독 여부, 질병에 걸렸는지 여부 또는 질병의 발생 원인 등을 확인하기 위하여 필요하다고 인정되는 경우를 말한다.

① 같은 부서에 근무하는 근로자 또는 같은 유해인자에 노출되는 근로자에게 유사한 질병의 자각 · 타각 증상이 발생한 경우

② 직업병 유소견자가 발생하거나 여러 명이 발생할 우려가 있는 경우

③ 그 밖에 지방고용노동관서의 장이 필요하다고 판단하는 경우

| 오답해설 |

① **배치 전 건강진단**: 근로자가 신규채용 또는 작업부서 전환으로 특수건강진단 대상 업무에 종사할 근로자에 대하여 사업주가 실시하는 건강진단으로 특수건강진단기관에서 실시

② **수시건강진단**: 특수건강진단 실시 시기 외에 건강장해를 의심하게 하는 증상을 보이거나 의학적 소견이 있는 근로자에 대하여 사업주가 특수건강진단기관에서 실시하는 건강진단

④ **특수건강진단**: 유해요인을 취급하는 업무에 종사하는 근로자에 대하여 직업병의 조기발견을 위해 특수건강진단기관에서 실시하는 정기건강진단

15 ~ 16

근로자 건강진단

(1) **채용시 건강진단**: 일반 근로자가 채용 시점에서 이환되고 있는 질병이나 건강 상태를 밝힘으로써 취업으로 인하여 자신의 건강에 해가 되거나 타인에게 영향을 미칠 수 있는 질병의 유무를 알아내기 위해 실시한다.

(2) **일반건강진단**: 근로자의 질병을 조기에 찾아내어 적절한 사후 관리와 치료를 신속히 받도록 하여 근로자의 건강을 유지 및 보호하기 위해 실시한다. 사무직의 경우 2년에 1회, 사무직 이외 기타 근로자의 경우 1년에 1회 정기적으로 실시한다.(국민건강보험법에 의한 직장가입자 건강진단)

(3) **특수건강진단**: 특수건강진단 유해요인을 취급하는 업무에 종사하는 근로자에 대하여 직업병의 조기발견을 위해 실시하는 정기건강진단으로 특수건강진단기관에서 실시한다. 직업성 질환을 조기에 발견함으로써 질병의 악화와 재발을 방지하며, 더 나아가 얻어진 자료를 통해 직업병 발생을 예방함으로써 근로자의 건강 보호와 유지에 기여하고 노동력을 보호하는 데 목적이 있다. 화학물질 제조 및 취급자는 6개월에 1회, 기타 근로자는 1년에 1회 시행

(4) **배치 전 건강진단**: 근로자가 신규채용 또는 작업부서 전환으로 특수건강진단 대상 업무에 종사할 근로자에 대하여 사업주가 실시하는 건강진단으로 특수건강진단기관에서 실시한다.

(5) **수시건강진단**: <u>특수건강진단 대상 업무로 인하여 해당 유해인자에 의한 직업성 천식, 직업성 피부 질환 등을 의심하게 하는 증상을 보이거나 의학적 소견이 있는 근로자에 대하여 실시한다.</u>

(6) **임시건강진단**: 같은 유해인자에 노출되는 근로자들에게 유사한 질병의 증상이 발생한 경우 등 고용노동부령으로 정하는 경우에는 근로자의 건강을 보호하기 위하여 사업주에게 특정 근로자에 대한 건강진단이다.

17

건강관리 구분		건강관리 구분내용
A		건강관리상 사후관리가 필요 없는 근로자(건강한 근로자)
C	C1	직업성 질병으로 진전될 우려가 있어 추적검사 등 관찰이 필요한 근로자(직업병 요관찰자)
	C2	일반질병으로 진전될 우려가 있어 추적관찰이 필요한 근로자(일반질병 요관찰자)
D	D1	직업성 질병의 소견을 보여 사후관리가 필요한 근로자(직업병 유소견자)
	D2	일반 질병의 소견을 보여 사후관리가 필요한 근로자(일반질병 유소견자)
R		건강진단 1차 검사결과 건강수준의 평가가 곤란하거나 질병이 의심되는 근로자(제2차건강진단 대상자)

18

(15 해설 참고)

제 4 절 | 작업환경 유해요인 및 관리				
01 ③	02 ①	03 ③	04 ③	05 ①
06 ②	07 ①	08 ③	09 ③	10 ①
11 ②	12 ④	13 ③	14 ④	15 ②
16 ③	17 ①	18 ③	19 ①	20 ④
21 ②	22 ④	23 ②	24 ①	25 ②

01 ~ 03

미국산업위생가협회(ACGIH)의 노출 기준(TLV, Threshold Limit Value)

'거의 모든 근로자가 건강 장해를 입지 않고 매일 반복하여 노출될 수 있다고 생각되는 공기 중 유해인자의 농도 또는 강도'를 말한다. 그러나 개인의 감수성에 따라 질병이 발생할 가능성이 있다.

(1) **8시간 노출 기준(시간가중평균노출기준, TLV - TWA, Time - weighted Average)**

① 1일 8시간 작업을 기준으로 하여 유해인자의 측정치에 발생시간을 곱하여 8시간으로 나눈 값으로 1일 8시간 또는 1주일 40시간의 평균 농도이다.

② 이 기준에 반복적으로 노출되어도 거의 모든 근로자에게서 건강상 장해가 일어나지 않는 수준

(2) **단시간노출기준(TLV - STEL, Short Term Exposure Limit)**

① 근로자가 자극, 만성 또는 불가역적 조직 장해, 사고 유발, 응급 대처 능력 저하 및 작업 능률 저하를 초래할 정도의 마취를 일으키지 않고 단시간(15분) 동안 노출될 수 있는 농도이다.

② 단시간노출기준은 8시간 노출 기준에 대한 보완 기준이며 유해 작용이 주로 만성이고 고농도에서 급성 중독을 일으키는 물질에 적용한다.

③ 노출량이 TLV - TWA와 TLV - STEL 사이일 경우 15분 이상 지속적으로 노출되면 안되며, 1일 4회를 초과하면 안되고, 노출과 노출 사이에는 60분 이상의 간격이 있어야 한다.

(3) **천정값(최고허용농도, TLV - C, Ceiling)**

최고노출기준은 근로자가 1일 작업시간 동안 잠시라도 노출되어서는 아니 되는 기준을 말하며, 노출기준 앞에 'C'를 붙여 표시한다.

04

대치(Substitution)는 유해하지 않은 물질을 사용하거나 유해하지 않은 공정으로 변경해 주는 것으로 위생대책의 근본방법이며 때로는 비용이 적게 들기도 하지만, 기술적인 어려움이 따른다.

05

미국산업위생사협회(ACGIH, American Conference of Governmental Industrial Hygienists)

ACGIH에서는 직업적으로 노출될 수 있는 물질의 발암성을 A1~A5까지 구분하고 있다.

(1) **A1 - 인체 발암성 확인물질**: 지금까지의 연구를 통하여 발암성을 가지고 있는 것으로 확인된 물질을 말한다.

(2) **A2 - 인체 발암성 의심물질**: 역학적 증거가 제한적이거나 1종 이상의 동물실험에서 발암성이 확인된 경우로서 암을 유발할 것으로 의심되는 물질을 말한다.

(3) **A3 - 동물 발암성 확인물질이지만 인체 발암성은 알 수 없는 물질**

(4) **A4 - 인체 발암성 분류가 불가능한 물질**

(5) **A5 - 인체 비발암 물질**

06 ~ 10

(01 해설 참고)

11

생물학적 노출지수(BEls)

유해물질의 공기 중 농도로는 호흡기를 통한 흡수를 예측할 수 있으나 피부와 소화기를 통한 흡수는 평가할 수 없다. 근로자의 전체적인 유해물질 노출 및 흡수 정도를 평가하는 데 생물학적 측정이 필요하다. 공기 중 농도 측정의 보완으로 적용되며, 유해물질의 대사산물, 유해물질 자체 및 생화학적 변화 등 측정하는 것으로 <u>소변, 호기, 혈액 등이 주로 이용</u>된다.

12

유해인자 작업환경의 관리대책 중 개인보호구는 유해인자가 인체 내에 들어오는 것을 막아주는 최후의 방어수단으로, 보호구 성능상 완벽하게 유해인자를 차단해 주지는 못하기 때문에 우선순위가 제일 낮다.

13

혼합물질 노출기준

(1) 산업장에는 여러 종류의 유해물질이 동시에 사용되므로 각각에 대하여 정성 및 정량분석을 실시해야 한다. 독성이 비슷한 물질이 공기 중에 존재하고 표적장기가 동일하다면 이들은 상가작용(additive effect)을 일으킨다고 가정한다.

(2) 독성이 서로 다른 물질이 혼합되어 있을 경우 각각에 대하여 독립적으로 노출기준을 적용한다.

종류	내용	독성의 크기
독립 작용	혼합물질이 서로 영향을 주지 않고 각각 독립적인 독성을 나타내는 경우	2|3=2|3
상승 작용	혼합물질이 각각 독립적인 독성의 영향의 합보다 더 큰 경우	2+3=15
잠재 작용	어떤 조직이나 기관에 독성을 일으키지 않는 물질이 다른 물질의 독성을 크게 하는 작용, 주로 고농도에서 영향을 일으킨다.	2+0=10
길항 작용	두 가지 물질이 같이 있을 때 서로 영향을 방해하는 작용	2+3=1
상가 작용	혼합물질이 각각 독립적인 독성의 영향의 합과 같은 경우	2+3=5

14

작업환경 관리 대책의 종류

(1) **행정적 대책**: 경영진의 참여, 근로자 훈련 및 교육, 순환 배치, 의학적 건강진단, 정리정돈 및 청소

(2) **공학적 대책**: 대치, 격리, 환기 등

(3) **개인보호구 사용**: 호흡보호구, 청력보호구, 작업복, 장갑, 장화, 안전모, 보안경 등

15

대치는 유해하지 않은 물질을 사용하거나 유해하지 않은 공정으로 변경해 주는 것으로 위생대책의 근본방법이며 때로는 비용이 적게 들기도 하지만, 기술적인 어려움이 따른다. 대치의 종류로는 물질의 대치, 장비의 대치, 공정의 대치가 있다. 제시된 페인트 도정 공정을 변경하는 것은 공정의 대치에 해당한다.

16

작업환경 관리 방법 중 대치에 대한 설명이다.

① 벤젠을 이용한 세척 공정을 원격 조정 및 자동화한다. – 격리

② 소음이 심한 공정에서 귀마개를 사용하도록 한다. – 개인 보호구

③ 가연성 물질을 유리병 대신 철제통에 저장한다. – 대치

④ 작업장 후드를 설치하여 오염물질을 제거한다. – 환기

17

① TLV-C는 작업시간 동안 잠시도 초과되어서는 안 되는 농도이지만 실제 순간농도 측정이 어렵기 때문에 15분간 물질을 포집하여 측정한다.

② TLV의 기준(TWA, STEL 모두)은 안전농도와 위험농도를 명확하게 구분하는 경계로 볼 수 없다. 거의 모든 근로자에게 건강장애를 일으키지 않는 농도의 기준이지만 완벽하게 안전한 농도를 의미하는 것은 아니다.

③ 노출상한치(Excursion limits)는 8시간 노출기준은 설정되어 있으나 독성 자료가 부족하여 단시간 노출기준이 설정되지 않은 물질에 대하여 적용한다.

④ TLV-TWA을 초과하고 TLV-STEL 이하인 경우에는 각 노출 간격이 1시간 이상이어야 한다.

18

노출 기준 종류

(1) 8시간 노출 기준(시간가중평균노출기준, TLV-TWA, Time-weighted Average)

① 시간가중 평균치로서 1일 8시간 또는 1주일 40시간의 평균 농도

② 이 기준에 반복적으로 노출되어도 거의 모든 근로자에게서 건강상 장해가 일어나지 않는 수준

(2) **단시간노출기준**(TLV-STEL, Short Term Exposure Limit)

① 근로자가 자극, 만성 또는 불가역적 조직 장해, 사고 유발, 응급 대처 능력 저하 및 작업 능률 저하를 초래할 정도의 마취를 일으키지 않고 단시간(15분) 동안 노출될 수 있는 농도이다.

② 노출량이 TLV-TWA와 TLV-STEL 사이일 경우 다음 3가지 조건을 충족시켜야 한다.

- 15분 이상 지속적으로 노출되면 안 됨
- 1일 4회를 초과하면 안 됨
- 노출과 노출 사이에는 60분 이상의 간격이 있어야 함

(3) **천정값**(최고허용농도, TLV-C, Ceiling): 최고노출기준은 근로자가 1일 작업시간 동안 잠시라도 노출되어서는 아니 되는 기준을 말하며, 노출기준 앞에 'C'를 붙여 표시한다.

19 ~ 20

격리(Isolation)

(1) 작업자와 유해인자 사이에 장벽이 놓여 있는 상태를 뜻한다.

(2) 장벽이 물체일 수도, 거리일 수도, 시간일 수도 있으며, 근로자를 격리시키는 것이나 개인보호구를 착용하는 것도 격리의 한 방법이다.

(3) 방사선 동위원소를 취급할 때의 격리와 밀폐는 원격 장치의 대표적인 것으로 꼽을 수 있다.

(4) 공장 단위로 볼 때 현대적인 정유공장의 원격자동조정이 대표적이다.

21

미국산업위생가협회(ACGIH)의 노출 기준(TLV, Threshold Limit Value)

'거의 모든 근로자가 건강 장해를 입지 않고 매일 반복하여 노출될 수 있다고 생각되는 공기 중 유해인자의 농도 또는 강도'를 말한다. 그러나 개인의 감수성에 따라 질병이 발생할 가능성이 있다.

(1) 8시간 노출 기준(시간가중평균노출기준, TLV-TWA, Time-weighted Average)

① 1일 8시간 작업을 기준으로 하여 유해인자의 측정치에 발생시간을 곱하여 8시간으로 나눈 값으로 1일 8시간 또는 1주일 40시간의 평균 농도이다.

② 이 기준에 반복적으로 노출되어도 거의 모든 근로자에게서 건강상 장해가 일어나지 않는 수준

(2) **단시간노출기준**(TLV-STEL, Short Term Exposure Limit)

① 근로자가 자극, 만성 또는 불가역적 조직 장해, 사고 유발, 응급 대처 능력 저하 및 작업 능률 저하를 초래할 정도의 마취를 일으키지 않고 단시간(15분) 동안 노출될 수 있는 농도이다.

② 단시간노출기준은 8시간 노출 기준에 대한 보완 기준이며 유해 작용이 주로 만성이고 고농도에서 급성 중독을 일으키는 물질에 적용한다.

③ 노출량이 TLV-TWA와 TLV-STEL 사이일 경우 15분 이상 지속적으로 노출되면 안되며, 1일 4회를 초과하면 안 되고, 노출과 노출 사이에는 60분 이상의 간격이 있어야 한다.

(3) **천정값**(최고허용농도, TLV-C, Ceiling)

최고노출기준은 근로자가 1일 작업시간 동안 잠시라도 노출되어서는 아니 되는 기준을 말하며, 노출기준 앞에 'C'를 붙여 표시한다.

(4) **노출상한치**(Excursion limits): 8시간 노출기준은 설정되어 있으나 독성 자료가 부족하여 단시간 노출기준이 설정되지 않은 물질에 대하여 적용된다.

22

우리나라 고용노동부는 UN GHS(화학물질의 분류 및 표시에 관한 국제조화시스템) 기준을 근거로 '화학물질의 분류 표시 및 물질 안전보건자료에 관한 기준'을 개정하여 발암성 물질을 구분 1A, 구분 1B, 구분 2로 분류하고 있다.

「화학물질의 분류·표시 및 물질안전보건자료에 관한 기준」 별표

1 화학물질 등의 분류(제4조 관련)

발암성(carcinogenicity)

가. 정의: 암을 일으키거나 그 발생을 증가시키는 성질을 말한다.

나. 단일물질의 분류: 발암성의 구분은 구분 1A, 1B, 2를 원칙으로 하되, 구분 1A와 1B의 소구분이 어려운 경우에만 구분 1, 2로 통합 적용할 수 있다.

구분	구분 기준
1A	사람에게 충분한 발암성 증거가 있는 물질
1B	시험동물에서 발암성 증거가 충분히 있거나, 시험동물과 사람 모두에서 제한된 발암성 증거가 있는 물질
2	사람이나 동물에서 제한된 증거가 있지만, 구분 1로 분류하기에는 증거가 충분하지 않은 물질

※ 발암성 구분 1의 분류기준은 구분 1A 또는 1B에 속하는 것으로 인적경험에 의해 발암성이 있다고 인정되거나 동물시험을 통해 인체에 대해 발암성이 있다고 추정되는 물질을 말한다.

23

대치(Substitution)는 유해하지 않은 물질을 사용하거나 유해하지 않은 공정으로 변경해 주는 것으로 위생대책의 가장 근본적인 작업환경 관리 방법이며 때로는 비용이 적게 들기도 하지만, 기술적인 어려움이 따른다.

24

혼합물의 노출기준

(1) 산업장에는 여러 종류의 유해물질이 동시에 사용되므로 각각에 대하여 정성 및 정량분석을 실시해야 한다. 독성이 비슷한 물질이 공기 중에 존재하고 표적장기가 동일하다면 이들은 상가작용(additive effect)을 일으킨다고 가정한다.

(2) 독성이 서로 다른 물질이 혼합되어 있을 경우 각각에 대하여 독립적으로 노출기준을 적용한다.

종류	내용	독성의 크기
독립작용	혼합물질이 서로 영향을 주지 않고 각각 독립적인 독성을 나타내는 경우	2|3=2|3
상승작용	혼합물질이 각각 독립적인 독성의 영향의 합보다 더 큰 경우	2+3=15
잠재작용	어떤 조직이나 기관에 독성을 일으키지 않는 물질이 다른 물질의 독성을 크게 하는 작용. 주로 고농도에서 영향을 일으킨다.	2+0=10
길항작용	두 가지 물질이 같이 있을 때 서로 영향을 방해하는 작용	2+3=1
상가작용	혼합물질이 각각 독립적인 독성의 영향의 합과 같은 경우	2+3=5

25

(21 해설 참고)

제 5 절 | 산업재해				
01 ③	02 ③	03 ①	04 ③	05 ②
06 ③	07 ①	08 ④	09 ③	10 ②
11 ②	12 ②	13 ③	14 ②	15 ④
16 ①	17 ①	18 ①	19 ③	20 ②
21 ①	22 ③	23 ②	24 ①	25 ②
26 ③	27 ③	28 ③	29 ②	30 ②
31 ②	32 ①	33 ①	34 ③	35 ④
36 ④	37 ④	38 ①	39 ③	40 ④
41 ④	42 ①	43 ④	44 ③	45 ①
46 ②	47 ②	48 ①	49 ①	50 ②
51 ②	52 ①	53 ②	54 ①	55 ①
56 ②	57 ④	58 ④	59 ②	60 ③
61 ①	62 ①	63 ①	64 ②	65 ②
66 ③	67 ②	68 ④	69 ③	70 ①
71 ①	72 ①	73 ②	74 ①	75 ②
76 ④	77 ③			

01

산업재해지표

(1) 건수율 또는 발생률(Incidence Rate)

① 근로자 1,000명당 재해발생 건수

② 산업재해 발생상황을 총괄적으로 파악하는 데 도움을 줌

③ 분모에 있어서 작업시간이 고려되지 않은 것이 단점

④ $\dfrac{재해\ 건수}{평균\ 근로자\ 수} \times 1,000$

(2) 도수율(Frequency Rate)

① 100만 연 작업 시간당 재해발생 건수

② 산업재해 발생상황을 파악하기 위한 표준적 지표로 사용

③ $\dfrac{재해\ 건수}{연\ 작업시간\ 수} \times 1,000,000$

(3) 강도율

① 1,000 연 작업시간당 작업손실일수

② 재해에 의한 손상의 정도를 파악하는 데 도움을 주는 지표

③ $\dfrac{근로손실일수}{연\ 작업시간\ 수} \times 1,000$

(4) 사망만인율

① 근로자 10,000명당 연간 사망자 수

② $\dfrac{\text{연간 사망자 수}}{\text{근로자 수}} \times 10,000$

(5) 근로손실일수＝신체장해자 등급별 손실일수＋사망자 손실일수(7,500일 계산)＋부상자·업무상 질병요양자의 요양일수

(6) 평균작업손실일수 ＝ $\dfrac{\text{작업손실일수}}{\text{재해 건수}}$

02

강도율은 1,000 연 작업시간당 작업손실일수로 재해에 의한 손상의 정도를 파악하는 데 도움을 주는 지표이지만 재해의 요인이 무엇인지에 대한 부분은 포함하고 있지 않다.

• 근로손실일수＝신체 장해자 등급별 손실일수＋사망자 손실일수(7,500일 계산)＋부상자·업무상 질병요양자의 요양일수

03

(01 해설 참고)

04

하인리히는 현성 재해, 불현성 재해, 잠재성 재해의 발생건수를 분석하여 하인리히법칙을 발표하였다.

05

(01 해설 참고)

도수율(frequency rate)

100만 연 작업시간당 재해 발생 건수로 산업재해 발생 상황을 파악하기 위한 표준적 지표로 사용된다.

도수율 ＝ $\dfrac{\text{재해 건수}}{\text{연 작업시간 수}} \times 1,000,000$

06 ~ 07

강도율(severity rate, intensity rate)

1,000 연 작업시간당 작업손실일수로 재해에 의한 손상의 정도를 파악하는 데 도움을 주는 지표이다.

강도율 ＝ $\dfrac{\text{근로손실일수}}{\text{연 작업시간 수}} \times 1,000$

08

건수율은 근로자 1,000명당 재해발생 건수이다.

09

「산업재해보상보험법」에 따른 보험급여의 종류

(1) **요양급여**: 근로자가 업무상의 사유로 부상을 당하거나 질병에 걸린 경우에 그 근로자에게 지급한다.(진찰 및 검사, 약제 또는 진료재료와 의지(義肢), 그 밖의 보조기의 지급, 처치, 수술, 그 밖의 치료, 재활치료, 입원, 간호 및 간병, 이송, 그 밖에 고용노동부령으로 정하는 사항)

(2) **간병급여**: 요양급여를 받은 자 중 치유 후 의학적으로 상시 또는 수시로 간병이 필요하여 실제로 간병을 받는 사람에게 지급한다.

(3) **휴업급여**: 휴업급여는 업무상 사유로 부상을 당하거나 질병에 걸린 근로자에게 요양으로 취업하지 못한 기간에 대하여 지급하되, 1일당 지급액은 평균임금의 100분의 70에 상당하는 금액으로 한다. 다만, 취업하지 못한 기간이 3일 이내이면 지급하지 아니한다.

(4) **장해급여**: 장해급여는 근로자가 업무상의 사유로 부상을 당하거나 질병에 걸려 치유된 후 신체 등에 장해가 있는 경우에 그 근로자에게 지급한다. 장해급여는 장해보상연금 또는 장해보상일시금으로 한다.

(5) **유족급여**: 근로자가 업무상의 사유로 사망한 경우에 유족에게 지급한다.

(6) **상병보상연금**: 요양급여를 받는 근로자가 요양을 시작한 지 2년이 지난 날 이후에 요건 모두에 해당하는 상태가 계속되면 휴업급여 대신 상병보상연금을 그 근로자에게 지급한다.

(7) **장례비**: 장례비는 근로자가 업무상의 사유로 사망한 경우에 지급하되, 평균임금의 120일분에 상당하는 금액을 그 장례를 지낸 유족에게 지급한다.

(8) **직업재활급여**: 장해급여자 중 취업을 위하여 직업훈련이 필요한 사람("훈련대상자")에 대하여 실시하는 직업훈련에 드는 비용 및 직업훈련수당. 업무상의 재해가 발생할 당시의 사업에 복귀한 장해급여자에 대하여 사업주가 고용을 유지하거나 직장적응훈련 또는 재활운동을 실시하는 경우

10

강도율은 1,000 작업시간당 근로손실일수이므로 강도율이 3인 것은 1,000 작업 시간당 작업손실일수가 3일임을 의미한다.

11

강도율은 연간 1,000 근로시간당 작업손실일수로 재해에 의한 손상 정도를 파악하는 데 도움을 주는 지표이다.

12

도수율은 100만 연 작업시간당 재해 발생 건수로 산업재해 발생 상황을 파악하기 위한 표준적 지표로 사용된다.

13

강도율(Severity Rate, Intensity Rate)은 연간 1,000 작업시간당 작업손실일수로 재해에 의한 손상의 정도를 파악하는 데 도움을 주는 지표이다.

$$강도율 = \frac{근로손실일수}{연\ 작업시간\ 수} \times 1,000$$

14

(01 해설 참고)

$$빈도율(도수율) = \frac{재해\ 건수}{연간\ 근로시간\ 수} \times 1,000,000$$

15

산업재해보상보험의 원리

(1) **무과실책임주의**: 사용자의 과실유무에 상관없이 고용으로 인하여 또는 고용 중에 근로자에게 발생한 사고와 업무상 질병에 대해 사용자에게 책임을 부과하는 것을 의미한다.
(2) **정률보상방식**: 피해근로자의 연령, 직종, 근무 기간 등의 제반 조건을 고려하지 아니하고 당해 근로자의 평균 임금을 기초로 법령에서 정하는 기준에 따라 획일적으로 산정하여 보상하는 방식이다.
(3) **사회보험방식**: 기업의 사회적 책임이란 인식하에 총체로서의 기업인 국가가 보상 주체가 되는 것을 의미한다.
(4) **현실우선주의**: 업무상 재해로 인하여 보험급여를 지급하는 경우에 현실의 부양 상태를 고려하는 특징이 있다. 따라서 사실혼 관계에 의하여 유족보상금을 지급하는 경우에 그 수급권자의 순위에 있어서 사망 당시 부양하고 있던 배우자를 우선순위로 하여 지급하도록 하고 있다.

16

① **강도율**: 1,000연 작업시간당 작업손실일수로 재해에 의한 손상의 정도를 파악하는 데 도움을 주는 지표
② **도수율**: 100만 연 작업시간당 재해발생 건수로 산업재해 발생 상황을 파악하기 위한 표준적 지표로 사용
③ **건수율**: 근로자 1,000명당 재해발생 건수로 산업재해 발생 상황을 총괄적으로 파악하는 데 도움을 줌
④ **재해율**: 근로자 100명당 재해자 수(재해 건수)

17

하인리히는 『산업재해의 예방』이라는 저서에서 330건의 산업재해를 분석하여 피해 정도에 따라 큰 재해와 작은 재해 그리고 사소한 재해의 발생 비율을 "현성 재해(중대한 재해) : 불현성 재해(경미한 사고) : 잠재성 재해(무상해 사고)＝1 : 29 : 300"으로 발표하였다.

이 법칙에 따르면 산업재해는 어떤 우연한 사건에 의해 발생하는 것이 아니라, 충분히 그러할 개연성이 있었던 경미한 재해가 반복되는 과정 속에서 발생하는 것을 보여 준다. 따라서 큰 재해는 항상 사소한 것들을 방치할 때 발생한다는 것을 의미한다.

18

① $건수율 = \dfrac{재해\ 건수}{평균\ 근로자\ 수} \times 1,000$

② $강도율 = \dfrac{근로손실일수}{연\ 작업시간\ 수} \times 1,000$

③ $도수율 = \dfrac{재해\ 건수}{연\ 작업시간\ 수} \times 1,000,000$

④ $재해일수율 = \dfrac{연\ 재해일\ 수}{연\ 근로시간\ 수} \times 100$

19

하인리히의 도미노 이론은 사고 확산의 연쇄성을 설명하는 이론이다.

사고 확산의 단계

(1) 제1요인: 인간의 유전적 내력 또는 사회적으로 바람직하지 못한 현상
(2) 제2요인: 제1요인에 의해 생기는 인간의 결함
(3) 제3요인: 제2요인에 따른 불안전한 행동 및 기계적·물리적 위험
(4) 제4요인: 사고
(5) 제5요인: 재해(상해)

20

강도율＝작업손실일수 / 연간 작업시간 × 1,000
＝330 / 20,000 × 1,000 ＝ 16.5

21

강도율은 연간 1,000 근로시간당 근로손실일수로 재해의 경중 및 손상정도를 나타내고 건수율은 근로자 1,000명당 재해발생 건수, 도수율은 연간 1,000,000 작업시간당 재해발생 건수를 나타낸다. 강도율, 건수율, 도수율의 변화는 재해예방의 효과를 확인하기에 적절한 지표가 된다.
이환율은 산업재해 전체를 나타내는 지표가 아니고 업무상 질병자 수만 나타내므로 재해예방효과를 확인하기에 적절하지 않다.

22

도수율(Frequency Rate)

(1) 100만 연 작업시간당 재해발생 건수

(2) 산업재해 발생상황을 파악하기 위한 표준적 지표로 사용

(3) 도수율 $= \dfrac{\text{재해 건수}}{\text{연 작업시간 수}} \times 1,000,000$

23

「산업재해보상보험법」에 따른 보험급여의 종류

(1) **요양급여**: 근로자가 업무상의 사유로 부상을 당하거나 질병에 걸린 경우에 그 근로자에게 지급한다.(진찰 및 검사, 약제 또는 진료재료와 의지(義肢), 그 밖의 보조기의 지급, 처치, 수술, 그 밖의 치료, 재활치료, 입원, 간호 및 간병, 이송, 그 밖에 고용노동부령으로 정하는 사항)

(2) **간병급여**: 요양급여를 받은 자 중 치유 후 의학적으로 상시 또는 수시로 간병이 필요하여 실제로 간병을 받는 사람에게 지급한다.

(3) **휴업급여**: 휴업급여는 업무상 사유로 부상을 당하거나 질병에 걸린 근로자에게 요양으로 취업하지 못한 기간에 대하여 지급하되, 1일당 지급액은 평균임금의 100분의 70에 상당하는 금액으로 한다. 다만, 취업하지 못한 기간이 3일 이내이면 지급하지 아니한다.

(4) **장해급여**: 장해급여는 근로자가 업무상의 사유로 부상을 당하거나 질병에 걸려 치유된 후 신체 등에 장해가 있는 경우에 그 근로자에게 지급한다. 장해급여는 장해보상연금 또는 장해보상일시금으로 한다.

(5) **유족급여**: 근로자가 업무상의 사유로 사망한 경우에 유족에게 지급한다.

(6) **상병보상연금**: 요양급여를 받는 근로자가 요양을 시작한 지 2년이 지난 날 이후에 요건 모두에 해당하는 상태가 계속되면 휴업급여 대신 상병보상연금을 그 근로자에게 지급한다.

(7) **장례비**: 장례비는 근로자가 업무상의 사유로 사망한 경우에 지급하되, 평균임금의 120일분에 상당하는 금액을 그 장례를 지낸 유족에게 지급한다.

(8) **직업재활급여**: 장해급여자 중 취업을 위하여 직업훈련이 필요한 사람("훈련대상자")에 대하여 실시하는 직업훈련에 드는 비용 및 직업훈련수당. 업무상의 재해가 발생할 당시의 사업에 복귀한 장해급여자에 대하여 사업주가 고용을 유지하거나 직장적응훈련 또는 재활운동을 실시하는 경우

24

강도율은 1,000 연 작업시간당 작업손실일수로 재해에 의한 손상의 정도를 파악하는 데 도움을 주는 지표이다.

- 연 작업시간 수 $= 1,000 \times 300 \times 8 = 2,400,000$
- 강도율 $=$ 근로손실일수 / 연 작업시간 수 $\times 1,000$
  $= 120 / 2,400,000 \times 1,000 = 0.05$

25

하인리히(Heinrich, 1886~1962)는 1931년 『산업재해의 예방』이라는 저서에서 산업재해에 의한 피해 정도를 분석하여 큰 재해와 작은 재해 그리고 사소한 재해의 발생 비율을 발표하였다.
<u>현성 재해(중대한 재해) : 불현성 재해(경미한 사고) : 잠재성 재해(무상해 사고) = 1 : 29 : 300</u>
이 법칙에 따르면 산업재해는 어떤 우연한 사건에 의해 발생하는 것이 아니라, 충분히 그러할 개연성이 있었던 경미한 재해가 반복되는 과정 속에서 발생하는 것을 보여 준다. 따라서 큰 재해는 항상 사소한 것들을 방치할 때 발생한다는 것을 의미한다.

26

(23 해설 참고)

27

① 건수율 $= \dfrac{\text{재해 건수}}{\text{평균 근로자 수}} \times 1,000$

② 도수율 $= \dfrac{\text{재해 건수}}{\text{연 작업시간 수}} \times 1,000,000$

③ 이환율 $= \dfrac{\text{업무상 질병자 수}}{\text{평균 근로자 수}} \times 1,000$

④ 재해율 $= \dfrac{\text{재해자 수(재해 건수)}}{\text{평균 근로자 수}} \times 100$

28

① **건수율**: 근로자 1,000명당 재해발생 건수

② **강도율**: 1,000 연 작업시간당 작업손실일수

③ **도수율**: 100만 연 작업시간당 재해발생 건수

④ **근로손실일수**: 신체 장애자 등급별 손실일수 + 사망자 손실일수(7,500일 계산) + 부상자 · 업무상 질병 요양자의 요양일수

29

강도율은 연근 1,000 근로시간당 근로손실일수이다.

① **건수율** = (재해발생 건수/평균 근로자 수) × 1,000

③ **도수율** = (재해발생 건수/연 근로시간 수) × 1,000,000

④ **평균손실일수** = 작업손실일수/재해 건수

30

건수율 = 재해 건수/평균 근로자 수 × 1,000
= 4/800 × 1,000 = 5

31

건수율 = 재해 건수/평균 근로자 수 × 1,000

32

건수율은 근로자 1,000명당 재해발생 건수이다.

① 건수율 $= \dfrac{\text{재해 건수}}{\text{평균 근로자 수}} \times 1,000$

② 도수율 $= \dfrac{\text{재해 건수}}{\text{연 작업시간 수}} \times 1,000,000$

③ 강도율 $= \dfrac{\text{근로손실일수}}{\text{연 작업시간 수}} \times 1,000$

④ 재해일수율 $= \dfrac{\text{연 재해일 수}}{\text{연 근로시간 수}} \times 100$

33

우리나라 산업재해보상보험의 개요

(1) **자진 신고 및 자진 납부의 원칙**: 산재보험 가입대상이 되는 사업주는 보험가입에 필요한 제반 절차를 자발적으로 이행하고 보험료도 스스로 납부해야 한다.

(2) **사업주 100% 부담**: 보험사업에 소요되는 재원인 보험료는 사업주가 전액 부담한다. 수급자는 가입된 사업의 산재근로자이다.

(3) **사업장 중심 관리**: 타 사회보험은 개별보험자 단위의 관리가 이루어지고 있으나, 산재보험은 사업장 중심의 관리가 이루어지고 있다. 산재보험은 사업장 단위로만 가입이 이루어지고 개별근로자들의 관리는 별도로 이루어지지 않고 있다.

(4) **근로자를 사용하는 모든 사업 또는 사업장에 적용**: 산재보험은 1명 이상의 근로자를 고용하는 모든 사업장을 대상으로 한다.

(5) **소득보장과 의료보장의 기능을 동시에 한다.**

| 오답해설 |

ㄱ. 보험료는 사업주가 부담한다.

ㄹ. 산재보험은 소득과 의료를 보장하는 사회보험제도이다.

34

• 연 근로시간 수 = 500명 × 8시간 × 300일 = 1,200,000시간

• 도수율 = (연간 재해발생 건수 / 연간 근로시간 수)
× 1,000,000
= 24 / 1,200,000 × 1,000,000 = 20

35

평균작업손실일수 $= \dfrac{\text{작업손실일수}}{\text{재해 건수}}$

36

| 오답해설 |

① 건수율 $= \dfrac{\text{재해 건수}}{\text{평균 근로자 수}} \times 1,000$

② 도수율 $= \dfrac{\text{재해 건수}}{\text{연간 근로시간 수}} \times 1,000,000$

③ 재해율 $= \dfrac{\text{재해자 수(재해 건수)}}{\text{평균 근로자 수}} \times 100$

37

① 재해율 $= \dfrac{\text{재해자 수(재해 건수)}}{\text{평균 근로자 수}} \times 100$

② 사망만인율은 근로자 10,000명당 연간 사망자 수이다.

사망만인율 $= \dfrac{\text{연간 사망자 수}}{\text{근로자 수}} \times 10,000$

③ 도수율은 100만 연 작업시간당 재해 발생 건수이다.

도수율 $= \dfrac{\text{재해 건수}}{\text{연 작업시간 수}} \times 1,000,000$

④ 강도율은 1,000 연 작업시간당 근로손실일수이다.

강도율 $= \dfrac{\text{근로손실일수}}{\text{연 작업시간 수}} \times 1,000$

• 근로손실일수 = 신체 장해자 등급별 손실일수 + 사망자 손실일수(7,500일 계산) + 부상자 · 업무상 질병 요양자의 요양일수

38

① **강도율**: 연간 1,000 작업시간당 근로손실일수

② **건수율**: 근로자 1,000명당 재해발생 건수

③ **도수율**: 연간 1,000,000 작업시간당 재해발생 건수

④ **근로손실일수** = 신체 장해자 등급별 손실일수 + 사망자 손실일수(7,500일 계산) + 부상자 · 업무상 질병 요양자의 요양일수

39

업무상 사고의 특징

(1) **업무상 사고 부위**

① 손과 발이 전체 재해의 70~80% 차지

② 손(30~50%) > 발(25~35%)

(2) **업무상 사고 발생 주요 시기와 업종**

① 시간별: 오전 10시~12시경, 오후 2시~4시경 빈발

② 계절별: 7 · 8 · 9월과 12 · 1 · 2월에 빈발

③ 업종별: 건설업과 제조업에서 빈발
④ 규모별: 소규모 사업장에서 빈발
⑤ 숙련도: 6개월 미만의 미숙련 근로자에게 빈발

40

① **건수율(천인율)**: 근로자 1,000명당 재해발생 건수
② **도수율**: 연간 1,000,000 작업시간당 재해발생 건수
③ **강도율**: 연간 1,000 작업시간당 근로손실일수

41

(1) **건수율 또는 발생률(천인율, Incidence Rate)**
① 근로자 1,000명당 재해발생 건수
② 산업재해 발생 상황을 총괄적으로 파악하는 데 도움을 줌
③ 분모에 있어서 작업시간이 고려되지 않은 것이 단점임
④ 건수율 = $\dfrac{\text{재해 건수}}{\text{평균 근로자 수}} \times 1{,}000$

(2) **도수율(빈도율, Frequency Rate)**
① 100만 연 작업시간당 재해 발생 건수
② 산업재해 발생 상황을 파악하기 위한 표준적 지표로 사용
③ 도수율 = $\dfrac{\text{재해 건수}}{\text{연 작업시간 수}} \times 1{,}000{,}000$

(3) **강도율(Severity Rate, Intensity Rate)**
① 1,000 연 작업시간당 작업손실일수
② 재해에 의한 손상의 정도를 파악하는 데 도움을 주는 지표
③ 강도율 = $\dfrac{\text{근로손실일수}}{\text{연 작업시간 수}} \times 1{,}000$

42

① **강도율** = $\dfrac{\text{근로손실일수}}{\text{연 작업시간 수}} \times 1{,}000$

② **재해율** = $\dfrac{\text{재해자 수(재해 건수)}}{\text{평균 근로자 수}} \times 100$

③ **도수율** = $\dfrac{\text{재해 건수}}{\text{연 작업시간 수}} \times 1{,}000{,}000$

④ **중독률** = $\dfrac{\text{작업손실일수}}{\text{재해 건수}}$

43

도수율은 100만 작업시간당 재해발생 건수이다.
도수율 = $10 / 3{,}000{,}000 \times 1{,}000{,}000 = 3.3$

44

① **건수율**: 근로자 1,000명당 재해발생 건수
② **도수율**: 연간 100만작업시간당 재해발생 건수
③ **강도율**: 연간 1,000작업시간당 근로손실일수
④ **재해일수율**: 연간 100근로시간당 재해일수

45

도수율은 연간 100만근로시간당 재해발생 건수이다.

46

업무상 사고의 특징
(1) **업무상 사고 부위**
① 손과 발이 전체 재해의 70~80% 차지
② 손(30~50%) > 발(25~35%)
(2) **업무상 사고 발생 주요 시기와 업종**
① 시간별: 오전 10시~12시경, 오후 2시~4시경 빈발
② 주일별: 목·금요일 빈발
③ 계절별: 7·8·9월과 12·1·2월에 빈발
④ 업종별: 건설업과 제조업에서 빈발
⑤ 규모별: 소규모 사업장에서 빈발
⑥ 숙련도: 6개월 미만의 미숙련 근로자에게 빈발

47

다수요인이론(Multiple Factor Theory)
(1) 그로스(V. L. Grose)는 4M을 사용하여 사고의 원인을 설명하였다.
① 사람(Man): 사람의 심리적 상태, 성별, 나이, 생리적 차이, 인지 요인 등
② 기계(Machine): 기계의 형태, 유형, 크기, 안전장치, 기계운전, 사용된 에너지의 유형 등
③ 매체(Media): 기상 조건, 바닥의 물기, 건물의 온도 등
④ 관리(Management): 다른 3가지 요인을 관리하는 것
(2) 작업장의 잠재적이거나 숨겨진 사고의 원인을 다양한 측면에서 밝혀내는 데 유용하다.

48

① **강도율**: 1,000 연 작업 시간당 작업손실일수
② **도수율**: 100만 연 작업 시간당 재해발생 건수
③ **재해율**: 근로자 100명당 재해자 수(재해 건수)
④ **건수율**: 근로자 1,000명당 재해발생 건수

49

산업재해지표

(1) **건수율 또는 발생률(Incidence Rate)**
① 근로자 1,000명당 재해발생 건수
② 산업재해 발생상황을 총괄적으로 파악하는 데 도움을 줌
③ 분모에 있어서 작업시간이 고려되지 않은 것이 단점
④ $\dfrac{\text{재해 건수}}{\text{평균 근로자 수}} \times 1,000$

(2) **도수율(Frequency Rate)**
① 100만 연 작업시간당 재해발생건수
② 산업재해 발생상황을 파악하기 위한 표준적 지표로 사용
③ $\dfrac{\text{재해 건수}}{\text{연 작업시간 수}} \times 1,000,000$

(3) **강도율**
① 1,000 연 작업시간당 작업손실일수
② 재해에 의한 손상의 정도를 파악하는 데 도움을 주는 지표
③ $\dfrac{\text{근로손실일수}}{\text{연 작업시간 수}} \times 1,000$

(4) **사망만인율**
① 근로자 10,000명당 연간 사망자 수
② $\dfrac{\text{연간 사망자 수}}{\text{근로자 수}} \times 10,000$

50

인간요인 이론(Human factor theory)

인간요인 이론은 사고가 인간의 실수의 결과로 나타난다는 개념에 근거하고 있으며, 인간의 실수를 유발하는 요인은 과부하, 부적절한 행동, 부적절한 반응의 세 가지로 요약된다.

(1) **과부하(overload)**: 근로자가 맡은 업무 또는 책임이 과중한 것을 의미한다.
(2) **부적절한 행동(inappropriate activities)**: 근로자의 실수와 같은 의미이다.
(3) **부적절한 반응(inappropriate worker response)**: 근로자가 위험한 상황을 인지했지만, 그 상황에 적절한 대처를 하지 못하거나 생산성 향상을 위하여 기계의 안전장치를 제거하는 등의 행위를 의미한다.

51

도수율(빈도율, Frequency Rate)

(1) 100만 연 작업시간당 재해 발생 건수
(2) 산업재해 발생 상황을 파악하기 위한 '표준적 지표로 사용
(3) 도수율 $= \dfrac{\text{재해 건수}}{\text{연 작업시간 수}} \times 1,000,000$

52

(49 해설 참고)

53

도수율(Frequency Rate)

(1) 100만 연 작업시간당 재해발생건수
(2) 산업재해 발생상황을 파악하기 위한 표준적 지표로 사용
(3) $\dfrac{\text{재해 건수}}{\text{연 작업시간 수}} \times 1,000,000$

54

산업재해지표

(1) **건수율 또는 발생률(Incidence Rate)**
• 근로자 1,000명당 재해발생 건수
• 산업재해 발생상황을 총괄적으로 파악하는 데 도움을 줌
• 분모에 있어서 작업시간이 고려되지 않은 것이 단점
• $\dfrac{\text{재해 건수}}{\text{평균 근로자 수}} \times 1,000$

(2) **도수율(Frequency Rate)**
• 100만 연 작업시간당 재해발생 건수
• 산업재해 발생상황을 파악하기 위한 표준적 지표로 사용
• $\dfrac{\text{재해 건수}}{\text{연 작업시간 수}} \times 1,000,000$

(3) **강도율**
• 1,000 연 작업시간당 작업손실일수
• 재해에 의한 손상의 정도를 파악하는 데 도움을 주는 지표
• $\dfrac{\text{근로손실일수}}{\text{연 작업시간 수}} \times 1,000$

(4) **평균작업손실일수** $= \dfrac{\text{작업손실일수}}{\text{재해 건수}}$

55

① 강도율 $= \dfrac{\text{근로손실일수}}{\text{연 작업시간 수}} \times 1,000$

② 건수율 $= \dfrac{\text{재해 건수}}{\text{평균 근로자 수}} \times 1,000$

③ 도수율 $= \dfrac{\text{재해 건수}}{\text{연 작업시간 수}} \times 1,000,000$

④ 재해율 $= \dfrac{\text{재해자 수(재해 건수)}}{\text{평균 근로자 수}} \times 100$

56

다수요인이론(Multiple Factor Theory): 로스(V. L. Grose)는 4M을 사용하여 사고의 원인을 설명하였다.

(1) **사람(Man)**: 사람의 심리적 상태, 성별, 나이, 생리적 차이, 인지 요인 등
(2) **기계(Machine)**: 기계의 형태, 유형, 크기, 안전장치, 기계 운전, 사용된 에너지의 유형 등
(3) **매체(Media)**: 기상 조건, 바닥의 물기, 건물의 온도 등
(4) **관리(Management)**: 다른 3가지 요인을 관리하는 것

57

강도율(Severity Rate, Intensity Rate)은 1,000 연 작업시간당 작업손실일수로 재해에 의한 손상의 정도를 파악하는 데 도움을 주는 지표이다.

58

중대재해

(1) **정의(「산업안전보건법」 제2조)**: "중대재해"란 산업재해 중 사망 등 재해 정도가 심하거나 다수의 재해자가 발생한 경우로서 고용노동부령으로 정하는 재해를 말한다.
(2) 중대재해의 범위(산업안전보건법 시행규칙 제3조) 법 제2조제2호에서 "고용노동부령으로 정하는 재해"란 다음 각 호의 어느 하나에 해당하는 재해를 말한다.
    1. 사망자가 1명 이상 발생한 재해
    2. 3개월 이상의 요양이 필요한 부상자가 동시에 2명 이상 발생한 재해
    3. 부상자 또는 직업성 질병자가 동시에 10명 이상 발생한 재해

59

① 도수율은 100만 연 작업시간당 재해 발생 건수이다.

$$\text{도수율} = \frac{\text{재해 건수}}{\text{연 작업시간 수}} \times 1,000,000$$

② 강도율은 1,000 연 작업 시간당 근로손실일수이다.

$$\text{강도율} = \frac{\text{근로손실일수}}{\text{연 작업시간 수}} \times 1,000$$

③ 건수율은 근로자 1,000명당 재해발생 건수이다.

$$\text{건수율} = \frac{\text{재해 건수}}{\text{평균 근로자 수}} \times 1,000$$

④ 사망만인율은 근로자 10,000명당 연간 사망자 수이다.

$$\text{사망만인율} = \frac{\text{연간 사망자 수}}{\text{근로자 수}} \times 10,000$$

60

① 건수율은 근로자 1,000명당 재해발생 건수이다.

$$\text{건수율} = \frac{\text{재해 건수}}{\text{평균 근로자 수}} \times 1,000$$

② 도수율은 100만 연 작업 시간당 재해발생 건수이다.

$$\text{도수율} = \frac{\text{재해 건수}}{\text{연 작업시간 수}} \times 1,000,000$$

③ 강도율은 1,000 연 작업시간당 근로손실일수이다.

$$\text{강도율} = \frac{\text{근로손실일수}}{\text{연 작업시간 수}} \times 1,000$$

④ $\text{재해율} = \dfrac{\text{재해자 수(재해 건수)}}{\text{평균 근로자 수}} \times 100$

61

산업재해지표

(1) **건수율 또는 발생률(Incidence Rate)**
    ① 근로자 1,000명당 재해발생 건수
    ② 산업재해 발생상황을 총괄적으로 파악하는 데 도움을 줌
    ③ 분모에 있어서 작업시간이 고려되지 않은 것이 단점
    ④ $\dfrac{\text{재해 건수}}{\text{평균 근로자 수}} \times 1,000$

(2) **도수율(Frequency Rate)**
    ① 100만 연 작업시간당 재해발생 건수
    ② <u>산업재해 발생상황을 파악하기 위한 표준적 지표로 사용</u>
    ③ $\dfrac{\text{재해 건수}}{\text{연 작업시간 수}} \times 1,000,000$

(3) **강도율**
    ① 1,000 연 작업시간당 작업손실일수
    ② 재해에 의한 손상의 정도를 파악하는 데 도움을 주는 지표
    ③ $\dfrac{\text{근로손실일수}}{\text{연 작업시간 수}} \times 1,000$

62

우리나라 산업재해보상보험의 개요

(1) **자진 신고 및 자진 납부의 원칙**: 산재보험 가입대상이 되는 사업주는 보험가입에 필요한 제반 절차를 자발적으로 이행하고 보험료도 스스로 납부해야 한다.
(2) **사업주 100% 부담**: 보험사업에 소요되는 재원인 보험료는 사업주가 전액 부담한다. 수급자는 가입된 사업의 산재근로자이다.

(3) **사업장 중심 관리**: 타 사회보험은 개별보험자 단위의 관리가 이루어지고 있으나, 산재보험은 사업장 중심의 관리가 이루어지고 있다. 산재보험은 사업장 단위로만 가입이 이루어지고 개별근로자들의 관리는 별도로 이루어지지 않고 있다.

(4) **근로자를 사용하는 모든 사업 또는 사업장에 적용**: 산재보험은 1명 이상의 근로자를 고용하는 모든 사업장을 대상으로 한다.

(5) 소득보장과 의료보장의 기능을 동시에 한다.

| 오답해설 |

ㄱ. 근로자의 연대책임을 강조한다. → 산재보험의 보험료는 사업주가 100%로 부담하므로 근로자의 연대책임은 없다.

ㄹ. 지방자치단체 주도의 임의보험으로 재해근로자 또는 유족을 보호하는 제도이다. → 산재보험은 국가주도의 강제보험이다.

63

(61 해설 참고)

64

산재보험 급여의 종류

(1) **요양급여**: 근로자가 업무상의 사유로 부상을 당하거나 질병에 걸린 경우에 그 근로자에게 ㉠ 진찰 및 검사, ㉡ 약제 또는 진료재료와 의지(義肢), 그 밖의 보조기의 지급, ㉢ 처치, 수술, 그 밖의 치료, ㉣ 재활치료, ㉤ 입원, ㉥ 간호 및 간병, ㉦ 이송, ㉧ 그 밖에 고용노동부령으로 정하는 사항을 지급한다. <u>부상 또는 질병이 3일 이내의 요양으로 치유될 수 있으면 요양급여를 지급하지 아니한다.</u>

(2) **간병급여**: <u>요양급여를 받은 자 중 치유 후 의학적으로 상시 또는 수시로 간병이 필요하여 실제로 간병을 받는 사람에게 지급한다.</u>

(3) **휴업급여**: 업무상 사유로 부상을 당하거나 질병에 걸린 근로자에게 요양으로 취업하지 못한 기간에 대하여 지급하되, 1일당 지급액은 평균임금의 100분의 70에 상당하는 금액으로 한다. 다만, <u>취업하지 못한 기간이 3일 이내이면 지급하지 아니한다.</u>

(4) **장해급여**: 근로자가 업무상의 사유로 부상을 당하거나 질병에 걸려 치유된 후 신체 등에 장해가 있는 경우에 그 근로자에게 지급한다. 장해급여는 장해보상연금 또는 장해보상일시금으로 한다.

(5) **유족급여**: 근로자가 업무상의 사유로 사망한 경우에 유족에게 지급하며 유족보상연금이나 유족보상일시금으로 지급한다.

(6) **상병보상연금**: 요양급여를 받는 근로자가 요양을 시작한 지 2년이 지난 날 이후에 부상이나 질병이 치유되지 아니

한 상태, 중증요양상태, 요양으로 인하여 취업하지 못한 상태가 계속되면 휴업급여 대신 상병보상연금을 그 근로자에게 지급한다.

(7) **장례비**: 근로자가 업무상의 사유로 사망한 경우에 지급하되, 평균임금의 120일분에 상당하는 금액을 그 장례를 지낸 유족에게 지급한다.

(8) **직업재활급여**: 장해급여자 중 취업을 위하여 직업훈련이 필요한 사람(훈련대상자)에 대하여 실시하는 직업훈련에 드는 비용 및 직업훈련수당, 업무상의 재해가 발생할 당시의 사업에 복귀한 장해급여자에 대하여 사업주가 고용을 유지하거나 직장적응훈련 또는 재활운동을 실시하는 경우에 각각 지급하는 직장복귀지원금, 직장적응훈련비 및 재활운동비

| 오답해설 |

① 휴업급여 대신 상병보상연금을 지급하는 것으로 동시에 받을 수 없다.

③ 휴업급여는 4일이상의 요양이 필요한 경우에 지급한다. 즉, 취업하지 못한 기간이 3일 이내이면 지급하지 아니한다.

④ 3일 이내에 치유될 수 있으면 요양급여를 지급하지 아니한다.

65

산업재해보상보험의 연혁

(1) 1963년: 「산업재해보상보험법」 제정

(2) 1964년: 상시 500인 이상 사업장 적용 시행

(3) 1995년: 산재보험 집행업무를 근로복지공단으로 이관

(4) 2000년: 상시근로자 1인 이상 사업장 적용 확대

(5) 2018년: 근로자를 1명 이상 사용하는 사업장(상시근로자 1인 미만 사업장) 적용 확대

| 오답해설 |

③ 산업재해보상보험의 보험료는 사용자가 전액 부담하고 수혜자는 근로자이다.

④ 독일은 세계 최초로 사회보험제도가 시행된 나라로 1883년 근로자질병보호법, 1884년 산재보험법, 1889년 폐질 · 노령보험법을 제정하였다.

66 ~ 68

산업재해지표

(1) **건수율 또는 발생률(Incidence Rate)**

① 근로자 1,000명당 재해발생 건수

② 산업재해 발생상황을 총괄적으로 파악하는 데 도움을 줌

③ 분모에 있어서 작업시간이 고려되지 않은 것이 단점

④ $\dfrac{\text{재해 건수}}{\text{평균 근로자 수}} \times 1,000$

(2) 도수율(Frequency Rate)

① 100만 연 작업시간당 재해발생 건수

② 산업재해 발생상황을 파악하기 위한 표준적 지표로 사용

$$③ \frac{재해\ 건수}{연\ 작업시간\ 수} \times 1,000,000$$

(3) 강도율

① 1,000 연 작업시간당 작업손실일수

② 재해에 의한 손상의 정도를 파악하는 데 도움을 주는 지표

$$③ \frac{근로손실일수}{연\ 작업시간\ 수} \times 1,000$$

(4) 사망만인율

① 근로자 10,000명당 연간 사망자 수

$$② \frac{연간\ 사망자\ 수}{근로자\ 수} \times 10,000$$

(5) 근로손실일수 = 신체장해자 등급별 손실일수 + 사망자 손실일수(7,500일 계산) + 부상자·업무상 질병요양자의 요양일수

$$(6)\ \textbf{평균작업손실일수(중독률)} = \frac{작업손실일수}{재해\ 건수}$$

69

강도율

(1) 1,000 연 작업시간당 작업손실일수

(2) 재해에 의한 손상의 정도를 파악하는 데 도움을 주는 지표

$$(3)\ \frac{근로손실일수}{연\ 작업시간\ 수} \times 1,000$$

70

(66 해설 참고)

71

도수율(빈도율, Frequency Rate)

(1) 100만 연 작업 시간당 재해 발생 건수

(2) 산업재해 발생 상황을 파악하기 위한 표준적 지표로 사용

$$(3)\ 도수율 = \frac{재해\ 건수}{연\ 작업시간\ 수} \times 1,000,000$$

72

건수율 = 재해 건수 / 평균근로자 수 × 1,000
      = 10 / 500 × 1,000 = 20

73

산업재해의 주 지표는 재해 건수를 근로자수로 나눈 재해율과 사망만인율이다. 이 지표는 재해 발생을 쉽게 표현할 수 있지만, 재해의 강도나 근로시간을 고려하지 않아 정확한 재해 발생 현황을 표현하지 못한다. 이를 보완하기 위하여 재해 강도를 반영하기 위해서는 근로손실일수를 1,000근로시간으로 나눈 강도율을 사용하고, 장시간 근로자나 단시간 근로자가 많을 때는 발생건수를 100만 근로시간으로 나눈 도수율을 사용한다.

※ 출처: 예방의학과 공중보건학(제4판) 대한예방의학회, 계축문화사. 2021년 p.810.

74

하인리히는 『산업재해의 예방』이라는 저서에서 330건의 산업재해를 분석하여 피해 정도에 따라 큰 재해와 작은 재해 그리고 사소한 재해의 발생 비율을 "현성 재해(중대한 재해) : 불현성 재해(경미한 사고) : 잠재성 재해(무상해 사고) = 1 : 29 : 300"으로 발표하였다.

이 법칙에 따르면 산업재해는 어떤 우연한 사건에 의해 발생하는 것이 아니라, 충분히 그러할 개연성이 있었던 경미한 재해가 반복되는 과정 속에서 발생하는 것을 보여 준다. 따라서 큰 재해는 항상 사소한 것들을 방치할 때 발생한다는 것을 의미한다.

75

우리나라 산업재해보상보험의 개요

(1) **자진 신고 및 자진 납부의 원칙**: 산재보험 가입대상이 되는 사업주는 보험가입에 필요한 제반 절차를 자발적으로 이행하고 보험료도 스스로 납부해야 한다.

(2) **사업주 100% 부담**: 보험사업에 소요되는 재원인 보험료는 사업주가 전액 부담한다. 수급자는 가입된 사업의 산재근로자이다.

(3) **사업장 중심 관리**: 타 사회보험은 개별보험자 단위의 관리가 이루어지고 있으나, 산재보험은 사업장 중심의 관리가 이루어지고 있다. 산재보험은 사업장 단위로만 가입이 이루어지고 개별근로자들의 관리는 별도로 이루어지지 않고 있다.

(4) **근로자를 사용하는 모든 사업 또는 사업장에 적용**: 산재보험은 1명 이상의 근로자를 고용하는 모든 사업장을 대상으로 한다.

(5) 소득보장과 의료보장의 기능을 동시에 한다.

| 오답해설 |

① 상시 근로자가 없어도 1명 이상의 근로자를 고용하는 모든 사업장을 대상으로 한다.

③ 산업재해보상보험은 사회보험제도로 강제가입을 원칙으로 하며 신고 및 보험료 납부를 사업주가 스스로 이행해야 한다.

④ 근로자가 통상적인 경로와 방법으로 출퇴근 중 발생하는 사고는 업무상 재해에 해당한다.

76

장해급여(「산업재해보상보험법」 제57조)

장해급여는 근로자가 업무상의 사유로 부상을 당하거나 질병에 걸려 치유된 후 신체 등에 장해가 있는 경우에 그 근로자에게 지급한다. 장해급여는 장해보상연금 또는 장해보상일시금으로 한다.

- **장해등급 1급~7급**: 장해보상연금 또는 장해보상일시금 지급
- **장해등급 8급~14급**: 장해보상일시금 지급

77

강도율은 1,000 연 작업시간당 작업손실일수로 재해에 의한 손상의 정도를 파악하는 데 도움을 주는 지표이지만 재해의 요인이 무엇인지에 대한 부분은 포함하고 있지 않다.

- 근로손실일수＝신체 장해자 등급별 손실일수＋사망자 손실일수(7,500일 계산)＋부상자·업무상 질병요양자의 요양일수

제2장	직업성 질환

제1절 | 직업성 질환의 이해

01 ①	02 ④	03 ②	04 ①

01 ~ 03

(1) 직업성 질환의 정의

① 직업적인 활동 중에 작업환경에 존재하는 유해인자로 인해 발생하는 급·만성적인 질환으로 인구집단이나 다른 근로자보다 그 일에 종사하는 근로자에게 더 많이 발생하는 특징이 있다.

② 건설현장에서 발생한 사고와 같은 업무상 사고는 직업성질환으로 간주하지 않는다.

③ 업무상 사고는 업무수행 중에 신체적 외상이 발생하는 사고이므로 원인이 뚜렷한데 반하여, 직업성질환은 특이한 증상이나 특이한 병리소견이 흔하지 않다.

④ 직업관련 환경 요인과 비환경 요인들이 혼재되어 있으며 대부분 오랜 기간에 진행되어 노출과 질병 발생 간에 잠복기가 있다.

⑤ 직업성 유해인자들은 개인의 감수성에 따라 질병 발생에 큰 차이가 있으며, 기저 질병이 있는 경우 업무와 질병과의 인과관계를 밝히기가 쉽지 않은 특성이 있다.

(2) 직업병의 일반적인 특성

직업병은 다음과 같은 특성이 있어 진단하기 어렵다.

① 열악한 작업환경에 장기간 노출된 후에 발생한다.

② 노출 시작과 첫 증상이 나타나기까지 긴 시간적 차이가 있다.

③ 인체에 대한 영향이 확인되지 않은 신물질(새로운 물질)이 많다.

④ 임상적 또는 병리적 소견이 일반 질병과 구분하기 어렵다.

⑤ 많은 직업성 요인이 비직업성 요인에 상승작용을 일으킨다.

⑥ 임상의사가 관심이 적어 이를 간과하거나 직업력을 소홀히 한다.

⑦ 보상과 관련이 된다.

※ 출처: 대한예방의학회, 예방의학과 공중보건학(제4판), 계축문화사, p.833.

04

- **직업성 질환**: 직업적인 활동 중에 작업환경에 존재하는 유해인자로 인해 발생하는 급·만성적인 질환(진폐증, 소음성 난청, 금속중독, 유기용제중독 등)
- **직업관련성 질환**: 작업관련 요인과 작업 외적 요인이 복합적으로 작용하여 발생하는 질환으로 작업(업무)과 원인적 관련성을 인정한 질환(뇌심혈관계, 근골격계질환 등)

제 2 절	물리적 유해요인에 의한 직업병			
01 ③	02 ②	03 ①	04 ①	05 ④
06 ①	07 ②	08 ④	09 ④	10 ①
11 ①	12 ①	13 ②	14 ③	15 ①
16 ③	17 ①	18 ③	19 ③	20 ④
21 ①	22 ④	23 ②	24 ②	25 ①
26 ②	27 ④	28 ②	29 ④	30 ③
31 ②	32 ①	33 ④	34 ④	35 ①
36 ①	37 ③	38 ③	39 ②	40 ④
41 ①	42 ③	43 ①	44 ④	45 ③
46 ③	47 ①	48 ④	49 ①	50 ③
51 ①	52 ①	53 ③	54 ②	55 ④
56 ③	57 ③	58 ②	59 ④	60 ④
61 ①	62 ①	63 ①	64 ④	65 ①
66 ③				

01

VDT 증후군: 경견완증후군, 정신신경장애, 불임증, 안정피로 등 컴퓨터의 스크린에서 방사되는 X선, 전리방사선 등의 해로운 전자기파가 유발하는 두통, 시각장애

02

레이노(레이노드) 현상은 지속적인 손의 진동에 의해 손가락 동맥들이 수축에 의해 일시적으로 폐쇄되어 발생되며 수지의 감각마비, 창백 등의 증상으로 나타나는 현상으로 진동공구를 사용하는 작업장, 망치, 착암기, 병타기공 등에서 자주 발생한다.

03

고온순화

사람이 40℃ 이상의 고온환경에 갑자기 노출되면 땀의 분비 속도는 느리나 피부온도, 직장온도 및 심장박동 수는 증가한다. 이러한 상태에서 활동하게 되면 내성과 작업능력이 한계에 이르게 된다. 이러한 환경에 계속 노출되면 심장박동 수와 직장온도 및 피부온도는 다시 정상으로 돌아오는 반면에 땀의 분비속도만 증가한다. 이러한 적응현상을 순응 또는 순화라고 한다.

- **고온순화의 생리적 변화**: 심박출량 증가, 심박 수 감소, 혈장량 증가, 땀 분비량 증가, 땀의 염분농도 감소, 직장온도 정상

04

열탈진(열허탈증)은 땀을 많이 흘린 후 부적절한 염분과 수분 보충으로 인해 발생한다. 발한에 의한 탈수와 피부혈관확장으로 인한 순환부족과 저혈압이 주된 원인이다.

05

열쇠약증은 만성적인 체열소모와 비타민 B_1 부족으로 일어난다.

06 ~ 07

열경련

열경련은 땀을 많이 흘린 뒤 체내 염분부족으로 인해 발생한다.

- **증상**: 근육에 1분간 지속적이고 반복적인 격렬한 경련, 피부가 습하고 차가움, 체온은 정상이거나 약간 상승, 혈액의 낮은 염분농도, 혈액농축
- **치료**: 시원한 곳에 눕히고 생리식염수를 정맥주사 혹은 섭취, 최선의 치유법은 휴식

08

전리방사선에 의한 건강장애

- 피부에 대한 작용으로 발적·탈모·피부각화
- 혈액 및 조혈기관에 대한 장애: 빈혈, 백혈구 감소증, 백혈병 면역감소
- 악성종양: 백혈병, 피부암 및 골육종 등
- 수명단축
- 유전적 장애: 정신적 장애, 기형, 난청, 실명 등
- 백내장, 불임증 등
- 전리방사선 노출 후 발생확률 높은 암: 백혈병, 유방암, 갑상샘암

09

「환경정책기본법」에 따른 소음에 대한 지역 구분별 적용 대상 지역의 구분은 다음과 같다.

(1) **가 지역**
① 녹지 지역
② 보전 관리 지역
③ 농림 지역 및 자연환경 보전 지역
④ 전용 주거 지역
⑤ 종합병원의 부지 경계로부터 50미터 이내의 지역
⑥ 학교의 부지 경계로부터 50미터 이내의 지역
⑦ 공공도서관의 부지경계로부터 50미터 이내의 지역

(2) **나 지역**
① 생산 관리 지역
② 일반 주거 지역 및 준주거 지역

(3) **다 지역**
① 상업 지역 및 계획 관리 지역
② 준공업 지역

(4) **라 지역**
전용 공업 지역 및 일반 공업 지역

10 ~ 11

열경련

열경련은 땀을 많이 흘린 뒤 체내 염분부족으로 인해 발생한다.

• **증상**: 근육에 1분간 지속적이고 반복적인 격렬한 경련, 피부가 습하고 차가움, 체온은 정상이거나 약간 상승, 혈액의 낮은 염분농도, 혈액농축

• **치료**: 시원한 곳에 눕히고 생리식염수를 정맥주사 혹은 섭취, 최선의 치유법은 휴식

12 ~ 13

열쇠약증(Heat Prostration)은 만성적인 체열 소모와 비타민 B₁ 부족으로 일어나는 만성열중증이다. 증상은 전신 권태, 식욕 부진, 위장장애, 불면, 빈혈 등이다.

14 ~ 16

감압병은 고압환경에서 체내에 과다히 용해되었던 <u>질소와 같은 불활성 기체</u>가 압력이 낮아질 때 과포화 상태로 되어 혈액과 조직에 기포를 형성하여 혈액 순환을 방해하거나 주위 조직에 기계적 영향을 줌으로써 다양한 증상을 일으키는 것이다.

증상
• **근골격계 및 피부**: 통증, 피부 소양감
• **호흡 및 순환기 감압병**: 호흡장애, 흉부통증, 기침, 호흡곤란
• **중추신경계 감압병**: 척수 경색증, 운동 및 감각기능 장애, 방광 및 직장기능 장애

• **무균성 골괴사**: 만성장애로 가스 기보가 직접 혈관을 막거나 지방성 혈전이 순환장애를 유발(상완골, 대퇴골, 경골)

17

전리방사선의 투과력: 중성자선 > X선과 감마선(γ) > 베타선(β) > 알파선(α)(전리 작용은 투과력과 반대)

18

VDT증후군(Visual Display Terminal Syndrome)은 사무자동화를 통해 영상표시단말기의 사용기간이 늘어남에 따라 VDT 작업자들에게 나타나는 근골격계의 건강장해, 안과적인 장해, 전자파 장해, 기타 스트레스성 질환 등을 의미한다.

19

| 오답해설 |
① **수은** – 구내염, 정신증상, 근육진전 등 / **벤젠** – 백혈병
② **진동** – 레이노드 병 / **한랭** – 참호족
④ **고열** – 열사병, 열허탈, 열경련, 열피로 등

20

극저주파 건강영향
(1) 극저주파가 포함하고 있는 전류의 강도가 10mA/㎡보다 큰 경우, 인체의 신경, 근육, 망막, 심장 박동조절기와 같은 전기적 활동성을 가지고 있는 조직의 세포막에서 영향을 미칠 수 있다.
(2) 어린이의 백혈병과 관련해서 제한적이지만 발암가능성이 있는 군(Group 2B)로 분류하고 있다.
가시광선 – 시력장애, 수명, 인구진탕, 안정피로

21

잠함병은 고압환경에서 장시간 작업 후 감압할 때, 질소와 같은 불활성 기체가 이산화탄소나 산소와 함께 체외로 배출되지 않고 혈중으로 용해되어 혈액 순환을 방해하거나 주위 조직에 기계적 영향을 주어 발생한다.

22

고온고습 환경, 복사열이 강하게 작용하는 환경, 열 방산이 적고 격심한 근육 노동을 하는 작업환경에 의해 체온 부조절, 순환기능의 실조, <u>수분 및 혈중염분의 소실 등으로 열중증이 발생한다.</u>

23

전리방사선에 대한 신체 조직의 감수성 크기

(1) **고도감수성 조직**: 골수(조혈기관) 및 임파구, 임파선, 림프 조직, 생식세포 등
(2) **중등도 감수성 조직**: 타액선, 피부 및 점막 등의 상피세포, 혈관·복막 등 내피세포, 결체조직 등
(3) **저감수성 조직**: 뼈, 연골, 신경, 간, 콩팥

24

② 레이노드 질병을 일으키는 물리적 요인은 진동이다.

소음성 난청의 특징

(1) 소음으로 인하여 내이의 음수용기인 코티기관의 외유모세포, 윤모에 손상이 발생하여 청력 저하를 보이는 감각신경성 난청에 속함
(2) 대부분 양측성으로 진행됨
(3) 농(Profound Hearing Loss)을 일으키지 않음
(4) 일반적으로 청력의 저음한계는 40dBHL, 고음한계는 75dBHL임
(5) 기도 및 골도의 청력치가 모두 감소함
(6) 초기에는 청력손실을 잘 인식하지 못하고 이명이나 두통을 호소할 수 있다. 소음 노출이 중단되었을 때 청력손실이 진행하지 않음
(7) 과거의 소음성 난청으로 인해 소음 노출에 더 민감하게 반응하지 않음
(8) 초기 저음역(500, 1000, 2,000Hz)에서보다 고음역(3,000, 4,000 및 6,000 특히, 4,000Hz)에서 청력손실이 현저히 심하게 나타남(C5-dip현상-4,000Hz에서 난청 시작)
(9) 지속적인 소음 노출은 단속적인 소음 노출보다 더 큰 장해를 초래하는데, 단속적인 소음 노출은 휴식 기간 동안 회복되기 때문임

25

진단용 방사선 발생장치의 안전관리에 관한 규칙
방사선 관계 종사자의 선량한도(제4조제6항 관련)

피폭구분	선량한도
유효선량	연간 50mSv(5rem) 이하이어야 하며, 5년간 누적선량은 100mSv(10rem) 이하이어야 한다.
등가선량 (수정체)	연간 150mSv(15rem) 이하이어야 한다.
등가선량 (피부·손 및 발)	연간 500mSv(50rem) 이하이어야 한다.

26

열허탈(열탈진, 열피로)은 발한에 의한 탈수와 피부혈관 확장으로 인한 순환 부족과 저혈압이 주된 원인이다.

27

① **큐리(Curie)**: 베크렐 단위가 사용되기 전에 가장 보편적으로 사용된 방사선량 단위이다.
② **뢴트겐(Roentgen)**: 조사(照射)선량을 나타내는 단위
③ **렘(Rem)**: 생물학적 효과를 고려한 방사선 선량당량의 단위로 현재는 렘(Rem)대신 시버트(Sv)를 사용한다.(등가선량)
④ 흡수선량을 나타내는 단위는 **라드(Rad), 그레이(Gy)**이다.

28

혈압하강(저혈압)이 두드러지게 나타나는 열중증은 열탈진(열허탈)이다. 열탈진의 치료로는 시원하고 그늘진 곳에서의 휴식, 염분과 수분보충, 생리식염수 공급, 강심제 투여 등이 있다.

29

소음의 정의는 '원하지 않는 소리' 또는 '정신적, 신체적으로 인체에 유해한 소리'이다.

30

「산업안전보건기준에 관한 규칙」 정의

(1) **소음작업**: 1일 8시간 작업을 기준으로 85데시벨 이상의 소음이 발생하는 작업
(2) **강렬한 소음작업**: 다음의 어느 하나에 해당하는 작업
　① 90데시벨 이상의 소음이 1일 8시간 이상 발생하는 작업
　② 95데시벨 이상의 소음이 1일 4시간 이상 발생하는 작업
　③ 100데시벨 이상의 소음이 1일 2시간 이상 발생하는 작업
　④ 105데시벨 이상의 소음이 1일 1시간 이상 발생하는 작업
　⑤ 110데시벨 이상의 소음이 1일 30분 이상 발생하는 작업
　⑥ 115데시벨 이상의 소음이 1일 15분 이상 발생하는 작업
(3) **충격소음작업**: 소음이 1초 이상의 간격으로 발생하는 작업으로서 다음의 어느 하나에 해당하는 작업
　① 120데시벨을 초과하는 소음이 1일 1만회 이상 발생하는 작업
　② 130데시벨을 초과하는 소음이 1일 1천회 이상 발생하는 작업
　③ 140데시벨을 초과하는 소음이 1일 1백회 이상 발생하는 작업

31

열탈진(열허탈증 · 열피로 · 열피비, Heat Exhaustion)

(1) **발생기전**

① 땀을 많이 흘린 후 부적절한 염분과 수분 보충

② 발한에 의한 탈수와 피부혈관 확장으로 인한 순환 부족과 저혈압이 주된 원인임

③ 고온작업장에서 중노동에 종사하는 미숙련공에게 많이 발생함

(2) **증상**

① 심한 갈증, 쇠약, 구역, 피로, 두통, 어지러움, 혼돈 상태

② 체온은 정상이거나 중등도로 상승(38℃ 정도)

③ 피부는 습함

32

레이노증후군은 진동에 의한 질병이다.

33

귀마개, 귀덮개를 사용하면 소음성 난청의 예방에 도움이 된다. C5-dip 현상은 소음성난청이 진행될 때 나타나는 현상이다.

34

> **소음성 난청 진단 기준(「산업재해보상보험 시행령」 제34조 제3항 관련 별표3)**
>
> 85데시벨[dB(A)] 이상의 연속음에 3년 이상 노출되어 한 귀의 청력손실이 40데시벨 이상으로, 다음 요건 모두를 충족하는 감각신경성 난청. 다만, 내이염, 약물중독, 열성 질병, 메니에르증후군, 매독, 머리 외상, 돌발성 난청, 유전성 난청, 가족성 난청, 노인성 난청 또는 재해성 폭발음 등 다른 원인으로 발생한 난청은 제외한다.
>
> (1) 고막 또는 중이에 뚜렷한 손상이나 다른 원인에 의한 변화가 없을 것
>
> (2) 순음청력검사결과 기도청력역치(氣導聽力閾値)와 골도청력역치(骨導聽力閾値) 사이에 뚜렷한 차이가 없어야 하며, 청력장해가 저음역보다 고음역에서 클 것

35

열사병(울열증, Heat Stroke) 고온다습한 환경에서 격심한 육체 노동을 하는 경우 체온 발산에 장애가 발생하는 건강장애로 체내에 열이 축적되고 뇌막혈관의 충혈과 뇌의 온도가 상승하며 체온조절중추의 기능장애가 발생한다. 증상으로는 고온건조한 피부, 의식장애등이 나타나고 체온이 41~43℃까지 상승하며 급작스러운 섬망, 혼수 상태에 빠지기도 한다.

36

열경련

열경련은 땀을 많이 흘린 뒤 체내 염분부족으로 인해 발생한다.

• **증상**: 근육에 1분간 지속적이고 반복적인 격렬한 경련, 피부가 습하고 차가움, 체온은 정상이거나 약간 상승, 혈액의 낮은 염분농도, 혈액농축

• **치료**: 시원한 곳에 눕히고 생리식염수를 정맥주사 혹은 섭취, 최선의 치유법은 휴식

| 오답해설 |

② 만성적인 체열 소모 – 열쇠약증

③ 순환부전 – 열허탈

④ 체내 열 축적에 의한 뇌의 온도 상승 – 열사병

37

시버트를 단위로 하는 것은 등가선량과 유효선량이다. 등가선량은 방사선이 살아 있는 조직과 상호작용할 때의 영향으로 방사선의 유형에 따라 다르다. 방사선의 선질계수로 가중된 흡수선량을 등가선량이라 한다. 유효선량은 같은 등가선량에 피폭되었다고 하더라도 인체 조직별로 영향을 미치는 정도의 차이를 고려한 것이다. 인체조직별 상대적인 위험도의 차이인 조직가중계수를 반영한 것이다.

| 오답해설 |

① **조사선량**: 방사선 강도의 세기를 나타내는 양. 단위 – 뢴트겐, 쿨롱

② **흡수선량**: 방사선에 노출된 물질의 단위질량당 흡수된 방사선 에너지의 양. 단위 – 그레이, 라드

38

① **열사병**: 고온다습한 환경에서 격심한 육체 노동을 하면 체온 발산장애 발생하여 체내에 열이 축적되고 뇌막혈관의 충혈과 뇌의 온도가 상승하고 체온조절중추의 기능장애에 의하여 발생한다.

② **열쇠약**: 만성적인 체열 소모와 비타민B_1 부족으로 일어난다.

③ **열경련**: 땀을 많이 흘린 후 수분과 염분 부족으로 발생한다.

④ **열탈진**: 발한에 의한 탈수와 피부혈관 확장으로 인한 순환 부족과 저혈압이 주된 원인이다.

39

습구흑구온도지수(WBGT, Wet Bulb Globe Temperature Index)는 태양복사열의 영향을 받는 옥외 환경을 평가하는 데 사용하도록 고안된 것으로 감각온도 대신 사용한다. 현재는 고열작업장을 평가하는 지표로 이용하고 있다.

고온의 노출기준
(「화학물질 및 물리적 인자의 노출기준」 제10조 별표3)

(단위 : ℃, WBGT)

작업강도 작업휴식시간비	경작업	중등작업	중작업
계속 작업	30.0	26.7	25.0
매시간 75% 작업, 25% 휴식	30.6	28.0	25.9
매시간 50% 작업, 50% 휴식	31.4	29.4	27.9
매시간 25% 작업, 75% 휴식	32.2	31.1	30.0

※ 1. 경작업 : 200kcal까지의 열량이 소요되는 작업을 말하며, 앉아서 또는 서서 기계의 조정을 하기 위하여 손 또는 팔을 가볍게 쓰는 일 등을 뜻함
2. 중등작업 : 시간당 200~350kcal의 열량이 소요되는 작업을 말하며, 물체를 들거나 밀면서 걸어다니는 일 등을 뜻함
3. 중작업 : 시간당 350~500kcal의 열량이 소요되는 작업을 말하며, 곡괭이질 또는 삽질하는 일 등을 뜻함

40

소음작업 노출기준: 「산업안전보건법」에서 산업장 소음에 있어서의 연속음(소음 발생 간격이 1초 미만을 유지하며 계속적으로 발생되는 소음)에 대한 노출 기준이다.

(1) 소음강도 90dB(A)의 8시간 노출로 규정
(2) 8시간 기준으로 하여 5dB(A) 증가할 때 노출 시간은 1/2로 감소
(3) 소음은 115dB(A)를 초과해서는 안 됨

1일 노출 시간	소음강도 dB(A)	1일 노출 시간	소음강도 dB(A)
8	90	1	105
4	95	1/2	110
2	100	1/4	115

41

Raynaud's Phenomenon
(레이노 현상, dead finger, white finger)
진동에 의한 질병으로 압축공기를 사용하는 망치, 착암기, 병타기공 등에서 발병한다. 손가락에 있는 말초혈관운동의 장애로 인한 혈액순환이 저해되어 손가락이 창백해지고 동통을 느끼게 되는 것이다.

42

열탈진(열허탈증·열피로·열피비, Heat Exhaustion)
(1) **발생기전**
① 땀을 많이 흘린 후 부적절한 염분과 수분 보충
② 발한에 의한 탈수와 피부혈관 확장으로 인한 순환 부족과 저혈압이 주된 원인임
③ 고온작업장에서 중노동에 종사하는 미숙련공에게 많이 발생함
(2) **증상**
① 심한 갈증, 쇠약, 구역, 피로, 두통, 어지러움, 혼돈 상태
② 체온은 정상이거나 중등도로 상승(38℃ 정도)
③ 피부는 습함

43

① 착암기, 굴착기, 그라인더, 에어임팩트렌치, 연마기, 전기톱 등을 사용하는 노동자에게 Raynaud's 증후군이 발생한다.

44

잠함병(감압병)
(1) 고압환경에서 장시간 작업 후 감압할 때, 질소와 같은 불활성 기체가 이산화탄소나 산소와 함께 체외로 배출되지 않고 혈중으로 용해되어 혈액 순환을 방해하거나 주위 조직에 기계적 영향을 주어 발생한다.
(2) **호발 작업**: 압축기체공법이 이용되는 터널 굴착, 잠수 작업, 고공비행
(3) **증상**: 근골격계 통증, 피부소양감, 신경학적 증상(운동마비나 지각장애), 뇌내 혈액순환장애와 호흡기계장애

45 ~ 46

C5−dip 현상은 소음성 난청에서 나타나는 특징으로 4,000Hz의 극히 국한된 주파수 대역에서 청력손실이 크고 다른 주파수 대역에서는 정상의 수평형을 보이는 소음성 난청 초기의 청각도이다.

47

열사병(울열증, Heat Stroke)
고온다습한 환경에서 격심한 육체 노동을 하는 경우 체온 발산에 장애가 발생하는 건강장애로 체내에 열이 축적되고 뇌막혈관의 충혈과 뇌의 온도가 상승하며 체온조절중추의 기능장애가 발생한다. 증상으로는 고온건조한 피부, 의식장애등이 나타나고 체온이 41~43℃까지 상승하며 급작스러운 섬망, 혼수 상태에 빠지기도 한다.

48

- 불량조명 – 조도가 낮거나 지나치게 강하면 시력저하를 가져오거나 안정피로의 원인이 되며, 작업능률의 저하와 안구 진탕증을 일으킬 수 있다.
- VDT증후군은 사무자동화를 통해 영상표시단말기의 사용기간이 늘어남에 따라 VDT 작업자들에게 나타나는 근골격계의 건강장해, 안과적인 장해, 전자파 장해, 기타 스트레스성 질환 등을 의미한다.

49

소음작업

(1) **소음작업**: 1일 8시간 작업을 기준으로 85데시벨 이상의 소음이 발생하는 작업장(「산업안전보건기준에 관한 규칙」 제512조 정의)
(2) **소음작업 노출기준**: 「산업안전보건법」에서 산업장 소음에 있어서의 연속음(소음 발생 간격이 1초 미만을 유지하며 계속적으로 발생되는 소음)에 대한 노출 기준이다.
   ① 소음강도 90dB(A)의 8시간 노출로 규정
   ② 8시간 기준으로 하여 5dB(A) 증가할 때 노출 시간은 1/2로 감소
   ③ 소음은 115dB(A)를 초과해서는 안 됨

50

전리방사선

(1) **방사능 및 방사능의 단위**

기술단위	정의	단위 명
방사능 (Radioactivity)	1초당 원자 1개 붕괴	Becquerel (Bq)
조사선량 (Exposure Dose)	공기 1kg당 2.58×10^{-4} 쿨롱	Roentgen (R)
흡수선량 (Absorbed Dose)	조직에 흡수된 에너지량 (1Joule/kg)	Gray (Gy)
등가선량 (Equivalent Dose)	방사선의 선질계수로 가중된 흡수선량	Sievert (Sv)
유효선량 (Effective Dose)	노출된 장기의 민감도 또는 가중된 등가선량	Sievert (Sv)

(2) **방사선의 투과력 크기**: 중성자선 > 감마선 > X−선 > 베타입자 > 알파입자
(3) **신체 조직의 감수성 크기**
   ① 고도감수성 조직: 골수(조혈기관) 및 임파구, 임파선, 림프 조직, 생식세포 등
   ② 중등도 감수성 조직: 타액선, 피부 및 점막 등의 상피세포, 혈관·복막 등 내피세포, 결체조직 등
   ③ 저감수성 조직: 뼈, 연골, 신경, 간, 콩팥

| 오답해설 |
ㄱ. 조사선량의 단위는 뢴트겐(Roentgen, R), 쿨롱(C)이다.
ㄷ. 결체조직은 중등도 감수성 조직이다.

51

① **미나마타병** – 수은중독으로 화학적 원인에 해당한다.
② **VDT 증후군** – 사무자동화를 통해 영상표시단말기의 사용기간이 늘어남에 따라 VDT 작업자들에게 나타나는 근골격계의 건강장해, 안과적인 장해, 전자파 장해, 기타 스트레스성 질환 등을 의미한다. 다양한 요인이 원인이 되며 그중 "전자파 장해"는 물리적 원인에 해당한다.
③ **레이노이드** – 진동에 의한 직업병으로 물리적 원인에 해당한다.
④ **잠함병** – 기압(감압시 발생)에 의한 직업병으로 물리적 원인에 해당한다.

52

열쇠약증(Heat Prostration)은 만성적인 체열 소모와 비타민 B_1 부족으로 일어나는 만성열중증이다. 증상은 전신 권태, 식욕 부진, 위장장애, 불면, 빈혈 등이다.

| 오답해설 |
② 체온조절 중추 자체의 장애 – 열사병
③ 피부 혈관의 확장으로 인한 저혈압 – 열허탈(열피로, 열피비, 열탈진)
④ 탈수로 인한 염분소실 – 열경련

53

C5−dip 현상

4,000Hz의 극히 국한된 주파수 대역에서 청력손실이 크고 다른 주파수 대역에서는 정상의 수평형을 보이는 소음성 난청 초기의 청각도이다.

54

전리방사선의 단위

(1) **방사능 단위**: 방사능물질이 붕괴될 때 1초당 방출되는 방사능의 양을 표시. 단위: 베크렐(Becquerel, Bq).
(2) **조사선량(Exposure, X)**: 공간상의 어떤 위치에서 방사선 강도의 세기를 나타내는 양. 단위: 뢴트겐(Roentgen, R), 쿨롱(C)
(3) **흡수선량(Absorbed Dose, D)**: 전리방사선에 노출된 물질의 단위질량(1kg)당 흡수된 방사선 에너지량(J)이다. 단위: 그레이(Gray, Gy), 라드(rad)
(4) **등가선량(Equivalent Dose, H)**: 방사선이 살아 있는 조직과 상호 작용할 때의 영향은 방사선의 유형에 따라 다르다. 단위: 시버트(Sievert, Sv), 렘(rem)

(5) **유효선량(Effective Dose, E)**: 인체 내부에는 다양한 장기나 조직들이 있는데, 이들 각 조직이 같은 등가선량에 피폭되었다고 해서 같은 정도로 영향을 미치는 것은 아니다. 인체 조직별 상대적인 위험도의 차이인 조직가중계수를 반영한 것이 유효선량이다. 단위: 시버트(Sievert, Sv), 렘(rem)

55
열사병(울열증, Heat Stroke)
고온다습한 환경에서 격심한 육체 노동을 하는 경우 체온 발산에 장애가 발생하는 건강장애로 체내에 열이 축적되고 뇌막혈관의 충혈과 뇌의 온도가 상승하며 체온조절중추의 기능장애가 발생한다. 증상으로는 고온건조한 피부, 의식장애등이 나타나고 체온이 41~43℃까지 상승하며 급작스러운 섬망, 혼수 상태에 빠지기도 한다.

56
레이노(레이노드) 현상은 지속적인 손의 진동에 의해 손가락 동맥들이 수축에 의해 일시적으로 폐쇄되어 발생되며 수지의 감각마비, 창백 등의 증상으로 나타나는 현상으로 진동공구를 사용하는 작업장, 망치, 착암기, 병타기공 등에서 자주 발생한다.

57
소음성 난청의 특징
(1) 소음으로 인하여 내이의 음수용기인 코티기관의 외유모세포, 윤모에 손상이 발생하여 청력 저하를 보이는 감각신경성 난청에 속함
(2) 대부분 양측성으로 진행됨
(3) 농(Profound Hearing Loss)을 일으키지 않음
(4) 일반적으로 청력의 저음한계는 40dBHL, 고음한계는 75dBHL임
(5) 기도 및 골도의 청력치가 모두 감소함
(6) 초기에는 청력손실을 잘 인식하지 못하고 이명이나 두통을 호소할 수 있다. 소음 노출이 중단되었을 때 청력손실이 진행하지 않음
(7) 과거의 소음성 난청으로 인해 소음 노출에 더 민감하게 반응하지 않음
(8) 초기 저음역(500, 1000, 2,000Hz)에서보다 <u>고음역(3,000, 4,000 및 6,000 특히, 4,000Hz)에서 청력손실이 현저히 심하게 나타남</u>(C5-dip현상-4,000Hz에서 난청 시작)
(9) 지속적인 소음 노출은 단속적인 소음 노출보다 더 큰 장해를 초래하는데, 단속적인 소음 노출은 휴식 기간 동안 회복되기 때문임

58
감압병은 고압환경에서 체내에 과다히 용해되었던 질소와 같은 불활성 기체가 압력이 낮아질 때 과포화 상태로 되어 혈액과 조직에 기포를 형성하여 혈액 순환을 방해하거나 주위 조직에 기계적 영향을 줌으로써 다양한 증상을 일으키는 것이다.

59
열탈진(열허탈증 · 열피로 · 열피비, Heat Exhaustion)
(1) 발생기전
① 땀을 많이 흘린 후 부적절한 염분과 수분 보충
② 발한에 의한 탈수와 피부혈관 확장으로 인한 순환 부족과 저혈압이 주된 원인임
③ 고온작업장에서 중노동에 종사하는 미숙련공에게 많이 발생함
(2) 증상
① 심한 갈증, 쇠약, 구역, 피로, 두통, 어지러움, 혼돈 상태
② 체온은 정상이거나 중등도로 상승(38℃ 정도)
③ 피부는 습함

60
전리방사선의 생물학적 영향
(1) 인체는 방사선이 투과할 때 방사선 에너지를 흡수하게 되며 전리현상이 몸 안에서 일어난다. 이 과정에서 인체 내의 물이 분해되어 유리산소가 형성되고, DNA를 변화시켜 피폭된 세포(조직, 장기)에 일시적 또는 영구적 변화를 일으킨다.
(2) 방사선에 의한 영향을 어느 선량(발단선량, threshold dose) 이상 피폭되면 반드시 신체에(예) 백내장, 피부 섬유화, 탈모 등) 영향을 주는 결정적 영향과 암 발생이나 유전적 영향처럼 발단선량과는 무관하게 영향을 미치는 확률적 영향이 있다. 또한 잠재기간의 존재유무에 따라 급성과 만성(각종 암, 백혈병)으로 나눈다. 급성영향은 대표적으로 급성방사선 증후군이라고 하며, 전신에 짧은 시간동안에 1.5Gy 이상의 높은 선량에 방사선에 피폭된 경우에 수 시간 또는 수 주일 이내에 사망할 수 있다.
① **결정적 영향(deterministic effects)**
방사선 피폭으로 건강영향이 나타나는 데에는 일정 수준 이상의 피폭이 있어야 한다. 발단선량 이상의 방사선량에 피폭되면 피폭부위에 따라서 피부의 홍반, 수포, 궤양, 눈의 백내장, 수정체 혼탁, 생식기관의 경우에는 불임, 신체장기의 기능저하가 나타난다. 이와 같이 일정 수준 이상의 방사선에 피폭되면 거의 필연적으로 영향이 나타나는 것을 결정적 영향이라고 한다.

② **확률적 영향(stochastic effects)**

방사선 피폭으로 손상된 DNA가 사멸하지 않고 돌연변이를 일으킬 수 있다. 돌연변이 세포가 지속적으로 증식하면 암세포로 발전기도 하며, 생식세포의 돌연변이로 인한 유전결함이 생길 수 있다. 이와 같이 방사선 피폭 후에 돌연변이를 거쳐서 신체에 영향이 나타나는 것은 우연에 의한 것이므로 확률의 법칙을 따르기 때문에 확률적 영향이라고 한다.

※ 출처: 대한예방의학회, 예방의학과 공중보건학(제4판), 계축문화사, 2021, p.661.

61

열사병(울열증, Heat Stroke)

(1) 고온다습한 환경에서 격심한 육체노동을 하는 경우 체온 발산에 장애가 발생하는 건강장애로 체내에 열이 축적되고 뇌막혈관의 충혈과 뇌의 온도가 상승하며 체온조절중추의 기능장애가 발생한다.

(2) 두통 및 현기증 등의 전구 증상이 있고 땀이 나지 않아 피부가 고온건조하며 체온이 41~43℃까지 상승한다. 급작스러운 섬망, 혼수상태에 빠지기도 한다.

(3) 체온을 떨어뜨리는 것이 최우선(39℃까지 떨어뜨림)이다. 생리식염수 정맥 주입 혹은 얼음물에 몸을 담가 체온을 39℃까지 가능한 빨리 내려야 한다.

62

(61 해설 참고)

| 바로알기 |

① 질소와 같은 불활성기체가 과포화상태로 되어 혈액과 조직에 기포를 형성하여 혈액순환을 방해한다. - 감압병에 대한 설명

63

전리방사선에 의한 건강장애

- 피부에 대한 작용으로 발적 · 탈모 · 피부각화
- 혈액 및 조혈기관에 대한 장애: 빈혈, 백혈구 감소증, 백혈병 면역감소
- 악성종양: 백혈병, 피부암 및 골육종 등
- 수명단축
- 유전적 장애: 정신적 장애, 기형, 난청, 실명 등
- 백내장, 불임증 등
- 전리방사선 노출 후 발생확률 높은 암: 백혈병, 유방암, 갑상샘암

| 바로알기 |

② 규폐증 - 유리규산
③ VDT증후군 - 영상표시단말기의 사용
④ 소음성 난청 - 소음

64

전리방사선의 단위

(1) **방사능 단위**: 방사능물질이 붕괴될 때 1초당 방출되는 방사능의 양을 표시. 단위: 베크렐(Becquerel, Bq)

(2) **조사선량(Exposure, X)**: 공간상의 어떤 위치에서 방사선 강도의 세기를 나타내는 양. 단위: 뢴트겐(Roentgen, R), 쿨롱(C)

(3) **흡수선량(Absorbed Dose, D)**: 전리방사선에 노출된 물질의 단위질량(1kg)당 흡수된 방사선 에너지량(J)이다. 단위: 그레이(Gray, Gy), 라드(rad)

(4) **등가선량(Equivalent Dose, H)**: 방사선이 살아 있는 조직과 상호 작용할 때의 영향은 방사선의 유형에 따라 다르다. 단위: 시버트(Sievert, Sv), 렘(rem)

(5) **유효선량(Effective Dose, E)**: 인체 내부에는 다양한 장기나 조직들이 있는데, 이들 각 조직이 같은 등가선량에 피폭되었다고 해서 같은 정도로 영향을 미치는 것은 아니다. 인체 조직별 상대적인 위험도의 차이인 조직가중계수를 반영한 것이 유효선량이다. 단위: 시버트(Sievert, Sv), 렘(rem)

65

Raynaud's Phenomenon(레이노 현상, dead finger, white finger)

(1) 압축공기를 사용하는 망치, 착암기, 병타기공 등에서 발병한다.

(2) 손가락에 있는 말초혈관운동의 장애로 인한 혈액순환이 저해되어 손가락이 창백해지고 동통을 느끼게 되는 것이다.

(3) 추위에 폭로되면 이러한 현상은 더욱 악화된다.

(4) **발생요인**: 공구의 사용법, 진동수, 진폭, 폭로 시간, 개인의 감수성 등이 관계된다.

(5) **유발인자**: 진동, 한랭

(6) **예방**: 자율신경계의 기능 강화, 보온대책, 금연, 영양섭취, 보건교육

66

산소 중독

(1) 대기 중 농도가 높거나 분압이 높은 산소를 장기간 호흡할 때 발생

(2) 폐부종, 충혈, 이통, 흉통 등이 있으며 심하면 사망한다.

| 01 ① | 02 ② | 03 ① | 04 ① | 05 ③ |
| 06 ③ | 07 ② | 08 ① | 09 ② | |

01

석면은 1급 발암물질로 호흡기로 흡입된 석면이 폐의 섬유증 식을 유발한다. 직물, 시멘트, 건축, 조선, 자동차 산업 등에 내화성, 절연성, 방부성을 가진 석면이 사용되어 주된 발생원 이 되고 있으며 화장품, 풍선 등의 제품에서 검출된 바 있다.

02

규폐증(Silicosis)
(1) 유리규산(Silica)의 분진 흡입에 의해 유발되는 폐의 만성 섬유 증식 질환(섬유화 먼지에 의한 진폐증)
(2) **증상**: 호흡 곤란, 지속적인 기침, 흉통, 결핵의 합병
(3) **4대 합병증(가장 흔한 사망원인)**: 폐결핵, 호흡부전, 비특 이적 폐감염, 폐기종
(4) **직업성 폭로 경우**: 채광, 채석, 터널 공사, 주물, 분사 작 업, 도기, 도료, 시멘트 등

03

• **규폐증(Silicosis)** – 유리규산의 분진 흡입에 의해 유발되는 폐의 만성 섬유 증식 질환
• **면폐증(Byssinosis)** – 면이나 그 밖의 섬유먼지로 인해 생 기는 진폐증으로 천식성 호흡곤란, 기침 등의 증상이 나타남

04

석면은 제1급 발알물질로 흡입된 석면섬유가 세소기관지에 부착하여 그 부위의 섬유 증식 유발한다. 석면폐증 자체로 인 한 사망은 거의 없고 주로 폐암과 중피종으로 인하여 사망 (중피종: 늑막에 발생하는 악성종양)한다.

05

③ 유리규산은 규폐증의 원인이며 무기먼지(무기성 분진)에 해당한다.
(1) **진폐증의 정의**
  ① 분진 흡입으로 인한 폐 내의 분진 축적과 그에 의한 폐의 조직 반응이다.
  ② 폐포침착률이 가장 큰 분진의 크기는 $0.5 \sim 5.0\mu m$이다.
(2) **규폐증(Silicosis)**
  ① 유리규산(Silica)의 분진 흡입에 의해 유발되는 폐의 만 성 섬유 증식 질환
  ② 증상: 호흡 곤란, 지속적인 기침, 흉통, 결핵의 합병
  ③ 4대 합병증(가장 흔한 사망원인): 폐결핵, 호흡부전,

비특이적 폐감염, 폐기종
④ 직업성 폭로 경우: 채광, 채석, 터널 공사, 주물, 분사 작업, 도기, 도료, 시멘트 등

06

규폐증(Silicosis)
(1) 유리규산(Silica)의 분진 흡입에 의해 유발되는 폐의 만성 섬유 증식 질환(섬유화 먼지에 의한 진폐증)
(2) **증상**: 호흡 곤란, 지속적인 기침, 흉통, 결핵의 합병
(3) **4대 합병증(가장 흔한 사망원인)**: 폐결핵, 호흡부전, 비특 이적 폐감염, 폐기종
(4) **직업성 폭로 경우**: 채광, 채석, 터널 공사, 주물, 분사 작 업, 도기, 도료, 시멘트 등

07

유리규산에 의한 폐의 섬유증식은 규폐증에 의한 질환이다. 규폐증의 대표적인 증상은 호흡 곤란, 지속적인 기침, 흉통, 결핵의 합병이다.

08

분진 종류에 따른 진폐증의 분류
(1) **무기먼지에 의한 진폐증(광물성)**
  ① 비활성 먼지에 의한 진폐증: 흑연폐증, 철폐증, 칼슘 폐증, 주석폐증
  ② 섬유화 먼지에 의한 진폐증: 규폐증, 석탄광부 폐증, 석면폐증, 베릴륨폐증, 활석폐증
(2) **유기먼지에 의한 폐질환(식물성)**
  ① 외인성 천식: 밀러스(Miller's) 천식, 인쇄공 천식
  ② 지연성 과민증: 농부폐증(Farmer's Lung), 조류사육자 폐증(Birdbreeder's Lung), 버섯채취자 폐증(Mushroom Picker's Lung)
  ③ 직업적인 생화학 작용: 면폐증(Byssinosis)

09

규폐증(Silicosis)
(1) 유리규산(Silica)의 분진 흡입에 의해 유발되는 폐의 만성 섬유 증식 질환
(2) **증상**: 호흡 곤란, 지속적인 기침, 흉통, 결핵의 합병
(3) **4대 합병증(가장 흔한 사망원인)**: 폐결핵, 호흡부전, 비특 이적 폐감염, 폐기종
(4) **직업성 폭로 경우**: 채광, 채석, 터널 공사, 주물, 분사 작 업, 도기, 도료, 시멘트 등

01 ③	02 ①	03 ①	04 ④	05 ①
06 ③	07 ②	08 ②	09 ①	10 ④
11 ④	12 ③	13 ①	14 ①	15 ①
16 ②	17 ①	18 ③	19 ①	20 ④
21 ④	22 ②	23 ③	24 ③	25 ①
26 ④	27 ②	28 ③	29 ①	30 ③
31 ④	32 ①	33 ③	34 ③	35 ④
36 ③	37 ②			

01

③ 비점막염증, 비중격 천공은 크롬중독의 주요증상이다.

납중독 4대 증상

(1) 납창백

(2) 연선과 연연(Lead Line)

(3) 소변 중에 코프로포르피린(Coproporphyrin) 배출

(4) 호염기성 적혈구(미성숙 적혈구) 증가 → 빈혈

(5) 신근마비(Wrist Drop)

02

① Pb(납중독 증상)

- 급성중독: 신근마비, 안면창백, 구토, 혈변, 복부 산통, 급성신부전증, 뇌증

- 납중독 4대 증상: 납창백, 연선과 연연, 소변 중에 코프로포르피린 배출, 호염기성 적혈구(미성숙 적혈구) 증가 → 빈혈

② Cr(크롬중독 증상): 비중격 천공, 부비동염, 알레르기성 및 자극성 피부염, 피부궤양, 호흡기 자극 증상, 기관지염, 천식, 폐암

③ O₃(독작용)

- 코, 눈 자극, 호흡기 자극

- 기침, 흉부 압박, 호흡 곤란, 천식 악화, 상기도 점막 건조, 비출혈

- 폐의 부종과 섬유화 유발

- 만성폭로 시 두통, 피로, 쉰 목소리, 상기도 건조

④ Mn(망간중독 증상)

- 급성중독: 금속열

- 만성중독: 신경계 증상(파킨슨병 증상, 가면양 얼굴, 언어장애)

03

(01 해설 참고)

04 ~ 05

카드뮴에 만성폭로되면 신장장애, 단백뇨, 골연화증, 보행곤란, 사지의 동통 등의 증상이 나타난다. 이러한 카드뮴 중독에 의한 질병은 이따이이따이병이다.

06

크롬은 생체에 필수적인 금속으로 결핍 시에는 인슐린 저하 등의 문제를 일으키지만 중독 시 비중격 천공, 부비동염, 알레르기성 피부염, 피부궤양, 호흡기 자극증상, 폐암 등을 유발한다.

07

| 오답해설 |

① 수은 중독은 구내염, 근육진전, 정신증상 등을 일으킨다.

③ 크롬 중독은 비중격 천공, 부비동염, 알레르기성 피부염, 피부궤양, 호흡기 자극증상, 폐암 등을 일으킨다.

④ 카드뮴 중독은 신장장애, 단백뇨, 골연화증, 보행곤란, 사지의 동통 등을 일으킨다.

08

RMR(에너지 대사율)은 기초대사량에 대한 작업대사량(근로대사량)의 비율로 육체적 작업 강도의 지표이다.

①의 경우 산업보건의 내용이 아니라고 생각하여 답으로 선택할 수도 있겠으나 ②에서 RMR에 대한 설명이 명확하게 잘못되어 있음을 더 중요하게 보아야 한다.

밀스–랑케현상은 환경보건에서 상수도 관리의 중요성과 관련된 현상이지만 일반적으로 산업보건은 환경보건과 함께 다루어진다. 시험에서는 문제의 오류를 확인하는 것보다 정확한 답을 선택하는 것이 중요함을 생각하고 문제를 풀어야 한다.

09

유해금속

① 크롬(Chromium, Cr) 위험 작업: 전기도금, 크롬 도금, 중크롬산 제조, 화학비료공업, 염색공업, 시멘트 제조

② 납(Lead, Pb) 위험 작업: 납 제련, 납축전지 제조, 페인트공, 인쇄공 등

③ 카드뮴(Cadmium, Cd) 위험 작업: 아연 광석의 채광이나 제련 과정의 부산물, 전기도금이나 판금의 용접 및 합금, 염화비닐의 안정제, 형광등, 반도체, 축전지, 광전지 등 취급 작업장

④ 수은(Mercury, Hg) 위험 작업: 수은 온도계 및 체온계 제조업, 약품(농약 포함) 제조업, 형광등 제조업, 건전지 제조업 등(대기 중 노출되는 수은의 양이 가장 많은 곳: 화력 발전소, 지역 쓰레기 소각장)

10

크롬(Chromium, Cr)
생체에 필수적인 금속으로서 결핍 시에는 인슐린 저하 등 탄수화물의 대사장애를 일으킨다.
중독증상: 비중격 천공, 부비동염, 알레르기성 및 자극성 피부염, 피부궤양, 호흡기 자극증상, 기관지염, 천식 등의 증상이 나타나며 폐암이 발생할 수 있다.

11

① **비소(Arsenic, As)**
  ㉠ 급성 중독: 구토, 복통, 혈변, 근육경련, 안면부종, 혼수 등
  ㉡ 만성 중독: 말초신경염, 피부 질환, 피부암, 폐암, 백혈병, 림프종 등
② **알루미늄(Aluminium, Al)**: 뼈의 통증과 골절률 증가, 뇌장애, 루게릭병, 치매 등
③ **6가크롬(Chromium, Cr)**: 비중격 천공, 부비동염, 알레르기성 및 자극성 피부염, 피부궤양, 호흡기 자극증상, 기관지염, 천식, 폐암
④ **카드뮴(Cadmium, Cd)**
  ㉠ 급성 폭로: 인후통, 두통, 근육통, 오심, 금속성 맛 호소, 금속열 유사 증상(발열, 기침, 호흡 곤란, 흉부 압박감), 기관지염, 폐부종
  ㉡ 만성 폭로: 신장장애, 단백뇨, 골연화증, 보행 곤란, 사지의 동통, 폐기종

12

원진레이온 직업병
(1) 이황화탄소는 한국의 직업보건의 가장 중요한 사건 중 하나인 원진레이온 직업병으로 잘 알려져 있다.
(2) 원진레이온(주)(1960~1993년)에서 1981년 7월에 최초의 이황화탄소중독 환자가 보고되었다.
(3) 많은 논란 끝에 1993년에 원진레이온은 결국 폐업하였다. 그러나 폐업 후에도 원진레이온에서의 직업력이 입증되고 임상적으로 이황화탄소중독이라고 확진을 받은 사람은 산업재해환자로 인정해주고 있다.
(4) 원진산업피해자협회자료에 의하면 2010년까지 무려 940명(140명 사망자 포함)의 중독환자가 발생되어 한 사업장에서 단일 화학물질에 의한 중독으로는 엄청난 수의 환자가 발생된 세계적으로 드문 기록을 가지고 있다.
(5) 이들의 직업병 판정소견상 질병명은 고혈압, 감각신경성 난청, 다발성 뇌경색, 망막미세혈관류, 다발성 말초신경염, 망막 변화, 콩팥조직 이상, 정신 장애, 신경염 등의 순으로 많았다.

13

유기용제는 탄소와 수소를 함유하고 있는 화합물 중 다른 물질을 녹이는 데 쓰이는 용매이다. 화학적으로 비교적 안정하고 지방질을 녹이며 실온에서는 액체상태이고 휘발하기 쉬운 특성이 있다. 유용제는 화학제품, 합성세제, 의약품, 농약, 사진약품, 폭약, 방충제, 방부제 등 광범위한 화학공업제품 제조, 접착제, 금속코팅, 착색, 세척, 고무 및 가죽가공 등에 사용된다.

14

(10 해설 참고)

15

① **납 중독의 5대 징후**: 납창백, 연선(연연), 소변 중 코프로포르피린 배출, 호염기성적혈구 증가(빈혈), 신근마비
② **수은**: 미나마타병(구내염, 정신증상, 근육진전)
③ **카드뮴**: 이타이이타이병(신장장애, 골연화증, 단백뇨)
④ **망간**: 금속열, 신경계증상(파킨슨병 증상, 가면양얼굴)

16

① **크롬** – 비중격천공, 부비동염, 피부염, 피부궤양, 기관지염, 천식, 폐암 등
② **수은** – 구내염, 근육진전, 정신증상 등
③ **납** – 납창백, 연선(연연), 소변 중 코프로폴피린 배출, 호염기성적혈구 증가(→빈혈), 신근마비 등
④ **카드뮴** – 신장장애, 단백뇨, 골연화증, 보행장애, 폐기종(폐부종) 등

17

• **납 중독** – 납창백, 연선(연연), 소변 중 코프로포르피린 배출, 호염기성적혈구 증가(빈혈), 신근마비, 소화기계 장애, 신경계 장애
• **크롬** – 비중격천공, 부비동염, 피부염, 피부궤양, 폐암

18

카드뮴 중독증상
(1) 급성 폭로: 인후통, 두통, 근육통, 오심, 구토, 복통, 간손상, 급성신부전증, 금속성 맛 호소, 금속열 유사 증상(발열, 기침, 호흡 곤란, 흉부 압박감), 기관지염, 폐부종
(2) 만성 폭로: 신장장애, 단백뇨, 골연화증, 보행 곤란, 사지의 동통, 폐기종

19

납 중독의 5대 징후

납창백, 연선(연연), 소변 중 코프로포르피린 배출, 호염기성 적혈구 증가(빈혈), 신근마비

| 오답해설 |

② 수은: 구내염, 근육진전, 정신증상

③ 카드뮴: 신장장애, 단백뇨, 골연화증 등

④ 망간: 급성-금속열, 만성-신경계 증상(파킨슨병 증상, 가면양얼굴, 언어장애)

20 ~ 21

이타이이타이병

1920~1946년 사이 일본 도야마 현의 진즈 강 인근 주민들 사이에 발생한 질병으로 미쓰이 아연공장으로부터 배출된 카드뮴이 유입된 물을 농업용수와 먹는 물로 사용한 주민들이 체내 농축으로 발병한 사건이다.

(1) **급성 폭로**: 인후통, 두통, 근육통, 오심, 구토, 복통, 간손상, 급성신부전증, 금속성 맛 호소, 금속열 유사 증상(발열, 기침, 호흡 곤란, 흉부 압박감), 기관지염, 폐부종

(2) **만성 폭로**: 신장장애, 단백뇨, 골연화증, 보행 곤란, 사지의 동통, 폐기종

22

이황화탄소

(1) 이황화탄소(CS_2)는 휘발성이 매우 강한 용제로서 인조견, 셀로판, 사염화탄소의 제조, 수지와 고무제품의 용제, 추출용 등에 이용된다. 독성이 매우 높고 다양하며 회복이 불완전할 수도 있다.

(2) **중독증상**

① 중추신경계 장애: 뇌경색, 뇌병증, Parkison 증후군, 신경행동장애

② 말초신경병: 감각 및 운동신경 모두 침범

③ 심장혈관계 장애: 죽상동맥경화증, 관상동맥질환, 고혈압

④ 눈 장애: 망막병증, 시신경염 등 말초혈관변화

⑤ 생식기능 장애: 정자형성능 저하, 여성 호르몬 변화 및 불규칙 월경, 유산증가

⑥ 신장: 기저막 비후, 사구체경화증

⑦ 기타: 당뇨병 유사소견, 청력저하, 소화기능 장애, 심한 경우 심한 불안과 분노, 자살성향, psychosis, 악몽, 보행장애

23

수은

(1) **위험 작업**: 수은 온도계 및 체온계 제조업, 약품(농약 포함) 제조업, 형광등 제조업, 건전지 제조업 등(대기 중 노출되는 수은의 양이 가장 많은 곳: 화력 발전소, 지역 쓰레기 소각장)

(2) **3대증상**: 구내염, 근육진전, 정신증상

(3) **무기수은 중독증상**

① 급성: 호흡기 장애, 잇몸염, 떨림, 수줍음, 감정의 불안정과 같은 신경과민증, 단백뇨 또는 신장기능 상실 등

② 만성: 주로 신경계에 영향을 주어 인격 변화, 기억력 감퇴, 정서 불안, 떨림 등 유발

(4) **유기수은 중독증상(미나마타병)**: 신경계 증상이 나타나는데, 정신장애, 조화운동 불능 또는 경직, 감각이상, 시각 및 청각장애 등이 주로 나타나며 무기수은과 다르게 신장의 손상은 거의 없음(임신 중 노출: 심한 뇌성마비, 정신운동부진, 저체중, 성장지연, 발달지연)

24

① 납 중독 – 납창백, 연선(연연), 소변 중 코프로폴피린 배출, 호염기성적혈구 증가(→빈혈), 신근마비 등

② 수은 중독 – 구내염, 근육진전, 정신증상

③ 카드뮴 – 신장장애, 단백뇨, 골연화증, 보행 곤란, 사지의 동통, 폐기종

④ 크롬 – 비중격천공, 부비동염, 피부염, 피부궤양, 폐암

25

① 벤젠(유기용제): 조혈장애, 빈혈, 백혈병

② 납(중금속): 납창백, 연선, 코프로폴피린 배출, 호염기성적혈구 증가

③ 카드뮴(중금속): 신장장애, 단백뇨, 골연화증, 폐기종

④ 비소(중금속): 말초신경염, 피부 질환, 피부암, 폐암, 백혈병, 림프종 등

26

카드뮴

(1) 푸른색을 띤 은백색의 중금속으로 주로 작업환경에서 발생하는 분진이나 흄의 형태로 흡수된다.

(2) 직업성 폭로 외에도 환경오염으로 인하여 토양이나 수질오염에 의해 중독 증상을 일으키기도 한다.(일본의 아연 광산 근처에서 발생된 이타이이타이병)

(3) **급성폭로**: 인후통, 두통, 근육통, 오심, 구토, 복통, 간손상, 급성신부전증, 금속성 맛 호소, 금속열 유사 증상(발열, 기침, 호흡 곤란, 흉부 압박감), 폐부종, 급성폐실질염, 저분자단백뇨($\beta2$-microglobulinuria), 다뇨, 고칼슘뇨증

(4) 만성폭로
  ① 화학적 폐렴, COPD, 폐섬유화, 폐기종
  ② 단백뇨
  ③ 뼈: 골연화증(osteomalacia), 척추압박골절, 요통, Milkman 증후군(신결석증 + 골연화증)
  ④ 빈혈
  ⑤ 카드뮴의 발암성: 폐암, 비뇨생식기암, 전립선암과 관련

27

(23 해설 참고)

28

① 수은 - 구내염, 근육진전, 정신증상
② 카드뮴 - 신장장애, 단백뇨, 골연화증, 보행 곤란, 폐기종
③ 크롬 - 비중격 천공, 부비동염, 알레르기성 및 자극성 피부염, 피부궤양, 호흡기 자극 증상, 기관지염, 천식, 폐암
④ 벤젠 - 조혈장애, 빈혈, 백혈병

29

(가) 농약 제조업, 건전지 제조업, 형광등 제조업에 종사하는 근로자에게 중독 증상이 나타날 수 있으며 미나마타 중독 현상이 대표적인 예이다. - 수은 중독
(나) 3대 직업병 중 하나로 축전지 제조업, 페인트 작업, 인쇄 작업 근로자에게 중독 증상이 나타날 수 있으며 체내 흡수된 후 적혈구에 결합된다. - 납 중독

- 수은 중독의 3대 증상: 구내염, 근육진전, 정신장애
- 납 중독의 5대 증상: 납창백, 연선, 호염기성적혈구 증가(-빈혈), 소변의 코프로폴피린검출, 신근마비

30

카드뮴 중독증상
(1) 경구섭취 시는 위장점막을 강하게 자극하여 오심, 구토, 복통, 급성 위장염의 원인이 되고, 호흡기계 흡입으로는 급성폐렴, 호흡곤란, 흉부 압박감, 두통 등이 있다.
(2) 카드뮴 중독의 대표적인 증상이 견디기 힘든 통증을 유발하기 때문에 '이타이이타이병'으로 명명된다.
(3) 만성 중독의 주요 증상은 ① 폐기종, ② 신장기능 장애, ③ 단백뇨, ④ 골연화증 등이다.
※ 출처: 구성회, 공중보건학(제23판), 고문사, 2018, p.198

31

① 납 - 안면창백, 구토, 혈변, 복통, 뇌증, 급성신부전증, 용혈성 빈혈, 소변중 코프로폴피린 배출, 중추신경장애, 잇몸에 착색(연선)

② 수은 - 무기수은: 호흡기 장애, 잇몸염, 떨림, 수줍음, 신경과민증, 단백뇨, 콩팥기능 손상
  유기수은: 정신장애, 조화운동불능, 경직, 감각이상, 시각 및 청각장애, 신경과민증
③ 크롬 - 부비동염, 비중격천공, 피부염, 피부궤양, 호흡기 자극증상, 기관지염, 천식, 폐암
④ 카드뮴 - 인후통, 두통, 근육통, 오심, 금속열 유사증상, 단백뇨, 신결석, 골연화증, 뼈의 통증 및 골절, 폐기종, 폐암, 전립선암 발생 위험

※ 퍼시픽북스 KMLE 예방의학에서는 카드뮴 만성폭로시 폐섬유화와 폐기종을 초래하는 것으로 명시하고 있다. 계축문화사 예방의학과 공중보건학 교재에서는 카드뮴 만성폭로시 하부기도의 섬유증, 폐기종을 초래하는 것으로 명시하고 있다. 이 문제는 오류로 판단된지만 이의제기가 없었다. 다른 선택지가 모두 옳은 내용이기 때문에 ④가 정답이었을 것으로 추정한다.

32

중금속	주요증상
납	납창백, 연선, 소변 중에 코프로포르피린배출, 호염기성 적혈구(미성숙 적혈구) 증가, 빈혈, 신근마비, 위장장애, 중추신경계장애
수은	• 3대 증상: 구내염, 근육진전, 정신증상 • 유기수은(미나마타병): 정신장애, 운동실조, 감각이상, 시각 및 청각장애
카드뮴	신장장애, 단백뇨, 골연화증, 보행 곤란, 사지의 동통, 폐부종, 폐기종
크롬	비중격 천공, 부비동염, 피부염, 기관지염, 천식, 폐암
비소	말초신경염, 피부암, 폐암, 백혈병, 림프종 등
망간	금속열, 신경계증상(파킨슨병, 가면양 얼굴, 언어장애)
알미늄	뼈와 뇌에 독성(뼈 골절 및 통증, 투석뇌증, 루게릭병, 파킨슨양 치매) 결막염, 습진, 상기도 자극, 알미늄폐증

33

유기용제
(1) 유기용제는 탄소와 수소를 함유하고 있는 화합물 중 다른 물질을 녹이는 데 쓰이는 용매이다.
(2) 화학적으로 비교적 안정하고 지방질을 녹이며 실온에서는 액체이고 휘발하기 쉬운 특성이 있다.
(3) **유기용제의 사용**: 화학제품, 합성세제, 의약품, 농약, 사진약품, 폭약, 방충제, 방부제 등 광범위한 화학공업제품 제조를 비롯하여 접착제, 금속코팅, 착색, 세척, 고무 및 가죽가공 등

34

수은은 상온에서 액체 상태를 이루고 있는 유일한 금속으로 직업성 폭로 외에도 환경오염으로 인하여 중독되기도 하는데, 오염된 폐수에서 자란 어패류의 먹이연쇄 현상에 의해 경구적으로 인체 내에 수은이 침입할 수 있다. 이 같은 현상의 대표적인 예로, 일본의 미나마타 시에서 발생한 '미나마타' 중독 현상을 들 수 있다.

유기수은(미나마타병)

신경계 증상이 나타나는데, 정신장애, 조화운동 불능 또는 경직, 감각이상, 시각 및 청각장애 등이 주로 나타나며 무기수은과 다르게 신장의 손상은 거의 없음(임신 중 노출: 심한 뇌성마비, 정신운동부진, 저체중, 성장지연, 발달지연)

35

납중독 임상증상

(1) **납 중독 5대 징후**
  ① 납창백
  ② 연선과 연연(Lead Line)
  ③ 소변 중에 코프로포르피린(Coproporphyrin) 배출
  ④ 호염기성 적혈구(미성숙 적혈구) 증가 → 빈혈
  ⑤ 신근마비(Wrist Drop)

(2) **위장장애**: 초기 식욕부진, 변비, 복부팽만감, 급성 복부산통 등

(3) **신경 및 근육계통의 장애**: 사지의 신근쇠약이나 마비, 관절통, 근육통

(4) **중추신경장애**: 뇌중독 증상, 정신장애

36

크롬

(1) **위험 작업**: 크롬 도금, 중크롬산 제조, 화학비료공업, 염색공업, 시멘트 제조

(2) **중독 증상**: 비중격 천공, 부비동염, 알레르기성 및 자극성 피부염, 피부궤양, 호흡기 자극 증상, 기관지염, 천식, 폐암

37

헌터러셀증후군은 메틸수은에 의한 중독 증상으로 근육에는 이상이 없으나 복잡한 운동 기능을 수행하지 못하는 운동 실조, 구심성 시야협착, 손발의 운동 장애 등의 증상이 나타난다.

식품위생과 보건영양

제1장 | 식품위생

제1절	식품위생의 개요			
01 ②	02 ③	03 ②	04 ③	05 ④
06 ③	07 ②	08 ③	09 ①	10 ①
11 ④	12 ②	13 ①	14 ③	15 ①
16 ②	17 ②	18 ④	19 ②	20 ①
21 ②	22 ②	23 ①	24 ③	25 ②

01

HACCP 의무적용 품목(「식품위생법 시행규칙」 제62조)
(1) 수산가공식품류의 어육가공품류 중 어묵 · 어육소시지
(2) 기타수산물가공품 중 냉동 어류 · 연체류 · 조미가공품
(3) 냉동식품 중 피자류 · 만두류 · 면류
(4) 과자류, 빵류 또는 떡류 중 과자 · 캔디류 · 빵류 · 떡류
(5) 빙과류 중 빙과
(6) 음료류[다류(茶類) 및 커피류는 제외한다]
(7) 레토르트식품
(8) 절임류 또는 조림류의 김치류 중 김치(배추를 주원료로 하여 절임, 양념혼합과정 등을 거쳐 이를 발효시킨 것이거나 발효시키지 아니한 것 또는 이를 가공한 것에 한한다)
(9) 코코아가공품 또는 초콜릿류 중 초콜릿류
(10) 면류 중 유탕면 또는 곡분, 전분, 전분질원료 등을 주원료로 반죽하여 손이나 기계 따위로 면을 뽑아내거나 자른 국수로서 생면 · 숙면 · 건면
(11) 특수용도식품
(12) 즉석섭취 · 편의식품류 중 즉석섭취식품
  • 즉석섭취 · 편의식품류의 즉석조리식품 중 순대
(13) 식품제조 · 가공업의 영업소 중 전년도 총 매출액이 100억원 이상인 영업소에서 제조 · 가공하는 식품

02

「보건범죄단속에 관한 특별조치법」 제1조(목적)
이 법은 부정식품 및 첨가물, 부정의약품 및 부정유독물의 제조나 무면허 의료행위 등의 범죄에 대하여 가중처벌 등을 함으로써 국민보건 향상에 이바지함을 목적으로 한다.

03

HACCP 7원칙
(1) 위해요소분석(Harzard Analysis)
(2) 중요관리점(CCP) 설정
(3) 허용한계기준(CL) 설정
(4) 모니터링(Monitoring) 설정
(5) 개선조치(Corrective Action) 설정
(6) 검증(Verification) 설정
(7) 기록(Record) 보관 및 문서화시스템 설정

04

「식품위생법」 제2조 제11호
"식품위생"이란 식품, 식품첨가물, 기구 또는 용기 · 포장을 대상으로 하는 음식에 관한 위생을 말한다.

05

WHO 환경위생전문위원회(1955)
'식품위생(Food Hygiene)'이란 식품의 재배(성장), 생산, 제조로부터 최종적으로 사람에 섭취되기까지의 모든 단계에 걸친 식품의 안전성(Safety), 건전성(Soundness) 및 완전무결성(Wholesomeness)을 확보하기 위해 필요한 모든 수단을 말한다.

06

도입 초기에는 시설 · 설비의 보완 및 과학적이고 전문적으로 관리를 하기 위한 인력과 소요 예산이 다소 증가하나, 장기적으로는 관리인원의 감축, 관리요소의 감소 등이 기대되며, 제품의 불량률, 소비자 불만, 반품 · 폐기량 등의 감소로 궁극적으로는 경제적 이익 도모가 가능하다. 이러한 이점은 대기업 입장에서는 장기적으로 유리하지만 자금이 부족한 영세업자에게는 불리하다고 볼 수 있다.

07

| 오답해설 |
① GMP : 우수제조기준
③ ACGIH : 미국산업위생가협회 노출기준(TLV)
④ BMI : 체질량지수

08

"식품이력추적관리"란 식품을 제조 · 가공단계부터 판매단계까지 각 단계별로 정보를 기록 · 관리하여 그 식품의 안전성 등에 문제가 발생할 경우 그 식품을 추적하여 원인을 규명하고 필요한 조치를 할 수 있도록 관리하는 것을 말한다.

09

「식품위생법」 제2조 제11호
식품위생이란 식품, 식품첨가물, 기구 또는 용기 · 포장을 대상으로 하는 음식에 관한 위생을 말한다.

10

식품위생관리 HACCP
식품의 원료 및 재료 단계부터 제조, 가공, 보존, 유통, 조리를 거쳐 최종 소비자가 섭취하기 전까지의 각 단계에서 발생할 우려가 있는 위해요소를 규명하고, 이를 중점적으로 관리하기 위한 중요 관리점을 결정하여 자율적이며 체계적이고 효율적인 관리를 통해 식품의 안전성을 확보하기 위한 과학적인 위생 관리 체계로 예방적 위생관리제도이다.

11

식품의 안전성 관리방법
(1) GAP(good agricultural practies, 농산물우수관리인증)
농산물에 잔류할 수 있는 농약, 중금속 또는 유해 생물 등의 위해요소를 체계적으로 관리, 농산물의(재배, 수확, 수확후 처리, 저장)과정의 관리내용을 소비자가 알게 하는 제도.
(2) PP(prerequisite program, 선행요건프로그램)
생산에 우호적인 작업환경 조성 하도록 작업장 내 가동조건을 관리하는 프로그램.
GMP or SSOP or GHP에 준해서 HACCP 전에 개발.
(3) HACCP(hazard analysis critical control program)
특정 위해를 사전에 확인하고 관리하는 예방조치.
공정단계에 critical control point 설정, 관리하여 위해 발생을 사전에 예방.
(4) GMP(good manufacturing program, 우수제조관리기준)
우수하고 균등한 제품 생산을 보장하기 위한 공정관리 및 품질관리방법. 국내에선 의약품과 화장품에 적용, 식품분야에선 건강기능식품에 적용.
(5) SSOP(sanitaion standard operation procedure, 표준위생운영절차)
작업공정에서 특정업무 수행시 준수해야 할 위생관리방법
HACCP 시작전에 선행요건 프로그램에 포함되어 준비되어야 함.
작업전의 모든 cleaning & sanitation 과정을 작업장, 공정조건에 맞춰 상세히 기술.

(6) GHP CODEX(국제식품규격위원회) 국제권장 실행규범.
식품의 안전성 및 적합성 확보를 위해 생산에서 소비자 섭취에 이르는 전과정에 작용가능한 필수적인 식품위생 관리사항.

12

> **식품안전관리인증기준제(「식품위생법」 제48조 관련)**
> ① 식품의약품안전처장은 식품안전관리인증기준을 지켜야 하는 영업자와 그 밖에 식품안전관리인증기준을 지키기 원하는 영업자의 업소를 식품별 식품안전관리인증기준 적용업소로 인증할 수 있다. 이 경우 식품안전관리인증기준적용업소로 인증을 받은 영업자가 그 인증을 받은 사항 중 총리령으로 정하는 사항을 변경하려는 경우에는 식품의약품안전처장의 변경 인증을 받아야 한다.
> ② 인증의 유효기간은 인증을 받은 날부터 3년으로 하며, 같은 항 후단에 따른 변경 인증의 유효기간은 당초 인증 유효기간의 남은 기간으로 한다.

13~14

식품위생이란 식품, 식품첨가물, 기구 또는 용기 · 포장을 대상으로 하는 음식에 관한 위생을 말한다.

15

HACCP 7원칙(절차)
(1) 위해요소 분석(Hazard Analysis): 위해요소를 분석하고 예방책을 식별하는 단계로 중대한 위해가 발생할 수 있는 공정의 단계를 열거하고, 각 단계별로 모든 잠재적인 생물학적 · 화학적 · 물리적 위해요소를 분석한다.
(2) 중요 관리점(CCP) 설정: CCP는 제품별 · 공정별로 식별될 수 있도록 설정하고, 관리가 가능하여야 한다.
(3) 허용 한계 기준(CL) 설정: CL은 모든 CCP에 적용되어야 하고 타당성이 있어야 하며 확인(Validation)되어야 하고, 또 측정 가능해야 한다.
(4) 모니터링(Monitoring) 설정: CL이 각 CCP에 준수되는지 모니터링하는 시스템을 수립하는 단계이다.
(5) 개선 조치(Corrective Action) 설정: 모니터링 결과가 관리를 벗어났을 때 시정 조치를 하는 단계이며, 여기에는 즉시적 조치와 예방적 조치가 있다.
(6) 검증(Verification) 설정: 위해의 발생 방지를 위해 HACCP 계획이 정확하고, 효과적으로 기능하는 것을 정기적으로 내부 및 외부 검증이 이루어져야 한다.
(7) 기록(Record) 보관 및 문서화시스템 설정: 기록 유지 절차를 수립하는 단계이다.

16

① LD$_{50}$(반수치사량): 시험물질 투여 후 7~14일 정도 관찰하였을 때 반수의 시험동물이 죽는 양이다.

② 1일섭취허용량(Acceptable Daily Intake, ADI): 사람이 일생 동안 매일 섭취하더라도 현 시점에서 알려진 독성이 나타나지 않을 것으로 예상되는 1일 섭취허용량이다.

③ NOAEL: "악영향무관찰량 / 농도(No-Observed-Adverse-Effect-Level / No-Observed-Effect-Concentration, 이하 "NOAEL", 혹은 "NOEC"이라 한다)"란 만성독성 등 노출량-반응시험에서 노출집단과 적절한 무처리 집단 간 악영향의 빈도나 심각성이 통계적으로 또는 생물학적으로 유의성 있는 증가가 없는 노출량 혹은 그 농도를 말한다. 다만 이러한 노출량에서 어떤 영향이 일어날 수도 있으나 특정 악영향과 직접적으로 관련성이 없으면 악영향으로 간주되지 않는다.

④ AMES test(에임즈 검사): 박테리아를 사용하여 주어진 화학 물질이 테스트 유기체의 DNA에서 돌연변이를 일으킬 수 있는지 여부를 테스트하는 데 널리 사용되는 방법이다. 보다 공식적으로는 화합물의 돌연변이 유발 가능성을 평가하는 것이 생물학적 분석법이다.

17

| 오답해설 |

① GMP(Good Manufacturing Practice): 우수제조기준

③ GAP(Good Agricultural Practices): 농산물우수관리제도

④ Cold chain: 저온유통

18

우수 의약품 제조 및 품질관리 기준(GMP, Good manufacturing practices)이란 식품, 의약품, 화장품 및 의료기기 등의 제조·판매를 위해 인허가 기관에서 요구하는 품질 관리 기준으로서, 해당 제조업자들이 사용목적에 맞게 제품을 제조함에 있어서 일관성 있는 품질수준을 유지하기 위해 필요한 최소한의 기준을 제공한다.

HACCP제도와 기존의 위생관리제도인 GMP 비교

항목	종래방법(GMP)	HACCP 제도
조치단계	문제발생 후의 반작용적 관리	문제발생 전의 선조치
숙련요구성	시험결과의 해석에 숙련이 요구	이화학적 항목에 의한 관리로 전문적 숙련 불필요
신속성	시험분석에 장시간 소요	필요시 즉각적 조치 가능
소요비용	제품분석에 많은 비용 소요	저렴
공정관리	현장 및 실험실 관리	현장관리
평가범위	제한된 사료만 평가	각 Batch별 많은 측정가능
위해요소 관리범위	제한된 위해요소와 관리	많은 위해요소 유리
제품안전성 관리자	숙련공만 가능	비숙련공도 관리가능

HACCP 7원칙

(1) **위해요소분석(Hazard Analysis)**: 식품·축산물 안전에 영향을 줄 수 있는 위해요소와 이를 유발할 수 있는 조건이 존재하는지 여부를 판별하기 위하여 필요한 정보를 수집하고 평가하는 일련의 과정을 말한다.

(2) **중요관리점(CCP, Critical Control Point)**: 안전관리인증기준(HACCP)을 적용하여 식품·축산물의 위해요소를 예방·제어하거나 허용 수준 이하로 감소시켜 당해 식품·축산물의 안전성을 확보할 수 있는 중요한 단계·과정 또는 공정을 말한다.

(3) **한계기준(Critical Limit)**: 중요관리점에서의 위해요소 관리가 허용범위 이내로 충분히 이루어지고 있는지 여부를 판단할 수 있는 기준이나 기준치를 말한다.

(4) **모니터링(Monitoring)**: 중요관리점에 설정된 한계기준을 적절히 관리하고 있는지 여부를 확인하기 위하여 수행하는 일련의 계획된 관찰이나 측정하는 행위 등을 말한다.

(5) **개선조치(Corrective Action)**: 모니터링 결과 중요관리점의 한계기준을 이탈할 경우에 취하는 일련의 조치를 말한다.

(6) **검증(Verification)**: 안전관리인증기준(HACCP) 관리계획의 유효성(Validation)과 실행(Implementation) 여부를 정기적으로 평가하는 일련의 활동(적용 방법과 절차, 확인 및 기타 평가 등을 수행하는 행위를 포함한다)을 말한다.

(7) **기록(Record) 보관 및 문서화시스템 설정**: 기록 유지 절차를 수립하는 단계이다.

HACCP의 12절차와 7원칙

추진 단계	12절차	내용	7원칙
준비 단계	절차 1	HACCP팀 편성	
	절차 2	제품설명서 작성	
	절차 3	사용 용도 확인	
	절차 4	공정흐름도 작성	
	절차 5	공정흐름도 현장 확인	
본 단계	절차 6	위해요소 분석(HA)	원칙 1
	절차 7	중요 관리점(CCP) 설정	원칙 2
	절차 8	CCP 허용 한계 기준 설정	원칙 3
	절차 9	CCP 모니터링 체계 확립	원칙 4
	절차 10	개선 조치 방법 수립	원칙 5
	절차 11	검증 절차 및 방법 수립	원칙 6
	절차 12	문서화, 기록유지방법 설정	원칙 7

21

HACCP의 특징

HACCP는 식품의 원료 및 재료 단계부터 제조, 가공, 보존, 유통, 조리를 거쳐 최종 소비자가 섭취하기 전까지의 각 단계에서 발생할 우려가 있는 위해요소를 규명하고, 이를 중점적으로 관리하기 위한 중요 관리점을 결정하여 자율적이며 체계적이고 효율적인 관리를 통해 식품의 안전성을 확보하기 위한 과학적인 위생 관리 체계로 예방적 위생관리제도이다.

구분	HACCP 위생관리체계	기존 위생관리체계(GMP)
특징	위해의 사전예방 전제품의 완전성 확보	위해의 사후 통제 최종제품 불량률 최소화
위생관리 방법	공정관리 (중요관리점 관리, CCP)	최종제품 관리, 검사
위해요소 관리	분석에 의한 위해요소 관리	규정된 위해요소만 관리
신속성	필요시 즉각적 조치 가능	시험분석에 장시간 소요
소요비용	시스템 도입 후 운영 경비 저렴	시험분석에 많은 비용 소요
제품안전성 관리자	비숙련공도 가능	숙련공만 가능

22

HACCP

(1) 식품의 원료 및 재료 단계부터 제조, 가공, 보존, 유통, 조리를 거쳐 최종 소비자가 섭취하기 전까지의 각 단계에서 발생할 우려가 있는 위해요소를 규명하고, 이를 중점적으로 관리하기 위한 중요 관리점을 결정하여 자율적이며 체계적이고 효율적인 관리로 식품의 안전성을 확보하기 위한 과학적인 위생 관리 체계라고 할 수 있다.

(2) **HACCP의 선행요건**: 우수 제조 기준(GMP, Good Manufacturing Practice), 표준위생운영절차(SSOP, Sanitation Standard Operation Procedure)

(3) **HACCP 7원칙(단계)**

① 위해요소 분석(Hazard Analysis): 위해요소를 분석하고 예방책을 식별하는 단계로 중대한 위해가 발생할 수 있는 공정의 단계를 열거하고, 각 단계별로 모든 잠재적인 생물학적·화학적·물리적 위해요소를 분석한다.

② 중요 관리점(CCP) 설정: CCP는 제품별·공정별로 식별될 수 있도록 설정하고, 관리가 가능하여야 한다.

③ 허용 한계 기준(CL) 설정: CL은 모든 CCP에 적용되어야 하고 타당성이 있어야 하며 확인(Validation)되어야 하고, 또 측정 가능해야 한다.

④ 모니터링(Monitoring) 설정: CL이 각 CCP에 준수되는지 모니터링하는 시스템을 수립하는 단계이다.

⑤ 개선 조치(Corrective Action) 설정: 모니터링 결과가 관리를 벗어났을 때 시정 조치를 하는 단계이며, 여기에는 즉시적 조치와 예방적 조치가 있다.

⑥ 검증(Verification) 설정: 위해의 발생 방지를 위해 HACCP 계획이 정확하고, 효과적으로 기능하는 것을 정기적으로 내부 및 외부 검증이 이루어져야 한다.

⑦ 기록(Record) 보관 및 문서화시스템 설정: 기록 유지 절차를 수립하는 단계이다.

23

「**식품위생법**」 제2조(정의)

1. "식품"이란 모든 음식물(의약으로 섭취하는 것은 제외한다)을 말한다.

2. "식품첨가물"이란 식품을 제조·가공·조리 또는 보존하는 과정에서 감미(甘味), 착색(着色), 표백(漂白) 또는 산화방지 등을 목적으로 식품에 사용되는 물질을 말한다. 이 경우 기구(器具)·용기·포장을 살균·소독하는 데에 사용되어 간접적으로 식품으로 옮아갈 수 있는 물질을 포함한다.

3. "기구"란 다음 각 목의 어느 하나에 해당하는 것으로서 식품 또는 식품첨가물에 직접 닿는 기계·기구나 그 밖의 물건(농업과 수산업에서 식품을 채취하는 데에 쓰는 기계·기구나 그 밖의 물건 및 「위생용품 관리법」 제2조제1호에 따른 위생용품은 제외한다)을 말한다.

   가. 음식을 먹을 때 사용하거나 담는 것

   나. 식품 또는 식품첨가물을 채취·제조·가공·조리·저장·소분[(小分): 완제품을 나누어 유통을 목적으로 재포장하는 것을 말한다. 이하 같다]·운반·진열할 때 사용하는 것

4. "용기·포장"이란 식품 또는 식품첨가물을 넣거나 싸는 것으로서 식품 또는 식품첨가물을 주고받을 때 함께 건네는 물품을 말한다.

5. "식품위생"이란 식품, 식품첨가물, 기구 또는 용기·포장을 대상으로 하는 음식에 관한 위생을 말한다.
6. "식품이력추적관리"란 식품을 제조·가공단계부터 판매단계까지 각 단계별로 정보를 기록·관리하여 그 식품의 안전성 등에 문제가 발생할 경우 그 식품을 추적하여 원인을 규명하고 필요한 조치를 할 수 있도록 관리하는 것을 말한다.
7. "식중독"이란 식품 섭취로 인하여 인체에 유해한 미생물 또는 유독물질에 의하여 발생하였거나 발생한 것으로 판단되는 감염성 질환 또는 독소형 질환을 말한다.

24
(19 해설 참고)

25
WHO 환경위생전문위원회(1955)
'식품위생(Food Hygiene)'이란 식품의 재배(성장), 생산, 제조로부터 최종적으로 사람에 섭취되기까지의 모든 단계에 걸친 식품의 안전성(Safety), 건전성(Soundness) 및 완전무결성(Wholesomeness)을 확보하기 위해 필요한 모든 수단을 말한다.

제 2 절 | 식품의 보존				
01 ②	02 ①	03 ①	04 ①	05 ④
06 ②	07 ②	08 ③	09 ②	10 ①
11 ②	12 ②	13 ③	14 ②	15 ③
16 ①	17 ①	18 ①	19 ①	20 ④
21 ④	22 ④	23 ②	24 ②	25 ①
26 ③	27 ③	28 ①	29 ②	30 ①
31 ①	32 ①			

01
질소성분은 단백질에 함유되어 있으며 질소성분이 함유되지 않은 식품은 당질, 지방질이다. 당질, 지방질이 미생물에 의해 변화되고 풍미가 나쁘게 되는 것은 변패이다.
식품의 변질
(1) **부패**: 미생물의 번식으로 단백질이 분해되어 아미노산, 아민, 암모니아, 악취 등을 발생하는 현상
(2) **변패**: 단백질 이외의 식품(주로 당질)이 미생물에 의해 변화되고 풍미가 나쁘게 되어 식용으로 부적절하게 되는 현상

(3) **산패**: 지방이 미생물이 아닌 산소, 햇빛, 금속 등에 의하여 산화·변색·분해되어 알데히드, 케톤, 에스테르, 알코올 등이 생성되어 불쾌한 냄새나 맛을 형성하는 현상
(4) **발효**: 식품이 미생물의 작용으로 분해되어 유기산, 알코올 등 각종 유용한 물질이 생성되고 유용하게 변화되는 것

02
산패는 유지를 공기 속에 오래 방치해 두었을 때 공기 중의 산소, 습기, 열, 햇빛, 세균, 효소 등의 작용에 산성이 되어 불쾌한 냄새가 나고, 맛이 나빠지거나 빛깔이 변하는 현상이다. 가수분해형, 케톤형, 산화형 등으로 나눌 수 있으며 식품의 변질에 영향이 크다. 차고 어두운 곳에 보관하여 방지할 수 있다.

03
(01 해설 참고)
발효는 식품이 미생물의 작용으로 분해되어 유기산, 알코올 등 각종 유용한 물질이 생성되어 변하는 것이다.

04
질소가 포함된 영양소는 단백질이다. 부패는 미생물의 번식으로 단백질이 분해되어 아미노산, 아민, 암모니아, 악취 등이 발생하는 현상이다.

05
가열법에는 저온살균법, 고온단시간살균법, 초고온순간살균법 등이 있다.
훈연법은 물리·화학적 보존방법으로 주로 육류, 어류를 연기에 함유된 크실렌, 페놀메틸레이트, 포름알데히드, 식초산, 아세톤 등에 의해 살균 및 건고가 일어나 식품의 저장성과 풍미가 향상되는 것이다.

06
식품의 화학적 보존법으로는 염장법, 당장법, 산저장법, 식품보존료, 훈연법 등이 있다.
훈연법은 물리·화학적 보존법에 해당한다.
가열법, 냉장법, 냉동법, 건조법, 밀봉법, 움저장법, 자외선 및 방사선 이용법은 물리적 보존 방법이다.

07
① 냉장법은 0℃ ~10℃로 보존하는 방법이다.
② 자외선멸균법은 태양광선의 자외선에 의한 소독이나 자외선살균 등을 이용하는 방법으로 살균력이 강한 파장은 2,400~2,800 Å이다. 무균실, 수술실, 제약실 등에서 공기, 물, 식품, 기구, 용기 등의 소독에 이용한다.

③ 식품보존을 위한 가열법은 식품에 부착되어 있는 미생물을 죽이거나 효소를 파괴하여 식품의 변질을 예방하는 방법이다. 일반적으로 포자를 형성하지 않는 미생물을 80℃에서 30분이면 사멸되나 완전멸균을 위해서는 120℃에서 20분 정도가 좋다.

④ 건조법은 수분함량을 <u>15% 이하</u>로 낮추는 방법이다.

08
(01 해설 참고)

09
① 가열법: 음식물 중의 미생물을 사멸시킴으로써 보존하는 방법이지만, 식품 중의 효소를 파괴하여, 자기소화작용을 저지함으로써 변질을 막는 방법이기도 하다. 일반적으로 포자를 형성하지 않는 미생물은 80℃에서 30분이면 사멸되나 완전멸균을 위해서는 120℃에서 20분 정도가 좋다.

② BHT, BHA, 아스코르빈산(vit C), 토코페롤(vit E)은 산화방지제로 사용된다.

③ 냉장법(0~10℃ 사이에 보관)은 미생물의 증식을 억제하여 변질이나 자기소화를 지연시킨다.

④ 훈증법은 물리·화학적인 보존법으로 곡류 저장에 사용된다.

10
• 당장법: 40~50%의 설탕에 저장하는 방법
• 염장법: 10~20%의 소금에 저장하는 방법

11
식품의 위생적인 보관방법
(1) **물리적 보존법**: 가열법, 냉장법, 냉동법, 건조법, 밀봉법, 움저장법, 자외선 및 방사선 이용법
(2) **물리·화학적 보존법**: 훈연법, 가스저장법, 훈증법
(3) **화학적 보존법**: 염장법, 당장법, 산저장법, 보존료첨가, 천연물의 이용
※절임법은 염장·당장·산저장법 등을 의미한다.

12
식품의 부패 판정
(1) **관능검사**: 냄새, 맛, 외관, 색깔, 조직의 변화 상태 등
(2) **생물학적 판정**: 병원성 미생물(감염병원균, 세균성 식중독균 등), 세균수(일반 세균, 곰팡이균, 효모 등), 대장균군, 기생충 등
(3) **화학적 판정**: 성분(수분, 총질소, 휘발성 염기질소, 아미노질소, 당류 등), 독성물질, 식품첨가물, 항생물질 등

(4) **물리적 검사**: 온도, 비중, 방사능 등
(5) **독성검사**

식품의 생물학적 판정에서 세균수
(1) 생균수 10^5마리/g 이하: 안전 한계
(2) 생균수 $10^7 \sim 10^8$마리/g 이상: 초기 부패

13
식품의 변질
(1) **부패**: 미생물의 번식으로 단백질이 분해되어 아미노산, 아민, 암모니아, 악취 등을 발생하는 현상
(2) **변패**: 단백질 이외의 식품(주로 당질)이 미생물에 의해 변화되고 풍미가 나쁘게 되어 식용으로 부적절하게 되는 현상
(3) **산패**: 지방이 미생물이 아닌 산소, 햇빛, 금속 등에 의하여 산화·변색·분해되어 알데히드, 케톤, 에스테르, 알코올 등이 생성되어 불쾌한 냄새나 맛을 형성하는 현상
(4) **발효**: 식품이 미생물의 작용으로 분해되어 유기산, 알코올 등 각종 유용한 물질이 생성되고 유용하게 변화되는 것

14
건조법은 식품의 수분을 15% 이하로 유지하여 미생물이 번식하는 데 적당한 습도를 제거함으로써 미생물의 번식을 억제하는 것이다.

15
(13 해설 참고)

16
변패는 단백질 이외의 식품(주로 당질)이 미생물에 의해 변화되고 풍미가 나쁘게 되어 식용으로 부적절하게 되는 현상이다. 지방이 산소, 햇빛, 금속 등에 의하여 산화·변색·분해되는 것은 <u>산패</u>이다.

17~18
식품의 위생적인 보관방법
(1) **물리적 보존법**: 가열법, 냉장법, 냉동법, 건조법, 밀봉법, 움저장법, 자외선 및 방사선 이용법
(2) **물리·화학적 보존법**: 훈연법, 가스저장법, 훈증법
(3) **화학적 보존법**: 염장법, 당장법, 산저장법, 보존료첨가, 천연물의 이용
※ 절임법은 염장·당장·산저장법 등을 의미한다.

19

염장법은 10~20%의 소금을 뿌려 저장하는 방법으로 삼투압에 의하여 미생물의 발육을 억제한다.
담장법이 설탕 50~60%를 첨가하여 미생물의 발육을 억제하는 방법이다.

20 ~ 23

(17 해설 참고)

24

식품의 변질

(1) **부패**: 미생물의 번식으로 단백질이 분해되어 아미노산, 아민, 암모니아, 악취 등을 발생하는 현상
(2) **변패**: 단백질 이외의 식품(주로 당질)이 미생물에 의해 변화되고 풍미가 나쁘게 되어 식용으로 부적절하게 되는 현상
(3) **산패**: 지방이 미생물이 아닌 산소, 햇빛, 금속 등에 의하여 산화·변색·분해되어 알데히드, 케톤, 에스테르, 알코올 등이 생성되어 불쾌한 냄새나 맛을 형성하는 현상
(4) **발효**: 식품이 미생물의 작용으로 분해되어 유기산, 알코올 등 각종 유용한 물질이 생성되고 유용하게 변화되는 것

25 ~ 26

(17 해설 참고)

27

냉장 및 냉동법

(1) 모든 생물의 발육이나 신진대사의 작용은 저온에서는 지연되거나 정지되며, 효소의 화학적 작용도 늦어지므로 냉장법이란 자기소화의 지연 또는 정지와 미생물 번식의 지연 또는 억제하는 방법이다.
(2) 냉장법은 0~10℃ 사이의 저장을 말하며, 냉동은 0℃ 이하의 저장을 말하는데, 10℃ 이하의 움저장법(과실, 채소류), 1~4℃의 냉장법(채소, 과일, 육류), 0℃ 이하의 냉동법(육류, 어류), 급냉법(식육, 어패류) 등의 방법이 있다.

28

(24 해설 참고)

29

식품의 위생적인 보관방법

(1) **물리적 보존법**: 가열법, 냉장법, 냉동법, 건조법, 밀봉법, 움저장법, 자외선 및 방사선 이용법
(2) **물리·화학적 보존법**: 훈연법, 가스저장법, 훈증법

(3) **화학적 보존법**: 염장법, 당장법, 산저장법, 보존료첨가, 천연물의 이용
※ 절임법은 염장·당장·산저장법 등을 의미한다.

30

(24 해설 참고)

31

① LD$_{50}$(Lethal Dose 50): 반수치사량(LD50) 또는 반수 치사농도(LC50), 반수 치사농도는 피실험동물에 실험대상물질을 투여(경구 또는 주사)할 때 피실험동물의 절반이 죽게 되는 양을 말한다.
② LC$_{50}$(Lethal Concentration 50): 실험동물에 흡입투여 시 실험동물의 50%를 죽일 수 있는 물질의 농도인 "반수 치사 농도"를 의미한다.
③ ED$_{50}$(effective dose 50): 중간유효용량이란 반응의 유무를 기준으로 효과를 평가할 때 최대 효과의 50%의 효과를 나타내는 용량으로서 약물의 효력(potency)을 비교하는 기준으로 활용된다.
④ ID$_{50}$(infection dose 50): 병원체를 숙주(주로 실험동물)에 투여하는 실험을 하였을 때 실험동물의 50%가 감염을 일으키는 최소한의 병원체 수를 말한다.

32

(29 해설 참고)

제 3-1 절 | 세균성 식중독

01 ①	02 ④	03 ④	04 ③	05 ③
06 ②	07 ③	08 ①	09 ②	10 ②
11 ②	12 ①	13 ①	14 ③	15 ③
16 ④	17 ④	18 ②	19 ②	20 ③
21 ③	22 ①	23 ②	24 ①	25 ①
26 ②	27 ④	28 ①	29 ①	30 ②
31 ③	32 ②	33 ②	34 ①	35 ③
36 ③	37 ③	38 ④	39 ①	40 ④
41 ②	42 ②	43 ①	44 ②	45 ④
46 ②	47 ②	48 ②	49 ①	50 ①
51 ③	52 ①	53 ④	54 ①	55 ②
56 ④	57 ①	58 ②	59 ③	60 ①
61 ④	62 ①	63 ④	64 ①	65 ①
66 ④	67 ①	68 ④	69 ④	70 ①
71 ③	72 ④	73 ②	74 ③	75 ③
76 ①	77 ②	78 ①	79 ①	80 ①
81 ④	82 ④	83 ②	84 ②	85 ②
86 ③	87 ②	88 ④		

01

포도상구균은 자연계에 널리 분포하여 감염경로가 다양하다. 특히 사람이나 동물의 화농성 질환의 원인균이기 때문에 염증이 있는 사람에 의한 식품오염이 주 감염경로가 되고 있다. 오염된 식품이 섭취 전에 수 시간 동안 실내온도에 방치되면 균이 증식하여 독소가 생성된다.

02

| 오답해설 |
① 독소형 식중독은 세균 또는 바이러스가 만들어 낸 독소를 함유하는 식품을 섭취하여 발생한다.
② 식중독지수는 최적조건에서 식중독을 유발시킬 수 있는 시간과 각각의 온도에서 식중독을 유발시킬 수 있는 시간에 대한 비율이다.
③ 장염비브리오 식중독은 해산물을 60℃에서 15분 이상 (80℃에서 7~8분 이상) 가열하면 예방할 수 있다.

03

장염비브리오(Vibrio) 식중독
(1) 원인균인 장염비브리오균(Vibrio Parahemolyticus)은 호염균으로 0.5~10% 특히 3~5%의 식염수에서 발육이 잘되며, 온대 지방의 연안 해수에 존재한다. 바닷물의 온도가 19℃ 이상 되는 시기의 바닷물 중에서 활발하게 증식하여 5~11월에 발생(기온이 30℃ 넘는 7~9월에 집중적으로 발생)한다.
(2) 원인 식품: 굴, 새우, 조개, 오징어, 낙지, 생선 등과 같은 해산 어패류 및 가공품, 생선회나 초밥 등이 주된 원인 식품, 소금에 절인 음식
(3) 잠복기: 8~24시간(평균 12시간), 최대 발병 시점은 15~20시간(예방의학: 섭취후 24시간 이내)
(4) 임상 증상: 복통, 설사, 구토를 주 증상으로 하는 급성위장염. 2~3일 내에 회복됨
(5) 예방: 해산물을 60℃에서 15분 이상(80℃에서 7~8분 이상) 가열. 담수에 의해서 사멸하므로 수돗물에 의한 세정이 효과적이다.

| 오답해설 |
① 감염형 식중독이다.
② 평균 잠복기는 8~24시간, 최대 발병시점은 15~20시간이다.
③ 주요원인식품은 굴, 새우, 조개, 오징어, 낙지, 생선 등과 같은 해산 어패류 및 가공품, 생선회나 초밥 등이다.

04

소화기계 감염병은 일부 면역이 형성되고, 세균성 식중독은 면역이 형성되지 않는다.

구분	세균성 식중독	소화기계 감염병 (수인성 감염병)
관리법규	식품위생법	감염병의 예방 및 관리에 관한 법률
발병력	• 발병력이 약함 • 다량의 균의 수나 독소량이 많을 때 발병(대부분 음식 중에서 증식)	• 발병력이 강함 • 극히 미량의 병원체도 생체 내에 침입하면 급격히 증식
잠복기	짧다(약 12~24시간).	일반적으로 길다(2~7일).
경과	대체로 짧다.	대체로 길다.
2차 감염	없다. (오염식품 섭취로 감염)	있다.
면역 형성	없다.	어느 정도 면역이 형성된다.
격리	없다.	있다.

05 ~ 06

포도상구균 식중독은 잠복기가 평균 3시간으로 가장 짧다. 임상증상은 구토, 복통, 설사 등의 급성위장염 증상과 20~30%에서 38℃정도의 발열이 나타난다.

07 ~ 09

보툴리누스(Botulinus) 식중독의 원인 식품은 햄, 소시지, 통조림, 생선훈제품, 유제품 등이며 균이 분비하는 신경독소(Neurotoxin)에 의해 복시, 시야흐림, 시력저하, 타액분비 저하, 안검하수, 발음장애, 연하 곤란(삼킴장애)을 일으키며 호흡근의 마비로 호흡부전이 증상으로 나타난다. 조기 치료하지 않으면 치명률 50% 정도로 높지만 항혈청과 호흡 보조기구의 발달로 약 10%로 감소하고 있다.

10

웰치균 식중독의 원인균인 클로스트리듐페르프린젠스(Clostridium Welchii, Clostridium Perfringens)는 흙, 하수, 물, 사람이나 동물의 장관에 존재하며 대량의 식품을 조리하여 저장하는 집단급식에서 잘 발생(다른 식중독에 비해 집단 발생을 특징으로 함)한다.

11

노로바이러스 식중독은 매년 겨울철에 산발적 혹은 집단적인 유행을 일으킨다. 오염된 식수나 어패류 등의 생식을 통하여 감염되고 사람 간 전파도 가능하다. 주로 원인이 되는 식품은 생이나 가열이 불충분한 굴 등의 어패류이다.

12

살모넬라(Salmonellosis) 식중독

닭, 돼지, 소 등이 식중독균을 보유하고 있어, 이것이 식육, 계란, 우유 등으로 옮겨 식중독을 일으키며 주요원인식품은 식육제품, 유제품, 달걀 등과 가공품, 어패류와 가공품, 도시락, 튀김 등이다. 잠복기는 12~48시간 정도, 평균 20시간이며 주요증상은 고열을 동반한 급성위장염이다. 발병률은 75% 정도로 다른 식중독에 비하여 높지만 치명률은 0.3~1% 정도로 낮다. 예방을 위해 식품을 가열조리하는데, 60℃에서 20분 가열하면 균이 사멸한다(예방최소온도: 75℃).

13

포도상구균(Staphylococccus) 식중독

황색포도상구균의 독소인 장독소(Enterotoxin, 내열성 외독소인 장관독소)에 의해 발병하는 독소형 식중독이다. 김밥, 떡, 도시락, 빵을 비롯해 우유, 버터, 치즈, 크림 등의 유제품, 어패류와 가공품, 두부 등이 주요원인식품이며 잠복기가 평균 3시간으로 짧다. 구토, 복통, 설사 등의 급성 위장염이 주요증

상이며 포도상구균의 독소가 내열성을 가지고 있어서 <u>100℃에서 30분 가열로 무독화되지 않는다.</u> 예방을 위해서는 화농성 질환자 조리금지, 조리된 식품 즉시처리 혹은 저온보존 등이 필요하다.

14

• 감염형 식중독 원인균: 살모넬라, 장염비브리오, 콜레라, 비브리오 불니피쿠스, 리스테리아 모노사이토제네스, 병원성 대장균(EPEC, EHEC, EIEC, ETEC, EAEC), 쉬겔라, 여시니아 엔테로콜리티카, 캠필로박터 제주니, 캠필로박터 콜리

• 독소형 식중독 원인균: 황색포도상구균, 클로스트리디움 퍼프린젠스, 클로스트리디움 보툴리눔

15

황색포도상구균 식중독은 균의 독소에 의한 것으로 황색보도상구균의 외독소인 장독소는 내열성이 강하여 100℃에서 30분간 가열로도 무독화되지 않는다.
평균 잠복기가 3시간 정도로 짧은 것이 특징이며 주요 원인 식품은 김밥, 떡, 도시락, 빵, 우유, 어패류와 가공품 등이다.

16

| 오답해설 |
① 세균성 식중독은 주로 식품 오염에 의해 감염된다.
② 2차 감염은 없고 원인균에 따라 다르지만 대부분 가벼운 증상을 나타낸다.
③ 다량의 균으로 감염된다.

17

노로바이러스는 1968년 미국 오하이오주 노와크 초등학교에서 발생한 집단 식중독 환자의 설사변에서 처음 발견되어 노와크 바이러스(norwak virus)라고 불려졌다. 그 이후 하와이바이러스, 몽고메리바이러스, 원형 소체바이러스 등등으로 불려졌으나 최근 노로바이러스(noroviurs)로 명칭이 통일되었다. 우리나라 질병관리본부(현 질병관리청)에서는 1999년부터 검사가 시작되어 매년 노로바이러스에 의한 집단 설사환자가 발생하고 있음이 확인되었으며, 저온에 강하기 때문에 겨울철에도 발생하는 대표적인 식중독 원인 바이러스로 알려졌다.

18

포도상구균 식중독의 임상 증상: 구토, 복통, 설사 등의 급성위장염 증상, 발열(38℃ 정도)은 20~30% 환자에게 나타남
| 오답해설 |
① 신경계 주 증상을 일으키며 사망률이 높다. - 보툴리눔독소증

③ 원인물질은 장독소로 <u>210℃에 30분간 처리하면 파괴</u>된다.
④ 원인식품은 <u>김밥, 떡, 도시락, 빵, 우유, 버터, 치즈, 크림 등의 유제품, 어패류와 가공품, 두부 등</u>이다.

19

장염비브리오(Vibrio) 식중독의 원인균인 장염비브리오균(Vibrio Parahemolyticus)은 호염균으로 0.5~10% 특히 3~5%의 식염 수에서 발육이 잘되며, 온대 지방의 연안 해수에 존재한다. 바닷물의 온도가 19℃ 이상 되는 시기의 바닷물 중에서 활발하게 증식하여 5~11월에 발생(기온이 30℃ 넘는 7~9월에 집중적으로 발생)한다. 장염비브리오(Vibrio)로 오염된 해수가 감염원이 되어 어패류가 직접 오염시키거나 오염된 어패류에 의해 조리대, 도미, 행주, 식칼 등을 거쳐서 간접적으로 다른 식품이 2차 오염이 있을 수 있고 환자나 보균자의 분변이 감염원이 되어 손을 거쳐 식품으로 오염되어 감염이 가능하다.

20

소화기계 감염병은 일부 면역이 형성되고, 세균성 식중독은 면역이 형성되지 않는다.

구분	세균성 식중독	소화기계 감염병 (수인성 감염병)
관리법규	식품위생법	감염병의 예방 및 관리에 관한 법률
발병력	• 발병력이 약함 • 다량의 균의 수나 독소량이 많을 때 발병(대부분 음식 중에서 증식)	• 발병력이 강함 • 극히 미량의 병원체도 생체 내에 침입하면 급격히 증식
잠복기	짧다(약 12~24시간).	일반적으로 길다(2~7일).
경과	대체로 짧다.	대체로 길다.
2차 감염	없다. (오염식품 섭취로 감염)	있다.
면역 형성	없다.	어느 정도 면역이 형성된다.
격리	없다.	있다.

21

포도상구균 식중독의 원인 독소는 장독소(enterotoxin)이다.

22

잠복기
① 장장비브리오 식중독: 8~24시간, 평균 12시간
② 살모넬라 식중독: 12~48시간[예방의학: 12~72시간]
③ 황색포도상구균 식중독: 1~6시간, 평균 3시간
④ 노로바이러스 식중독: 24~48시간

23

보툴리누스 식중독의 원인균인 보툴리누스균은 편성 혐기성 균으로 주요 원인식품이 햄, 소시지, 통조림 등이다.

| 오답해설 |
① 예방을 위해 화농성 질환자의 조리를 금지한다. - 포도상 구균 식중독의 예방법
③ 신경독소는 열에 약하여 80℃에서 30분 가열하면 사멸된다.
④ 신경계 증상은 일으키며 조기 치료하지 않으면 치명률이 50%로 높다.

24

포도상구균 식중독은 황색포도상구균(staphylococcus aureus)의 외독소인 장독소(Enterotoxin)가 원인이고 보툴리누스 식중독은 보툴리누스균(clostridium botulinus)의 신경독소(neurotxin)이 원인이다.

25

• 감염형 식중독 원인균: 살모넬라, 장염비브리오, 콜레라, 비브리오 불니피쿠스, 리스테리아 모노사이토제네스, 병원성 대장균(EPEC, EHEC, EIEC, ETEC, EAEC), 쉬겔라, 여시니아 엔테로콜리티카, 캠필로박터 제주니, 캠필로박터 콜리
• 독소형 식중독 원인균: 황색포도상구균, 클로스트리디움 퍼프린젠스, 클로스트리디움 보툴리눔

26

장염비브리오 식중독의 원인균인 장염비브리오균(Vibrio Parahemolyticus)은 해수세균의 일종으로 3~5%의 식염농도에서 잘 발육하고, 10% 이상의 식염농도에서는 성장이 정지되는 세균으로 그람 음성의 통성혐기성 간균이다. 이 균은 열에 약하므로 여름철 해산 어패류는 열처리 후에 섭취하여야 한다.

27

(가) 포도상구균 식중독은 포도상구균이 식품 중에 증식하여 그 대사산물로 생산하는 독소에 의한 식중독으로 포도상구균의 외독소인 장독소는 내열성으로 100℃에서 30분 가열로 무독화되지 않으며 완전히 파괴하는 데 210℃이상에서 30분 가열이 필요하다. 평균잠복기가 3시간으로 짧으며 발열은 20~30%의 환자에서만 나타나고 급성 위장염증상을 일으킨다.

(나) 살모넬라식 중독은 닭, 돼지, 소 등의 식중독 균을 보유하고 있어서 이것이 식육, 계란, 우유등으로 옮겨 식중독을 일으킨다. 고열을 동반한 급성위장염이 특징이다.

28

| 오답해설 |

② 독소형 식중독 – 웰치균 식중독 /
   감염형 식중독 – 장염비브리오 식중독
③ 곰팡이형 식중독 – 아플라톡신 /
   자연독 식중독(복어) – 테트로도톡신
④ 바이러스형 식중독 – 노로바이러스 /
   에볼라바이러스는 인수공통감염병으로 식중독에 해당하
   지 않는다.

29

보툴리눔 식중독은 보툴리누스균의 독소인 신경독소(neurotoxin)에 의한 것으로 햄, 소시지, 통조림, 생선훈제품, 유제품 등이 주요 원인식품이며 뇌신경 마비로 시작되는 대칭적이며 신체의 하부로 진행하는 이완성 신경마비가 특징적인 임상증상이다. 조기 치료하지 않으면 치명률 50%, 항혈청과 호흡 보조기구의 발달로 약 10%로 감소한다.

30

병원성 대장균 O-157

장관출혈성대장균(EHEC)의 대표적 균종이다. 이질균이 생산하는 쉬가독소(Shiga–like Toxin, Vero Toxin)를 생산하여 식중독을 일으킨다.

31

장염비브리오 식중독은 해수균의 일종인 장염비브리오균(Vibrio Parahemolyticus)에 의한 감염형 식중독으로 주요 원인식품은 굴, 새우, 조개, 오징어, 낙지, 생선 등과 같은 해산 어패류 및 가공품, 생선회나 초밥 등이 주된 원인 식품, 소금에 절인 음식이다. 잠복기는 평균 12시간정도이며 섭취 후 24시간 이내에 발병한다.

32

바실러스 세레우스(Bacillus cereus)

(1) 바실러스 세레우스(Bacillus cereus)는 토양세균의 일종으로 사람의 생활환경을 비롯하여 먼지, 오수 및 하천 등의 자연계에 널리 분포되어 있으며, 각종 식품에서도 많이 분리되고 있다. 이 균은 검출비율이 높은 반면에 상대적으로 식중독 발생빈도가 낮으나 영국 등 유럽에서는 발생빈도가 높아 오래전부터 주목을 받아 왔으며, 최근 우리나라에도 각종 식품에서 검출되어 규제 대상이 되고 있다.

(2) 바실러스에 의한 설사형 증상은 Clostridium perfringenes 식중독과 그 증상이 유사하며, 음식섭취 6~16시간 이후에 수인성 설사, 어지러움과 복통 등이 일어난다. 또한 메스꺼움이 설사와 동반되기도 하지만 대부분 구토는 없으며 이 증상들은 24시간 정도 지속되다가 회복된다. 구토형의 증상으로는 1~5시간의 잠복기에 메스꺼움, 구토를 일으키지만, 가끔 심한 복통 및 설사를 일으키기도 하며, 증상은 24시간 내에 가라앉는다.

(3) B. cereus 식중독 환자의 치료는 다른 세균성 식중독의 경우와 같이 일반적인 조치가 행해지고 있다. 환자의 경우 증상이 경미하며 1일 이내에 회복되기 때문에 치료에 대하여는 그다지 중요시되고 있지 않다.

(4) B. cereus는 방어기구가 약해진 숙주에 패혈증, 폐렴, 심내막염, 수막염 등의 중증 기회주의적 감염을 일으키기도 하기 때문에 식중독 환자의 치료보다도 B. cereus 감염증의 치료 쪽이 더 중요시되고 있다.

※ 출처: 미생물 위해 기술서, p.5.

33

장염비브리오 식중독은 감염형 식중독이며 잠복기는 8~24시간이다. 장염비브리오 식중독의 원인균인 장염비브리오균은 호염균으로 0.5~10%, 특히 3~5%의 식염수에서 발육이 잘되며, 온대지방의 연안 해수에 존재하기 때문에 주요 원인식품은 굴, 새우, 조개, 오징어, 낙지, 생선 등과 같은 해산 어패류와 가공품, 생선회나 초밥 등이다. 예방을 위해서는 해산물을 60℃에서 15분 이상 가열한 후 섭취한다.

34

① 포도상구균 – 독소형 식중독
② 살모넬라, ③ 장염비브리오, ④ 병원성대장균 – 감염형 식중독

35

황색포도상구균(Staphylococcus Aureus)의 독소: 장독소(Enterotoxin, 내열성 외독소인 장관독소)

• 포도상구균이 식품 중에 증식하여 그 대사 산물로 생산하는 독소
• 내열성을 가지고 있어서 100℃에서 30분 가열로 무독화되지 않음
• 완전히 파괴하는 데 210℃ 이상에서 30분 가열 필요

36

살모넬라는 장내세균총으로 그람음성간균이다. 사람이나 짐승에게 공통적으로 감염되는 인수공통감염병이다. 닭, 돼지, 소 등이 식중독균을 보유하고 있어, 이것이 식육, 계란, 우유 등으로 옮겨 식중독을 일으킨다.

캠필로박터는 사람과 동물에게 모두 질병을 일으킬 수 있는 나선형의 세균이다.

37

① 살모넬라 식중독 – 감염형 식중독
② 리스테리아 식중독 – 감염형 식중독
③ 보툴리누스 식중독 – 독소형 식중독
④ 장염비브리오 식중독 – 감염형 식중독

38

노로바이러스는 저온에 강하기 때문에 겨울철에도 발생하는 대표적인 식중독 원인 바이러스로 알려졌다. 주요 원인식품은 생이나 가열이 불충분한 굴 등의 어패류 및 이들을 사용한 식품이며 사람과 사람 사이에 전파도 가능하다.

39

① **장염비브리오**: 굴, 새우, 조개, 오징어, 낙지, 생선 등과 같은 해산 어패류 및 가공품, 생선회나 초밥 등이 주된 원인 식품, 소금에 절인 음식, 오염된 어패류에 의해 조리대, 도마, 행주, 식칼 등을 거쳐서 간접적으로 다른 식품이 2차 오염됨
② **살모넬라**: 식육제품, 유제품, 달걀 등과 가공품, 어패류와 가공품, 도시락, 튀김 등
③ **보툴리누스**: 햄, 소시지, 통조림, 생선훈제품, 유제품 등
④ **황색포도상구균**: 김밥, 떡, 도시락, 빵, 우유, 버터, 치즈, 크림 등의 유제품, 어패류와 가공품, 두부 등. 화농성 염증에 의한 식품오염

40

독소형 식중독은 세균이 먼저 음식물 중에서 증식하여 그 결과 세균으로부터 산출된 독소물질과 함께 섭취되어 발병한다.

41

보툴리누스 식중독의 원인균은 편성혐기성간균인 보툴리누스균(Clostridium Botulinus)이며 이 균의 독소인 신경독소(Neurotoxin)에 의해 발병한다. 이 균은 토양, 바다, 하천, 연못의 바닥 등에 널리 분포하여 농작물, 어패류, 육류 등의 식품재로 오염되기 쉽다(특히, 병조림, 통조림식품, 소시지 등은 내부가 혐기성이므로 균이 쉽게 발아 증식). 임상증상은 뇌신경 마비로 시작되는 대칭적이며 신체의 하부로 진행하는 이완성 신경마비가 특징적이며 복시, 시야흐림, 시력저하, 타액분비 저하, 안검하수, 발음장애, 연하 곤란(삼킴장애)등이 나타난다.

42

⑴ **클로스트리디움 보툴리누스(Clostridium Botulinus)**
 편성혐기성 간균이며 내열성인 포자를 형성한다(100℃에서 6시간, 120℃에서 4분 이상 가열 필요). 생성되는 독소는 신경독소(Neurotoxin)으로 열에 약하여 80℃에서 30분 가열하면 사멸된다. 토양, 바다, 하천, 연못의 바닥 등에 널리 분포하여 농작물, 어패류, 육류 등의 식품재로 오염되기 쉬우며 특히, 병조림, 통조림식품, 소시지 등은 내부가 혐기성이므로 균이 쉽게 발아 증식한다.

⑵ **클로스트리디움 퍼프리젠스(Clostridium Perfringens)**
 토양, 하천과 하수 등 자연계와 사람을 비롯하여 동물(주로 포유동물)의 장관, 분변 및 식품 등에 널리 분포되어 있다. 편성혐기성간균이며 아포를 형성하여 아포의 발아 시 독소를 생성한다. 주요 원인식품으로는 돼지고기, 닭고기, 칠면조고기 등으로 조리한 식품 및 그 가공품인 동물성단백질식품이며 미리 가열 조리된 후 실온에서 5시간 이상 방치된 식품에서 많이 발생한다. 오염된 식품 섭취 후 8~12시간이 되면 설사, 복통 등 통상적으로 가벼운 증상 후 회복된다. 혐기성균이므로 식품을 대량으로 큰 용기에 보관하면 혐기조건이 될 수 있으므로 소량 씩 용기에 넣어 보관한다.

⑶ **캄필로박터(Campylobacer) 식중독**
 사람과 동물에게 모두 질병을 일으킬 수 있는 나선형의 세균으로 건조한 곳에서는 생존하기 어렵고 산소 분압이 낮고 이산화탄소 분압이 3~5%인 환경에 증식할 수 있다. 사람은 주로 감염된 닭을 잡을 때 장의 캄필로박터가 고기에 오염되고 이것을 잘 익혀먹지 않거나 소독되지 않은 우유를 먹을 경우 감염된다. 미국의 날 닭고기의 절반 이상이 이 세균을 갖고 있으며 가장 흔한 세균성 설사질환이다.

· **미호기성균**: 유리 산소의 농도가 너무 많으면 독소로 작용하여 증식하지 않고, 아주 적은 양의 산소 농도에서 최대 증식하는 세균

43

포도상구균 식중독은 황색포도상구균(Staphylococcus Aureus)의 내열성 외독소인 장독소(Enterotoxin)가 원인이며 잠복기는 평균 3시간으로 짧은 것이 특징이다. 김밥, 떡, 도시락, 빵, 우유, 버터, 치즈, 크림 등의 유제품, 어패류와 가공품, 두부 등이 원인식품이며 구토, 복통, 설사 등의 급성위장염증상이 있고, 발열(38℃ 정도)은 20~30% 환자에게 나타난다.

44

장염비브리오(Vibrio) 식중독은 바닷물의 온도가 19℃ 이상되는 시기의 바닷물 중에서 활발하게 증식하여 5~11월에 발생(기온이 30℃ 넘는 7~9월에 집중적으로 발생)한다. 장염비브리오(Vibrio)로 오염된 해수가 감염원이 되어 어패류가 오염되고, 오염된 어패류에 의해 감염된다.

45

① campylobacter jejuni – 캄필로박터 식중독: 세균성 식중독 중 감염형 식중독
② staphylococcus aureus – 황색포도상구균 식중독: 세균성 식중독 중 독소형 식중독
③ clostridium welchii – 웰치균 식중독: 세균성 식중독 중 독소형 식중독
④ salmonella typhi – 장티푸스: 소화기계감염병으로 제2급 감염병에 해당한다.
• 살모넬라 식중독: Salmonella Enteritidis(살모넬라장염균), S. Typhimurium(쥐티푸스균), S. Choleraesuis(살모넬라 콜레라수이스균) 등이 대표적

46

소화기계 감염병은 일부 면역이 형성되고, 세균성 식중독은 면역이 형성되지 않는다.

구분	세균성 식중독	소화기계 감염병 (수인성 감염병)
관리법규	식품위생법	감염병의 예방 및 관리에 관한 법률
발병력	• 발병력이 약함 • 다량의 균의 수나 독소량이 많을 때 발병(대부분 음식 중에서 증식)	• 발병력이 강함 • 극히 미량의 병원체도 생체 내에 침입하면 급격히 증식
잠복기	짧다(약 12~24시간).	일반적으로 길다(2~7일).
경과	대체로 짧다.	대체로 길다.
2차 감염	없다(오염식품 섭취로 감염).	있다.
면역 형성	없다.	어느 정도 면역이 형성된다.
격리	없다.	있다.

47

웰치균, 포도상구균, 보툴리누스는 독소형식중독에 해당하고 살모넬라는 감염형 식중독에 해당한다.

48

세균성 식중독은 소화기계 감염병에 비해서 상대적으로 질병의 이환기간이 짧다.
(46 해설 참고)

49

살모넬라는 감염된 사람 또는 동물의 분변이 식품, 물 또는 직접 접촉을 통해 다른 사람이나 동물에게 전파되는 인수공통질환의 일종이다. 동물에는 새, 파충류를 포함한 애완동물이 포함되는데 이들 동물의 오염된 대변과 접촉한 손을 닦지 않으면 감염될 수 있다. 주된 오염 식품은 소고기, 돼지고기, 닭고기 등의 가금류, 우유와 달걀의 동물성 식품이다. 감염된 대부분의 사람들에게 감염된 후 12~72시간에 설사, 발열과 복통이 생긴다.

50

① 살모넬라 식중독: Salmonella Enteritidis(살모넬라 장염균), S. Typhimurium(쥐티푸스균), S. Chloraesuis(살모넬라 콜레라수이스균) 등이 대표적인 원인균이며 닭, 돼지, 소 등이 식중독균을 보유하고 있어, 이것이 식육, 계란, 우유 등으로 옮겨 식중독을 일으킨다. 잠복기는 12~48시간 정도이며 원인식품은 식육제품, 유제품, 달걀 등과 가공품, 어패류와 가공품, 도시락, 튀김 등이다. 주요 증상은 고열을 동반한 급성위장염 증상으로 일반적으로전신 권태, 두통, 식욕감소, 구역질, 구토, 복통, 설사 등이 있다.
② 장구균 식중독: 장내구균(Endterococcus)인 연쇄상구균 페칼리스(Streptococcus Fecalis)가 원인균이며, 약 4~5시간의 잠복기를 거친 후 위장 증상을 나타내지만 극히 가벼우며 2~3일 내에 회복되므로 보건상 큰 문제가 되지 않는 것으로 알려져 있다.
③ 포도상구균 식중독: 황색포도상구균의 내열성 외독소인 장독소(Enterotoxin)이 원인이며 잠복기는 평균 3시간으로 짧은 것이 특징이다. 김밥, 떡, 도시락, 빵, 우유, 버터, 치즈, 크림 등의 유제품, 어패류와 가공품, 두부 등이 원인식품이며 구토, 복통, 설사 등의 급성위장염 증상이 있고, 발열(38℃ 정도)은 20~30% 환자에게 나타난다.
④ 웰치균 식중독: 원인균인 클로스트리듐페르프린젠스(Clostridium Welchii, Clostridium Perfringens)는 흙, 하수, 물, 사람이나 동물의 장관에 존재하며 대량의 식품을 조리하여 저장하는 집단급식에서 잘 발생(다른 식중독에 비해 집단 발생을 특징으로 함)한다. 잠복기는 8~22시간 정도이며 설사와 복통, 일반적으로 가벼운 증상을 보이며 6~24시간이 지나면 회복된다.

51

보툴리누스 식중독의 원인균인 보툴리누스균(Clostridium Botulinus)은 편성 혐기성 간균으로 내열성인 포자를 형성한다(100℃에서 6시간, 120℃에서 4분 이상 가열 필요). 식중독의 원인이 되는 것은 이균의 독소인 신경독소(Neurotoxin)이며 독소는 열에 약하여 80℃에서 30분 가열하면 사멸된다. 보툴리누스균은 토양, 바다, 하천, 연못의 바닥 등에 널리 분포하여 농작물, 어패류, 육류 등의 식품재료로 오염되기 쉽다. 특히 병조림, 통조림식품, 소시지 등은 내부가 혐기성이므로 균이 쉽게 발아 증식하기 쉬워 주요 감염원이 된다.

52

포도상구균 식중독의 원인은 황색포도상구균(Staphylococcus Aureus)의 독소인 장독소(Enterotoxin, 내열성 외독소인 장관독소)이다. 포도상구균의 장독소는 포도상구균이 식품 중에 증식하여 그 대사 산물로 생산하는 독소로서 내열성을 가지고 있어서 100℃에서 30분 가열로 무독화되지 않고 완전히 파괴하는 데 210℃ 이상에서 30분 가열 필요하다.

| 오답해설 |

② Staphylococcus aureus: 황색포도상구균은 원인균이며 열에 약하다.

③ Clostridium botulinum: 독소형식중독인 보툴리누스 식중독의 원인균이다.

④ Clostridium botulinum neurotoxin: 보툴리누스균의 독소인 신경독소로 열에 약하다.

53

보툴리누스 식중독

(1) **원인균**: 보툴리누스균(*Clostridium Botulinus*)

(2) **신경독소(Neurotoxin)**: 열에 약하여 80℃에서 30분 가열하면 사멸

(3) **원인 식품**: 햄, 소시지, 통조림, 생선훈제품, 유제품 등

(4) **잠복기**: 12~36시간, 짧으면 2~4시간 늦으면 2~3일(증상이 빨리 나타날수록 중증)

(5) **증상**: 뇌신경 마비로 시작되는 대칭적이며 신체의 하부로 진행하는 이완성 신경마비가 특징적임. 복시, 시야흐림, 시력저하, 타액분비 저하, 안검하수, 발음장애, 연하곤란(삼킴장애)

(6) 조기 치료하지 않으면 치명률 50%, 항혈청과 호흡 보조기구의 발달로 약 10%로 감소함

54

노로바이러스는 매년 겨울철에 산발적 혹은 집단적인 유행을 일으킨다. 오염된 식수 및 어패류 등의 생식을 통하여 주로 감염되며 사람과 사람 사이에 전파도 가능하다. 주요 증상은 오심, 구토, 설사, 복통 등이다.

55

소화기계 감염병은 일부 면역이 형성되고, 세균성 식중독은 면역이 형성되지 않는다.

구분	세균성 식중독	소화기계 감염병 (수인성 감염병)
관리법규	식품위생법	감염병의 예방 및 관리에 관한 법률
발병력	• 발병력이 약함 • 다량의 균의 수나 독소량이 많을 때 발병(대부분 음식 중에서 증식)	• 발병력이 강함 • 극히 미량의 병원체도 생체 내에 침입하면 급격히 증식
잠복기	짧다(약 12~24시간).	일반적으로 길다(2~7일).
경과	대체로 짧나.	대제로 길다.
2차 감염	없다(오염식품 섭취로 감염).	있다.
면역 형성	없다.	어느 정도 면역이 형성된다.
격리	없다.	있다.

56

노로바이러스는 매년 겨울철에 산발적 혹은 집단적인 유행을 일으킨다. 오염된 식수 및 어패류 등의 생식을 통하여 감염되며 사람과 사람 사이에 전파도 가능하다. 생이나 가열이 불충분한 굴 등의 어패류 및 이들을 사용한 식품이 주요 원인식품이다.

57

포도상구균 식중독은 황색포도상구균이 식품 중에 증식하여 그 대사 산물로 생산하는 독소에 의한 것으로 김밥, 떡, 도시락, 빵, 우유, 버터, 치즈, 크림 등의 유제품이 주요 원인식품이다. 잠복기가 1~6시간(평균 3시간)으로 매우 짧으며 구토, 복통, 설사 등의 급성위장염 증상이 나타난다.

58

포도상구균 식중독의 원인독소인 Enterocotoxin은 내열성을 가지고 있어서 100℃에서 30분 가열로 무독화되지 않으며 완전히 파괴하는 데 210℃ 이상에서 30분 가열이 필요하다.

59

노로바이러스의 원인균인 바이러스는 살아 있는 조직세포 내에서만 증식한다.

60 ~ 61

(55 해설 참고)

62

세균성 식중독에는 감염형과 독소형이 있다. 바이러스와 기생충은 세균과 구분되는 병원체이다.

63

① 황색포도상구균 – 세균성 식중독 중 독소형 식중독
② 보툴리누스균 – 세균성 식중독 중 독소형 식중독
③ 웰치균 – 세균성 식중독 중 독소형 식중독
④ 장염비브리오 – 세균성 식중독 중 감염형 식중독
⑤ 노로바이러스 – 바이러스성 식중독

64

포도상구균(Staphylococccus) 식중독
황색포도상구균의 독소인 장독소(Enterotoxin, 내열성 외독소인 장관독소)에 의해 발병하는 독소형 식중독이다. 김밥, 떡, 도시락, 빵을 비롯해 우유, 버터, 치즈, 크림 등의 유제품, 어패류와 가공품, 두부 등이 주요원인식품이며 잠복기가 평균 3시간으로 짧다. 구토, 복통, 설사 등의 급성 위장염이 주요 증상이며 포도상구균의 독소가 내열성을 가지고 있어서 100℃에서 30분 가열로 무독화되지 않는다. 예방을 위해서는 화농성 질환자 조리금지, 조리된 식품 즉시처리 혹은 저온보존 등이 필요하다.

65

소화기계 감염병은 세균성 식중독에 비해 잠복기가 길다.
(55 해설 참고)

66

① 장염비브리오균(Vibrio parahaemolyticus)은 해수세균의 일종으로 3~5%의 식염농도에서 잘 발육하고 10% 이상의 식염농도에서는 성장이 정지되는 세균으로 그람 음성 통성혐기성 간균이다.
② E.coli O157 : H7은 장관출혈성대장균(EHEC, Enterohemorrhagic E. Coli)으로 수양성 및 혈액성설사를 주증상으로 하는 출혈성대장염을 일으키는 대장균이다.
③ 황색포도상구균(Staphylococcus aureus)은 잠복기가 1~6시간(평균3시간)으로 매우 짧은 편이다.
④ 리스테리아균(Listeria Monocytogenes)은 0~45℃의 넓은 범위에서 발육가능하여 냉장 상태로 식품을 보존하더라도 균의 발육 증식이 가능하므로 관리 주의가 필요하다.

67

• **감염형 식중독 원인균**: 살모넬라, 장염비브리오, 콜레라, 비브리오 불니피쿠스, 리스테리아 모노사이토제네스, 병원성 대장균(EPEC, EHEC, EIEC, ETEC, EAEC), 쉬겔라, 여시니아 엔테로콜리티카, 캠필로박터 제주니, 캠필로박터 콜리
• **독소형 식중독 원인균**: 황색포도상구균, 클로스트리디움 퍼프리젠스, 클로스트리디움 보툴리눔

68

웰치균(Welchii) 식중독
• **원인균**: 클로스트리디움페르프린젠스(Clostridium Welchii, Clostridium Perfringens), 가스괴저균, 편성혐기성균
• **독소**: α독소, β독소, γ독소 등 약 12종의 독소와 효소 생산(장독소)
• **증상**: 설사와 복통, 일반적으로 가벼운 증상을 보이며 6~24시간이 지나면 회복됨

69

보툴리누스 식중독의 원인균인 보툴리누스균(Clostridium Botulinus)은 편성 혐기성 간균이며 이 균의 독소인 신경독소(neurotoxin)가 식중독의 원인이다. 편성혐기성균이기 때문에 병조림, 통조림식품, 소시지 등은 내부가 혐기성이므로 균이 쉽게 발아 증식한다. 잠복기는 평균 12~36시간이며 임상증상은 뇌신경 마비로 시작되는 대칭적이며 신체의 하부로 진행하는 이완성 신경마비가 특징적이다.

70

포도상구균은 독소형 식중독이다.
살모넬라균은 열에 취약하여 저온 살균(62~65℃에서 30분 가열)으로 사멸되기 때문에 달걀을 익히면 감염을 피할 수 있지만 저온, 냉동 및 건조 상태에선 사멸되지 않는다.
살모넬라는 냉동과정에서 사멸될 수 있으나 간혹 생육가능한 상태로 살아남는 것들이 있을 수 있다.

71

살모넬라(Salmonellosis) 식중독
(1) **원인균**: Salmonella Enteritidis(살모넬라 장염균), S. Typhimurium(쥐티푸스균), S. Choleraesuis(살모넬라 콜레라수이스균)
(2) **감염 경로**: 닭, 돼지, 소 등이 식중독균을 보유하고 있어, 이것이 식육, 계란, 우유 등으로 옮겨 식중독을 일으킴
(3) **잠복기**: 12~48시간(평균 20시간) 정도(예방의학: 12~72시간)
(4) **임상 증상**: 주요 증상은 고열을 동반한 급성위장염 증상
(5) **특징**: 발병률 75% 정도로 다른 식중독에 비하여 높으며 치명률은 0.3~1% 정도로 낮음

72

- **독소형 식중독**: 포도상구균 식중독, 보툴리누스균 식중독, 웰치균 식중독 등
- **감염형 식중독**: 살모넬라 식중독, 장염비브리오 식중독, 병원성 대장균 식중독, 여시니아 식중독, 캄필로박터 식중독, 리스테리아 식중독, 비브리오 패혈증, 장구균 식중독 등

73

캄필로박터 식중독

(1) 사람과 동물에게 모두 질병을 일으키는 나선형의 세균으로 건조한 곳에서 생존하기 어렵고 산소 분압이 낮고 이산화탄소 분압이 3-5%인 환경에서 증식할 수 있다.

(2) 감염
  ① 소의 젖이 감염되었거나 우유가 거름으로 오염되었을 경우 소독되지 않은 우유는 캠필로박터에 오염된다.
  ② 사람은 주로 닭을 잡을 때 장의 캠필로박터가 고기에 오염되고 이것을 잘 익혀먹지 않거나 소독되지 않은 우유를 먹을 경우 감염된다.

(3) 증상
  ① 감염 후 2~5일에 설사, 복통과 발열이 생기며, 일주일 정도 지속한다. 어떤 사람은 증상이 전혀 나타나지 않기도 하고, 피가 섞인 설사를 하거나 오심과 구토를 동반하기도 한다.
  ② 면역이 저하된 사람은 혈액내로 감염되기도 하며 심하면 치명적일 수 있다.
  ③ 이 질환은 Guillain-Barre syndrome을 일으키는 위험요인이 될 수 있다.

(4) 예방
  ① 고기를 충분히 익혀 먹고 소독된 우유를 섭취한다.
  ② 주방에서는 날고기 취급 후에 반드시 비누로 손을 닦고, 날고기와 다른 음식이 섞이지 않도록 보관하고, 접촉한 주방기구를 잘 닦고 다로 사용한다.

※ 출처: 대한예방의학회, 예방의학과 공중보건학(제4판), 계축문화사, 2021, p.760.

74

구분	세균성 식중독	소화기계 감염병 (수인성 감염병)
관리법규	식품위생법	감염병의 예방 및 관리에 관한 법률
발병력	• 발병력이 약함 • 다량의 균의 수나 독소량이 많을 때 발병(대부분 음식 중에서 증식)	• 발병력이 강함 • 극히 미량의 병원체도 생체 내에 침입하면 급격히 증식
잠복기	짧다(약 12~24시간).	일반적으로 길다(2~7일).
경과	대체로 짧다.	대체로 길다.

2차 감염	없다(오염식품 섭취로 감염).	있다.
면역 형성	없다.	어느 정도 면역이 형성된다.
격리	없다.	있다.

75

포도상구균(Staphylococcus) 식중독

황색포도상구균의 독소인 장독소(Enterotoxin, 내열성 외독소인 장관독소)에 의해 발병하는 독소형 식중독이다. 김밥, 떡, 도시락, 빵을 비롯해 우유, 버터, 치즈, 크림 등의 유제품, 어패류와 가공품, 두부 등이 주요원인식품이며 잠복기가 평균 3시간으로 짧다. 구토, 복통, 설사 등의 급성 위장염이 주요 증상이며 포도상구균의 독소가 내열성을 가지고 있어서 100℃에서 30분 가열로 무독화 되지 않는다. 예방을 위해서는 화농성 질환자 조리금지, 조리된 식품 즉시처리 혹은 저온보존 등이 필요하다.

76 ~ 77

살모넬라(Salmonellosis) 식중독

닭, 돼지, 소 등이 식중독균을 보유하고 있어, 이것이 식육, 계란, 우유 등으로 옮겨 식중독을 일으키며 주요원인식품은 식육제품, 유제품, 달걀 등과 가공품, 어패류와 가공품, 도시락, 튀김 등이다. 잠복기는 12~48시간 정도, 평균 20시간이며 주요증상은 고열을 동반한 급성위장염이다. 발병률은 75% 정도로 다른 식중독에 비하여 높지만 치명률은 0.3~1% 정도로 낮다. 예방을 위해 식품을 가열조리하는데, 60℃에서 20분 가열하면 균이 사멸한다(예방최소온도: 75℃).

78

① 노로바이러스 감염증은 기온이 낮은 동절기에 많이 발생하며 하절기에도 다수 발생하여 연중 발생이 가능하다. 사람에서 사람으로 쉽게 전파가 이루어지기 때문에 2차 발병률이 높다.

② 오염된 물이나 음식물 섭취를 통해 감염되며 전염성이 매우 강해 소량의 바이러스로 쉽게 감염되어 사람에서 사람으로 쉽게 전파가 이루어진다.

③ 노로바이러스는 면역이 형성되지 않는다.

④ 노로바이러스에 대한 예방접종은 없으며 환자 및 접촉자 관리, 개인위생과 음식물에 대한 관리가 중요하다.

노로바이러스(Norovirus)

(1) 병원체는 Norovirus로 저온에 강하여 매년 겨울철에 산발적 혹은 집단적인 유행을 일으키며 하절기에도 다수 발생한다.

(2) **감염 경로**: 오염된 식수 및 어패류 등의 생식을 통하여 감염되며 사람과 사람 사이에 전파도 가능하다.

(3) **원인 식품**: 생이나 가열이 불충분한 굴 등의 어패류 및 이들을 사용한 식품

(4) **잠복기**: 24~48시간

(5) **임상 증상**: 위와 장에 염증을 일으켜 메스꺼움, 구토, 설사, 복통 등의 증상이 있다.

(6) **예방**: 85℃에서 1분 이상 가열하면 감염성이 없어진다. 충분히 익혀 먹으며 날 것으로 먹을 경우 깨끗이 씻는다(과일, 야채류).

79

(75 해설 참고)

80

세균성 식중독

(1) **감염형 식중독 원인균**: 살모넬라, 장염비브리오, 콜레라, 비브리오 불니피쿠스, 리스테리아 모노사이토제네스, 병원성 대장균(EPEC, EHEC, EIEC, ETEC, EAEC), 쉬겔라, 여시니아 엔테로콜리티카, 캠필로박터 제주니, 캠필로박터 콜리

(2) **독소형 식중독 원인균**: 황색포도상구균, 클로스트리디움 퍼프리젠스, 클로스트리디움 보툴리눔

81

(1) **세균성 식중독**
   ① 감염형 식중독: 살모넬라균, 장염비브리오, 병원성대장균 등
   ② 독소형 식중독: 포도상구균, 보툴리누스균 등

(2) **웰치균 식중독**
   ① 클로스트리디움페르프린젠스(*Clostridium Welchii, Clostridium Perfringens*)균이 생산하는 독소생산능의 차이에 따라 A, B, C, D, E, F형의 6형으로 분류하며 주로 사람의 식중독에 관여하는 것은 A형과 C형이다.
   ② A형균이 대표적인 식중독 원인균이고, 원인균의 아포는 내열성이어서 100℃, 1~4시간 가열에서도 사멸되지 않는다.
   ③ 식중독의 원인이 되는 장독소는 75℃에서 파괴된다.

(3) **세레우스 식중독**
   ① 식품에 바실러스 세레우스 균이 성장하여 생산한 독소를 섭취하여 발생하는 구토형 식중독과 세균 또는 포자를 섭취한 후 인체의 장 내에서 장독소(enterotoxin)가 생산되어 발생하는 설사형 식중독이 있다.
   ② 세레우스 식중독은 독소형과 감염형이 모두 존재하는 식중독이며 여름철에 주로 발생한다.
   ※ 다만, 대한예방의학회, 예방의학과 공중보건학 제4판 756p에서 세레우스 식중독을 감염형으로 구분하고 있다. 이 문제는 세레우스 식중독을 감염형으로 분류하여 오답으로 출제한 것으로 판단된다.

(4) **보툴리누스 식중독**
   ① 클로스트리디움 보툴리눔은 생성하는 신경독(neurotoxin)의 항원 특이성에 근거하여 A, B, C, D, E, F 및 G형으로 구분된다.
   ② 인간의 보툴리즘은 독소 A, B, E, F형에 의해 발생되는 것으로 알려져 있다.

82

보툴리누스 식중독

(1) **원인균**: 보툴리누스균(*Clostridium Botulinus*)

(2) **신경독소(Neurotoxin)**: 열에 약하여 80℃에서 30분 가열하면 사멸

(3) **원인 식품**: 햄, 소시지, 통조림, 생선훈제품, 유제품 등

(4) **잠복기**: 12~36시간, 짧으면 2~4시간 늦으면 2~3일(증상이 빨리 나타날수록 중증)

(5) **증상**: 뇌신경 마비로 시작되는 대칭적이며 신체의 하부로 진행하는 이완성 신경마비가 특징적임. 복시, 시야흐림, 시력저하, 타액분비 저하, 안검하수, 발음장애, 연하곤란(삼킴장애)

(6) 조기 치료하지 않으면 치명률 50%, 항혈청과 호흡 보조기구의 발달로 약 10%로 감소함

83

장염비브리오는 세균성 식중독 중 감염형 식중독에 해당한다.

84

살모넬라(Salmonellosis) 식중독

(1) **원인균**: Salmonella Enteritidis(살모넬라 장염균), S. Typhimurium(쥐티푸스균), S. Choleraesuis(살모넬라 콜레라수이스균)

(2) **감염 경로**: 닭, 돼지, 소 등이 식중독균을 보유하고 있어, 이것이 식육, 계란, 우유 등으로 옮겨 식중독을 일으킴

(3) **잠복기**: 12~48시간(평균 20시간) 정도(예방의학: 12~72시간)

(4) **임상 증상**: 전신권태, 두통, 주요 증상은 고열을 동반한 급성위장염(구역질, 구토, 복통, 설사)증상

(5) **특징**: 발병률 75% 정도로 다른 식중독에 비하여 높으며 치명률은 0.3~1% 정도로 낮음

(6) **예방**: 60℃에서 20분 가열하면 균 사멸(예방최소온도: 75℃)

| 바로알기 |
② 세균형 – 감염형 식중독이다.

85

세레우스(Cereus) 식중독

(1) **원인균**: 세레우스균(*Bacillus Cereus*). 토양 등 자연계에 중요한 부패 원인균으로 널리 분포하며, 이 균의 포자는 내열성이 있어 135℃에서 4시간을 가열해도 견딘다.

(2) 식품에 바실러스 세레우스 균이 성장하여 생산한 독소를 섭취하여 발생하는 구토형 식중독과 세균 또는 포자를 섭취한 후 인체의 장 내에서 장독소(enterotoxin)가 생산되어 발생하는 설사형 식중독이 있다.

(3) **감염 경로**: 토양, 오수, 식물 등 자연계에 널리 분포되어 있으므로 식품에 오염되기 쉽고 조리 과정에서 식품의 실온 방치, 조리 환경이나 조리 기구에서의 2차 오염 등에 의해 일어난다.

(4) 설사형 식중독은 주로 복통과 설사를 일으키며 잠복기는 8~16시간이다(감염형).

(5) 구토형 식중독은 오심, 구토 및 복통을 일으키고 잠복기는 1~6시간이다(독소형).

(6) 증상이 일반적으로 가볍고 하루 안(6~24시간)에 회복된다.

(7) **예방**: 식품을 가열 조리하거나 섭취 전 열 처리, 조리 후 급속 냉각 보존한다.

86

장염비브리오(Vibrio) 식중독

(1) 원인균인 장염비브리오균(Vibrio Parahemolyticus)은 호염균으로 0.5~10% 특히 3~5%의 식염수에서 발육이 잘 되며, 온대 지방의 연안 해수에 존재한다. 바닷물의 온도가 19℃ 이상 되는 시기의 바닷물 중에서 활발하게 증식하여 5~11월에 발생(기온이 30℃ 넘는 7~9월에 집중적으로 발생)한다.

(2) **원인 식품**: 굴, 새우, 조개, 오징어, 낙지, 생선 등과 같은 해산 어패류 및 가공품, 생선회나 초밥 등이 주된 원인 식품, 소금에 절인 음식

(3) **잠복기**: 8~24시간(평균 12시간), 최대 발병 시점은 15~20시간(예방의학: 섭취 후 24시간 이내)

(4) **임상 증상**: 복통, 설사, 구토를 주 증상으로 하는 급성위장염. 2~3일 내에 회복됨

(5) **예방**: 해산물을 60℃에서 15분 이상(80℃에서 7~8분 이상) 가열. 담수에 의해서 사멸하므로 수돗물에 의한 세정이 효과적이다.

87

① 노로바이러스 – 바이러스 식중독

② 장염비브리오 – 세균, 감염형 식중독

③ 황색포도상구균 – 세균, 독소형 식중독

④ 클로스토리듐 퍼프리젠스 – 세균, 독소형 식중독

88

• **감염형 식중독 원인균**: 살모넬라, 장염비브리오, 콜레라, 비브리오 불니피쿠스, 리스테리아 모노사이토제네스, 병원성 대장균(EPEC, EHEC, EIEC, ETEC, EAEC), 쉬겔라, 여시니아 엔테로콜리티카, 캠필로박터 제주니, 캠필로박터 콜리

• **독소형 식중독 원인균**: 황색포도상구균, 클로스트리디움 퍼프리젠스, 클로스트리디움 보툴리눔

제 3-2 절 | 자연독 식중독

01 ③	02 ④	03 ④	04 ④	05 ③
06 ①	07 ①	08 ②	09 ④	10 ③
11 ④	12 ①	13 ①	14 ①	15 ②
16 ①	17 ②	18 ②	19 ③	20 ④
21 ③	22 ①	23 ①	24 ②	25 ②
26 ③	27 ②	28 ③	29 ③	30 ③
31 ①	32 ②	33 ①	34 ③	35 ④
36 ②	37 ①			

01 ~ 03

식물성 자연독

(1) **독버섯**: 무스카린(Muscarine), 무스카리딘(Muscaridine), 아가릭산(Agaricic Acid), 콜린(Choline), 뉴린(Neurine), 팔린(Phaline), 아마니타톡신(Amaitatoxin) 등

(2) **감자**: 솔라닌(Solanine)

(3) **청매(미숙한 매실) 중독**: 아미그달린(Amigdalin)

(4) **독미나리**: 시쿠톡신(Cicutoxin)

(5) **목화씨**: 고시폴(Gossypol)

(6) **피마자씨**: 리신(Ricin), 리시닌(Ricinine)

(7) **독보리**: 테물린(Temuline)

(8) **오두(바꽃)**: 아코니틴(Aconitine)

(9) **대두**: 사포닌(Saponin)

(10) **고사리**: 프타퀼로시드(ptaquiloside)

(11) **붓순나무**: 아니사틴(anisatin)

04

• 버섯(광대버섯) – 무스카린(Muscarine)

• 청매 – 아미그달린

05

아플라톡신은 아스퍼질러스플라브스의 독성 대사산물로 땅콩, 쌀, 밀, 옥수수, 된장, 간장, 고추장 등에 존재한다. 장기간 섭취 시 간암을 유발한다.

06

복어의 독은 테트로도톡신(Tetrodotoxin)으로 주로 복어의 알, 난소, 고환, 간장, 내장 등에 많이 함유되어 있으며 봄에 독력이 강해진다. 테트로도톡신(Tetrodotoxin)은 신경독으로 입술 및 혀 끝 마비, 구토, 두통, 오심, 보행장애 등의 증상을 일으킨다.

07

맥각독은 보리, 밀, 호밀에 잘 번식하는 맥각균 곰팡이다.

08

| 오답해설 |
① 독미나리 – 시쿠톡신(Cicutoxin)
③ 목화씨 – 고시풀(Gossypol)
④ 독보리 – 테뮬린(Temuline)

09

복어의 독은 테트로도톡신(Tetrodotoxin)이다.

10

| 오답해설 |
① Amigdalin – 청매
② Cicutoxin – 독미나리
④ Temuline – 독보리

11

| 오답해설 |
① 감자 중독 – 솔라닌(solanine)
② 복어 중독 – 테트로도톡신(tetrodotoxin)
③ 바지락 중독 – 베네루핀(venerpin)

12

삭시톡신(Saxitoxin)은 마비를 일으키는 독으로 열에 안정적이어서 조리시에도 분해가 되지 않는다. 4시간 이상 끓이면 독성이 약화되긴 하나 보통 조개를 4시간이나 조리를 하는 경우는 없으므로 예방책은 의심될 경우 먹지 않는 것이 가장 좋다.

알레르기(Allergy) 식중독
(1) **원인세균의 특징**: 프로테우스 모르가니(Proteus morganii) 균이 부패 세균을 작용한다. 아미노산인 히스티딘(histidine)이 부패 세균에 의해 탈탄산되어 독성 물질인 히스타민(histamine)으로 전환된다.
(2) **중독증상**: 히스타민 성분이 과민 반응을 일으켜 알레르기 증상을 유발한다. 몸에 발진, 구토, 설사 등이 유발된다.
(3) **원인식품**: 선도가 떨어진 붉은살 어류인 고등어, 꽁치, 정어리, 가다랑어, 전갱이 및 그 가공품

13

| 오답해설 |
② 고사리 – 프타퀼로시드(ptaquiloside)
③ 목화씨 – 고시폴(gossypol)
④ 독미나리 – 시큐톡신(cicutoxin)

14

아플라톡신(Aflatoxin)은 아스퍼질러스플라브스(Aspergillus Flavus)의 독성 대사산물로 땅콩, 쌀, 밀, 옥수수, 된장, 간장, 고추장 등에 존재한다. 장기간 섭취 시 간암을 유발한다.

| 오답해설 |
② 아마니타톡신 – 독버섯
③ 에르고톡신 – 맥각균 곰팡이독
④ 이슬란디톡신 – 황변미 독성분. 이슬란디톡신도 간장독성이 있으나 이 독소는 쌀이 황색으로 변한 황변미의 독성분이고, 타조 사료에 혼합되는 것은 주로 옥수수, 밀 등이다.

15

엔테로톡신(enterotoxin)은 포도상구균의 독소이다.

| 오답해설 |
① 테트로도톡신(tetrodotoxin) – 복어
③ 베네루핀(venerupin) – 조개
④ 무스카린(muscarine) – 버섯

16

① venerupin – 모시조개, 바지락, 굴, 고동 등
② tetrodotoxin – 복어 독
③ muscarin – 독버섯
④ saxitoxin – 섭조개, 대합조개, 검은조개 등

17

① A형간염 바이러스: 피로, 발열, 황달, 간종대 등 간염증상을 일으키며 만성으로 거의 이행되지 않는다.
② 아플라톡신(Aflatoxin): 아스퍼질러스플라브스(Aspergillus Flavus)의 독성 대사산물로 땅콩, 쌀, 밀, 옥수수, 된장, 간장, 고추장 등에 존재하며 장기간 섭취 시 간암 발생의 위험이 있다.
③ 테트로도톡신(Tetrodotoxin): 복어의 독소로 신경독으로 작용하여 지각이상, 위장장애, 호흡장애, 운동장애, 혈액장애 등을 일으키며 사망에 이를 수 있다.
④ 아마니타톡신(Amanitatoxin): 버섯류에 함유된 유독성분 중 가장 맹독성으로 간장이나 신장조직을 파괴하며 콜레라 복통, 강직, 콜레라 같은 증상이 나타난다.

18

① 보툴리누스균(Clostridium Botulinus)은 편성 혐기성 간균으로 내열성인 포자를 형성한다(100℃에서 6시간, 120℃에서 4분 이상 가열 필요). 식중독의 원인 독소는 신경독소(Neurotoxin)로 열에 약하여 80℃에서 30분 가열하면 사멸된다.

② 리스테리아균(Listeria Monocytogenes)은 0~45℃의 넓은 범위에서 발육가능하기 때문에 냉장 상태로 식품을 보존하더라도 균의 발육 증식이 가능하다.

③ 아스퍼질러스플라브스(Aspergillus Flavus)의 독성 대사산물인 아플라톡신은 발암성이 있어 장기간 섭취 시 간암의 원인이 된다.

④ 모시조개, 바지락, 굴, 고둥 등의 독성분인 베네루핀(Venerupin)은 열에 강하여 100℃에서 1시간 가열에도 파괴되지 않는다.

19

곰팡이독소(Mycotoxin)

(1) **특징**

① 곰팡이가 생산하는 2차 대사산물로서 사람과 가축에 질병이나 이상 생리작용을 유발하는 물질이다.

② 옥수수와 곡류 등 곰팡이가 번식하기 쉬운 식품에서 주로 발생하며 현재 약 400여종이 알려져 있다.

③ 대부분의 곰팡이독소는 주로 아스페르길루스(Aspergillus)속, 푸사리움(Fusarium)속 및 페니실리엄(Penicillium)속 곰팡이에 의해 만들어진다.

④ 곰팡이에 오염된 식품을 가열·조리 시 곰팡이는 없앨 수 있지만, 곰팡이독소는 제거되지 않는다.

(2) **곰팡이독소 노출경로**

곰팡이독소는 주로 식품을 섭취하면서 소화기로 노출되며, 곰팡이로 오염된 환경에서는 숨을 쉬면서 호흡기로 노출되거나 피부가 곰팡이 독소와 접촉하여 피해를 입을 수도 있다.

(3) **건강에 미치는 영향**

① 곰팡이독소를 식품으로 섭취하면 곰팡이독소 중독증에 걸릴 수 있으며, 간장·신장·신경계 등이 피해를 입을 수 있다.

② 아플라톡신(B1)은 사람에게 간암을 일으키는 강력한 발암물질이며, 고농도의 데옥시니발레놀에 노출되면 메스꺼움·구토·복통·설사·현기증·두통등의 급성 증상이 나타날 수 있다.

등급	분류기준	곰팡이독소
group 1	인체발암확인물질	아플라톡신B1
group 2A	인체발암추정물질	
group 2B	인체발암가능물질	아플라톡신M1 오크라톡신 A푸모니신
group 3	인체발암물질로 분류할 수 없는 물질	파툴린 데옥시니발레놀 제랄레논

20

① 에르고톡신 – 맥각균 곰팡이 독소

② 삭시톡신 – 섭조개, 대합조개, 검은조개 등의 독성분

③ 베네루핀 – 모시조개, 바지락, 굴 등의 독성분

④ 테트로도톡신 – 복어의 독성분

21

• 황변미 – 시트리닌, 이슬란디톡신, 시트레오비리딘

• 독보리 – 테뮬린

22

① Saxitoxin: 섭조개, 대합조개, 검은조개 등의 독성분으로 5~9월 특히 한여름에 독성이 강하며 열에 안정적이다. 섭취 후 30분~3시간 후 입술, 혀 등 마비를 일으키고 사지마비와 기립보행 불능, 언어장애, 두통, 갈증, 구토(마비 증상을 나타내는 것이 특징)를 유발하며 중증인 경우 호흡마비로 사망한다.

② Venerupin: 모시조개, 바지락, 굴, 고둥 등의 독성분으로 3~4월에 많이 발생한다. 열에 강하여 100℃에서 1시간 가열에도 파괴되지 않는다. 중독 증상은 불쾌감, 전신 권태, 구토 등. 배·목·다리에 적색 또는 암적색의 피하출혈반점, 황달 현상 등이다.

③ Ergotoxin: 보리, 밀, 호밀에 잘 번식하는 맥각균 곰팡이의 독성물질로 소화기계 장애, 교감신경 마비, 사지근육 수축 등을 일으킨다.

④ Tetrodotoxin: 복어의 알, 난소, 고환, 간장, 내장 등에 많이 함유된 독으로 봄에 독력이 강해지기 시작하여 5~6월(산란기)에 독성이 가장 높다. 무색, 무미, 미취, 약염기성 물질로 내열성이며 자외선이나 햇빛에도 강하다. 식후 30분~5시간 내에 나타나며 심한 경우 발증 후 10분 내 사망할 수 있으며 신경독으로 지각이상, 위장장애, 호흡장애, 운동장애, 혈액장애 등을 일으킨다.

23

아플라톡신(Aflatoxin)

아스퍼질러스플라브스(Aspergillus Flavus)의 독성 대사산물로 땅콩, 쌀, 밀, 옥수수, 된장, 간장, 고추장 등에 존재하며 장기간 섭취 시 간암 발생위험이 있다.

| 오답해설 |

② 감자의 발아 부위나 녹색으로 변색된 부분을 섭취하여 발생한다. – 솔라닌(Solanine)

④ 오염된 햄, 통조림, 소시지 등에 의한 신경친화적 식중독이다. – 보툴리누스 식중독

24

① 베네루핀(Venerupin): 모시조개, 바지락, 굴, 고둥 등의 독성분

② 삭시톡신(Saxitoxin): 섭조개, 대합조개, 검은조개 등의 독성분

③ 테트로도톡신(Tetrodotoxin): 복어의 알, 난소, 고환, 간장, 내장 등에 많이 함유된 독성분

④ 시큐톡신(Cicutoxin): 독미나리의 독성분

⑤ 아미그달린(Amigdalin): 청매의 독성분

25

식물성 자연독

(1) **독버섯**: 무스카린(Muscarine), 무스카라딘(Muscaridine), 아가릭산(Agaricic Acid), 콜린(Choline), 뉴린(Neurine), 팔린(Phaline), 아마니타톡신(Amaitatoxin) 등

(2) **감자**: 솔라닌(Solanine)

(3) **청매(미숙한 매실) 중독**: 아미그달린(Amigdalin)

(4) **독미나리**: 시큐톡신(Cicutoxin)

(5) **목화씨**: 고시폴(Gossypol)

(6) **피마자씨**: 리신(Ricin), 리시닌(Ricinine)

(7) **독보리**: 테물린(Temuline)

(8) **오두(바꽃)**: 아코니틴(Aconitine)

(9) **대두**: 사포닌(Saponin)

(10) **고사리**: 프타퀼로시드(ptaquiloside)

(11) **붓순나무**: 아니사틴(anisatin)

26

복어중독

(1) **원인독소**: 테트로도톡신(Tetrodotoxin)

(2) **특성**

① 복어의 알, 난소, 고환, 간장, 내장 등에 많이 함유되어 있으며 봄에 독력이 강해지기 시작하여 5~6월에 최고(산란기)

② 무색, 무미, 미취, 약 염기성 물질

③ 내열성이며 자외선이나 햇빛에도 안정됨

(3) **중독 증상**

① 식후 30분~5시간 내에 나타나며 심한 경우 발증 후 10분 내 사망

② 신경독으로 지각이상, 혈압강하, 위장장애, 언어장애, 호흡장애, 운동장애, 뇌장애, 전신마비 등을 일으킴

27

① 베로톡신 – 병원성대장균 E–Coli의 독소

② 아플라톡신 – 곰팡이균인 아스퍼질러스 플라브스의 독성 대사산물

③ 삭시톡신 – 섭조개, 대합조개, 검은조개 등의 독성분

④ 무스카린 – 버섯독

28

• 목화씨의 독소 – gossypol

• 독보리의 독소 – temuline

29

• 독버섯 – 무스카린, 팔린, 아마니타톡신 등

• 독미나리 – 시큐톡신

30

• 홍합 – saxitoxin

• 복어 – tetrodotoxin

31

버섯독 중독

(1) 독버섯에 의한 식중독은 가을철에 주로 발생하며 우리나라에서 발생하는 식물성 식중독 중 가장 많다.

(2) **독버섯의 종류**: 알광대버섯, 화경버섯, 무당버섯, 외대버섯, 미치광이버섯, 웃음버섯, 땀버섯, 광대버섯 등

(3) **독버섯의 유독 성분**: 무스카린(Muscarine), 무스카라딘(Muscaridine), 아가릭산(Agaricic Acid), 콜린(Choline), 뉴린(Neurine), 팔린(Phaline), 아마니타톡신(Amaitatoxin) 등 일반적으로 무스카린에 의한 식중독이 가장 많다.

| 오답해설 |

② 아미그달린(Amigdalin) – 청매

③ 베네루핀(Venerupin) – 모시조개, 바지락, 굴 등

④ 테트로도톡신(Tetrodotoxin) – 복어

32

아플라톡신(Aflatoxin)

아스퍼질러스플라브스(Aspergillus Flavus)의 독성 대사산물로 땅콩, 쌀, 밀, 옥수수, 된장, 간장, 고추장 등에 존재하며 장기간 섭취 시 간암 발생위험이 있다.

| 오답해설 |
① 삭시톡신(Saxitoxin) – 조개류(섭조개, 대합조개, 검은조개 등)
③ 에르고톡신(Ergotoxin) – 맥각균 곰팡이 독소
④ 아미그달린(Amigdalin) – 청매

33 ~ 35

식물성 자연독
(1) **독버섯**: 무스카린(Muscarine), 무스카라딘(Muscaridine), 아가릭산(Agaricic Acid), 콜린(Choline), 뉴린(Neurine), 팔린(Phaline), 아마니타톡신(Amaitatoxin) 등
(2) **감자**: 솔라닌(Solanine)
(3) **청매(미숙한 매실) 중독**: 아미그달린(Amigdalin)
(4) **독미나리**: 시쿠톡신(Cicutoxin)
(5) **목화씨**: 고시폴(Gossypol)
(6) **피마자씨**: 리신(Ricin), 리시닌(Ricinine)
(7) **독보리**: 테물린(Temuline)
(8) **오두(바꽃)**: 아코니틴(Aconitine)
(9) **대두**: 사포닌(Saponin)
(10) **고사리**: 프타퀼로시드(ptaquiloside)
(11) **붓순나무**: 아니사틴(anisatin)

동물성 자연독
(1) **복어**: 테트로도톡신(Tetrodotoxin)
(2) **모시조개, 바지락, 굴 등**: 베네루핀(Venerupin)
(3) **섭조개, 대합조개, 검은조개, 홍합 등**: 삭시톡신(Saxitoxin)

36

파튤린
- Penicillium 속 곰팡이와 Aspergillus 속 곰팡이에 의해 생성되는 독소다.
- 이들 곰팡이는 다양한 과일과 일부 채소에 감염될 수 있다.
- 파튤린은 사과에서 가장 흔히 발견되며, 배, 포도 등의 다른 과일을 포함하여 상한 과실류와 상한 과실류로 제조된 주스 및 과실 가공품에서 발견되고 있다.
※ 출처: 한국식품정보원

37

아플라톡신은 아스퍼질러스플라브스의 독성 대사산물로 땅콩, 쌀, 밀, 옥수수, 된장, 간장, 고추장 등에 존재한다. 장기간 섭취 시 간암을 유발한다.

01 ③   **02** ①   **03** ④

01

화학적 식중독은 식품의 원래 구성 성분 이외의 물질의 첨가나 오염에 의해 발생하는 식중독으로 주로 첨가물, 식기, 용기 등에 의해 오염되며 유해금속, 농약, 불량 첨가물 등이 원인이 된다.

02

피리니트로이닐린(p-nitroaniline) 유해착색료

식품의 불량첨가물
(1) **유해감미료**: 둘신(Dulcin), 파라 니트로 오르토 톨루딘(ρ-Nitro-o-Toluidine), 사이클라메이트(Cyclamate), 에틸렌글리콜(ethylene glycol)
(2) **유해착색제**: 아우라민(Auramine), 로다민 B(Rhodamine B), 실크 스카렛(Silk Scarlet), 말라카이트 그린(malachite green)
(3) **유해보존료**: 붕산(H_3BO_3), 포름알데히드(Formaldehyde), 승홍(HgCl), 살리실산(salicylic acid)
(4) **유해표백제**: 롱가리트(Rongalite), 삼염화질소(NCl_3)

03

유해감미료
(1) **둘신(Dulcin)**: 설탕의 250배의 단맛을 내며, 청량음료수, 과자류, 절임류 등에 널리 쓰였으나 독성 때문에 우리나라에서는 1966년 11월부터 사용이 금지되었다. 독성이 강하고 혈액독으로 간장장애, 신장장애, 중추신경장애 유발
(2) **파라-니트로-오르토-톨루딘(ρ-Nitro-o-Toluidine)**: 설탕의 200배의 단맛을 내며 살인당, 폭발당으로 불린다.
(3) **사이클라메이트(Cyclamate)**: 설탕의 40~50배의 단맛을 내며 청량감이 있고, 설탕과 비슷한 감미를 가지므로 한때 많이 사용되었다. 발암성 때문에 논란이 많아, 우리나라에서는 1970년 4월부터 사용을 금하고 있다.
(4) **에틸렌글리콜(ethylene glycol)**: 무색, 무취의 점조성 액체로 글리세린과 비슷한 성질을 가지고 있고 엔진 냉각용수의 부동액으로 쓰인다. 단맛이 있어서 감주나 팥앙금 등에 불법으로 사용되기도 한다. 에틸렌 글라이콜의 대사산물인 글라이콜산, 옥살산 등의 유기산이 큰 독성을 가지고 있다. 간이나 신장에 손상을 줄 수 있고, 중추신경계의 손상을 가져올 수도 있다. 심할 경우 혼수상태나 호흡곤란에 의한 사망을 일으킬 수도 있다.

01 ③	02 ④	03 ①	04 ④	05 ①

01

식품첨가물

(1) **보존료**: 데히드로초산 나트륨, 소르빅산 안식향산, 파라옥시안식향산에스테르류, 프로피온산, 프로피온산나트륨, 프로피온산칼슘

(2) **감미료**: 사카린나트륨, 글리실리친산, 소르비탈, 아스파탐

(3) **표백제**: 메타중아황산칼륨, 메타중아황산나트륨, 무수아황산, 아황산나트륨, 산성아황산나트륨, 차아황산나트륨

(4) **산화방지제**: 에리소르빈산, 아스코르빈산, 몰식자산프로필, 부틸히드록시아니솔(BHA), 디부틸히드로퀴논(BHT)

(5) **살균제**: 차아염소산나트륨, 표백분, 이염화이소시아누르산나트륨

(6) **발색제**: 아질산나트륨, 질산나트륨, 질산칼륨, 황산제일철, 소명반

02

① **산화방지제** – 공기 중의 산소에 의한 산화 변질을 방지하기 위해 사용되는 첨가물로 에리소르빈산, 아스코르빈산(비타민 C), 몰식자산프로필(Propyl Gallate), 부틸히드록시아니솔(BHA), 디부틸히드로퀴논(BHT) 등 있다.

② **살균제** – 식품 등에 있는 미생물을 살균할 목적으로 차아염소산나트륨, 이염화이소시아누르산나트륨을 사용한다.

③ **조미료** – 당질 이외의 감미를 가진 화학적 합성품은 감미료이며 영양가가 거의 없다. 조미료는 음식 맛을 돋우는 데 쓰는 양념의 일종이다.

03 ~ 05

식품첨가물의 종류

(1) **보존료**: 데히드로초산, 소르빅산, 안식향산, 파라옥시안식향산에스테르류, 프로피온산, 프로피온산나트륨, 프로피온산칼슘

(2) **감미료**: 사카린나트륨, 글리실리친산, 소르비탈, 아스파탐

(3) **표백제**: 메타중아황산칼륨, 메타중아황산나트륨, 무수아황산, 아황산나트륨, 산성아황산나트륨, 차아황산나트륨

(4) **산화방지제**: 에리소르빈산, 아스코르빈산, 몰식자산프로필, 부틸히드록시아니솔(BHA), 디부틸히드로퀴논(BHT)

(5) **살균제**: 차아염소산나트륨, 표백분, 이염화이소시아누르산나트륨

(6) **발색제**: 아질산나트륨, 질산나트륨, 질산칼륨(식육가공품, 어육소시지류 등), 황산제일철, 소명반

제2장 보건영양

01 ④

01

④ 영양문제는 군집속성이 없어서 관리가 어렵다. → 보건영양학은 인구집단을 대상으로 건강증진의 원칙과 전략을 적용하는 학문으로, 지역사회의 영양문제의 특성을 연구하고, 역량강화를 통해 해당 영양문제를 해결하기 위한 중재방안을 마련, 수행하는 역할을 가지고 있다.

영양 또는 식생활은 개인 및 지역사회 건강을 결정하는 주요 요인이다. 20세기 중반까지 영양이 건강에 미치는 영향에 대한 연구는 영양결핍성 질병과 성장 및 발육부진이 주를 이루었으나, 오늘날 선진국을 비롯한 여러 국가에서는 식품의 풍부한 공급으로 인한 영양과다와 영양불균형으로 인한 질병이 만연하고 있다. 질병을 예방하고 개인 및 지역사회의 건강을 증진하기 위해 국민의 영양상태와 식생활을 개선하기 위한 노력이 중요해지고 있다. 또한 건강한 영양상태와 식생활은 개인의 전 생애과정 동안 건강 및 다음 세대의 건강상태에 기초가 되기 때문에 영양문제의 개선을 위한 보건영양의 역할이 중요하다.

- **영양문제의 다음 생애주기로의 전달**: 태아기의 성장부진이 저체중아로의 출산으로 이어지고, 소아청소년기의 비만은 성인기의 만성질환 발생위험을 높인다.

- **영양문제의 다음 세대로의 전달**: 임산부가 과체중인 경우 난임 또는 거대아 출산율을 높이고, 부모의 식습관이 다음 세대에서 후성유전학적 변화를 일으키기도 한다.

01 ③	02 ③	03 ②	04 ④	05 ④
06 ①	07 ③	08 ③	09 ②	10 ④
11 ④	12 ②	13 ④	14 ②	15 ④
16 ③	17 ④	18 ④	19 ①	20 ①
21 ②	22 ③	23 ①	24 ①	25 ②
26 ①	27 ①	28 ③	29 ②	30 ②
31 ③	32 ③	33 ③	34 ①	35 ①
36 ④	37 ①	38 ③	39 ①	40 ③
41 ③	42 ④	43 ③		

01

신경전도작용 및 근육수축작용을 하는 것은 무기질이다.

02

니아신은 비타민 B_3이다. 니아신은 항펠라그라인자로 체내 산화환원작용의 기능을 한다. 결핍 시 펠라그라병, 설염, 피부염, 점막손상 등이 발생한다.

03

철(Fe)는 헤모글로빈의 구성성분으로 부족 시 철 결핍성 빈혈이 생길 수 있다.

04

요오드(I)는 갑상샘 호르몬의 구성성분으로 결핍 시 갑상선종, 비만증을 유발한다.

05

| 오답해설 |
① 비타민 C – 괴혈병
② 비타민 K – 출혈
③ 비타민 F – 성장지연

06

특성	지용성 비타민	수용성 비타민
용해도	기름과 유지 용매에 용해된다.	물에 용해된다.
흡수와 이송	지방과 함께 흡수되고, 임파계를 통해 이송된다.	당질과 아미노산과 함께 소화 · 흡수된다. 문맥순환으로 들어간다(간).
방출	담즙을 통하여 체외로 서서히 방출되나 좀처럼 방출되지 않는다.	뇨(尿)를 통해 빠르게 방출된다.
저장	간 또는 지방조직에 저장된다.	일정한 양을 흡수하면 초과량은 저장하지 않는다.
공급	필요량을 매일 절대적으로 공급할 필요성은 없다.	매일 필요량을 절대적으로 공급하여야 한다.
전구체	비타민의 전구체가 존재한다.	일반적으로 전구체가 존재하지 않는다(니아신은 예외).
조리 시 손실	산화를 통하여 약간 손실이 일어날 수 있다.	조리손실이 크다.
결핍	결핍 증세가 서서히 나타난디.	매일 필요량을 공급하지 못하면 결핍 증세가 비교적 속히 나타난다.
구성 원소	수소(H), 산소(O), 탄소(C)	수소(H), 산소(O), 탄소(C), 질소(N), 황(S), 코발트(Co) 등
비타민 종류	비타민 A, D, E, F, K	비타민 B, C, M(폴릭산, Folic Acid)

07

① 철(Fe)
• 헤모글로빈의 구성 성분, 산화적 호흡 촉매 작용
• 결핍증: 빈혈, 피로, 유아 발육 부진, 손발톱 편평
② 엽산(비타민 M, 비타민 B_9)
• 항빈혈성인자로 핵산 및 아미노산 합성, 적혈구 성숙
• 결핍증: 설염, 성장장애, 거대적아구성 빈혈
③ 요오드(I)
• 갑상샘 호르몬의 구성 성분
• 결핍증: 갑상선종, 비만증
④ 비타민 B_6(피리독신)
• 항피부염인자로 단백질대사 및 지방합성에 관여
• 결핍증: 피부염, 설염, 구강염, 빈혈, 두통, 구토

08

• 지용성 비타민: A, D, E, F, K
• 수용성 비타민: B, C, M

09

(06 해설 참고)
지용성 비타민은 담즙을 통하여 체외로 서서히 방출되나 좀처럼 방출되지 않고 간 또는 지방조직에 저장된다. 수용성 비타민은 매일 필요량을 절대적으로 공급하여야 하지만 지용성 비타민은 필요량을 매일 절대적으로 공급할 필요성은 없다.

10

조절소는 인체 생리기능과 대사를 조절하는 물질로 인체가 항상 정상 상태를 유지하도록 도와주는 작용을 하는 영양소이다. 무기질, 비타민이 조절소에 해당한다.
④ 비타민 E(토코페롤)는 항불임인자로 결핍 시 불임, 빈혈, 신경파괴 등의 증상이 발생할 수 있다.

11

3대 영양소: 단백질, 탄수화물, 지방
5대 영양소: 단백질, 탄수화물, 지방, 무기질, 비타민
6대 영양소: 단백질, 탄수화물, 지방, 무기질, 비타민, 물

12

영양소의 3대 기능은 열량소, 구성소, 조절소의 기능이다.
• **열량소**: 활동에 필요한 에너지를 공급하고 몸을 따뜻하게 유지시킴
• **구성소**: 필요한 물질을 재합성하고 조직 등을 구성하며, 소모된 물질을 보충함
• **조절소**: 생리 기능과 대사를 조절. 인체가 항상 정상 상태를 유지할 수 있도록 도와주는 작용

13

각기병은 비타민 B_1의 결핍증이다.
비타민 B_2 결핍증 – 성장저해, 구내염, 구각염, 설염

14

ㄴ. 비타민 D – 뼈의 성장, 칼슘과 인의 흡수 촉진 / 비타민 K – 혈액응고작용
ㄹ. Mg – 골격과 치아 형성, 신경과 근육 흥분 억제 / Ca – 골격과 치아 형성, 근육의 수축작용, 혈액응고 작용

15

무기질의 기능
(1) 뼈나 치아 등의 경조직과 근육이나 신경 등의 연조직 구성
(2) 체내 삼투압 조절
(3) 산 – 염기의 균형 유지
(4) 체내 수분 함량 조절
(5) 신경전도 작용 및 근육 수축
(6) 혈액응고 작용

16

무기질은 미네랄이라고도 하며, 인체를 구성하고 있는 여러 화학원소들 중에서 물과 유기물을 구성하고 있는 C, H, O, N 등을 제외한 나머지 것이다.
염소(Cl), 아연(Zn), 마그네슘(Mg)은 무기질에 해당한다.

17

• **열량소**: 단백질, 탄수화물, 지방(지질)
• **조절소**: 비타민, 무기질

18

영양소 중 조절소는 생리 기능과 대사를 조절하는 물질 인체가 항상 정상 상태를 유지할 수 있도록 도와주는 작용을 하는 영양소이다. 조절소로는 무기질, 비타민이 있다.

19

단백질의 역할
(1) 단백질의 구성 요소인 아미노산은 어린이의 성장에 반드시 필요하다.
(2) 세포, 효소, 항체 그리고 많은 종류의 호르몬의 구성 성분이며, 모든 세포의 핵과 원형질의 필수 구성 성분이다.
(3) 피부, 모발, 손 · 발톱 등을 만든다.
(4) 체내 당질이나 지질의 섭취가 부족할 때에는 단백질은 체단백의 합성보다 우선적으로 에너지원으로 이용된다.

20

구분	종류	결핍증
지용성 비타민	비타민 A(레티놀)	야맹증, 안구건조증, 피부이상
	비타민 D(칼리페롤)	구루병, 골연화증
	비타민 E(토코페롤)	불임, 근육위축증, 빈혈, 노화
	비타민 K(프로트롬빈)	혈액응고 지연, 출혈
	비타민 F(리놀렌산)	성장정지, 탈모, 피부염
수용성 비타민	비타민 B_1(티아민)	각기병, 신경염
	비타민 B_2(리보플라빈)	구내염, 구각염, 설염
	비타민 B_6(피리독신)	피부염
	비타민 B_{12}(코발라민)	악성빈혈
	비타민 B_3(니아신)	펠라그라병
	비타민 M(엽산)	거대적아구성 빈혈, 설염, 성장장애
	비타민 C	괴혈병

21

단백질
(1) C, H, N로 구성되며 신체조직의 주요 구성물질로서, 생명체의 구조와 기능을 결정하는 데 필수적이다.
(2) 단백질의 구성 요소인 아미노산은 어린이의 성장에 반드시 필요하다.
(3) 세포, 효소, 항체 그리고 많은 종류의 호르몬의 구성 성분이며, 모든 세포의 핵과 원형질의 필수 구성 성분이다.

(4) **단백질 부족**

① 단백질이 부족하면 발육정지, 신체소모증, 부종, 빈혈, 감염병에 대한 저항력 감소 등이 발생될 수 있다.

② 단백질의 결핍은 성인보다 어린이에게 더 많이 일어나며 이는 어린이가 성장에 필요한 단백질 요구량이 많기 때문이다.

③ 콰시오커(Kwashiorkor): 단백질 결핍으로 발육 부진, 빈혈, 지방간 초래 등 주로 아프리카, 라틴아메리카 지역 어린이들에게 나타난다.

④ 마라스무스(Marasmus): 에너지와 단백질 모두 결핍되어 저체중, 근육 위축, 신체소모증 등이 나타난다.

| 오답해설 |

산혈증은 탄수화물 부족으로 인하여 발생한다.

22

① **구루병**: 비타민 D 결핍

② **콰시오커(Kwashiorkor)**: 단백질 결핍으로 발육 부진, 빈혈, 지방간 초래 등 주로 아프리카, 라틴아메리카 지역 어린이들에게 나타난다.

③ **마라스무스(Marasmus)**: 에너지와 단백질 모두 결핍되어 저체중, 근육 위축, 신체소모증 등이 나타난다.

④ **펠라그라**: 비타민 B_3(니아신) 결핍

23

① 비타민 B_6 - 피부염

② 비타민 A - 야맹증

③ 비타민 B_1 - 각기병

④ 비타민 B_3 - 펠라그라병

24

단백질은 신체조직의 주요 구성물질로서, 생명체의 구조와 기능을 결정하는 데 필수적이다. 단백질을 구성하고 있는 단위는 아미노산이며, 체내에서 열량소로 이용된다.

인은 칼슘과 함께 뼈의 구성성분이며 골·뇌신경의 주성분이 된다. 에너지 대사에 관여하며 체액의 pH유지에 관여한다.

25

① 비타민 A: 야맹증

② 비타민 E: 불임

③ 비타민 F: 성장정지, 지방대사장애

④ 비타민 K: 출혈

26

구리 - 철의 산화작용에 도움을 준다.

27

• 비타민 E - 적혈구 용혈, 불임, 근육위축증, 빈혈 등

• 비타민 K - 혈액응고 지연

28

③ 단백질은 세포, 효소, 항체 그리고 많은 종류의 호르몬의 구성 성분이며, 모든 세포의 핵과 원형질의 필수 구성 성분이다. 탄수화물은 성장, 체온 유지 및 활동의 원동력을 위한 에너지원으로서의 역할을 한다.

④ 물 상실 시 인체 증상

• 5% 상실: 갈증

• 10% 상실: 신체 이상

• 15% 상실: 생명 위험

29

① **단백질**: C, H, N로 구성되며 신체조직의 주요 구성물질로서, 생명체의 구조와 기능을 결정하는 데 필수적이다.

② **탄수화물**: C, H, O로 구성되며 당질을 함유한 식품을 섭취하면 소화 작용을 통해 포도당으로 분해·흡수된다. 포도당으로 되어 체내에 열량을 공급하고 남은 탄수화물은 글리코겐으로 간과 근육에 저장되고 일부는 지방으로 저장된다. 과잉된 당질은 지방으로 변하여 체내에 저장되므로 과잉 섭취는 비만증의 원인이 될 수 있다.

③ **지방**: C, H, O가 주성분이고 N, P가 들어있기도 하다. 농축된 에너지의 급원으로 1g당 9kcal의 열량을 내므로 당질이나 단백질에 비해 열량을 많이 낸다.

④ **비타민**: 유기화합물로 생체 내에서 적은 양으로도 정상적인 성장과 건강을 유지하게 해주는 필수 성분이다. 일반적으로 생체 내에서 성장촉진 작용, 소화기관의 정상적인 작용, 신경의 안정성 유지, 조효소로서 체내 대사 작용 조절, 전염성 질병에 대한 저항성 등의 기능을 한다.

30

① P - 골격 및 치아 형성, pH 균형유지, 에너지 대사에 관여

② Ca - 99%가 골격 및 치아형성, 혈액응고 촉진, 근육의 수축작용, 신경전달

③ Fe - 70%가 혈색소의 구성성분

④ NaCl - 삼투압 유지, pH 조절, 소화에 관여

31

① **구리(Cu)** - 저혈색소성 빈혈

② **셀레늄(Se)** - 근육 소모, 심근증(심장기능 부전), 임신말기 결핍시 유산·사산·조산

③ **칼륨(K)** - 근육의 이완, 발육 부진, 구토, 설사

④ **요오드(I)** - 갑상선 기능저하, 비만증

32

요오드는 갑상샘 호르몬의 구성성분인 티록신을 형성하며 결핍 시 갑상선종, 비만증, 점액수종, 크레틴병 등을 유발한다. 임산부와 수유부, 특히 수유부에게 많이 공급해주어야 한다.

33

비타민

(1) 유기화합물로 생체 내에서 적은 양으로도 정상적인 성장과 건강을 유지하게 해주는 필수 성분으로 대부분 인체 내에서 합성하지 못하므로 식품을 통해서 섭취하여야 한다.

(2) 일반적으로 생체 내에서 성장촉진 작용, 소화기관의 정상적인 작용, 신경의 안정성 유지, 조효소로서 체내 대사 작용 조절, 전염성 질병에 대한 저항성 등의 기능을 한다.

(3) 지용성 비타민

① 비타민 A, D, E, F, K

② 기름에 용해되며 간 또는 지방조직에 저장된다.

③ 담즙을 통해서 체외로 서서히 방출되나 좀처럼 방출되지 않는다.

④ 필요량을 매일 절대적으로 공급할 필요성은 없으며 결핍시 증세가 서서히 나타난다.

(4) 수용성 비타민

① 비타민 B, C, M(폴릭산, Folic Acid)

② 물에 용해되며 일정한 양을 흡수하면 초과량은 저장하지 않는다.

③ 소변을 통해 빠르게 방출된다.

④ 매일 필요량을 절대적으로 공급해야 하며 공급하지 못하면 결핍 증세가 비교적 빠르게 나타난다.

34

① 비타민 K: 혈액응고작용. 결핍시 출혈

② 비타민 A: 시력유지, 신경계 및 생식계 기능. 결핍시 야맹증, 안구건조증

③ 비타민 C: 항산화제, 면역기능 향상. 결핍시 괴혈병

④ 비타민 D: 뼈의 성장과 석회화 촉진, 결핍시 구루병, 골연화증

35

① Mg – 골격과 치아형성, 신경자극전달(흥분억제), 신경과 근육흥분 억제

② Cl – 삼투압 유지, pH조절, 근육의 수축, 소화효소 활성

③ Fe – 혈색소의 구성성분

④ I – 갑상샘호르몬 구성성분인 티록신 형성

36

① 비타민 A: 항야맹증 인자 / 결핍증 – 야맹증, 안구건조증

② 비타민 C: 항괴혈성 인자 / 결핍증 – 괴혈병, 상처치유 지연, 피로

③ 비타민 E: 항불임인자 / 결핍증 – 불임

④ 비타민 B_1: 항각기성인자, 항신경염인자 / 결핍증 – 피로, 각기병, 신경염

37

비타민 결핍증

구분	종류	결핍증
수용성	비타민 B_1(티아민)	피로, 식욕부진, 각기병, 신경염
	비타민 B_2(리보플라빈)	성장저해, 구내염, 구각염, 설염
	비타민 B_6(피리독신)	피부염, 설염, 구강염, 빈혈, 두통, 구토
	비타민 B_{12}(코발라민)	악성 빈혈, 손발 지각 이상
	비타민 B_3(니아신)	펠라그라, 설염, 피부·점막손상
	엽산(비타민 M, 비타민 B_9)	설염, 성장장애, 거대적아구성 빈혈
	비타민 C(아스코르빈산)	괴혈병, 상처 치유 지연, 체중감소, 피로, 식욕 감퇴
지용성	비타민 A(레티놀)	야맹증, 안구건조증, 피부이상, 면역기능 약화, 성장 부진
	비타민 D(칼리페롤)	• 어린이 – 구루병 • 성인 – 골연화증, 골다공증
	비타민 E(토코페롤)	적혈구 용혈, 불임, 근육위축증, 빈혈, 신경 파괴
	비타민 K(프로트롬빈)	혈액응고 지연, 출혈
	비타민 F(리놀렌산)	성장 정지, 지방 대사장애, 탈모, 피부염

• 바이오틴(비타민 B_7 = 비타민 H, 코엔자임 R)
 – 지방, 탄수화물 및 아미노산 활용과 관련된 광범위한 대사과정에 관여
 – 손톱, 피부를 구성하는 물질
 – 결핍증: 탈모, 푸석한 피부, 약한 손톱

• 판토텐산(비타민 B_5)
 – 피부와 머리카락 구성하는 콜라겐을 만드는 데 필수적인 물질
 – 스트레스 완화 도움, 해독작용, 비타민 B_6, 엽산과 협력하여 면역능력을 높이기 위한 단백질 생성
 – 결핍증: 성장정지, 체중감소, 피부염, 부신피질 기능저하 등

38

- **지용성 비타민**: 비타민 A(레티놀), 비타민 D(칼리페놀), 비타민 E(토코페롤), 비타민 K(프로트롬빈), 비타민 F(리놀렌산)
- **수용성 비타민**: 비타민 B_1(티아민), 비타민 B_2(리보플라빈), 비타민 B_3(니아신), 비타민 B_6(피리독신), 비타민 B_{12}(코발라민), 비타민 M(엽산), 비타민 C(아스코르빈산)

39

① Fe(철): 혈색소의 구성성분
② K(칼륨): 97%가 세포내액 구성, 삼투압 유지, pH의 조절, 근육의 수축, 신경의 전달, 단백질 합성 관여
③ Na(나트륨): 삼투압 유지, pH의 조절, 근육 및 신경의 자극·전도, 타액의 소화효소 활성화
④ P(인): 골격 및 치아 형성, pH 균형유지, 에너지 대사에 관여, 당질흡수를 도움

40

펠라그라는 비타민 B_3(니아신) 부족으로 발병된다. 피부가 햇볕에 탄 것처럼 암갈색으로 변하며 거칠고 벗겨지고 신경계와 소화계의 피부에 작용하기 때문에 치매, 정신착란, 극도의 불안, 설사 등을 유발한다.

41

비타민
(1) 유기화합물로 생체 내에서 적은 양으로도 정상적인 성장과 건강을 유지하게 해주는 필수 성분
(2) 대부분 인체 내에서 합성하지 못하므로 식품을 통해서 섭취하여야 함
(3) 일반적으로 생체 내에서 성장촉진 작용, 소화기관의 정상적인 작용, 신경의 안정성 유지, 조효소로서 체내 대사 작용 조절, 전염성 질병에 대한 저항성 등의 기능을 가짐
(4) **비타민의 분류**
　① 수용성 비타민: 물에 쉽게 녹는 비타민으로 비타민 B군, 비타민 C
　② 지용성 비타민: 지방에 녹는 특성이 있는 비타민으로 비타민 A, D, E, K

42

① **칼슘**: 90%가 골격·치아를 형성하고 혈액응고 촉진, 신경자극을 전달한다. 결핍 시 골연화증, 구루병, 출혈이 있을 수 있다. - **함유식품**: 우유, 뼈째먹는 생선, 녹색 채소 등
② **인**: 골격 및 치아를 형성하고 에너지 대사에 관여한다. 결핍 시 골연화증, 성장부진이 있을 수 있다. - **함유식품**: 곡류, 육류, 어패류 등

③ **철**: 70%가 혈색소의 구성성분이다. 결핍 시 빈혈, 피로 등이 있을 수 있다. - **함유식품**: 간, 달걀노른자, 육류, 녹황색 채소 등
④ **마그네슘**: 60%가 골격·치아를 형성하고 신경자극 전달, 신경과 근육 흥분을 억제한다. 결핍 시 신경계 자극감수성 촉진, 경련 등이 있을 수 있다. - **함유식품**: 녹색야채, 견과류, 대두, 육류 등

43

(37 해설 참고)

제 3 절	에너지 대사 및 영양 상태 판정			
01 ③	02 ①	03 ③	04 ④	05 ②
06 ②	07 ②	08 ①	09 ②	10 ①
11 ①	12 ③	13 ②	14 ①	15 ④
16 ①	17 ①	18 ③	19 ③	20 ②
21 ①	22 ①	23 ③	24 ②	25 ③
26 ③	27 ②	28 ③	29 ③	30 ③
31 ③	32 ②	33 ④	34 ③	35 ②
36 ③	37 ②	38 ①	39 ①	40 ②
41 ①	42 ④			

01

영양섭취 기준
(1) **평균필요량**: 대상 집단을 구성하는 건강한 사람들의 절반에 해당하는 사람들의 일일 필요량을 충족시키는 값으로 대상 집단의 필요량 분포치 중앙값으로부터 산출한 수치이다.
(2) **권장섭취량**: 성별, 연령군별로 거의 모든(97~98%) 건강한 인구 집단의 영양소 필요량을 충족시키는 섭취량 추정치로써 평균 필요량에 표준편차의 2배를 더하여 정한다.
(3) **충분섭취량**: 평균 필요량과 권장 섭취량을 구할 수 없을 때 설정, 즉 영양소 필요량에 대한 정확한 자료가 부족하거나 필요량의 중앙값과 표준편차를 구하기 어려운 경우 설정하게 된다. 주로 역학 조사에서 관찰된 건강한 사람들의 영양소 섭취량의 중앙값을 기준으로 정한다.
(4) **상한섭취량**: 인체 건강에 유해 영향이 나타나지 않는 최대 영양소 섭취 수준이다. 과량 섭취 시 건강에 악영향의 위험이 있다는 자료가 있는 경우에 설정이 가능하다.

02 ~ 03

기초대사량(BMR, Basal Metabolic Rate)

(1) 생명 유지를 위한 에너지(호흡, 대사, 체온 유지)로 개인마다 다른데, 일반적으로 체중 1kg당 한 시간에 1kcal 소요하며 나이, 임신, 영양 상태, 성별, 내분비, 체온, 기후 등의 요인에 영향을 받는다.

(2) 일반적으로 성인여자 1,200~1,400kcal, 성인남자 1,400~1,800kcal이다.

(3) 측정: 아침 일찍 공복일 때(식후 12~18시간 지난 아침), 20℃ 실내에서 안정된 상태로 조용히 누워있을 때 측정한다.

(4) 특성

① 체표 면적이 클수록 열량이 큼(남자>여자)

② 발열이 있는 사람의 소요열량이 큼(영아>성인)

③ 기온이 낮으면 소요열량이 커짐(겨울>여름)

④ 체온이 1℃ 상승할 때마다 기초대사량은 13% 증가

⑤ 수면 시 약 10% 감소

⑥ 항상성 유지됨

⑦ 연령이 높아질수록 BMR은 감소

04

특이동적 대사(SDA, Specific Dynamic Action)

① 음식물의 소화흡수 대사 과정에서 에너지가 소비되는 현상

② 음식을 섭취한 후 2~3시간에 최고치에 도달(열 생산량)하며 점차 감소하면서 12~18시간 지속

③ 단백질(20~30%) > 탄수화물(4~9%) > 지방(4%)

④ 단백질, 탄수화물, 지방 혼합식의 경우 10% 가량의 에너지 소비

05

국민영양조사 체질량 지수 판정범위

• 저체중 - 18.5 미만

• 정상 - 18.5~24.9

• 비만 - 25 이상

06

영양상태 판정은 직접적인 방법과 간접적인 방법으로 구분된다.

(1) **직접적인 방법**: 측정자의 주관적인 판단에 의하는 것과 신체계측이나 생화학 검사 등 객관적인 방법

(2) **간접적인 방법**: 연령별 특수 사망이나 특수 질병의 이환율 및 식이 섭취 평가 등의 방법

07

Kaup 지수는 영유아(5세 미만의 어린이 중 특히 2세 미만)의 비만을 판정하는 데 많이 쓰이는 지수이다.

$$\text{Kaup 지수} = \frac{체중(kg)}{[신장(cm)]^2} \times 10^4$$

판정기준은 다음과 같다.

• 15 미만: 영양불량

• 15~18 미만: 정상

• 18~20 미만: 경도의 비만

• 20 이상: 비만

08

알파인덱스는 비만측정지수가 아니고 신생아 사망자 수에 대한 영아사망자 수를 파악하여 지역의 보건상태를 평가 및 비교하는 데 주로 사용되는 지표이다.

09

| 오답해설 |

① Kaup 지수의 비만 기준은 20 이상이다.

③ Vervaek지수의 비만기준은 92 이상이다.

④ 비만도(%)는 20% 이상일 때 비만이다.

10

(07 해설 참고)

11

Rohrer 지수

(1) 학령기 어린이를 대상으로 많이 이용하는 비만 판정 지수이다.

(2) $\text{Rohrer 지수} = \dfrac{체중(kg)}{신장(cm)^3} \times 10^7$

(3) 판정기준: 다음과 같을 때 비만으로 판정한다.

• 신장 110~129cm: 180 이상

• 신장 130~149cm: 170 이상

• 신장 150cm 이상: 160 이상

12

③ 음식물의 소화흡수 대사 과정에서 소비되는 에너지는 특이동적대사이다.

기초대사량(BMR, Basal Metabolic Rate)

(1) 생명 유지를 위한 에너지(호흡, 대사, 체온 유지)로 개인마다 다른데, 일반적으로 체중 1kg당 한 시간에 1kcal 소요하며 나이, 임신, 영양 상태, 성별, 내분비, 체온, 기후 등의 요인에 영향을 받는다.

(2) 일반적으로 성인여자 1,200~1,400kcal, 성인남자 1,400~1,800kcal이다.

(3) **측정**: 아침 일찍 공복일 때(식후 12~18시간 지난 아침), 20℃ 실내에서 안정된 상태로 조용히 누워있을 때 측정한다.

(4) **특성**

① 체표 면적이 클수록 열량이 큼(남자 > 여자)

② 발열이 있는 사람의 소요열량이 큼(영아 > 성인)

③ 기온이 낮으면 소요열량이 커짐(겨울 > 여름)

④ 체온이 1℃ 상승할 때마다 기초대사량은 13% 증가

⑤ 수면 시 약 10% 감소

⑥ 항상성 유지됨

⑦ 연령이 높아질수록 BMR은 감소

13

영양 섭취 기준의 종류

(1) **평균 필요량(EAR, Estimated Average Requirement)**
대상 집단을 구성하는 건강한 사람들의 절반에 해당하는 사람들의 일일 필요량을 충족시키는 값으로 대상 집단의 필요량 분포치 중앙값으로부터 산출한 수치이다.

(2) **권장 섭취량(RNI, Recommended Nutrient Intake)**
성별, 연령군별로 거의 모든(97~98%) 건강한 인구 집단의 영양소 필요량을 충족시키는 섭취량 추정치로써 평균 필요량에 표준편차의 2배를 더하여 정한다.
권장 섭취량 = 평균 필요량 + 표준편차 2배

(3) **충분 섭취량(AI, Adequate Intake)**

① 평균 필요량과 권장 섭취량을 구할 수 없을 때 설정, 즉 영양소 필요량에 대한 정확한 자료가 부족하거나 필요량의 중앙값과 표준편차를 구하기 어려운 경우 설정하게 된다. 주로 역학 조사에서 관찰된 건강한 사람들의 영양소 섭취량의 중앙값을 기준으로 정한다.

② 한국인 영양 섭취 기준에서 성인을 기준으로 충분 섭취량이 설정된 영양소: 식이섬유, 수분, 비타민E, 비타민K, 판토텐산, 나트륨, 염소, 칼륨, 불소, 망간 등 10가지

(4) **상한 섭취량(UL, Tolerable Upper Intake Level)**
인체 건강에 유해 영향이 나타나지 않는 최대 영양소 섭취 수준이다. 과량 섭취 시 건강에 악영향의 위험이 있다는 자료가 있는 경우에 설정이 가능하다.

14

① **카우프(Kaup)지수**: 영유아(5세 미만의 어린이 중 특히 2세 미만)의 비만을 판정하는 데 많이 쓰이는 지수

$$Kaup \ 지수 = \frac{체중(kg)}{[신장(cm)]^2} \times 10^4$$

② **뢰러(Rohrer)지수**: 학령기 어린이를 대상으로 많이 이용

$$Rohrer \ 지수 = \frac{체중(kg)}{[신장(cm)]^3} \times 10^7$$

③ **비만도지수**는 표준체중 대비 비만도를 계산하는 방법이다.

$$비만도(\%) = \frac{실체중 - 표준체중}{표준체중} \times 10^2$$

④ **체질량지수**는 신장과 체중을 이용하여 산출한 지수이다.
체질량지수 = 체중(kg) / 신장(m)²

15

상한섭취량은 인체 건강에 유해 영향이 나타나지 않는 최대 영양소 섭취 기준이다.

16

(13 해설 참고)

17

| 오답해설 |

② Kaup 지수는 영유아의 비만을 판정하는 데 많이 쓰인다.

③ Rohrer 지수는 학령기 아동의 비만을 판정하는 데 많이 쓰인다.

④ $$Rohrer \ 지수 = \frac{체중(kg)}{[신장(cm)]^3} \times 10^7$$

18

① $$Kaup \ 지수 = \frac{체중(kg)}{[신장(cm)]^2} \times 10^4$$

② $$Rohrer \ 지수 = \frac{체중(kg)}{[신장(cm)]^3} \times 10^7$$

③ $$베르벡(Vervaek) \ 지수 = \frac{체중(kg) + 흉위(cm)}{신장(cm)} \times 10^2$$

82 이하 마른 상태, 92 이상 비만

④ Broca's Index 표준체중: 동일연령, 동일한 성에 있어서 사망률이 가장 낮은 체중을 의미

– 신장 160cm 이상인 경우: [신장(cm) − 100] × 0.9

– 신장 150.1~159.9cm인 경우:
[(신장(cm) − 150) / 2] + 50

– 신장 150cm 이하인 경우: 신장(cm) − 100

19

기초대사량(BMR, Basal Metabolic Rate)

(1) 생명 유지를 위한 에너지(호흡, 대사, 체온 유지)로 개인마다 다른데, 일반적으로 체중 1kg당 한 시간에 1kcal 소요하며 나이, 임신, 영양 상태, 성별, 내분비, 체온, 기후 등의 요인에 영향을 받는다.

(2) 일반적으로 성인여자 1,200~1,400kcal, 성인남자 1,400~1,800kcal이다.

(3) **측정**: 아침 일찍 공복일 때(식후 12~18시간 지난 아침), 20℃ 실내에서 안정된 상태로 조용히 누워있을 때 측정한다.

(4) **특성**

① 체표 면적이 클수록 열량이 큼(남자 > 여자)

② 발열이 있는 사람의 소요열량이 큼(영아 > 성인)

③ 기온이 낮으면 소요열량이 커짐(겨울 > 여름)

④ 체온이 1℃ 상승할 때마다 기초대사량은 13% 증가

⑤ 수면 시 약 10% 감소

⑥ 항상성 유지됨

⑦ 연령이 높아질수록 BMR은 감소

20

Rohrer 지수

(1) 학령기 어린이를 대상으로 많이 이용

(2) Rohrer 지수 $= \dfrac{\text{체중(kg)}}{[\text{신장(cm)}]^3} \times 10^7$

(3) 판정기준: 다음과 같을 때 비만으로 판정한다.

- 신장 110~129cm: 180 이상
- 신장 130~149cm: 170 이상
- 신장 150cm 이상: 160 이상

21

BMI = 체중(kg)/신장(m)^2 = 78/1.7^2 = 26.989

22

Kaup 지수

(1) 영유아(5세 미만의 어린이 중 특히 2세 미만)의 비만을 판정하는 데 많이 쓰이는 지수

(2) Kaup 지수 $= \dfrac{\text{체중(kg)}}{[\text{신장(cm)}]^2} \times 10^4$

(3) 판정기준

① 15 미만: 영양불량

② 15~18 미만: 정상

③ 18~20 미만: 경도의 비만

④ 20 이상: 비만

23

영양섭취기준

(1) **평균 필요량(EAR, Estimated Average Requirement)**
대상 집단을 구성하는 건강한 사람들의 절반에 해당하는 사람들의 일일 필요량을 충족시키는 값으로 대상 집단의 필요량 분포치 중앙값으로부터 산출한 수치이다.

(2) **권장 섭취량(RNI, Recommended Nutrient Intake)**
성별, 연령군별로 거의 모든(97~98%) 건강한 인구 집단의 영양소 필요량을 충족시키는 섭취량 추정치로써 평균 필요량에 표준편차의 2배를 더하여 정한다.

(3) **충분 섭취량(AI, Adequate Intake)**
평균 필요량과 권장 섭취량을 구할 수 없을 때 설정, 즉 영양소 필요량에 대한 정확한 자료가 부족하거나 필요량의 중앙값과 표준편차를 구하기 어려운 경우 설정하게 된다. 주로 역학 조사에서 관찰된 건강한 사람들의 영양소 섭취량의 중앙값을 기준으로 정한다.

(4) **상한 섭취량(UL, Tolerable Upper Intake Level)**
인체 건강에 유해 영향이 나타나지 않는 최대 영양소 섭취 수준이다. 과량 섭취 시 건강에 악영향의 위험이 있다는 자료가 있는 경우에 설정이 가능하다.

24

① 체질량 지수 = kg/m^2 = 80 / 2.56 = 31.3

② 이 여성은 복부비만이 아닌 BMI에 따른 2단계 비만에 해당한다.

비만단계(대한비만학회)

BMI	판정
18.5 미만	저체중
18.5~22.9	정상
23~24.9	비만전단계
25~29.9	1단계 비만
30~34.9	2단계 비만
35 이상	3단계 비만

③ 비만도: 표준체중(신장 160cm 이상인 경우) = [신장(cm) − 100] × 0.9 = 54kg

비만도 = (실체중 − 표준체중) / 표준체중 × 100
= (80 − 54) / 54 × 100 = 48.1%

④ 복부비만 측정(WHR) = 허리둘레 / 엉덩이둘레 = 1.13

- 남자는 0.91 이상일 때, 여자는 0.83 이상일 때 비만
- 국민고혈압사업단 제시 기준: 남자 1 이상일 때, 여자 0.85 이상일 때 복부비만
- WHO 기준: 남자 0.91 이상일 때, 여자 0.86 이상일 때 복부비만

25

(23 해설 참고)

26

특이동적 대사(SDA, Specific Dynamic Action)는 음식물의 소화흡수 대사 과정에서 에너지가 소비되는 현상으로 음식을 섭취한 후 2~3시간에 최고치에 도달(열 생산량)하며 점차 감소하면서 12~18시간 지속된다.

27

기초대사량이란 생명유지(호흡, 대사, 체온유지 등)를 위해 사용되는 에너지를 의미한다.

28

영양소의 기능 중 열량소는 활동에 필요한 에너지를 공급하고 몸을 따뜻하게 유지시키는 영양소로 탄수화물(1g당 4kcal), 단백질(1g당 4kcal), 지방(1g당 9kcal)이 해당된다.
- 단백질 200g × 4kcal = 800kcal
- 지방 40g × 9kcal = 360kcal
- 탄수화물 50g × 4kcal = 200kcal
- 총 kcal × 800 + 360 + 200 = 1,360kcal

29 ~ 30

(23 해설 참고)

31

① 충분섭취량은 영양소 필요량에 대한 정확한 자료가 부족할 때 설정한다.
② 권장섭취량은 인구집단의 약 97~98%에 해당하는 사람들의 영양소 필요량을 충족시키는 섭취수준이다.
③ 탄수화물은 C, H, O로 구성되며 당질을 함유한 식품을 섭취하면 소화 작용을 통해 포도당으로 분해·흡수된다. 포도당으로 되어 체내에 열량을 공급하고 남은 탄수화물은 글리코겐으로 간과 근육에 저장되고 일부는 지방으로 저장된다.
④ 상한섭취량은 인체 건강에 유해 영향이 나타나지 않는 최대 영양소 섭취 수준이다. 과량 섭취 시 건강에 악영향의 위험이 있다는 자료가 있는 경우에 설정이 가능하다.

32

Broca's Index 표준체중: 동일연령, 동일한 성에 있어서 사망률이 가장 낮은 체중을 의미하는데, 표준체중의 산출은 신장에 따라 달리 계산하는 변형된 Broca법이 자주 이용된다.
- 신장 160cm 이상인 경우: [신장(cm) − 100] × 0.9
- 신장 150.1~159.9cm인 경우: [(신장(cm) − 150) / 2] + 50
- 신장 150cm 이하인 경우: 신장(cm) − 100

33

영양 섭취 기준의 종류
(1) **평균 필요량**(EAR, Estimated Average Requirement): 대상 집단을 구성하는 건강한 사람들의 절반에 해당하는 사람들의 일일 필요량을 충족시키는 값으로 대상 집단의 필요량 분포치 중앙값으로부터 산출한 수치이다.
(2) **권장 섭취량**(RNI, Recommended Nutrient Intake): 성별, 연령군별로 거의 모든(97~98%) 건강한 인구 집단의 영양소 필요량을 충족시키는 섭취량 추정치로써 평균 필요량에 표준편차의 2배를 더하여 정한다. 권장 섭취량 = 평균 필요량 + 표준편차 2배
(3) **충분 섭취량**(AI, Adequate Intake): 평균 필요량과 권장 섭취량을 구할 수 없을 때 설정, 즉 영양소 필요량에 대한 정확한 자료가 부족하거나 필요량의 중앙값과 표준편차를 구하기 어려운 경우 설정하게 된다. 주로 역학 조사에서 관찰된 건강한 사람들의 영양소 섭취량의 중앙값을 기준으로 정한다.
(4) **상한 섭취량**(UL, Tolerable Upper Intake Level): 인체 건강에 유해 영향이 나타나지 않는 최대 영양소 섭취 수준이다. 과량 섭취 시 건강에 악영향의 위험이 있다는 자료가 있는 경우에 설정이 가능하다.

34

특이동적 대사(SDA, Specific Dynamic Action)
(1) 음식물의 소화흡수 대사 과정에서 에너지가 소비되는 현상(대사항진)이다.
(2) 음식을 섭취한 후 2~3시간에 최고치에 도달(열 생산량)하며 점차 감소하면서 12~18시간 지속된다.
(3) 특이동적 작용은 식품의 종류에 따라 다른데 혼합식의 경우 <u>10% 전후의 대사항진</u>이 있다.
(4) <u>단백질은 20~30%, 탄수화물은 4~9%, 지방은 4% 전후의 대사항진</u>이 있다.
(5) 단백질 식품 25g을 섭취했을 때 100kcal가 생산되지만 30%는 소화흡수 등에 이용되기 때문에 30kcal(30%)가 기초대사량의 항진에 사용된다.

35

(1) **Kaup 지수**: 영유아(5세 미만의 어린이 중 특히 2세 미만)의 비만을 판정하는 데 많이 쓰이는 지수이다.
(2) **Broca's 지수**: Broca's 표준체중 대비 비만도지수는 성인의 비만판정에 주로 사용된다. 표준체중은 동일연령, 동일한 성에 있어서 사망률이 가장 낮은 체중을 의미하는데, 표준체중의 산출은 신장에 따라 달리 계산하는 변형된 Broca법이 자주 이용된다.
(3) **Rohrer 지수**: 학령기 어린이를 대상으로 많이 이용한다.

36

Broca's Index 표준체중

(1) 동일연령, 동일한 성에 있어서 사망률이 가장 낮은 체중을 의미하는데, 표준체중의 산출은 신장에 따라 달리 계산하는 변형된 Broca법이 자주 이용된다.
　① 신장 160cm 이상인 경우: [신장(cm) − 100] × 0.9
　② 신장 150.1~159.9cm인 경우: [(신장(cm) − 150) / 2] +50
　③ 신장 150cm 이하인 경우: 신장(cm) − 100
(2) 브로카지수는 서양인을 대상으로 개발한 것이기 때문에 동양인에게 적용시 Katsura가 수정한 지수를 사용할 수 있다.
　① 남자: (신장cm − 100) × 0.9
　② 여자: (신장cm − 100) × 0.85

| 오답해설 |

① kaup 지수 $= \dfrac{체중(kg)}{[신장(cm)]^2} \times 10^4$

② Rohrer 지수 $= \dfrac{체중(kg)}{[신장(cm)]^3} \times 10^7$

④ Vervaek 지수 $= \dfrac{체중(kg) + 흉위(cm)}{신(cm)} \times 10^2$

37

기초대사량(BMR, Basal Metabolic Rate)

(1) 생명 유지를 위한 에너지(호흡, 대사, 체온 유지)로 개인마다 다른데, 일반적으로 체중 1kg당 한 시간에 1kcal 소요하며 나이, 임신, 영양 상태, 성별, 내분비, 체온, 기후 등의 요인에 영향을 받는다.
(2) 일반적으로 성인여자 1,200~1,400kcal, 성인남자 1,400~1,800kcal이다.
(3) **측정**: 아침 일찍 공복일 때(식후 12~18시간 지난 아침), 20℃ 실내에서 안정된 상태로 조용히 누워있을 때 측정한다.

특이동적 대사(SDA, Specific Dynamic Action)

(1) 음식물의 소화흡수 대사 과정에서 에너지가 소비되는 현상(대사항진)이다.
(2) 음식을 섭취한 후 2~3시간에 최고치에 도달(열 생산량)하며 점차 감소하면서 12~18시간 지속된다.
(3) 특이동적 작용은 식품의 종류에 따라 다른데 혼합식의 경우 10% 전후의 대사항진이 있다.
(4) 단백질은 20~30%, 탄수화물은 4~9%, 지방은 4% 전후의 대사항진이 있다.

38

Kaup 지수

(1) 영유아(5세 미만의 어린이 중 특히 2세 미만)의 비만을 판정하는 데 많이 쓰이는 지수
(2) Kaup 지수 $= \dfrac{체중(kg)}{[신장(cm)]^2} \times 10^4$
(3) 판정기준
　① 15 미만: 영양불량
　② 15~18 미만: 정상
　③ 18~20 미만: 경도의 비만
　④ 20 이상: 비만

39

체질량지수(BMI, Body Mass Index)

(1) 체질량지수 = 체중(kg) / 신장(m)^2
(2) 체질량지수는 신장과 체중을 이용하여 산출한 지수로 쉽게 계산할 수 있다. 체질량지수는 비만 판정의 기준인 체지방량과의 상관관계 계수가 0.7~0.8로서 체지방량을 잘 반영하므로 성인기 이후의 비만 판정에 매우 유용하다.
(3) 미국 국가보건영양학회와 우리나라 국민영양조사에서 비만 판정 기준으로 사용된다.
(4) 판정기준
　① 18.5 미만 저체중
　② 18.5~24.9 정상
　③ 25 이상 비만

40 ~ 41

(38 해설 참고)

42

기초대사량(BMR, Basal Metabolic Rate)

(1) 생명 유지를 위한 에너지(호흡, 대사, 체온 유지)로 개인마다 다른데, 일반적으로 체중 1kg당 한 시간에 1kcal 소요하며 나이, 임신, 영양 상태, 성별, 내분비, 체온, 기후 등의 요인에 영향을 받는다.

(2) 일반적으로 성인여자 1,200~1,400kcal, 성인남자 1,400~1,800kcal이다.

(3) **측정**: 아침 일찍 공복일 때(식후 12~18시간 지난 아침), 20℃ 실내에서 안정된 상태로 조용히 누워있을 때 측정한다.

(4) **특성**
  ① 체표 면적이 클수록, 근육량이 많을 수록 열량이 큼(남자＞여자)
  ② 발열이 있는 사람의 소요열량이 큼(영아＞성인)
  ③ 기온이 낮으면 소요열량이 커짐(겨울＞여름)
  ④ 체온이 1℃ 상승할 때마다 기초대사량은 13% 증가
  ⑤ 수면 시 약 10% 감소
  ⑥ 항상성 유지됨
  ⑦ 연령이 높아질수록 BMR은 감소

| 오답해설 |
① 최소한의 생명을 유지하는 데 필요한 에너지 대사량이다.
② 근육량이 많을수록, 체표면적이 클수록 기초대사량이 높아진다.
③ 아침 일찍 공복일 때(식후 12~18시간 지난 아침), 20℃ 실내에서 안정된 상태로 조용히 누워있을 때 측정한다.

제1장	인구보건

제1절 | 인구의 이해

01 ④	02 ④	03 ②	04 ③	05 ③
06 ②	07 ③	08 ①	09 ③	10 ②
11 ④	12 ④	13 ④	14 ③	15 ②
16 ②	17 ①	18 ②	19 ②	20 ①
21 ①	22 ④	23 ②	24 ②	25 ②
26 ④	27 ③	28 ②	29 ②	30 ③
31 ①	32 ②	33 ③	34 ②	35 ④
36 ②	37 ③	38 ③	39 ②	40 ⑤
41 ②	42 ③	43 ①	44 ②	45 ①
46 ④	47 ③	48 ②	49 ③	50 ①
51 ②	52 ③	53 ②	54 ④	55 ①
56 ④	57 ①	58 ①	59 ①	60 ④
61 ④				

01

적정인구론(Optimum Population Theory)

캐넌(E. Cannan, 1861~1935)에 의해 이론화되었다. 인구와 자원과의 관련성에 근거한 이론으로 그 나라의 사회·경제적인 여건 아래 국민 개개인이 최대의 생산성을 유지하여 최고의 삶의 질을 유지할 수 있는 인구를 뜻한다. 나라의 1인당 소득이나 생산성이 최대가 될 수 있는 인구규모를 적정인구라 한다.

02

노테스타인과 톰슨은 인구의 성장을 공업화의 정도에 따라 분류하였다.

(1) **1단계: 잠재적 성장단계(고출생, 고사망)**
- 산업혁명 이전의 시기로 공업화되지 못한 국가에서 볼 수 있다.
- 다산다사형으로 향후 인구증가가 예견되는 나라이다.

(2) **2단계: 과도기적 성장단계(고출생, 저사망)**
- 경제발전과 생활수준의 향상으로 인해 사망률은 감소되지만 출생률은 그대로 지속되어 인구가 급속하게 증가하는 단계이다.

- 다산소사형이며 과도기적으로 인구가 증가하지만 향후 인구의 안정이 예견되는 나라이다.

(3) **3단계: 인구감소단계(저출생, 저사망)**
- 선진공업국가로 인구감소기의 나라에서 나타나는 인구 성장형태이다.
- 소산소사형이며 인구의 급속한 성장을 거친 후 감소기의 상태로 접어든 나라이다.

| 오답해설 |

① 블래커(C.P. Blacker)의 분류 중 1단계에 대한 설명이다. 노테스타인과 톰슨의 인구이론에서는 이 단계를 잠재적 성장단계라고 하였다.
② 과도기적 성장단계는 인구가 급속하게 증가하는 단계이다.
③ 고잠재적성장단계는 향후 인구증가가 예견되는 나라이다.

03

맬서스주의(Malthusism)는 인간의 생존에는 식량이 필수 조건이며, 남녀 간의 성의 욕정은 인간의 본능으로서 계속해서 지속될 것이라고 전제한다. 인간의 생식력과 토지의 생산력을 비교할 때, 인구는 기하급수적으로 늘고 식량은 산술급수적으로 증가하여 인구 압력이 크게 작용할 것이며, 결국 식량부족이나 기근, 질병 및 전쟁 등 인구 문제가 발생될 것이기 때문에 인구 억제가 필요하다는 이론이며 인구 억제책으로는 만혼, 금욕 같은 도덕적 절제방법을 주장하였다.

04

맬서스주의 이론

(1) **규제의 원리**: 인구는 반드시 생존 자료인 식량에 의하여 규제된다는 원리
(2) **증식의 원리**: 인구는 특별한 방해 요인이 없는 한 생존 자료가 증가하면 인구도 증가한다는 원리
(3) **인구파동의 원리**: 인구는 증식과 규제의 상호작용에 의하여 균형에서 불균형으로, 불균형에서 균형으로 부단한 파동을 주기적으로 되풀이하게 된다는 원리

05 ~ 06

이론적 인구

(1) **봉쇄인구(Closed Population, 폐쇄인구)**: 인구 이동이 전혀 일어나지 않는 인구로서 다만 자연증가 요인인 출생과 사망에 의해서만 변동하는 인구이다.

(2) **안정인구(Stable Population):** 봉쇄인구에 있어서 남녀의 연령별 사망률과 출생률이 일정하다고 가정하면, 이러한 인구의 조출생률과 조사망률이 정해지므로 인구의 자연증가율이 일정하다.

(3) **준안정인구(Quasi - stable Population):** 남녀의 연령별 출생률과 사망률이 일정한 봉쇄인구를 안정인구라고 하는데, 연령별 출생인구만 일정한 경우를 준안정인구라고 한다.

(4) **정지인구(Stationary Population):** 안정인구에 있어서 출생과 사망이 동일하며, 따라서 자연증가가 전혀 일어나지 않는다고 가정한 이념인구를 말한다.

07 ~ 10

인구구조의 유형(인구피라미드)

(1) **피라미드형:** 출생률은 높고, 사망률도 높은(사망률이 낮은 경우도 가능) 인구가 증가하는 구조로서 후진국형이다. 인구증가형, 발전형이라 하며, 14세 이하 인구가 65세 이상 인구의 2배 이상일 경우이다.

(2) **종형:** 저출생률과 저사망률로 인구증가가 정지되는 인구 정지형이다. 14세 이하의 인구가 65세 이상 인구의 2배 정도가 되는 인구형이다.

(3) **항아리형:** 출생률이 사망률보다 낮아 인구가 감소하는 형으로 평균수명이 높은 선진국형이다. 14세 이하의 인구가 65세 이상의 2배 이하가 되는 인구형이다.

(4) **별형(성형, 도시형, 유입형):** 생산연령층의 인구가 많이 모여들고 있는 도시인구의 정형으로 유입형이다. 15~64세 인구가 전체인구의 50%를 넘는 경우로서 생산층 인구가 증가되는 형이다.

(5) **기타형(농촌형, 호로형, 표주박형, 유출형):** 별형과는 반대로 생산연령인구가 다수 유출되는 농촌에서 볼 수 있다. 15~64세 인구가 전체 인구의 50% 미만으로 생산층 인구가 감소하는 형이다.

11

④ 0~14세 인구가 65세 이상 인구의 2배 정도일 때는 <u>종형</u>으로 나타난다.

12 ~ 13

블래커(C. P. Blacker)의 분류(인구 성장 5단계)

(1) **1단계: 고위 정지기**
고출생률과 고사망률인 <u>인구정지형</u>으로 인구증가 잠재력을 가지고 있는 후진국형 인구 형태이다.

(2) **2단계: 초기 확장기**
저사망률과 고출생률인 <u>인구증가형</u>으로 당분간 인구증가는 계속되는 경제 개발 초기 국가들의 인구 형태이다.

(3) **3단계: 후기 확장기**
저사망률과 저출생률의 경향을 나타내는 <u>인구성장 둔화형</u>으로 산업의 발달과 핵가족화 경향이 있는 국가들의 인구 형태이다.

(4) **4단계: 저위 정지기**
사망률과 출생률이 최저에 달하는 <u>인구증가 정지형</u>이다.

(5) **5단계: 감퇴기**
출생률이 사망률보다 낮아져서 인구가 감소하는 경향이 있는 <u>감소형</u> 국가의 인구 형태이다.

14

(07 해설 참고)

15 ~ 16

적정인구론(Optimum Population Theory)

(1) 캐넌(E. Cannan, 1861~1935)에 의해 이론화되었다.

(2) 인구와 자원과의 관련성에 근거한 이론으로 그 나라의 사회, 경제적인 여건하에 국민 개개인이 최대의 생산성을 유지하여 최고의 삶의 질을 유지할 수 있는 인구를 뜻한다.

(3) 나라의 1인당 소득이나 생산성이 최대가 될 수 있는 인구 규모를 적정인구라 한다.

17 ~ 18

(07 해설 참고)

19

(12 해설 참고)

20

| 오답해설 |
② 종형은 출산율과 사망률이 모두 낮은 유형으로 0세에서 14세 이하 인구와 65세 이상 인구의 <u>2배</u> 정도이다.
③ 항아리형은 <u>출산율이 사망률보다 낮은</u> 유형으로 0세에서 14세 이하 인구가 65세 이상 인구의 2배 이하이다.
④ 별형은 생산층 인구가 <u>전체 인구의 50% 이상</u>이다.

21

인구피라미드 중 종형은 출생률, 사망률이 모두 낮은 인구정지형으로 14세 이하의 인구가 65세 이상 인구의 2배 정도이다.

| 오답해설 |
④ 표주박형은 농촌형(기타형)을 의미한다.

22

블래커(C. P. Blacker)의 분류(인구 성장 5단계)

(1) **1단계: 고위 정지기**

고출생률과 고사망률인 인구정지형으로 인구증가 잠재력을 가지고 있는 후진국형 인구 형태이다.

(2) **2단계: 초기 확장기**

저사망률과 고출생률인 인구증가형으로 당분간 인구증가는 계속되는 경제 개발 초기 국가들의 인구 형태이다.

(3) **3단계: 후기 확장기**

저사망률과 저출생률의 경향을 나타내는 인구성장 둔화형으로 산업의 발달과 핵가족화 경향이 있는 국가들의 인구 형태이다.

(4) **4단계: 저위 정지기**

사망률과 출생률이 최저에 달하는 인구증가 정지형이다.

(5) **5단계: 감퇴기**

출생률이 사망률보다 낮아져서 인구가 감소하는 경향이 있는 감소형 국가의 인구 형태이다.

23

| 오답해설 |

① 피라미드 모형은 출생률과 사망률이 높고 14세 이하 인구가 65세 이상 인구의 2배 이상이다.

③ 종 모형은 인구정지형으로 14세 이하 인구가 65세 이상 인구의 2배정도이다.

④ 항아리 모형은 선진국형으로 평균 수명이 높고 14세 이하 인구가 65세 이상 인구의 2배 이하이다.

24 ~ 25

(22 해설 참고)

26

인구변수: 인구는 출생, 사망, 이동에 의하여 변하며, 이들 3요소를 인구 변수라고 한다.

27 ~ 28

인구구조의 유형(인구피라미드)

(1) **피라미드형**: 출생률은 높고, 사망률도 높은(사망률이 낮은 경우도 가능) 인구가 증가하는 구조로서 후진국형이다. 인구증가형, 발전형이라 하며, 14세 이하 인구가 65세 이상 인구의 2배 이상일 경우이다.

(2) **종형**: 저출생률과 저사망률로 인구증가가 정지되는 인구 정지형이다. 14세 이하의 인구가 65세 이상 인구의 2배 정도가 되는 인구형이다.

(3) **항아리형**: 출생률이 사망률보다 낮아 인구가 감소하는 형으로 평균수명이 높은 선진국형이다. 14세 이하의 인구가 65세 이상의 2배 이하가 되는 인구형이다.

(4) **별형**(성형, 도시형, 유입형): 생산연령층의 인구가 많이 모여들고 있는 도시인구의 정형으로 유입형이다. 15~64세 인구가 전체인구의 50%를 넘는 경우로서 생산층 인구가 증가되는 형이다.

(5) **기타형**(농촌형, 호로형, 표주박형, 유출형): 별형과는 반대로 생산연령인구가 다수 유출되는 농촌에서 볼 수 있다. 15~64세 인구가 전체 인구의 50% 미만으로 생산층 인구가 감소하는 형이다.

29

(22 해설 참고)

30

① **맬서스(Tomas Rovert Malthus)**: 1798년 「인구론」을 발표하여 인간의 생존에는 식량이 필수 조건이며, 남녀 간의 성의 욕정은 인간의 본능으로서 계속해서 지속될 것이라고 전제하였다.

② **프란시스 플레이스(Francis Place)**: 맬서스의 인구론을 지지하면서 인구 억제책으로 피임 방법을 중시하고 적극 권장하는 것으로 신맬서스주의를 내세웠다.

③ **존 그란트(J. Graunt)**: 인구학의 시조로 1662년에 「Made upon the Bills of Mortality」라는 인구학과 보건통계학 최초의 논문을 발표하였다. 런던 시민의 사망표와 교회 세례 기록을 관찰하여 출생과 사망에 대한 인구통계학적인 수량적 분석을 실시함과 동시에 인구 성장 및 인구 변화와 관련된 인구 현상을 실증적 자료를 이용하여 분석하였다.

④ **캐넌(E. Cannan)**: 인구와 자원과의 관련성에 근거한 이론으로 그 나라의 사회, 경제적인 여건하에 국민 개개인이 최대의 생산성을 유지하여 최고의 삶의 질을 유지할 수 있는 인구를 뜻하는 적정인구론을 이론화하였다.

31

종형은 저출생률과 저사망률로 인구증가가 정지되는 인구정지형이다.

32

블래커(C. P. Blacker)의 분류(인구 성장 5단계)

(1) **1단계: 고위 정지기**

고출생률과 고사망률인 인구정지형으로 인구증가 잠재력을 가지고 있는 후진국형 인구 형태이다.

(2) **2단계: 초기 확장기**

저사망률과 고출생률인 인구증가형으로 당분간 인구증가는 계속되는 경제 개발 초기 국가들의 인구 형태이다.

(3) **3단계: 후기 확장기**

저사망률과 저출생률의 경향을 나타내는 인구성장 둔화형으로 산업의 발달과 핵가족화 경향이 있는 국가들의 인구 형태이다.

(4) **4단계: 저위 정지기**

사망률과 출생률이 최저에 달하는 인구증가 정지형이다.

(5) **5단계: 감퇴기**

출생률이 사망률보다 낮아져서 인구가 감소하는 경향이 있는 감소형 국가의 인구 형태이다.

33

인구구조의 유형(인구피라미드)

(1) **피라미드형**: 출생률은 높고, 사망률도 높은(사망률이 낮은 경우도 가능) 인구가 증가하는 구조로서 후진국형이다. 인구증가형, 발전형이라 하며, 14세 이하 인구가 65세 이상 인구의 2배 이상일 경우이다.

(2) **종형**: 저출생률과 저사망률로 인구증가가 정지되는 인구 정지형이다. 14세 이하의 인구가 65세 이상 인구의 2배 정도가 되는 인구형이다.

(3) **항아리형**: 출생률이 사망률보다 낮아 인구가 감소하는 형으로 평균수명이 높은 선진국형이다. 14세 이하의 인구가 65세 이상의 2배 이하가 되는 인구형이다.

(4) **별형(성형, 도시형, 유입형)**: 생산연령층의 인구가 많이 모여들고 있는 도시인구의 정형으로 유입형이다. 15~64세 인구가 전체인구의 50%를 넘는 경우로서 생산층 인구가 증가되는 형이다.

(5) **기타형(농촌형, 호로형, 표주박형, 유출형)**: 별형과는 반대로 생산연령인구가 다수 유출되는 농촌에서 볼 수 있다. 15~64세 인구가 전체 인구의 50% 미만으로 생산층 인구가 감소하는 형이다.

34

① **적정인구론(Optimum Population Theory)**: 캐넌(E. Cannan, 1861~1935)에 의해 이론화되었다. 인구와 자원과의 관련성에 근거한 이론으로 그 나라의 사회, 경제적인 여건하에 국민 개개인이 최대의 생산성을 유지하여 최고의 삶의 질을 유지할 수 있는 인구를 뜻한다. 나라의 1인당 소득이나 생산성이 최대가 될 수 있는 인구 규모를 적정인구라 한다.

② **안정인구론(Stable Population Theory)**: 1925년 미국의 롯카(Alfred J. Lotka)가 발표한 이론이다. 인구 이동이 없는 폐쇄 인구에서 어느 지역의 인구의 성별·연령별 사망률, 출생률이 변하지 않고 오랫동안 지속되면 인구 구조는 변하지 않고 일정한 인구를 유지하는 안정인구가 된다는 이론이다.

③ **맬서스주의(Malthusism)**: 맬서스(Tomas Robert Malthus, 1766~1834)의 이론으로 인간의 생식력과 토지의 생산력을 비교할 때, 인구는 기하급수적으로 늘고 식량은 산술급수적으로 증가하여 인구 압력이 크게 작용할 것이며, 결국 식량 부족이나 기근, 질병 및 전쟁 등 인구 문제가 발생될 것이기 때문에 인구 억제가 필요하다는 이론이다.

④ **신맬서스주의(Neo - Malthusism)**: 프란시스 플레이스(Francis Place, 1771~1854)는 맬서스의 인구론을 지지하면서 인구 억제책으로 피임 방법을 중시하고 적극 권장하는 것으로 신맬서스주의를 내세웠다.

35 ~ 36

(33 해설 참고)

37

이론적 인구

(1) **봉쇄인구(Closed Population, 폐쇄인구)**: 인구 이동이 전혀 일어나지 않는 인구로서 다만 자연증가 요인인 출생과 사망에 의해서만 변동하는 인구이다.

(2) **안정인구(Stable Population)**: 봉쇄인구에 있어서 남녀의 연령별 사망률과 출생률이 일정하다고 가정하면, 이러한 인구의 조출생률과 조사망률이 정해지므로 인구의 자연증가율이 일정하다.

(3) **준안정인구(Quasi - stable Population)**: 남녀의 연령별 출생률과 사망률이 일정한 봉쇄인구를 안정인구라고 하는데, 연령별 출생인구만 일정한 경우를 준안정인구라고 한다.

(4) **정지인구(Stationary Population)**: 안정인구에 있어서 출생과 사망이 동일하며, 따라서 자연증가가 전혀 일어나지 않는다고 가정한 이념인구를 말한다.

38

인구성장단계는 일반적으로 출생률과 사망률이 모두 높아 인구가 정지상태에 있다가 경제성장 및 환경위생 개선과 함께 사망률은 감소하고 출생률은 높은 상태로 유지되면서 인구증가단계로 넘어간다. 그러므로 인구성장단계 상 인구정지형에서 인구증가형으로 변화되는 것은 사망률의 감소에 의한 영향으로 볼 수 있다.

39 ~ 40

(33 해설 참고)

41

맬서스는 인구억제의 방법으로 도덕적 절제, 금욕, 만혼 등을 제시하였으며 종교적인 이유로 피임은 반대하였다.

42

블래커(C. P. Blacker)의 분류(인구 성장 5단계)

(1) **1단계: 고위 정지기**

고출생률과 고사망률인 인구정지형으로 인구증가 잠재력을 가지고 있는 후진국형 인구 형태이다.

(2) **2단계: 초기 확장기**

저사망률과 고출생률인 인구증가형으로 당분간 인구증가는 계속되는 경제 개발 초기 국가들의 인구 형태이다.

(3) **3단계: 후기 확장기**

저사망률과 저출생률의 경향을 나타내는 인구성장 둔화형으로 산업의 발달과 핵가족화 경향이 있는 국가들의 인구 형태이다.

(4) **4단계: 저위 정지기**

사망률과 출생률이 최저에 달하는 인구증가 정지형이다.

(5) **5단계: 감퇴기**

출생률이 사망률보다 낮아져서 인구가 감소하는 경향이 있는 감소형 국가의 인구 형태이다.

43 ~ 45

인구구조의 유형(인구피라미드)

(1) **피라미드형**: 출생률은 높고, 사망률도 높은(사망률이 낮은 경우도 가능) 인구가 증가하는 구조로서 후진국형이다. 인구증가형, 발전형이라 하며, 14세 이하 인구가 65세 이상 인구의 2배 이상일 경우이다.

(2) **종형**: 저출생률과 저사망률로 인구증가가 정지되는 인구정지형이다. 14세 이하의 인구가 65세 이상 인구의 2배 정도가 되는 인구형이다.

(3) **항아리형**: 출생률이 사망률보다 낮아 인구가 감소하는 형으로 평균수명이 높은 선진국형이다. 14세 이하의 인구가 65세 이상의 2배 이하가 되는 인구형이다.

(4) **별형(성형, 도시형, 유입형)**: 생산연령층의 인구가 많이 모여들고 있는 도시인구의 정형으로 유입형이다. 15~64세 인구가 전체인구의 50%를 넘는 경우로서 생산층 인구가 증가되는 형이다.

(5) **기타형(농촌형, 호로형, 표주박형, 유출형)**: 별형과는 반대로 생산연령 인구가 다수 유출되는 농촌에서 볼 수 있다. 15~64세 인구가 전체 인구의 50% 미만으로 생산층 인구가 감소하는 형이다.

46

(42 해설 참고)

47

노테쉬타인과 톰슨(Notestein & Thompson)의 분류

인구의 성장을 공업화의 정도에 따라 분류한 것이다.

(1) **1단계: 잠재적 성장 단계 - 고출생, 고사망**

산업 혁명 이전의 시기로 공업화되지 못한 국가에서 볼 수 있다. 다산다사형으로 향후 인구증가가 예견되는 나라이다.

(2) **2단계: 과도기적 성장 단계 - 고출생, 저사망**

경제 발전과 생활 수준 향상으로 인해 사망률은 감소되지만 출생률은 그대로 지속되어 인구가 급속하게 증가하는 단계이다. 다산소사형이며 과도기적으로 인구가 증가하지만 향후 인구의 안정이 예견되는 나라이다.

(3) **3단계: 인구 감소 단계 - 저출생, 저사망**

선진 공업 국가로 인구 감소기의 나라에서 나타나는 인구성장 형태로, 소산소사형이다. 인구의 급속한 성장을 거친 후 감소기의 상태로 접어든 나라이다.

48

(42 해설 참고)

49

(43 해설 참고)

50

블래커(C. P. Blacker)의 분류(인구 성장 5단계)

(1) **1단계: 고위 정지기**

고출생률과 고사망률인 인구정지형으로 인구증가 잠재력을 가지고 있는 후진국형 인구 형태이다.

예 중앙 아프리카 지역의 국가들

(2) **2단계: 초기 확장기**

저사망률과 고출생률인 인구증가형으로 당분간 인구증가는 계속되는 경제 개발 초기 국가들의 인구 형태이다.

예 한국과 일본을 제외한 아시아 국가들

(3) **3단계: 후기 확장기**

저사망률과 저출생률의 경향을 나타내는 인구성장 둔화형으로 산업의 발달과 핵가족화 경향이 있는 국가들의 인구 형태이다. 예 남아프리카, 중앙아메리카 등

(4) **4단계: 저위 정지기**

사망률과 출생률이 최저에 달하는 인구증가 정지형이다.

예 이탈리아, 중동, 구소련 등

(5) **5단계: 감퇴기**

출생률이 사망률보다 낮아져서 인구가 감소하는 경향이 있는 감소형 국가의 인구 형태이다.

예 북유럽, 북아메리카, 일본, 뉴질랜드 등

51

인구구조의 유형(인구피라미드)

(1) **피라미드형**: 출생률은 높고, 사망률도 높은(사망률이 낮은 경우도 가능) 인구가 증가하는 구조로서 후진국형이다. 인구증가형, 발전형이라 하며, 14세 이하 인구가 65세 이상 인구의 2배 이상일 경우이다.

(2) **종형**: 저출생률과 저사망률로 인구증가가 정지되는 인구정지형이다. 14세 이하의 인구가 65세 이상 인구의 2배 정도가 되는 인구형이다.

(3) **항아리형**: 출생률이 사망률보다 낮아 인구가 감소하는 형으로 평균수명이 높은 선진국형이다. 14세 이하의 인구가 65세 이상의 2배 이하가 되는 인구형이다.

(4) **별형(성형, 도시형, 유입형)**: 생산연령층의 인구가 많이 모여들고 있는 도시인구의 정형으로 유입형이다. 15~64세 인구가 전체인구의 50%를 넘는 경우로서 생산층 인구가 증가되는 형이다.

(5) **기타형(농촌형, 호로형, 표주박형, 유출형)**: 별형과는 반대로 생산연령 인구가 다수 유출되는 농촌에서 볼 수 있다. 15~64세 인구가 전체 인구의 50% 미만으로 생산층 인구가 감소하는 형이다.

52

블래커(C. P. Blacker)의 분류(인구 성장 5단계)

(1) **1단계: 고위 정지기**
고출생률과 고사망률인 인구정지형으로 인구증가 잠재력을 가지고 있는 후진국형 인구 형태이다.

(2) **2단계: 초기 확장기**
저사망률과 고출생률인 인구증가형으로 당분간 인구증가는 계속되는 경제 개발 초기 국가들의 인구 형태이다.

(3) **3단계: 후기 확장기**
저사망률과 저출생률의 경향을 나타내는 인구성장 둔화형으로 산업의 발달과 핵가족화 경향이 있는 국가들의 인구 형태이다.

(4) **4단계: 저위 정지기**
사망률과 출생률이 최저에 달하는 인구증가 정지형이다.

(5) **5단계: 감퇴기**
출생률이 사망률보다 낮아져서 인구가 감소하는 경향이 있는 감소형 국가의 인구 형태이다.

53

맬서스주의(Malthusism)는 인간의 생존에는 식량이 필수 조건이며, 남녀 간의 성의 욕정은 인간의 본능으로서 계속해서 지속될 것이라고 전제한다. 인간의 생식력과 토지의 생산력을 비교할 때, 인구는 기하급수적으로 늘고 식량은 산술급수적으로 증가하여 인구 압력이 크게 작용할 것이며, 결국 식량 부족이나 기근, 질병 및 전쟁 등 인구 문제가 발생될 것이기 때문에 인구 억제가 필요하다는 이론이며 인구 억제책으로는 만혼, 금욕 같은 도덕적 절제방법을 주장하였다.

54

(51 해설 참고)

55

(52 해설 참고)

56

이론적 인구

(1) **봉쇄인구(Closed Population, 폐쇄인구)**: 인구 이농이 전혀 일어나지 않는 인구로서 다만 자연증가 요인인 출생과 사망에 의해서만 변동하는 인구이다.

(2) **안정인구(Stable Population)**: 봉쇄인구에 있어서 남녀의 연령별 사망률과 출생률이 일정하다고 가정하면, 이러한 인구의 조출생률과 조사망률이 정해지므로 인구의 자연증가율이 일정하다.

(3) **준안정인구(Quasi-stable Population)**: 남녀의 연령별 출생률과 사망률이 일정한 봉쇄인구를 안정인구라고 하는데, 연령별 출생인구만 일정한 경우를 준안정인구라고 한다.

(4) **정지인구(Stationary Population)**: 안정인구에 있어서 출생과 사망이 동일하며, 따라서 자연증가가 전혀 일어나지 않는다고 가정한 이념인구를 말한다.

57

(52 해설 참고)

58 ~ 59

(51 해설 참고)

60

블래커(C. P. Blacker)의 분류(인구 성장 5단계)

(1) **1단계: 고위 정지기**
고출생률과 고사망률인 인구정지형으로 인구증가 잠재력을 가지고 있는 후진국형 인구 형태이다.

(2) **2단계: 초기 확장기**
저사망률과 고출생률인 인구증가형으로 당분간 인구증가는 계속되는 경제 개발 초기 국가들의 인구 형태이다.

(3) **3단계: 후기 확장기**
저사망률과 저출생률의 경향을 나타내는 인구성장 둔화형으로 산업의 발달과 핵가족화 경향이 있는 국가들의 인구 형태이다.

(4) **4단계: 저위 정지기**

사망률과 출생률이 최저에 달하는 <u>인구증가 정지형</u>이다.

(5) **5단계: 감퇴기**

출생률이 사망률보다 낮아져서 인구가 감소하는 경향이 있는 <u>감소형</u> 국가의 인구 형태이다.

61

인구구조의 유형(인구피라미드)

(1) **피라미드형**: 출생률은 높고, 사망률도 높은(사망률이 낮은 경우도 가능) 인구가 증가하는 구조로서 후진국형이다. 인구증가형, 발전형이라 하며, 14세 이하 인구가 65세 이상 인구의 2배 이상일 경우이다.

(2) **종형**: 저출생률과 저사망률로 인구증가가 정지되는 인구 정지형이다. 14세 이하의 인구가 65세 이상 인구의 2배 정도가 되는 인구형이다.

(3) **항아리형**: 출생률이 사망률보다 낮아 인구가 감소하는 형으로 평균수명이 높은 선진국형이다. 14세 이하의 인구가 65세 이상의 2배 이하가 되는 인구형이다.

(4) **별형**(성형, 도시형, 유입형): 생산연령층의 인구가 많이 모여들고 있는 도시인구의 정형으로 유입형이다. 15~64세 인구가 전체인구의 50%를 넘는 경우로서 생산층 인구가 증가되는 형이다.

(5) **기타형**(농촌형, 호로형, 표주박형, 유출형): 별형과는 반대로 생산연령인구가 다수 유출되는 농촌에서 볼 수 있다. 15~64세 인구가 전체 인구의 50% 미만으로 생산층 인구가 감소하는 형이다.

| 오답해설 |

① 생산연령 인구가 많이 유입되는 도시지역의 인구형이다.
　– 별형
② 인구가 증가할 잠재력을 많이 가지고 있는 인구형이다.
　– 피라미드형
③ 평균수명이 높은 일부 선진국에서 볼 수 있다. – 항아리형
④ 가장 이상적인 인구형이다. – 종형

---

01 ④	02 ③	03 ④	04 ③	05 ③
06 ②	07 ④	08 ③	09 ②	10 ③
11 ③	12 ①	13 ①	14 ②	15 ③
16 ③	17 ②	18 ④	19 ③	20 ①
21 ①	22 ③	23 ③	24 ②	25 ①
26 ③	27 ④	28 ①	29 ①	30 ①
31 ③	32 ③	33 ①	34 ③	35 ①
36 ①	37 ①	38 ①	39 ④	40 ④
41 ③	42 ③	43 ③	44 ①	45 ④
46 ②	47 ①	48 ③	49 ③	50 ④
51 ④	52 ①	53 ②	54 ④	55 ①
56 ①	57 ①	58 ④	59 ③	60 ②
61 ②	62 ②	63 ③	64 ①	65 ②
66 ③	67 ②	68 ④	69 ②	70 ④
71 ④	72 ③	73 ④	74 ②	75 ③

01

| 오답해설 |

① 성비는 여자 100명이 기준이다.
② 생산연령인구는 15~64세이다.
③ 여자가 일생 동안 낳는 여아의 평균은 총재생산율이다.

02

$$인구부양비 = \frac{250+100}{1,000} \times 100 = 35$$

03

인구증가는 자연증가와 사회증가의 합이다.

• 자연증가 = 연간출생 – 연간사망
• 사회증가 = 유입 수 – 유출 수
• 인구증가율 = $\frac{자연증가+사회증가}{인구} \times 1,000$

04

인구 구성에 있어서 흔히 사용되는 성비(Sex Ratio)는 남녀별 구성비를 표시하는데, 이는 여자 100명에 대하여 남자의 비를 나타낸다. 성비에는 1차, 2차, 3차 성비가 있다.

• 성비 = $\frac{남자 수}{여자 수} \times 100$
• **1차 성비**: 태아 성비, 일반적으로 115~120
• **2차 성비**: 출생 시 성비, 2015년 105.3, 2016년 105
• **3차 성비**: 현재 인구 성비, 2015년 99.95, 2016년 99.84

05

$$노년부양비 = \frac{120}{1,000} \times 100 = 12$$

06

노령화지수는 15세 미만 인구수에 대한 65세 이상 인구수의 비이다.

07

(04 해설 참고)

08

$$부양비 = \frac{15세\ 미만\ 인구 + 65세\ 이상\ 인구}{15\sim64세\ 인구} \times 100$$

$$= \frac{25+15}{100} \times 100 = 40$$

09

나. 비생산인구는 15세 미만 및 65세 이상 인구를 말한다.
라. 노년부양비는 도시보다 농촌이 높다.

10

- **고령화 사회**: 65세 이상 인구가 전체 인구의 7% 이상
- **고령 사회**: 65세 이상 인구가 전체 인구의 14% 이상
- **초고령 사회**: 65세 이상 인구가 전체 인구의 20% 이상

11

인구증가율 = [(자연 증가 + 사회 증가) / 인구] × 1,000
연간 인구증가율 = [(연말 인구 − 연초 인구) / 연초 인구] × 100

12 ~ 13

인구의 변동요인은 출생, 사망, 전입, 전출 등이다. 보기 중 인구구조 변화에 가장 적은 영향을 미치는 요인은 이혼이다.

14

노령화지수는 유년인구에 대한 노년인구의 비이다. 저출산은 유년인구를 감소시키고 고령화는 노년인구를 증가시키므로 저출산 고령화가 모두 반영되는 지표는 노령화지수이다.

$$노령화지수 = \frac{65세\ 이상\ 인구(노년인구)}{14세\ 이하\ 인구(유년인구)} \times 100$$

15

$$노령화지수 = \frac{65세\ 이상\ 인구}{15세\ 미만\ 인구} \times 100$$

$$= \frac{250}{200} \times 100 = 125$$

16

(14 해설 참고)

17

통계지표

가.

기대수명	1990년	2010년	2016년
남자	67.2	77.2	79.3
여자	75.5	84	85.4

나.

성비	1990년	2010년	2017년
출생성비	116.5	106.9	106.2

다.

노인인구	1990년	2000년	2017년
노인인구비율	5.1%	7.2%	13.8%

라.

합계출산율	2010년	2013년	2017년
합계출산율	1.23	1.19	1.05

18

부양비의 분자는 15세 미만 인구와 65세 이상 인구이다.

19

$$노년부양비 = \frac{65세\ 이상\ 인구}{15세\sim64세\ 인구} \times 100$$

$$= \frac{2,000}{5,000} \times 100 = 40$$

20

$$인구증가율 = \frac{5+5}{1,000} = 0.01$$

21 ~ 22

노령화지수는 유년인구에 대한 노년인구의 비로 저출산과 고령화를 동시에 나타낼 수 있는 지표로서 65세 이상의 인구를 15세 미만인 유년인구로 나눈 비이다.

23

농촌지역은 도시지역에 비해 노인인구가 많고 생산인구와 유년인구수가 적기 때문에 도시지역보다 부양비가 높다.

24

인구 구성에 있어서 흔히 사용되는 성비(Sex Ratio)는 남녀별 구성비를 표시하는데, 이는 여자 100명에 대하여 남자의 비를 나타낸다. 성비에는 1차, 2차, 3차 성비가 있다.

- **1차 성비**: 태아의 성비, 일반적으로 115~120
- **2차 성비**: 출생 시의 성비, 105~120
- **3차 성비**: 현재 인구의 성비, 100 정도

2차 성비 $= \dfrac{53}{50} \times 100 = 106$

25

전체 인구가 10,000명이고 생산층 인구가 7,300명으로 전체 인구 중 생산층이 50% 이상을 차지하므로 별형(도시형) 인구 구조이다.

| 오답해설 |
② 부양비 = 2,700 / 7,300 × 100 = 36.9%
③ 전체인구 1,000명이고 노인인구가 1,450명으로 전체인구 중 노인인구가 14.5%이므로 고령사회에 해당한다.
④ 노령화지수 = 1,450 / 1,250 × 100 = 116

26

① [(연간 출생 − 연간 사망) / 인구] × 1,000 = 자연증가율
② 출생수 / 사망수 = 인구증가지수 = 인구동태지수
③ (사회증가 + 자연증가) / 인구수 × 1000 = 인구증가율
④ [(연말 인구 − 연초 인구) / 연초 인구] × 100 = 연간인구 증가율

27

① 비생산인구수 / 생산인구수 × 100 = 부양비
② 유년인구수 / 생산인구수 × 100 = 유년부양비
③ 노년인구수 / 생산인구수 × 100 = 노년부양비
④ 노년인구수 / 유년인구수 × 100 = 노령화지수

28

인구의 자연증가율은 출생과 사망의 차이(조출생률 − 조사망률)이다. 전입과 전출에 의한 차이는 인구의 사회증가율이다. 연초인구와 연말인구의 차이는 연간인구증가율이다.

29 ~ 30

노령화지수는 유년인구(14세 이하 인구 또는 15세 미만 인구) 100명에 대한 노년인구(65세 이상 인구)의 수이다.

31

인구고령화
(1) **고령화 사회**: 전체 인구 중 65세 이상 인구 비율이 7% 이상
(2) **고령 사회**: 전체 인구 중 65세 이상 인구 비율이 14% 이상(2017년 고령사회로 진입, 2018년 14.3%)
(3) **초고령 사회**: 전체 인구 중 65세 이상 인구 비율이 20% 이상(2026년 추계)

32

| 오답해설 |
① 유년부양비의 분모는 15세 이상 65세 미만이다.
② 총부양비의 분자는 15세 미만과 65세 이상의 합이다.
④ 유년부양비의 분자는 15세 미만 인구이다.

33

우리나라는 노인인구 증가로 인한 노년부양비의 증가가 두드러지며 장기적으로 생산층인구가 감소되고 있어서 총부양비도 지속적으로 증가할 전망이다.

34

노령화지수 = 65세 이상 인구/14세 이하 인구×100
= 5,000/6,000×100 = 83.3

35

생정통계: 출산, 사망, 결혼, 질병 등 인구동태를 중심으로 하는 통계
인구동태통계는 어느 기간에 인구의 변동요인, 즉 출생, 사망, 전입, 전출 등으로 보건학적으로 중요한 의미를 갖고 있다.

| 오답해설 |
② 인구동태통계는 일정기간의 인구변동을 나타내는 것이다.
③ 5년마다 조사하는 인구주택총조사 − 인구정태통계
④ 성비, 연령별 인구, 인구피라미드 − 인구정태통계

36

인구동태(Movement of Population)
(1) 어느 기간에 인구의 변동요인, 즉 출생, 사망, 전입, 전출 등으로 보건학적으로 중요한 의미를 갖고 있다.
(2) 법에 의해 의무적으로 행정기관에 신고하는 호적신고, 주민등록신고에 의하여 간접적으로 조사할 수 있다.
(3) 인구 동태의 2대 요인은 출생률과 사망률이다.
(4) 주요 통계치: 출생률, 사망률, 사산율, 이혼율 등

37

인구정태(State of Population)
(1) 일정 시점에 일정 지역 인구의 크기, 자연적 구조(성별, 연령별), 사회적 구조(국적별, 가족관계별), 경제적 구조(직업별, 산업별)에 관한 조사이다.
(2) 직접 조사를 통하여 얻을 수 있는 인구주택총조사(국세조사)와 주민등록부, 호적부 등
(3) **인구정태 지표**
    ① 성비 = (남자수 / 여자수)×100
    ② 연령별 인구: 생산연령인구, 비생산연령인구, 노년인구

③ 인구피라미드: 피라미드형, 종형, 항아리형, 별형, 농촌형

④ 부양비 = (비경제연령인구 / 경제연령인구) × 100

| 바로알기 |

① 출생율, 사망률은 인구동태 지표에 해당한다.

38

우리나라의 인구주택총조사는 1925년에 처음 실시되었으며 현재 5년주기로 시행하고 있다.

39

A지역

• 유년부양비 = 200 / 400 × 100 = 50

• 노년부양비 = 200 / 400 × 100 = 50

• 노령화지수 = 200 / 200 × 100 = 100

B지역

• 유년부양비 = 200 / 500 × 100 = 40

• 노년부양비 = 400 / 500 × 100 = 80

• 노령화지수 = 400 / 200 × 100 = 200

40

2차 성비는 출생시 여아 100명당 남아의 수이다.

2차 성비 = 2,100 / 1,900 × 100 = 110.5

41

성비는 여자 100명당 남자의 숫자이다.

• **1차 성비**: 태내 성비

• **2차 성비**: 출생 시 성비

• **3차 성비**: 현재 성비

42

노년부양비 = 65세 이상 인구/15~64세 인구×100

= 150/1,000×100 = 15%

43

| 오답해설 |

① 생산인구란 15세이상 64세 이하 인구를 말한다.

② 노령화지수란 15세 미만 인구에 대한 65세 이상 인구의 비이다.

④ 총부양비란 생산인구에 대한 15세 미만 유년인구와 65세 이상 노년인구의 비이다.

44

(1) **고령화 사회**: 전체 인구 중 65세 이상 인구 비율이 7% 이상

(2) **고령 사회**: 전체 인구 중 65세 이상 인구 비율이 14% 이상

(3) **초고령 사회**: 전체 인구 중 65세 이상 인구 비율이 20% 이상

45

노령화지수는 유년인구에 대한 노년인구의 비로 저출산 고령화를 알수 있는 지표이다.

노령화지수 = 유년인구/노년인구×100

46

• 부양비 = (유년인구 + 노년인구) / 생산층 인구 × 100

= (400 + 200) / 1,000 × 100 = 60

• 노령화지수 = 노년인구/유년인구 × 100

= 200 / 400 × 100 = 50

47

출생률은 인구동태지표의 주요 요소이다.

인구정태는 일정 시점에 일정 지역 인구의 크기, 자연적 구조(성별, 연령별), 사회적 구조(국적별, 가족관계별), 경제적 구조(직업별, 산업별)에 관한 조사이다. 성비, 연령별 인구, 인구피라미드, 부양비 등이 대표적인 정태지표에 해당한다.

48

총부양비 = (유년인구 + 노년인구) / 생산층인구 × 100

= (150 + 210 + 90) / 900 × 100 = 50

49

부양비

= (15세 미만 인구 + 65세 이상인구) / (15세~64세 인구) × 100

= (500 + 600 + 400) / (3,000 + 7,000) × 100

= 1,500 / 10,000 × 100 = 15

50

생정통계(生靜統計, vital statistics)는 출생, 사망, 태아사망, 결혼, 이혼의 누적된 자료다. 생정통계를 취득하는 가장 흔한 방법은 등기다. 즉 출생신고, 사망신고, 혼인신고, 이혼신고가 모두 생정통계로 누적되는 것이다. 그래서 생정통계의 정확도는 해당 국가 또는 지역의 주민등기체계의 발달 정도와 밀접한 관계가 있다.

④ 인구주택총조사는 1925년에 처음 시작되었으며 현재 5년마다 11월1일 시점을 기준으로 조사가 이루어진다.

51

- 노년부양비 = 50 / 100 × 100 = 50
- 노령화지수 = 50 / 25 × 100 = 200
- 노년부양비 + 노령화지수 = 50 + 200 = 250

52

| 오답해설 |

② 노년부양비는 15~64세 인구에 대한 65세 이상 인구의 비율로 표시된다.

③ 노령화지수는 0~14세 인구에 대한 65세 이상 인구의 비율로 표시된다.

④ 1차 성비는 태아의 여자 100명에 대한 남자 수로 표시된다.

53

인구노령화

(1) **고령화 사회**: 전체 인구 중 65세 이상 인구 비율이 7% 이상

(2) **고령사회**: 전체 인구 중 65세 이상 인구 비율이 14% 이상(2017년 고령사회로 진입, 2018년 14.3%)

(3) **초고령 사회**: 전체 인구 중 65세 이상 인구 비율이 20% 이상(2026년 추계)

54

노령화지수는 유년인구 100명당 노년인구의 수로 경제활동인구는 필요하지 않다.

55

(1) **총 부양비** = $\dfrac{15세\ 미만\ 인구 + 65세\ 이상\ 인구}{15~64세\ 인구} \times 100$

(2) **유년부양비** = $\dfrac{15세\ 미만\ 인구}{15~64세\ 인구} \times 100$

(3) **노년부양비** = $\dfrac{65세\ 이상\ 인구}{15~64세\ 인구} \times 100$

(4) **노년화지수** = $\dfrac{65세\ 이상\ 인구(노년인구)}{14세\ 이하\ 인구(유년인구)} \times 100$

56

총부양비는 경제활동 연령에 대한 비경제활동 연령 인구의 비로서, 해당 인구 집단의 연령 구조의 경제적인 영향을 평가하기 위한 지수로 사용될 수 있다. 비경제활동 연령(비생산연령층)은 15세 미만의 소년(유년)인구와 65세 이상의 노년인구를 말한다.

ⓒ 부양비가 높아지면 경제적 부담으로 작용할 수 있다.

ⓔ 노년부양비의 분모는 생산층 인구인 15세~64세인구이다.

57

노령화지수는 유년인구에 대한 노년인구의 비이다.

노령화지수 $= \dfrac{65세\ 이상\ 인구}{15세\ 미만\ 인구} \times 100$

$= \dfrac{750}{600} \times 100 = 125$

58

노령화지수 $= \dfrac{65세\ 이상\ 인구(노년인구)}{14세\ 이하\ 인구(유년인구)} \times 100$

59

인구통계

(1) **인구정태(State of Population)**

① 일정 시점에 일정 지역 인구의 크기, 자연적 구조(성별, 연령별), 사회적 구조(국적별, 가족관계별), 경제적 구조(직업별, 산업별)에 관한 조사이다.

② 직접 조사를 통하여 얻을 수 있는 인구주택총조사(국세조사)와 주민등록부, 호적부 등

③ 인구정태 지표: 성비, 연령별 인구, 인구피라미드, 부양비 등

(2) **인구동태(Movement of Population)**

① 어느 기간에 인구의 변동요인, 즉 출생, 사망, 전입, 전출 등으로 보건학적으로 중요한 의미를 갖고 있다.

② 법에 의해 의무적으로 행정기관에 신고하는 호적신고, 주민등록신고에 의하여 간접적으로 조사할 수 있다.

③ 인구동태의 2대 요인은 출생률과 사망률이다.

④ 인구동태 지표

ⓐ 조출생률 = (연 출생수 / 인구) × 1,000

ⓑ 조사망률 = (연 사망수 / 인구) × 1,000

ⓒ 인구 자연 증가율 = 조출생률 − 조사망률

ⓓ 인구 증가 = 자연 증가 + 사회 증가

ⓔ 인구 증가율 = [(자연 증가 + 사회 증가) / 인구] × 1,000

ⓕ 인구동태지수 = (출생수 / 사망수) × 100

60

부양비는 경제활동 연령에 대한 비경제활동 연령 인구의 비로서, 해당 인구 집단의 연령 구조의 경제적인 영향을 평가하기 위한 지수로 사용될 수 있다. 비경제활동 연령(비생산연령층)은 15세 미만의 소년(유년)인구와 65세 이상의 노년인구를 말한다.

(1) 총 부양비 $= \dfrac{15세\ 미만\ 인구 + 65세\ 이상\ 인구}{15 \sim 64세\ 인구} \times 100$

(2) 유년부양비 $= \dfrac{15세\ 미만\ 인구}{15 \sim 64세\ 인구} \times 100$

(3) 노년부양비 $= \dfrac{65세\ 이상\ 인구}{15 \sim 64세\ 인구} \times 100$

61

| 오답해설 |

① 노인부양비 = 65세 이상 인구 / 15세 미만 인구

③ 연간인구증가율 = (연말인구 − 연초인구) / 연초인구

④ 총부양비 = 65세 이상 인구 / 생산층 인구(15세 ~ 64세 인구)

62

(1) 총 부양비 $= \dfrac{15세\ 미만\ 인구 + 65세\ 이상\ 인구}{15 \sim 64세\ 인구} \times 100$

(2) 유년부양비 $= \dfrac{15세\ 미만\ 인구}{15 \sim 64세\ 인구} \times 100$

(3) 노년부양비 $= \dfrac{65세\ 이상\ 인구}{15 \sim 64세\ 인구} \times 100$

(4) 노년화지수 $= \dfrac{65세\ 이상\ 인구(노년인구)}{14세\ 이하\ 인구(유년인구)} \times 100$

63

노년부양비 = 65세 이상 인구 / 생산층(15~64세) 인구 × 100
$= 4,000 / 10,000 \times 100 = 40$

64

① **인구증가율** = [(자연 증가 + 사회 증가) / 인구] × 1,000

② **인구동태지수** = (출생수 / 사망수) × 100

③ **인구 자연 증가율** = 조출생률 − 조사망률

④ **합계출산율**: 임신 가능한 연령(15~49세)의 여자 인구 1,000명당 연간 출생아 수

65

인구동태

(1) 어느 기간에 인구의 변동요인, 즉 출생, 사망, 전입, 전출 등으로 보건학적으로 중요한 의미를 갖고 있다.

(2) 법에 의해 의무적으로 행정기관에 신고하는 호적신고, 주민등록신고에 의하여 간접적으로 조사할 수 있다.

(3) **주요 통계치**: 출생률, 사망률, 사산율, 이혼율 등

| 오답해설 |

① 저출생과 저사망으로 인구정지형을 나타내는 모형은 종형이다.

③ 롯카(Lotka)는 안정인구론을 주장하였다. 적정인구론을 주장한 학자는 캐넌(E. Cannan)이다.

④ 한 여자가 일생동안 낳은 아이의 수를 나타낸 것은 합계출산율이다. 총재생산율은 한 여자가 일생동안 낳은 여자아이의 수를 나타낸 것이다.

66

노년부양비 = 노인인구(65세 이상 인구) / 생산층 인구(15~64세 인구) × 100

노년부양비가 24.5라면 이는 생산층 인구 100명당 노인인구가 24.5명이라는 의미이다.

환산하면 생산층 인구 10명당 노인인구는 2.45명, 생산층 인구 1명당 노인인구는 0.245명이 된다.

67

노령화지수는 유년인구에 대한 노년인구의 비이다. 저출산은 유년인구를 감소시키고 고령화는 노년인구를 증가시키므로 저출산 고령화가 모두 반영되는 지표는 노령화지수이다.

노령화지수 $= \dfrac{65세\ 이상\ 인구(노년인구)}{14세\ 이하\ 인구(유년인구)} \times 100$

$ = \dfrac{400}{500} \times 100 = 80$

68

- **고령화 사회**: 65세 이상 인구가 전체 인구의 7% 이상
- **고령 사회**: 65세 이상 인구가 전체 인구의 14% 이상
- **초고령 사회**: 65세 이상 인구가 전체 인구의 20% 이상

69

(67 해설 참고)

70

노령화지수 $= \dfrac{65세\ 이상\ 인구}{15세\ 미만\ 인구} \times 100$

$ = \dfrac{400}{200} \times 100 = 200$

71

노령화지수 $= \dfrac{65세\ 이상\ 인구}{15세\ 미만\ 인구} \times 100$

$ = \dfrac{40}{5} \times 100 = 800$

72

인구노령화

(1) **고령화사회**: 전체인구 중 65세 이상 인구 비율이 7% 이상

(2) **고령사회**: 전체인구 중 65세 이상 인구 비율이 14% 이상(2017년 고령사회로 진입, 2018년 14.3%)

(3) **초고령사회**: 전체인구 중 65세 이상 인구 비율이 20% 이상(2026년 추계)

73

(72 해설 참고)

• 2010년 11.5%(고령화사회), 2030년 18.18%(고령사회), 2050년 30.3%(초고령사회)

• 2030년 총부양비 = (10,000 + 5,000) / 40,000 × 100 = 37.5

• 2050년 노령화지수 = 10,000 / 3,000 × 100 = 333.3

74

① 노령화지수 400은 유년인구 100명당 노년인구가 400명임을 의미한다. 이 지역은 저출생 고령화에 대한 대응정책이 필요하다.

② 저출생 고령화사회이므로 노인을 대상으로 하는 보건사업이 필요하다.

③ 알파인덱스가 1.02이므로 영아사망 중 대부분은 신생아 기간의 사망이므로 보건수준이 높은 지역이다. 모성사망에 대한 정보는 제공되지 않았다.

④ 노령화지수 400이므로 유년인구 100명당 노년인구가 400명이다. 피라미드형은 유년인구가 노년인구의 두 배 이상이므로 이 지역은 피라미드형이 아니고 항아리형으로 볼 수 있다.

75

$$\text{노령화지수} = \frac{\text{65세 이상 인구(노년인구)}}{\text{14세 이하 인구(유년인구)}} \times 100$$

• 이 지역의 인구가 1,000명이라고 가정한다.

• 65세 이상(노인인구): 전체 인구 중 1/3이므로 1,000명 중 333.3명

• 14세 이하(유년인구): 전체 인구 중 1/6이므로 166.7명

• 노령화지수 = $\frac{333.3}{166.7} \times 100 = 199.9$명

01

인구조정정책은 인구 수를 조정하고자 하는 정책으로 개발도상국에서는 조정정책이 인구 정책의 대부분을 차지하며, 인구조정정책에는 질적조정정책과 양적조정정책이 있다.

인구대응정책은 인구변동의 결과로 야기되는 식량, 주택, 고용, 교육, 도시문제 등 제반문제를 해결하기 위한 정책이다.

02 ~ 03

인구증가에 따른 문제

(1) **3P**: 환경문제(Pollution), 빈곤(Poverty), 인구(Population)

(2) **3M Complex**: 영양부족(Malnutrition), 질병이환(Morbidity), 사망(Motality)

04

세계 인구의 날(World Population Day)은 UN 산하의 국제 연합 개발 계획(UNDP)이 지정한 국제 기념일이다. 날짜는 7월 11일로, 1987년 7월 11일 세계 인구가 50억명을 돌파한 것에서 유래한다. 인구문제에 대해 많은 사람들의 관심을 촉진시키기 위해 지정된 기념일이다.

① 질적 조정정책은 인구의 성별, 연령별 불균형을 조정하려는 우생학적 정책과 결부되어 있다.

② 양적 조정정책은 출생률을 조정하여 가족계획 사업을 달성하는 방법이다.

③ 인구의 양적 조정정책은 사망률과 출생률의 저하에 관심을 두는데 인구의 양적 조정문제에 관련되는 직접적인 조정대상은 출생률로서 가족계획사업을 통하여 달성하는 방법을 채택하고 있다. 이는 주로 개발도상국에서 실시되는 정책이다. 우리나라는 인구조정정책과 함께 인구대응정책을 주로 수립하고 있다.

05 ~ 07

인구 증가에 따른 문제

인구 문제는 구성, 지역적 분포, 인구의 크기 등 인구 현상에 있어서의 모든 변화에 의하여 발생한다. 현재의 인구 문제는 인구의 폭발적인 성장과 인구의 불균등한 분포로 집약된다.

• **3P**: 환경문제(Pollution), 빈곤(Poverty), 인구(Population)

• **3M Complex**: 영양부족(Malnutrition), 질병이환(Morbidity), 사망(Motality)

01

모자보건의 주요 용어

(1) **임산부**: 임신 중에 있거나 분만 후 6개월 미만의 여성

(2) **모성**: 임산부와 가임기 여성

(3) **영유아**: 출생 후 6년 미만인 사람

(4) **신생아**: 출생 후 28일(4주) 이내의 영유아

(5) **영아**: 출생 후 1년 이내

(6) **유아**: 출생 후 1년~6년 미만

(7) **주산기**: 임신 28주 이후~생후 1주까지

(8) **미숙아**: 임신 37주 미만의 출생아 또는 출생 시 체중이 2.5kg 미만인 자

02

모자보건의 중요성

(1) 모자보건의 대상 인구가 전체 인구의 약 60% 정도로 광범위하다.

(2) 모자보건사업은 여성의 건강보호 증진뿐만 아니라 건강한 자녀의 출산과 양육을 위하여 중요하다.

(3) 모성과 어린이의 건강은 주거 환경, 경제 사정, 가족 관계, 생활 양식 등과 밀접한 관계가 있으므로, 모자보건은 국가 전체의 보건 수준을 대변한다(영아사망률, 모성사망률, 주산기 사망률 등 지표).

(4) 예방사업으로 얻는 효과가 크다.

(5) 모성과 아동의 건강은 다음 세대의 인구 자질에 영향을 준다.

03

| 오답해설 |

① 모성이란 임산부와 가임기 여성을 말한다.

② 유아란 출생 후 1년 이상 6년 미만의 사람을 말한다.

③ 신생아란 출생 후 28일 이내의 영아를 말한다.

04

주산기는 임신 28주 이후~생후 1주까지의 기간이다.

05

① 신생아는 생후 28일 이내의 영유아를 말한다.

② 임산부 임신 중이거나 6개월 미만인 여성을 말한다.

③ 영유아란 출생 후 6년 미만을 사람을 말한다.

④ 모성이란 임신 중이거나 가임기 여성을 말한다.

06

| 오답해설 |

① 신생아란 출생 후 28일 이내의 영유아를 말한다.

② 영유아란 출생 후 6년 미만인 사람을 말한다.

③ 모성이란 임산부와 가임기 여성을 말한다.

07

모자보건의 중요성

(1) 모자보건의 대상이 되는 인구가 전 인구의 60~70%가 된다.

(2) 어린이는 국가나 지역사회에 있어서 고귀한 인적자원이다.

(3) 예방사업으로 얻는 효과가 크다. 적은 비용으로 건강증진에 기여한다.

(4) 임산부와 어린이의 질병을 방치하면 사망률도 높고 치유된 이후에도 기형 및 불구의 후유증이 평생 지속될 가능성이 높다(다음 세대의 인구 자질에 영향).

(5) 임산부와 영유아는 건강 취약대상이며, 포괄적인 모자보건사업이 잘 받아들여진다.

(6) 모자보건사업은 여성의 건강보호 증진뿐만 아니라 건강한 자녀의 출산과 양육을 위하여 중요하다.

(7) 모성과 어린이의 건강은 주거 환경, 경제 사정, 가족 관계, 생활 양식 등과 밀접한 관계가 있으므로, 모자보건은 국가 전체의 보건 수준을 대변한다(영아사망률, 모성사망률, 주산기 사망률 등 지표).

08 ~ 11

「모자보건법」상 주요 용어

(1) **임산부**: 임신 중이거나 분만 후 6개월 미만인 여성을 말한다.

(2) **모성**: 임산부와 가임기(可姙期) 여성을 말한다.

(3) **영유아**: 출생 후 6년 미만인 사람을 말한다.

(4) **신생아**: 출생 후 28일 이내의 영유아를 말한다.

(5) **미숙아(未熟兒)**: 신체의 발육이 미숙한 채로 출생한 영유아로서 대통령령으로 정하는 기준에 해당하는 영유아를 말한다.

(6) **선천성이상아(先天性異常兒)**: 선천성 기형(畸形) 또는 변형(變形)이 있거나 염색체에 이상이 있는 영유아로서 대통령령으로 정하는 기준에 해당하는 영유아를 말한다.

12

모자보건의 대상은 건강 취약집단으로서 포괄적인 모자보건 사업의 적용이 쉽게 이루어진다. 선별적인 사업은 특정 계층만을 선별하여 그들만을 대상으로 하는 보건사업으로 모자보건사업의 대상 안에서 특별히 선별작업을 거치는 사업을 진행하는 것이 용이하다고 볼 수는 없다.

모자보건의 중요성

(1) 모자보건의 대상이 되는 인구가 전 인구의 60~70%가 된다.
(2) 모성과 아동의 건강은 다음 세대의 인구 자질에 영향을 준다. 어린이는 국가나 지역사회에 있어서 고귀한 인적자원이다.
(3) 임산부와 어린이는 질병에 쉽게 이환되며, 어린이의 경우에는 영구적 장애를 가져올 수 있다.
(4) 임산부와 어린이의 질병은 조직적인 노력으로 쉽게 예방이 가능하다.
(5) 임산부와 영유아는 건강 취약대상이므로 포괄적인 모자보건사업이 잘 받아들여진다.
(6) 모자보건사업은 여성의 건강보호 증진뿐만 아니라 건강한 자녀의 출산과 양육을 위하여 중요하다.
(7) 모성과 어린이의 건강은 주거 환경, 경제 사정, 가족 관계, 생활 양식 등과 밀접한 관계가 있으므로, 모자보건은 국가 전체의 보건 수준을 대변한다(영아사망률, 모성사망률, 주산기 사망률 등 지표).
(8) 예방사업으로 얻는 효과가 크다. 적은 비용으로 건강증진에 기여한다.

13 ~ 18

「모자보건법」상 주요 용어(법 제2조(정의))

(1) **임산부**: 임신 중이거나 분만 후 6개월 미만인 여성
(2) **모성**: 임산부와 가임기(可姙期) 여성
(3) **영유아**: 출생 후 6년 미만인 사람
(4) **신생아**: 출생 후 28일 이내의 영유아
(5) **미숙아(未熟兒)**: 신체의 발육이 미숙한 채로 출생한 영유아로서 대통령령으로 정하는 기준에 해당하는 영유아. 임신 37주 미만의 출생아 또는 출생 시 체중이 2.5kg 미만인 자
(6) **선천성이상아(先天性異常兒)**: 선천성 기형(畸形) 또는 변형(變形)이 있거나 염색체에 이상이 있는 영유아로서 대통령령으로 정하는 기준에 해당하는 영유아

01 ①	02 ②	03 ③	04 ④	05 ①
06 ②	07 ②	08 ④	09 ①	10 ④
11 ①	12 ②	13 ③	14 ②	15 ③
16 ③	17 ①	18 ④		

01

조산아 관리: 체온관리, 영양관리, 호흡관리, 감염방지

02

세계보건기구 임신 기간에 따른 분만의 분류

(1) **37주 미만 출생아**: 조산아(Premature Infant or Pre-term Infant)
(2) **37주 이상 42주 미만 출생아**: 정상 기간 출생아(Term Infant)
(3) **42주 이상 출생아**: 과숙출생아(Post-term Infant)

03

조산아 4대 관리: 체온관리, 영양관리, 호흡관리, 감염방지

04 ~ 05

임신중독증은 주로 임신 후반기, 특히 8개월 이후에 다발하며, 유산, 사산, 조산, 주산기 사망, 임산부 사망의 주요 원인이 되고 있다. 발생기전은 정확히 알려져 있지 않고 있다.

• **3대 증상**: 부종, 단백뇨, 고혈압
• **예방**
 – 단백질, 비타민의 공급을 충분하게 함
 – 식염, 당질, 지방질 섭취를 금함
 – 적당한 휴식과 겨울철 보온을 해야 함
 – 정기적 건강진단을 받아야 함

06

산욕열

산욕기(출산 6~8주 사이) 감염에 의한 심한 발열현상을 산욕열이라 하며, 자궁내막의 염증, 산도의 국소적 염증과 전신적인 균의 침입으로 발생하며, 38℃ 이상의 고열과 오한이 생기게 되는데, 근래에 와서는 항생제의 사용, 위생적 분만 등으로 산욕열은 상당히 감소되고 있으며 의학적 보호를 받는 선진국이나 도시에서는 그 발생률이 극히 낮다.

07

임산부·영유아 및 미숙아등의 정기 건강진단 실시기준

(1) **임산부**
　① 임신 28주까지: 4주마다 1회
　② 임신 29주에서 36주까지: 2주마다 1회
　③ 임신 37주 이후: 1주마다 1회
　④ 특별자치시장·특별자치도지사 또는 시장·군수·구청장은 임산부가 「장애인복지법」에 따른 장애인인 경우, 만 35세 이상인 경우, 다태아를 임신한 경우 또는 의사가 고위험 임신으로 판단한 경우에는 ①부터 ③까지에 따른 건강진단 횟수를 넘어 건강진단을 실시할 수 있다.

(2) **영유아**
　① 신생아: 수시
　② 영유아
　　㉠ 출생 후 1년 이내: 1개월마다 1회
　　㉡ 출생 후 1년 초과 5년 이내: 6개월마다 1회

(3) **미숙아 등**
　① 분만의료기관 퇴원 후 7일 이내에 1회
　② 1차 건강진단 시 건강문제가 있는 경우에는 최소 1주에 2회
　③ 발견된 건강문제가 없는 경우에는 (2) 영유아 기준에 따라 건강진단을 실시한다.

08

모두 맞는 설명이다.
임신 중에는 생백신 접종 금기이다. 수두, MMR의 예방접종 백신은 모두 생백신으로 금기에 해당된다.

09

산전 관리 횟수(「모자보건법 시행규칙」 제5조 별표 1)
• 임신 초기부터 7개월(28주)까지: 4주마다 1회
• 임신 8개월(29주)에서 9개월(36주)까지: 2주마다 1회
• 9개월(37주) 이후부터 분만 시까지: 1주마다 1회

10

임신중독증
(1) 임신 후반기, 특히 8개월 이후에 다발하며 유산, 사산, 조산, 주산기 사망, 임산부 사망의 주요 원인이 된다. 발생 기전은 정확히 알려져 있지 않음
(2) **3대 증상**: 부종, 단백뇨, 고혈압
(3) **예방**
　① 단백질, 비타민의 공급을 충분하게 함
　② 식염, 당질, 지방질 섭취를 금함
　③ 적당한 휴식과 겨울철 보온을 해야 함
　④ 정기적 건강진단을 받아야 함

11

임신중독증은 임신 후반기에 주로 발생하는 임산부 주요 사망원인이다. 3대 증상은 부종, 단백뇨, 고혈압이다.

12 ~ 16

(07 해설 참고)

17

Apgar score
(1) 신생아의 건강 상태를 알아보기 위해서 태어나자마자 시행하는 검사이다.
(2) 신생아의 피부색깔, 심박수, 호흡, 근육의 힘, 자극에 대한 반응 등 5가지 항목을 검사하여 각 항목낭 2점씩으로 채점하여 10점 만점으로 한다.
(3) 10점 만점인 경우가 가장 좋으며 6점 이하인 경우엔 태아의 가사 상태를 의미하며 즉시 응급처치가 필요하다.
(4) 아프가 점수의 채점은 생후 1분과 5분에 각각 두 번 판정하여 점수를 낸다. 생후 1분에 측정한 아프가 점수는 신생아의 가사의 유무를 판단하여 응급 처치의 필요성 여부를 조사하는 지표가 되며, 생후 5분에 측정하는 아프가 점수는 신생아의 예후를 판정하는 데 좋은 지표가 된다.

APGAR	0점	1점	2점
피부색 (Appearance)	전체적으로 창백함	사지가 창백하고 몸통은 분홍색	전신이 분홍색 청색증 없음
맥박 (Purse)	없음	100 미만	100 이상
반사 및 과민성 (Grimace)	자극에 대한 반응의 없음	자극을 주면 약하게 울거나 찡그림	자극을 주면 움츠리거나 울음
근 긴장도 (Activity)	없음	약간 굽힘	펴는 힘에 대항하는 굽히는 팔과 다리
호흡 (Respiration)	없음	약하고 불규칙적이며 헐떡임	강한 호흡과 울음

18

① 법 제15조의5제1항에 따른 건강진단(이하 "건강진단"이라 한다)을 받아야 하는 사람으로서 같은 항 제3호에 해당하는 사람은 산후조리원에 근무하는 사람 또는 근무하려는 사람으로 한다.

② 건강진단은 「의료법」 제3조에 따른 의료기관 및 「지역보건법」 제2조제1호에 따른 지역보건의료기관에서 다음 각 호의 구분에 따라 실시한다. 이 경우 건강진단 항목에는 한센병 등 전염성 피부질환, 장티푸스, 폐결핵 및 잠복결핵이 포함되어야 한다.

  1. 산후조리업자 또는 산후조리원에 근무하는 사람: 연 1회 이상 실시. 다만, 잠복결핵에 대한 건강진단은 산후조리업을 하는 기간 또는 산후조리원에 근무하는 기간 동안 한 번만 받으면 그 기준을 충족한 것으로 본다.

  2. 산후조리업 신고를 하려는 자 또는 산후조리원에 근무하려는 사람: 신고 또는 근무하기 전 1개월 이내에 실시

③ 법 제15조의5제1항에 따른 예방접종(이하 "예방접종"이라 한다)을 받아야 하는 사람으로서 같은 항 제3호에 해당하는 사람은 산후조리원에 근무하거나 근무하려는 「의료법」 제2조에 따른 의료인 또는 같은 법 제80조에 따른 간호조무사로 한다.

④ 예방접종은 다음 각 호의 구분에 따라 실시한다.

  1. 인플루엔자 예방접종: 연 1회 실시

  2. 백일해(百日咳) 예방접종: 산후조리원에 근무하기 2주 전까지 실시

제 3 절 | 모자보건 지표

01 ④	02 ③	03 ②	04 ①	05 ④
06 ①	07 ①	08 ④	09 ④	10 ①
11 ①	12 ②	13 ③	14 ②	15 ①
16 ④	17 ③	18 ④	19 ③	20 ③
21 ②	22 ①	23 ①	24 ④	25 ①
26 ③	27 ②	28 ④	29 ①	30 ②
31 ①	32 ③	33 ③	34 ①	35 ③
36 ④	37 ①	38 ③	39 ①	40 ②

01

| 오답해설 |

① 신생아 사망은 선천적인 문제로, 예방이 불가능하다.

② 영아사망률과 신생아 사망률은 저개발국가일수록 차이가 크다.

③ α - index가 1에 가까울수록 영유아 보건수준이 높음을 의미한다.

02

알파인덱스(α - index)

• '신생아 사망에 대한 영아 사망의 비'이다.

• 분모인 신생아는 분자인 영아에 포함되므로 분자의 값이 분모의 값보다 항상 크기 때문에 그 값이 1보다 작을 수 없으며 α - index가 1에 가까워질수록 보건 수준이 높다는 의미

$$\alpha - \text{index} = \frac{\text{영아 사망자 수}}{\text{신생아 사망자 수}}$$

03

• **순재생산율** = 1.0: 대체 출산력 수준으로 인구의 증감이 없다. 1세대와 2세대의 여자 수가 같다.

• **순재생산율** = 1.0 이상: 인구증가(확대재생산)

• **순재생산율** = 1.0 이하: 인구감소(축소재생산)

04

합계출산율(TFR, Total Fertility Rate)은 한 여자가 일생 동안 평균 몇 명의 자녀를 낳는가를 나타내어 국가별 출산력을 비교하는 지표로 연령별 출산율의 합으로 계산한다.

05

• 총재생산율은 여성 모두가 재생산에 참여한다는 가정 하에 계산된 것에 반하여 순재생산율은 각 연령에서의 사망률을 고려하여 계산된 재생산율이다.

• 순재생산율(NRR, Net Reproduction Rate)은 일생 동안 낳은 여아의 수 가운데 출산 가능 연령에 도달한 생존여자의 수만을 나타낸 지표로 모성의 사망률을 고려한 지표이다.

06 ~ 07

합계출산율(TFR, Total Fertility Rate)

(1) 한 여자(15~49세 여성)가 일생 동안 평균 몇 명의 자녀를 낳는가를 나타내는 지표로 연령별 출산율의 합으로 계산한다. 출산율의 분자는 출생아수이고 분모는 15~49세 여자인구이다.

(2) 합계출산율은 국가별 출산력을 비교하는 지표이다.

(3) 합계출산율 2.1은 대체출산력 수준이며 합계출산율이 2.1을 밑돌면 저출산국에 해당된다.

(4) 합계출산율이 1.3 미만인 국가는 초저출산국가라고 부른다.

08

주산기사망률(Perinatal Mortality Rate): 임신 28주 이상의 사산과 생후 1주 미만의 신생아 사망으로 임신중독, 출생 시 손상, 난산, 조산아, 무산소증 및 저산소증, 조기파수 등이 주요 원인이다.

주산기사망률

$$= \frac{\substack{\text{임신 28주 이상의} \\ \text{사산자 수}} + \substack{\text{1주 미만 신생아} \\ \text{사망자 수}}}{\substack{\text{주어진 기간의 총 출산아 수} \\ \text{(태아사망 포함)}}} \times 1,000$$

09 ~ 10

(06 해설 참고)

11

영아사망률과 모성사망률(모성사망비)의 분모는 출생아 수이다.

12

모성사망비 = 모성사망자 수 / 출생아 수 × 100,000
= 24/480,000 × 100,000 = 5

13

① 합계출산율은 한 여자가 일생 동안 평균 몇 명의 자녀를 낳는가를 나타낸다.
② 총재생산율은 한 여자가 일생 동안 몇 명의 여아를 낳는가를 나타낸다.
③ 순재생산율은 가임기여성의 사망률을 고려한 지표이다.
④ 합계출산율은 국가별 출산력을 비교하는 지표이다.

14

알파인덱스(α − index)
• '신생아 사망에 대한 영아 사망의 비'이다.
• 분모인 신생아는 분자인 영아에 포함되므로 분자의 값이 분모의 값보다 항상 크기 때문에 그 값이 1보다 작을 수 없으며 α − index가 1에 가까워질수록 보건 수준이 높다는 의미

$$\alpha - \text{index} = \frac{\text{영아 사망자 수}}{\text{신생아 사망자 수}}$$

15

국가별 출산력의 지표로 사용되는 것은 합계출산율이다. 합계출산율은 가임기 여성 한명이 출산한 평균 자녀 수이다.

16

재생산지표
(1) **합계출산율(TFR, Total Fertility Rate)**: 한 여자(15~49세)가 일생 동안 평균 몇 명의 자녀를 낳는가를 나타내는 것으로 국가별 출산력을 비교하는 지표이다. 연령별 출산율의 합으로 계산한다.
(2) **총재생산율(GRR, Gross Reproduction Rate)**: 합계 출산율에서 여아의 출산율만 구하는 것으로 한 여자가 일생 동안 몇 명의 여아를 낳는가를 의미하며 모성의 사망률을 고려하지 않은 지표이다.
(3) **순재생산율(NRR, Net Reproduction Rate)**: 총재생산율은 여성 모두가 재생산에 참여한다는 가정하에 계산된 것에 반하여 순재생산율은 가 연령에서의 사망률을 고려하여 계산된 재생산율로 일생 동안 낳은 여아의 수 가운데 출산 가능 연령에 도달한 생존 여자의 수만을 나타낸 지표이다.

| 바로알기 |
④ 순재생산율은 모성의 사망을 고려한 지표이다.

17

주산기사망률(Perinatal Mortality Rate)
임신 28주 이상의 사산과 생후 1주 미만의 신생아 사망으로 임신중독, 출생 시 손상, 난산, 조산아, 무산소증 및 저산소증, 조기파수 등이 주요 원인이다.

주산기사망률

$$= \frac{\substack{\text{임신 28주 이상의} \\ \text{사산자 수}} + \substack{\text{1주 미만 신생아} \\ \text{사망자 수}}}{\substack{\text{주어진 기간의 총 출산아 수} \\ \text{(태아사망 포함)}}} \times 1,000$$

$$= \frac{400 + 300}{100,400} \times 1,000$$

$$= 6.97$$

18

순재생산율(NRR, Net Reproduction Rate)
일생 동안 낳은 여아의 수 가운데 출산가능 연령에 도달한 생존 여자의 수만을 나타낸 지표이다.
순재생산율 = 1.0: 대체 출산력 수준으로 인구증감이 없다. 1세대와 2세대 여자 수가 같다. [1.0 이상: 인구증가(확대 재생산), 1.0 이하: 인구감소(축소 재생산)]

19

(1) **합계출산율(TFR, Total Fertility Rate)**: 한 여자(15~49세)가 일생 동안 평균 몇 명의 자녀를 낳는가를 나타내는 것으로 국가별 출산력을 비교하는 지표이다.

(2) **총재생산율(GRR, Gross Reproduction Rate)**: 합계 출산율에서 여아의 출산율만 구하는 것으로 한 여자가 일생 동안 몇 명의 여아를 낳는가를 의미하며 모성의 사망률을 고려하지 않은 지표이다.

(3) **순재생산율(NRR, Net Reproduction Rate)**: 총재생산율은 여성 모두가 재생산에 참여한다는 가정하에 계산된 것에 반하여 순재생산율은 각 연령에서의 사망률을 고려하여 계산된 재생산율로 일생 동안 낳은 여아의 수 가운데 출산가능 연령에 도달한 생존 여자의 수만을 나타낸 지표이다.

(4) **연령별 출산율(Age - specific Fertility Rate)**: 어떤 연도에서 특정 연령의 여자 인구 1,000명이 출산한 출생아 수이다.

20

① **합계출산율**: 임신 가능한 연령(15~49세)의 여자 인구 1,000명당 연간 출생아 수

② **순재생산율**: 일생 동안 낳은 여아의 수 가운데 출산가능 연령에 도달한 생존 여자의 수만을 나타낸 지표

③ **총재생산율**: 합계 출산율에서 여아의 출산율만 구하는 것으로 한 여자가 일생 동안 몇 명의 여아를 낳는가를 의미

④ **조출생율**: 어떤 연도의 한 인구 집단의 연간 출생아 수를 인구 1,000명당으로 표시한 것

⑤ **일반출산율**: 임신 가능한 연령(15~49세)의 여자 인구 1,000명당 연간 출생아 수

21

대체출산율(replacement level - fertility)이란 한 국가가 인구가 감소하지 않고 유지하는데 필요한 수준의 출산율을 말하며, 한국과 같은 국가에서는 대체출산율이 일반적으로 2.1명이며, 아프리카 등과 같이 사망률이 높은 지역의 경우 인구 유지를 위한 대체출산율이 더 높은 편이다. 대체출산율을 장기간 지속적으로 밑돌면 인구감소가 발생한다.

대체출산율은 인구이동이 없는 국가에서 주어진 사망률에 대하여 인구규모가 안정적으로 유지되는 상태의 출산율 수준을 의미한다. 대체출산율은 인구이동이 없는 폐쇄인구에서 사망자 수와 출생자 수가 같고, 순재생산율(net production rate)3)이 1인 상황을 의미한다. 따라서 한 국가의 출산율이 대체출산율보다 낮다면 인구성장률은 마이너스가 된다(한국인구학회 편, 2006).

22

합계출산율(TFR, Total Fertility Rate)

(1) 한 여자(15세~49세)가 일생 동안 평균 몇 명의 자녀를 낳는가를 나타냄

(2) 국가별 출산력을 비교하는 지표

(3) 연령별 출산율의 합으로 계산

| 오답해설 |

② 15~49세 여성의 연령별 출산율의 합으로 계산한다.

③ 한 여자가 일생동안 몇 명의 여아를 낳는지를 나타낸다. – 총재생산율

④ 합계출산율 > 총재생산율 > 순재생산율의 순으로 값이 작아진다.

23

재생산지표

(1) **합계출산율(TFR, Total Fertility Rate)**: 한 여자(15~49세)가 일생 동안 평균 몇 명의 자녀를 낳는가를 나타내는 것으로 국가별 출산력을 비교하는 지표이다. 연령별 출산율의 합으로 계산한다.

(2) **총재생산율(GRR, Gross Reproduction Rate)**: 합계 출산율에서 여아의 출산율만 구하는 것으로 한 여자가 일생 동안 몇 명의 여아를 낳는가를 의미하며 모성의 사망률을 고려하지 않은 지표이다.

(3) **순재생산율(NRR, Net Reproduction Rate)**: 총재생산율은 여성 모두가 재생산에 참여한다는 가정하에 계산된 것에 반하여 순재생산율은 각 연령에서의 사망률을 고려하여 계산된 재생산율로 일생 동안 낳은 여아의 수 가운데 출산가능 연령에 도달한 생존 여자의 수만을 나타낸 지표이다.

① 순재생산율 = 1.0: 대체 출산력 수준으로 인구의 증감이 없다. 1세대와 2세대의 여자 수가 같다.

② 순재생산율 = 1.0 이상: 인구증가(확대 재생산)

③ 순재생산율 = 1.0 이하: 인구감소(축소 재생산)

24

(22 해설 참고)

④ 합계출산율은 출생과 관련된 지표로 인구동태지표에 해당한다. 특정 시점의 인구상태를 나타내는 것은 인구정태지표이다.

합계출산율은 인구센서스를 통해 산출하는 것이 아니고 연령별 여성의 출산율의 합으로 산출한다.

25

(23 해설 참고)

26

① **합계출산율**: 한 여자(15~49세)가 일생 동안 평균 몇 명의 자녀를 낳는가를 나타내는 것으로 국가별 출산력을 비교하는 지표이다.

② **총재생산율**: 합계 출산율에서 여아의 출산율만 구하는 것으로 한 여자가 일생 동안 몇 명의 여아를 낳는가를 의미하며 모성의 사망률을 고려하지 않은 지표이다.

③ **순재생산율**: 총재생산율은 여성 모두가 재생산에 참여한다는 가정하에 계산된 것에 반하여 순재생산율은 각 연령에서의 사망률을 고려하여 계산된 재생산율로 일생 동안 낳은 여아의 수 가운데 출산가능 연령에 도달한 생존 여자의 수만을 나타낸 지표이다.

④ **일반출생률**: 임신 기능한 연령(15~49세)의 여자 인구 1,000명당 연간 출생아 수이다.

27

① 일반출생률 = 연간 출생아 수 / 가임가능(15~49세) 여자 인구 수

② 모성사망비 = 모성사망자 수 / 연간 출생아수

③ 주산기사망률 = 임신 28주~생후1주 이내 사망자 수 / 연간 출산아 수(태아사망＋출생아)

④ 보통출생률 = 연간 출생아 수 / 연중앙인구

28 ~ 30

재생산지표

(1) **합계출산율(TFR, Total Fertility Rate)**: 한 여자(15~49세)가 일생 동안 평균 몇 명의 자녀를 낳는가를 나타내는 것으로 국가별 출산력을 비교하는 지표이다.

(2) **총재생산율(GRR, Gross Reproduction Rate)**: 합계 출산율에서 여아의 출산율만 구하는 것으로 한 여자가 일생 동안 몇 명의 여아를 낳는가를 의미하며 모성의 사망률을 고려하지 않은 지표이다.

(3) **순재생산율(NRR, Net Reproduction Rate)**: 총재생산율은 여성 모두가 재생산에 참여한다는 가정하에 계산된 것에 반하여 순재생산율은 각 연령에서의 사망률을 고려하여 계산된 재생산율로 일생 동안 낳은 여아의 수 가운데 출산 가능 연령에 도달한 생존 여자의 수만을 나타낸 지표이다.

　① 순재생산율 = 1.0: 대체 출산력 수준으로 인구의 증감이 없다. 1세대와 2세대의 여자 수가 같다.

　② 순재생산율 = 1.0 이상: 인구증가(확대 재생산)

　③ 순재생산율 = 1.0 이하: 인구감소(축소 재생산)

(4) **일반출산율(General Fertility Rate)**: 임신 가능한 연령(15~49세)의 여자 인구 1,000명당 연간 출생아 수를 표시한 지표이다.

31

순재생산율(NRR, Net Reproduction Rate)

(1) 일생 동안 낳은 여아의 수 가운데 출산가능 연령에 도달한 생존 여자의 수만을 나타낸 지표이다.

(2) 총재생산율은 여성 모두가 재생산에 참여한다는 가정하에 계산된 것에 반하여 순재생산율은 각 연령에서의 사망률을 고려하여 계산된 재생산율이다.

(3) 순재생산율 = 1.0: 대체 출산력 수준으로 인구 증감이 없다. 1세대와 2세대 여자 수가 같다.

　• 1.0 이상: 인구증가(확대 재생산)

　• 1.0 이하: 인구감소(축소 재생산)

32

합계출산율(TFR, Total Fertility Rate)

(1) 한 여자(15~49세 여성)가 일생 동안 평균 몇 명의 자녀를 낳는가를 나타내는 지표로 연령별 출산율의 합으로 계산한다. 출산율의 분자는 출생아 수이고 분모는 15~49세 여자인구이다.

(2) 합계출산율은 국가별 출산력을 비교하는 지표이다.

(3) 합계출산율 2.1은 대체출산력 수준이며 합계출산율이 2.1을 밑돌면 저출산국에 해당된다.

(4) 합계출산율이 1.3 미만인 국가는 초저출산국가라고 부른다.

33

(28 해설 참고)

34

영아사망률(Infant Mortality Rate)

(1) 주어진 기간 동안에 출생한 출생아 수 1,000명에 대하여 동일 기간에 발생한 1세 미만의 사망자 수, 기간은 주로 1년을 단위로 한다.

$$영아사망률 = \frac{일정\ 기간\ 중\ 1세\ 미만의\ 사망아\ 수}{일정\ 기간의\ 출생아\ 수} \times 1,000$$

(2) 보통사망률(조사망률)에 비해 국가 보건 수준을 나타내는 지표로서 더 큰 의미를 지닌다.

　① 연령 구성비의 영향을 받지 않아 통계적 유의성이 큼

　② 영아는 환경, 영양, 건강에 대한 위해요소 등 외인성 요소에 매우 민감하게 반응함

※ 미숙아: 임신 37주 미만의 출생아 또는 출생 시 체중이 2천500그램 미만인 영유아로서 보건소장 또는 의료기관의 장이 임신 37주 이상의 출생아 등과는 다른 특별한 의료적 관리와 보호가 필요하다고 인정하는 영유아

35

(28 해설 참고)

36

모성보건

(1) 산전 관리

   ① 임부와 태아의 건강 상태를 주기적으로 진단하여 위험요인을 조기에 발견하여 적절한 조치를 취하고 보건교육을 통해 임부 스스로 건강관리를 잘 할 수 있도록 하여 건강한 아기를 안전하게 분만하도록 유도하는 예방보건서비스다.

   ② 산전 관리가 사산율, 주산기 사망률, 저체중 출생아와 미숙아 출산율, 선천성기형아 출산율 등을 감소시키는 데 크게 기여한다.

   ③ 모성의 빈혈, 고혈압, 자간전증 및 자간증, 감염 등에 의한 모성사망비와 유병률을 감소시킬 수 있다.

(2) 산후관리

   ① 산욕기는 분만 후부터 6주까지의 기간으로 산모의 생식기가 정상적인 임신 이전 상태로 회복되는 시기를 말하며, 이 시기에는 여러 가지 생리적 변화가 일어나며, 각종 산욕기 질환에 이환될 확률이 높은 시기이므로 적절한 관리가 필요하다.

   ② 산욕기 질환: 산욕열, 산욕기 자궁내막염, 제왕절개술 후 창상감염, 산욕기 유방염, 산후 우울증 등

   ③ 분만 후 감염예방은 모성사망비 감소에 기여한다.

37

순재생산율(NRR, Net Reproduction Rate)

일생 동안 낳은 여아의 수 가운데 출산가능 연령에 도달한 생존 여자의 수만을 나타낸 지표이다.

순재생산율 = 1.0: 대체 출산력 수준으로 인구 증감이 없다. 1세대와 2세대 여자 수가 같다. [1.0 이상: 인구 증가(확대 재생산), 1.0 이하: 인구 감소(축소 재생산)]

인구가 증가하는 유형은 피라미드형이다.

38

합계출산율(TFR, Total Fertility Rate)

(1) 한 여자(15~49세 여성)가 일생 동안 평균 몇 명의 자녀를 낳는가를 나타내는 지표로 연령별 출산율의 합으로 계산한다. 출산율의 분자는 출생아수이고 분모는 15~49세 여자인구이다.

(2) 합계출산율은 국가별 출산력을 비교하는 지표이다.

(3) 합계출산율 2.1은 대체출산력 수준이며 합계출산율이 2.1을 밑돌면 저출산국에 해당된다.

(4) 합계출산율이 1.3 미만인 국가는 초저출산국가라고 부른다.

※ OECD 평균 합계출산율은 1.59명(2020년 기준)이고 우리나라의 2020년 이후 1명이만, 2022년 0.78명으로 OECD회원국 중에 가장 낮은 출산율을 기록하고 있다.

39~40

모자보건지표

(1) 합계출산율(TFR, Total Fertility Rate): 한 여자(15~49세)가 일생 동안 평균 몇 명의 자녀를 낳는가를 나타내는 것으로 국가별 출산력을 비교하는 지표이다. 연령별 출산율의 합으로 계산한다.

(2) 총재생산율(GRR, Gross Reproduction Rate): 합계 출산율에서 여아의 출산율만 구하는 것으로 한 여자가 일생 동안 몇 명의 여아를 낳는가를 의미하며 모성의 사망률을 고려하지 않은 지표이다.

(3) 순재생산율(NRR, Net Reproduction Rate): 총재생산율은 여성 모두가 재생산에 참여한다는 가정하에 계산된 것에 반하여 순재생산율은 각 연령에서의 사망률을 고려하여 계산된 재생산율로 일생 동안 낳은 여아의 수 가운데 출산가능 연령에 도달한 생존 여자의 수만을 나타낸 지표이다.

(4) 일반출산율(General Fertility Rate): 임신 가능한 연령(15~49세)의 여자 인구 1,000명당 연간 출생아 수를 표시한 것으로 비(ratio)이다.

(5) 신생아사망률(Neonatal Mortality Rate): 주어진 기간 동안 출생한 출생아 수 1,000명에 대하여 동일 기간 중 발생한 28일 미만 신생아의 사망자 수

01

인공임신중절수술의 허용한계(「모자보건법」 제14조)
- 본인 또는 배우자가 대통령령이 정하는 우생학적 또는 유전학적 정신장애나 신체질환이 있는 경우
- 본인 또는 배우자가 대통령령이 정하는 전염성 질환이 있는 경우
- 강간 또는 준강간에 의하여 임신된 경우
- 법률상 혼인할 수 없는 혈족 또는 인척 간에 임신된 경우
- <u>임신의 지속이 보건의학적 이유로 모체의 건강을 심히 해하고 있거나 해할 우려가 있는 경우</u>

위 경우에 배우자의 사망 · 실종 · 행방불명, 그 밖에 부득이한 사유로 동의를 받을 수 없으면 본인의 동의만으로 그 수술을 할 수 있다. 또한 위 경우 본인이나 배우자가 심신장애로 의사 표시를 할 수 없을 때에는 그 친권자나 후견인의 동의로, 친권자나 후견인이 없을 때에는 부양의무자의 동의로 각각 그 동의를 갈음할 수 있다.

인공임신중절수술의 허용한계(「모자보건법 시행령」 제15조)
- <u>인공임신중절수술은 임신 24주일 이내인 사람만 할 수 있다.</u>
- 인공임신중절수술을 할 수 있는 우생학적 또는 유전학적 정신장애나 신체질환은 <u>연골무형성증, 낭성섬유증 및 그 밖의 유전성 질환으로서 그 질환이 태아에 미치는 위험성이 높은 질환</u>으로 한다.
- 인공임신중절수술을 할 수 있는 전염성 질환은 <u>풍진, 톡소플라즈마증 및 그 밖에 의학적으로 태아에 미치는 위험성이 높은 전염성 질환</u>으로 한다.

02

경구피임약은 호르몬 작용을 통해 여성의 배란을 조정 및 억제하는 방법이다.

03

자궁내 장치(IUD)는 수정란의 자궁 착상을 방지하는 방법으로 플라스틱 기구를 자궁에 장착한다. 임신을 원할 때 언제든 제거할 수 있다.

학교보건과 보건교육

제1장 | 학교보건

제1절 | 학교보건의 이해

01 ②	02 ③	03 ④	04 ④	05 ④
06 ①	07 ①	08 ②	09 ④	10 ①
11 ②	12 ②	13 ①	14 ①	15 ②
16 ③	17 ③	18 ③	19 ③	20 ④
21 ①	22 ③	23 ③	24 ①	25 ①
26 ④	27 ③	28 ①		

01

② 지역사회주민에 대한 보건교육을 통한 질병예방활동은 장기적으로 지역사회의 경제활동을 유지하여 발전을 유도할 수는 있겠지만 학교보건이 중요한 근거로 보기에는 어렵다.

학교보건의 중요성
(1) 학생인구는 전체 인구의 약 1/4이나 되는 큰 집단이다.
(2) 학교는 지역사회의 중심이며, 학생을 통한 지역사회에 대한 간접적 보건교육이 가능하다.
(3) 학령기는 영아기 다음으로 빠른 성장 속도를 보이며, 정서적으로도 사춘기를 겪기 때문에 적절한 건강관리가 중요하다.
(4) 학생의 건강은 학령기뿐만 아니라 성인기의 건강을 위해서도 중요하다.
(5) 집단생활을 하기 때문에 감염병의 발생이 쉽다.

02

보건교사의 직무(「학교보건법 시행령」 제23조)
• 학교보건계획의 수립
• 학교환경위생의 유지 · 관리 및 개선에 관한 사항
• 학생과 교직원에 대한 건강진단의 준비와 실시에 관한 협조
• 각종 질병의 예방처치 및 보건지도
• 학생과 교직원의 건강관찰과 학교의사의 건강상담, 건강평가 등의 실시에 관한 협조
• 신체가 허약한 학생에 대한 보건지도
• 보건지도를 위한 학생가정방문

• 교사의 보건교육협조와 필요시의 보건교육
• 보건실의 시설 · 설비 및 약품 등의 관리
• 보건교육 자료의 수집 · 관리
• 학생건강기록부의 관리
• 다음의 의료행위(간호사 면허를 가진 사람만 해당)
  − 외상 등 흔히 볼 수 있는 환자의 치료
  − 응급을 요하는 자에 대한 응급처치
  − 부상과 질병의 악화를 방지하기 위한 처치
  − 건강진단 결과 발견된 질병자의 요양지도 및 관리
  − 위의 의료행위에 따르는 의약품 투여
• 그 밖에 학교의 보건 관리

| 바로알기 |
③ 보건사고에 대한 책임
  → 학생의 안전관리(「학교보건법」 제12조) 학교의 장은 학생의 안전사고를 예방하기 위하여 학교의 시설 · 장비의 점검 및 개선, 학생에 대한 안전교육, 그 밖에 필요한 조치를 하여야 한다.

03

(01 해설 참고)
④ 학생의 가족에게 간접적인 교육이 가능하여 사업의 효율성이 높다.

04

WHO 학교건강증진지표
(1) 학교보건정책
(2) 학교의 물리적 환경
(3) 학교의 사회적 환경
(4) 지역사회연계
(5) 건강한 생활을 위한 활동능력(개인의 건강기술 및 행동능력)
(6) 학교건강증진 및 보건서비스

05

예방접종 완료여부의 검사(「학교보건법」 제10조)
초등학교와 중학교의 장은 학생이 새로 입학한 날부터 90일 이내에 시장 · 군수 또는 구청장(자치구의 구청장을 말한다)에게 「감염병의 예방 및 관리에 관한 법률」 제27조에 따른 예방접종증명서를 발급받아 같은 법 제24조 및 제25조에 따른 예방접종을 모두 받았는지를 검사한 후 이를 교육정보시스템에 기록하여야 한다.

06

(04 해설 참고)

07

학교의 보호구역 내 교육환경에 대한 현황 조사 및 보호구역 내 금지행위의 방지 등을 위한 계도는 학교장의 의무이다.
(02 해설 참고)

08

학교보건의 궁극적 목적은 학교 구성원 모두의 건강관리 목적과 교육 효율을 높이고자 하는 교육적 목적이 있다.

09

초등학교와 중학교의 장은 <u>학생이 새로 입학한 날부터 90일 이내에</u> 시장·군수 또는 구청장(자치구의 구청장을 말한다. 이하 같다)에게 「감염병의 예방 및 관리에 관한 법률」 제27조에 따른 예방접종증명서를 발급받아 같은 법 제24조 및 제25조에 따른 예방접종을 모두 받았는지를 검사한 후 이를 교육정보시스템에 기록하여야 한다.

10

학교보건사업 모형(Allensworth & Kolbe)의 8가지 구성 요소
(1) 학교보건 정책 및 건강한 학교환경(물리적·정신적·사회적 환경)
(2) 학교보건교육
(3) 학교보건서비스
(4) 가족 – 지역사회와의 연계
(5) 학교 체육교육
(6) 학교급식
(7) 건강상담
(8) 교직원의 건강증진

11 ~ 14

(1) **건강검사 등**(「학교보건법」 제7조)
학교의 장은 학생의 신체발달 및 체력증진, 질병의 치료와 예방, 음주·흡연과 마약류를 포함한 약물 오용(誤用)·남용(濫用)의 예방, 성교육, 이동통신단말장치 등 전자기기의 과의존 예방, 도박 중독의 예방 및 정신건강 증진 등을 위하여 보건교육을 실시하고 필요한 조치를 하여야 한다.

(2) **학생의 보건관리**(동법 제9조)
학교의 장은 학생과 교직원에 대하여 건강검사를 하여야 한다. 다만, 교직원에 대한 건강검사는 「국민건강보험법」 제52조에 따른 건강검진으로 갈음할 수 있다.

15

② 학교보건 대상인구는 전체 인구의 25% 정도이고 모자보건의 대상인구는 전체 인구의 60% 정도로 모자보건 대상인구가 더 많다.

학교보건의 중요성
(1) 학생인구는 전체 인구의 약 1/4이나 되는 큰 집단이다.
(2) 학교는 지역사회의 중심이며, 학생을 통한 지역사회에 대한 간접적 보건교육이 가능하다.
(3) 학령기는 영아기 다음으로 빠른 성장 속도를 보이며, 정서적으로도 사춘기를 겪기 때문에 적절한 건강관리가 중요하다.
(4) 학생의 건강은 학령기뿐만 아니라 성인기의 건강을 위해서도 중요하다.
(5) 집단생활을 하기 때문에 감염병의 발생이 쉽다.

16

③ 「학교보건법」 제4조의2(공기 질의 유지·관리 특례)
• 학교의 장은 제4조제2항에 따른 공기 질의 위생점검을 <u>상·하반기에 각각 1회 이상 실시</u>하여야 한다.
• 학교의 장은 제4조제2항 및 제3항에 따라 교사 안에서의 공기 질을 측정하는 장비에 대하여 교육부령으로 정하는 바에 따라 매년 1회 이상 정기적으로 점검을 실시하여야 한다.

| 오답해설 |

① 「학교보건법」 제3조(보건시설 등)
학교의 설립자·경영자는 대통령령으로 정하는 바에 따라 보건실을 설치하고 학교보건에 필요한 시설과 기구(器具) 및 용품을 갖추어야 한다.

② 「학교보건법」 제4조의3(공기정화설비 등 설치)
학교(「고등교육법」 제2조에 따른 학교는 제외한다)의 장은 교사 안에서의 공기 질 관리를 위하여 교육부령으로 정하는 바에 따라 각 교실에 공기를 정화하는 설비 및 미세먼지를 측정하는 기기를 설치하여야 한다.

④ 「학교보건법」 제7조(건강검사 등)
• 학교의 장은 학생과 교직원에 대하여 건강검사를 하여야 한다. 다만, 교직원에 대한 건강검사는 「국민건강보험법」 제52조에 따른 건강검진으로 갈음할 수 있다.
• 건강검사의 시기, 방법, 검사항목 및 절차 등에 관하여 필요한 사항은 교육부령으로 정한다.

17

> **「학교보건법 시행령」 제23조**
>
> 학교에 두는 의사, 약사, 보건교사의 직무는 다음과 같다.
>
> 1. 학교의사의 직무
>   가. 학교보건계획의 수립에 관한 자문
>   나. 학교 환경위생의 유지·관리 및 개선에 관한 자문
>   다. 학생과 교직원의 건강진단과 건강평가
>   라. 각종 질병의 예방처치 및 보건지도
>   마. 학생과 교직원의 건강상담
>   바. 그 밖에 학교보건관리에 관한 지도
> 2. 학교약사의 직무
>   가. 학교보건계획의 수립에 관한 자문
>   나. 학교환경위생의 유지관리 및 개선에 관한 자문
>   다. 학교에서 사용하는 의약품과 독극물의 관리에 관한 자문
>   라. 학교에서 사용하는 의약품 및 독극물의 실험·검사
>   마. 그 밖에 학교보건관리에 관한 지도
> 3. 보건교사의 직무
>   가. 학교보건계획의 수립
>   나. 학교 환경위생의 유지·관리 및 개선에 관한 사항
>   다. 학생과 교직원에 대한 건강진단의 준비와 실시에 관한 협조
>   라. 각종 질병의 예방처치 및 보건지도
>   마. 학생과 교직원의 건강관찰과 학교의사의 건강상담, 건강평가 등의 실시에 관한 협조
>   바. 신체가 허약한 학생에 대한 보건지도
>   사. 보건지도를 위한 학생가정 방문
>   아. 교사의 보건교육 협조와 필요시의 보건교육
>   자. 보건실의 시설·설비 및 약품 등의 관리
>   차. 보건교육자료의 수집·관리
>   카. 학생건강기록부의 관리
>   타. 다음의 의료행위(간호사 면허를 가진 사람만 해당한다.)
>   1) 외상 등 흔히 볼 수 있는 환자의 치료
>   2) 응급을 요하는 자에 대한 응급처치
>   3) 부상과 질병의 악화를 방지하기 위한 처치
>   4) 건강진단결과 발견된 질병자의 요양지도 및 관리
>   5) 1)부터 4)까지의 의료행위에 따르는 의약품 투여
>   파. 그 밖에 학교의 보건관리

18

등교 중지(「학교보건법」 제8조)

학교의 장은 제7조에 따른 건강검사의 결과나 의사의 진단 결과 감염병에 감염되었거나 감염된 것으로 의심되거나 감염될 우려가 있는 학생 또는 교직원에 대하여 대통령령으로 정하는 바에 따라 등교를 중지시킬 수 있다.

19

시장·군수 또는 구청장 – 감염병 예방접종의 시행(「학교보건법」 제14조의2)

시장·군수 또는 구청장이 「감염병의 예방 및 관리에 관한 법률」 제24조 및 제25조에 따라 학교의 학생 또는 교직원에게 감염병의 필수 또는 임시 예방접종을 할 때에는 그 학교의 학교의사 또는 보건교사(간호사 면허를 가진 보건교사로 한정한다. 이하 이 조에서 같다)를 접종요원으로 위촉하여 그들로 하여금 접종하게 할 수 있다. 이 경우 보건교사에 대하여는 「의료법」 제27조 제1항을 적용하지 아니한다.

20

> **「학교보건법」 제8조(등교 중지)**
>
> ① 학교의 장은 제7조에 따른 건강검사의 결과나 의사의 진단 결과 감염병에 감염되었거나 감염된 것으로 의심되거나 감염될 우려가 있는 학생 또는 교직원에 대하여 대통령령으로 정하는 바에 따라 등교를 중지시킬 수 있다.
> ② 교육부장관은 감염병으로 인하여 「재난 및 안전관리 기본법」 제38조제2항에 따른 주의 이상의 위기경보가 발령되는 경우 다음 각 호의 어느 하나에 해당하는 학생 또는 교직원에 대하여 질병관리청장과 협의하여 등교를 중지시킬 것을 학교의 장에게 명할 수 있다. 이 경우 해당 학교의 관할청을 경유하여야 한다.
>   1. 「검역법」 제2조제7호에 따른 검역관리지역 또는 같은 조 제8호에 따른 중점검역관리지역에 체류하거나 그 지역을 경유한 사람으로서 같은 조 제1호에 따른 검역감염병의 감염이 우려되는 사람
>   2. 감염병 발생지역에 거주하는 사람 또는 그 지역에 출입하는 사람으로서 감염병에 감염되었을 것으로 의심되는 사람
>   3. 「감염병의 예방 및 관리에 관한 법률」 제42조제2항제1호에 따라 자가(自家) 또는 시설에 격리된 사람의 가족 또는 그 동거인
>   4. 그 밖에 학교 내 감염병의 차단과 확산 방지 등을 위하여 등교 중지가 필요하다고 인정되는 사람
> ③ 제2항에 따른 명을 받은 학교의 장은 해당 학생 또는 교직원에 대하여 지체 없이 등교를 중지시켜야 한다.

21

초·중등학교 입학생의 예방접종 확인사업

초등학교와 중학교 입학 시 예방접종 내역을 확인하여 미접종 학생들이 예방접종을 완료할 수 있도록 독려함으로써 학교생활 중에 발생할 수 있는 감염병 예방을 위한 사업이다.

(1) **사업 대상**: 초등학교 및 중학교 입학 대상자

(2) **확인대상 예방접종**

① 초등학교: 4~6세 추가접종 4종

ㄱ DTaP 5차, 폴리오 4차, MMR 2차, 일본뇌염 불활성화 백신 4차 또는 약독화 생백신 2차

   ⓒ DTaP-IPV 4차를 접종한 경우 DTaP 5차와 IPV
    4차 접종을 완료한 것과 동일
  ② 중학교: 11~12세 추가접종 3종
    Tdap(또는 Td) 6차, 일본뇌염 불활성화 백신 5차 또
    는 약독화 생백신 2차, HPV 1차(여학생 대상)
(3) **사업 방법**
 교육부 학생정보와 질병관리청 예방접종 정보를 연계하
 여, 초·중학교 입학생의 예방접종 완료 여부를 전산으로
 확인하여 접종 미완료자가 접종을 완료할 수 있도록 학교
 에서는 보건교사, 지역사회에서 보건소 담당자가 예방접
 종 독려

22

WHO 학교건강증진지표
(1) 학교보건정책
(2) 학교의 물리적 환경
(3) 학교의 사회적 환경
(4) 지역사회 연계
(5) 건강한 생활을 위한 활동능력(개인의 건강기술 및 행동역량)
(6) 학교건강증진 및 보건서비스

23

학생을 통한 지역사회의 간접적인 보건교육 효과가 있다.

학교보건의 중요성
(1) 학생인구는 전체 인구의 약 1/4이나 되는 큰 집단이다.
(2) 학교는 지역사회의 중심이며, 학생을 통한 지역사회에 대
 한 간접적 보건교육이 가능하다.
(3) 학령기는 영아기 다음으로 빠른 성장 속도를 보이며, 정
 서적으로도 사춘기를 겪기 때문에 적절한 건강관리가 중
 요하다.
(4) 학생의 건강은 학령기뿐만 아니라 성인기의 건강을 위해
 서도 중요하다.
(5) 집단생활을 하기 때문에 감염병의 발생이 쉽다.

24

(21 해설 참고)
BCG 예방접종은 출생 후 0개월(4주 이내)에 접종을 완료하
므로 초등학교 입학 시 확인이 대상이 아니다.

25 ~ 26

「학교보건법 시행령」 제23조 제3항(보건교사의 직무)
가. 학교보건계획의 수립
나. 학교 환경위생의 유지·관리 및 개선에 관한 사항
다. 학생과 교직원에 대한 건강진단의 준비와 실시에 관한 협조
라. 각종 질병의 예방처치 및 보건지도
마. 학생과 교직원의 건강관찰과 학교의사의 건강상담, 건강평가
  등의 실시에 관한 협조
바. 신체가 허약한 학생에 대한 보건지도
사. 보건지도를 위한 학생가정 방문
아. 교사의 보건교육 협조와 필요시의 보건교육
자. 보건실의 시설·설비 및 약품 등의 관리
차. 보건교육자료의 수집·관리
카. 학생건강기록부의 관리
타. 다음의 의료행위(간호사 면허를 가진 사람만 해당한다)
  1) 외상 등 흔히 볼 수 있는 환자의 치료
  2) 응급을 요하는 자에 대한 응급처치
  3) 부상과 질병의 악화를 방지하기 위한 처치
  4) 건강진단결과 발견된 질병자의 요양지도 및 관리
  5) 1)부터 4)까지의 의료행위에 따르는 의약품 투여
파. 그 밖에 학교의 보건관리

27

학생의 보건관리(「학교보건법」 제9조)
학교의 장은 학생의 신체발달 및 체력증진, 질병의 치료와 예
방, 음주·흡연과 마약류를 포함한 약물 오용(誤用)·남용(濫
用)의 예방, 성교육, 이동통신단말장치 등 전자기기의 과의존
예방, 도박 중독의 예방 및 정신건강 증진 등을 위하여 보건
교육을 실시하고 필요한 조치를 하여야 한다.

28

「학교보건법」
(1) **학생건강증진 기본계획의 수립·시행(제2조의3)**: 교육부
 장관은 5년마다 학생의 신체 및 정신건강 증진을 위한 기
 본계획을 수립·시행하여야 한다.
(2) **대기오염대응매뉴얼의 작성 등(제5조)**: 교육부장관은 대
 기오염에 효과적으로 대응하기 위하여 환경부장관과의
 협의를 거쳐 대기오염도 예측결과에 따른 대응 매뉴얼을
 작성·배포하여야 한다.
(3) **등교 중지(제8조)**: 학교의 장은 제7조에 따른 건강검사
 의 결과나 의사의 진단 결과 감염병에 감염되었거나 감염
 된 것으로 의심되거나 감염될 우려가 있는 학생 또는 교
 직원에 대하여 대통령령으로 정하는 바에 따라 등교를 중
 지시킬 수 있다.

「교육환경보호구역에 관한 법률」

교육환경보호구역의 설정 등(제8조): 교육감은 학교경계 또는 학교설립예정지 경계로부터 직선거리 200미터의 범위 안의 지역을 다음 각 호의 구분에 따라 교육환경보호구역으로 설정·고시하여야 한다.

1. 절대보호구역: 학교출입문으로부터 직선거리로 50미터까지인 지역(학교설립예정지의 경우 학교경계로부터 직선거리 50미터까지인 지역)
2. 상대보호구역: 학교경계등으로부터 직선거리로 200미터까지인 지역 중 절대보호구역을 제외한 지역

제 2 절 ǀ 학교보건사업				
01 ①	02 ①	03 ①	04 ②	05 ②
06 ④	07 ④	08 ③	09 ①	10 ①
11 ④	12 ①	13 ①	14 ①	15 ④
16 ②	17 ④	18 ②	19 ①	20 ②
21 ①	22 ①	23 ①	24 ④	25 ②
26 ③	27 ④	28 ①	29 ②	30 ④

01

교육환경보호구역

(1) **절대보호구역**: 학교출입문으로부터 직선거리로 50미터까지인 지역(학교설립 예정지의 경우 학교경계로부터 직선거리 50미터까지인 지역)

(2) **상대보호구역**: 학교경계선으로부터 직선거리로 200미터까지인 지역 중 절대보호구역을 제외한 지역

02

교사 내 환경	실내온도	• 실내온도: 18~28℃ • 난방온도: 18~20℃ • 냉방온도: 26~28℃
	습도	비교습도 30~80%
	환기량	1인당 환기량이 시간당 21.6m³ 이상 되도록 할 것
	채광 (자연조명)	최대조도와 최소조도의 비율이 10 : 1이 넘지 아니하도록 할 것
	조도 (인공조명)	• 책상면을 기준으로 300Lux 이상 되도록 할 것 • 최대조도와 최소조도의 비율은 3 : 1이 넘지 아니하도록 할 것 (300~600Lux)

상·하수도, 화장실	화장실	4월~9월 주 3회 이상, 10월~3월 주 1회 이상 소독 실시
소음	소음	교사 내 소음은 55dB(A) 이하로 할 것

03

도축장(도축업시설), 납골당(봉안시설), 폐기물처리소는 설치할 수 없다.

「교육환경보호에 관한 법률」(제9조)에 따른 금지행위

보호규정	해당 업소
절대 금지	• 대기/수질/악취/소음·진동 배출시설 • 폐수종말처리시설 • 가축분뇨 배출시설, 처리시설 • 분뇨처리시설 • 폐기물처리시설 • 가축전염병관련 가축사체, 오염물질, 수입금지 물건 소각·매몰지 • 화장시설, 봉안시설 • 도축업시설, 가축시장 • 제한상영관 • 대화방, 청소년 유해매체물 등 취급업
상대 보호구역 심의 후 설치가능	• 고압가스, 도시가스, 액화석유가스 제조·충전·저장 시설 • 폐기물 수집·보관·처분 장소 • 총포 또는 화약류 제조소·저장소 • 감염병 관련 격리소·요양소·진료소 • 담배 지정소매인, 담배자동판매기 • 게임제공업/인터넷컴퓨터게임시설/복합유통게임제공업 • 게임물 시설 • 무도학원/무도장 • 경마장, 장외발매소, 경주장, 장외매장 • 사행행위영업 • 노래연습장업 • 비디오감상실업/복합영상물제공업의 시설 • 단란주점영업, 유흥주점영업 • 숙박업/관광숙박업 • 사고대비물질취급시설 • 레미콘 제조 • 중독재활시설

04

절대보호구역은 학교의 모든 출입문으로부터 50미터까지이다.

05

(02 해설 참고)

② 조도는 책상면을 기준으로 <u>300Lux 이상</u>되도록 하여야 한다.

06

「학교보건법」 제2조 정의

"건강검사"란 신체의 발달상황 및 능력, 정신건강 상태, 생활습관, 질병의 유무 등에 대하여 조사하거나 검사하는 것을 말한다.

07 ~ 08

「교육환경보호에 관한 법률」 제8조(교육환경보호구역의 설정)

① 교육감은 학교경계 또는 학교설립예정지 경계(이하 "학교경계 등"이라 한다)로부터 직선거리 200미터의 범위 안의 지역을 다음의 구분에 따라 교육환경보호구역으로 설정·고시하여야 한다.
    1. 절대보호구역: 학교출입문으로부터 직선거리로 50미터까지인 지역(학교설립예정지의 경우 학교경계로부터 직선거리 50미터까지인 지역)
    2. 상대보호구역: 학교경계등으로부터 직선거리로 200미터까지인 지역 중 절대보호구역을 제외한 지역
② 학교설립예정지를 결정·고시한 자나 학교설립을 인가한 자는 학교설립예정지가 확정되면 지체 없이 관할 교육감에게 그 사실을 통보하여야 한다.
③ 교육감은 학교설립예정지가 통보된 날부터 30일 이내에 교육환경보호구역을 설정·고시하여야 한다.

09

심폐소생술 과정
(1) 반응의 확인
(2) 119 신고
(3) 호흡확인
(4) 가슴압박 30회 시행
(5) 인공호흡 2회 시행
(6) 가슴압박과 인공호흡의 반복

10

(02 해설 참고)

| 오답해설 |

② 교사 내 실내온도는 18~28℃이며, 난방온도는 18~20℃, 냉방온도는 26~28℃로 한다.
③ 교실의 조명도는 책상면을 기준으로 300Lux 이상이 되도록 해야 하고, 최대조도와 최소조도의 비율이 3 : 1이 넘지 않도록 해야 한다.
④ 교사 내의 소음은 55dB(A) 이하로 한다.

11

학교 환경위생 기준

교사 내 환경	실내온도	• 실내온도: 18~28℃ • 난방온도: 18~20℃ • 냉방온도: 26~28℃
	습도	비교습도 30~80%
	환기량	1인당 환기량이 시간당 21.6m³ 이상 되도록 할 것
	채광 (자연조명)	최대조도와 최소조도의 비율이 10 : 1이 넘지 아니하도록 할 것
	조도 (인공조명)	• 책상면을 기준으로 300Lux 이상 되도록 할 것 • 최대조도와 최소조도의 비율은 3 : 1이 넘지 아니하도록 할 것 (300~600Lux)
화장실	화장실	4월~9월 주 3회 이상, 10월~3월 주 1회 이상 소독 실시
소음	소음	교사 내 소음은 55dB(A) 이하로 할 것
교사 내 공기질	미세먼지	PM-2.5 | 35μg/m³ | 교사 및 급식시설 PM-10 | 75μg/m³ | 교사 및 급식시설
	이산화탄소	1000ppm(0.1%)
	이산화질소	0.05ppm
	포름알데히드	80μg/m³
	총 부유세균	800CFU/m³
	일산화탄소	10ppm(0.001%)
	라돈	148Bq/m³
	석면	0.01개/cc
	오존	0.06ppm

12

교육환경보호구역

(1) **절대보호구역**: 학교출입문으로부터 직선거리로 50미터까지인 지역(학교설립예정지의 경우 학교경계로부터 직선거리 50미터까지인 지역)
(2) **상대보호구역**: 학교경계 등으로부터 직선거리로 200미터까지인 지역 중 절대보호구역을 제외한 지역

13

(11 해설 참고)

| 오답해설 |

② 1인당 환기량은 21.6m³ 이상 되어야 한다.

③ 실내온도는 18~28℃가 되어야 한다.

④ 조도는 책상면을 기준으로 300Lux 이상이 되어야 한다.

14 ～ 15

(12 해설 참고)

16

목격자 심폐소생술의 시행방법

(1) **반응의 확인**

(2) **119 신고**

(3) **호흡확인**: 쓰러진 환자의 얼굴과 가슴을 10초 이내로 관찰하여 호흡이 있는지를 확인한다.

(4) **가슴압박 30회 시행**

① 환자를 바닥이 단단하고 평평한 곳에 등을 대고 눕힌 뒤에 가슴뼈(흉골)의 아래쪽 절반 부위에 깍지를 낀 두 손의 손바닥 뒤꿈치를 댄다.

② 손가락이 가슴에 닿지 않도록 주의하면서, 양팔을 쭉 편 상태로 체중을 실어서 환자의 몸과 수직이 되도록 가슴을 압박하고, 압박된 가슴은 완전히 이완되도록 한다.

③ 가슴압박은 성인에서 분당 100~120회의 속도와 약 5cm 깊이(소아 4~5cm)로 강하고 빠르게 시행한다.

④ '하나', '둘', '셋', …, '서른'하고 세어가면서 규칙적으로 시행하며, 환자가 회복되거나 119 구급대가 도착할 때까지 지속한다.

(5) **인공호흡 2회 시행**

① 환자의 머리를 젖히고, 턱을 들어 올려 환자의 기도를 개방시킨다.

② 머리를 젖혔던 손의 엄지와 검지로 환자의 코를 잡아서 막고, 입을 크게 벌려 환자의 입을 완전히 막은 후 가슴이 올라올 정도로 1초에 걸쳐서 숨을 불어넣는다.

③ 숨을 불어넣을 때에는 환자의 가슴이 부풀어 오르는지 눈으로 확인한다. 숨을 불어넣은 후에는 입을 떼고 코도 놓아주어서 공기가 배출되도록 한다.

④ 인공호흡 방법을 모르거나, 꺼려지는 경우에는 인공호흡을 제외하고 지속적으로 가슴압박만을 시행한다(가슴압박 소생술).

(6) **가슴압박과 인공호흡의 반복**

① 이후에는 30회의 가슴압박과 2회의 인공호흡을 119 구급대원이 현장에 도착할 때까지 반복해서 시행한다.

② 다른 구조자가 있는 경우에는 한 구조자는 가슴압박을 시행하고 다른 구조자는 인공호흡을 맡아서 시행하며, 심폐소생술 5주기(30 : 2 가슴압박과 인공호흡 5회)를 시행한 뒤에 서로 역할을 교대한다.

(7) **회복자세**

① 가슴압박 소생술을 시행하던 중에 환자가 소리를 내거나 움직이면, 호흡도 회복되었는지 확인한다.

② 호흡이 회복되었다면, 환자를 옆으로 돌려 눕혀 기도(숨길)가 막히는 것을 예방한다.

③ 그 후 환자의 반응과 호흡을 관찰해야 한다.

④ 환자의 반응과 정상적인 호흡이 없어진다면 심정지가 재발한 것이므로 신속히 가슴압박과 인공호흡을 다시 시작한다.

※ 출처: 대한심폐소생협회 홈페이지

| 오답해설 |

① 가슴압박은 가슴뼈 아래의 중앙부위를 5cm 깊이로 누른다.

③ 인공호흡 2회와 가슴압박 30회를 반복한다.

④ 사망을 막기 위한 골든타임은 약 4~5분이다(심정지 후 4분이 넘으면 뇌손상, 5분이 지나면 사망률이 급격히 상승).

17

학교의 보건교육

(1) **보건교육 등(「학교보건법」 제9조의2)**

① 교육부장관은 「유아교육법」 제2조 제2호에 따른 유치원 및 「초·중등교육법」 제2조에 따른 학교에서 모든 학생들을 대상으로 심폐소생술 등 응급처치에 관한 교육을 포함한 보건교육을 체계적으로 실시하여야 한다. <u>이 경우 보건교육의 실시 시간, 도서 등 그 운영에 필요한 사항은 교육부장관이 정한다.</u>

② 「유아교육법」 제2조 제2호에 따른 유치원의 장 및 「초·중등교육법」 제2조에 따른 학교의 장은 교육부령으로 정하는 바에 따라 매년 교직원을 대상으로 심폐소생술 등 응급처치에 관한 교육을 실시하여야 한다.

③ 「유아교육법」 제2조 제2호에 따른 유치원의 장 및 「초·중등교육법」 제2조에 따른 학교의 장은 제2항에 따른 응급처치에 관한 교육과 연관된 프로그램의 운영 등을 관련 전문기관·단체 또는 전문가에게 위탁할 수 있다.

(2) **응급처치교육(「학교보건법 시행규칙」 제10조)**

① 학교의 장이 법 제9조의2제2항에 따라 교직원을 대상으로 심폐소생술 등 응급처치에 관한 교육을 실시하는 경우 응급처치교육의 계획·내용 및 시간 등은 별표 9와 같다.

② 학교의 장은 응급처치교육을 실시한 후 해당 학년도의 교육 결과를 다음 학년도가 시작되기 30일 전까지 교육감에게 제출하여야 한다.

18

목격자 심폐소생술 시행방법

(1) 반응의 확인

(2) 119 신고

(3) 호흡확인

(4) 가슴압박 30회 시행

(5) 인공호흡 2회 시행

(6) 가슴압박과 인공호흡의 반복

(7) 회복자세

19

교육환경보호구역

• **절대보호구역**: 학교출입문으로부터 직선거리로 50미터까지인 지역(학교설립 예정지의 경우 학교경계로부터 직선거리 50미터까지인 지역)

• **상대보호구역**: 학교경계선으로부터 직선거리로 200미터까지인 지역 중 절대보호구역을 제외한 지역

20

(18 해설 참고)

21

교육환경보호구역

(1) **교육환경보호구역 설정**

① 교육감은 학교경계 또는 학교설립예정지 경계(이하 "학교경계등"이라 한다)로부터 직선거리 200미터의 범위 안의 지역을 다음의 구분에 따라 교육환경보호구역으로 설정·고시하여야 한다.

② 절대보호구역: 학교출입문으로부터 직선거리로 50미터까지인 지역(학교설립예정지의 경우 학교경계로부터 직선거리 50미터까지인 지역)

③ 상대보호구역: 학교경계 등으로부터 직선거리로 200미터까지인 지역 중 절대보호구역을 제외한 지역

(2) **보호구역의 관리**(「교육환경보호에 관한 법률 시행령」 제24조)

① 학교의 장은 해당 학교의 보호구역 내 교육환경에 대한 현황 조사 및 보호구역 내 금지행위의 방지 등을 위한 계도 등을 한다. 다만, 학교가 개교하기 전까지의 관리는 보호구역을 설정한 자가 한다.

② 학교 간에 보호구역이 서로 중복되는 경우 그 중복된 보호구역에 대한 관리는 다음 각 호에 해당하는 학교의 장이 한다.

㉠ 상·하급 학교 간에 보호구역이 서로 중복되는 경우에는 하급학교. 다만, 하급학교가 유치원인 경우에는 그 상급학교로 한다.

㉡ 같은 급의 학교 간에 보호구역이 서로 중복될 경우에는 학생 수가 많은 학교

③ ②에도 불구하고 학교 간에 절대보호구역과 상대보호구역이 서로 중복되는 경우 그 중복된 보호구역에 대한 관리는 절대보호구역이 설정된 학교의 장이 한다.

22

교육환경보호구역

(1) **절대보호구역**: 학교출입문으로부터 직선거리로 50미터까지인 지역(학교설립 예정지의 경우 학교경계로부터 직선거리 50미터까지인 지역)

(2) **상대보호구역**: 학교경계선으로부터 직선거리로 200미터까지인 지역 중 절대보호구역을 제외한 지역

23

교사 내 환경	실내온도	• 실내온도: 18~28℃ • 난방온도: 18~20℃ • 냉방온도: 26~28℃
	습도	비교습도 30~80%
	환기량	1인당 환기량이 시간당 21.6m³ 이상 되도록 할 것
	채광 (자연조명)	최대조도와 최소조도의 비율이 10:1이 넘지 아니하도록 할 것
	조도 (인공조명)	• 책상면을 기준으로 300Lux 이상 되도록 할 것 • 최대조도와 최소조도의 비율은 3:1이 넘지 아니하도록 할 것(300~600Lux)
화장실	화장실	4월~9월 주 3회 이상, 10월~3월 주 1회 이상 소독 실시
소음	소음	교사 내 소음은 55dB(A) 이하로 할 것

24 ~ 25

목격자 심폐소생술 시행방법

(1) 반응의 확인

(2) 119 신고

(3) 호흡확인

(4) 가슴압박 30회 시행

(5) 인공호흡 2회 시행

(6) 가슴압박과 인공호흡의 반복

(7) 회복자세

26
학교보건사업의 범위

(1) **학교보건서비스**: 건강평가 및 관리, 건강상담, 감염병 관리 / 예방접종, 구강보건, 응급환자 관리
(2) **학교보건교육**: 개인·가족 및 지역사회 보건, 환경과 건강, 정서 및 정신보건, 상해 예방 및 안전 관리, 영양 관리, 신체 활동, 질병의 예방과 관리, 흡연 및 약물 오남용
(3) **학교환경위생 관리**: 물리적 환경관리, 사회심리적 환경관리, 문화적 환경관리
(4) **학교급식**: 급식 위생 및 안전 관리, 영양 관리, 교육 프로그램과의 연계, 빈곤가정 학생 중식 지원

27
(21 해설 참고)

| 오답해설 |
① 교육환경보호구역은 교육감이 설정하고 학교의 장이 관리한다.
② 상대보호구역은 학교경계등으로부터 직선거리 200미터까지인 지역 중 절대보호구역을 제외한 지역이다.
③ 절대보호구역은 학교출입문으로부터 직선거리 50미터까지인 지역이다.

28
(24 해설 참고)

29
「교육환경보호구역에 관한 법률」

(1) **목적**: 이 법은 학교의 교육환경 보호에 필요한 사항을 규정하여 학생이 건강하고 쾌적한 환경에서 교육받을 수 있게 하는 것을 목적으로 한다.
(2) **교육환경보호구역 설정**
① 교육감은 학교경계 또는 학교설립예정지 경계(이하 "학교경계등"이라 한다)로부터 직선거리 200미터의 범위 안의 지역을 다음의 구분에 따라 교육환경보호구역으로 설정·고시하여야 한다.
② 절대보호구역: 학교출입문으로부터 직선거리로 50미터까지인 지역(학교설립예정지의 경우 학교경계로부터 직선거리 50미터까지인 지역)
③ 상대보호구역: 학교경계 등으로부터 직선거리로 200미터까지인 지역 중 절대보호구역을 제외한 지역
(3) **보호구역의 관리**(「교육환경보호에 관한 법률 시행령」 제24조)
① 학교의 장은 해당 학교의 보호구역 내 교육환경에 대한 현황 조사 및 보호구역 내 금지행위의 방지 등을 위한 계도 등을 한다. 다만, 학교가 개교하기 전까지의 관리는 보호구역을 설정한 자가 한다.

② 학교 간에 보호구역이 서로 중복되는 경우 그 중복된 보호구역에 대한 관리는 다음 각 호에 해당하는 학교의 장이 한다.
ㄱ 상·하급 학교 간에 보호구역이 서로 중복되는 경우에는 하급학교. 다만, 하급학교가 유치원인 경우에는 그 상급학교로 한다.
ㄴ 같은 급의 학교 간에 보호구역이 서로 중복될 경우에는 학생 수가 많은 학교
③ ②에도 불구하고 학교 간에 절대보호구역과 상대보호구역이 서로 중복되는 경우 그 중복된 보호구역에 대한 관리는 절대보호구역이 설정된 학교의 장이 한다.

30
학생 건강검사기록(「학교보건법」)

(1) **건강검사기록**(법 제7조의3)
① 학교의 장은 제7조에 따라 건강검사를 하였을 때에는 그 결과를 교육부령으로 정하는 기준에 따라 작성·관리하여야 한다.
② 학교의 장이 제1항에 따라 건강검사 결과를 작성·관리할 때에 「초·중등교육법」 제30조의4에 따른 교육정보시스템을 이용하여 처리하여야 하는 자료는 다음과 같다.
  1. 인적사항
  2. 신체의 발달상황 및 능력
  3. 그 밖에 교육목적을 이루기 위하여 필요한 범위에서 교육부령으로 정하는 사항
③ 학교의 장은 소속 학교의 학생이 전출하거나 고등학교까지의 상급학교에 진학할 때에는 그 학교의 장에게 제1항에 따른 자료를 넘겨 주어야 한다.
(2) **건강검사 등의 실시결과 관리**(「학교건강검사규칙」 제9조 3항)
법 제7조의3제2항제3호에서 "교육부령으로 정하는 사항"이란 다음 각 호의 사항을 말한다.
  1. 법 제10조제1항에 따른 예방접종 완료 여부
  2. 제5조 및 제5조의2에 따른 건강검진의 검진일자 및 검진기관명
  3. 제6조에 따른 별도검사의 종류, 검사일자 및 검사기관명

제1절 | 보건교육의 개념

01 ④	02 ③	03 ①	04 ④	05 ③
06 ①	07 ②	08 ③		

01

보건교육 계획 과정에서 고려할 사항

(1) 보건교육의 목적을 구체적으로 설정해서 계획하여야 한다.

(2) 대상자의 입장에서 계획하여야 한다.

(3) 지역사회의 일반 공중보건 사업계획과 병행해서 계획하여야 한다.

(4) 보건교육에 참여할 수 있는 모든 보건요원들의 팀워크가 잘 이루어지도록 계획하여야 한다.

(5) 보건교육의 전달매체를 잘 활용할 수 있도록 계획하여야 한다.

(6) 실제적이고 구체적인 계획을 세워야 한다. 누가, 언제, 어디서, 어떻게, 어떤 방법으로 누구를 대상으로 교육할 것인가 등 구체적으로 계획하여야 한다.

(7) 일방적인 교육이 아니고 토론, 상의, 협력 등의 방법을 잘 활용하고 대상에 따라서 교육방법이나 교육내용이 적절하도록 계획하여야 한다.

(8) 보건교육에 참여하는 인원과 예산을 정확하게 파악하고 계획하여야 한다.

(9) 보건교육의 성패 판정의 평가 방법이나 사업의 진도를 측정할 수 있는 척도를 마련하여 계획하여야 한다.

02

제시된 모든 선택지가 보건교육의 목표가 될 수 있다. 하지만 이 중 가장 궁극적인 목표는 행동을 하도록 만드는 과정이라고 보아야 한다.

03

보건교육은 단순히 지식을 전달하거나 지식을 가지고 있는 데 그치는 것이 아니라 건강을 자기 스스로가 지켜야 한다는 긍정적인 태도를 가지고 건강에 올바른 행동을 일상생활에서 습관화하도록 돕는 교육과정이다(KAP).

04

보건교육이나 보건사업을 계획할 때 가장 먼저 시행해야 하는 것은 대상자들의 요구나 문제를 파악하는 것이다.

보건교육 계획 수립 전 유의사항

(1) 보건교육 대상자들의 보건적 욕구와 문제의 실상을 사전에 정확히 파악한다.

(2) 조사 결과를 기초로 하여 계획이 수립되어야 한다.

(3) 보건교육의 목표, 실시 시기, 교육 방법, 교육담당자의 확보, 소요 예산 및 평가 등에 관한 사항을 계획에 포함시킨다.

05

학습목표 작성 요령

(1) 행동용어로 기술한다.

(2) 학습 후의 결과로 최종행위를 기술한다.

(3) 학습자 위주로 작성한다.

(4) 한 문장에는 단일성과만 기술한다.

(5) 구체적 학습목표는 일반적 학습목표 범위 내에서 일관성 있게 기술한다.

(6) 암시적 용어 사용을 피한다.

06

보건교육의 목적(WHO)

(1) 지역사회 구성원의 건강은 지역사회의 발전에 중요한 재산임을 인식시킨다.

(2) 세계보건기구 헌장에 규정된 건강을 완전히 구현하기 위하여, 개인이나 혹은 집단의 구성원으로서 자기 스스로 해야 할 일을 수행할 수 있는 능력(Self Health Care Ability)을 갖도록 돕는다.

(3) 개인이나 집단 또는 지역사회가 자신의 보건 문제를 인식하고 스스로 행동하여 이것을 해결함으로써 자신의 건강을 증진시킬 수 있도록 하는 데 있는 것으로, 보건에 대한 자주적인 정신을 배양해 주고 자주적인 태도를 갖게 하는 것이다.

07

보건교육프로그램의 계획의 과정

(1) 대상자 선택 및 특성 파악

(2) 대상자의 욕구 및 우선순위 파악

(3) 보건교육의 목적 결정

(4) 세부 목표 설정

(5) 이용 가능한 자원 파악

(6) 내용 및 방법에 대한 계획

(7) 평가방법의 계획

08

(01 해설 참고)

제2절 | 보건교육 기법

01 ①	02 ③	03 ①	04 ③	05 ③
06 ③	07 ②	08 ①	09 ④	10 ④
11 ①	12 ②	13 ③	14 ③	15 ①
16 ③	17 ①	18 ④	19 ①	20 ①
21 ①	22 ③	23 ①	24 ④	25 ②
26 ③	27 ③	28 ①	29 ②	30 ①
31 ③	32 ①	33 ②	34 ④	35 ②
36 ②	37 ②	38 ②	39 ③	40 ①
41 ①	42 ③	43 ①	44 ②	45 ①
46 ④	47 ③			

01

결과평가는 보건교육의 참여자 수나 교육실시영역 등 양적 결과, 그리고 보건교육이 의도했던 건강생활에 관한 지식, 태도, 습관 등의 개선이나 변화 및 보건수준의 향상상태 등 질적 변화를 평가한다.

02

버즈세션(Buzz Session)
대상자 전체의 의견을 반영해야 하거나 분위기가 침체되었을 때 실시하는 방법으로 전체를 몇 개의 소집단으로 나누어 토의시키고 다시 전체 회의에서 종합하는 방법이다. 분단은 6~8명이 가장 알맞으며 각 분단에는 사회자와 서기를 두고 회의를 진행시키는 것이 효과적이다.

03

브레인스토밍(Brainstorming)
묘안착상법 또는 팝콘회의라 부르며 번개처럼 날아오는 기발한 생각을 잘 포착해낸다는 뜻으로 특별한 문제를 해결하기 위한 단체의 협동적인 토의로 어떤 문제의 여러 면을 검토하거나 창의적인 아이디어가 필요할 때 주로 사용하는 방법이다. 보통 12~15명이 한 그룹을 이루어 10~15분 정도 단기토의를 하는 것을 원칙으로 한다. 아이디어의 수가 많을수록 질적으로 우수한 아이디어가 나올 가능성이 높기 때문에 제시한 아이디어에 비판이 가해지지 않아야 한다.

04

| 오답해설 |
① 의사와 환자의 면담 – 개인 접촉 방법
② 지역사회 보건전문가가 가정을 방문 – 개인 접촉 방법
④ 포스터를 통한 홍보 – 대중 접촉 방법

05

개인 접촉 방법의 교육은 노인층이나 저소득층에 적합한 방법이다. 환자와 의사와의 관계, 예방접종, 위생지도 가정방문, 건강상담, 면접 등의 방법이 있다. 가장 효과적인 방법이지만 많은 시간과 경비가 소요된다는 점에서 비경제적인 방법이기도 하다.

06

패널토의(panel discussion)는 어떤 주제에 대해 대립되거나 다양한 견해를 가진 전문가 4~7명이 사회자의 진행에 따라 토의를 진행하는 방법으로 제한시간 동안 전문가로부터 다각도의 의견을 들은 후 청중과의 질의 · 응답을 통해 청중의 참여를 촉진시킨다.
문제에 대립되는 의견이나 견해라는 표현이 없어도 사회자의 진행에 따라 토론을 한다고 하였으므로 패널토의가 정답이 된다. 심포지엄은 전문가들이 각자의 입장이나 견해를 발표하는 것이 주된 내용이며 발표가 끝나고 상호간 혹은 청중과의 질의 · 응답이 진행될 수 있다.

07

브레인스토밍은 아이디어에 비판을 가하면 안 되기 때문에 중간에 평가를 하지 않는다.

08

심포지엄(Symposium)은 동일한 주제에 대한 전문적인 지식을 가진 몇 사람을 초청하여 주제에 대하여 의견을 발표하도록 한 후 발표된 내용을 중심으로 사회자는 마지막 토의시간을 마련하여 문제 해결에 임하는 방법이다. 2~5명의 전문가가 각자의 의견을 각각 10~15분 정도 발표하고 사회자는 청중을 공개토론 형식으로 참여시킨다.

09

세미나(Seminar)는 참가자들이 주제에 관해 전문적인 지식을 가지고 있고, 세미나를 주도해 갈 주제 발표자의 공식적인 발표에 대해 사전에 준비된 의견을 개진하거나 질의하는 형태로 진행된다. 참가자들은 보고서 형식의 간단한 자료들을 서로 교환할 수 있고, 토의 주제와 관련된 지식이나 정보가 사전에 철저하게 준비되어야 한다.

10

버즈세션은 많은 인원을 소집단으로 나누어 토의시키고 다시 전체 회의에서 종합하는 방법으로 대상자 전체의 의견을 반영해야 할 때 시행하는 방법이다. 집단토론도 참가자들이 자유로운 입장에서 의견을 교환하는 방식이지만 많은 수의 인원에 적용하기는 어렵다. 집단토론의 경우 참가자 수가 5~10명이 적당하다.

11

패널토의(배심토의, panel discussion)는 어떤 주제에 대해 대립되거나 다양한 견해를 가진 전문가 4~7명이 사회자의 진행에 따라 토의를 진행하는 방법으로 제한시간 동안 전문가로부터 다각도의 의견을 들은 후 청중과의 질의·응답을 통해 청중의 참여를 촉진시킨다.

문제에 대립되는 의견이나 견해라는 표현이 없어도 사회자의 진행에 따라 토론을 한다고 하였으므로 패널토의가 정답이 된다. 심포지엄은 전문가들이 각자의 입장이나 견해를 발표하는 것이 주된 내용이며 발표가 끝나고 상호간 혹은 청중과의 질의·응답이 진행될 수 있다.

12

"가"와 "다"는 과정평가에 대한 내용이고 "나"와 "라"는 형성평가에 대한 내용이다. 형성평가는 과정평가에 해당하는 평가이기도 하지만 지문은 과정평가와 형성평가를 구분하고 있고 제시된 보기에도 모두를 고른 것은 없다. 즉, 과정평가와 형성평가를 구분하는 것이 출제자의 의도로 보여지는 문제이다.

(1) **형성평가**
   ① 보건교육이 시작되어 종료되기 전까지 진행과정 중재의 수정·보완을 목적으로 한다.
   ② 교육이 진행되고 있는 중간 중간 학습자들의 변화를 파악하여 현재 진행 중인 보건교육의 수준과 방법, 매체의 활용에 변화를 주는 것이 좋을지 아닐지를 결정한다.

(2) **과정평가**
   ① 보건교육 진행에서 나타나는 문제를 확인한다.
   ② 보건교육이 계획한 대로 진행되고 있는지, 진행되는 과정에서 문제가 무엇인지, 진행방법에서 개선되어야 할 것은 무엇인지를 파악하는 보건교육 과정 자체에 대한 분석을 목적으로 실시한다.

13

심포지엄(Symposium)은 동일한 주제에 대한 전문적인 지식을 가진 몇 사람을 초청하여 주제에 대하여 의견을 발표하도록 한 후 발표된 내용을 중심으로 사회자는 마지막 토의시간을 마련하여 문제 해결에 임하는 방법으로 2~5명의 전문가가 각자의 의견을 각각 10~15분 정도 발표하고 사회자는 청중을 공개토론 형식으로 참여시키는 교육 방법이다.

14

(11 해설 참고)

15

(13 해설 참고)

16

전체를 몇 개의 소집단으로 나누어 토의 후 다시 전체회의에서 종합하는 방법은 버즈세션(buzz session)이다.

세미나(Seminar)는 참가자들이 주제에 관해 전문적인 지식을 가지고 있고, 세미나를 주도해 갈 주제 발표자의 공식적인 발표에 대해 사전에 준비된 의견을 개진하거나 질의하는 형태로 진행된다.

17

개인 접촉 방법의 교육은 노인층이나 저소득층에 적합한 방법이다. 환자와 의사와의 관계, 예방접종, 위생지도 가정방문, 건강상담, 면접 등의 방법이 있다. 가장 효과적인 방법이지만 많은 시간과 경비가 소요된다는 점에서 비경제적인 방법이기도 하다.

18

워크숍: 본디 '일터'나 '작업장'을 뜻하는 말이었으나, 지금은 '협의회'나 '공개교육', '상호교육'을 뜻하는 교육용어로 사용된다. 집단사고나 집단 작업을 통하여 성장을 꾀하고 문제를 해결하려는 두 가지 목적을 동시에 달성할 수 있다.

| **오답해설**
① **심포지엄**: 동일한 주제에 대한 전문적인 지식을 가진 몇 사람을 초청하여 주제에 대하여 의견을 발표하도록 한 후 발표된 내용을 중심으로 사회자가 마지막 토의시간을 마련하여 문제 해결에 임하는 방법이다.
② **세미나**: 참가자들이 주제에 관해 전문적인 지식을 가지고 있고, 세미나를 주도해 갈 주제 발표자의 공식적인 발표에 대해 사전에 준비된 의견을 개진하거나 질의하는 형태로 진행된다.
③ **브레인스토밍**: 특별한 문제를 해결하기 위한 단체의 협동적인 토의로 어떤 문제의 여러 면을 검토하거나 창의적인 아이디어를 필요로 할 때 주로 사용하는 방법이다.

19

• 패널토의는 어떤 주제에 대해 대립되거나 다양한 견해를 가진 전문가 혹은 입장을 대변할 수 있는 사람들이 사회자의 진행에 따라 토의를 진행하는 방법으로 발표자와 청중이 꼭 전문가 혹은 학자일 필요는 없다.
• 심포지엄은 참여하는 발표자와 청중 모두가 주제에 대해 전문지식이나 경험을 가진 학자 또는 전문가여야 한다.

20

노인층이나 저소득층에 가장 적합한 교육방법은 개인접촉방법으로 가정방문, 개인면담, 의사-환자 진료 등이 있다.

21

버즈세션은 전체를 몇 개의 소집단으로 나누어 토의시키고 다시 전체 회의에서 종합하는 방법이다. 분단은 6~8명이 가장 알맞으며 각 분단에는 사회자와 서기를 두고 회의를 진행시키는 것이 효과적이다.

22

버즈세션(buzz session)은 전체를 몇 개의 소집단으로 나누어 토의시키고 다시 전체 회의에서 종합하는 방법이다.
socio drama는 여러 개인이 그룹 또는 집단 관계의 문제를 연구하고 해결하기 위해 지정된 역할을 수행하는 극적인 연극이다.

23

노인층이나 저소득층에 가장 적합한 교육방법은 개인접촉방법으로 가정방문, 개인면담, 의사-환자 진료 등이 있다.

24

심포지엄은 동일한 주제에 대한 전문적인 지식을 가진 몇 사람을 초청하여 주제에 대하여 의견을 발표하도록 한 후 발표된 내용을 중심으로 사회자는 마지막 토의시간을 마련하여 문제 해결에 임하는 방법이다. 2~5명의 전문가가 각자의 의견을 각각 10~15분 정도 발표하고 사회자는 청중을 공개토론 형식으로 참여시킨다. 토의에 참가하는 연사나 사회자, 그리고 청중이 주제에 대한 전문지식이나 경험을 가진 전문가이다.

25

패널토의는 어떤 주제에 대해 대립되거나 다양한 견해를 가진 전문가 4~7명이 사회자의 진행에 따라 토의를 진행하는 방법이다. 제한시간 동안 전문가로부터 다각도의 의견을 들은 후 청중과의 질의·응답을 통해 청중의 참여를 촉진시킨다.

26

심포지엄(Symposium)

동일한 주제에 대한 전문적인 지식을 가진 몇 사람을 초청하여 주제에 대하여 의견을 발표하도록 한 후 발표된 내용을 중심으로 사회자는 마지막 토의시간을 마련하여 문제해결에 임하는 방법이다. 2~5명의 전문가가 각자의 의견을 각각 10~15분 정도 발표하고 사회자는 청중을 공개토론 형식으로 참여시킨다.

27

보건교육의 평가 원칙

(1) 평가는 계속하여 시행되어야 하며 측정하는 기준이 명시되어야 한다.

(2) 평가는 가능한 객관적이어야 하며 장점과 단점을 지적하여야 한다.

(3) 평가는 계획 평가, 진행 평가, 결과 평가가 수행되어야 한다.

(4) 평가는 습득의 경험 자료로 사용되어야 하고, 평가 결과 보고서는 누구든지 알 수 있게 쉽게 사용되도록 마련되어야 한다.

(5) 평가는 명확한 목적하에 시행되어야 한다.

(6) 평가는 기획에 관련된 사람, 사업에 참여한 사람, 평가에 의하여 영향을 받게 될 사람들에 의해 행해져야 한다.

(7) 평가는 그 결과들이 사업의 진보와 성장을 위하여 반영되어야 한다.

28

분단토의(버즈세션, Buzz Session)

전체를 몇 개의 소집단으로 나누어 토의시키고 다시 전체 회의에서 종합하는 방법이다. 분단은 6~8명이 가장 알맞으며 각 분단에는 사회자와 서기를 두고 회의를 진행시키는 것이 효과적이다.

29 ~ 30

보건교육 평가 유형

(1) **계획평가**: 보건교육 내용 설정의 적합성, 보건교육 대상 설정의 적절성, 보건교육에 참여하는 인력이나 보건교육에 활용되는 자재의 질 및 예산의 설정 등이 적정한지 보건교육 계획 자체에 대한 사전 평가

(2) **진행평가**

① 형성평가: 교수-학습 활동이 진행되는 동안 주기적으로 학습의 진행 정도를 파악하여 교육 방법이나 내용을 수정, 보완하는 데 필요한 정보를 수집하여 내용을 향상시키기 위해 실시함

② 과정평가: '프로그램이 얼마나 잘 시행되었는가'에 대한 응답을 얻기 위해 수행. 사업 진행 중, 정확하게 시간 계획대로, 예산 범위 내에서 실행되고 있는지에 대한 평가

(3) **결과평가**

① 총합평가: 총괄 평가라고도 하며 일정한 교육이 끝난 후에 목표 도달 여부를 알아보는 것

② 영향평가: '프로젝트에 의해 어느 정도 변화가 이루어졌는가'에 대한 평가. 영향 평가는 프로그램을 투입한 결과로 대상자의 지식, 태도, 신념, 가치관, 기술, 행동 또는 실천 양상에 일어난 변화를 사정하려는 데 목적이 있음

③ 성과평가: 프로그램을 시행한 결과로 얻어진 건강 또는 사회적 요인의 개선점 측정. 성과 평가는 평가된 프로그램의 당위성과 필요성을 설명하는 중요한 수단이 됨

31

① **진단평가**: 사전 평가라고도 불리며 일종의 요구 사정이라 할 수 있다. 진단 평가를 하는 목적은 대상자들의 교육에 대한 이해 정도를 파악하고, 교육 계획을 수립할 때 무엇을 교육할 것인가를 알아보기 위해 실시한다.
② **상대평가**: 학업 성적을 평가할 때, 절대적인 성취의 정도가 아니라 집단 안에서의 상대적인 성취도로 평가하는 제도이다.
③ **형성평가**: 교수–학습 활동이 진행되는 동안 주기적으로 학습의 진행 정도를 파악하여 교육방법이나 내용을 수정, 보완하는 데 필요한 정보를 수집하여 내용을 향상시키기 위해 실시한다.
④ **총괄평가**: 일정한 교육이 끝난 후에 목표 도달 여부를 알아보는 것으로 전체 과목이나 학습 내용에 대한 교수의 효과가 어느 정도인지를 판단하고, 그 결과에 의해 성적을 내고 평점을 주며, 서열을 결정하는 평가이다.

32

(28 해설 참고)

33

노인층이나 저소득층에 가장 적합한 방법은 개인접촉방법이다. 환자와 의사와의 관계, 예방접종, 위생지도 가정방문, 건강상담, 면접 등의 방법이 있다. 가장 효과적인 방법이지만 많은 시간과 경비가 소요된다는 점에서 비경제적인 방법이기도 하다.

34

행동의 변화를 유도하기 위한 교육방법으로 가장 적절한 것은 개인상담과 같은 개별접촉방법이다. 하지만 이 문제에서는 "감염병 유행"이라는 특수한 상황에서 "많은 사람들에게 효과적 홍보"를 통한 변화유도를 위한 교육방법을 묻고있기 때문에 TV매체가 가장 효과적이라고 볼 수 있다.

대중접촉방법
(1) 특정집단이 아닌 불특정 다수의 대중을 위한 교육방법으로서 라디오, TV, 포스터, 전시, 게시 등의 방법이 이용된다.
(2) 이 방법은 집단접촉방법의 보충적 효과로 가치가 있으나 개별접촉이나 집단접촉만큼의 효과는 없다.
(3) 그러나 <u>외래감염병이나 급성감염병이 유행하는 경우에 대중들에게 빠른 교육전달방법으로 효과적이다.</u>

※ 출처: 임국한 외, NEW 공중보건학(개정 제7판), 지구문화사, 2017년, p.432.

35

버즈세션(Buzz Session)
대상자 전체의 의견을 반영해야 하거나 분위기가 침체되었을 때 실시하는 방법으로 전체를 몇 개의 소집단으로 나누어 토의시키고 다시 전체 회의에서 종합하는 방법이다. 분단은 6~8명이 가장 알맞으며 각 분단에는 사회자와 서기를 두고 회의를 진행시키는 것이 효과적이다.

36

심포지엄(Symposium)
동일한 주제에 대한 전문적인 지식을 가진 몇 사람을 초청하여 주제에 대하여 의견을 발표하도록 한 후 발표된 내용을 중심으로 사회자는 마지막 토의시간을 마련하여 문제해결에 임하는 방법이다. 2~5명의 전문가가 각자의 의견을 각각 10~15분 정도 발표하고 사회자는 청중을 공개토론 형식으로 참여시킨다.

37

배심토의(Panel Discussion, 패널토의)
단상토의는 어떤 주제에 대해 대립되거나 다양한 견해를 가진 전문가 4~7명이 사회자의 진행에 따라 토의를 진행하는 방법으로 전문가는 정해진 시간 안에 발표를 한 후 청중과의 질의·응답을 통해 청중의 참여를 촉진시킨다. 장점은 연사나 청중이 서로 친밀히 토의함으로써 문제의 해결을 제시할수 있으며, 청중은 비교적 높은 수준의 토론을 경험하고 타인의 의견을 듣고 비판하는 능력을 배양할 수 있다. 그리고 어떤 주제에 대해 다각도로 분석하고 미래를 예측할 수 있다.

38

보건교육 평가 유형: 평가 시기에 따라
(1) **진단평가**: 사전평가라고도 불리며 보건교육이 수행되기 전에 현재 학습자들의 지식, 태도, 기술의 수준이 어떤지를 확인하여 어떤 내용과 수준으로 보건교육을 수행할지를 판단하고자 평가하는 것이다.
(2) **형성평가**: 보건교육이 시작되어 종료되기 전까지 진행과정 중재의 수정·보완을 목적으로 한다. 교육이 진행되고 있는 중간 중간 학습자들의 변화를 파악하여 현재 진행 중인 보건교육의 수준과 방법, 매체의 활용에 변화를 주는 것이 좋을지 아닐지를 결정한다.
(3) **총괄평가**: 보건교육이 완전히 마무리된 후 학습자의 학습목표 도달 정도를 확인하는 것이다. 평가 결과를 통해 수행된 보건교육의 장·단점, 문제점을 찾아내게 되며 더 좋은 보건교육을 위한 방안을 고려하게 된다.

39

(37 해설 참고)

40

보건교육 평가 유형: 평가 시기에 따라
(1) **진단평가**: 사전평가라고도 불리며 보건교육이 수행되기 전에 현재 학습자들의 지식, 태도, 기술의 수준이 어떤지를 확인하여 어떤 내용과 수준으로 보건교육을 수행할지를 판단하고자 평가하는 것이다.
(2) **형성평가**: 보건교육이 시작되어 종료되기 전까지 진행과정 중재의 수정·보완을 목적으로 한다. 교육이 진행되고 있는 중간 중간 학습자들의 변화를 파악하여 현재 진행 중인 보건교육의 수준과 방법, 매체의 활용에 변화를 주는 것이 좋을지 아닐지를 결정한다.
(3) **총괄평가**: 보건교육이 완전히 마무리된 후 학습자의 학습목표 도달 정도를 확인하는 것이다. 평가 결과를 통해 수행된 보건교육의 장·단점, 문제점을 찾아내게 되며 더 좋은 보건교육을 위한 방안을 고려하게 된다.

41

① **플립러닝(Flipped learning, 역진행 수업)**: '거꾸로 학습', '역전 학습', '역진행 수업 방식' 등으로 변역된다. <u>온라인을 통한 선행학습 이후 오프라인 강의를 통해 교수와 토론식 강의를 진행하는 '역진행 수업방식'</u>을 말한다. 플립러닝은 블렌디드 러닝의 한 가지 형태이다. 다만 블렌디드 러닝이 상정하고 있는 온라인과 오프라인 강의의 결합에 <u>선행학습의 개념</u>이 추가된 것으로 볼 수 있다.
② **E-러닝(E-learning, 전자학습)**: 정보통신기술을 활용하여 언제(anytime), 어디서나(anywhere), 누구나(anyone) 원하는 수준별 맞춤형 학습을 할 수 있는 체제이다.
③ **U-러닝(U-learning)**: 유비쿼터스 환경을 기반으로 학생들이 시간, 장소, 환경 등에 구애받지 않고 일상생활 속에서 언제, 어디서나 원하는 학습을 할 수 있는 교육형태이다. 학습의 누적 평가 결과에 따라 개인별 수준과 분량, 콘텐트 형태가 조정된 맞춤형 과제가 즉시 개인 디바이스로 전송(Push), 다운로드된다. 야외체험학습에서 자유롭게 이동하면서 사물에 관한 멀티미디어 학습정보가 실시간으로 제공되며, 메모 정보를 교환하거나 협동학습 전개된다. 실시간으로 3D를 이용한 입체감 있는 정보를 양방향으로 교환함으로써 창의적인 공동 연구를 진행할 수 있다.
④ **블렌디드 러닝(Blended Learning, 혼합형 학습)**: 정규 교육 프로그램 중 부분적으로 온라인 미디어나 디지털을 통해 학습 내용과 지도 내용이 전달되는 형식으로, 학생 자신이 언제, 어디서, 어떤 순서와 속도로 학습을 진행할 것인지에 대해 결정하는 학습형태이다. 학습효과를 극대화하기 위해 <u>온라인과 오프라인 학습을 결합</u>한 형태이다.

42

① **계획평가**: 보건교육 내용 설정의 적합성, 보건교육 대상 설정의 적절성, 보건교육에 참여하는 인력이나 보건교육에 활용되는 자재의 질 및 예산의 설정 등이 적정한지 보건교육 계획 자체에 대한 사전 평가이다.
② **과정평가**: '프로그램이 얼마나 잘 시행되었는가'에 대한 응답을 얻기 위해 수행. 사업 진행 중, 정확하게 시간 계획대로, 예산 범위 내에서 실행되고 있는지에 대한 평가이다.
③ **진단평가**: 사전 평가라고도 불리며 일종의 요구 사정이라 할 수 있다. 진단 평가를 하는 목적은 대상자들의 교육에 대한 이해 정도를 파악하고, 교육 계획을 수립할 때 무엇을 교육할 것인가를 알아보기 위해 실시한다.
④ **결과평가**: 보건교육이 마무리된 후 변화를 평가하는 것으로 종합평가, 영향평가, 성과평가 등이 있다.

43

버즈세션(Buzz Session)
대상자 전체의 의견을 반영해야 하거나 분위기가 침체되었을 때 실시하는 방법으로 전체를 몇 개의 소집단으로 나누어 토의시키고 다시 전체 회의에서 종합하는 방법이다. 분단은 6～8명이 가장 알맞으며 각 분단에는 사회자와 서기를 두고 회의를 진행시키는 것이 효과적이다.

44

보건교육의 매체
(1) **에드가 데일(Edgar Dale)의 경험의 원추 모형**
① 에드가 데일(Edgar Dale)은 시청각 자료란 의미를 전달하기 위해 주로 읽기에 의존하지 않는 자료라고 하고, 시청각교육은 세계를 교실 안으로 끌어들이는 방법이라고 하였다.
② 데일은 보건교육에 이용되는 여러 방법과 매체의 효과를 설명한 것으로 구체적인 체험에서 추상적인 개념이 형성되고 그 경험과 추상의 중간에 시각이 있다고 하였다.

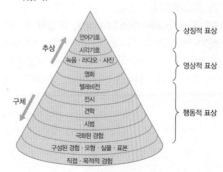

경험의 원추

③ 직접 경험이 가장 효과가 크며, 간접 경험에서는 실물, 모형 등 구성된 경험이 효과가 크고 언어 경험이 가장 적은 효율을 나타낸다고 보고 있다.

(2) 교육보조매체 활용 시 교육효과는 <u>구두전달 → 그림 → 모형 → 표본 → 실물이 존재하는 현장 순으로 높다.</u>

(3) **경험의 원추와 발달단계**
① 경험의 원추는 학습자의 발달단계와 관계가 있다.
② 발달단계가 낮은 학습자일수록 직접적 경험에 가까운 방법으로 학습을 한다.
③ 발달단계가 높은 고등학생이나 대학생은 상징적 언어에 의한 학습을 한다.
④ 학습자가 경험의 원추 상단에 있는 매체를 통해 학습할 수 있게 되면 학습 자료를 학습하는 시간이 짧아지게 되어 효율적이다.
⑤ 학습자가 경험의 원추 하단에 있는 매체를 사용하게 되면 성공적인 학습을 할 수 있다.

45

① **플립러닝(Flipped learning, 역진행 수업)**: 혼합형 학습(Blended Learning)의 한 형태로 정보기술을 활용하여 수업에서 학습을 극대화할 수 있도록 강의보다는 학생과의 상호작용에 수업시간을 더 할애할 수 있는 교수학습 방식을 말한다. 흔히 적용되는 방식으로는 교사가 준비한 수업 영상과 자료를 학생이 수업시간 전에 미리 보고 학습하는 형태가 있다. 그 후 교실 수업시간에 교사는 교과내용을 중심으로 가르치기보다 학생들과 상호작용하거나 심화된 학습활동을 하는 데 더 많은 시간을 할애할 수 있다.

② **E-러닝(E-learning, 전자학습)**: 컴퓨터에 의해 제공되는 가상공간에서 정보·통신기술을 활용, 시간과 공간을 초월하여 대상자의 수준에 맞는 학습을 가능하게 하는 정보기술과 학습의 조합인 온라인 교육체제를 말한다.

③ **U-러닝(U-learning)**: 교육과 관련된 물리적 공간의 관련기관과 사물들을 지능화하고 이들을 연결시켜 학습자가 언제 어디서나 교육내용에 상관없이 교육용 디지털 단말기를 통해 학습정보에 접근하여 필요한 학습을 할 수 있는 학습체제를 말한다.

④ **블랜디드 러닝(Blended Learning, 혼합형 학습)**: 두 가지 이상의 학습방법이 지니는 장점을 결합하여 적절히 활용함으로써 학습효과를 극대화하기 위한 학습형태이다. 면대면 교실수업과 온라인(사이버)학습 등 오프라인과 온라인 활동을 결합한 학습이 가장 대표적이다.

46

배심토의(Panel Discussion, 패널토의)
단상토의는 어떤 주제에 대해 대립되거나 다양한 견해를 가진 전문가 4~7명이 사회자의 진행에 따라 토의를 진행하는 방법으로 전문가는 정해진 시간 안에 발표를 한 후 청중과의 질의·응답을 통해 청중의 참여를 촉진시킨다. 장점은 연사나 청중이 서로 친밀히 토의함으로써 문제의 해결을 제시할 수 있으며, 청중은 비교적 높은 수준의 토론을 경험하고 타인의 의견을 듣고 비판하는 능력을 배양할 수 있다. 그리고 어떤 주제에 대해 다각도로 분석하고 미래를 예측할 수 있다.

47

세미나(Seminar)는 참가자들이 주제에 관해 전문적인 지식을 가지고 있고, 세미나를 주도해 갈 주제 발표자의 공식적인 발표에 대해 사전에 준비된 의견을 개진하거나 질의하는 형태로 진행된다. 참가자들은 보고서 형식의 간단한 자료들을 서로 교환할 수 있고, 토의 주제와 관련된 지식이나 정보가 사전에 철저하게 준비되어야 한다.

제3절 | 건강행동 변화이론				
01 ②	02 ②	03 ④	04 ④	05 ①
06 ①	07 ③	08 ③	09 ③	10 ②
11 ②	12 ④	13 ③	14 ④	15 ①
16 ③	17 ④	18 ③	19 ③	20 ③
21 ②	22 ④	23 ②	24 ④	25 ③
26 ④	27 ③	28 ①	29 ③	30 ②
31 ①	32 ①	33 ①	34 ④	35 ②
36 ②	37 ③	38 ④	39 ①	40 ①
41 ①	42 ②	43 ④	44 ②	45 ①
46 ①	47 ④	48 ③	49 ①	50 ①
51 ③	52 ④			

01

- **개인수준 보건교육**: 인지조화론, 건강신념모형, 합리적 행위론, 귀인이론, 범이론적 모형
- **개인 간 수준 보건교육**: 사회인지이론, 동기화 면담, 정보처리와 설득적 커뮤니케이션
- **집단-지역사회 수준 보건교육**: MATCH, PRECEDE-PROCEED모형, 혁신의 확산

02

건강신념모형의 주요구성요소는 인지된 민감성(감수성), 인지된 심각성, 인지된 장애요인, 인지된 유익성, 행동의 계기이다. 건강신념모형에서 <u>행위를 결정하는 것은 개인의 주관적인 지각세계</u>로 보고 있다.

03

사회인지이론의 구성요소
- **행동역량**: 어떤 행동을 수행하기 위해서는 그 행동이 무엇인지(행동에 대한 지식), 그것을 수행할 수 있는지(기술) 알아야 함
- **강화**: 바람직한 행동을 유지 혹은 더욱 잘하도록 하는 것
- **결과예상**: 특정 상황에서 자신의 행동에 반응하여 어떤 일이 일어날지 학습하는 것
- **관찰학습(대리강화)**: 다른 사람의 행동 및 그 사람이 받는 강화를 관찰한 후 행동이 변화하는 것
- **환경**: 외부에 물리적으로 존재하여 행동에 영향을 줄 수 있는 요소

04

어떤 건강행위를 하려고 할 때 그 건강행위의 잠재적인 부정적 측면, 즉 비용, 위험성, 부작용, 고통, 불편함, 시간소요, 습관의 변화 등이 건강행동을 방해하는 것은 지각된 장애요인에 의한 것이다.

05

건강신념모형은 교육 대상자의 건강문제에 대한 지각정도와 장애요인, 유익성 등을 파악하여 적용하는 모형으로 대상자의 요구 사정과 보건교육 계획에 활용하기에 가장 적절한 모형이다.

06

행동변화 결정요인
(1) **소인성 요인(Predisposing Factors)**: 건강 행태 변화의 동기 형성에 영향을 주는 요인, 개인 수준에서의 건강 행태 결정요인 중 태도, 가치, 지식, 믿음, 의견, 행동의지, 주관적으로 느끼는 요구, 두려움, 주관적으로 판단하는 자신의 기술 습득 정도, 행위 실천 능력에 관한 자아효능감 및 관리·통제 능력에 대한 주관적 믿음 등으로 <u>개인 행동 변화와 가장 관련 있는 요인</u>이다.
(2) **가능요인**: 의료보험 혜택이나 지역사회의 자원 접근성 등 행태 변화를 실천가능하게 하거나 방해하는 요인이다.
(3) **강화요인**: 행태 변화 시도 후 다른 사람들로부터 피드백이나 보상으로 긍정적, 부정적 영향을 주는 요인이다.

07

사회인지이론(SCT, Social Cognitive Theory)
(1) 반두라(Bandura)에 의해 제시된 이론으로 인간의 사회적 행위를 이해하기 위한 틀을 제안한 이론
(2) 일반적인 학습 모형에서는 사람이 학습한다는 것을 환경의 영향을 수동적으로 받아들이는 것으로 이해함. 이러한 접근은 사람은 주로 다른 사람과 상호작용을 하는 환경 속에서 배우고 행동한다는 사실을 반영하지 못하고 있으며, 사회학습이론은 이러한 일반적 학습모형의 결함을 극복하기 위해 제안되었음
(3) <u>행동, 개인, 환경은 서로 영향을 주고받으며 상호적으로 결정된다고 설명함</u>

08

인지조화론은 사람은 자신의 지식, 태도, 행동이 일관된, 즉 서로 조화를 이루고 있는 상태를 선호한다고 보며 보건교육을 통해 새로운 지식(Knowledge)을 습득하면 태도(Attitude)와 행동(Practice)의 변화를 유도할 수 있다는 이론이다.

09

계획된 행위론은 합리적 행위론의 연장선상에 있으면서 의지적이지 않은 행동까지도 설명할 수 있는 이론으로 행동 통제를 포함시켜 인간의 다양한 사회적 행동을 설명한다.
인간의 행동은 자신의 의지로 조절되지 못하는 요인에 의해 영향을 받게 되므로 정확한 행위예측을 위해서는 의지 뿐 아니라 행동을 통제할 수 있는 능력까지 파악하는 것이 필요한데, 이를 인지된 행동통제라 한다. 즉 <u>인지된 통제는 어떤 행동을 함에 있어서 필요한 자원이나 기회가 있는지 혹은 없는지에 대한 개인의 지각</u>이라고 할 수 있다. 인지된 행동통제는 행동을 수행하는 것이 쉬운지 또는 어려운지에 대한 스스로의 평가와 관련되어 있다.

10

건강믿음모형의 주요 구성요소는 인지된 감수성, 인지된 심각성, 인지된 이익, 인지된 장애요인, 행동의 계기이다.

| 오답해설 |
① 딸 아이의 금연 독촉 – 계기
③ 흡연자 동료 – 장애요인
④ 간접흡연도 건강에 해롭다는 점을 강조 – 감수성

11

부인이 권하는 식이관리, 의사의 조언은 주관적 규범에 해당한다. 남성은 주관적 규범에 의해 동기가 부여되어 행위 의도(식단조절을 하려고 마음먹음)가 형성되었다.

계획된 행위론

① **행동에 대한 태도(Attitude toward the Behavior)**: 행동을 수행하는 데 대해 얼마나 긍정적이거나 부정적인가를 말하며, 신념에 따라 달라진다.

② **주관적 규범(Subjective Norm)**: 가족, 친구, 동료 등 개인에게 중요한 주변 사람들이 행사하는 사회적 압력, 그 행동을 시행하라는 인지도나 압력. 주관적 규범은 이러한 중요한 주변 사람들이 해당 행동에 대해 기대하는 바에 대한 개인의 판단과 그러한 기대에 부응하려는 동기에 의해 형성된다.

③ **인지된 행동통제(Perceived Behavior Control)**: 행동을 수행하는 것이 자신의 의지적 통제 하에 있을 대 행동의 수행이 쉽거나 어렵다고 스스로가 지각하는 수준이다. 어떻게 하면 행동실천을 용이하게 할 수 있는지에 대해 개인이 인식하는 것을 의미한다.

④ **의도(Intention, 의향)**: 어떤 사람이 특정 행동을 수행하기에 준비가 되어 있음 또는 동기 부여가 되어 있음을 말한다. 개인의 의도는 그 행동에 대한 태도와, 그 행동과 관련된 주관적 규범에 의해 결정된다.

12

개인적, 개인 간, 집단 및 지역사회의 건강행태모형

(1) **개인적 차원의 이론과 모형**: 개인의 심리사회적 과정을 이해하고 이에 대한 교육과 행태 개선에 초점을 둔다.
[인지조화론, 건강믿음모형(HBM), 합리적 행위론, 계획된 행위론, 범이론적 모형, 귀인이론, 예방채택 과정모형 등]

(2) **개인 간 차원의 이론과 모형**: 행태 변화를 개인과 개인을 포함하는 주변 환경, 사회적 인식, 의사 – 환자 간의 관계 개선으로 이해하고 접근하는 데 초점을 둔다.
[사회인지이론, 자기효능이론, 사회적 관계망과 사회적 지지이론, 정보처리와 설득적 커뮤니케이션, 동기화 면담 등]

(3) **집단 및 지역사회 차원의 이론과 모형**: 지역사회 확산을 통한 개선에 초점을 둔다.
[MATCH, PRECEDE – PROCEED 모형, 의사소통이론, 혁신의 확산 모형, 조직변화 이론, 지역사회 조직화 모형 등]

13

사회인지이론의 전제가 되는 개념은 상호결정론으로 개인, 환경, 행동이 3자간 서로 끊임없이 상호작용하고 있다는 것이다.

14

(12 해설 참고)

15

행동변화 결정요인

(1) **소인성 요인(Predisposing Factors)**은 건강 행태 변화의 동기 형성에 영향을 주는 요인, 개인 수준에서의 건강 행태 결정요인 중 태도, 가치, 지식, 믿음, 의견, 행동의지, 주관적으로 느끼는 요구, 두려움, 주관적으로 판단하는 자신의 기술 습득 정도, 행위 실천 능력에 관한 자아효능감 및 관리 · 통제 능력에 대한 주관적 믿음 등으로 개인 행동 변화와 가장 관련 있는 요인이다.

(2) **가능요인**은 의료보험 혜택이나 지역사회의 자원 접근성 등 행태 변화를 실천가능하게 하거나 방해하는 요인이다.

(3) **강화요인**은 행태 변화 시도 후 다른 사람들로부터 피드백이나 보상으로 긍정적, 부정적 영향을 주는 요인이다.

| 오답해설 |

② 보건의료 및 지역사회 자원의 이용 가능성 – 가능요인
③ 대상자의 지식, 태도, 신념 – 소인성 요인
④ 개인의 기술 – 가능요인

16

(12 해설 참고)

17

PRECEDE – PROCEED 모형에서 3단계인 교육생태학적 요인을 사정하는 단계에서는 건강 행동에 영향을 줄 수 있는 요인 중 변화시킬 수 있는 요인들을 파악하고 분류한다. 앞 단계에서 건강과 삶의 질에 영향을 미치는 것으로 파악된 요인들을 변화시킬 수 있는 교육적 방법 개발하기 위한 단계로 건강행태 및 환경변화의 결정요인 범루조 <u>소인성요인, 가능요인, 강화요인</u>을 파악한다.

18

범이론적 모형: 특정 건강 행위는 다양한 변화 단계와 변화 과정을 통한 역동적 과정을 거치면서 그 행위로 인한 효과와 손실을 통한 의사결정 균형과 어떤 특정 행동을 지속할 수 있다는 자신감인 자기효능을 통하여 형성, 유지, 지속된다고 봄

19

건강신념모형의 구성요소

(1) **개인적 인지**: 질병에 대한 인지된 가능성(감수성), 심각성
(2) **수정변수**: 인구사회학적 특성(성, 연령, 인종, 성격, 사회경제적 수준, 지식 등), 행동의 계기
(3) **실천가능성**: 인지된 이익, 장애요인

20

범이론적 모형의 변화 단계: 건강 행동은 단기간 내에 일어나기 어렵고, 갑자기 행동으로 나타날 것으로 예상하기 어려우며, 장기간에 걸쳐 중간 단계를 하나씩 거쳐 나타난다.

(1) **계획 전 단계(Precontemplation Stage, 무관심 단계)**: 6개월 이내에 행동 변화의 의지가 없으면서 자신의 문제를 인지하지 못한다.

(2) **계획 단계(Contemplation Stage, 심사숙고 단계)**: 6개월 이내에 특정 건강 행동을 할 것을 고려하는 단계로 문제의 장단점과 해결책의 장단점을 고려한다.

(3) **준비 단계(Preparation Stage)**: 1개월 이내에 건강행동을 하려고 고려하는 단계이다.

(4) **행동 단계(Action Stage)**: 행동 시작 기간이 6개월 이내인 단계이며 행동 변화가 실행되는 단계이다.

(5) **유지 단계(Maintenance Stage)**: 행동 변화 후 6개월 이상 지속되는 단계이며 이전 단계로 돌아갈 수도 있다.

21

사회적 마케팅 이론(Social Marketing Theory)

(1) 코틀러와 잘트먼(Kotler & Zaltman, 1971)이 처음으로 사회 문제나 건강 문제에 마케팅의 개념을 적용한 것이다.

(2) 사회적 마케팅은 개인은 물론 정책 입안자 또는 이익단체 관련 집단에게도 영향을 줄 수 있어야 하며, 사회적 마케터들은 대중매체, 조직, 정책 및 규정 입안자 등을 대상으로 활동할 수 있어야 한다.

(3) 사회적 마케팅 과정(4P)
  ① 적절한 물품(Product)
  ② 적절한 판촉(Promotion)
  ③ 적절한 가격(Price)
  ④ 장소(Place)

22

사회인지이론은 개인의 특성, 행동, 행동이 일어나는 환경 간의 지속적이고 역동적인 상호작용을 설명한다. 행동을 개인의 결과로 보거나 환경을 행동들의 결과로만 보기보다는 세 가지 구성 요소들이 끊임없이 서로 상호작용하며 영향을 주는 역동적 관계를 강조한다.

23

PRECEDE 사정단계

(1) **사회적 진단**: 인구 집단을 대상으로 상황 분석, 삶의 질 정의, 우선순위 설정·시행

(2) **역학적 진단**: 1단계에서 선정된 문제를 해결하기 위한 목적 설정을 위해 건강 문제나 건강 지표 자료를 분석한다. 사회적 진단에서 밝혀진 문제점과 관련된 건강 문제를 알아내야 한다. 유전, 행동, 환경요인을 포함하며, 전통적인 보건지표인 사망, 이환, 장애, 질환 발생, 유병, 기능적 수준 등 활용한다.

(3) **교육생태학적 진단**: 건강 행동에 영향을 줄 수 있는 요인 중 변화시킬 수 있는 요인들을 파악하고 분류하고 앞 단계에서 건강과 삶의 질에 영향을 미치는 것으로 파악된 요인들을 변화시킬 수 있는 교육적 방법 개발한다.

(4) **행정 및 정책 진단**: 프로그램 실행 전 행정적 정책적 요인 파악한다. 자원 활용 가능성, 예산 확보와 배분 조직상 장애요인 파악, 다른 부서, 조직, 지역사회의 조정 시행한다.

24

개인적, 개인 간, 집단 및 지역사회의 건강행태 모형

(1) **개인적 차원의 이론과 모형**
  ① 개인의 심리사회적 과정을 이해하고 이에 대한 교육과 행태 개선에 초점을 둔다.
  ② 인지조화론, 건강믿음모형(HBM), 합리적 행위론, 계획된 행위론, 범이론적 모형, 귀인이론, 예방채택 과정모형 등

(2) **개인 간 차원의 이론과 모형**
  ① 행태 변화를 개인과 개인을 포함하는 주변 환경, 사회적 인식, 의사–환자 간의 관계 개선으로 이해하고 접근하는 데 초점을 둔다.
  ② 사회인지이론, 자기효능이론, 사회적 관계망과 사회적 지지이론, 정보처리와 설득적 커뮤니케이션, 동기화 면담

(3) **집단 및 지역사회 차원의 이론과 모형**
  ① 지역사회 확산을 통한 개선에 초점을 둔다.
  ② MATCH, PRECEDE–PROCEED 모형, 의사소통이론, 혁신의 확산 모형, 조직변화 이론, 지역사회 조직화 등

25

(20 해설 참고)

26

계획된 행위론은 합리적 행위론의 연장선상에 있으면서 의지적이지 않은 행동까지도 설명할 수 있는 이론이다. 합리적 행위론과 마찬가지로 행위에 대한 태도, 주관적 규범을 통해 의도를 설명하며 의지적이지 않은 행동에 대한 설명으로 인지된 행동통제로 설명하였다.

27

질병에 걸릴 가능성과 심각성을 인지하여 건강행동을 실천하도록 유도하는 모형은 건강신념모형이다. 건강신념모형의 주요 구성요소는 지각된 가능성(민감성), 지각된 심각성, 지각된 유익성, 지각된 장애요인, 행동의 계기이다.

28 ~ 29

(24 해설 참고)

30

범이론적 모형

(1) 행동변화를 고려전－고려－준비－실천－유지단계로 구분하여 변화를 위해서는 각 단계를 밟는다고 설명한 모형이다.

(2) 변화단계 중 계획전이나 계획단계와 같이 행동에 대한 의도가 미흡한 단계에서는 의식을 고양하고 자신과 자신을 둘러싼 주변 환경을 다시 평가해 보는 의식의 전환에 변화의 노력을 기울인다.

(3) 준비단계와 행동 및 유지단계에서는 더 석극적인 행동을 강화하고 방해요인을 통제할 수 있도록 도와주는 것이 적절하다.

31

건강신념모형은 질병을 예방하고 건강을 얻고자 하는 행위에 대하여 얼마만큼의 가치(value)를 두느냐 하는 것과, 실천하고자 하는 특정 건강행동의 결과를 기대하는(expectancy) 수준에 따라 실천 유무를 예측할 수 있다는 개념이다. 주요개념은 인지된 감수성, 인지된 심각성, 인지된 이익, 인지된 장애요인이다. 특정 건강행동이 자신에게 이익이 된다고 판단되면 그 행위를 한다. 이러한 특성으로 보아 건강믿음모형은 일종의 심리적인 비용－편익 비교 모형이라 할 수 있다.

32

사회인지이론은 반두라(Bandura)에 의해 제시된 이론으로 개인의 특성, 행동, 행동이 일어나는 환경 간의 지속적이고 역동적인 상호작용을 설명하는 개인간 차원의 이론이다. 행동을 개인의 결과로 보거나 환경을 행동들의 결과로만 보기보다는 세 가지 구성 요소들이 끊임없이 서로 상호작용하며 영향을 주는 역동적 관계를 강조한다.

33

① 가까운 미래에 금연에 대한 생각이 있을 때 금연을 위한 구체적인 계획을 세우도록 돕는다. － 계획 단계

② 향후 1개월 내 금연을 시도할 의도가 있는 경우 단계별 목적 설정을 돕는다. － 준비 단계

③ 금연을 시도하여 실천 지속 기간이 6개월 미만인 경우 사회적 지지 및 강화를 제공한다. － 행동 단계

④ 금연이 6개월 이상 실천이 지속되는 경우는 추후관리를 실시한다. － 유지 단계

범이론적 모형을 적용한 단계별 금연상담의 예

변화단계	정의	개입방법 및 내용
고려전 단계	• 흡연의 문제에 대한 인식이 없거나 변화에 대한 생각이 없는 단계 • 향후 6개월 이내 시도할 의도가 없음	• 금연의 필요성에 대한 인식 높이기 • 흡연의 위험과 이득에 대한 정보 개인화하기
고려 단계	• 가까운 미래에 금연에 대해 생각 • 향후 6개월 이내 시도할 의도가 있음	금연에 대한 구체적인 계획을 세우도록 격려하기
준비 단계	• 금연을 위한 계획을 세우는 단계 • 향후 1개월 이내 금연을 시도할 의도가 있음	• 금연을 위한 구체적인 계획을 세우도록 돕기 • 단계별 목적 설정 돕기
행동 단계	금연을 시도하여 실천 지속 기간이 6개월 미만인 경우	• 금단증상의 문제해결 돕기 • 사회적지지 및 강화 제공
유지 단계	금연이 6개월 이상 실천이 지속되는 경우	• 대처방안 돕기 • 추후관리(reminder)

34

개인적, 개인 간, 집단 및 지역사회의 건강행태 모형

(1) **개인적 차원의 이론과 모형**

① 개인의 심리사회적 과정을 이해하고 이에 대한 교육과 행태 개선에 초점을 둔다.

② 인지조화론, 건강믿음모형(HBM), 합리적 행위론, 계획된 행위론, 범이론적 모형, 귀인이론, 예방채택 과정모형 등

(2) **개인 간 차원의 이론과 모형**

① 행태 변화를 개인과 개인을 포함하는 주변 환경, 사회적 인식, 의사－환자 간의 관계 개선으로 이해하고 접근하는 데 초점을 둔다.

② 사회인지이론, 자기효능이론, 사회적 관계망과 사회적 지지이론, 정보처리와 설득적 커뮤니케이션, 동기화 면담

(3) **집단 및 지역사회 차원의 이론과 모형**

① 지역사회 확산을 통한 개선에 초점을 둔다.

② MATCH, PRECEDE－PROCEED 모형, 의사소통이론, 혁신의 확산 모형, 조직변화 이론, 지역사회 조직화 등

35

(33 해설 참고)

36

지역사회 프로필

건강과 불건강의 인구 통계학적 양적 지표를 정치·사회·문화적 질적 정보와 결합시킨 것으로 지역사회의 자아상, 목적, 역사와 최근 변화, 건강증진 활동의 자원, 준비, 능력 포함한다.

PATCH는 지역사회의 건강문제를 진단하고 우선순위를 선정하는 과정이 진행되며 이 과정에서 얻어진 자료는 지역사회의 프로필을 제시할 수 있다.

| 오답해설 |
① 지역사회 진단 시 지역사회의 경험적 자원을 포함하여야 한다.
③ MAPP 모형은 4가지 진단영역은
 • 지역의 건강 수준 평가
 • 지역보건체계 평가
 • 지역사회 관심과 장점
 • 건강 문제와 해결 능력에 영향을 미치는 환경의 변화 평가로 구성되며 특정 순서를 갖지는 않는다.
④ PRECEDE – PROCEDE 모형에서 삶의 질을 진단하는 것은 사회적 사정이다.

37

PRECEDE – PROCEED 모형

(1) **1단계 - 사회적 사정**: 인구 집단을 대상으로 상황 분석, 삶의 질 정의, 우선순위 설정·시행
(2) **2단계 - 역학적 사정**
 ① 2단계에서는 사회적 진단에서 밝혀진 문제점과 관련된 건강 문제를 알아내야 함
 ② 유전 행동, 환경요인을 포함하며, 전통적인 보건지표인 사망, 이환, 장애, 질환 발생, 유병, 기능적 수준 등 활용
 ③ 행동요인 진단은 사회적, 역학적 진단에서 밝혀진 문제와 관련된 건강 행동에 대한 진단
 ④ 환경요인 진단에서는 개인의 행동 변화로는 바꿀 수 없는 환경적 요인을 파악함
(3) **3단계 - 교육·생태학적 사정**
 ① 건강 행동에 영향을 줄 수 있는 요인 중 변화시킬 수 있는 요인들을 파악하고 분류하고 앞 단계에서 건강과 삶의 질에 영향을 미치는 것으로 파악된 요인들을 변화시킬 수 있는 교육적 방법 개발

 ② 건강 행태 및 환경 변화의 결정요인 범주: 소인성 요인, 가능성 요인, 강화요인
 ※ 보건의료자원 이용 가능성, 접근성 등은 가능성 요인에 해당한다.
(4) **4단계 - 행정적·정책적 사정 및 개입 조정**
 ① 프로그램 실행 전 행정적 정책적 요인 파악
 ② 자원 활용 가능성, 예산 확보와 배분 조직상 장애요인 파악, 다른 부서, 조직, 지역사회의 조정 시행
 ③ 행정적 진단: 정책, 자원, 환경, 조직 상황 판단
 ④ 정책적 진단: 프로그램의 목적과 목표가 조직의 목적, 목표와 일치하는지 확인
 ⑤ 개입: 목적 달성을 위해 적절한 개입과 전략 배치
(5) **5단계 - 실행**
(6) **6단계 - 과정 평가**: 프로그램을 실행하는 과정에서 평가함으로써 문제를 발견하여 수정할 수 있음
(7) **7단계 - 영향 평가**: 프로그램 실행의 즉각적, 단기적 효과를 평가한다.
(8) **8단계 - 결과 평가**: 프로그램 실행의 궁극적, 장기적인 결과인 건강지표와 삶의 질을 평가한다.

38

백신의 부작용은 예방접종 행위를 결정함에 있어서 장애요인으로 볼 수 있다. 교육을 통해 장애요인에 대한 잘못된 정보를 교정해 주어 행위를 하기 어렵다고 느끼는 부분을 도와주는 것이다.

건강신념모형(HBM)의 주요 개념

(1) **인지된 감수성(perceived susceptibility, 지각된 민감성)**: 사람들은 자신이 어떤 질병에 걸릴 가능성(suscepteibility)이 어느 정도 있느냐를 인지한다.
(2) **인지된 심각성(perceived severity, 지각된 심각성)**: 건강을 위한 행위를 하지 않았을 때 나타날 수 있는 질병의 심각성이 어느 정도인가를 주관적으로 판단한다. 가능성과 심각성을 고려하여 질병의 위협을 인지한다.
(3) **인지된 이익(perceivde benegits, 지각된 유익성)**: 개인은 특정 건강행동을 통하여 얻을 수 있는 가능한 효과들 즉 이익을 인지한다.
(4) **인지된 장애요인(barriers, 재정적 및 기타 비용)**: 개인은 특정 건강행동을 하기 위하여 필요한 물리적, 재정적 및 기타비용(장애요인)을 비교한다.
(5) **행동의 계기(cues to action)**: 자신의 인식 속에 적절한 신념을 불러일으킴으로써 건강행위에 관한 의사결정 시 도움을 준다. 행동할 준비가 되어있는데도 불구하고 다른 구체적이고 환경적인 사건 같은 계기가 있어야 행동이 가능해진다는 것이다.

39

(38 해설 참고)

40 ~ 41

범이론적 모형(Trans-theoretical Model, 통합이론, 행동변화단계이론)

행동변화과정과 행동변화단계를 핵심으로 행동변화를 설명하는 개념이다. 건강행동은 단기간 내에 일어나기 어렵고, 갑자기 행동으로 나타날 것으로 예상하기 어려우며, 장기간에 걸쳐 중간단계를 하나씩 거쳐 나타난다는 것이다.

(1) **계획 전 단계(Precontemplation Stage)**: 무관심 단계로, 6개월 이내에 행동변화의 의지가 없으면서 자신의 문제를 인지하지 못한다.

(2) **계획 단계(Contemplation Stage)**: 심사숙고단계로, 6개월 이내에 특정 건강행동을 할 것을 고려하는 단계이다. 문제의 장단점과 해결책의 장단점을 고려한다.

(3) **준비 단계(Preparation Stage)**: 1개월 이내에 건강행동을 하려고 고려하는 단계이다.

(4) **행동 단계(Action Stage)**: 행동시작기간이 6개월 이내인 단계이며 행동변화가 실행되는 단계이다.

(5) **유지 단계(Maintenance Stage)**: 행동변화 후 6개월 이상 지속되는 단계이며 이전 단계로 돌아갈 수도 있다.

42

건강신념모형은 질병을 예방하고 건강을 얻고자 하는 행위에 대하여 얼마만큼의 가치(value)를 두느냐 하는 것과, 실천하고자 하는 특정 건강행동의 결과를 기대하는(expectancy) 수준에 따라 실천 유무를 예측할 수 있다는 개념이다. 주요개념은 인지된 감수성, 인지된 심각성, 인지된 이익, 인지된 장애요인이다. 특정 건강행동이 자신에게 이익이 된다고 판단되면 그 행위를 한다. 이러한 특성으로 보아 건강믿음모형은 일종의 심리적인 비용-편익 비교 모형이라 할 수 있다.

43

질병에 걸릴 가능성과 심각성을 인지하여 건강행동을 실천하도록 유도하는 모형은 건강신념모형이다.

건강신념모형의 주요개념

(1) **지각된 민감성(감수성)**: 자신이 어떤 질병에 걸릴 위험이 있다고 지각하는 것을 의미

(2) **지각된 심각성**: 질병에 걸릴 것을 심각하게 느끼거나 질병으로 인해 문제가 생길 것이라고 심각하게 생각하는 것을 뜻함

(3) **지각된 유익성**: 건강행동이 질병에 위협을 감소시키는 데 유용하다고 믿을 때 행동을 하게 됨

(4) **지각된 장애요인**: 어떤 건강행위를 하려고 할 때 그 건강행위의 잠재적인 부정적 측면이 건강행동을 방해함

(5) **행동의 계기**: 교육대상자들의 인식 속에 적절한 신념을 불러일으킴으로써 건강에 대한 의사결정 시 도움을 줌(우연, 교육, 권고, 캠페인 등)

소아비만인 아이가 이후 당뇨병 위험이 높다는 것을 교육하는 것은 당뇨병에 걸릴 수 있다는 가능성을 인지시키는 것이므로 지각된 민감성(인지된 감수성)에 해당한다.

44

건강신념모형

(1) **건강신념모형의 주요개념**

① **지각된 민감성**: 자신이 어떤 질병에 걸릴 위험이 있다고 지각하는 것을 의미

② **지각된 심각성**: 질병에 걸릴 것을 심각하게 느끼거나 질병으로 인해 문제가 생길 것이라고 심각하게 생각하는 것을 뜻함

③ **지각된 유익성**: 건강행동이 질병에 위협을 감소시키는 데 유용하다고 믿을 때 행동을 하게 됨

④ **지각된 장애요인**: 어떤 건강행위를 하려고 할 때 그 건강행위의 잠재적인 부정적 측면이 건강행동을 방해함

⑤ **행동의 계기**: 교육대상자들의 인식 속에 적절한 신념을 불러일으킴으로써 건강에 대한 의사결정 시 도움을 줌(우연, 교육, 권고, 캠페인 등)

(2) 이 모형에서는 위의 과정에 작용하는 수정변수(modifying factor, 조절요인)를 제시하고 있는데 이는 의사결정 과정에 일정한 영향을 주어 행동 변화를 줄 수 있는 요인들이다.

① 인구학적 변수, 사회심리학적 변수, 사회경제학적 변수 및 지식수준 등

② 행동의 계기

45

합리적 행위론

(1) 합리적 행위론 및 계획된 행위론은 인간의 행동은 의지로 조절할 수 있으며, 합리적인 이유에 근거하여 결정된다는 것을 기본개념으로 하고 있다. 인구집단이라는 표현과 무관하게 인간의 행동이 객관적이고 논리적인 사고에 의해 결정된다는 내용은 행동이 의지로 조절될 수 있다는 설명으로 보아야 한다.

(2) 인간의 행위는 그 행위를 수행하고자 하는 의도에 의해 결정되고, 의도는 그 행위에 대해 개인이 가지는 태도와 주관적 규범에 의해 결정되므로 의도한 행위 수행에 장애가 없다고 가정할 때 사회적 행위나 건강 관련 행위를 예측할 수 있으며, 행위를 예측하기 위해서는 의도를 파악해야 한다.

46 ～ 47

PRECEDE – PROCEED 모형

(1) 그린(Green) 등이 개발한 대표적인 건강증진 기획 모형으로 추구해야 할 목적을 파악한 뒤 이를 저해하는 원인을 찾고, 이러한 요인을 바꿀 수 있는 개입 지점을 파악하며, 개입 전략을 세워 실행, 평가하는 순서로 진행된다.

(2) PRECEDE 단계는 지역사회를 진단하고 건강결정요인을 파악하여 전략을 수립하는 단계이다.
   ① Phase1 – 사회적 사정단계: 인구 집단을 대상으로 상황 분석, 삶의 질 정의, 우선순위 설정 · 시행
   ② Phase2 – 역학적 사정단계: 사회적 진단에서 밝혀진 문제점과 관련된 건강문제에 영향을 미치는 유전, 행동, 환경요인 진단.
   ③ Phase3 – 교육적 · 생태학적 사정단계: 건강 행태 및 환경 변화의 결정요인을 소인성 요인, 가능성 요인, 강화요인 범주로 파악
   ④ Phase4 – 행정적 · 정책적 사정 및 개입계획 수립단계: 프로그램 실행 전 행정적 정책적 요인 파악

(3) PROCEED 단계는 프로그램 수행단계를 거치면서 사업에 관한 과정평가를 실시하고, 시간의 흐름에 따라 기획단계에서 설정한 사업목표를 토대로 그 달성여부에 대해 단기 · 중기 · 장기 사업 성과 즉 사업의 영향 및 결과평가를 체계적으로 실시한다.
   ⑤ Phase5 – 사업수행
   ⑥ Phase6 – 과정평가: 프로그램을 실행하는 과정에서 평가함으로써 문제를 발견하여 수정할 수 있음
   ⑦ Phase7 – 영향평가: 프로그램 실행의 즉각적, 단기적 효과를 평가한다.
   ⑧ Phase8 – 기대효과 평가: 프로그램 실행의 궁극적, 장기적인 결과인 건강지표와 삶의 질을 평가한다.

48

개인적, 개인 간, 집단 및 지역사회의 건강행태모형

(1) **개인적 차원의 이론과 모형**: 개인의 심리사회적 과정을 이해하고 이에 대한 교육과 행태 개선에 초점을 둔다.
   [인지조화론, 건강믿음모형(HBM), 합리적 행위론, 계획된 행위론, 범이론적 모형, 귀인이론, 예방채택 과정모형 등]

(2) **개인 간 차원의 이론과 모형**: 행태 변화를 개인과 개인을 포함하는 주변 환경, 사회적 인식, 의사 – 환자 간의 관계 개선으로 이해하고 접근하는 데 초점을 둔다.
   [사회인지이론, 자기효능이론, 사회적 관계망과 사회적 지지이론, 정보처리와 설득적 커뮤니케이션, 동기화 면담 등]

(3) **집단 및 지역사회 차원의 이론과 모형: 지역사회 확산을 통한 개선에 초점을 둔다.**
   [MATCH, PRECEDE – PROCEED 모형, 의사소통이론, 혁신의 확산 모형, 조직변화 이론, 지역사회 조직화 모형 등]

49

범이론적 모형의 변화 단계: 건강 행동은 단기간 내에 일어나기 어렵고, 갑자기 행동으로 나타날 것으로 예상하기 어려우며, 장기간에 걸쳐 중간 단계를 하나씩 거쳐 나타난다.

(1) **계획 전 단계**(Precontemplation Stage, 무관심 단계): 6개월 이내에 행동 변화의 의지가 없으면서 자신의 문제를 인지하지 못한다.

(2) **계획 단계**(Contemplation Stage, 심사숙고 단계): 6개월 이내에 특정 건강 행동을 할 것을 고려하는 단계로 문제의 장단점과 해결책의 장단점을 고려한다.

(3) **준비 단계**(Preparation Stage): 1개월 이내에 건강행동을 하려고 고려하는 단계이다.

(4) **행동 단계**(Action Stage): 행동 시작 기간이 6개월 이내인 단계이며 행동 변화가 실행되는 단계이다.

(5) **유지 단계**(Maintenance Stage): 행동 변화 후 6개월 이상 지속되는 단계이며 이전 단계로 돌아갈 수도 있다.

50

건강신념모형은 질병을 예방하고 건강을 얻고자 하는 행위에 대하여 얼마만큼의 가치(value)를 두느냐 하는 것과, 실천하고자 하는 특정 건강행동의 결과를 기대하는(expectancy) 수준에 따라 실천 유무를 예측할 수 있다는 개념이다. 주요개념은 인지된 감수성, 인지된 심각성, 인지된 이익, 인지된 장애요인이다. 특정 건강행동이 자신에게 이익이 된다고 판단되면 그 행위를 한다. 이러한 특성으로 보아 건강믿음모형은 일종의 심리적인 비용 – 편익 비교 모형이라 할 수 있다.

51

범이론적 모형(Trans-theoretical Model, 통합 이론, 행동 변화 단계 이론)

(1) 프로채스카(Prochaska)가 제안한 모형으로 행동변화를 고려전 – 고려 – 준비 – 실천 – 유지단계로 구분하여 변화를 위해서는 각 단계를 밟는다고 설명한 모형이다.

(2) 행동변화의 복잡성은 어느 한 이론에 의해 설명하기 보다는 각 변화단계에 따라 적절한 이론을 적용하게 되는데 여러 이론을 포함한다는 의미에서 범이론적 모형이라는 용어를 사용하게 된다.

(3) 특정 건강 행위는 다양한 변화 단계와 변화 과정을 통한 역동적 과정을 거치면서 그 행위로 인한 효과와 손실을 통한 의사결정 균형과 어떤 특정 행동을 지속할 수 있다는 자신감인 자기효능을 통하여 형성, 유지, 지속된다고 본다.

52

KABP모형

(1) 고전적인 지식 · 태도 · 실천 모형(KAP모형)의 제한점을 보완하기 위해 믿음을 넣어 KABP 모형이라고 하기도 한다.

(2) 태도의 변화가 믿음의 변화를 가져와서 이 믿음이 실천으로 이어지도록 관계를 추가하였고 이 각각의 단계에 다른 여러 가지 요인들이 함께 영향력을 미치는 것을 감안한 모형이 제시되고 있다.

노인 · 정신보건

제1장   노인보건

| 제1절 | 노인보건의 이해 |

01 ②	02 ④	03 ①	04 ②	05 ①
06 ①	07 ③	08 ②	09 ①	10 ①
11 ①				

01

'추간판'은 척추뼈와 뼈 사이에서 쿠션역할을 해주는 말랑말랑한 젤리 같은 물질로 노화가 진행되면 추간판은 좁아진다.

02

일상생활 능력 조사도구

(1) **일상생활 수행능력(ADL)**

노인의 건강을 기능수준에 기초하여 건강상태를 평가하는 데 적합하다. 3점 척도(1: 완전자립, 2: 부분의존, 3: 완전의존)로 구성되어 있으며, 점수가 높을수록 의존성이 높음을 의미한다.

① 목욕

② 옷 입기

③ 화장실 사용

④ 이동

⑤ 대소변 조절

⑥ 식사

⑦ 세수

(2) **수단적 일상생활 수행능력(IADL)**

지역사회 환경에서 독립적인 생활을 하는 데 필요한 ADL보다 높은 차원의 기능 상태를 평가한다. 또한, 입원 후 퇴원하려는 환자의 사회 복귀 가능성을 확인하는 데에도 사용된다. ①의 7항목은 3점 척도(1: 완전 자립, 2: 부분 의존, 3: 완전 의존)로 이루어져 있고 ②의 3문항은 4점 척도(1: 완전 자립, 2, 3: 부분 의존, 4: 완전 의존)로 구성되어 있으며 점수가 높을수록 의존성이 높음을 의미한다.

① 몸단장, 집안일, 식사준비, 빨래하기, 근거리 외출, 금전관리, 약 챙겨먹기

② 교통수단 이용, 물건사기, 전화사용

03

| 오답해설 |

② 혈관벽이 비후되고 탄력성이 저하된다.

③ 알츠하이머병은 신경계질환이다.

④ 통계상 뇌졸중 중에서 뇌경색(허혈성 뇌졸중)의 발생률이 뇌출혈(출혈성 뇌졸중)보다 높다.

04

(02 해설 참고)

05

일반적인 노인문제 노인 문제 4고(苦) - 빈곤, 질병(건강), 무위, 고독

(1) **고독에 대한 대처** - 친구사귀기

(2) **건강에 대한 대처** - 노화로 인한 활동저하에 대한 대처와 노인성질병에 대한 대응 필요. 일반적으로 암은 노인성질환으로 분류하지 않는다. 암은 40대 이후부터 발생률이 증가하며 조기에 발견하고 치료하는 것이 중요하다.

(3) **빈곤** - 수입감소에 대한 대비 필요

(4) **무위** - 역할상실에 대한 대비 필요

06 ~ 07

(02 해설 참고)

08

노인의 질환 특징

(1) 병인과 발병 시기가 불분명할 때가 많다.

(2) 서서히 가벼운 병상으로부터 만성으로 진행되며, 점차 중병의 기능장애로 발전된다.

(3) 동시에 여러 질병을 갖고 있다.

(4) 증상이 없거나 비전형적이다.

(5) 개인차가 크다.

(6) 노화 현상인지 질병인지 모호하다.

(7) 약물에 대한 부작용이 크다.

(8) 의사의 지식과 경험만으로 치료가 어렵고, 물리치료사, 재활의학 전문가 등의 팀워크 치료가 필요하다.

(9) 일반 인구보다 만성 질환 유병률이 높고 급성 질환 발생률도 높다.

(10) 의료 이용에 대한 욕구가 높고 만족도는 낮다.

⑾ 근골격계 질환이 가장 많고 다음으로 순환기계 질환의 발생이 높다.

⑿ 의식과 정신 장해가 많다.

09

노인보건의 주요 개념

(1) **건강노화(healthy aging)**: 노인보건의 목표는 인생의 후반기를 건강하게 지내는 것, 즉 건강노화에 있다. 세계보건기구는 건강노화를 노년기 안녕(well-being)을 가능토록 하는 기능상태를 향상하고 유지하는 과정이라고 정의했다.

(2) **성공적 노화(successful aging)**: 성공적 노화를 달성하기 위해서는 질병·장애예방, 신체·정신적 기능상태 유지, 적극적 사회활동의 세 가지 조건이 충족되어야 한다.

(3) **활동적 노화(active aging)**: 세계보건기구에서 활동적 노화를 국가보건정책 기조로 정할 것을 제창한 바 있다. 노년기 삶의 질 향상을 위해 건강, 사회 참여, 안전보장의 세 영역에서 국가적 대응의 필요성을 강조하고 있다.

(4) **생산적 노화(productive aging)**: 노년기에 일, 자원봉사, 돌봄 등과 같은 생산적 활동에 참여할 수 있도록 생산적 노화를 위한 복지정책이 중요하다.

10

노인보건의 접근 원칙

(1) **기능중심의 접근**: 특정 질병에 국한하지 않고 독립적 생활능력 향상과 유지에 초점

(2) **사람 중심의 접근**: 노인은 특히 다양한 가치관과 선호도를 갖고 있기 때문

(3) **생애과정 접근**: 노인의 건강상태는 여러 요인이 삶의 전반에 걸쳐 영향을 거친 결과이므로

(4) **포괄적·통합적 접근**: 일차, 이차, 삼차 예방 의료와 장기요양 및 복지를 포괄하는 서비스가 필요

(5) **지역사회기반의 서비스 제공체계 구축**: 노인은 집과 지역사회에서 거주하기를 선호함

※ 출처: 대한예방의학회, 예방의학과 공중보건학 제4판, 계축문화사, p.1298~1299.

11

(08 해설 참고)

01 ④	02 ③	03 ③	04 ④	05 ③
06 ③	07 ④	08 ④	09 ③	10 ①
11 ①	12 ①	13 ④	14 ①	15 ①
16 ③	17 ③	18 ②	19 ③	20 ①
21 ④	22 ④	23 ④	24 ③	25 ①
26 ③	27 ①	28 ②	29 ④	30 ②
31 ④	32 ②	33 ②	34 ④	35 ①
36 ④	37 ②	38 ④	39 ②	40 ②

01

장기요양인정 신청

(1) 장기요양인정을 신청할 수 있는 자는 노인등으로서 다음의 어느 하나에 해당하는 자격을 갖추어야 한다.
① 장기요양보험가입자 또는 그 피부양자
②「의료급여법」 수급권자

(2) "노인등"이란 65세 이상의 노인 또는 65세 미만의 자로서 치매·뇌혈관성 질환 등 대통령령으로 정하는 노인성 질병을 가진 자를 말한다.

02

단기보호: 수급자를 보건복지부령으로 정하는 범위 안에서 일정 기간(9일 이내) 동안 장기요양기관에 보호하여 신체활동지원 및 심신기능의 유지·향상을 위한 교육·훈련 등을 제공하는 장기요양급여

03

노인의료복지시설등에 장기간 입소하여 제공하는 급여는 시설급여이다.

재가급여는 수급자가 가정에서 받을 수 있는 급여로 방문요양, 방문목욕, 방문간호, 주·야간보호, 단기보호, 기타재가급여가 있다.

04

| 오답해설 |

① 국민건강보험 가입자와 노인장기요양보험의 가입자는 동일하다.

② 노인장기요양보험은 재가급여를 기본으로 하며 시설급여와 특별현금급여도 있다.

③ 조사결과서, 신청서, 의사소견서, 그 밖의 필요한 자료를 등급판정위원회에 제출하면 등급판정위원회는 신청인이 신청자격요건을 충족하고 6개월 이상 동안 혼자서 일상

생활을 수행하기 어렵다고 인정하는 경우 등급판정기준에 따라 수급자로 판정한다.

05

재가급여 중 주야간보호는 수급자를 하루 중 일정한 시간 동안 장기요양기관에 보호하여 신체활동 지원 및 심신기능의 유지 · 향상을 위한 교육 · 훈련 등을 제공하는 장기요양급여이다.

06

노인장기요양보험의 급여로는 재가급여, 시설급여, 특별현금급여가 있다.
특별현금급여는 가족요양비, 특례요양비, 요양병원간병비가 해당된다.

07

노인장기요양보험의 대상은 65세 이상의 노인 또는 65세 미만의 자로서 치매 · 뇌혈관성 질환 등 대통령령으로 정하는 노인성 질병을 가진 자이다.

08

| 오답해설 |
① 재가급여를 우선적으로 제공한다.
② 건강보험과 회계를 분리하여 운영한다.
③ 장기요양등급은 1~5등급과 인지지원등급이 있다.

09

노인장기요양보험에서 재가급여의 본인부담률은 15%, 시설급여의 본인부담률은 20%이다.

10

장기요양서비스는 일상생활수행능력(ADL)을 기본으로 평가하여 등급을 판정한다. ADL이 가능하여 일상생활은 가능하나 IADL이 불가능한 노인의 경우 등급 외 A, B 판정자로 구분할 수 있다. 이 경우 노인을 대상으로 하는 사회서비스제도인 노인돌봄종합서비스의 대상이 될 수 있으며 이 서비스에서는 단기가사지원서비스를 제공한다.

노인돌봄종합서비스
(1) **서비스 대상**
　① 만 65세 이상의 노인(독거노인) 노인장기요양등급 외 A, B 판정자로서 가구소득이 기준 중위소득 160% 이하
　② 시 · 군 · 구청장이 인정하는 장애 1~3등급 및 중증질환자 중 차상위계층 이하자

(2) **서비스 내용**
　① 방문서비스: 식사도움, 세면도움, 옷 갈아입히기, 구강관리, 신체기능의 유지, 화장실 이용 도움, 외출동행, 목욕보조 등
　② 주간보호서비스: 심신기능회복서비스, 급식 및 목욕서비스, 송영서비스 등
　③ 단기가사지원서비스: 취사, 생활필수품 구매, 청소, 세탁, 식사도움, 옷 갈아입기, 외출동행 등

11
재가급여
(1) **방문요양**: 장기요양요원이 수급자의 가정 등을 방문하여 신체활동 및 가사활동 등을 지원하는 장기요양급여
(2) **방문목욕**: 장기요양요원이 목욕설비를 갖춘 장비를 이용하여 수급자의 가정 등을 방문하여 목욕을 제공하는 장기요양급여
(3) **방문간호**: 장기요양요원인 간호사 등이 의사, 한의사 또는 치과의사의 지시서(이하 "방문간호지시서"라 한다)에 따라 수급자의 가정 등을 방문하여 간호, 진료의 보조, 요양에 관한 상담 또는 구강위생 등을 제공하는 장기요양급여
(4) **주 · 야간보호**: 수급자를 하루 중 일정한 시간 동안 장기요양기관에 보호하여 신체활동 지원 및 심신기능의 유지 · 향상을 위한 교육 · 훈련 등을 제공하는 장기요양급여
(5) **단기보호**: 수급자를 보건복지부령으로 정하는 범위 안에서 일정 기간 동안 장기요양기관에 보호하여 신체활동 지원 및 심신기능의 유지 · 향상을 위한 교육 · 훈련 등을 제공하는 장기요양급여
(6) **기타재가급여**: 수급자의 일상생활 · 신체활동 지원 및 인지기능의 유지 · 향상에 필요한 용구를 제공하거나 가정을 방문하여 재활에 관한 지원 등을 제공하는 장기요양급여로서 대통령령으로 정하는 것

12

노인장기요양보험의 급여로는 재가급여, 시설급여, 특별현금급여가 있다.

13

| 오답해설 |
① 가입자가 온전히 부담해야 한다. → 재정은 가입자가 납부하는 보험료와 일부 국고보조금이 사용된다.
② 지역사회보다 시설에서 관리하는 것을 우선으로 한다. → 집에서 서비스를 제공받는 재가급여를 기본으로 하고 있다.
③ 등급판정기준은 총 4등급으로 분류된다. → 등급판정기준은 1등급~5등급과 인지지원등급으로 분류된다.

14

재가급여의 본인부담금은 15%, 시설급여의 본인부담금은 20%이다.

15

「노인복지법」에 따른 노인복지시설의 종류

(1) 노인주거복지시설(법34조)
　① 양로시설: 노인을 입소시켜 급식과 그 밖에 일상생활에 필요한 편의를 제공함을 목적으로 하는 시설
　② 노인공동생활가정: 노인들에게 가정과 같은 주거여건과 급식, 그 밖에 일상생활에 필요한 편의를 제공함을 목적으로 하는 시설
　③ 노인복지주택: 노인에게 주거시설을 임대하여 주거의 편의·생활지도·상담 및 안전관리 등 일상생활에 필요한 편의를 제공함을 목적으로 하는 시설

(2) 노인의료복지시설(법 34조)
　① 노인요양시설: 치매·중풍 등 노인성질환 등으로 심신에 상당한 장애가 발생하여 도움을 필요로 하는 노인을 입소시켜 급식·요양과 그 밖에 일상생활에 필요한 편의를 제공함을 목적으로 하는 시설
　② 노인요양공동생활가정: 치매·중풍 등 노인성질환 등으로 심신에 상당한 장애가 발생하여 도움을 필요로 하는 노인에게 가정과 같은 주거여건과 급식·요양, 그 밖에 일상생활에 필요한 편의를 제공함을 목적으로 하는 시설

(3) 노인여가복지시설(법 36조)
　① 노인복지관: 노인의 교양·취미생활 및 사회참여활동 등에 대한 각종 정보와 서비스를 제공하고, 건강증진 및 질병예방과 소득보장·재가복지, 그 밖에 노인의 복지증진에 필요한 서비스를 제공함을 목적으로 하는 시설
　② 경로당: 지역노인들이 자율적으로 친목도모·취미활동·공동작업장 운영 및 각종 정보교환과 기타 여가활동을 할 수 있도록 하는 장소를 제공함을 목적으로 하는 시설
　③ 노인교실: 노인들에 대하여 사회활동 참여욕구를 충족시키기 위하여 건전한 취미생활·노인건강유지·소득보장 기타 일상생활과 관련한 학습프로그램을 제공함을 목적으로 하는 시설

16

노인장기요양보험제도는 건강보험제도와 별도로 운영된다.

17

ㄷ. 노인장기요양보험의 급여대상 선정을 위한 등급판정은 건강보험공단의 등급판정위원회에서 결정한다.
ㄹ. 노인장기요양보험은 건강보험과 독립회계로 운영된다.

18

① 지역보건법: 제1조(목적). 이 법은 보건소 등 지역보건의료기관의 설치·운영에 관한 사항과 보건의료 관련기관·단체와의 연계협력을 통하여 지역보건의료기관의 기능을 효과적으로 수행하는 데 필요한 사항을 규정함으로써 지역보건의료정책을 효율적으로 추진하여 지역주민의 건강 증진에 이바지함을 목적으로 한다.
② 노인복지법: 제1조(목적). 이 법은 노인의 질환을 사전예방 또는 조기발견하고 질환상태에 따른 적절한 치료·요양으로 심신의 건강을 유지하고, 노후의 생활안정을 위하여 필요한 조치를 강구함으로써 노인의 보건복지증진에 기여함을 목적으로 한다.
③ 의료급여법: 제1조(목적). 이 법은 생활이 어려운 사람에게 의료급여를 함으로써 국민보건의 향상과 사회복지의 증진에 이바지함을 목적으로 한다.
④ 의료법: 제1조(목적). 이 법은 모든 국민이 수준 높은 의료 혜택을 받을 수 있도록 국민의료에 필요한 사항을 규정함으로써 국민의 건강을 보호하고 증진하는 데에 목적이 있다.
• 노인장기요양보험법: 제1조(목적) 이 법은 고령이나 노인성 질병 등의 사유로 일상생활을 혼자서 수행하기 어려운 노인등에게 제공하는 신체활동 또는 가사활동 지원 등의 장기요양급여에 관한 사항을 규정하여 노후의 건강증진 및 생활안정을 도모하고 그 가족의 부담을 덜어줌으로써 국민의 삶의 질을 향상하도록 함을 목적으로 한다.

19

장기요양인정 유효기간(「노인장기요양보험법」 제19조, 법 시행령 제8조)

① 제15조에 따른 장기요양인정의 유효기간은 최소 1년 이상으로서 대통령령으로 정한다.
② ①에 따른 장기요양인정 유효기간은 2년으로 한다. 다만, 장기요양인정의 갱신 결과 직전 등급과 같은 등급으로 판정된 경우에는 그 갱신된 장기요양인정의 유효기간은 다음의 구분에 따른다.
　㉠ 장기요양 1등급의 경우: 4년
　㉡ 장기요양 2등급부터 4등급까지의 경우: 3년
　㉢ 장기요양 5등급 및 인지지원등급의 경우: 2년

③ 등급판정위원회는 ②에도 불구하고 장기요양 신청인의 심신상태 등을 고려하여 장기요양인정 유효기간을 6개월의 범위에서 늘리거나 줄일 수 있다.

20

노인장기요양보험은 65세 이상의 노인 또는 65세 미만의 자로서 치매ㆍ뇌혈관성 질환 등 노인성 질병을 가진 자 중 6개월 이상 동안 혼자서 일상생활을 수행하기 어렵다고 인정되는 자를 그 수급대상자로 하고 있다. 65세 이상 노인이어도 일상생활에 지장이 없다면 급여를 받을 수 없다.

21

| 오답해설 |
① 치매는 <u>후천적</u> 뇌질환으로 기억장애를 포함한 다영역에 걸친 인지기능장애를 겪는 상태이다.
② 여러 원인질환이 있으나 <u>알츠하이머병</u>이 전체 원인의 60~70%를 차지한다.
③ 경도인지장애(mild cognitive impairment, MCI)는 정상에서 치매로 이행되는 중간단계인데 <u>인지기능장애가 있으나 일상생활 수행능력의 장애는 없는 상태</u>이나 연간 10~15%가 치매로 이행한다.

22

우리나라 노인장기요양보험제도는 건강보험제도와는 별개의 제도로 도입ㆍ운영되고 있는 한편으로, 제도운영의 효율성을 도모하기 위하여 보험자 및 관리운영기관을 국민건강보험공단으로 일원화하고 있다. 또한 국고지원이 가미된 사회보험방식을 채택하고 있어 건강보험가입자는 노인장기요양보험의 가입자가 되며, 수급대상자는 65세 이상 노인이나 65세 미만 노인성질환을 가진 자이다.
노인장기요양급여의 종류는 재가급여(방문요양, 방문목욕, 방문간호, 주야간보호, 단기보호, 기타재가급여), 시설급여, 특별현금급여(가족요양비, 특례요양비, 요양병원간병비)가 있다.

23

파킨슨병은 노인성질환에 포함되는 질병이다. 노인장기요양보험의 대상이며 집에서 생활하며 받을 수 있는 급여는 재가급여이다. 방문요양은 재가급여에 해당한다.
노인장기요양법에 따른 "노인등"이란 65세 이상의 노인 또는 65세 미만의 자로서 치매ㆍ뇌혈관성질환 등 <u>대통령령으로</u> 정하는 노인성 질병을 가진 자를 말한다.

「노인장기요양보험법 시행령」 [별표 1]
노인성 질병의 종류(제2조 관련)

구분	질병명
한국 표준 질병ㆍ사인 분류	가. 알츠하이머병에서의 치매
	나. 혈관성 치매
	다. 달리 분류된 기타 질환에서의 치매
	라. 상세불명의 치매
	마. 알츠하이머병
	바. 지주막하출혈
	사. 뇌내출혈
	아. 기타 비외상성 두개내출혈
	자. 뇌경색증
	차. 출혈 또는 경색증으로 명시되지 않은 뇌졸중
	카. 뇌경색증을 유발하지 않은 뇌전동맥의 폐쇄 및 협착
	타. 뇌경색증을 유발하지 않은 대뇌동맥의 폐쇄 및 협착
	파. 기타 뇌혈관질환
	하. 달리 분류된 질환에서의 뇌혈관장애
	거. 뇌혈관질환의 후유증
	너. 파킨슨병
	더. 이차성 파킨슨증
	러. 달리 분류된 질환에서의 파킨슨증
	머. 기저핵의 기타 퇴행성 질환
	버. 중풍후유증
	서. 진전(震顫)

24 ~ 25

장기요양급여의 종류(「노인장기요양보험법」 제23조)
(1) **재가급여**: 방문요양, 방문목욕, 방문간호, 주ㆍ야간보호, 단기보호, 기타재가급여
(2) **시설급여**: 장기요양기관에 장기간 입소하여 신체활동 지원 및 심신기능 유지ㆍ향상을 위한 교육ㆍ훈련 등을 제공하는 장기요양급여
(3) **특별현금급여**: 가족요양비, 특례요양비, 요양병원간병비

26

「노인장기요양보험법」 제1조(목적)
이 법은 고령이나 노인성 질병 등의 사유로 일상생활을 혼자서 수행하기 어려운 노인등에게 제공하는 신체 활동 또는 가사 활동 지원 등의 장기요양급여에 관한 사항을 규정하여 노후의 건강증진 및 생활안정을 도모하고 그 가족의 부담을 덜어줌으로써 국민의 삶의 질을 향상하도록 함을 목적으로 한다.

27

① 2007년 「노인장기요양보험법」이 제정된 뒤 2008년 7월에 시행되었다.

② 65세 이상 노인 또는 65세 미만의 자로서 치매·뇌혈관성 질환 등 노인성 질병을 가진 자 중 6개월 이상 동안 혼자서 일상생활을 수행하기 어렵다고 인정되는 자를 그 수급대상자로 하고 있다.

③ 재원은 장기요양보험료와 본인부담금만, 국고지원으로 이루어진다.

④ 장기요양2등급은 심신의 기능상태 장애로 일상생활에서 상당 부분 다른 사람의 도움이 필요한 자로서 장기요양인정 점수가 75점 이상 95점 미만인 자이다. 일상생활에서 부분적으로 다른 사람의 도움이 필요한 자로 인정점수가 60점 이상 75점 미만인 자는 장기요양3등급에 해당한다.

28

장기요양인정

• 일정한 절차에 따라 장기요양급여를 받을 수 있는 권리(수급권)가 부여된다.

• 장기요양인정 신청자격: 장기요양보험 가입자 및 그 피부양자 또는 의료급여 수급권자 중 65세 이상의 노인 또는 65세 미만자로서 치매, 뇌혈관성 질환 등 노인성 질병을 가진 자

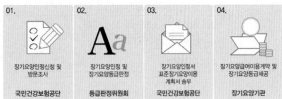

장기요양인정절차

29

노인장기요양보험 급여의 종류

(1) **재가급여**

① 방문요양: 장기요양요원이 수급자의 가정 등을 방문하여 신체활동 및 가사활동 등을 지원하는 장기요양급여

② 방문목욕: 장기요양요원이 목욕설비를 갖춘 장비를 이용하여 수급자의 가정 등을 방문하여 목욕을 제공하는 장기요양급여

③ 방문간호: 장기요양요원인 간호사 등이 의사, 한의사 또는 치과의사의 지시서(이하 "방문간호지시서"라 한다)에 따라 수급자의 가정 등을 방문하여 간호, 진료의 보조, 요양에 관한 상담 또는 구강위생 등을 제공하는 장기요양급여

④ 주·야간보호: 수급자를 하루 중 일정한 시간 동안 장기요양기관에 보호하여 신체활동 지원 및 심신기능의 유지·향상을 위한 교육·훈련 등을 제공하는 장기요양급여

⑤ 단기보호: 수급자를 보건복지부령으로 정하는 범위 안에서 일정 기간 동안 장기요양기관에 보호하여 신체활동 지원 및 심신기능의 유지·향상을 위한 교육·훈련 등을 제공하는 장기요양급여

⑥ 기타재가급여: 수급자의 일상생활·신체활동 지원 및 인지기능의 유지·향상에 필요한 용구를 제공하거나 가정을 방문하여 재활에 관한 지원 등을 제공하는 장기요양급여로서 대통령령으로 정하는 것

(2) **시설급여**: 장기요양기관에 장기간 입소한 수급자에게 신체활동 지원 및 심신기능의 유지·향상을 위한 교육·훈련 등을 제공하는 장기요양급여(노인요양시설, 노인요양공동생활가정)

(3) **특별현금급여**: 가족요양비, 특례요양비, 요양병원간병비

30

치매검진사업

(1) **치매검진사업(치매관리법 제11조)**

① 보건복지부장관은 종합계획에 따라 치매를 조기에 발견하는 검진사업(이하 "치매검진사업"이라 한다)을 시행하여야 한다.

② 치매검진사업의 범위, 대상자, 검진주기 등에 필요한 사항은 대통령령으로 정한다.

③ 치매의 검진 방법 및 절차 등에 필요한 사항은 보건복지부령으로 정한다.

④ 국가는 치매검진을 받는 사람 중 「의료급여법」에 따른 의료급여수급자 및 대통령령으로 정하는 건강보험 가입자에 대하여 그 비용의 전부 또는 일부를 지원할 수 있다.

(2) **치매검진사업의 범위 등(법 시행령 제8조)**

① 법 제11조제1항에 따른 치매검진사업(이하 "치매검진사업"이라 한다)에는 다음 각 호의 사업이 포함되어야 한다.

1. 치매검진사업 대상자의 선정 및 통보
2. 치매검진사업 대상자에 대한 검사 및 진단
3. 치매검진사업 대상자에 대한 검진비 지급
4. 치매검진에 대한 홍보
5. 치매검진 프로그램의 개발 및 관리
6. 치매검진의 질 관리

② 치매검진사업의 대상자는 다음 각 호의 사람으로 한다.

1. 「국민건강보험법」 제5조에 따른 건강보험가입자 및 피부양자
2. 「의료급여법」 제3조에 따른 의료급여수급권자

③ 치매검진사업의 검진주기는 2년 이내로 한다.

31 ~ 32

(29 해설 참고)

33

파킨슨병(Parkinson's disease)

(1) 도파민신경세포 소실로 발생하는 신경퇴행성질환으로 운동완서, 안정떨림, 톱니바퀴 경축, 자세반사장애 등 운동조절 장애 소견을 보인다.

(2) **위험인자**
　① 나이, 여성, 백인 등이다. 일부 제초제 노출이 위험요인으로 보고되었으며 망간 등 중금속 노출, 감염, 두부 외상 등이 연관되어 있을 가능성이 있다.
　② 흡연자에서 발병위험이 낮은데 기전은 아직 확실하지 않다.
　③ 음주와 커피 섭취량과 발병의 관계는 J곡선을 보인다.
　④ 노령 이전의 파킨슨병은 유전적 요인이나 직업적, 환경적 요인이 작용하는 경우가 많다.

(3) 파킨슨병은 치매, 뇌혈관질환과 더불어 가장 흔한 노인성 뇌질환의 하나이다. 다른 신경퇴행성 질환에 비하여 치료를 통해 삶의 질을 올릴 수 있으므로 적극적인 조기발견 및 관리가 필요하다.

※ 출처: 대한예방의학회, 예방의학과 공중보건학(제4판), 계축문화사, 2021, p.534.

34

(29 해설 참고)

| 오답해설 |
③ 보장구급여는 기타재가급여에 해당하며 대상자에게 필요한 용구를 대여해주는 것이다.
④ 가족요양비는 특별현금급여에 해당한다.

35

노인장기요양보험제도

(1) **대상**: 65세 이상의 노인 또는 65세 미만의 자로서 치매·뇌혈관성 질환 등 노인성 질병을 가진 자 중 6개월 이상 동안 혼자서 일상생활을 수행하기 어렵다고 인정되는 자를 그 수급대상자로 하고 있다.

(2) **등급판정위원회의 설치(「노인장기요양보험법」 제52조)**
　① 장기요양인정 및 장기요양등급 판정 등을 심의하기 위하여 공단에 장기요양등급판정위원회를 둔다.
　② 등급판정위원회는 특별자치시·특별자치도·시·군·구 단위로 설치한다. 다만, 인구 수 등을 고려하여 하나의 특별자치시·특별자치도·시·군·구에 2 이상의 등급판정위원회를 설치하거나 2 이상의 특별자치시·특별자치도·시·군·구를 통합하여 하나의 등급판정위원회를 설치할 수 있다.

③ 등급판정위원회는 위원장 1인을 포함하여 15인의 위원으로 구성한다.
④ 등급판정위원회 위원은 다음 각 호의 자 중에서 공단 이사장이 위촉한다. 이 경우 특별자치시장·특별자치도지사·시장·군수·구청장이 추천한 위원은 7인, 의사 또는 한의사가 1인 이상 각각 포함되어야 한다.

> 1. 「의료법」에 따른 의료인
> 2. 「사회복지사업법」에 따른 사회복지사
> 3. 특별자치시·특별자치도·시·군·구 소속 공무원
> 4. 그 밖에 법학 또는 장기요양에 관한 학식과 경험이 풍부한 자

⑤ 등급판정위원회 위원의 임기는 3년으로 하되, 한 차례만 연임할 수 있다. 다만, 공무원인 위원의 임기는 재임기간으로 한다.

(3) **등급판정(법 제15조)**
　① 공단은 조사가 완료된 때 조사결과서, 신청서, 의사소견서, 그 밖에 심의에 필요한 자료를 등급판정위원회에 제출하여야 한다.
　② 등급판정위원회는 신청인이 신청자격요건을 충족하고 6개월 이상 동안 혼자서 일상생활을 수행하기 어렵다고 인정하는 경우 심신상태 및 장기요양이 필요한 정도 등 대통령령으로 정하는 등급판정기준에 따라 수급자로 판정한다.

> **등급판정기준(법 시행령 제7조)**
> 1. 장기요양 1등급: 심신의 기능상태 장애로 일상생활에서 전적으로 다른 사람의 도움이 필요한 자로서 장기요양인정 점수가 95점 이상인 자
> 2. 장기요양 2등급: 심신의 기능상태 장애로 일상생활에서 상당 부분 다른 사람의 도움이 필요한 자로서 장기요양인정 점수가 75점 이상 95점 미만인 자
> 3. 장기요양 3등급: 심신의 기능상태 장애로 일상생활에서 부분적으로 다른 사람의 도움이 필요한 자로서 장기요양인정 점수가 60점 이상 75점 미만인 자
> 4. 장기요양 4등급: 심신의 기능상태 장애로 일상생활에서 일정부분 다른 사람의 도움이 필요한 자로서 장기요양인정 점수가 51점 이상 60점 미만인 자
> 5. 장기요양 5등급: 치매(제2조에 따른 노인성 질병에 해당하는 치매로 한정한다)환자로서 장기요양인정 점수가 45점 이상 51점 미만인 자
> 6. 장기요양 인지지원등급: 치매(제2조에 따른 노인성 질병에 해당하는 치매로 한정한다)환자로서 장기요양인정 점수가 45점 미만인 자

(4) **장기요양급여 종류**
　① 재가급여: 방문요양, 방문목욕, 방문간호, 주·야간보호, 단기보호, 기타재가급여가 있다.

② 시설급여: 장기요양기관에 장기간 동안 입소하여 신체활동 지원 및 심신기능의 유지·향상을 위한 교육·훈련 등을 제공하는 장기요양급여(노인요양시설, 노인요양공동생활가정)

③ 특별현금급여: 가족요양비, 특례요양비, 요양병원간병비

36

노인장기요양보험

(1) 노인장기요양보험은 고령이나 노인성 질병 등의 사유로 일상생활을 혼자서 수행하기 어려운 노인 등에게 신체활동 또는 가사활동 지원 등의 장기요양급여를 제공하여 노후의 건강증진 및 생활안정을 도모하고 그 가족의 부담을 덜어줌으로써 국민의 삶의 질을 향상하도록 함을 목적으로 시행하는 사회보험제도이다.

(2) 65세 이상의 노인 또는 65세 미만의 자로서 치매·뇌혈관성 질환 등 노인성 질병을 가진 자 중 6개월 이상 동안 혼자서 일상생활을 수행하기 어렵다고 인정되는 자를 그 수급대상자로 하고 있다.

(3) 노인장기요양보험제도는 관리·운영할 기관을 별도로 설치하지 않고 「국민건강보험법」에 의하여 설립된 기존의 국민건강보험공단을 관리운영기관으로 하고 있다. 이는 도입과 정착을 원활하게 하기 위하여 건강보험과 독립적인 형태로 설계하되, 그 운영에 있어서는 효율성 제고를 위하여 별도로 관리운영기관을 설치하지 않고 국민건강보험공단이 이를 함께 수행하도록 한 것이다.

(4) 노인장기요양보험의 급여로는 재가급여, 시설급여, 특별현금급여가 있으며 노인 등이 가족과 함께 생활하면서 가정에서 장기요양을 받는 재가급여를 우선적으로 제공하여야 한다. 재가급여의 종류로는 방문요양, 방문목욕, 방문간호, 주·야간보호, 단기보호, 기타재가급여가 있다.

(5) 장기요양등급은 등급판정기준에 따라 1등급~5등급, 인지지원등급이 있다.

37

① 장기요양보험의 가입자는 국민건강보험의 가입자와 동일하며 대상자는 다르다. 장기요양보험은 65세 이상의 노인 또는 65세 미만의 자로서 치매·뇌혈관성 질환 등 노인성 질병을 가진 자 중 6개월 이상 동안 혼자서 일상생활을 수행하기 어렵다고 인정되는 자를 그 수급대상자로 하고 있다.

② 장기요양급여 수급자 중 기초생활보장법에 따른 의료급여 수급자는 본인부담금을 부담하지 아니한다.

③ 「노인장기요양보험법」(제52조 등급판정위원회의 설치)에 의거하야 장기요양인정 및 장기요양등급 판정 등을 심의하기 위하여 국민건강보험공단에 장기요양등급판정위원회를 둔다.

④ 6개월 이상 동안 혼자 일상생활을 수행하기 어렵다고 인정되는 장애인도 신청할 수 있다.

38

노인장기요양보험 급여의 종류

(1) 재가급여

① 방문요양: 장기요양요원이 수급자의 가정 등을 방문하여 신체활동 및 가사활동 등을 지원하는 장기요양급여

② 방문목욕: 장기요양요원이 목욕설비를 갖춘 장비를 이용하여 수급자의 가정 등을 방문하여 목욕을 제공하는 장기요양급여

③ 방문간호: 장기요양요원인 간호사 등이 의사, 한의사 또는 치과의사의 지시서(이하 "방문간호지시서"라 한다)에 따라 수급자의 가정 등을 방문하여 간호, 진료의 보조, 요양에 관한 상담 또는 구강위생 등을 제공하는 장기요양급여

④ 주·야간보호: 수급자를 하루 중 일정한 시간 동안 장기요양기관에 보호하여 신체활동 지원 및 심신기능의 유지·향상을 위한 교육·훈련 등을 제공하는 장기요양급여

⑤ 단기보호: 수급자를 보건복지부령으로 정하는 범위 안에서 일정 기간 동안 장기요양기관에 보호하여 신체활동 지원 및 심신기능의 유지·향상을 위한 교육·훈련 등을 제공하는 장기요양급여

⑥ 기타재가급여: 수급자의 일상생활·신체활동 지원 및 인지기능의 유지·향상에 필요한 용구를 제공하거나 가정을 방문하여 재활에 관한 지원 등을 제공하는 장기요양급여로서 대통령령으로 정하는 것

(2) 시설급여: 장기요양기관에 장기간 입소한 수급자에게 신체활동 지원 및 심신기능의 유지·향상을 위한 교육·훈련 등을 제공하는 장기요양급여(노인요양시설, 노인요양공동생활가정)

(3) 특별현금급여: 가족요양비, 특례요양비, 요양병원간병비

39

본인부담금(「노인장기요양법」 제40조)

(1) 장기요양급여(특별현금급여는 제외한다. 이하 같다)를 받는 자는 대통령령으로 정하는 바에 따라 비용의 일부를 본인이 부담한다. 이 경우 장기요양급여를 받는 수급자의 장기요양등급, 이용하는 장기요양급여의 종류 및 수준 등에 따라 본인부담의 수준을 달리 정할 수 있다.

① 재가급여: 해당 장기요양급여비용의 100분의 15

② 시설급여: 해당 장기요양급여비용의 100분의 20

(2) 제1항에도 불구하고 수급자 중 「의료급여법」 수급자 중 「기초생활보장법」에 따른 수급자는 본인부담금을 부담하지 아니한다.

40

(38 해설 참고)

01

자의입원이 권장되는 것

(1) 강제입원이 권장된다거나 바람직하다고 표현하면 틀리다.

(2) 자의입원이 권장되지만 다음의 경우 입원이 가능하다.

① 보호의무자에 의한 입원: 정신의료기관등의 장은 정신질환자의 보호의무자 2명 이상이 신청한 경우로서 정신건강의학과전문의가 입원등이 필요하다고 진단한 경우에만 해당 정신질환자를 입원등을 시킬 수 있다. 이 경우 정신의료기관등의 장은 입원등을 할 때 보호의무자로부터 보건복지부령으로 정하는 바에 따라 입원등 신청서와 보호의무자임을 확인할 수 있는 서류를 받아야 한다.

② 특별자치시장 · 특별자치도지사 · 시장 · 군수 · 구청장에 의한 입원: 정신건강의학과전문의 또는 정신건강전문요원은 정신질환으로 자신의 건강 또는 안전이나 다른 사람에게 해를 끼칠 위험이 있다고 의심되는 사람을 발견하였을 때에는 특별자치시장 · 특별자치도지사 · 시장 · 군수 · 구청장에게 대통령령으로 정하는 바에 따라 그 사람에 대한 진단과 보호를 신청할 수 있다.

실태조사(「정신건강복지법」 제10조)

보건복지부장관은 5년마다 다음 각 호의 사항에 관한 실태조사(이하 "실태조사"라 한다)를 하여야 한다. 다만, 정신건강증진 정책을 수립하는 데 필요한 경우 수시로 실태조사를 할 수 있다.

(1) 정신질환의 인구학적 분포, 유병률(有病率) 및 유병요인

(2) 성별, 연령 등 인구학적 특성에 따른 정신질환의 치료 이력, 정신건강증진시설 이용 현황

(3) 정신질환으로 인한 사회적 · 경제적 손실

(4) 정신질환자의 취업 · 직업훈련 · 소득 · 주거 · 경제상태 및 정신질환자에 대한 복지서비스

(5) 정신질환자 가족의 사회 · 경제적 상황

(6) 그 밖에 정신건강증진에 필요한 사항으로서 보건복지부령으로 정하는 사항

02

「정신건강증진 및 정신질환자 복지서비스 지원에 관한 법률」상 정신건강증진의 기본이념

(1) 모든 국민은 정신질환으로부터 보호받을 권리를 가진다.

(2) 모든 정신질환자는 인간으로서의 존엄과 가치를 보장받고, 최적의 치료를 받을 권리를 가진다.

(3) 모든 정신질환자는 정신질환이 있다는 이유로 부당한 차별대우를 받지 아니한다.

(4) 미성년자인 정신질환자는 특별히 치료, 보호 및 교육을 받을 권리를 가진다.

(5) 정신질환자에 대해서는 입원 또는 입소(이하 "입원등"이라 한다)가 최소화되도록 지역 사회 중심의 치료가 우선적으로 고려되어야 하며, 정신건강증진시설에 자신의 의지에 따른 입원 또는 입소(이하 "자의입원등"이라 한다)가 권장되어야 한다.

(6) 정신건강증진시설에 입원등을 하고 있는 모든 사람은 가능한 한 자유로운 환경을 누릴 권리와 다른 사람들과 자유로이 의견교환을 할 수 있는 권리를 가진다.

(7) 정신질환자는 원칙적으로 자신의 신체와 재산에 관한 사항에 대하여 스스로 판단하고 결정할 권리를 가진다. 특히 주거지, 의료행위에 대한 동의나 거부, 타인과의 교류, 복지서비스의 이용 여부와 복지서비스 종류의 선택 등을 스스로 결정할 수 있도록 자기결정권을 존중받는다.

(8) 정신질환자는 자신에게 법률적 · 사실적 영향을 미치는 사안에 대하여 스스로 이해하여 자신의 자유로운 의사를 표현할 수 있도록 필요한 도움을 받을 권리를 가진다.

(9) 정신질환자는 자신과 관련된 정책의 결정과정에 참여할 권리를 가진다.

03

지역사회 정신보건사업의 원칙(G. Caplan, 1967)

(1) 지역 주민에 대한 책임: 지역정신보건센터가 진료권 내에 있는 전체 인구를 책임진다.

(2) 환자의 가정과 가까운 곳에서 치료

(3) 포괄적인 서비스: 지역정신보건센터는 입원, 응급, 부분입원, 외래, 자문 및 교육 등 포괄적인 서비스를 제공하여야 한다.

(4) 여러 전문인력 간의 팀적 접근: 정신 질환을 치료하는 데는 정신건강의학과 의사, 간호사 이외에 사회사업가, 임상심리사, 작업요법사 등의 다양한 정신보건인력이 참여하여야 하며, 이들 정신보건인력들 간의 팀 접근이 요구된다.

(5) 진료의 지속성: 조현병 등 대부분의 중증 정신질환은 만성화 과정을 겪게 되는데, 긴 치료 과정에서 치료자가 바뀌지 않는 것이 중요하다.

(6) 지역 주민의 참여

(7) 정신보건사업의 평가와 연구

(8) 예방

(9) 정신보건자문

(10) 보건의료서비스와 사회복지서비스와의 연계

04

필립 피넬(Philippe Pinel, 프랑스, 1745~1826): 1789년 정신병원에 수용된 53명의 정신병 환자를 해방시키고 정신병 환자의 처우 개선에 힘쓴 의사로서 정신의학 창시자이다. 피넬은 정신의료에서 환자에 대한 면밀한 관찰과 환자의 말을 증례기록에 처음으로 도입하였다. '정신병의 의학 및 철학적 고찰'을 발표하였다.

05

필립 피넬(Philippe Pinel, 1745~1826)은 프랑스 정신병원의 의사로서 실증적 의학관과 그리스도교적 박애관에 입각하여 그때까지 죄수처럼 다루었던 정신 질환자들을 쇠사슬로부터 해방시키고 의학적 치료에 따르는 길을 열어 놓아 정신보건의 1차 혁명을 이끌었다.

| 오답해설 |

① **튜크**: 기독교 정신과 합리적인 원칙에 입각해서 새로운 환경의 정신병원 요양소와 정신병 치료법을 도입하였다.

② **톨로즈**: 프랑스에서 정신보건연맹을 조직하여 정신보건의 선구자로 공헌하였다.

③ **히포크라테스**: 기질은 체액에 따라 다르다고 하면서 최초로 정신 질환을 분류하려고 노력하였으며 처음으로 정신신체(Psychosomatic)라는 용어를 사용하였다.

06

「**정신건강증진 및 정신질환자 복지서비스 지원에 관한 법률**」 제1조(목적)

이 법은 정신질환의 예방·치료, 정신질환자의 재활·복지·권리보장과 정신건강 친화적인 환경 조성에 필요한 사항을 규정함으로써 국민의 정신건강증진 및 정신질환자의 인간다운 삶을 영위하는 데 이바지함을 목적으로 한다.

07

「정신건강증진 및 정신질환자 복지서비스 지원에 관한 법률」 제3조에 따른 "정신건강증진시설"이란 정신의료기관, 정신요양시설 및 정신재활시설을 말한다.

08

세계보건기구는 '정신건강 증진'에 대해서 질병의 관리를 훨씬 넘어서며 '적극적인 관점에서 행복을 포함한 긍정적 정서 상태를 함양하고 질병을 예방하며 회복력을 증진하는 것'으로 정의하였다.

지역사회 정신보건사업의 원칙으로 환자의 가정과 가까운 곳에서 치료할 것을 제시하고 있다. 환자 및 그 가족의 정신보건서비스 이용을 촉진하기 위하여 정신보건서비스가 환자의 가정과 가까운 곳에 있어야 한다.

09

• 프로이트는 정신분석기법을 개발하였다.

• 앙리 라보리(Henri Labriot) 1952년 향정신성약물을 개발하여 치료방법을 혁명적으로 개선하였다.

10

정신보건의 혁명

(1) **1차 혁명**: 필립 피넬. 정신질환자를 쇠사슬로부터 해방

(2) **2차 혁명**: 지그문트 프로이트(Sigmund Freud)의 정신분석학

(3) **3차 혁명**: 향정신성 약물 개발로 치료방법을 혁명적으로 개선(Henri Labriot, 1952)

(4) **4차 혁명**: 지역사회 정신보건사업

11

「**정신건강증진 및 정신질환자 복지서비스 지원에 관한 법률**」 제2조 정의

"정신건강증진시설"이란 정신의료기관, 정신요양시설 및 정신재활시설을 말한다.

12

국가정신건강증진사업의 방향성

(1) **비전**: 마음이 건강한 사회, 함께 사는 나라

(2) **정책목표**

① 코로나19 심리방역을 통한 대국민 회복탄력성 증진

② 전 국민이 언제든 필요한 정신건강서비스를 이용할 수 있는 환경조성

③ 정신질환자의 중증도와 경과에 따른 맞춤형 치료환경 제공

④ 정신질환자가 차별 경험 없이 지역사회 내 자립할 수 있도록 지원

⑤ 약물중독, 이용장애 등에 대한 선제적 관리체계 마련

⑥ 자살 충동, 자살 수단, 재시도 등 자살로부터 안전한 사회 구현

(3) 정책목표와 전략

정책목표	전략
전 국민 정신건강증진	• 적극적 정신건강증진 분위기 조성 • 대상자별 예방 접근성 제고 • 트라우마 극복을 위한 대응역량 강화
정신의료 서비스 / 인프라 선진화	• 정신질환 조기인지 및 개입 강화 • 지역 기반 정신 응급 대응체계 구축 • 치료 친화적 환경 조성 • 집중 치료 및 지속 지원 등 치료 효과성 제고
지역사회 기반 정신질환자의 사회통합	• 지역사회 기반 재활 프로그램 및 인프라 개선 • 지역사회 내 자립 지원 • 정신질환자 권익 신장 및 인권 강화
중독 및 디지털기기 이용장애 대응 강화	• 알코올 중독자 치료 및 재활서비스 강화 • 마약 등 약물중독 관리체계 구축 • 디지털기기 등 이용장애 대응 강화
자살로부터 안전한 사회구현	• 자살 고위험군 발굴과 위험요인 관리 • 고위험군 지원 및 사후관리 • 서비스 지원체계 개선
정신건강정책 발전을 위한 기반 구축	• 정책 추진 거버넌스 강화 • 정신건강관리 전문인력 양성 • 공공자원 역량 강화 • 통계 생산체계 정비 및 고도화 • 정신건강분야 전략적 R&D 투자 강화

13

① 우울증 예방에 대한 홍보 책자 배포 – 1차 예방
② 우울증 위험군을 대상으로 정기적 선별검사 시행 – 2차 예방
③ 지역 내 사업장의 직무 스트레스 관리 프로그램 운영·지원 – 1차 예방
④ 정신병원 퇴원 예정자를 대상으로 사회생활 적응 프로그램 운영 – 3차 예방

14

정신보건의 이념(정신건강복지법 제2조)

(1) 모든 국민은 정신질환으로부터 보호받을 권리를 가진다.
(2) 모든 정신질환자는 인간으로서의 존엄과 가치를 보장받고, 최적의 치료를 받을 권리를 가진다.
(3) 모든 정신질환자는 정신질환이 있다는 이유로 부당한 차별대우를 받지 아니한다.
(4) 미성년자인 정신질환자는 특별히 치료, 보호 및 교육을 받을 권리를 가진다.

(5) 정신질환자에 대해서는 입원 또는 입소(이하 "입원등"이라 한다)가 최소화되도록 지역 사회 중심의 치료가 우선적으로 고려되어야 하며, 정신건강증진시설에 자신의 의지에 따른 입원 또는 입소(이하 "자의입원등"이라 한다)가 권장되어야 한다.
(6) 정신건강증진시설에 입원등을 하고 있는 모든 사람은 가능한 한 자유로운 환경을 누릴 권리와 다른 사람들과 자유로이 의견교환을 할 수 있는 권리를 가진다.
(7) 정신질환자는 원칙적으로 자신의 신체와 재산에 관한 사항에 대하여 스스로 판단하고 결정할 권리를 가진다. 특히 주거지, 의료행위에 대한 동의나 거부, 타인과의 교류, 복지서비스의 이용 여부와 복지서비스 종류의 선택 등을 스스로 결정할 수 있도록 자기결정권을 존중받는다.
(8) 정신질환자는 자신에게 법률적·사실적 영향을 미치는 사안에 대하여 스스로 이해하여 자신의 자유로운 의사를 표현할 수 있도록 필요한 도움을 받을 권리를 가진다.
(9) 정신질환자는 자신과 관련된 정책의 결정과정에 참여할 권리를 가진다.

15

정신보건의 목적

(1) 「정신건강증진 및 정신질환자 복지서비스 지원에 관한 법률」 제1조 목적: 이 법은 정신질환의 예방·치료, 정신질환자의 재활·복지·권리보장과 정신건강 친화적인 환경 조성에 필요한 사항을 규정함으로써 국민의 정신건강증진 및 정신질환자의 인간다운 삶을 영위하는 데 이바지함을 목적으로 한다.
(2) 지역사회 전체 주민의 정신건강 유지, 증진, 회복, 예방을 위하여 필요한 지식과 기술을 탐구하고, 국민의 정신적 효율을 증진시켜 건강한 사회를 이룩하는 데 목표를 둔다.

16

필립 피넬(Philippe Pinel, 프랑스, 1745~1826): 1789년 정신병원에 수용된 53명의 정신병 환자를 해방시키고 정신병 환자의 처우 개선에 힘쓴 의사로서 정신의학 창시자이다. 피넬은 정신의료에서 환자에 대한 면밀한 관찰과 환자의 말을 증례기록에 처음으로 도입하였다. '정신병의 의학 및 철학적 고찰'을 발표하였다.
활동시기는 1700년대 후반이므로 18세기 후반에 해당한다.

17

「정신건강증진 및 정신질환자 복지서비스 지원에 관한 법률」 제3조에 따른 "정신건강증진시설"이란 정신의료기관, 정신요양시설 및 정신재활시설을 말한다.

18

정신질환자의 정신병원 입원 유형

(1) **자의입원**: 정신질환자 또는 정신건강상 문제가 있는 사람이 스스로 신청하여 입원하는 유형

(2) **동의입원**: 정신질환자 본인이 정신건강의학과 전문의와 면담하여 입원의 필요성을 인지하고, 보호의무자의 동의를 받아 입원을 신청하는 자발적 입원 유형

(3) **보호입원**: 정신질환으로 인한 자·타해 위험성이 심각하여 입원치료가 필요하다는 정신건강의학과 전문의의 진단이 있으나 환자가 입원치료를 거부하는 경우, 보호의무자 2인의 신청으로 진행되는 비자의적 입원 유형

(4) **행정입원**: 자신의 건강 또는 다른 사람에게 해를 끼칠 위험이 큰 정신질환자 발견 시, 특별시장, 특별자치시장, 특별자치도지사, 광역시장, 도지사, 시장, 군수, 구청장이 진행하는 비자의적 입원 유형

(5) **응급입원**: 정신질환자로 추정되는 자·타해 위험이 큰 사람을 발견한 사람은 의사·경찰관의 동의를 받아 해당 정신질환 추정자를 정신의료기관에 입원을 의뢰할 수 있음. 이 경우 3일 이내에 다른 유형의 입원으로 전환하거나 퇴원시켜야 함

19

「정신건강복지법」 제2조(정의)

"정신건강증진사업"이란 정신건강 관련 교육·상담, 정신질환의 예방·치료, 정신질환자의 재활, 정신건강에 영향을 미치는 사회복지·교육·주거·근로 환경의 개선 등을 통하여 국민의 정신건강을 증진시키는 사업을 말한다.

20

정신보건 개입의 스펙트럼 모델

(1) 자살 예방의 개념적인 틀은 '정신보건 개입의 스펙트럼 모델'에 입각하고 있다.

(2) WHO는 자살 위험도의 단계에 따라 보편적(universal), 선택적(selective), 집중적(indicated) 예방전략의 대상으로 구별한다.

① 보편적 예방 중재는 일반인구 전체에 영향을 미칠 수 있는 개입을 의미하며, 정신보건에 대한 접근성 개선, 자살수단 접근 제한, 언론의 책임성 있는 보도 행태 등이 그 예이다.

② 선택적 예방 중재는 트라우마나 심리적 불안을 경험하는 취약한 상황과 집단(예 해고가 임박한 상황, 가정 불화, 재난, 학대의 경험, 가족의 상실)에 대한 개입을 말한다.

③ 집중적 예방 개입은 정신질환자나 자살시도자처럼 고위험군을 대상으로 하는 예방적 개입을 의미한다.

(3) 한편 WHO는 자살예방에서 보건분야뿐 아니라 복지, 주거, 교육, 고용, 경찰, 경제, 법률 등의 영역이 참여하는 다부문 접근의 중요성을 강조하고 있다.

※ 출처: 대한예방의학회, 예방의학과 공중보건학 제4판, 계축문화사, 2021, p.545.

21

「정신보건법」은 정신질환자의 의료 및 사회복귀에 관하여 필요한 사항을 규정함으로써 국민의 정신건강증진에 이바지함을 목적으로 하는 법으로, 1995년 12월 30일에 제정되었으며 1996년 12월 31일에 시행되었다.

22

정신병원 탈시설화운동

(1) 환자를 정신병원이 아닌 지역에서 치료하려고 하는 운동이다. 영국에서 국가시책으로서 실행되어 커다란 성과를 거두었고 미국의 정신의료에 영향을 주었다.

(2) 특히 유명한 것은 케네디 대통령 시대인 1963년에 나온 '정신병 및 정신박약에 관한 대통령 교서'(이른바 '케네디 교서')이다. 여기에서는 정신병 및 정신박약자에 대한 국민의 관심을 강하게 환기시키고 아울러 대 정신병원시대에서 지역정신의료시대로 크게 변천하는 계기를 만들었다. 입원환자가 수천명이 넘는 주립정신병원은 폐지되고 지역정신의료의 중심적 역할을 하는 정신보건센터로 모양을 바꾸게 되었다.

※ 출처: 이무식 외, 보건학, 계축문화사, 2015년, p.634.

23

정신건강전문요원(동법 제17조)

(1) 보건복지부장관은 정신건강 분야에 관한 전문지식과 기술을 갖추고 보건복지부령으로 정하는 수련기관에서 수련을 받은 사람에게 정신건강전문요원의 자격을 줄 수 있다.

(2) (1)에 따른 정신건강전문요원은 그 전문분야에 따라 정신건강임상심리사, 정신건강간호사, 정신건강사회복지사 및 정신건강작업치료사로 구분한다.

(3) 보건복지부장관은 정신건강전문요원의 자질을 향상시키기 위하여 보수교육을 실시할 수 있다.

01 ②	02 ③	03 ④	04 ②	05 ①
06 ③	07 ②	08 ①	09 ③	10 ③
11 ③	12 ④			

01

사이코패스(psychopath)

극단적인 반사회적 인경장애이다. 표면상 정상적인 사회생활을 하는 것으로 보이지만 사회관습이나 법질서에 역행하는 비이성적 행동이나 반인륜적 행동을 하면서도 죄책감을 느끼지 못한다. 남의 입장을 이해하려 하지 않고 자기만의 세계에 갇혀버린 상태의 정신병이다. 자신의 출세나 이득을 위해서 타인을 무자비하게 가해하고도 양심의 가책을 느끼지 못하는 인격장애이다. 특히 반인륜적 흉악범죄에 대해 죄책감을 느끼지 않지만 잘못임을 알고 있는 반사회적 정신질환을 소시오패스(sociopath)라 한다.

인격장애(personality disorder)

사회적으로 문제되는 정도는 아니지만 타인에 대해 불신과 의심이 강하고, 책임전가를 잘 하지만 양심의 가책은 느끼지 못하며, 지나친 우월감이나 이기심이 강하지만 자신의 의무나 책임은 충실하지 못하는 경우이다.

02 ~ 03

정신분열증(Schizopherenia)

정신병 환자 중에서 가장 많으며, 대개는 청년기에 발병해서 만성적으로 진행되는데, 20~40세 인구에서 다발한다. 사회 환경적·심리적·생리적 원인 및 유전적 원인이 있는 것으로 보고 있으나 확실한 기전은 밝혀지지 않았으며 유전성이 인정되고 있다. 무반응, 함구, 환각 등의 증세와 과대망상이나 피해망상, 비합리적 언행 등의 증상이 나타난다.

04

Maslow는 인간은 욕구의 순서에 따라 그 욕구를 충족시키려고 행동하게 되며 인간생존의 기본 욕구가 충족되어야 상위 계층의 욕구가 생기고, 또 그것이 행동을 일으키는 원동력이 된다고 설명하며 욕구를 다섯단계로 제시하였다.

욕구단계

생리적 욕구 – 안전의 욕구 – 소속감과 사랑의 욕구 – 자존감의 욕구 – 자아실현의 욕구

05

정신분열증(조현병)

감정, 사고, 행동 등에 장애가 있는 정신질환으로서 특히 감정과 사고를 조절하고 통합하는 뇌기능장애가 심한질병이다. 무반응, 함구, 환각 등의 증세와 과대망상이나 피해망상, 비합리적인 언행 등의 증상이 있다. 생활과정에서 직면하는 어려움을 적응하지 못하고, 비현실적 망상 속에서 자신의 소망을 실현하려 하거나 자신의 실패를 남의 탓으로 전가하려 하고, 다른 사람들과 어울리는 것을 기피하려고 한다.

06

① **부정**: 가장 원시적인 방어 기제로서 아동과 심한 정서장애인들이 주로 사용한다. 위협적인 현실에 눈을 감아 버림으로써 불안을 방어해 보려는 수단이다. 사람들은 불안을 일으키는 현실을 실제로 받아들이기를 거부한다. 예를 들면, 사랑하는 사람이 죽었을 때 그 죽음 자체를 부인한다든지, 전쟁의 공포를 없애기 위해 전쟁의 비참함에 눈을 감아 버리는 것 등이다.

② **억제(suppression)**: 억압과 달리 당사자 스스로 행위를 안 하겠다고 결심해서 목적 달성을 참는 것이다. 하지만, 본인의 욕구나 소망이 공감을 얻지 못한 채, 억제되면 억제될수록 사람이 폭주하게 된다는 것이 그 견해로서 있다.

③ **반동형성(reation formation)**: 반동형성은 받아들일 수 없는 욕구 혹은 감정과 상반된 행동을 하는 것을 말한다. 예컨대, 적대적인 사람이 극히 친절하고 동정적인 것처럼 행동할 수 있다.

④ **억압(repression)**: 자아가 의식하지 못하는 사이에 고통스럽고, 위협을 주며, 괴로운 사고, 감정, 욕망 등을 무의식계로 밀어내는 기제이다.

07

미국의 심리학자 엘리자베스 퀴블러–로스(Elisabeth Kübler –Ross, 1926–2004)가 1969년에 쓴 『죽음과 죽어감(On Death and Dying)』에서 선보인 모델로서, 사람이 죽음을 선고받고 이를 인지하기까지의 과정을 5단계로 구분지어 놓은 것이다. 영어로는 각 단계들을 줄여서 DABDA라고도 한다.

(1) **부정(Denial)**: 한 사람이 큰 병에 걸렸다는 소식을 듣는 등 큰 충격을 받았을 경우, 제일 먼저 자신의 상황을 부정한다. 검사가 잘못된 것 아닌가 하는 의심으로 수많은 병원을 돌아다니고, 다른 사람이 자신에 대해 물어보면 별 일 아니라는 식으로 얘기한다. 상태가 심해지면 다른 환자와 결과가 바뀐 것 아닌가 의심하며, 자신은 나을 수 있다며 치료를 거부하기도 한다.

(2) **분노(Anger)**: 분노의 단계에서는 자신 주변의 모든 것이 분노의 대상이 된다. 가족, 친구, 의사나 간호사, 혹은 신에게까지 분노를 표출한다. 이 시기 환자는 감정 기복이 심하고 무슨 행동을 해 주든 그게 분노로 연결되어 굉장히 다루기 어렵다.

(3) **협상(Barganining)**: 상황도 받아들였고 분노도 충분히 표출했으면 더 이상 상황이 나아지지 않을 것이라는 걸 깨닫고 상황을 미루려 한다. 이것이 협상이라는 형태로 나타난다. 가장 익숙한 예로는 '이번 한 번만 살려주시면 앞으로 정말 착하게 살게요!' 같은 것이다. 죽음을 앞둔 사람의 경우 생명의 연장이라는 목적을 이루기 위해 신에게 맹세하는 경우가 많다. 나아가 무신론자가 종교에 귀의하는 경우도 있다.

(4) **우울(Depression)**: 결국 협상도 되지 않는다는 것을 깨달으면 극심한 우울증 증세가 나타난다. 모든 일에 초연해지고, 웃음을 잃고 하루 종일 멍한 표정으로 있거나 아예 울어버리기도 한다. 이 단계의 우울함은 크게 두 종류로 나뉘는데, 자기가 죽으면 남겨질 사람들에 대한 걱정으로 발생하는 반작용적인 우울증과 친구, 가족, 애인이나 소중한 물건들을 잃는다는 생각에 발생하는 예비적 우울증으로 나뉜다.

(5) **수용(Acceptance)**: 모든 감정이 지나가면 이젠 피할 수 없는 것이라며 받아들이게 된다. 이 단계에선 우울하지도 않고 활기차지도 않으며, 차분하게 자신의 감정을 정리하는 시간이다. 그렇다고 좋은 기분인 것은 아니고, 이때까지 겪었던 모든 감정들 때문에 지친 것이다. 환자는 눈에 띄게 약해지고, 뭔가 의미있는 일을 하려 한다. 사람을 만나는 것을 그렇게 반가워하지 않고 말수가 줄어들며, 침묵이 소통을 대신하게 된다.

08

- **기질적 정신질환**이란 뇌손상 또는 뇌질환으로 인하여 뇌의 기능에 장애가 생겨 지남력·기억력·계산력·지식·학습력·판단력이 없어 억누를 수 없는 따위의 뇌증상이 함께 나타나는 정신질환을 말한다. 노인성 치매, 뇌매독, 만성 알코올 중독 등이 있다.
- **인격장애(Personality Disorder)**는 사회적으로 문제되는 정도는 아니지만 타인에 대해 불신과 의심이 강하고, 책임전가를 잘하지만 양심의 가책은 느끼지 못하며, 지나친 우월감이나 이기심이 강하지만 자신의 의무나 책임은 충실하지 못하는 경우이다.

09

신경증은 노이로제증, 불안신경증, 우울신경증이라고도 하는데, 히스테리, 강박신경증, 신경쇠약증 등을 총칭하는 증후군으로, 최근에는 불안장애 증후군으로 분류하기도 한다. 현실 판단이나 행동이 사회적으로 이해되는 범위이지만, 공포증, 강박증, 건강염려증 등이 심한 증후군이다.

10

스트레스

(1) 일상생활 속에서 변화, 상실, 기대 미충족 등을 내포하는 생활사건이나 만성적 긴장과 짜증거리 등의 자극으로 인해 발생하는 비특이적 반응의 총체로서 한 개인의 심리적 신체적 균형과 안정을 깨트리는 건강위험요인이다.

(2) 셀리(Selye HHB, 1907~1982)는 스트레스를 외부자극으로부터 생명을 보호하기 위한 비특이적 반응으로 설명하면서 '일반적응증후군(general adaption syndrome)'이라는 용어로 스트레스를 정의하였고 스트레스의 단계를 경고(alarm)단계, 저항(resistance)단계, 탈진(exhaustion)로 나누어 설명하였다.

셀리의 스트레스이론(일반적응증후군)

(1) **경고반응단계**

① 스트레스를 받음으로 대항 혹은 회피반응이 시작된다. 신체 내에서는 교감신경계가 활성화되어 스트레스에 반응한다.

② 이때 몸은 일시적으로 두통증상이 나타나며, 피곤해지고, 식욕이 떨어지며, 위통 등이 발생할 수 있지만, 그래도 신체 내에서 회복능력을 지니고 있는 상태이다.

(2) **저항단계**

① 스트레스에 대해 저항을 하고 원상태(균형)로 돌리려고 한다. 스트레스에 저항을 하다가도 강한 압박감이 지속되면 저항력이 감소되기도 하지만, 압박감이 진정되면 다음 단계인 소모기로 넘어간다.

② 이때 체내에서는 호르몬의 분비가 왕성해지고, 신체적으로는 소진될 가능성이 있으며, 겉으로는 정상이지만 생리적으로 불균형을 이루어가려고 진행을 하고 있는 상태이다. 심리적·생리적으로 저항이 이루어지지 않으면 불안을 유발시킬 수 있다.

(3) **탈진단계(소진단계)**

① 신체적·심리적으로 저항이 약화되어 심신의 균형을 잃게 되는 상태이다. 신체적으로 활동이 둔화되어 질병으로도 확산가능성이 있다.

② 신체의 면역체계가 약해지고 감기, 위통, 알레르기, 인후염, 근육통과 같은 심리신체 증상이 나타난다. 때로는 심근경색 등 급작스러운 죽음에 이를 정도의 질병을 초래하기도 한다.

11

① **강박장애**

강박 장애는 불안 장애의 일종으로, 자신의 의지와는 상관없이 어떤 특정한 사고나 행동을 떨쳐버리고 싶은데도 시도 때도 없이 반복적으로 하게 되는 상태를 말한다. 강박 장애는 강박적 행동과 강박적 사고로 구분이 되며, 강박적 사고가 불안이나 고통을 일으키는 것이라면, 강박적 행동은 그것을 중화시키는 기능을 한다.

② **외상후 스트레스장애(PTSD)**

외상 후 스트레스 장애는 심각한 외상을 겪은 후에 나타나는 불안 장애를 의미한다. 외상은 마음에 큰 충격을 주는 경험을 말한다. 외상의 종류에는 전쟁, 자연재해, 교통사고, 화재, 타인이나 자신을 향한 폭력과 범죄 등이 있을 수 있다. 직접 경험하거나 목격한 사건이 자신에 큰 충격을 준 것을 외상으로 정의한다. 환자는 이러한 경험에 대하여 공포심과 아무도 도와줄 수 없다는 느낌을 갖는다. 환자가 원치 않아도 반복적으로 사건이 회상되기 때문에, 환자는 다시 기억나는 것을 회피하려고 애를 쓰게 된다.

③ **공황장애**

공황 장애란 갑자기 극도의 두려움과 불안을 느끼는 불안 장애의 일종이다. 환자들은 심한 불안과 초조감, 죽을 것 같은 공포를 느끼고, 이와 함께 가슴 뜀, 호흡 곤란, 흉통이나 가슴 답답함, 어지러움, 손발 저림, 열감 등의 다양한 신체 증상을 경험한다. 공황장애는 평소 길을 걷다가, 직장이나 집에서 일을 하다가 갑작스럽게 발병하는 경우가 많다.

④ **사회공포증(sociophobia)**

사회공포증은 당혹감을 줄 수 있는 특정한 사회적 상황 또는 활동 상황을 지속적으로 두려워하고 피하려 하거나, 피할 수 없는 경우에는 즉각적인 불안 반응을 보이는 질환이다. 타인에게 자세히 관찰되는 상황에서 창피를 당할 수 있다는 생각에 두려움을 느끼고, 이에 대한 즉각적인 공포 반응이 나타난다.

12

기질적 정신질환

(1) 뇌손상 또는 뇌질환으로 인하여 뇌의 기능에 장애가 생겨 지남력 · 기억력 · 계산력 · 지식 · 학습력 · 판단력이 없어 억누를 수 없는 따위의 뇌증상이 함께 나타나는 정신질환을 말한다.

(2) 노인성 치매, 뇌매독, 만성 알코올 중독 등이 있다.

보건행정 · 사회보장

제1장 보건행정

제1절 | 보건의료서비스				
01 ④	02 ③	03 ①	04 ②	05 ③
06 ④	07 ②	08 ②	09 ③	10 ②
11 ①	12 ④	13 ③	14 ②	15 ④
16 ④	17 ②	18 ①	19 ①	20 ①
21 ②	22 ①	23 ④	24 ①	25 ②
26 ④	27 ①	28 ④	29 ④	30 ④
31 ③	32 ③	33 ③	34 ②	35 ④

01

질병은 언제 어디서 발생할지 예측할 수 없다. 그리고 일단 수요가 생기면 필수적이고 분할이 불가능하다. 이러한 보건의료의 특성을 수요의 예측불가능성이라 하며, 이는 의료보험 성립배경(개인은 예측 불가능하나 다수이면 예측 가능)이 된다.

02

보건의료서비스는 **치료의 불확실성**이 존재한다. 질병이 발생한 이후 치료절차와 치료결과를 예측하는 것은 명확하지 않다. 이러한 치료결과의 불확실성 때문에 환자들은 의료서비스의 질적 · 양적 향상에 대한 욕구가 존재한다.
양질의 불확실성에 대한 소비자들의 개선욕구는 치료의 불확실성에서 비롯되는 것으로 정부나 민간의료기관으로 하여금 규제 혹은 의료기관간의 경쟁을 통하여 질적인 측면에서 적절한 대응을 유도해야 한다. 예를 들어, 면허소지자인 의료인들로 하여금 일정기간 동안 직무와 관련된 재교육을 받도록 법적으로 강제하는 것도 치료의 불확실성을 낮추는 방법이다.

03

- **정보의 비대칭성(소비자의 지식 부족)**: 의료서비스에 대한 지식이 의사에게 집중되어 소비자들은 이것에 대한 정보를 알 수가 없음을 의미하며 그로 인해 공급자에 의한 유인수요가 발생하기 때문에 3자 개입이 필요하다.
- **세이의 법칙(Say's Law)**: 공급이 수요를 창출한다.

04

인증의 유효기간은 4년, 조건부 인증의 유효기간은 1년이다.

> **「의료법」**
> **제58조(의료기관 인증)**
> ① 보건복지부장관은 의료의 질과 환자 안전의 수준을 높이기 위하여 병원급 의료기관에 대한 인증(이하 "의료기관 인증"이라 한다)을 할 수 있다.
> ② 보건복지부장관은 대통령령으로 정하는 바에 따라 의료기관 인증에 관한 업무를 관계 전문기관(이하 "인증전담기관"이라 한다)에 위탁할 수 있다. 이 경우 인증전담기관에 대하여 필요한 예산을 지원할 수 있다.
> ③ 보건복지부장관은 다른 법률에 따라 의료기관을 대상으로 실시하는 평가를 통합하여 인증전담기관으로 하여금 시행하도록 할 수 있다.
>
> **제58조의2(의료기관인증위원회)**
> ① 보건복지부장관은 의료기관 인증에 관한 주요 정책을 심의하기 위하여 보건복지부장관 소속으로 의료기관인증위원회(이하 이 조에서 "위원회"라 한다)를 둔다.
> ② 위원회는 위원장 1명을 포함한 15인 이내의 위원으로 구성한다.

05

「의료법」에 의해 의료기관 인증기준에는 다음의 사항이 포함되어야 한다.
(1) 환자의 권리와 안전
(2) 의료기관의 의료서비스 질 향상 활동
(3) 의료서비스의 제공과정 및 성과
(4) 의료기관의 조직인력의 관리 및 운영
(5) 환자의 만족도

06

| 오답해설 |
① 공급자의 도덕적 해이로 인해 유인수요가 발생한다. – 정보의 비대칭
② 보건의료서비스의 특성에 집단적으로 대응하기 위한 경제적 수단으로 의료보험을 도입한다. – 수요의 예측불가능성
③ 보건의료서비스의 소비를 통해 국민 개인뿐만 아니라 국가 전체에도 장기적 편익을 가져다 준다. – 우량재

07

정보의 비대칭성(소비자의 무지)은 의료서비스에 대한 지식이 의사에게 집중되어 소비자들은 이것에 대한 정보를 알 수가 없음으로 인해 발생하는 특성으로 그로 인해 공급자에 의한 유인수요가 발생하게 된다. 그래서 국가의 개입이 필요하다.

08

외부효과(전염병 예방)는 한 개인의 행동이 제3자에게 미치는 영향(감염병 예방법, 격리 등)을 말한다. 예방접종을 통한 전염병 예방은 대표적인 외부효과의 특성에 대한 설명이다.

09

Donabedian의 의료의 질 평가
(1) **구조평가**: 의료기관 신임제도, 면허와 자격인증제도
(2) **과정평가**: 의료이용도 조사(UR), 의료감사, 임상진료지침 여부, 동료심사(PRO), 보수교육, 전문가표준검토기구(PSRO)
(3) **결과평가**: 병원사망률, 이환율, 재발률, 기능회복률, 환자 만족도

10

외부 효과는 한 개인의 행동이 제3자에게 미치는 영향(감염병 예방법, 격리 등)을 말한다. 질병에 노출될 경우 다른 사람에게 피해를 주는 역외부 효과도 존재하며(공해, 전염병, 간접흡연), 집단면역 등을 통해 사전에 위험집단을 통제함으로써 질병을 예방할 수 있는 순외부 효과도 있다.

11

(09 해설 참고)

12

의료기관인증제도의 인증대상은 병원급 이상 의료기관이며 의료기관의 자율신청에 의해 이루어진다. 다만, 요양병원은 의무인증대상이며 상급종합병원, 전문병원 등으로 지정을 받고자 하는 의료기관은 인증을 받아야 한다. 인증등급은 인증(유효기간 4년), 조건부인증(유효기간 1년), 불인증으로 분류된다.

「의료법」에 따라 인증에 포함되어야 할 사항
(1) 환자의 권리와 안전
(2) 의료기관의 의료서비스 질 향상 활동
(3) 의료서비스의 제공과정 및 성과
(4) 의료기관의 조직인력의 관리 및 운영
(5) 환자의 만족도

13

(09 해설 참고)

14

수요의 불확실성
(1) 개인적인 수준에서 질병의 발생 여부 및 시점, 그로 인한 진료의 결과 및 진료비의 발생규모 등은 대부분 예측이 불가능하다.
(2) 질병이 발생하더라도 개인 또는 가계경제에 막대한 영향을 미칠 비용도 미리 예측할 수 없다.
(3) 이러한 수요의 불확실성과 불규칙성에 집단적으로 대응하기 위한 경제적 수단으로 의료보험을 갖게 되며 보험을 통하여 미래의 불확실한 큰 소실을 현재의 확실한 적은 손실로 대체한다.
(4) 의료보험의 최우선의 목적은 예기치 못한 재산상의 손실로부터 보험가입자를 보호하는 것이다.

15

보건의료서비스의 사회경제적 특징
(1) 정보의 비대칭성(소비자의 지식 부족) → 공급이 수요 창출 (Say's Law)
(2) 외부 효과(전염병 예방)
(3) 수요의 예측 불가능성 → 의료보험의 근거
(4) 치료의 불확실성
(5) 공급 및 수요의 비탄력성
(6) 독점성
(7) 공급과 수요의 일치(저장 불가능성)
(8) 공급과 수요의 시간적 불일치
(9) 공공재적 성격: 모든 소비자에게 골고루 편익이 돌아가야 하는 재화 및 서비스의 성격을 가지고 있다(비배제성, 비경합성, 무임승차문제).
(10) 우량재(가치재)적 성격
(11) 소비재 요소와 투자재 요소의 혼재

16

(12 해설 참고)

17

(15 해설 참고)

18

감염병 전파, 예방접종의 의한 전파 차단은 외부효과의 특성이기도 하지만 이 문제에서는 격리병실 운영에 있어서 공공병원의 역할을 강조하고 있다. 이는 국가가 직접 서비스를 제공하여 사회구성원 전체의 이익을 추구한 특성으로 우량재(가치재)로서의 보건의료서비스 특성에 대한 설명에 해당한다.

우량재(Merit Goods, 가치재)

(1) 우량재는 인간의 생존에 필수적이며, 인간이 인간다운 생활을 하기 위해 반드시 향유해야 하는 재화를 의미하는데, 의식주와 기초교육이 대표적이다.

(2) 보건의료서비스 역시 인간의 필수적인 재화이며, 이 때문에 헌법에서도 건강권을 기본으로 규정하고 있으며, 우량재는 소득수준, 사회적 지위, 지역, 사회계층을 막론하고 모든 국민에게 기본적으로 제공되어야 하는 재화이기 때문에 국가가 담당하지 않으면 안 된다.

(3) 우량재의 공급을 시장에 맡겨두면 구매능력이 없는 계층은 소외되어 인간다운 생활이 불가능하기 때문에 사회정의와 형평성의 실현을 위해 정부가 적극적으로 개입해야 한다.

(4) 보건의료서비스의 소비를 통해 국민 개인뿐만 아니라 국가 전체에도 장기적 편익을 가져다 준다.

(5) 적절한 보건의료서비스를 통하여 건강을 보호한다는 것은 질병의 파급효과를 줄이게 되며 그 혜택은 당사자뿐만 아니라 그 가족 혹은 사회전체에 돌아가기 때문에 우량재적 성격을 지닌다.

19

외부효과는 공급자의 이익이나 손해와는 관계없이 타인(소비자나 여타 사회구성원)에게 이익을 주거나 손해를 주는 것을 말한다. 감염성 질환에 대한 예방 및 치료는 감염병 감염경로를 차단하므로 예방접종을 받지 않은 다른 사람들에게도 큰 영향을 미친다. 총인구 중 상당비율의 사람들이 특정질환에 대한 면역력을 가지면 다른 사람들도 감염될 위험이 적기 때문이다.

코로나19유행은 질병에 걸린 당사자의 건강문제 뿐만 아니라 사회경제적으로 미치는 영향이 매우 크다. 국가적으로 예방접종을 시행하여 집단면역을 형성하게 되면 질병의 유행을 막을 수 있고 이는 모든 국민의 삶에 영향을 미치게 되는 외부효과를 일으킨다.

20

도나베디안의 의료의 질 평가

(1) **구조평가**: 면허·자격부여제도, 신임평가, 병원표준화심사, 인증평가제도

(2) **과정평가**: 의료이용도 조사, 의료전문인들의 상호감시, 임상진료지침, 의료감사, 보수교육, PSRO

(3) **결과평가**: 고객만족도 조사, 의료서비스 평가, 진료결과 평가, 이환율, 사망률, 합병증 등의 지표

| 오답해설 |

② 의료이용도 조사 – 과정평가

③ 임상진료지침 – 과정평가

④ 환자만족도 조사 – 결과평가

21 ~ 22

(20 해설 참고)

23

보건의료서비스의 사회경제적 특징

(1) 정보의 비대칭성(소비자의 지식 부족)

(2) 외부 효과(전염병 예방)

(3) 수요의 예측 불가능성

(4) 치료의 불확실성

(5) 공급 및 수요의 비탄력성

(6) 독점성

(7) 공급과 수요의 일치

(8) 공급과 수요의 시간적 불일치

(9) 공공재적 성격

(10) 우량재적 성격

24

외부효과는 한 개인의 행동이 제3자에게 미치는 영향(감염병예방법, 격리 등)을 말한다. 질병에 노출될 경우 다른 사람에게 피해를 주는 역외부 효과도 존재하며(공해, 전염병, 간접흡연), 집단면역 등을 통해 사전에 위험집단을 통제함으로써 질병을 예방할 수 있는 순외부 효과도 있다.

25

소비자의 무지(정보의 비대칭)

(1) 의료시장은 소비자와 공급자 간의 정보가 불균등하게 분포되어 있어 소비자의 무지가 존재한다. 건강상태에 대한 무지, 제공되는 보건의료서비스의 내용에 대한 무지, 가격정보에 대한 무지, 치료결과에 대한 무지가 있다.

(2) 제공되는 서비스의 종류나 범위의 선택에서 소비자는 공급자인 의료인에게 의존할 수밖에 없다.

(3) 공급자의 도덕적 해이로 인해 유인수요(의사유인수요: Physician–induced Demand)가 발생한다.

(4) **관련 법칙**: 세이의 법칙–공급이 수요를 창출한다. 로머의 법칙–공급된 병상은 채워지기 마련이다.

(5) 이러한 이유로 의료제공자에게 충분한 설명에 근거한 동의를 법적으로 의무화하거나, 제3자가 의료공급자에 대한 가격 및 품질에 관한 정보를 소비자에게 제공해야 한다.

| 오답해설 |

② 최근에는 인터넷을 통해 소비자들이 다양한 정보를 확인할 수 있기 때문에 심화되고 있다고 볼 수 없다.

26

도나베디안의 의료의 질 평가

(1) **구조측면**: 의료기관신임제도(병원표준화 심사), 면허와 자격인증제도 등

(2) **과정측면**: 의료이용도 조사, 의료감사, 임상진료지침, 동료평가 등

(3) **결과측면**: 병원사망률, 이환율, 재발률, 회복률, 합병증발생률, 환자만족도 등

27

외부효과는 자신의 이익이나 손해와 관계없이 타인에게 이익을 주거나 손해를 주는 것을 말한다. 감염성 질환에 대한 예방 및 치료는 감염병 감염경로를 차단하므로 예방접종을 받지 않은 다른 사람들에게도 큰 영향을 미친다. 총인구 중 상당비율의 사람들이 특정질환에 대한 면역력을 가지면 다른 사람들도 감염될 위험이 적기 때문이다. 공중보건사업은 대부분 외부효과를 가진다. 그러므로 생산 및 소비는 순수하게 시장기능에만 맡겨놓을 수 없고 정부의 개입이 필요하다.

| 오답해설 |

② 보건의료서비스는 수요의 불확실성이 있다. 이는 개인적인 수준에서 질병의 발생 여부 및 시점, 그로 인한 진료의 결과 및 진료비의 발생규모 등은 대부분 예측이 불가능한 것을 의미한다. 이러한 수요의 불확실성과 불규칙성에 집단적으로 대응하기 위한 경제적 수단으로 의료보험을 갖게 되며 보험을 통하여 미래의 불확실한 큰 소실을 현재의 확실한 적은 손실로 대체한다.

③ 보건의료서비스는 사회경제적 특성으로 인하여 민간시장에 맡겨두면 시장실패를 겪게 되며 이로 인한 문제점 극복을 위해 정부가 규제 및 촉진정책을 실시한다.

④ 의료수요는 비탄력적이기 때문에 가격의 변동에 따른 수요의 변화가 크지 않다. 하지만 수요가 항상 일정한 것은 아니다.

28

Donabedian의 의료의 질 평가

(1) **구조평가**: 의료서비스가 제공되는 시설이나 시술 여건, 환경, 소요되는 자원을 의미하며 인적 · 물리적 · 재정적 자원에 대한 평가. 의료기관 신임제도, 면허와 자격인증제도

(2) **과정평가**: 의료제공자가 실제로 환자를 진료하는 과정과 행위의 적절성을 평가. 의료이용도 조사(UR), 의료감사, 임상진료지침 여부, 동료심사(PRO), 보수교육, 전문가표준검토기구(PSRO)

(3) **결과평가**: 환자에게 실제 제공된 의료서비스로 인해 현재 또는 미래의 건강상태가 어떻게 변화되었는지에 초점을 두는 접근방법. 병원사망률, 이환율, 재발률, 기능회복률, 환자만족도

29

외부효과는 한 개인의 행동이 제3자에게 미치는 영향(감염병 예방법, 격리 등)을 말한다. 감염성 질환에 대한 예방 및 치료는 감염병 감염경로를 차단하므로 예방접종을 받지 않은 다른 사람들에게도 큰 영향을 미친다. 총인구 중 상당비율의 사람들이 특정질환에 대한 면역력을 가지면(집단면역) 다른 사람들도 감염될 위험이 적기 때문이다.

| 오답해설 |

① **정보의 비대칭성**: 의료서비스에 대한 지식이 의사에게 집중되어 소비자들은 이것에 대한 정보를 알 수가 없다. 공급자에 의한 유인수요가 발생하기 때문에 3자 개입이 필요하다.

② **수요의 불확실성**: 질병이 언제 어디서 발생할지 예측할 수 없다. 그리고 일단 수요가 생기면 필수적이고 분할이 불가능하다. 의료보험 성립 배경(개인은 예측 불가능하나 다수이면 예측 가능)이 된다.

③ **치료의 불확실성**: 질병발생 이후 치료절차와 결과의 예측이 명확하지 않다. 치료결과의 불확실성으로 인해 환자들에게는 의료서비스의 질적 · 양적 향상에 대한 욕구가 존재한다.

30

① **정보의 비대칭성**: 의료서비스에 대한 지식이 의사에게 집중되어 소비자들은 이것에 대한 정보를 알 수가 없다. 공급자에 의한 유인수요가 발생하기 때문에 3자 개입이 필요하다.

② **외부효과**: 한 개인의 행동이 제3자에게 미치는 영향(감염병 예방법, 격리 등)을 말한다.

③ **공급과 수요의 일치**: 수요가 필요할 때 즉시 공급이 이루어져야 한다.

④ **독점성**: 면허자만 공급이 가능함으로 인해 발생 공급의 독점성이 발생하기 때문에 국가의 개입이 필요하다.

31

외부효과는 한 개인의 행동이 제3자에게 미치는 영향(감염병 예방법, 격리 등)을 말한다. 질병에 노출될 경우 다른 사람에게 피해를 주는 역외부 효과도 존재하며(공해, 전염병, 간접흡연), 집단면역 등을 통해 사전에 위험집단을 통제함으로써 질병을 예방할 수 있는 순외부 효과도 있다. 금연구역의 설정은 흡연자가 주변사람에게 영향을 미치는 외부효과를 차단하기 위한 대책이다.

① 건강보험제도 – 수요의 예측불가능성
② 보건진료소 설치 – 우량재
④ 항생제 처방률 공개 – 정보의 비대칭성

32

공급의 독점성

보건의료서비스는 국가면허를 가진 한정된 사람에게만 주어짐으로써 생산부문의 독점이 형성된다. 공급의 독점권이 형성되기 때문에 의과대학의 신설이나 의과대학의 정원 등을 시장기능에 맡길 수 없고, 국가에 의한 공급자 자격을 규정하여 관리한다. 의사인력에 대한 법적 독점으로 인해 의료인들이 이익단체를 결성하고 막강한 권력을 가지기도 한다.

33

외부효과는 한 개인의 행동이 제3자에게 미치는 영향(감염병 예방법, 격리 등)을 말한다. 질병에 노출될 경우 다른 사람에게 피해를 주는 역외부 효과도 존재하며(공해, 전염병, 간접흡연), 집단면역 등을 통해 사전에 위험집단을 통제함으로써 질병을 예방할 수 있는 순외부 효과도 있다.

34

정보의 비대칭성(소비자의 무지)은 의료서비스에 대한 지식이 의사에게 집중되어 소비자들은 이것에 대한 정보를 알 수가 없음으로 인해 발생하는 특성으로 그로 인해 공급자에 의한 유인수요가 발생하게 된다. 그래서 국가의 개입이 필요하다.

35

감염병 전파, 예방접종의 의한 전파 차단은 외부효과의 특성이기도 하지만 이 문제에서는 격리병실 운영에 있어서 공공병원의 역할을 강조하고 있다. 이는 국가가 직접 서비스를 제공하여 사회구성원 전체의 이익을 추구한 특성으로 우량재(가치재)로서의 보건의료서비스 특성에 대한 설명에 해당한다.

우량재(Merit Goods, 가치재)

(1) 우량재는 인간의 생존에 필수적이며, 인간이 인간다운 생활을 하기 위해 반드시 향유해야 하는 재화를 의미하는데, 의식주와 기초교육이 대표적이다.

(2) 보건의료서비스 역시 인간의 필수적인 재화이며, 이 때문에 헌법에서도 건강권을 기본으로 규정하고 있으며, 우량재는 소득수준, 사회적 지위, 지역, 사회계층을 막론하고 모든 국민에게 기본적으로 제공되어야 하는 재화이기 때문에 국가가 담당하지 않으면 안 된다.

(3) 우량재의 공급을 시장에 맡겨두면 구매능력이 없는 계층은 소외되어 인간다운 생활이 불가능하기 때문에 사회정의와 형평성의 실현을 위해 정부가 적극적으로 개입해야 한다.

(4) 보건의료서비스의 소비를 통해 국민 개인뿐만 아니라 국가 전체에도 장기적 편익을 가져다 준다.

(5) 적절한 보건의료서비스를 통하여 건강을 보호한다는 것은 질병의 파급효과를 줄이게 되며 그 혜택은 당사자뿐만 아니라 그 가족 혹은 사회전체에 돌아가기 때문에 우량재적 성격을 지닌다.

제 2 절 | 보건행정

01 ①	02 ②	03 ①	04 ④	05 ③
06 ②	07 ②	08 ③	09 ①	10 ①
11 ①	12 ①	13 ②	14 ③	15 ①
16 ③	17 ①	18 ③	19 ④	20 ③
21 ②	22 ①	23 ①	24 ②	25 ④
26 ①	27 ①	28 ③	29 ④	30 ④
31 ③	32 ①	33 ④	34 ③	35 ④
36 ②	37 ③	38 ②	39 ①	40 ③
41 ②	42 ①	43 ②	44 ②	45 ③
46 ③	47 ①	48 ④	49 ②	50 ②
51 ①	52 ②	53 ①	54 ④	55 ②
56 ①	57 ①	58 ②	59 ④	60 ③
61 ②				

01

의회는 국가의회(국회)와 지방의회를 의미한다. 국회와 지방의회는 모두 공식적 참여자이다.

정책과정의 참여자

• **공식적 참여자**: 국회, 대통령과 대통령실 보좌진, 행정기관과 관료, 사법부, 지방정부 등
• **비공식적 참여자**: 정당, 이익집단, 시민단체, 언론매체, 정책전문가, 일반시민과 여론 등

02

SWOT 분석

조직의 내부환경을 분석하여 강점과 약점을 발견하고, 외부환경을 분석하여 기회와 위협을 찾아내어 이를 토대로 강점은 살리고 약점은 죽이고, 기회는 활용하고 위협은 억제하는 마케팅을 수립하는 전략이다.
• 보건소의 지리적 접근도가 낮음(Weakness, 약점)

• 중앙정부의 재정적 지원으로 보건지소 설치(Opportunity, 기회) 약점을 보완할 수 있는 기회를 활용한 전략이므로 WO 전략에 해당한다.

03 ~ 04

보건행정의 주요 특성은 공공성 및 사회성, 봉사성, 교육성 및 조장성, 과학성 및 기술성이다.

05

조직구성원의 전문지식 배양은 기획과 관계 없다.

기획의 필요성
• 각종 요구와 희소자원의 효과적인 배분
• 이해대립의 조정 및 결정
• 새로운 지식과 기술개발
• 합리적 의사결정

06

계획예산제도(PPBS, Planning Programming Budgeting System)는 미국 국방성에서 처음 개발하여 시행한 방법으로 장기적인 계획 수립과 단기적인 예산 편성을 연관시킴으로써 자원 배분에 대한 의사결정을 합리적으로 일관성 있게 하려는 제도이다.

07

조직의 원리 중 계층제의 원리는 권한과 책임의 정도에 따라 직무를 등급화 함으로써 상하 계층 간의 직무상의 지휘, 복종 관계가 이루어지도록 하는 것으로 역할의 수직적 분담 체계이다.

08

대표적인 조직의 원리는 계층제의 원리, 통솔범위의 원리, 명령 통일의 원리, 분업(전문화)의 원리, 조정(통합)의 원리이다.

09

기획의 순서: 문제 인지 → 목표 설정 → 상황 분석 → 대안 작성 및 선택 → 수행 → 평가

10

계획예산제도(PPBS, Planning Programming Budgeting System)는 미국 국방성에서 처음 개발하여 시행한 방법으로 장기적인 계획 수립과 단기적인 예산 편성을 연관시킴으로써 자원 배분에 대한 의사결정을 합리적으로 일관성 있게 하려는 제도이다.

| 오답해설 |

② OR(운영연구, Operation Research): 각종 의사결정 계획이나 정책개발을 위한 방법. 환경하에서 생물체와 같이 체계, 사업, 봉사, 집행, 운영 등의 전부 또는 일부를 조사 연구하는 것

③ SA(체계분석, System Analysis): 정책결정권자에게 사업의 경비와 그 가치에 대한 정확한 정보를 제공하는 것

④ CBA(비용효과분석, Cost-Effect Analysis): 주어진 목적 달성을 위한 여러 가지 서로 다른 방법을 비교하여 그중 효과가 가장 큰 방법을 찾아낸다. 기대이익이 화폐로 표시되지 않는다.

11

조직의 원리
(1) **계층제의 원리**: 권한과 책임의 정도에 따라 직무를 등급화함으로써 상하 계층 간의 직무상의 지휘, 복종관계가 이루어지도록 하는 것으로 역할의 수직적 분담 체계이다.

(2) **통솔 범위의 원리**: 한 사람의 관리자가 효과적으로 직접 감독·관리할 수 있는 하급자의 수를 적절하게 정하는 원리이다.

(3) **명령 통일의 원리**: 한 사람의 하위자는 오직 한 사람의 상관에 의해서만 지시나 명령을 받아야 한다는 원칙으로 명령일원화의 원칙이라 한다.

(4) **분업의 원리**(전문화의 원리): 특정인이 담당하는 업무를 전문화하여 분업화시킴으로써 업무의 전문성과 정확·신속성을 기할 수 있다는 원칙이다.

(5) **조정의 원리**(통합의 원리): 업무 수행에서의 중복성과 낭비를 배제하고 혼선을 방지하여 공동목표를 달성할 수 있도록 특정인에게 업무를 조정하는 역할을 부여하여야 한다는 원칙이다. 효과적인 조정을 하기 위해서는 의사소통이 촉진되어야 한다.

12

① 한정된 자원을 활용하여 최대의 효과를 낸다. – 효율성에 대한 설명으로 보건행정의 이념 중 하나에 해당한다.

② 자유민주주의 원칙에 따른 소극적 규제행정을 한다. – 소극적 규제행정이란 소극적인 질서행정의 개념으로 보건행정은 이를 벗어나 사회정의에 입각한 봉사행정의 성격을 가지고 있다. 봉사행정은 공공행정으로서 국민의 복지와 행복을 위한 봉사행정의 속성을 지니고 있다. 보건의료서비스에 대해 국가는 규제자 역할을 하며 이는 의료문제 전반에 대하여 보다 적극적으로 개입하는 경우이다.

③ 이윤중심의 모형에 따른다. – 보건행정은 공공성 및 사회성의 특성이 있으며 이윤을 추구하는 모형은 아니다.

④ 주민의 참여보다는 정부주도로 획일적으로 집행해야 한다. – 보건행정에서 주민참여는 중요한 요소이다.

13

(1) **운영연구(OR, Operation Research)**
  ① 제2차 세계 대전 당시 군사 작전상의 문제에 대해 계량적 기법을 이용하여 최적의 해답을 얻기 위해 고안된 계획 방법
  ② 전후 기업에서 각종 의사결정 계획이나 정책 개발을 위한 방법으로 발전
  ③ 해당 환경하에서 살아 있는 생물체와 같이 체계, 사업, 봉사, 집행, 운영 등의 전부 또는 일부를 조사 연구하는 것

(2) **계획예산제도(PPBS, Planning Programming Budgeting System)**
  ① 미국 국방성에서 처음 개발하여 시행한 방법
  ② 장기적인 계획 수립과 단기적인 예산 편성을 연관시킴으로써 자원 배분에 대한 의사결정을 합리적으로 일관성 있게 하려는 제도

(3) **체계 분석(SA, System Analysis)**
  ① 정책결정권자에게 사업의 경비와 그 가치에 대한 정확한 정보를 제공하는 것
  ② 정책결정의 수립 과정을 향상시키는 데 목적이 있음

(4) **사업 평가 및 검열 기술(PERT, Performance Evaluation Review Technique)**
  ① 불확실한 상태하에서 기획과 통제를 하는 데 사용되는 작업망 체계 모형
  ② 프로젝트의 주요 활동을 확인하고 그 활동들을 진행도표로 순서대로 나열하고 각 활동의 소요 시간을 정함
  ③ 대규모의 복잡한 일과성 프로젝트에 사용

14

① **공공성 및 사회성**: 보건의료서비스는 사회·경제적 특성상 공공재적 성격의 서비스이다. 따라서 정부는 사회구성원인 국민의 건강 향상을 위하여 노력하게 된다.
② **봉사성**: 현대 행정은 국민의 행복과 복지를 위해 직접 개입하여 서비스를 제공하게 된다. 보건행정도 국민의 건강 향상을 위하여 적극적으로 서비스를 제공하는 봉사성을 지닌다.
③ **조장성 및 교육성**: 국민의 건강을 향상시키기 위해 무엇보다도 중요한 것은 건강한 환경 조성 및 건강 행위를 실천하도록 하는 것이다. 이를 위하여 부단히 교육하고, 자발적인 참여를 하도록 분위기를 조장해야 한다. 또한 보건의료요원들에 대한 교육 역시 중요하다.
④ **과학성 및 기술성**: 보건의료서비스의 제공은 보건의료에 대한 지식과 기술을 갖춘 사람이 하게 된다. 따라서 과학적이고 기술행정적인 성격을 지닌다.

15

① **ST전략**: 확인된 위협을 최소화하기 위해 조직의 강점을 어떻게 사용할 것인가? 다각화 전략: 새로운 사업 진출, 새로운 시장, 새로운 기술, 새로운 고객
② **SO전략**: 조직의 어떤 강점이 기회를 극대화하기 위해 사용될 수 있는가? 공격적 전략: 사업구조, 영역, 시장의 확대
③ **WT전략**: 위협을 회피하기 위해 조직의 약점을 어떻게 최소화할 것인가? 방어적 전략: 사업의 축소나 폐지
④ **WO전략**: 조직의 약점을 최소화하기 위해 확인된 기회를 활용하여 어떤 행동을 취할 수 있는가? 국면전환 전략: 강점 보완, 구조조정, 혁신 운동

16

보건행정의 특징: 공공성 및 사회성, 봉사성, 조장성 및 교육성, 과학성 및 기술성

17

허츠버그(Herzberg)의 욕구충족이론
(1) 조직 구성원에게 불만을 주는 요인(위생요인)과 만족을 주는 요인(동기요인)은 상호독립되어 있음을 제시(동기-위생이론)
(2) 만족의 반대는 불만족이 아닌 만족이 없는 상태이며, 불만족의 반대는 만족이 아닌 불만족이 없는 상태
(3) **동기요인과 위생요인의 구별**

구분	위생요인(불만요인)	동기요인(만족요인)
성격	직무 외적 또는 근무환경적 요인	직무자체와 관련되어 있고 개인에게 성취감을 줄 수 있는 요인
예시	• 조직의 정책과 관리 (방침과 관행) • 감독 • 보수 • 대인관계 • 작업조건	• 직무상의 성취(승진 등) • 직무에 대한 타인으로 부터의 인정 • 보람 있는 직무 • 직무상의 책임 • 성장 및 발전(자아계발)
매슬로 욕구계층	생리적 욕구, 안전의 욕구, 사회적 욕구	존중의 욕구, 자아실현의 욕구

(4) 위생요인의 충족(또는 불만요인의 제거)은 불만을 줄여주는 소극적 효과이며 직무행태에는 단기적 영향
(5) 동기요인(만족요인)의 증대는 인간의 자기실현 욕구에 자극을 주고 직무수행의 동기를 유발한다.

18

보건행정의 특징: 공공성 및 사회성, 봉사성, 조장성 및 교육성, 과학성 및 기술성

19

복합구조[매트릭스(Matrix) 조직, 행렬 조직]

(1) 전통적인 조직기능(수직적)과 프로젝트 조직(수평적)을 합한 것

(2) 조직의 기능에 따라 수직선으로 편성된 기능조직에 수평적·측면적인 프로젝트 조직의 모형을 부가시켜 조직의 효율성과 유연성을 동시에 높이고자 운영하는 조직모형

(3) 계층적인 명령계통에서 이루어지는 수직적 통합과 프로젝트팀의 구성원 사이의 상호작용으로 이루어지는 수평적인 통합이 서로 보완되어 있다.

(4) 1960년대 초 미국의 항공기제조회사인 보잉항공사에서 처음 시작했다.

(5) 명령통일 일원화의 원칙에 위배: 한 사람의 부하가 두 명의 상위자로부터 명령을 수령한다.

(6) 계선조직보다 계층 수가 적고 의사결정이 분권화되어, 공식적 절차와 규칙에 얽매이지 않는다.

(7) 대규모 병원조직의 유형이다.

20

보건사업의 경제학적 평가기법

(1) **비용 - 편익 분석(CBA, Cost - Benefit Analysis)**: 서로 대안이 될 수 있는 여러 계획 중에서 가장 타당성이 있는 방법을 판단하는 데 이용하는 방법으로 기대이익을 화폐액으로 표시한다.

(2) **비용 - 효과 분석(CEA, Cost - Effect Analysis)**: 주어진 목적 달성을 위한 여러 가지 서로 다른 방법을 비교하여 그중 효과가 가장 큰 방법을 찾아낸다. 기대이익이 화폐로 표시되지 않는다.

(3) **비용 - 효용 분석(CUA, Cost - Utility Analysis)**: 보건의료프로그램의 비용과 효용을 비교하는 분석방법으로 효용은 건강일수 혹은 질보정수명(QALY)으로 측정한다. 종류 및 양이 사업대안 간에 동일할 필요가 없다.

21

조직의 원리

(1) **계층제의 원리**: 권한과 책임의 정도에 따라 직무를 등급화함으로써 상하 계층 간의 직무상의 지휘, 복종관계가 이루어지도록 하는 것으로 역할의 수직적 분담 체계이다.

(2) **통솔 범위의 원리**: 한 사람의 관리자가 효과적으로 직접 감독·관리할 수 있는 하급자의 수를 적절하게 정하는 원리이다.

(3) **명령 통일의 원리**: 한 사람의 하위자는 오직 한 사람의 상관에 의해서만 지시나 명령을 받아야 한다는 원칙으로 명령일원화의 원칙이라 한다.

(4) **분업의 원리(전문화의 원리)**: 특정인이 담당하는 업무를 전문화하여 분업화시킴으로써 업무의 전문성과 정확·신속성을 기할 수 있다는 원칙이다.

(5) **조정의 원리(통합의 원리)**: 업무 수행에서의 중복성과 낭비를 배제하고 혼선을 방지하여 공동목표를 달성할 수 있도록 특정인에게 업무를 조정하는 역할을 부여하여야 한다는 원칙이다. 효과적인 조정을 하기 위해서는 의사소통이 촉진되어야 한다.

22

기획의 과정

문제 인지 → 목표 설정 → 상황 분석 → 대안 작성 및 선택 → 수행 → 평가

23

정책과정

(1) **정책의제설정**: 사회문제 → 사회적 이슈 → 공중의제 → 공식의제

(2) **정책결정**: 공적 문제해결을 위해 미래의 합리적 정책대안을 탐색하고 평가·선택하는 일련의 동태적·역동적 과정이다. (정책문제의 인지 → 목표의 설정 → 정보의 수집 및 분석 → 대안의 작성 및 평가 → 대안의 선택)

(3) **정책집행**: 정책집행자나 정책대상자의 순응 혹은 불응 발생

(4) **정책평가의 기준**: 효과성, 능률성, 대응성, 형평성, 적합성, 국민의 만족도

24

(1) **비용 - 편익 분석(CBA, Cost Benefit Analysis)**

하나 또는 둘 이상의 사업대안에 대해 가장 타당성이 있는 방법을 판단하는 데 이용하는 방법이다. 계획에 대한 비용과 편익을 각각 측정하여 사회적·경제적 관점에서 가장 많은 순편익이 되는 방안을 찾아내는 분석기법이다. 경제적 타당성 검토기준으로 결과가 화폐가치로 표시된다.

(2) **비용 - 효과분석(CEA, Cost - Effect Analysis)**

주어진 목적달성을 위한 여러 가지 서로 다른 방법을 비교하여 그중 사업성과가 가장 큰 방법을 찾아내는 분석방법이다. 비용편익과 기본논리는 동일하지만 '비용'은 금전적 가치로, '효과'는 측정 가능한 '산출물 단위'로 산정하여 분석하는 방식이다(투입은 화폐, 산출은 질로 표현).

(3) **비용 - 효용 분석(CUA, Cost - Utility Analysis)**

보건사업의 비용과 효용을 비교하는 방법으로 주어진 자원으로부터 얻은 편익을 극대화하는 것이며 효용은 건강일수 혹은 질보정수명(QALY)으로 측정한다. 비용-효용 분석은 건강일수 하루당 혹은 질병보정수명 1년당 최소

의 비용이 소요되는 방안이나 비용 한 단위당 최대의 효용을 갖는 대안을 선택한다.

25

귤릭(Gülick)의 7가지 관리 기능(POSDCoRB)
기획(Planning), 조직(Organizing), 인사(Staffing), 지휘(Directing), 조정(Coordination), 보고(Reporting), 예산(Budgeting)

26

비용 - 편익 분석(CBA, Cost - Benefit Analysis)은 서로 대안이 될 수 있는 여러 계획 중에서 가장 타당성이 있는 방법을 판단하는 데 이용하는 방법으로 기대이익을 화폐액으로 표시한다.

27

SWOT분석
SWOT분석은 어떤 조직의 내부환경을 분석하여 강점과 약점을 발견하고, 외부환경을 분석하여 기회와 위협을 찾아내어 이를 토대로 강점은 살리고 약점은 죽이고, 기회는 활용하고 위협은 억제하는 마케팅을 수립하는 전략이다.
A지역을 중심으로 분석한 내용으로 이 지역에 노인인구가 많으나 보건의료시설과 거리가 먼 것은 약점(W)으로 볼 수 있고, 열정적인 보건소장이 새로 취임한 것은 기회(O)로 판단할 수 있다.

28

비용 - 효용 분석(CUA, Cost - Utility Analysis)은 보건의료 프로그램의 비용과 효용을 비교하는 분석방법으로 효용은 건강일수 혹은 질보정수명(QALY)으로 측정한다.
① 비용 - 효과 분석: 주어진 목적 달성을 위한 여러 가지 서로 다른 방법을 비교하여 그중 효과가 가장 큰 방법을 찾아냄
② 비용 - 편익 분석: 서로 대안이 될 수 있는 여러 계획 중에서 가장 타당성이 있는 방법을 판단하는 데 이용하는 방법

29

• 강점 - 기회전략(SO)
조직의 어떤 강점이 기회를 극대화하기 위해 사용될 수 있는가?
공격적 전략: 사업구조, 영역, 시장의 확대
• 약점 - 기회 전략(WO)
조직의 약점을 최소화하기 위해 확인된 기회를 활용하여 어떤 행동을 취할 수 있는가?
국면전환 전략: 구조조정, 혁신운동

• 강점 - 위협 전략(ST)
확인된 위협을 최소화하기 위해 조직의 강점을 어떻게 사용할 것인가?
다각화 전략: 새로운 사업 진출, 새로운 시장, 새로운 기술, 새로운 고객
• 약점 - 위협 전략(WT)
위협을 회피하기 위해 조직의 약점을 어떻게 최소화할 것인가?
방어적 전략: 사업의 축소나 폐기

30

조직의 원리
(1) **계층제의 원리**: 권한과 책임의 정도에 따라 직무를 등급화함으로써 상하 계층 간의 직무상의 지휘, 복종관계가 이루어지도록 하는 것으로 역할의 수직적 분담 체계이다.
(2) **통솔 범위의 원리**: 한 사람의 관리자가 효과적으로 직접 감독 · 관리할 수 있는 하급자의 수를 적절하게 정하는 원리이다.
(3) **명령 통일의 원리**: 한 사람의 하위자는 오직 한 사람의 상관에 의해서만 지시나 명령을 받아야 한다는 원칙으로 명령일원화의 원칙이라 한다.
(4) **분업의 원리(전문화의 원리)**: 특정인이 담당하는 업무를 전문화하여 분업화시킴으로써 업무의 전문성과 정확 · 신속성을 기할 수 있다는 원칙이다.
(5) **조정의 원리(통합의 원리)**: 업무 수행에서의 중복성과 낭비를 배제하고 혼선을 방지하여 공동목표를 달성할 수 있도록 특정인에게 업무를 조정하는 역할을 부여하여야 한다는 원칙이다. 효과적인 조정을 하기 위해서는 의사소통이 촉진되어야 한다.

31

비용 - 효과분석은 효과의 화폐가치 계산이 힘들거나, 비용과 효과의 측정단위가 달라 화폐라는 동일한 기준으로 비교하기 힘들 때 이용되는 분석기법이다. 신생아사망률이라는 목표는 화폐가치가 아닌 산출물을 비교하는 경우로 비용효과분석이 적절하다.

경제성 평가 기법
(1) **비용 - 편익 분석(CBA, Cost - Benefit Analysis)**
① 서로 대안이 될 수 있는 여러 계획 중에서 가장 타당성이 있는 방법을 판단하는 데 이용하는 방법
② 기대이익을 화폐액으로 표시
(2) **비용 - 효과 분석(CEA, Cost - Effect Analysis)**
① 주어진 목적 달성을 위한 여러 가지 서로 다른 방법을 비교하여 그중 효과가 가장 큰 방법을 찾아냄
② 기대이익이 화폐로 표시되지 않음

(3) 비용 - 효용 분석(CUA, Cost - Utility Analysis)

① 보건의료프로그램의 비용과 효용을 비교하는 분석방법으로 효용은 건강일수 혹은 질보정수명(QALY)으로 측정한다.

② 종류 및 양이 사업대안 간에 동일할 필요가 없다.

32

라. 창의적 의견이나 독창적인 사람들의 기발한 아이디어를 직접적인 대면접촉토의를 통하여 창안하는 주관적 · 질적 분석기법은 브레인스토밍이다.

델파이기법(Delphi Technique)

(1) 1948년 미국의 RAND 연구소에서 개발하였다.

(2) 관련분야의 전문지식을 가진 전문가들에게 토론 없이 서면으로, 완전한 익명으로 자문을 의뢰하고, 이를 반복 · 종합하여 예측결과를 도출하는 기법이다. 전문가의 직관에 의존하는 주관적 · 질적 미래예측기법으로 볼 수 있다.

(3) 델파이기법은 전문가그룹의 활용에서 단점을 극복하고 장점을 취하는 방법으로, 이 경우에 설문지 응답은 몇몇 권위자의 영향력을 배제하거나, 다수의견에 따르는 것을 피하기 위해 비공개로 이루어진다.

(4) 최종의사결정이 이루어질 때까지 많은 시간이 소비되기 때문에 빠른 의사결정에는 적용의 한계가 있다.

(5) 일상적이고 단순한 의사결정문제보다는 기술혁신의 예측, 의료시장개방과 잠재시장 예측, 연구개발 경향, 미래의 보건의료시장 등 범위가 넓거나 장기적인 문제를 해결하는 데 유용하다.

33

(1) PERT(Program Evaluation and Review Technique, 과업평가검사기법)

① 불확실한 상태에서 기획과 통제를 하는 데 사용되는 모형으로, 집행계획을 일목요연하게 이행시키기 위한 계획방법이다.

② 먼저 프로젝트의 주요 활동을 확인하고 그 활동을 진행도표로서 순서대로 번호를 붙여 나열하고 각 활동의 소요시간을 정한다.

③ 집행기간이 불확실한 상황에 대하여 확률적인 접근을 통하여 평가하며, 비정형적인 의사결정방법에 효과적이고 유용한 방법이다.

(2) PPBS(Planning Programming Budgeting System, 계획예산기법)

① 장기적인 계획과 단기적인 예산편성을 프로그램을 통해 유기적으로 연결시킴으로써 합리적인 자원배분을 이룩하려는 제도이다.

② 목표를 분명히 정의하고, 이를 달성할 사업계획, 각종 대안을 체계적으로 검토해 수립하여, 다년간에 걸친 사업재정계획을 수립하는 장기적 시계를 갖고 있다.

(3) TQM(Total Quality Management, 총체적 품질관리)

고객에 대한 서비스 품질향상을 목표로 조직 내 모든 사람이 참여하여 지속적으로 업무수행방식을 개선하고자 하는 관리방식으로, 산출물과 서비스의 질을 개선하기 위한 포괄적인 고객중심 관리 기법이다.

(4) MBO(Management By Objective, 목표관리)

참여과정을 통해 조직단위와 구성원들이 실천해야 할 생산활동의 단기적 목표를 설정하고 그에 따라 생산활동을 수행하고 그 결과를 평가 · 환류하는 관리체제이다.

34

① 매트릭스조직(행렬조직, Matrix Organization): 조직의 기능에 따라 수직선으로 편성된 기능조직(전통적인 조직)에 수평적 · 측면적인 프로젝트 조직의 모형을 부가시켜 조직의 효율성과 유연성을 동시에 높이고자 운영하는 조직모형이다. 명령통일 일원화의 원칙에 위배되는 조직이다. 계층 수가 적고 의사결정이 분권화되어, 공식적 절차와 규칙에 얽매이지 않는다.

② 참모조직(막료조직, Staff Organization): 계선 조직이 목표 달성을 원활하게 할 수 있도록 지원하는 조직으로 부차적 · 측면적 조직으로 자문 · 권고 · 협의 조정, 정보의 수집 · 분석, 기획 · 통제, 연구 등의 기능 수행하며 직접적인 명령 · 집행 · 결정권을 가지고 있지 않다.

③ 프로젝트조직(Project Team): 목적달성을 위해 관련부서의 직원들이 파견되어 구성되는 임시조직으로, 프로젝트 팀(Project Team), 태스크포스(TF; Task Force)로 불린다. 프로젝트 조직은 해산을 전제로 하여 임시로 편성된 일시적 조직이며, 신규 · 혁신적 · 비일상적인 과제의 해결을 위하여 형성되는 동태적 조직이다.

④ 계선조직(Line Organization): 목표 달성에 직접 기여하기 위하여 상하 명령 복종의 수직적인 계층 구조를 가진 조직으로 권한과 책임을 등급화시킨 피라미드 형태를 띤다.

35

정부가 지침을 마련한 뒤 시민들과 각 부처, 지자체에서 자발적으로 참여하여 지침을 준수할 것을 강조한 것은 국민들이 건강을 위한 행위를 하도록 조장하는 것으로 교육성 및 조장성에 해당한다.

보건행정의 특성

(1) 공공성 및 사회성: 보건의료서비스는 사회 · 경제적 특성상 공공재적 성격의 서비스이다. 따라서 정부는 사회구성원인 국민의 건강 향상을 위하여 노력하게 된다.

(2) **봉사성**: 현대 행정은 국민의 행복과 복지를 위해 직접 개입하여 서비스를 제공하게 된다. 보건행정도 국민의 건강 향상을 위하여 적극적으로 서비스를 제공하는 봉사성을 지닌다.

(3) **조장성 및 교육성**: 국민의 건강을 향상시키기 위해 무엇보다도 중요한 것은 건강한 환경 조성 및 건강 행위를 실천하도록 하는 것이다. 이를 위하여 부단히 교육하고, 자발적인 참여를 하도록 분위기를 조장해야 한다. 또한 보건의료요원들에 대한 교육 역시 중요하다.

(4) **과학성 및 기술성**: 보건의료서비스의 제공은 보건의료에 대한 지식과 기술을 갖춘 사람이 하게 된다. 따라서 과학적이고 기술행정적인 성격을 지닌다.

36

SWOT 분석은 어떤 조직의 내부환경을 분석하여 강점(S)과 약점(W)을 발견하고, 외부환경을 분석하여 기회(O)와 위협(T)을 찾아내어 이를 토대로 강점은 살리고 약점은 죽이고, 기회는 활용하고 위협은 억제하는 마케팅을 수립하는 전략이다.
- 코로나19 유행으로 인하여 시민들이 보건소를 방문하기 어렵다. – 외부환경의 위협(T)
- 보건소 직원들의 역량을 발휘하여 대면으로 진행되던 교육을 온라인 강의를 통해 비대면교육으로 전환하고 있다. – 조직내부의 강점(S)

37

정책결정모형

(1) **합리모형**: 의사결정자의 완전한 합리성을 가정하고, 목표나 가치가 명확하게 고정되어 있다는 가정하에 목표달성의 극대화를 위해 최선의 대안 선택을 추구하는 결정모형. 경제적 합리성 강조

(2) **만족모형**: 인간이 완전한 합리성이 아닌 제한된 합리성을 가진 존재라는 것에 기초하여 현실적으로 만족할 만한 수준에서 결정된다는 이론

(3) **점증모형**: 기존의 정책이나 결정을 일단 긍정적으로 검토하고, 그것보다 약간 향상된 대안(현존정책±α)에 대해서만 부분적·순차적으로 탐색하여 의사결정하는 모형

(4) **혼합모형**: 근본적인 결정과 세부적인 결정으로 나누어 '근본적 결정(숲을 보는 결정)'의 경우 합리모형을, '세부결정(나무를 보는 결정)'의 경우 점증모형을 선별적으로 적용하는 모형

(5) **최적모형**: 경제적 합리성과 직관력·판단력·창의력과 같은 요인을 중심으로 한 초합리성을 고려한 규범적 정책결정모형으로 기존의 합리모형이 계량적 요인만을 대상으로 하여 질적 측면을 간과하고 있음을 비판하고, 점증모형의 타성적·선례답습적 행태를 비판하면서, 의사결정의 '최적화'를 실현하기 위한 규범적 모형을 제시한 모형

38

PPBS는 계획예산기법으로 장기적인 계획을 수립하고 프로그램을 작성한 뒤 단기적인 예산을 수립하는 기획기법에 해당한다.

귤릭(Luther Gülick)의 POSDCoRB

(1) **기획(Planning)**: 정해진 목표나 정책의 합리적 운용을 위한 사전준비활동과 집행전략

(2) **조직(Organizing)**: 인적·물적 자원 및 구조를 편제하는 과정

(3) **인사(Staffing)**: 조직 내 인력을 임용·배치·관리하는 활동

(4) **지휘(Directing)**: 목표달성을 위한 지침을 내리는 과정

(5) **조정(Coordinating)**: 행동통일을 이룩하도록 집단적 활력을 결집시키는 활동

(6) **보고(Reporting)**: 보고하고 보고받는 과정

(7) **예산(Budgeting)**: 예산을 편성·관리·통제하는 제반활동

39

① **델파이 기법**: 관련분야의 전문지식을 가진 전문가들에게 토론 없이 서면으로, 완전한 익명으로 자문을 의뢰하고, 이를 반복·종합하여 예측결과를 도출하는 기법이다. 전문가의 직관에 의존하는 주관적·질적 미래예측기법으로 볼 수 있다. 델파이 기법은 전문가그룹의 활용에서 단점을 극복하고 장점을 취하는 방법으로, 이 경우에 설문지 응답은 몇몇 권위자의 영향력을 배제하거나, 다수의견에 따르는 것을 피하기 위해 비공개로 이루어진다.

② **데이터마이닝 기법**: 대규모로 저장된 데이터 안에서 체계적이고 자동적으로 통계적 규칙이나 패턴을 분석하여 가치있는 정보를 추출하는 과정이다. 데이터 마이닝은 통계학에서 패턴 인식에 이르는 다양한 계량 기법을 사용한다.

③ **브레인스토밍 기법**: 집단토의기법으로서 직접적·대면적 접촉을 유지하되, 즉흥적이고 자유스러운 분위기에서 조직구성원 및 전문가의 창의적 의견이나 독창적인 사람들의 기발한 아이디어를 직접적인 대면접촉토의를 통하여 창안하는 주관적·질적 분석기법이다. 비판금지, 자유분방한 아이디어, 질보다 양, 대면적 토론을 통해 아이디어를 제시한다. 결합개선을 허용하여 다른 사람의 아이디어를 결합·수정·모방해서 새로운 아이디어를 산출하는 방법도 사용 가능하다.

④ **프로그램평가검토 기법**: PERT(사업평가검토 기법)는 불확실한 프로젝트의 일정, 비용 등을 합리적으로 계획하고 관리하는 기법으로 방대한 보건사업의 효율적 시간관리를 위해 이용되는 계량적인 방법이다. 사업을 여러 세부작업으로 구분한 후에 각 작업의 소요시간을 결정하고 세부작업 상호 간의 작업순서를 정하여 도표로 작성한다.

40

① **브레인스토밍(Brainstorming)**: 집단토의기법으로서 직접적 · 대면적 접촉을 유지하되, 즉흥적이고 자유스러운 분위기에서 조직구성원 및 전문가의 창의적 의견이나 독창적인 사람들의 기발한 아이디어를 직접적인 대면접촉토의를 통하여 창안하는 주관적 · 질적 분석기법이다.

② **시계열분석(Time Series Analysis)**: 시계열이란 연속적으로 이어진 단위 시점마다 취한 어떤 계량변수의 정돈된 관찰치의 집합을 의미한다. 보통 분기별, 월별, 주별 데이터를 이용한다.

③ **델파이기법(Delphi Technique)**: 관련분야의 전문지식을 가진 전문가들에게 토론 없이 서면으로, 완전한 익명으로 자문을 의뢰하고 이를 반복 · 종합하여 예측결과를 도출하는 기법이다. 전문가의 직관에 의존하는 주관적 · 질적 미래예측기법으로 볼 수 있다.

④ **프로그램평가검토기법(PERT)**: 불확실한 프로젝트의 일정, 비용 등을 합리적으로 계획하고 관리하는 기법으로 방대한 보건사업의 효율적 시간관리를 위해 이용되는 계량적인 방법이다. 사업을 여러 세부작업으로 구분한 후에 각 작업의 소요시간을 결정한 뒤 세부작업 상호 간의 작업순서를 정하여 도표로 작성한다.

41

① **계선조직(Line Organization)**: 목표 달성에 직접 기여하기 위하여 상하 명령 복종의 수직적인 계층 구조를 가진 조직으로 권한과 책임을 등급화시킨 피라미드 형태를 띤다.

② **참모조직(막료조직, Staff Organization)**: 계선 조직이 목표 달성을 원활하게 할 수 있도록 지원하는 조직으로 부차적 · 측면적 조직으로 자문 · 권고 · 협의 조정, 정보의 수집 · 분석, 기획 · 통제, 연구 등의 기능 수행하다. 직접적인 명령 · 집행 · 결정권을 가지고 있지 않다.

③ **계선참모조직(Line – Staff Organization)**: 계선조직과 참모조직이 결합된 조직유형으로 라인(Line)은 수직조직을, 스태프(Staff, 막료, 참모)는 수평조직을 의미한다. 조직의 규모가 커질수록 기존의 라인기능만으로는 모든 업무수행이 불가능하므로 라인업무를 지원할 수 있도록 스태프기능이 분화되어 발달한다.

④ **매트리스조직(행렬조직, Matrix Organization)**: 조직의 기능에 따라 수직선으로 편성된 기능조직(전통적인 조직)에 수평적 · 측면적인 프로젝트 조직의 모형을 부가시켜 조직의 효율성과 유연성을 동시에 높이고자 운영하는 조직모형이다. 명령통일 일원화 원칙에 위배되는 조직이다.

⑤ **애드호크라시(Adhocracy)**: 관료제와 대조를 이루는 개념으로 임무가 완수되면 해산되었다가 새로운 임무가 주어지면 재구성되는 속성을 지니는 것을 애드호크라시라고 한다. 불확실한 상황 속에서 특정한 목표를 달성하기 위해 신축적으로 적응하려는 전문가로 구성된 임시성을 지닌 기동성 있는 조직형태이다.

42 ～ 43
경제성 평가기법

(1) **비용 – 효과 분석(CEA, Cost – Effect Analysis)**: 주어진 목적 달성을 위한 여러 가지 서로 다른 방법을 비교하여 그중 효과가 가장 큰 방법을 찾아내는 방법으로 기대이익이 화폐로 표시되지 않는다. 단위 효과당 최소비용이 드는 사업이나 단위비용당 최대 효과를 내는 사업을 채택한다.

(2) **비용 – 편익 분석(CBA, Cost – Benefit Analysis)**: 서로 대안이 될 수 있는 여러 계획 중에서 가장 타당성이 있는 방법을 판단하는 데 이용하는 방법으로 기대이익을 화폐액으로 표시한다.

(3) **비용 – 효용 분석(CUA, Cost – Utility Analysis)**: 보건의료프로그램의 비용과 효용을 비교하는 분석방법으로 효용은 건강일수 혹은 질보정수명(QALY)으로 측정한다. 종류 및 양이 사업대안 간에 동일할 필요가 없다.

44
보건행정의 특성

(1) **공공성 및 사회성**: 보건의료서비스는 사회 · 경제적 특성상 공공재적 성격의 서비스이다. 따라서 정부는 사회구성원인 국민의 건강 향상을 위하여 노력하게 된다.

(2) **봉사성**: 현대 행정은 국민의 행복과 복지를 위해 직접 개입하여 서비스를 제공하게 된다. 보건행정도 국민의 건강 향상을 위하여 적극적으로 서비스를 제공하는 봉사성을 지닌다.

(3) **조장성 및 교육성**: 국민의 건강을 향상시키기 위해 무엇보다도 중요한 것은 건강한 환경 조성 및 건강 행위를 실천하도록 하는 것이다. 이를 위하여 부단히 교육하고, 자발적인 참여를 하도록 분위기를 조장해야 한다. 또한 보건의료요원들에 대한 교육 역시 중요하다.

(4) **과학성 및 기술성**: 보건의료서비스의 제공은 보건의료에 대한 지식과 기술을 갖춘 사람이 하게 된다. 따라서 과학적이고 기술행정적인 성격을 지닌다.

45

조직유형

(1) **계선 조직(Line Organization)**: 목표 달성에 직접 기여하기 위하여 상하 명령 복종의 수직적인 계층 구조를 가진 조직으로 권한과 책임을 등급화시킨 피라미드 형태를 띤다.

(2) **막료 조직(참모 조직, Staff Organization)**: 계선 조직이 목표 달성을 원활하게 할 수 있도록 지원하는 조직으로 부차적·측면적 조직으로 자문·권고·협의 조정, 정보의 수집·분석, 기획·통제, 연구 등의 기능 수행하며 직접적인 명령·집행·결정권을 가지고 있지 않다.

   ※ 라인스탭 조직은 계선 조직(라인 조직)과 막료 조직(스탭 조직)이 결합된 유형이다.

(3) **복합구조[매트릭스(Matrix) 조직, 행렬 조직]**

   ① 조직의 기능에 따라 수직선으로 편성된 기능조직(전통적인 조직)에 수평적·측면인 프로젝트 조직의 모형을 부가시켜 조직의 효율성과 유연성을 동시에 높이고자 운영하는 조직모형

   ② 명령통일 일원화의 원칙에 위배: 한 사람의 부하가 두 명의 상위자로부터 명령을 수령함 → 구성원들의 역할과 관련된 갈등 발생

   ③ 계선 조직보다 계층 수가 적고 의사결정이 분권화되어, 공식적 절차와 규칙에 얽매이지 않음

(4) **프로젝트 조직(project organization)**

   ① 관련부서 직원들이 어떤 목적달성을 위해 파견되어 구성되는 임시조직으로 프로젝트 팀(project team), 태스크포스(TF, task force)로 불린다.

   ② 프로젝트 조직은 해산을 전제로 하여 임시로 편성된 일시적 조직이며, 신규·혁신적·비일상적인 과제의 해결을 위하여 형성되는 동태적 조직이다.

   ③ 당초 계획한 사업목적이 이루어지면 그 구성원들이 다시 본래 소속되어 있던 부서로 돌아가게 된다.

46

기획수립의 원칙

(1) **목적성의 원칙**: 비능률과 낭비를 피하고 그 효과성을 높이기 위하여 명확하고 구체적인 목적이 제시되어야 한다.

(2) **단순성의 원칙**: 기획은 간결해야 하므로 난해하거나 전문적인 용어는 피해야 한다.

(3) **표준화의 원칙**: 기획의 대상이 되는 예산, 서비스, 사업방법 등의 표준화를 통하여 용이하게 기획을 수립해야 한다.

(4) **신축성의 원칙**: 유동적인 행정상황에 신속히 대응할 수 있어야 한다.

(5) **안정성의 원칙**: 불필요한 수정·변경을 피하고 일관성과 안정감이 있어야 한다.

(6) **경제성의 원칙**: 물적·인적 자원과 시간을 절약해야 한다.

(7) **장래예측성의 원칙**: 미래를 가능한 한 정확히 예측할 수 있어야 한다.

(8) **계속성의 원칙(계층성의 원칙)**: 조직의 계층에 따라 연결되고 계속되어야 함. 즉 상위·중위·하위기획은 연결되어야 한다.

47

(42 해설 참고)

48

기획의 필요성

(1) 각종 요구와 희소자원의 효과적인 배분

(2) 이해대립의 조정 및 결정

(3) 새로운 지식과 기술개발

(4) 합리적 의사결정

49

SWOT 분석

조직의 내부환경을 분석하여 강점과 약점을 발견하고, 외부환경을 분석하여 기회와 위협을 찾아내어 이를 토대로 강점은 살리고 약점은 죽이고, 기회는 활용하고 위협은 억제하는 마케팅을 수립하는 전략이다.

| 오답해설 |

① **POSDCoRB**: 귤릭이 제시한 관리과정(기획, 조직, 인사, 지휘, 조정, 보고, 예산)

③ **CEA**: 비용효과분석. 주어진 목적달성을 위한 여러 가지 서로 다른 방법을 비교하여 그중 사업성과가 가장 큰 방법을 찾아내는 분석방법이다. 비용편익과 기본논리는 동일하지만 '비용'은 금전적 가치로, <u>'효과'는 측정가능한 '산출물 단위'</u>로 산정하여 분석한다(투입은 화폐, 산출은 질로 표현). 비용단위당 최대의 효과를 갖거나 단위효과당 최소의 비용이 드는 대안을 선택한다.

④ **CBA**: 비용편익분석. 하나 또는 둘 이상의 사업대안에 대해 가장 타당성이 있는 방법을 판단하는 데 이용하는 방법이다. 계획에 대한 비용과 편익을 각각 측정하여 사회적·경제적 관점에서 가장 많은 순편익이 되는 방안을 찾아낸다. 경제적 타당성 검토기준으로 <u>결과가 화폐가치로 표시된다.</u>

50

SWOT 분석을 통한 전략의 도출

	강점(내부, 긍정적)	약점(내부, 부정적)
기회 (외부, 긍정적)	**강점 – 기회전략(SO)** Maxi – Maxi • 조직의 어떤 강점이 기회를 극대화하기 위해 사용될 수 있는가? • 공격적 전략: 사업구조, 영역, 시장의 확대	**약점 – 기회 전략(WO)** Mini – Maxi • 조직의 약점을 최소화하기 위해 확인된 기회를 활용하여 어떤 행동을 취할 수 있는가? • 국면전환 전략: 구조조정, 혁신운동
위협 (외부, 부정적)	**강점 – 위협 전략(ST)** Maxi – Mini • 확인된 위협을 최소화하기 위해 조직의 강점을 어떻게 사용할 것인가? • 다각화 전략: 새로운 사업 진출, 새로운 시장, 새로운 기술, 새로운 고객	**약점 – 위협 전략(WT)** Mini – Mini • 위협을 회피하기 위해 조직의 약점을 어떻게 최소화할 것인가? • 방어적 전략: 사업의 축소나 폐기

51

귤릭(Gülick)의 7가지 관리 기능(POSDCoRB)

(1) **기획**(Planning): 정해진 목표나 정책의 합리적 운용을 위한 사전준비활동과 집행전략
(2) **조직**(Organizing): 인적·물적 자원 및 구조를 편제하는 과정
(3) **인사**(Staffing): 조직 내 인력을 임용·배치·관리하는 활동
(4) **지휘**(Directing): 목표달성을 위한 지침을 내리는 과정
(5) **조정**(Coordinating): 행동통일을 이룩하도록 집단적 활력을 결집시키는 활동
(6) **보고**(Reporting): 보고하고 보고받는 과정
(7) **예산**(Budgeting): 예산을 편성·관리·통제하는 제반활동

52

보건행정의 주요 특성: 공공성 및 사회성, 봉사성, 교육성 및 조장성, 과학성 및 기술성

53

개인적 차원의 정책결정모형

(1) **합리모형**: 의사결정자의 완전한 합리성을 가정하고, 목표나 가치가 명확하게 고정되어 있다는 가정하에 목표달성의 극대화를 위해 최선의 대안 선택을 추구하는 결정모형
(2) **만족모형**: 인간이 완전한 합리성이 아닌 제한된 합리성을 가진 존재라는 것에 기초하여 현실적으로 만족할 만한 수준에서 결정된다는 이론

---

(3) **점증모형**: 기존의 정책이나 결정을 일단 긍정적으로 검토하고, 그것보다 약간 향상된 대안(현존정책 ± α)에 대해서만 부분적·순차적으로 탐색하여 의사결정하는 모형
(4) **혼합주사모형**: 합리모형과 점증모형을 절충하여 근본적인 결정과 세부적인 결정으로 나누어 '근본적 결정(숲을 보는 결정)'의 경우 합리모형을, '세부 결정(나무를 보는 결정)'의 경우 점증모형을 선별적으로 적용하는 모형
(5) **최적모형**: 경제적 합리성과 직관력·판단력·창의력과 같은 요인을 중심으로 한 초합리성을 고려한 규범적 정책결정모형

54

복합구조[매트릭스(Matrix) 조직, 행렬 조직]

(1) 전통적인 조직기능(수직적)과 프로젝트 조직(수평적)을 합한 것
(2) 조직의 기능에 따라 수직선으로 편성된 기능조직에 수평적·측면적인 프로젝트 조직의 모형을 부가시켜 조직의 효율성과 유연성을 동시에 높이고자 운영하는 조직모형
(3) 계층적인 명령계통에서 이루어지는 수직적 통합과 프로젝트팀의 구성원 사이의 상호작용으로 이루어지는 수평적인 통합이 서로 보완되어 있다.
(4) 1960년대 초 미국의 항공기제조회사인 보잉항공사에서 처음 시작했다.
(5) 명령통일 일원화의 원칙에 위배: 한 사람의 부하가 두 명의 상위자로부터 명령을 수령한다.
(6) 계선조직보다 계층 수가 적고 의사결정이 분권화되어, 공식적 절차와 규칙에 얽매이지 않는다.
(7) 대규모 병원조직의 유형이다.

55

정책과정의 참여자

• **공식적 참여자**: 국회, 대통령과 대통령실 보좌진, 행정기관과 관료, 사법부, 지방정부 등
• **비공식적 참여자**: 정당, 이익집단, 시민단체, 언론매체, 정책전문가, 일반시민과 여론 등

56 ~ 57

조직의 원리

(1) **계층제의 원리**: 권한과 책임의 정도에 따라 직무를 등급화함으로써 상하 계층 간의 직무상의 지휘, 복종관계가 이루어지도록 하는 것으로 역할의 수직적 분담 체계이다.
(2) **통솔 범위의 원리**: 한 사람의 관리자가 효과적으로 직접 감독·관리할 수 있는 하급자의 수를 적절하게 정하는 원리이다.

(3) **명령 통일의 원리**: 한 사람의 하위자는 오직 한 사람의 상관에 의해서만 지시나 명령을 받아야 한다는 원칙으로 명령일원화의 원칙이라 한다.

(4) **분업의 원리(전문화의 원리)**: 특정인이 담당하는 업무를 전문화하여 분업화시킴으로써 업무의 전문성과 정확·신속성을 기할 수 있다는 원칙이다.

(5) **조정의 원리(통합의 원리)**: 업무 수행에서의 중복성과 낭비를 배제하고 혼선을 방지하여 공동목표를 달성할 수 있도록 특정인에게 업무를 조정하는 역할을 부여하여야 한다는 원칙이다. 효과적인 조정을 하기 위해서는 의사소통이 촉진되어야 한다.

58
보건행정의 특성

(1) **공공성 및 사회성**: 보건의료서비스는 사회·경제적 특성상 공공재적 성격의 서비스이다. 따라서 정부는 사회구성원인 국민의 건강 향상을 위하여 노력하게 된다.

(2) **봉사성**: 현대 행정은 국민의 행복과 복지를 위해 직접 개입하여 서비스를 제공하게 된다. 보건행정도 국민의 건강 향상을 위하여 적극적으로 서비스를 제공하는 봉사성을 지닌다.

(3) **조장성 및 교육성**: 국민의 건강을 향상시키기 위해 무엇보다도 중요한 것은 건강한 환경 조성 및 건강 행위를 실천하도록 하는 것이다. 이를 위하여 부단히 교육하고, 자발적인 참여를 하도록 분위기를 조장해야 한다. 또한 보건의료요원들에 대한 교육 역시 중요하다.

(4) **과학성 및 기술성**: 보건의료서비스의 제공은 보건의료에 대한 지식과 기술을 갖춘 사람이 하게 된다. 따라서 과학적이고 기술행정적인 성격을 지닌다.

59
보건행정의 기본원리

(1) **사회국가의 원리**: 모든 국민은 인간다운 생활을 할 권리를 가지며 국가는 사회보장·사회복지의 증진에 노력할 의무를 가진다. 생활능력이 없는 국민은 법률이 정하는 바에 의하여 국가의 보호를 받는다고 규정되어 있다.

(2) **법률적합성의 원칙**: 보건행정은 현대 법치국가의 원리에 따라 법률에 의한 행정이 되어야 한다. 즉 행정은 법률에 위반되는 행위를 서는 안 된다.

(3) **평등의 원칙**: 보건행정서비스는 모든 국민에게 균형 있게 제공되어야 한다. 성별, 종교 또는 사회적 신분에 의하여 정치적·경제적·사회적·문화적 생활의 모든 영역에 있어서 차별을 받지 아니한다.

(4) **과잉급부금지의 원칙**: 과도한 보건의료서비스의 제공은 납세자의 부담을 가중시키며 정부의 지나친 간섭과 재정 적자 등을 초래할 우려가 있다. 따라서 보건행정은 공익 추구에 적절한 범위 내에서 이루어져야 한다.

(5) **신의성실의 원칙과 신뢰보호의 원칙**: 법률관계의 당사자는 상대방의 이익을 배려하여 형평성에 어긋나거나 신뢰를 저버리는 내용 또는 방법으로 권리를 행사하거나 의무를 이행하여서는 안 된다는 추상적 규범으로, 신뢰를 헛되이 하지 않도록 성실하게 행동해야 한다.

60
귤릭(Luther Gülick)의 POSDCoRB

(1) **기획(Planning)**: 정해진 목표나 정책의 합리적 운용을 위한 사전준비활동과 집행전략

(2) **조직(Organizing)**: 인적·물적 자원 및 구조를 편제하는 과정

(3) **인사(Staffing)**: 조직 내 인력을 임용·배치·관리하는 활동

(4) **지휘(Directing)**: 목표달성을 위한 지침을 내리는 과정

(5) **조정(Coordinating)**: 행동통일을 이룩하도록 집단적 활력을 결집시키는 활동

(6) **보고(Reporting)**: 보고하고 보고받는 과정

(7) **예산(Budgeting)**: 예산을 편성·관리·통제하는 제반활동

61
기획수립의 원칙

(1) **목적성의 원칙**: 비능률과 낭비를 피하고 그 효과성을 높이기 위하여 명확하고 구체적인 목적이 제시되어야 한다.

(2) **단순성의 원칙**: 기획은 간결해야 하므로 난해하거나 전문적인 용어는 피해야 한다.

(3) **표준화의 원칙**: 기획의 대상이 되는 예산, 서비스, 사업방법 등의 표준화를 통하여 용이하게 기획을 수립해야 한다.

(4) **신축성의 원칙**: 유동적인 행정상황에 신속히 대응할 수 있어야 한다.

(5) **안정성의 원칙**: 불필요한 수정·변경을 피하고 일관성과 안정감이 있어야 한다.

(6) **경제성의 원칙**: 물적·인적 자원과 시간을 절약해야 한다.

(7) **장래예측성의 원칙**: 미래를 가능한 한 정확히 예측할 수 있어야 한다.

(8) **계속성의 원칙(계층성의 원칙)**: 조직의 계층에 따라 연결되고 계속되어야 함. 즉 상위·중위·하위기획은 연결되어야 한다.

01 ④	02 ①	03 ③	04 ④	05 ①
06 ③	07 ①	08 ③	09 ②	10 ④
11 ②	12 ④	13 ①	14 ①	15 ①
16 ④	17 ④	18 ③	19 ③	20 ①
21 ④	22 ③	23 ③	24 ③	25 ①
26 ④	27 ①	28 ③	29 ③	30 ②
31 ④	32 ④	33 ①	34 ④	35 ③
36 ②	37 ④	38 ②	39 ②	40 ③
41 ④	42 ④	43 ④	44 ①	45 ①
46 ①	47 ④	48 ③	49 ③	50 ④
51 ①	52 ①	53 ④	54 ③	55 ④

01

보건복지부장관은 특별자치시·특별자치도 또는 시·도의 지역보건의료계획의 시행결과를, 시·도지사는 시·군·구의 지역보건의료계획의 시행결과를 평가할 수 있다.

지역보건의료계획 수립 및 시행결과평가(「지역보건법」)
- 시·도지사 또는 시장·군수·구청장은 지역보건의료계획을 4년마다 수립하여야 한다.
- 시·도지사 또는 시장·군수·구청장은 매년 지역보건의료계획에 따라 연차별 시행계획을 수립하여야 한다.
  - 시장·군수·구청장은 시·군·구의 지역보건의료계획 수립 후 시·도지사에게 제출
  - 시·도지사는 시·도의 지역보건의료계획 수립 후 보건복지부장관에게 제출
- 조정권고
  - 보건복지부장관은 특별자치시장·특별자치도지사 또는 시·도지사에게 조정을 권고할 수 있다.
  - 시·도지사는 시장·군수·구청장에게 조정을 권고할 수 있다.
- 평가
  - 보건복지부장관은 특별자치시·특별자치도 또는 시·도의 지역보건의료계획의 시행결과를 평가할 수 있다.
  - 시·도지사는 시·군·구의 지역보건의료계획의 시행결과를 평가할 수 있다.

02

보건진료소는 「농어촌 등 보건의료를 위한 특별조치법」을 근거로 하여 의료취약지역을 인구 500명 이상(도서지역은 300명 이상), 5천명 미만을 기준으로 구분한 하나 또는 여러 개의 리·동을 관할구역으로 하여 주민이 편리하게 이용할 수 있는 장소에 설치한다. 다만, 군수는 인구 500명 미만(도서지역은 300명 미만)인 의료취약지역 중 보건진료소가 필요하다고 인정되는 지역이 있는 경우에는 보건복지부장관의 승인을 받아 그 지역에 보건진료소를 설치할 수 있다.

03

보건소의 기능 및 업무(「지역보건법」 제11조)
보건소는 해당 지방자치단체의 관할 구역에서 다음의 기능 및 업무를 수행한다.
① 건강 친화적인 지역사회 여건의 조성
② 지역보건의료정책의 기획, 조사·연구 및 평가
  ㉠ 지역보건의료계획 등 보건의료 및 건강증진에 관한 중장기 계획 및 실행계획의 수립·시행 및 평가에 관한 사항
  ㉡ 지역사회 건강실태조사 등 보건의료 및 건강증진에 관한 조사·연구에 관한 사항
  ㉢ 보건에 관한 실험 또는 검사에 관한 사항
③ 보건의료인 및 「보건의료기본법」 제3조 제4호에 따른 보건의료기관 등에 대한 지도·관리·육성과 국민보건 향상을 위한 지도·관리
  ㉠ 의료인 및 의료기관에 대한 지도 등에 관한 사항
  ㉡ 의료기사·보건의료정보관리사 및 안경사에 대한 지도 등에 관한 사항
  ㉢ 응급의료에 관한 사항
  ㉣ 「농어촌 등 보건의료를 위한 특별조치법」에 따른 공중보건의사, 보건진료 전담공무원 및 보건진료소에 대한 지도 등에 관한 사항
  ㉤ 약사에 관한 사항과 마약·향정신성의약품의 관리에 관한 사항
  ㉥ 공중위생 및 식품위생에 관한 사항
④ 보건의료 관련기관·단체, 학교, 직장 등과의 협력체계 구축
⑤ 지역주민의 건강증진 및 질병예방·관리를 위한 지역보건의료서비스의 제공
  ㉠ 국민건강증진·구강건강·영양관리사업 및 보건교육
  ㉡ 감염병의 예방 및 관리
  ㉢ 모성과 영유아의 건강유지·증진
  ㉣ 여성·노인·장애인 등 보건의료 취약계층의 건강유지·증진
  ㉤ 정신건강증진 및 생명존중에 관한 사항
  ㉥ 지역주민에 대한 진료, 건강검진 및 만성질환 등의 질병관리에 관한 사항
  ㉦ 가정 및 사회복지시설 등을 방문하여 행하는 보건의료사업 및 건강관리사업
  ㉧ 난임의 예방 및 관리

04

우리나라 보건복지부

- **4실**: 기획조정실, 보건의료정책실, 사회복지정책실, 인구정책실
- **5국**: 건강보험정책국, 건강정책국, 보건산업정책국, 장애인정책국, 사회보장위원회사무국

인구정책실은 인구아동정책관, 노인정책관, 보육정책관이 있으며 그중 노인정책관에는 노인정책과, 노인지원과, 요양보험제도과, 요양보험운영과가 있다.

05

(03 해설 참고)

06

(1) 보건복지부 소속기관
- 국립정신건강센터, 국립나주병원, 국립부곡병원, 국립춘천병원, 국립공주병원, 국립소록도병원, 국립재활원
- 국립장기조직혈액관리원, 오송생명과학단지지원센터, 국립망향의동산관리원, 건강보험분쟁조정위원회사무국, 첨단재생의료 및 첨단바이오의약품심의위원회

(2) 보건복지부 산하 공공기관
국민건강보험공단, 국민연금공단, 건강보험심사평가원, 한국보건산업진흥원, 한국노인인력개발원, 한국사회보장정보원, 한국보건복지인재원, 국립암센터, 대한적십자사, 한국보건의료인국가시험원, 한국장애인개발원, 한국국제보건의료재단, 한국사회복지협의회, 국립중앙의료원, 한국보육진흥원, 한국건강증진개발원, 한국의료분쟁조정중재원, 한국보건의료연구원, 오송첨단의료산업진흥재단, 대구경북첨단의료산업진흥재단, 한국장기조직기증원, 한국한의약진흥원, 의료기관평가인증원, 국가생명윤리정책원, 한국공공조직은행, 아동권리보장원, 한국자활복지개발원, (재)한국보건의료정보원

07

보건복지부에서 관장하고 있는 사회보험은 국민건강보험, 장기요양보험, 국민연금이다.
산업재해보상보험은 고용노동부에서 관장한다.

08

지역보건의료계획

(1) 시·군·구의 지역보건의료계획에 포함되어야 할 사항
① 지역보건의료계획의 달성 목표
② 지역현황과 전망
③ 지역보건의료기관과 보건의료 관련기관·단체 간의 기능 분담 및 발전 방향
④ 보건소의 기능 및 업무의 추진계획과 추진현황
⑤ 지역보건의료기관의 인력·시설 등 자원 확충 및 정비 계획
⑥ 취약계층의 건강관리 및 지역주민의 건강 상태 격차 해소를 위한 추진계획
⑦ 지역보건의료와 사회복지사업 사이의 연계성 확보 계획

(2) 시·도의 지역보건의료계획에 포함되어야 할 사항
①~⑦ 시·군·구의 지역보건의료계획
⑧ 의료기관의 병상(病床)의 수요·공급
⑨ 정신질환 등의 치료를 위한 전문치료시설의 수요·공급
⑩ 특별자치시·특별자치도·시·군·구(구는 자치구를 말하며, 이하 "시·군·구"라 한다) 지역보건의료기관의 설치·운영 지원
⑪ 시·군·구 지역보건의료기관 인력의 교육훈련
⑫ 지역보건의료기관과 보건의료 관련기관·단체 간의 협력·연계

09

「지역보건법」 제7조 지역보건의료계획의 수립에 따라 시·도지사 또는 시장·군수·구청장은 지역보건의료계획을 4년마다 수립하여야 한다.

지역보건의료계획에 포함되어야 할 사항

(1) 보건의료수요의 측정
(2) 지역보건의료서비스에 관한 장단기 공급대책
(3) 인력·조직·재정 등 보건의료자원의 조달 및 관리
(4) 지역보건의료서비스의 제공을 위한 전달체계 구성방안
(5) 지역보건의료에 관련된 통계 수집 및 정리

10

> **「지역보건법」 제14조(건강생활지원센터의 설치)**
> 지방자치단체는 보건소의 업무 중에서 특별히 지역주민의 만성질환 예방 및 건강한 생활습관 형성을 지원하는 건강생활지원센터를 대통령령으로 정하는 기준에 따라 해당 지방자치단체의 조례로 설치할 수 있다.
>
> **법 시행령 제11조(건강생활지원센터의 설치)**
> 법 제14조에 따른 건강생활지원센터는 읍·면·동(보건소가 설치된 읍·면·동은 제외한다)마다 1개씩 설치할 수 있다.

11

(08 해설 참고)

12

보건진료소의 설치·운영

「농어촌 등 보건의료를 위한 특별조치법」 제15조, 법 시행규칙 제17조에 의해 시장 또는 군수는 보건의료 취약지역의 주민에게 보건의료를 제공하기 위하여 보건진료소를 설치·운영하도록 하고 있다.

13

(03 해설 참고)

장기요양기관 지정 신청 및 지정업무는 특별자치시장·특별자치도지사·시장·군수·구청장의 업무에 해당한다(「노인장기요양보험법」 제31조).

14

건강 친화적인 지역사회 여건의 조성도 보건소의 업무에 해당하지만 문제는 보건소의 업무 중 지역주민의 건강증진 및 질병예방 관리를 위한 것으로 한정하여 묻고 있다.

보건소의 기능 및 업무 중 지역주민의 건강증진 및 질병예방·관리를 위한 지역보건의료서비스의 제공과 관련된 업무는 다음과 같다.

(1) 국민건강증진·구강건강·영양관리사업 및 보건교육

(2) 감염병의 예방 및 관리

(3) 모성과 영유아의 건강유지·증진

(4) 여성·노인·장애인 등 보건의료 취약계층의 건강유지·증진

(5) 정신건강증진 및 생명존중에 관한 사항

(6) 지역주민에 대한 진료, 건강검진 및 만성질환 등의 질병관리에 관한 사항

(7) 가정 및 사회복지시설 등을 방문하여 행하는 보건의료사업

(8) 난임의 예방 및 관리

15

보건소의 기능 및 업무(「지역보건법」 제11조)

보건소는 해당 지방자치단체의 관할 구역에서 다음의 기능 및 업무를 수행한다.

① 건강 친화적인 지역사회 여건의 조성

② 지역보건의료정책의 기획, 조사·연구 및 평가

　㉠ 지역보건의료계획 등 보건의료 및 건강증진에 관한 중장기 계획 및 실행계획의 수립·시행 및 평가에 관한 사항

　㉡ 지역사회 건강실태조사 등 보건의료 및 건강증진에 관한 조사·연구에 관한 사항

　㉢ 보건에 관한 실험 또는 검사에 관한 사항

---

③ 보건의료인 및 「보건의료기본법」 제3조 제4호에 따른 보건의료기관 등에 대한 지도·관리·육성과 국민보건 향상을 위한 지도·관리

　㉠ 의료인 및 의료기관에 대한 지도 등에 관한 사항

　㉡ 의료기사·보건의료정보관리사 및 안경사에 대한 지도 등에 관한 사항

　㉢ 응급의료에 관한 사항

　㉣ 「농어촌 등 보건의료를 위한 특별조치법」에 따른 공중보건의사, 보건진료 전담공무원 및 보건진료소에 대한 지도 등에 관한 사항

　㉤ 약사에 관한 사항과 마약·향정신성의약품의 관리에 관한 사항

　㉥ 공중위생 및 식품위생에 관한 사항

④ 보건의료 관련기관·단체, 학교, 직장 등과의 협력체계 구축

⑤ 지역주민의 건강증진 및 질병예방·관리를 위한 지역보건의료서비스의 제공

　㉠ 국민건강증진·구강건강·영양관리사업 및 보건교육

　㉡ 감염병의 예방 및 관리

　㉢ 모성과 영유아의 건강유지·증진

　㉣ 여성·노인·장애인 등 보건의료 취약계층의 건강유지·증진

　㉤ 정신건강증진 및 생명존중에 관한 사항

　㉥ 지역주민에 대한 진료, 건강검진 및 만성질환 등의 질병관리에 관한 사항

　㉦ 가정 및 사회복지시설 등을 방문하여 행하는 보건의료사업 및 건강관리사업

　㉧ 난임의 예방 및 관리

16

병원조직은 복잡한 조직체계와 이원화된 권위체계가 특징이기 때문에 조직의 권한과 통제구조가 복잡하다.

병원조직의 특성

(1) 높은 전문인력의 비중

(2) 복잡한 조직체계

(3) 이원화된 권위체계

(4) 24시간 운영체계

(5) 의료전문가와 관리자의 이중 역할

(6) 자본집약적이며 노동집약적 성격

(7) 공익성과 수익성에 대한 목표의 상충성

(8) 복잡한 전환과정을 거쳐 서비스를 생산하는 조직체

(9) 생산된 서비스의 품질관리나 업적평가가 극히 곤란한 조직체

(10) 업무의 연속성과 응급성

(11) 투자자본의 높은 회전율과 낮은 회수율

17

중앙보건 행정조직인 보건복지부는 보건소 업무에 직접적인 행정적 연계가 없으며 기술지원 및 사업감독의 역할만 수행한다.

| 오답해설 |
① 보건진료소에는 의사가 배치되어있지 않다.
② 지역 내 관할 의료인과 의료기관에 관한 지도업무는 보건소의 소관업무에 해당한다.
③ 보건의료원은 병원의 기능을 하는 보건소이다.

18

(15 해설 참고)

19

(1) 시·군·구의 지역보건의료계획에 포함되어야 할 사항
　① 지역보건의료계획의 달성 목표
　② 지역현황과 전망
　③ 지역보건의료기관과 보건의료 관련기관·단체 간의 기능 분담 및 발전 방향
　④ 보건소의 기능 및 업무의 추진계획과 추진현황
　⑤ 지역보건의료기관의 인력·시설 등 자원 확충 및 정비 계획
　⑥ 취약계층의 건강관리 및 지역주민의 건강 상태 격차 해소를 위한 추진계획
　⑦ 지역보건의료와 사회복지사업 사이의 연계성 확보 계획

(2) 시·도의 지역보건의료계획에 포함되어야 할 사항
　①~⑦ 시·군·구의 지역보건의료계획
　⑧ 의료기관의 병상(病床)의 수요·공급
　⑨ 정신질환 등의 치료를 위한 전문치료시설의 수요·공급
　⑩ 특별자치시·특별자치도·시·군·구(구는 자치구를 말하며, 이하 "시·군·구"라 한다) 지역보건의료기관의 설치·운영 지원
　⑪ 시·군·구 지역보건의료기관 인력의 교육훈련
　⑫ 지역보건의료기관과 보건의료 관련기관·단체 간의 협력·연계

20

보건복지부 소속기관

- 국립정신건강센터, 국립나주병원, 국립부곡병원, 국립춘천병원, 국립공주병원, 국립소록도병원, 국립재활원
- 국립장기조직혈액관리원, 오송생명과학단지지원센터, 국립망향의동산관리원, 건강보험분쟁조정위원회사무국, 첨단재생의료 및 첨단바이오의약품심의위원회

21

(15 해설 참고)

22

┌───┐
지역사회 건강실태조사

(1) 지역사회 건강실태조사(「지역보건법」 제4조)
　① 국가와 지방자치단체는 지역주민의 건강 상태 및 건강 문제의 원인 등을 파악하기 위하여 매년 지역사회 건강실태조사를 실시하여야 한다.
　② 제1항에 따른 지역사회 건강실태조사의 방법, 내용 등에 관하여 필요한 사항은 대통령령으로 정한다.

(2) 지역사회 건강실태조사의 방법 및 내용(법 시행령 제2조)
　① 질병관리청장은 보건복지부장관과 협의하여 「지역보건법」(이하 "법"이라 한다) 제4조제1항에 따른 지역사회 건강실태조사(이하 "지역사회 건강실태조사"라 한다)를 매년 지방자치단체의 장에게 협조를 요청하여 실시한다.
　② 제1항에 따라 협조 요청을 받은 지방자치단체의 장은 매년 보건소(보건의료원을 포함한다. 이하 같다)를 통하여 지역주민을 대상으로 지역사회 건강실태조사를 실시하여야 한다. 이 경우 지방자치단체의 장은 지역사회 건강실태조사의 결과를 질병관리청장에게 통보하여야 한다.
　③ 지역사회 건강실태조사는 표본조사를 원칙으로 하되, 필요한 경우에는 전수조사를 할 수 있다.
　④ 지역사회 건강실태조사의 내용에는 다음 각 호의 사항이 포함되어야 한다.
　　1. 흡연, 음주 등 건강 관련 생활습관에 관한 사항
　　2. 건강검진 및 예방접종 등 질병 예방에 관한 사항
　　3. 질병 및 보건의료서비스 이용 실태에 관한 사항
　　4. 사고 및 중독에 관한 사항
　　5. 활동의 제한 및 삶의 질에 관한 사항
　　6. 그 밖에 지역사회 건강실태조사에 포함되어야 한다고 질병관리청장이 정하는 사항
└───┘

| 오답해설 |
① 「지역보건법」에 의하여 지역주민의 건강 상태 및 건강 문제의 원인 등을 파악하기 위하여 실시한다.
② 국가와 지방자치단체는 지역주민의 건강상태를 파악하기 위하여 매년 조사를 실시하여야 한다.
④ 지역사회 건강실태조사는 표본조사를 원칙으로 하되, 필요하면 전수조사를 할 수 있다.

23

① 보건소는 행정안전부 소속이다.
② 건강생활지원센터는 보건소가 설치되어 있지 않은 읍·면·동에 1개씩 설치한다.
③ 보건소에 보건소장(보건의료원의 경우에는 원장을 말한다. 이하 같다) 1명을 두되, 의사 면허가 있는 사람 중에서 보건소장을 임용한다. 다만, 의사 면허가 있는 사람 중에서 임용하기 어려운 경우에는 보건·식품위생·의료기술·의무·약무·간호·보건진료 직렬의 공무원을 보건소장으로 임용할 수 있다.
④ 보건소는 시·군·구별로 1개씩 설치한다.

24 ~ 25

지역보건의료계획

「지역보건법」 제7조 – 지역보건의료계획의 수립에 따라 시·도지사 또는 시장·군수·구청장은 지역보건의료계획을 4년마다 수립하여야 한다.

(1) **지역보건의료계획에 포함되어야 할 사항**
　① 보건의료수요의 측정
　② 지역보건의료서비스에 관한 장단기 공급대책
　③ 인력·조직·재정 등 보건의료자원의 조달 및 관리
　④ 지역보건의료서비스의 제공을 위한 전달체계 구성방안
　⑤ 지역보건의료에 관련된 통계 수집 및 정리

(2) **지역보건의료계획 수립 및 시행결과평가(「지역보건법」)**
　① 시·도지사 또는 시장·군수·구청장은 지역보건의료계획을 4년마다 수립하여야 한다.
　② 시·도지사 또는 시장·군수·구청장은 매년 지역보건의료계획에 따라 연차별 시행계획을 수립하여야 한다.
　　• 시장·군수·구청장은 시·군·구의 지역보건의료계획 수립 후 시·도지사에게 제출
　　• 시·도지사는 시·도의 지역보건의료계획 수립 후 보건복지부장관에게 제출
　③ 조정권고
　　• 보건복지부장관은 특별자치시장·특별자치도지사 또는 시·도지사에게 조정을 권고할 수 있다.
　　• 시·도지사는 시장·군수·구청장에게 조정을 권고할 수 있다.
　④ 평가
　　• 보건복지부장관은 특별자치시·특별자치도 또는 시·도의 지역보건의료계획의 시행결과를 평가할 수 있다.
　　• 시·도지사는 시·군·구의 지역보건의료계획의 시행결과를 평가할 수 있다.

26 ~ 28

보건소의 기능 및 업무(「지역보건법」 제11조)

보건소는 해당 지방자치단체의 관할 구역에서 다음의 기능 및 업무를 수행한다.
① 건강 친화적인 지역사회 여건의 조성
② 지역보건의료정책의 기획, 조사·연구 및 평가
　㉠ 지역보건의료계획 등 보건의료 및 건강증진에 관한 중장기 계획 및 실행계획의 수립·시행 및 평가에 관한 사항
　㉡ 지역사회 건강실태조사 등 보건의료 및 건강증진에 관한 조사·연구에 관한 사항
　㉢ 보건에 관한 실험 또는 검사에 관한 사항
③ 보건의료인 및 「보건의료기본법」 제3조 제4호에 따른 보건의료기관 등에 대한 지도·관리·육성과 국민보건 향상을 위한 지도·관리
　㉠ 의료인 및 의료기관에 대한 지도 등에 관한 사항
　㉡ 의료기사·보건의료정보관리사 및 안경사에 대한 지도 등에 관한 사항
　㉢ 응급의료에 관한 사항
　㉣ 「농어촌 등 보건의료를 위한 특별조치법」에 따른 공중보건의사, 보건진료 전담공무원 및 보건진료소에 대한 지도 등에 관한 사항
　㉤ 약사에 관한 사항과 마약·향정신성의약품의 관리에 관한 사항
　㉥ 공중위생 및 식품위생에 관한 사항
④ 보건의료 관련기관·단체, 학교, 직장 등과의 협력체계 구축
⑤ 지역주민의 건강증진 및 질병예방·관리를 위한 지역보건의료서비스의 제공
　㉠ 국민건강증진·구강건강·영양관리사업 및 보건교육
　㉡ 감염병의 예방 및 관리
　㉢ 모성과 영유아의 건강유지·증진
　㉣ 여성·노인·장애인 등 보건의료 취약계층의 건강유지·증진
　㉤ 정신건강증진 및 생명존중에 관한 사항
　㉥ 지역주민에 대한 진료, 건강검진 및 만성질환 등의 질병관리에 관한 사항
　㉦ 가정 및 사회복지시설 등을 방문하여 행하는 보건의료 및 건강관리 사업
　㉧ 난임의 예방 및 관리

29

① 우리나라 최초의 근대식 보건행정기관인 위생국은 1894년 (고종 31년)에 설치되었다.

우리나라 보건소 역사

(1) 최초의 보건소 조직은 1946년 10월에 서울 및 각 도의 대도시에 모범보건소가 설립된 것이다.
(2) 1956년 12월 13일 처음으로 「보건소법」이 제정되어 도지사 또는 서울시장이 보건소를 설치할 수 있도록 하였으나, 명실상부한 보건소 조직이 이루어지지 못하고 폐지되었다.
(3) 실질적인 의미의 보건소 설치는 1962년 9월 24일에 구「보건소법」을 전면 개정하여 현재에 볼 수 있는 시·군에 보건소를 두도록 하였다.
(4) 1995년 12월 29일 「지역보건법」으로 전면 개정되었다.

30

보건진료소는 「농어촌 등 보건의료를 위한 특별조치법」에 따라 설립된 지역보건의료기관이다.

31

보건복지부의 소관 기금: 국민연금기금, 국민건강증진기금, 응급의료기금 등

32

보건소에 보건소장(보건의료원의 경우에는 원장을 말한다. 이하 같다) 1명을 두되, 의사 면허가 있는 사람 중에서 보건소장을 임용한다. 다만, 의사 면허가 있는 사람 중에서 임용하기 어려운 경우에는 보건·식품위생·의료기술·의무·약무·간호·보건진료 직렬의 공무원을 보건소장으로 임용할 수 있다. 보건 등 직렬의 공무원을 보건소장으로 임용하려는 경우에 해당 보건소에서 실제로 보건등과 관련된 업무를 하는 <u>보건 등 직렬의 공무원으로서 보건소장으로 임용되기 이전 최근 5년 이상 보건 등의 업무와 관련하여 근무한 경험이 있는 사람 중에서 임용</u>하여야 한다.

33

┌───┐
│ **보건진료소의 설치·운영**
│ **(「농어촌등 보건의료를 위한 특별조치법」 제15조)**
│ <u>시장</u>[도농복합형태(都農複合形態)의 시의 시장을 말하며, 읍·면 지역에서 보건진료소를 설치·운영하는 경우만 해당한다] 또는 군수는 보건의료 취약지역의 주민에게 보건의료를 제공하기 위하여 보건진료소를 설치·운영한다. 다만, <u>시·구의 관할구역의 도서지역에는 해당 시장·구청장이 보건진료소를 설치·운영</u>할 수 있으며, 군 지역에 있는 보건진료소의 행정구역이 행정구역의 변경 등으로 시 또는 구 지역으로 편입된 경우에는 보건복지부장관이 정하는 바에 따라 해당 시장 또는 구청장이 보건진료소를 계속 운영할 수 있다.
└───┘

34

(26 해설 참고)

35

보건소는 시·군·구별로 1개씩 설치하고 보건지소는 읍·면마다 1개씩 설치할 수 있다.

36

(26 해설 참고)

37

┌───┐
│ **건강생활지원센터의 설치(「지역보건법」 제14조, 법시행령 제11조)**
│ (1) 보건소의 업무 중에서 특별히 지역주민의 만성질환 예방 및 건강한 생활습관 형성을 지원하는 건강생활지원센터를 대통령령으로 정하는 기준에 따라 해당 지방자치단체의 조례로 설치할 수 있다.
│ (2) 건강생활지원센터는 읍·면·동(보건소가 설치된 읍·면·동은 제외한다)마다 1개씩 설치할 수 있다.
└───┘

38

보건진료소는 「농어촌 등 보건의료를 위한 특별조치법」에 근거하여 설립되는 보건의료기관이다.

39

┌───┐
│ **보건소의 설치(「지역보건법」 제10조, 법 시행령 제8조)**
│ (1) 지역주민의 건강을 증진하고 질병을 예방·관리하기 위하여 시·군·구에 1개소의 보건소(보건의료원을 포함한다. 이하 같다)를 설치한다. 다만, 시·군·구의 인구가 30만 명을 초과하는 등 지역주민의 보건의료를 위하여 특별히 필요하다고 인정되는 경우에는 대통령령으로 정하는 기준에 따라 해당 지방자치단체의 조례로 보건소를 추가로 설치할 수 있다.
│ (2) 동일한 시·군·구에 2개 이상의 보건소가 설치되어 있는 경우 해당 지방자치단체의 조례로 정하는 바에 따라 업무를 총괄하는 보건소를 지정하여 운영할 수 있다.
│ (3) 보건소를 추가로 설치할 수 있는 경우는 다음의 어느 하나에 해당하는 경우로 한다.
│ ① 해당 시·군·구의 인구가 30만명을 초과하는 경우
│ ② 해당 시·군·구의 「보건의료기본법」에 따른 보건의료기관 현황 등 보건의료 여건과 아동·여성·노인·장애인 등 보건의료 취약계층의 보건의료 수요 등을 고려하여 보건소를 추가로 설치할 필요가 있다고 인정되는 경우
│ (4) 보건소를 추가로 설치하려는 경우 지방자치단체의 장은 보건복지부장관과 미리 협의하여야 한다.
└───┘

40

① 식품의약품안전처는 <u>대한민국 중앙행정기관으로 총리소</u>
속이다. 식품 · 건강기능식품 · 의약품 · 마약류 · 화장품 ·
의약외품 · 의료기기 등의 안전에 관한 사무를 관장한다.

② 보건복지부는 보건위생 · 방역 · 의정 · 약정 · 생활보호 ·
자활지원 · 사회보장 · 아동 · 노인 및 장애인에 관한 사무
를 관장하며 <u>1장관 · 2차관체제</u>이다.

③ 보건소는 「지역보건법」에 따라 질병을 예방하고 건강을
증진시키기 위해 시 · 군 · 구에 설치한다.

④ 국립환경과학원은 환경보전과 환경오염방지에 대한 조
사 · 연구에 관한 사무를 관장하는 <u>환경부의 소속기관</u>이다.

41

보건지소의 설치(「지역보건법」 제13조, 법 시행령 제10조)

(1) 지방자치단체는 보건소의 업무수행을 위하여 필요하다고
인정하는 경우에는 대통령령으로 정하는 기준에 따라 해당
지방자치단체의 조례로 보건소의 지소를 설치할 수 있다.

(2) 보건지소는 읍 · 면(보건소가 설치된 읍 · 면은 제외한다)
마다 1개씩 설치할 수 있다. 다만, 지역주민의 보건의료
를 위하여 특별히 필요하다고 인정되는 경우에는 필요한
지역에 보건지소를 설치 · 운영하거나 여러 개의 보건지
소를 통합하여 설치 · 운영할 수 있다.

42 ~ 43

「지역보건법」상 보건소의 기능 및 업무 중 지역주민의 건강
증진 및 질병예방 · 관리를 위한 지역보건의료서비스의 제공
에 해당하는 업무는 다음과 같다.

• 국민건강증진, 구강건강, 영양관리사업, 보건교육
• 감염병의 예방 및 관리
• 모성과 영유아의 건강 유지 · 증진
• 여성 · 노인 · 장애인 등 보건의료 취약계층의 건강 유지 ·
증진
• 정신건강증진 및 생명존중에 관한 사항
• 지역주민에 대한 진료, 건강검진 및 만성질환 등의 질병관
리에 관한 사항
• 가정 및 사회복지시설 등을 방문하여 행하는 보건의료 및
건강관리사업
• 난임의 예방 및 관리

44 ~ 45

「지역보건법」 제11조(보건소의 기능 및 업무)

① 보건소는 해당 지방자치단체의 관할 구역에서 다음 각 호의
기능 및 업무를 수행한다.

1. 건강 친화적인 지역사회 여건의 조성
2. 지역보건의료정책의 기획, 조사 · 연구 및 평가

3. 보건의료인 및 「보건의료기본법」 제3조제4호에 따른 보
건의료기관 등에 대한 지도 · 관리 · 육성과 국민보건 향상
을 위한 지도 · 관리

4. 보건의료 관련기관 · 단체, 학교, 직장 등과의 협력체계 구축

5. 지역주민의 건강증진 및 질병예방 · 관리를 위한 다음 각
목의 지역보건의료서비스의 제공

   가. 국민건강증진 · 구강건강 · 영양관리사업 및 보건교육
   나. 감염병의 예방 및 관리
   다. 모성과 영유아의 건강유지 · 증진
   라. 여성 · 노인 · 장애인 등 보건의료 취약계층의 건강유
   지 · 증진
   마. 정신건강증진 및 생명존중에 관한 사항
   바. 지역주민에 대한 진료, 건강검진 및 만성질환 등의 질
   병관리에 관한 사항
   사. 가정 및 사회복지시설 등을 방문하여 행하는 보건의료
   및 건강관리사업
   아. 난임의 예방 및 관리

② 보건복지부장관이 지정하여 고시하는 <u>의료취약지의 보건소는
제1항제5호아목 중 대통령령으로 정하는 업무를 수행할 수</u>
있다.

③ 제1항 및 제2항에 따른 보건소 기능 및 업무 등에 관하여 필요
한 세부 사항은 대통령령으로 정한다.

「지역보건법 시행령」 제9조(보건소의 기능 및 업무의 세부 사항)

① 법 제11조제1항제2호에 따른 지역보건의료정책의 기획, 조
사 · 연구 및 평가의 세부 사항은 다음 각 호와 같다.

1. 지역보건의료계획 등 보건의료 및 건강증진에 관한 중장
기 계획 및 실행계획의 수립 · 시행 및 평가에 관한 사항
2. 지역사회 건강실태조사 등 보건의료 및 건강증진에 관한
조사 · 연구에 관한 사항
3. 보건에 관한 실험 또는 검사에 관한 사항

② 법 제11조제1항제3호에 따른 보건의료인 및 「보건의료기본
법」 제3조제4호에 따른 보건의료기관 등에 대한 지도 · 관
리 · 육성과 국민보건 향상을 위한 지도 · 관리의 세부 사항은
다음 각 호와 같다.

1. 의료인 및 의료기관에 대한 지도 등에 관한 사항
2. 의료기사 · 보건의료정보관리사 및 안경사에 대한 지도 등
에 관한 사항
3. 응급의료에 관한 사항
4. 「농어촌 등 보건의료를 위한 특별조치법」에 따른 공중보
건의사, 보건진료 전담공무원 및 보건진료소에 대한 지도
등에 관한 사항
5. 약사에 관한 사항과 마약 · 향정신성의약품의 관리에 관한
사항
6. 공중위생 및 식품위생에 관한 사항

③ 법 <u>제11조제2항에서 "대통령령으로 정하는 업무"란 난임시술
주사제 투약에 관한 지원 및 정보 제공을</u> 말한다.

46

한국보건사회연구원은 국무총리 산하 경제인문사회연구회의 기타공공기관이다.

보건복지부 산하 공공기관

<u>국민건강보험공단</u>, 국민연금공단, 건강보험심사평가원, 한국보건산업진흥원, 한국노인인력개발원, 한국사회보장정보원, 한국보건복지인재원, 국립암센터, 대한적십자사, 한국보건의료인국가시험원, 한국장애인개발원, 한국국제보건의료재단, 한국사회복지협의회, <u>국립중앙의료원</u>, 한국보육진흥원, 한국건강증진개발원, <u>한국의료분쟁조정중재원</u>, 한국보건의료연구원, 오송첨단의료산업진흥재단, 대구경북첨단의료산업진흥재단, 한국장기조직기증원, 한국한의약진흥원, 의료기관평가인증원, 국가생명윤리정책원, 한국공공조직은행, 아동권리보장원, 한국자활복지개발원, (재)한국보건의료정보원

47

(44 해설 참고)

48

① **의료법**: 이 법은 모든 국민이 수준 높은 의료 혜택을 받을 수 있도록 국민의료에 필요한 사항을 규정함으로써 국민의 건강을 보호하고 증진하는 데에 목적이 있다.

② **지역보건법**: 이 법은 보건소 등 지역보건의료기관의 설치 · 운영에 관한 사항과 보건의료 관련기관 · 단체와의 연계 · 협력을 통하여 지역보건의료기관의 기능을 효과적으로 수행하는 데 필요한 사항을 규정함으로써 지역보건의료정책을 효율적으로 추진하여 지역주민의 건강 증진에 이바지함을 목적으로 한다.

③ **보건의료기본법**: 이 법은 보건의료에 관한 국민의 권리 · 의무와 국가 및 지방자치단체의 책임을 정하고 보건의료의 수요와 공급에 관한 기본적인 사항을 규정함으로써 보건의료의 발전과 국민의 보건 및 복지의 증진에 이바지하는 것을 목적으로 한다.

④ **국민건강증진법**: 이 법은 국민에게 건강에 대한 가치와 책임의식을 함양하도록 건강에 관한 바른 지식을 보급하고 스스로 건강생활을 실천할 수 있는 여건을 조성함으로써 국민의 건강을 증진함을 목적으로 한다.

49

① 보건소는 행정안전부 소속으로 「지역보건법」에 따라 시 · 군 · 구에 설치되는 보건행정 조직이다.

② 보건의료원은 병원의 요건을 갖춘 보건소이다.

③ 중앙행정기관인 보건복지부와 지방자치단체의 보건행정기관으로 구분한다. 지방자치단체의 주요 보건행정기관은 보건소이다.

④ 질병관리청은 보건복지부 외청기관이고 식품의약품안전처는 총리 소속의 중앙행정기관이다.

50

(44 해설 참고)

51

지역사회 건강실태조사(「지역보건법」 제4조 및 법 시행령 제2조)

① 질병관리청장과 특별자치시장 · 특별자치도지사 · 시장 · 군수 · 구청장은 지역주민의 건강 상태 및 건강 문제의 원인 등을 파악하기 위하여 <u>매년 지역사회 건강실태조사를 실시하여야</u> 한다.

② 질병관리청장은 ①에 따라 지역사회 건강실태조사를 실시할 때에는 미리 보건복지부장관과 협의하여야 한다.

③ ①에 따른 지역사회 건강실태조사의 방법, 내용 등에 관하여 필요한 사항은 대통령령으로 정한다.

④ 질병관리청장은 보건복지부장관과 협의하여 「지역보건법」 ① (제4조제1항)에 따른 지역사회 건강실태조사를 매년 지방자치단체의 장에게 협조를 요청하여 실시한다.

⑤ ④ 따라 협조 요청을 받은 지방자치단체의 장은 매년 보건소(보건의료원을 포함)를 통하여 지역 주민을 대상으로 지역사회 건강실태조사를 실시하여야 한다. 이 경우 지방자치단체의 장은 지역사회 건강실태조사의 결과를 질병관리청장에게 통보하여야 한다.

⑥ 지역사회 건강실태조사는 표본조사를 원칙으로 하되, 필요한 경우에는 전수조사를 할 수 있다.

⑦ 지역사회 건강실태조사의 내용에는 다음 각 호의 사항이 포함되어야 한다.
  1. 흡연, 음주 등 건강 관련 생활습관에 관한 사항
  2. 건강검진 및 예방접종 등 질병 예방에 관한 사항
  3. 질병 및 보건의료서비스 이용 실태에 관한 사항
  4. 사고 및 중독에 관한 사항
  5. 활동의 제한 및 삶의 질에 관한 사항
  6. 그 밖에 지역사회 건강실태조사에 포함되어야 한다고 질병관리청장이 정하는 사항

52

우리나라 보건소

(1) 최초의 보건소 조직은 1946년 10월에 서울 및 각 도의 대도시에 모범보건소가 설립된 것이다.

(2) 1956년 12월 13일 처음으로 「보건소법」이 제정되어 도지사 또는 서울시장이 보건소를 설치할 수 있도록 하였으나, 명실상부한 보건소 조직이 이루어지지 못하고 폐지되었다.

(3) 실질적인 의미의 보건소 설치는 1962년 9월 24일에 구「보건소법」을 전면 개정하여 현재에 볼 수 있는 시·군에 보건소를 두도록 하였다.

(4) 1995년 12월 29일 「지역보건법」으로 전면 개정되었다

53

④ 시·도지사 또는 시장·군수·구청장은 지역보건의료시행계획은 매년 수립하여야 한다.

지역보건의료계획 수립(「지역보건법」)

(1) 시·도지사 또는 시장·군수·구청장은 지역보건의료계획을 4년마다 수립하여야 한다.

(2) 시·도지사 또는 시장·군수·구청장은 매년 지역보건의료계획에 따라 <u>연차별 시행계획을 수립하여야</u> 한다.

- 시장·군수·구청장은 시·군·구의 지역보건의료계획 수립 후 시·도지사에게 제출
- 시·도지사는 시·도의 지역보건의료계획 수립 후 보건복지부장관에게 제출

54

건강생활지원센터(「지역보건법」 제14조 및 법 시행령 제11조)

(1) 보건소의 업무 중에서 특별히 지역주민의 <u>만성질환 예방 및 건강한 생활습관 형성을 지원하는 건강생활지원센터</u>를 대통령령으로 정하는 기준에 따라 해당 지방자치단체의 조례로 설치할 수 있다.

(2) 건강생활지원센터는 읍·면·동(보건소가 설치된 읍·면·동은 제외한다)마다 1개씩 설치할 수 있다.

55

보건소의 기능 및 업무(「지역보건법」 제11조)

보건소는 해당 지방자치단체의 관할 구역에서 다음의 기능 및 업무를 수행한다.

① 건강 친화적인 지역사회 여건의 조성

② 지역보건의료정책의 기획, 조사·연구 및 평가
    ㉠ 지역보건의료계획 등 보건의료 및 건강증진에 관한 중장기 계획 및 실행계획의 수립·시행 및 평가에 관한 사항
    ㉡ 지역사회 건강실태조사 등 보건의료 및 건강증진에 관한 조사·연구에 관한 사항
    ㉢ 보건에 관한 실험 또는 검사에 관한 사항

③ 보건의료인 및 「보건의료기본법」 제3조 제4호에 따른 보건의료기관 등에 대한 지도·관리·육성과 국민보건 향상을 위한 지도·관리
    ㉠ 의료인 및 의료기관에 대한 지도 등에 관한 사항
    ㉡ 의료기사·보건의료정보관리사 및 안경사에 대한 지도 등에 관한 사항
    ㉢ 응급의료에 관한 사항

    ㉣ 「농어촌 등 보건의료를 위한 특별조치법」에 따른 공중보건의사, 보건진료 전담공무원 및 보건진료소에 대한 지도 등에 관한 사항
    ㉤ 약사에 관한 사항과 마약·향정신성의약품의 관리에 관한 사항
    ㉥ 공중위생 및 식품위생에 관한 사항

④ 보건의료 관련기관·단체, 학교, 직장 등과의 협력체계 구축

⑤ 지역주민의 건강증진 및 질병예방·관리를 위한 지역보건의료서비스의 제공
    ㉠ 국민건강증진·구강건강·영양관리사업 및 보건교육
    ㉡ 감염병의 예방 및 관리
    ㉢ 모성과 영유아의 건강유지·증진
    ㉣ 여성·노인·장애인 등 보건의료 취약계층의 건강유지·증진
    ㉤ 정신건강증진 및 생명존중에 관한 사항
    ㉥ 지역주민에 대한 진료, 건강검진 및 만성질환 등의 질병관리에 관한 사항
    ㉦ 가정 및 사회복지시설 등을 방문하여 행하는 보건의료사업 및 건강관리사업
    ㉧ 난임의 예방 및 관리

제2장 사회보장

제1절 │ 사회보장의 이해

01 ④	02 ①

01

역선택은 정보의 비대칭성 혹은 불완전성으로 인하여 보험시장에 바람직하지 못한 결과가 초래되는 현상을 의미한다. 거래당사자 중에서 일방이 상대방의 특성에 대하여 잘 모르고 있는 상황에서 거래당사자들 사이에 정보수준의 차이가 있는 경우 발생한다. 질병에 걸릴 위험이 높은 사람이 그 정보를 모르는 보험자를 숨기고 보험에 가입하는 경우는 이에 해당한다.

02

우리나라의 사회보장(「사회보장기본법」 제3조)

(1) "사회보장"이란 출산, 양육, 실업, 노령, 장애, 질병, 빈곤 및 사망 등의 사회적 위험으로부터 모든 국민을 보호하고 국민 삶의 질을 향상시키는 데 필요한 소득·서비스를 보장하는 사회보험, 공공부조, 사회서비스를 말한다.

(2) "사회보험"이란 국민에게 발생하는 사회적 위험을 보험의 방식으로 대처함으로써 국민의 건강과 소득을 보장하는 제도를 말한다.

(3) "공공부조"(公共扶助)란 국가와 지방자치단체의 책임하에 생활 유지 능력이 없거나 생활이 어려운 국민의 최저생활을 보장하고 자립을 지원하는 제도를 말한다.

(4) "사회서비스"란 국가·지방자치단체 및 민간 부문의 도움이 필요한 모든 국민에게 복지, 보건의료, 교육, 고용, 주거, 문화, 환경 등의 분야에서 인간다운 생활을 보장하고 상담, 재활, 돌봄, 정보의 제공, 관련 시설의 이용, 역량 개발, 사회참여 지원 등을 통하여 국민의 삶의 질이 향상되도록 지원하는 제도를 말한다.

제2절 │ 사회보장의 종류

01 ④	02 ②	03 ③	04 ④	05 ③
06 ②	07 ①	08 ④	09 ②	10 ④
11 ④	12 ②	13 ③	14 ①	15 ②
16 ①	17 ①	18 ③	19 ①	20 ①
21 ②	22 ①	23 ③	24 ④	25 ①
26 ②				

01

- 산재보험: 1964년 시행
- 건강보험: 1977년 시행
- 국민연금: 1988년 시행
- 고용보험: 1995년 시행

02

- **민간보험**은 개인의 필요에 따라 가입의 선택이 가능한 임의가입이며, 수급권은 계약에 의해 급여의 내용이 정해지는 계약적 수급권이다.
- **사회보험**은 최저생계보장을 위한 강제가입을 원칙으로 하고 있으며, 수급권은 법적으로 급여혜택을 받을 수 있도록 권리를 보장하고 있다.

03

우리나라에서 시행되고 있는 사회보험제도는 산재보험, 건강보험, 국민연금, 고용보험, 노인장기요양보험이다.
의료급여는 공공부조제도에 해당한다.

04

의료급여는 조세수입을 재원으로 사용하여 생활유지능력이 없거나 생활이 어려운 국민을 대상으로 의료를 보장하는 공공부조제도이다.

05

사회보험의 보험료는 능력에 비례하여 차등부과한다.

06

- 산재보험: 1964년 시행
- 건강보험: 1977년 시행
- 국민연금: 1988년 시행
- 고용보험: 1995년 시행
- 노인장기요양보험: 2008년 시행

07

자산조사(재정평가)는 공공부조에서 실시한다. 사회보험은 보편주의 제도로 자산조사가 불필요하다.

08

산재보험, 고용보험, 국민연금은 사회보험제도에 해당한다.

09

사회보험은 정률제, 민간보험은 정액제에 해당한다.

10

① 고용보험 - 소득보장
② 국민연금보험 - 소득보장
③ 국민건강보험 - 의료보장
④ 산업재해보상보험 - 소득보장, 의료보장

11

기여금을 납부하지 않고 보장을 받는다는 것은 별도의 보험료와 같은 것을 납부하지 않고 보장받는 것으로 세금을 재원으로 저소득층을 보장해주는 공공부조를 의미한다.

12

가. 고용보험: 사회보험, 소득보장
나. 건강보험: 사회보험, 의료보장
다. 산재보험: 사회보험, 의료보장, 소득보장
라. 의료급여: 공공부조, 의료보장
마. 국민연금: 사회보험, 소득보장

13

공공부조

(1) 공공부조는 자력으로 생계를 영위할 수 없는 사람들의 생활을 그들이 자력으로 생활할 수 있을 때까지 국가가 재정자금으로 보호하여 주는 일종의 구빈제도로 공적부조, 사회부조, 국가부조 등으로 불린다.

(2) **공공부조의 특징**

① 국가의 공적인 최저생활보장의 경제부조이다.
② 선별적 프로그램: 엄격한 자산 조사와 상황 조사를 거쳐 선별하는 선별적 프로그램이다.
③ 보충적 제도: 사회보험은 제1차적 사회안전망 역할을 하며, 공적부조는 제2차적 사회안전망 역할을 한다.
④ 최저생활을 유지할 수 있도록 보호해 주는 제도이다.
⑤ 재원은 일반 조세수입이다.
⑥ 구분 처우: 근로 능력이 있는 자와 없는 자를 구분해서 각기 다른 혜택을 준다.

⑦ 사회불안의 통제 역할: 사회적 불안기에 수혜 대상자를 증가시켜 불만 계층의 욕구를 해소시켜 주어 사회적 불안을 통제한다.
⑧ 빈곤의 함정: 대상자에서 제외될 때 수입이 증가되지 않는다. 즉, 낭떠러지 효과(소득 증가로 급여가 감소되는 현상)가 나타난다.

14

사회보험은 사람을 대상으로 하는 대인보험이다.

15

| 오답해설 |

① 사회보험 - 강제가입 / 민간보험 - 임의가입
③ 사회보험 - 균등급여 / 민간보험 - 계약에 따른 차등급여
④ 사회보험 - 대인보험 / 민간보험 - 대물보험

16

| 오답해설 |

② 사회보험제도는 모든 국민을 대상으로 한다.
③ 공공부조의 재원은 세금이다
④ 사회보험의 재원은 대상자가 납부하는 보험료이다.

17

| 오답해설 |

② 사회보험은 모든 국민을 대상으로 한다.
③ 가입은 법률로 규정한 강제가입 방식이다.
④ 급여는 보험료 부담수준과 무관하게 균등적으로 제공한다.

18

① 사회보험은 집단보험, 민간보험은 개별보험이다.
② 사회보험의 보험료는 차등부과(능력 비례 부담)하고 민간보험은 능력과 무관하게 계약에 의해 정해진 금액을 부담한다.
③ 사회보험은 균등급여, 민간보험은 차등급여(기여비례 보상)이다.
④ 사회보험은 주로 대인보험이고 민간보험은 주로 대물보험이다.
⑤ 사회보험의 보험료는 주로 정률제에 의한 부담방식이고 민간보험은 주로 정액제로 부담한다.

19

• **공공부조제도**: 국민기초생활보장제도, 의료급여
• **사회보험제도**: 산업재해보상보험, 국민건강보험, 국민연금, 고용보험, 노인장기요양보험

20

구분	사회보험	민간보험(사보험)
제도의 목적	최저생계보장 또는 기본적 의료보장	개인적 필요에 따른 보장
보험가입	강제가입	임의가입
부양성	국가 또는 사회부양성	없음
보험보호 대상	질병, 분만, 산재, 노령, 실업, 폐질에 국한	발생 위험률을 알 수 있는 모든 위험
수급권	법적 수급권	계약적 수급권
독점/경쟁	정부 및 공공기관 독점	자유경쟁
공동부담 여부	공동 부담의 원칙	본인 부담 위주
재원 부담	능력비례 부담(차등부과)	능력 무관
보험료 부담 방식	주로 정률제	주로 정액제
보험료 수준	위험률 상당 이하 요율	위험률 비례요율(경험률)
보험자의 위험 선택	할 수 없음	할 수 있음
급여 수준	균등 급여	차등 급여(기여비례 보상)
인플레이션 대책	가능	취약함
보험사고 대상	주로 대인보험	주로 대물보험
성격	집단보험	개별보험

21

공공부조는 자력으로 생계를 영위할 수 없는 사람들의 생활을 그들이 자력으로 생활할 수 있을 때까지 국가가 재정자금으로 보호하여 주는 일종의 구빈제도로 공적부조, 사회부조, 국가보조 등으로 불린다.

(1) 국가의 공적인 최저생활보장의 경제부조이다.

(2) 선별적 프로그램: 엄격한 자산 조사와 상황 조사를 거쳐 선별하는 선별적 프로그램이다.

(3) 보충적 제도: 사회보험은 제1차적 사회안전망 역할을 하며, 공적부조는 제2차적 사회안전망 역할을 한다.

(4) 최저생활을 유지할 수 있도록 보호해 주는 제도이다.

(5) 재원은 일반 조세수입이다.

(6) 구분 처우: 근로 능력이 있는 자와 없는 자를 구분해서 각기 다른 혜택을 준다.

(7) 사회불안의 통제 역할: 사회적 불안기에 수혜 대상자를 증가시켜 불만 계층의 욕구를 해소시켜 주어 사회적 불안을 통제한다.

(8) 빈곤의 함정: 대상자에서 제외될 때 수입이 증가되지 않는다. 즉, 낭떠러지 효과(소득 증가로 급여가 감소되는 현상)가 나타난다.

(9) 공공부조의 대상인 생계가 어려운 사람이 언제 어떤 이유로 증가할지 감소할지를 예측하기 어렵기 때문에 재정예측이 곤란하다.

22

우리나라 사회보장제도

	사회보험	공공부조
의료보장	산업재해보상보험(1964) 국민건강보험(1977) 노인장기요양보험(2008)	의료급여(1977)
소득보장	산업재해보상보험(1964) 국민연금(1988) 고용보험(1995)	국민기초생활보장(1962)

23

노인장기요양보험의 관리운영기관은 국민건강보험공단이다.

24

- 국민연금, 국민건강보험, 산재보험은 "사회보험"제도로 피보험자가 납부하는 "보험료"가 재원이다.
- 국민기초생활보장은 "공공부조"제도로 세금을 재원으로 한다.

25

| 오답해설 |

② 보험료는 소득에 비례하게 적용하고 급여는 소득과 상관없이 균등하게 적용한다.

③ 기초생활보장과 의료급여는 공공부조에 해당한다.

④ 보험료의 납부는 피보험자와 고용주, 정부가 함께 분담한다.

26

(20 해설 참고)

- **민간보험**: 임의가입, 기여비례 차등 보상, 보험료의 정액제, 자유경쟁의 원리 적용
- **사회보험(우리나라 건강보험)**: 강제가입, 균등한 급여수준, 보험료의 정률제, 정부 및 공공기관 독점

01 ④	02 ④	03 ①	04 ③	05 ③
06 ③	07 ④	08 ③	09 ④	10 ②
11 ②	12 ①	13 ②	14 ③	15 ②
16 ①	17 ②	18 ②	19 ①	20 ④
21 ④	22 ④	23 ①	24 ④	25 ①
26 ③	27 ④	28 ④	29 ①	30 ②
31 ②	32 ③	33 ③	34 ③	35 ④
36 ①	37 ①	38 ④	39 ②	40 ①
41 ③	42 ①	43 ④	44 ①	45 ③
46 ②	47 ④	48 ①	49 ④	50 ①
51 ①	52 ③	53 ④	54 ③	55 ②
56 ①				

01

국가보건서비스(NHS)는 국민의료비에 대한 국가책임의식을 견지한다. 의료비에 대한 자기책임의식 제고는 사회보험방식이다.

02

총액계약제의 대표적인 채택국가는 독일이다.

03

NHS는 의료비 억제 기능이 강하고 관리운영비가 적게 드는 장점이 있다.
가입자 간의 연대의식이 강한 것은 NHI의 장점이다.

04

| 오답해설 |
① 국민건강보험은 강제가입 방식이다.
② 재원의 대부분은 보험료로 이루어진다.
④ 건강보험을 채택한 국가는 독일, 프랑스, 한국 등이다.

05

총액계약제(Negotiation System)는 지불자 측과 진료자 측이 진료보수 총액의 계약을 사전에 체결하는 방식이다.
• 장점: 과잉 진료에 대한 자율적 억제 가능
• 단점: 매년 교섭의 어려움, 새로운 의료기술 도입의 어려움

06

인두제(Capitation)는 등록된 환자 또는 주민 수에 따라 일정액을 보상받는 방식이다.
• 장점: 의료의 계속성 증대, 예방에 많은 관심, 행정적 업무 절차 간편, 비용이 상대적으로 저렴함
• 단점: 환자의 선택권 제한, 서비스 양이 최소화, 환자 후송 및 의뢰의 증가

07

일정금액공제제
의료비가 일정 수준에 이르기까지는 전혀 보험급여를 해 주지 않아 일정액까지는 피보험자가 그 비용을 지불하고, 그 이상의 비용만 보험급여로 인정하는 것이다.

08

진료단위를 포괄화하는 것은 총액계약제, 인두제처럼 개인개인의 진료비로 책정하지 않고 인구집단의 진료비 전체로 책정하는 방식을 의미한다. 이러한 방식은 의료공급자 측면에서 의료비 억제 효과가 나타나며 보험자 측면에서는 재정적 위험이 적어진다.

| 오답해설 |
① 행위별수가제는 행정적 비용이 상대적으로 많이 든다.
② 총액예산제는 사전보상제도의 대표적인 예이다.
④ 인두제에서는 위험환자를 회피하려는 유인이 많다.

09

미국은 전국민을 포괄하는 공적인 의료보장제도는 없고 특정인을 대상으로 medicare와 medicaid를 운영하고 있으며 대부분의 국민은 민간의료보험에 가입하고 있다.

미국의 공적인 의료보장제도
(1) **Medicare**: 65세 이상의 노인과 신체장애자, 특수질환의 중증질환자 등을 대상으로 하는 의료보험. 연방정부 시행
(2) **Medicaid**: 저소득층을 대상으로 하는 의료부조제도로 빈곤층 일부의 의료비를 일반 조세수입으로 정부가 부담하는 제도. 주정부 시행

| 오답해설 |
①, ② 국가보건서비스방식
③ 사회보험방식

10

행위별수가제(FFS, Fee For Service)

(1) 제공된 의료서비스의 단위당 가격에 서비스의 양을 곱한 만큼 보상하는 방식
(2) **장점**: 의료서비스의 양과 질이 확대, 의료인의 재량권 확대, 첨단 의·과학기술의 발달 유도
(3) **단점**: 과잉 진료, 의료 남용의 우려, 행정적으로 복잡, 의료비 상승 유도 요인이 됨

11

인두제는 의료관(의료인)에 등록된 환자 또는 주민 수에 따라 일정액을 보상받는 방식이다.

12

(10 해설 참고)

13

| 오답해설 |

① 공적보험의 보완장치이다. → NHS는 전국민에게 무상으로 의료를 제공하는 공적의료보장제도이다.
③ 의료비 통제효과가 작다. → NHS는 의료공급 체계도 국가의 책임하에 조직화되어 있기 때문에 의료비 통제효과가 강하다.
④ 상대적으로 양질의 의료를 제공한다. → NHS는 의료의 질 저하를 초래할 수 있다.

14

본인일부부담제도

(1) **정률부담제**: 보험자가 의료비의 일정 비율만을 지불하고 본인이 나머지 부분을 부담
(2) **일정금액 공제제**: 일정액까지는 본인이 지불하고 그 이상의 비용만 보험적용
(3) **급여상한제**: 보험급여의 최고액 이하의 의료비 보험적용하고 초과하는 의료비는 본인이 부담
(4) **정액부담제**: 의료서비스 건당 일정액만 의료서비스 본인 부담하고 나머지는 보험적용
(5) **정액수혜제**: 의료서비스 건당 일정액만 보험자가 부담하고 나머지는 본인 부담

15

포괄수가제(Case Payment)

(1) 입원환자의 진단명에 대한 총보수단가를 설정하여 보상하는 방식
(2) **장점**: 경제적인 진료 수행, 의료기관의 생산성 증대, 행정적으로 간편

(3) **단점**: 의료서비스의 규격화·최소화, 행정직의 진료진에 대한 간섭 증대, 합병증 발생 시 적용 곤란

16

구분	사회보험 방식 (NHI)	국가보건서비스 방식 (NHS)
기본 이념	의료에 대한 국민의 1차적 자기 책임의식 견지(국민의 정부의존 최소화)	국민의료비에 대한 국가책임 견지
적용대상 관리	국민을 임금소득자, 공무원, 자영자 등으로 구분 관리 (극빈자는 별도 구분) 보험료 납부자만 적용 대상	전 국민을 일괄 적용 (집단 구분 없음)
재원 조달	보험료, 일부 국고	정부 일반 조세
진료보수 산정방법	행위별수가제 또는 총액 계약제 등	• 일반 개원의는 인두제 • 병원급은 의사 봉급제
관리기구	보험자	정부기관(사회보장청 등)
채택국가	독일, 프랑스, 네덜란드, 일본, 대만, 한국 등	영국, 스웨덴, 이탈리아, 호주, 뉴질랜드 등
국민 의료비	의료비 억제 기능 취약	의료비 통제 효과가 강함
보험료 형평성	• 보험자 내 보험료 부과의 구체적 형평성 확보 가능 • 보험자가 다수일 경우 보험자 간 재정불균형 발생 우려	조세에 의한 재원 조달로 소득재분배 효과 강함
의료 서비스	• 상대적으로 양질의 의료 제공 • 첨단의료기술 발전에 긍정적 영향	• 의료의 질 저하 초래 • 입원대기환자 증가(개원의의 입원 의뢰 남발)
연대의식	가입자 간 연대의식 강함	가입자 간 연대의식 희박
관리운영	• 보험자 중심 자율 운영 (대표기구를 통한 가입자의 조합운영 참여 보장) • 직접 관리운영비 소요 (보험료 징수 등)	• 정부기관 직접 관리 • 직접 관리운영비 부분적 축소

| 오답해설 |

① NHS는 의료비 통제효과도 크고 관리운영비도 적게 든다.

17

행위별수가제는 국민의료비 증가의 원인이 된다.

18

① **일정금액공제제**: 의료비가 일정 수준에 이르기까지는 전혀 보험급여를 해 주지 않아 일정액까지는 피보험자가 그 비용을 지불하고, 그 이상의 비용만 보험급여로 인정하는 것이다.

② **급여상한제**: 보험급여의 최고액을 정하여 그 이하의 의료비에 대해서는 보험급여를 적용해 주고 초과하는 의료비에 대해서는 의료서비스 이용자가 부담하는 방식이다.

③ **정액부담제**: 의료이용의 내용과 관계없이 이용하는 의료서비스 건당 일정액만 의료서비스 이용자가 부담하고 나머지는 보험자가 부담하는 방식이다.

④ **정액수혜제**: 의료서비스 건당 일정액만 보험자가 부담하고 나머지는 환자가 지불하는 방식이다.

19

국가보건서비스 방식(NHS, National Health Services)은 '국민의 의료 문제는 국가가 책임져야 한다'는 관점에서 정부가 일반 조세로 재원을 마련하여 모든 국민에게 무상으로 의료를 제공하는 방식이다. 재원의 대부분이 국세 및 지방세로 조달되고 의료공급 체계도 국가의 책임하에 조직화되어 있다.

20

건강보험제도는 보험료 부과수준과 무관하게 균등급여로 제공된다.

21

(16 해설 참고)

의료비에 대한 국민의 자기 책임의식을 견지하되 이를 사회화하여 정부기관이 아닌 보험자가 보험료로 재원을 마련하여 의료를 보장하는 방식은 사회보험방식이다.

국가보건서비스방식은 재원의 대부분이 국세 및 지방세로 조달되고 의료공급 체계도 국가의 책임하에 조직화되어 있다.

22

① **포괄수가제**: 환자의 종류당 총보수단가를 설정하여 보상하는 방식

② **행위별수가제**: 제공된 의료서비스의 단위당 가격에 서비스의 양을 곱한 만큼 보상하는 방식

③ **인두제**: 등록된 환자 또는 주민 수에 따라 일정액을 보상받는 방식

④ **총괄계약제**: 지불자 측과 진료자 측이 진료보수 총액의 계약을 사전에 체결하는 방식

23

이 문제는 우리나라의 건강보험제도 장점이 아닌 NHI의 장점을 묻는 문제로 판단하여야 한다. 그렇다면 NHS와 비교했을 때 NHI의 장점을 선택하는 것이 적절하다.

NHI는 NHS에 비해 의료의 질이 좋은 장점이 있다.

24

행위별수가제(FFS, Fee For Service)

(1) 제공된 의료서비스의 단위당 가격에 서비스의 양을 곱한 만큼 보상하는 방식

(2) **장점**: 의료서비스의 양과 질이 확대, 의료인의 재량권 확대, 첨단 의 · 과학기술의 발달 유도

(3) **단점**: 과잉 진료, 의료 남용의 우려, 행정적으로 복잡, 의료비 상승 유도 요인이 됨

25

인두제(Capitation)

(1) 의료인이 맡고 있는 일정 지역의 주민 수에 일정금액을 곱하여 이에 상응하는 보수를 의료인측에 지급한다.

(2) 기본적으로 단순한 일차보건의료에 적용하기 때문에 1 · 2 · 3차로 분류되는 의료전달체계의 확립이 선행되어야 함

(3) **장점**: 환자와 의사 간 지속적 관계 유지(진료의 계속성), 행정비용의 감소(행정업무 간편화), 예방의료에 대한 관심 증대, 비용의 상대적 저렴성

(4) **단점**: 과소진료 우려, 서비스 양의 최소화 경향, 후송의뢰 환자의 증가, 전문의료에 부적합, 의사의 자율성 저하, 환자의 선택권 제한

26

본인일부부담제도

(1) **정률부담제**: 보험자가 의료비의 일정 비율만을 지불하고 본인이 나머지 부분을 부담하는 방식이다.

(2) **일정금액공제제**: 의료비가 일정 수준에 이르기까지는 전혀 보험급여를 해 주지 않아 일정액까지는 피보험자가 그 비용을 지불하고, 그 이상의 비용만 보험급여로 인정하는 것이다.

(3) **급여상한제**: 보험급여의 최고액을 정하여 그 이하의 의료비에 대해서는 보험급여를 적용해 주고 초과하는 의료비에 대해서는 의료서비스 이용자가 부담하는 방식이다.

(4) **정액부담제**: 의료이용의 내용과 관계없이 이용하는 의료서비스 건당 일정액만 의료서비스 이용자가 부담하고 나머지는 보험자가 부담하는 방식이다.

(5) **정액수혜제**: 의료서비스 건당 일정액만 보험자가 부담하고 나머지는 환자가 지불하는 방식이다.

27

① **행위별수가제**: 제공된 의료서비스의 단위당 가격에 서비스의 양을 곱한 만큼 보상하는 방식
② **인두제**: 등록된 환자 또는 주민 수에 따라 일정액을 보상받는 방식
③ **총액계약제**: 지불자 측과 진료자 측이 진료보수 총액의 계약을 사전에 체결하는 방식
④ **포괄수가제**: 입원환자의 진단명에 따라 총보수단가를 설정하여 보상하는 방식

28

국민보건서비스(NHS) 유형은 의료비에 대한 통제효과가 크고 의료의 질 저하 가능성이 있다.

29

포괄수가제(Case Payment)
(1) 입원환자의 진단명에 대한 총보수단가를 설정하여 보상하는 방식
(2) 장점: 경제적인 진료 수행, 의료기관의 생산성 증대, 행정적으로 간편
(3) 단점: 의료서비스의 규격화·최소화, 행정직의 진료진에 대한 간섭 증대, 합병증 발생 시 적용 곤란

30

(26 해설 참고)

31

(25 해설 참고)

32

진료보수지불제도
(1) **행위별수가제(FFS, Fee For Service)**
   ① 제공된 의료서비스의 단위당 가격에 서비스의 양을 곱한 만큼 보상하는 방식
   ② 장점: 의료서비스의 양과 질 확대, 의료인의 재량권 확대, 첨단 의·과학기술의 발달 유도
   ③ 단점: 과잉 진료, 의료 남용의 우려, 행정적으로 복잡, 의료비 상승 유도 요인이 됨
(2) **포괄수가제(Case Payment)**
   ① 입원환자의 진단명에 대한 총보수단가를 설정하여 보상하는 방식
   ② 장점: 경제적인 진료 수행, 의료기관의 생산성 증대, 행정적으로 간편
   ③ 단점: 의료서비스의 규격화·최소화, 행정직의 진료진에 대한 간섭 증대

(3) **인두제(Capitation)**
   ① 등록된 환자 또는 주민 수에 따라 일정액을 보상받는 방식
   ② 장점: 의료의 계속성 증대, 예방에 많은 관심, 행정적 업무 절차 간편, 비용이 상대적으로 저렴함
   ③ 단점: 환자의 선택권 제한, 서비스 양이 최소화, 환자 후송 및 의뢰의 증가
(4) **봉급제(Salary)**
   ① 서비스 양이나 제공받는 사람 수에 상관없이 일정 기간에 따라 보상하는 방식
   ② 장점: 의사의 수입이 안정, 행정 관리 용이, 동료 협조
   ③ 단점: 진료의 형식화·관료화, 낮은 생산성, 의료인의 자율성 저하
(5) **총액계약제(Negotiation System)**
   ① 지불자 측과 진료자 측이 진료보수 총액의 계약을 사전에 체결하는 방식
   ② 장점: 포괄적 서비스 제공, 과잉 진료에 대한 자율적 억제 가능
   ③ 단점: 매년 교섭의 어려움, 새로운 의료기술 도입의 어려움

33

본인일부부담제도
건강보험제도에서 수요자(피보험자)의 도덕적 해이로 인한 불필요한 의료이용 증가를 억제하기 위한 제도이다.
(1) **정률부담제**: 보험자가 의료비의 일정 비율만을 지불하고 본인이 나머지 부분을 부담
(2) **일정금액 공제제**: 일정액까지는 본인이 지불하고 그 이상의 비용만 보험적용
(3) **급여상한제**: 보험급여의 최고액 이하의 의료비 보험적용하고 초과하는 의료비는 본인이 부담
(4) **정액부담제**: 의료서비스 건당 일정액만 의료서비스 본인 부담하고 나머지는 보험적용
(5) **정액수혜제**: 의료서비스 건당 일정액만 보험자가 부담하고 나머지는 본인 부담

| 바로알기 |
③ 급여상한제는 보험급여의 최고액을 정하여 그 이하의 의료비에 대해서는 보험급여를 적용해 주고 초과하는 의료비에 대해서는 의료서비스 이용자가 부담하는 방식으로 의료서비스가 고액이면서 치료의 효과가 불분명한 서비스의 경우 수요를 억제시키는 데 효과적이다.

34

행위별수가제(FFS, Fee For Service)

(1) 제공된 의료서비스의 단위당 가격에 서비스의 양을 곱한 만큼 보상하는 방식
(2) **장점**: 의료서비스의 양과 질이 확대, 의료인의 재량권 확대, 첨단 의·과학기술의 발달 유도
(3) **단점**: 과잉 진료, 의료 남용의 우려, 행정적으로 복잡, 의료비 상승 유도 요인이 됨

| 오답해설 |
① 질병군 별로 책정된 수가를 지불한다. – 포괄수가제
② 의사의 자율성이 억제된다. – 포괄수가제
④ 행정적으로 간편하다. – 포괄수가제, 인두제

35

(33 해설 참고)

36

총괄계약제(Global Budget, 총액계약제): 독일

(1) 의료비 지불자측과 의료공급자측 간에 진료보수총액에 대하여 사전에 계약을 체결하는 방식
(2) 독일의 경우 보험자와 의사회가 계약을 체결하고 계약에 따라 보험자가 의사회에 지불하면 의사회는 각 의사들에게 진료량에 비례하여 이를 배분
(3) **장점**: 과잉진료 및 과잉청구 시비 감소, 의료비 지출의 사전예측 가능(보험재정의 안정적 운영), 의료공급자의 자율적 규제 가능
(4) **단점**: 보험자 및 의사단체 간 계약체결의 어려움 상존, 의료공급자단체의 독점성 보장으로 인한 폐해, 진료비를 배분하기 위한 갈등, 신의료기술 도입과 의료의 질 향상을 위한 동기 저하, 의료의 질관리의 어려움(과소진료)

37

NHS는 정부의 조세수입을 재원으로 모든 국민에게 무상으로 의료를 제공하는 제도로 정부의 부담이 크다.

구분	사회보험 방식 (NHI)	국가보건서비스 방식 (NHS)
기본 이념	의료에 대한 국민의 1차적 자기 책임의식 견지 (국민의 정부의존 최소화)	국민의료비에 대한 국가책임 견지
적용대상 관리	국민을 임금소득자, 공무원, 자영자 등으로 구분 관리 (극빈자는 별도 구분) 보험료 납부자만 적용 대상	전 국민을 일괄 적용 (집단 구분 없음)
재원 조달	보험료, 일부 국고	정부 일반 조세

진료보수 산정방법	행위별수가제 또는 총액 계약제 등	• 일반 개원의는 인두제 • 병원급은 의사 봉급제
관리기구	보험자	정부기관(사회보장청 등)
채택국가	독일, 프랑스, 네덜란드, 일본, 대만, 한국 등	영국, 스웨덴, 이탈리아, 호주, 뉴질랜드 등
국민 의료비	의료비 억제 기능 취약	의료비 통제 효과가 강함
보험료 형평성	• 보험자 내 보험료 부과의 구체적 형평성 확보 가능 • 보험자가 다수일 경우 보험자 간 재정불균형 발생 우려	조세에 의한 재원 조달로 소득재분배 효과 강함
의료 서비스	• 상대적으로 양질의 의료 제공 • 첨단의료기술 발전에 긍정적 영향	• 의료의 질 저하 초래 • 입원대기환자 증가(개원의의 입원 의뢰 남발)
연대의식	가입자 간 연대의식 강함	가입자 간 연대의식 희박
관리운영	• 보험자 중심 자율 운영 (대표기구를 통한 가입자의 조합운영 참여 보장) • 직접 관리운영비 소요 (보험료 징수 등)	• 정부기관 직접 관리 • 직접 관리운영비 부분적 축소

38

포괄수가제(Case payment System)

(1) 환자가 입원해서 퇴원할 때까지 발생하는 진료에 대하여 질병마다 미리 정해진 금액을 내는 제도로 진단별로 진료비가 결정된다.
(2) **장점**
① 진료비 산정의 간소화로 행정비용 절감
② 의료자원의 활용에 의료인의 관심 증대(경제적 진료 유도)
③ 부분적으로도 적용 가능(병용)
④ 진료의 표준화 유도
(3) **단점**
① 과소진료 우려, 서비스의 최소화 경향
② 의료행위에 대한 자율성 감소, 행정직의 진료직에 대한 간섭요인 증가
③ 합병증 발생 시 적용 곤란
④ 신규 의학기술에 적용 곤란

39

인두제(Capitation)는 등록된 환자 또는 주민 수에 따라 일정액을 보상받는 방식이다.

• **장점**: 의료의 계속성 증대, 예방에 많은 관심, 행정적 업무 절차 간편, 비용이 상대적으로 저렴함
• **단점**: 환자의 선택권 제한, 서비스 양이 최소화, 환자 후송 및 의뢰의 증가

| 오답해설 |

① 의료진의 과잉진료가 증가한다. – 행위별수가제
③ 신의료기술 및 신약개발 등에 집중한다. – 행위별수가제
④ 의료진의 재량권이 확대되어 의료의 질적 수준이 높다.
　 – 행위별수가제

40

(38 해설 참고)

41

의료보장제도의 유형

(1) **사회보험방식(NHI, National Health Insurance, 국민건강보험)**
　① 각 보험집단별로 보험료를 갹출하여 재원을 마련하고 이에 따라 피보험자에게 직접 또는 계약을 체결하는 의료기관을 통해 보험급여를 실시한다.
　② 의료비에 대한 국민의 자기 책임의식을 견지하되 이를 사회화하여 정부기관이 아닌 보험자가 보험료로 재원을 마련하여 의료를 보장하는 방식이다.
　③ 국민의 1차적 부담 의무가 전제된 비용의식적 제도이며 국민의 정부에 대한 의존심을 최소화할 수 있다.
　④ 독일, 일본, 프랑스, 한국 등이 대표적 국가이다.
　⑤ 양질의 의료를 제공하고 첨단의료기술 발정에 긍정적이지만 국민의료비 억제기능이 취약하다.
(2) **국가보건서비스 방식(NHS, National Health Services)**
　① '국민의 의료 문제는 국가가 책임져야 한다'는 관점에서 정부가 일반 조세로 재원을 마련하여 모든 국민에게 무상으로 의료를 제공하는 방식이다.
　② 재원의 대부분이 국세 및 지방세로 조달되고 의료공급 체계도 국가의 책임하에 조직화되어 있다.
　③ 영국, 스웨덴, 이탈리아 등이 대표적인 국가이다.
　④ 의료비에 대한 통제효과가 강하다. 의료의 질 저하를 초래할 수 있다.

42

포괄수가제, 인두제, 총액계약제는 사전지불방식으로 모두 의료비 억제효과가 있는 반면 행위별수가제는 사후지불방식으로 의료비 증가의 원인이 된다.

행위별수가제(FFS, Fee For Service)

(1) 제공된 의료서비스의 단위당 가격에 서비스의 양을 곱한 만큼 보상하는 방식
(2) **장점**: 의료서비스의 양과 질이 확대, 의료인의 재량권 확대, 첨단 의 · 과학기술의 발달 유도
(3) **단점**: 과잉 진료, 의료 남용의 우려, 행정적으로 복잡, 의료비 상승 유도 요인이 됨

| 오답해설 |

② **포괄수가제**: 환자의 종류당 총보수단가를 설정하여 보상하는 방식
③ **인두제**: 등록된 환자 또는 주민 수에 따라 일정액을 보상받는 방식
④ **총액계약제**: 지불자 측과 진료자 측이 진료보수 총액의 계약을 사전에 체결하는 방식

43

(41 해설 참고)

44

보험료를 재원으로 보험자가 의료기관을 통해 의료를 보장하는 제도는 사회보험방식(NHI)에 해당한다. 사회보험 방식을 채택하고 있는 나라는 독일, 프랑스, 한국, 일본, 대만 등이다. 독일은 진료보수지불방식으로 총액계약제를 채택하고 있다. 총액계약제는 지불자 측과 진료자 측이 진료보수 총액의 계약을 사전에 체결하는 방식이다.

45

총액계약제(Negotiation System)

(1) 지불자 측과 진료자 측이 진료보수 총액의 계약을 사전에 체결하는 방식
(2) **장점**: 포괄적 서비스 제공, 과잉 진료에 대한 자율적 억제 가능
(3) **단점**: 매년 교섭의 어려움, 새로운 의료기술 도입의 어려움

46

포괄수가제

(1) 환자가 입원해서 퇴원할 때까지 발생하는 진료에 대하여 질병마다 미리 정해진 금액을 내는 제도

(2) 미국에서 의료비의 급격한 상승을 억제하기 위하여 1983년 부터 DRG(Diagnosis Related Groups)에 기초를 둔 선불 상환제도를 개발하여 연방정부 부담환자의 진료비 지급 방법으로 사용

(3) 우리나라에서도 현재 7개 질병군에 대해서 DRG를 적용 하여 운영(같은 질병이라도 환자의 합병증이나 타 상병 동반 여부에 따라 가격 상이)

47

인두제(Capitation)는 등록된 환자 또는 주민 수에 따라 일정 액을 보상받는 방식이다.

• **장점**: 의료의 계속성 증대, 예방에 많은 관심, 행정적 업무 절차 간편, 비용이 상대적으로 저렴함

• **단점**: 환자의 선택권 제한, 서비스 양이 최소화, 환자 후송 및 의뢰의 증가

48

포괄수가제(Case Payment)

(1) 입원환자의 진단명에 대한 총보수단가를 설정하여 보상 하는 방식

(2) **장점**: 경제적인 진료 수행, 의료기관의 생산성 증대, 행정 적으로 간편

(3) **단점**: 의료서비스의 규격화·최소화, 행정직의 진료진에 대한 간섭 증대, 합병증 발생 시 적용 곤란

49

구분	사회보험 방식 (NHI)	국가보건서비스 방식 (NHS)
기본 이념	의료에 대한 국민의 1차적 자기 책임의식 견지 (국민의 정부의존 최소화)	국민의료비에 대한 국가책임 견지
적용대상 관리	국민을 임금소득자, 공무원, 자영자 등으로 구분 관리 (극빈자는 별도 구분) 보험료 납부자만 적용 대상	전 국민을 일괄 적용 (집단 구분 없음)
재원 조달	보험료, 일부 국고	정부 일반 조세
진료보수 산정방법	행위별수가제 또는 총액 계약제 등	• 일반 개원의는 인두제 • 병원급은 의사 봉급제

관리기구	보험자	정부기관(사회보장청 등)
채택국가	독일, 프랑스, 네덜란드, 일본, 대만, 한국 등	영국, 스웨덴, 이탈리아, 호주, 뉴질랜드 등
국민 의료비	의료비 억제 기능 취약	의료비 통제 효과가 강함
보험료 형평성	• 보험자 내 보험료 부과의 구체적 형평성 확보 가능 • 보험자가 다수일 경우 보험자 간 재정불균형 발생 우려	조세에 의한 재원 조달로 소득재분배 효과 강함
의료 서비스	• 상대적으로 양질의 의료 제공 • 첨단의료기술 발전에 긍정적 영향	• 의료의 질 저하 초래 • 입원대기환자 증가(개원의의 입원 의뢰 남발)
연대의식	가입자 간 연대의식 강함	가입자 간 연대의식 희박
관리운영	• 보험자 중심 자율 운영 (대표기구를 통한 가입자의 조합운영 참여 보장) • 직접 관리운영비 소요 (보험료 징수 등)	• 정부기관 직접 관리 • 직접 관리운영비 부분적 축소

50

본인일부부담제도

건강보험제도에서 수요자(피보험자)의 도덕적 해이로 인한 불필요한 의료이용 증가를 억제하기 위한 제도이다.

(1) **정률부담제**: 보험자가 의료비의 일정 비율만을 지불하고 본인이 나머지 부분을 부담

(2) **일정금액 공제제**: 일정액까지는 본인이 지불하고 그 이 상의 비용만 보험적용

(3) **급여상한제**: 보험급여의 최고액 이하의 의료비 보험적용 하고 초과하는 의료비는 본인이 부담

(4) **정액부담제**: 의료서비스 건당 일정액만 의료서비스 본인 부담하고 나머지는 보험적용

(5) **정액수혜제**: 의료서비스 건당 일정액만 보험자가 부담하 고 나머지는 본인 부담

51

의료제공형태

(1) **제3자 지불제도(현물급여형, 직접서비스형)**

① 의료보험 적용자는 필요시 의료서비스를 이용하고 의 료공급자가 제3자인 보험공단이나 질병금고에 환자를 진료한 진료비를 청구하며, 제3의 지불자인 보험공단 이나 질병금고는 청구된 진료비를 심사하여 의료공급 자에게 직접 지불함

② 한국, 일본, 독일 등 대부분의 사회보험제도를 채택하는 국가에서 제3자 지불제도 서비스 방법을 택하고 있음

(2) **변이형(직접제공방법)**
　① NHS 또는 지방보건서비스제도를 시행하고 있는 국가
　　에서 재정으로 국민들에게 의료를 보장하는 형태(뉴질
　　랜드, 영국, 스웨덴, 덴마크 등)
　② 사회보험형 국가로 보험공단이 보험료를 징수함과 동
　　시에 직접의료시설을 건립하여 적용자에게 보험공단
　　이 직영하는 병원(국민건강보험공단 일산병원)이나 진
　　료소를 통하여 서비스를 제공하는 형태
　③ 사회보장제도에 속하지는 않지만 미국의 건강유지조
　　직(HMO) 가운데 일부가 의료기관을 소유하여 적용자
　　에게 의료서비스를 제공하는 형태
(3) **상환제(현금배상형, 현금급여형)**
　① 의료보장의 적용자가 의료기관에 가서 진료를 받을
　　때 진료비 전액을 의료기관에 먼저 지불하고 난 후에
　　보험공단이나 질병금고에 청구하여 진료비를 환불받
　　는 제도이다.
　② 미국의 민영보험회사에서 흔히 사용하는 제도이다.

52

행위별수가제(FFS, Fee For Service)
(1) 제공된 의료서비스의 단위당 가격에 서비스의 양을 곱한
　만큼 보상하는 방식으로 우리나라에서 전면적으로 시행
　하고 있는 지불제도이다.
(2) **장점**: 의료서비스의 양과 질이 확대, 의료인의 재량권 확
　대, 첨단 의·과학기술의 발달 유도
(3) **단점**: 과잉 진료, 의료 남용의 우려, 행정적으로 복잡, 의
　료비 상승 유도 요인이 됨

53

| 오답해설 |
① 건강보험은 법률에 의한 강제가입이다.
② 보험료 납부수준과 관계없이 균등한 보험급여를 제공한다.
③ 보험료는 소득 및 재산에 따라 차등부과한다.

54

(48 해설 참고)

55

• 인두제는 예방의료에 대한 유인이 강하며 국가가 국민의료
　비에 대한 통제가 수월하기 때문에 의료비 통제효과가 가
　장 크다.
• 포괄수가제는 진단명에 따른 진료비가 정해져 있기 때문에
　경제적 진료를 수행하려는 유인이 강해서 의료비 상성 억
　제효과가 있다.
• 행위별수가제는 진료행위마다 보상을 받기 때문에 의료비
　상승의 원인이 되는 수가제도이다.

56

(49 해설 참고)
① NHS는 의료비에 대한 통제효과가 강하고 NHI는 국민의
　료비 증가를 억제하기 어렵다.
② NHS는 의료의 질이 저하되고 NHI는 첨단 의료기술의 발
　전에 유리하다.
③ NHS는 의료비에 대한 국가책임의식이 강하고(자기책임
　의식은 낮음) NHI는 자기책임의식이 높다.
④ NHS는 조세 부담으로 재분배 효과가 크고 NHI는 저소득
　층을 별도로 구분하고 보험료 납부자만 대상으로 하기 때
　문에 재분배 효과가 약하다.

제 4 절 | 우리나라의 의료보장제도				
01 ④	02 ①	03 ④	04 ③	05 ②
06 ①	07 ①	08 ③	09 ④	10 ③
11 ③	12 ④	13 ②	14 ③	15 ①
16 ②	17 ②	18 ③	19 ③	20 ③
21 ②	22 ④	23 ②	24 ①	25 ②
26 ④	27 ③	28 ④	29 ④	30 ④
31 ②	32 ④	33 ①	34 ④	35 ④
36 ①	37 ③	38 ②	39 ①	40 ②
41 ②	42 ②	43 ②	44 ④	45 ②
46 ④	47 ④	48 ③	49 ②	50 ③
51 ①	52 ②	53 ②	54 ④	55 ①
56 ①	57 ②	58 ①	59 ①	60 ④
61 ④	62 ②	63 ④	64 ③	65 ①
66 ②	67 ②	68 ④	69 ①	

01

① 「국민건강보험법」: 1999년 제정, 2000년 시행
② 국민건강보험은 의료급여수급권제를 제외한 국민에게 적용
　• 현금급여: 상병수당, 요양비, 장애인보조기기급여비,
　　장제비 등
　• 현물급여: 요양급여, 건강진단
④ 가입자: 직장가입자, 지역가입자
　직장가입자는 모든 사업장의 근로자 및 사용자와 공무원
　및 교직원이다.

02

> **「의료급여법」 제3조(수급권자)**
> ① 이 법에 따른 수급권자는 다음 각 호와 같다.
>   1. 「국민기초생활 보장법」에 따른 의료급여 수급자
>   2. 「재해구호법」에 따른 이재민으로서 보건복지부장관이 의료급여가 필요하다고 인정한 사람
>   3. 「의사상자 등 예우 및 지원에 관한 법률」에 따라 의료급여를 받는 사람
>   4. 「입양특례법」에 따라 국내에 입양된 18세 미만의 아동
>   5. 「독립유공자예우에 관한 법률」, 「국가유공자 등 예우 및 지원에 관한 법률」 및 「보훈보상대상자 지원에 관한 법률」의 적용을 받고 있는 사람과 그 가족으로서 국가보훈처장이 의료급여가 필요하다고 추천한 사람 중에서 보건복지부장관이 의료급여가 필요하다고 인정한 사람
>   6. 「무형유산의 보전 및 진흥에 관한 법률」에 따라 지정된 국가무형유산의 보유자(명예보유자를 포함한다)와 그 가족으로서 국가유산청장이 의료급여가 필요하다고 추천한 사람 중에서 보건복지부장관이 의료급여가 필요하다고 인정한 사람
>   7. 「북한이탈주민의 보호 및 정착지원에 관한 법률」의 적용을 받고 있는 사람과 그 가족으로서 보건복지부장관이 의료급여가 필요하다고 인정한 사람
>   8. 「5·18민주화운동 관련자 보상 등에 관한 법률」 제8조에 따라 보상금등을 받은 사람과 그 가족으로서 보건복지부장관이 의료급여가 필요하다고 인정한 사람
>   9. 「노숙인 등의 복지 및 자립지원에 관한 법률」에 따른 노숙인 등으로서 보건복지부장관이 의료급여가 필요하다고 인정한 사람

| 오답해설 |
② 의료급여는 공공부조제도로 소득 및 자산조사 결과 기준에 해당하는 사람만 대상이 된다.
③ 의료급여 제공은 질병유무에 따라 제공공된다.
④ 의료급여의 재원은 세금이다.

03

> **건강보험심사평가원의 업무(「국민건강보험법」 제63조)**
> ① 요양급여비용의 심사
> ② 요양급여의 적정성 평가
> ③ 심사기준 및 평가기준의 개발
> ④ 제1호부터 제3호까지의 규정에 따른 업무와 관련된 조사연구 및 국제협력
> ⑤ 다른 법률에 따라 지급되는 급여비용의 심사 또는 의료의 적정성 평가에 관하여 위탁받은 업무
> ⑥ 건강보험과 관련하여 보건복지부장관이 필요하다고 인정한 업무
> ⑦ 그 밖에 보험급여 비용의 심사와 보험급여의 적정성 평가와 관련하여 대통령령으로 정하는 업무
>   ㉠ 요양급여비용의 심사청구와 관련된 소프트웨어의 개발·공급·검사 등 전산 관리
>   ㉡ 요양비 중 보건복지부령으로 정하는 기관에서 받은 요양비에 대한 심사
>   ㉢ 요양급여의 적정성 평가 결과의 공개
>   ㉣ ①~⑥ 및 ㉠~㉢의 업무를 수행하기 위한 환자분류체계의 개발·관리
>   ㉤ ①~⑥ 및 ㉠~㉣의 업무와 관련된 교육·홍보

04

건강보험제도는 사회보험으로 보험료 부과수준과 관계없이 균등하게 보험급여를 받는다.

05

요양급여(「국민건강보험법」 제41조)
가입자와 피부양자의 질병, 부상, 출산 등에 대하여 다음의 요양급여를 실시한다.
- 진찰, 검사
- 약제(藥劑)·치료재료의 지급
- 처치, 수술 및 그 밖의 치료
- 예방, 재활
- 입원
- 간호
- 이송(移送)

06

우리나라의 진료보수지불제도는 행위별수가제이며 이 제도는 의료비상승의 문제를 유발한다. 포괄수가제는 경제적 진료를 유도하여 의료비를 절감하는 장점이 있는 제도로 우리나라에서 일부 진단명에 대해서는 포괄수가제를 시행하고 있다.

07

| 오답해설 |
② 법으로 정해져서 누구나 의무적으로 가입해야 한다.
③ 소득에 따른 정률제로 부담한다.
④ 예산은 1년을 기준으로 보험료를 계산한다.

08

상급종합병원에서 1단계 요양급여를 받을 수 있는 경우
(1) 「응급의료에 관한 법률」 제2조 제1호에 해당하는 응급환자인 경우
(2) 분만의 경우
(3) 치과에서 요양급여를 받는 경우
(4) 「장애인복지법」 제32조에 따른 등록 장애인 또는 단순 물리치료가 아닌 작업치료·운동치료 등의 재활치료가 필요하다고 인정되는 자가 재활의학과에서 요양급여를 받는 경우
(5) 가정의학과에서 요양급여를 받는 경우
(6) 당해 요양기관에서 근무하는 가입자가 요양급여를 받는 경우
(7) 혈우병 환자가 요양급여를 받는 경우

09

우리나라는 행위별수가제를 기본으로 하며 7개 진단명에 대해서만 포괄수가제를 적용하고 있다.

10

사립학교 교원의 보험료는 가입자 본인이 50%, 학교가 30%, 국가에서 20% 부담한다.

11

국민건강보험의 보험료는 단기보험으로 1회계년도를 기준으로 보험료 수입, 진료비 지급 등이 이루어진다.

12

우리나라는 행위별수가제를 기본으로 하면서 수가계산에 있어서 상대가치점수를 반영하고 있고 일부 진단명에 대해서는 포괄수가제를 적용하고 있다.

13

요양비(「국민건강보험법」 제49조)
긴급하거나 그 밖의 부득이한 사유로 요양기관과 비슷한 기능을 하는 기관으로서 보건복지부령으로 정하는 기관에서 질병·부상·출산 등에 대하여 요양을 받거나 요양기관이 아닌 장소에서 출산한 경우에는 그 요양급여에 상당하는 금액을 보건복지부령으로 정하는 바에 따라 가입자나 피부양자에게 요양비로 지급한다.

「법 시행규칙」 제23조(요양비)
① 법 제49조제1항에서 "보건복지부령으로 정하는 긴급하거나 그 밖의 부득이한 사유"란 다음 각 호의 어느 하나에 해당하는 경우를 말한다.
  1. 요양기관을 이용할 수 없거나 요양기관이 없는 경우
  2. 만성신부전증 환자가 의사의 처방전에 따라 복막관류액 또는 자동복막투석에 사용되는 소모성 재료를 요양기관 외의 의약품판매업소에서 구입·사용한 경우
  3. 산소치료를 필요로 하는 환자가 의사의 산소치료 처방전에 따라 보건복지부장관이 정하여 고시하는 방법으로 산소치료를 받는 경우
  4. 당뇨병 환자가 의사의 처방전에 따라 혈당검사 또는 인슐린 주사에 사용되는 소모성 재료를 요양기관 외의 의료기기판매업소에서 구입·사용한 경우
  5. 신경인성 방광환자가 의사의 처방전에 따라 자가도뇨에 사용되는 소모성 재료를 요양기관 외의 의료기기판매업소에서 구입·사용한 경우
  6. 보건복지부장관이 정하여 고시하는 질환이 있는 사람으로서 인공호흡기 또는 기침유발기를 필요로 하는 환자가 의사의 처방전에 따라 인공호흡기 또는 기침유발기를 대여받아 사용하는 경우
  7. 수면무호흡증 환자가 의사의 처방전에 따라 양압기(수면 중 좁아진 기도에 지속적으로 공기를 불어 넣어 기도를 확보해 주는 기구를 말한다)를 대여 받아 사용하는 경우

14

「국민건강보험법」 제41조(요양급여)
가입자와 피부양자의 질병, 부상, 출산 등에 대하여 다음의 요양급여를 실시한다.
  1. 진찰·검사
  2. 약제(藥劑)·치료재료의 지급
  3. 처치·수술 및 그 밖의 치료
  4. 예방·재활
  5. 입원
  6. 간호
  7. 이송(移送)

15

① 건강보험의 예산은 1년 단위로 운영되는 단기보험이다.
② 보험료 납부기준은 직장가입자와 지역가입자로 인원화되어 있다.
③ 건강보험은 균등급여로 피보험자들에 균일한 급여를 제공한다.
④ 보험료는 가입자의 소득 및 재산에 따라 차등부과한다.

16

상급종합병원에서 1단계 요양급여를 받을 수 있는 경우

(1) 응급환자인 경우
(2) 분만의 경우
(3) 혈우병 환자가 요양급여를 받는 경우
(4) 작업치료·운동치료 등의 재활치료가 필요하다고 인정되는 자가 재활의학과에서 요양급여를 받는 경우
(5) 가정의학과에서 요양급여를 받는 경우
(6) 당해 요양기관에서 근무하는 가입자가 요양급여를 받는 경우
(7) 치과 요양급여를 받는 경우

17

- **국민건강보험**: 본인부담금이 있다. 서비스 지원 한도는 의학적으로 질병이나 부상의 치료가 끝날 때까지 이용 가능하다.
- **노인장기요양보험**: 본인부담금 있다. 등급판정에 따른 유효기간과 급여 종류 및 월 한도액 안의 범위에서 서비스를 제공한다.

18

> **「국민건강보험법」 제57조(보험료 경감)**
>
> ① 섬·벽지(僻地)·농어촌 등 대통령령으로 정하는 지역에 거주하는 사람
> ② 65세 이상인 사람
> ③ 「장애인복지법」에 따라 등록한 장애인
> ④ 「국가유공자 등 예우 및 지원에 관한 법률」에 따른 국가유공자
> ⑤ 휴직자
> ⑥ 그 밖에 생활이 어렵거나 천재지변 등의 사유로 보험료를 경감할 필요가 있다고 보건복지부장관이 정하여 고시하는 사람
> ⑦ 보험료 납부의무자가 다음 각 호의 어느 하나에 해당하는 경우에는 대통령령으로 정하는 바에 따라 보험료를 감액하는 등 재산상의 이익을 제공할 수 있다.
> ㉠ 보험료의 납입 고지를 전자문서로 받는 경우
> ㉡ 보험료를 계좌 또는 신용카드 자동이체의 방법으로 내는 경우

19

가입자는 지역가입자와 직장가입자로 구분이 되고 보험료를 산정하는 기준은 다르지만 재정은 통합하여 운영하고 있다.

20

국민건강보험제도의 특징

(1) **강제성**: 건강보험은 정부가 법에 의하여 국민복지를 증진시키고자 실시하는 제도이기 때문에 법률이 정하는 일정한 요건에 해당하는 사람은 누구나 의무적으로 가입하여야 한다는 강제성이 있다.
(2) **형평성**: 건강보험급여는 그 대상자의 성, 연령, 직업, 거주지 등 개인적 여건에 관계없이 수요에 따라 급여가 제공되는 것을 원칙으로 하고 있다.
(3) **예산의 균형성**: 건강보험은 단기보험이기 때문에 회계연도를 기준으로 수입과 지출을 예정하여 보험료를 계산하며 지급 조건과 지급액도 보험료 납입 기간과는 상관이 없고 지급 기간이 단기이다.
(4) **수익자부담 원칙**: 건강보험의 경우 그 비용은 수익자가 부담하고 이익도 수익자에게 환원되는 수익자부담 원칙에 입각한다.
(5) **부담의 재산·소득 비례의 원칙**: 재원조달은 수익자의 재산, 소득에 따라 정률제를 택하고 있다.
(6) **급여우선의 원칙**: 건강보험급여는 인간의 생명과 고통에 직결되므로 그 발생 과정이나 요인이 어떠하든 간에 급여 시행을 우선적으로 하여야 한다. 즉, 중대한 자기귀책사유가 있다 하여도 의료의 필연, 필수성에 따라 적시에 적정 급여를 시행하고 사후에 그 책임을 분명히 하게 된다.
(7) **적정 급여의 원칙**: 의료는 인체의 생명과 직결되므로 가장 필요하고 적정한 급여가 제공되어야 한다.
(8) **사후 치료의 원칙**: 건강보험은 적극적 의미의 건강 관리, 즉 질병예방이 아닌 사후 치료적 영역에 속한다.
(9) **3자 지불의 원칙**: 현행 건강보험제도하에서는 급여시행자, 급여수령자, 비용지급자가 상이한데, 이러한 3자관계의 성립에 따라 급여비용심사제도가 나타나게 된다.
(10) **발생주의 원칙**: 건강보험대상자의 자격 취득과 상실은 현실적으로 사후 확인에 의해 그 권리 행사가 가능하지만 근본적으로 확인 행위 이전에 자격을 취득하였다고 보아야 한다.

21

요양급여 적정성 평가는 건강보험심사평가원의 업무이다.

> **국민건강보험공단의 업무(「국민건강보험법」 제14조)**
>
> (1) 가입자 및 피부양자의 자격 관리
> (2) 보험료와 그 밖에 이 법에 따른 징수금의 부과·징수
> (3) 보험급여의 관리
> (4) 가입자 및 피부양자의 질병의 조기발견·예방 및 건강관리를 위하여 요양급여 실시 현황과 건강검진 결과 등을 활용하여 실시하는 예방사업으로서 대통령령으로 정하는 사업
> (5) 보험급여 비용의 지급

(6) 자산의 관리 · 운영 및 증식사업

(7) 의료시설의 운영

(8) 건강보험에 관한 교육훈련 및 홍보

(9) 건강보험에 관한 조사연구 및 국제협력

(10) 이 법에서 공단의 업무로 정하고 있는 사항

(11) 「징수위탁근거법」에 따라 위탁받은 업무

(12) 그 밖에 이 법 또는 다른 법령에 따라 위탁받은 업무

(13) 그 밖에 건강보험과 관련하여 보건복지부장관이 필요하다고 인정한 업무

22

건강보험제도에서 보험료는 소득, 재산 등에 따라 정률제를 적용하여 보험료를 차등부과하고, 급여의 제공은 필요에 따라 이루어지는 균등급여에 해당한다.

23

포괄수가제에 대한 설명이다.
우리나라는 7개 질병군에 대하여 포괄수가제를 적용하고 있다.
- **안과**: 백내장수술(수정체 수술)
- **이비인후과**: 편도수술 및 아데노이드 수술
- **외과**: 항문수술(치질 등), 탈장수술(서혜 및 대퇴부), 맹장수술(충수절제술)
- **산부인과**: 제왕절개분만, 자궁 및 자궁부속기(난소, 난관 등) 수술(악성종양 제외)

24

건강보험은 직장의료보험조합과 국민의료보험조합의 조직통합이 2000년에 이루어졌고 재정통합은 2003년에 이루어졌다.

25

포괄수가제는 환자가 입원해서 퇴원할 때까지 발생하는 진료에 대하여 질병마다 미리 정해진 금액을 내는 제도이다. 우리나라에서는 2012년 7월부터 전국의 병원 및 의원에 대해 의무적으로 적용하여 운영하고 있고 2013년 7월부터는 종합병원이나 상급종합병원에 대해서도 포괄수가제를 적용하고 있다. 우리나라 포괄수가제는 4개 진료과 7개 질병군(백내장수술, 편도 및 아데노이드수술, 항문수술, 탈장수술, 맹장수술, 제왕절개분만, 자궁수술)을 대상으로 적용하고 있다.

26

의료급여는 공공부조 제도로서 대상자가 보장을 청구하여야 하며 엄격한 자산조사를 거쳐 선별한다. 의료급여의 대상은 1종과 2종으로 구분하며 구분기준은 근로능력유무이다.
의료급여제 수급권자에게도 본인부담제도를 적용하고 있다.

의료급여제도 본인부담 유형

구분		1차 (의원급)	2차 (병원, 종합병원)	3차 (지정병원)	식대	약국	PET, MRI, CT 등
1종	입원	없음	없음	없음	20%	—	없음
	외래	1,000원	1,500원	2,000원	—	500원	5%
2종	입원	10%	10%	10%	20%	—	10%
	외래	1,000원	15%	15%	—	500원	15%

27

① 「지역보건법」 제정 – 1995년 제정(보건소법 – 1956년 제정)
② 「국민건강증진법」 제정 – 1995년 제정
③ 국민건강보험공단 설치 – 2000년 업무개시
④ 전국민의료보험 실시 – 1989년

28

「국민건강보험법」에 따른 요양급여를 실시하는 요양기관
- 「의료법」에 따라 개설된 의료기관
- 「약사법」에 따라 등록된 약국
- 「약사법」 제91조에 따라 설립된 한국희귀 · 필수의약품센터
- 「지역보건법」에 따른 보건소 · 보건의료원 및 보건지소
- 「농어촌 등 보건의료를 위한 특별조치법」에 따라 설치된 보건진료소

29

① 우리나라의 의료보험은 1977년 500인 이상 사업장 근로자를 대상으로 시작되었고 1989년에 전국민의료보험으로 확대 실시되었다.
② 국민건강보험공단에서 보험급여 관리의 업무를 담당하고 있다.
③ 건강보험조직은 2000년에 통합되었고 재정은 2003년에 통합되었다.
④ 피부양자는 직장가입자에게 주로 생계를 의존하는 사람으로서 보수나 소득이 없는 사람이다.

30

국민건강보험 진료비 본인 일부부담률

구분		본인일부부담률
입원		요양급여비용총액의 20%＋식대는 50%
		• 자연분만, 2세 미만: 면제＋식대50%
		• 15세이하(신생아 제외) 아동: 5%＋식대50%
		• 고위험 임산부: 10%＋식대50%
		• 제왕절개분만: 5%＋식대50%
외래	상급종합병원	진찰료 총액＋나머지 진료비의 60% (임산부: 요양총액의 40%, 1세 미만: 요양총액의 20%)
	종합병원	요양급여비용총액의 50%, 읍·면지역 45% (임산부: 30%, 1세 미만: 15%)
	병원급	요양급여비용총액의 40%, 읍·면지역 35% (임산부: 20%, 1세 미만: 10%)
	의원급	요양급여비용총액의 30% (임산부: 10%, 1세 미만: 5%) • 65세 이상 노인 15,000원 이하일 때 1,500원 정액제(방문당)
	보건기관	• 12,000원 초과: 요양급여비용총액의 30% • 12,000원 이하: 정액(진료과, 진료내역, 투약 일수기준)
	약국	요양급여비용총액의 30% • 65세 이상 노인 10,000 이하일 때 1,000원
	6세 미만	성인 본인부담비율의 70%(조산아는 본인부담율 5%)
산정특례 대상자		• 중증질환자(암, 뇌혈관, 심장질환, 중증화상, 중증 외상): 요양급여비용총액의 5% • 희귀질환 및 중증난치질환자: 요양급여비용총액의 10% • 가정간호, 말기환자 가정형 호스피스: 요양급여비용총액의 20% • 결핵질환자: 요양급여비용총액의 0%
차상위 본인부담 경감대상자		차상위 희귀질환 및 중증난치질환 또는 중증질환 본인부담 경감 대상자: 본인일부부담액 0원 (단, 식대: 기본식대의 20%)

31

국민건강보험제도의 특징

(1) 강제성
(2) 능력비례 차등부과, 균등급여
(3) 보험료 부과방식 이원화(직장가입자, 지역가입자)
(4) 모든 의료기관을 요양기관으로 지정
(5) 행위별수가제, 제3자지불방식
(6) 단기보험
(7) 치료중심 급여제도

(8) 보건의료제도 특징
 • 의료공급방식: 민간주도형
 • 관리통제방식: 자유방임형
 • 사회보장형태: NHI(사회보험방식)

| 오답해설 |
① 건강보험제도는 강제가입이다.
③ 가입자의 경제적 수준을 고려하여 차등부과한다.
④ 기여한 수준과 관계없이 급여는 균등하게 지급한다.

32

부가급여(「국민건강보험법」 제50조)

공단은 이 법에서 정한 요양급여 외에 대통령령으로 정하는 바에 따라 임신·출산진료비, 장제비, 상병수당, 그 밖의 급여를 실시할 수 있다.

33

① 산업재해보상보험 – 1964년 시행
② 고용보험 – 1995년 시행
③ 국민건강보험 – 1977년 의료보험으로 시행
④ 국민연금 – 1988년 시행

34

우리나라는 행위별수가제를 기본으로 하며 7개 진단명에 대해서는 포괄수가제를 적용하고 있다.

35

우리나라 건강보험제도는 사회보험제도로서 국가가 주체가 되어 운영한다.

36

	사회보험	공공부조
소득보장	산재보험 국민연금 고용보험	국민기초생활보장
건강보장	산재보험 국민건강보험 장기요양보험	의료급여

37

건강보험의 급여는 보험료 납부수준과 관계없이 균등급여로 제공된다.

38

- **부과방식**: 그해 필요한 지출을 그해 가입자에게 부과하는 재정구조
- **적립방식**: 퇴직연금처럼 가입자가 나중에 받을 연금액을 미리 보험료로 적립해두는 재정구조
- 국민건강보험의 보험료는 소득 및 재산에 비례하여 차등부과하고 보험급여 필요시 보장을 받을 수 있다.
- 건강보험료 산정 시 집단율을 적용하고 있다. 이는 인구집단의 질병유병률, 발생률등을 고려하여 보험료를 산정하는 방식이다.
- 경험률은 민간보험의 보험료 산정 시 방식으로 자동차보험처럼 사고를 많이 유발하는 보험가입자가 보험료를 더 내도록 하여 도덕적 해이를 방지하고 보험재정을 안정화시키는 것을 목적으로 한다.

39

보험료 경감(「국민건강보험법」 제75조)
① 섬·벽지(僻地)·농어촌 등 대통령령으로 정하는 지역에 거주하는 사람
② 65세 이상인 사람
③ 「장애인복지법」에 따라 등록한 장애인
④ 「국가유공자 등 예우 및 지원에 관한 법률」에 따른 국가유공자
⑤ 휴직자
⑥ 그 밖에 생활이 어렵거나 천재지변 등의 사유로 보험료를 경감할 필요가 있다고 보건복지부장관이 정하여 고시하는 사람
⑦ 보험료 납부의무자가 다음 각 호의 어느 하나에 해당하는 경우에는 대통령령으로 정하는 바에 따라 보험료를 감액하는 등 재산상의 이익을 제공할 수 있다.
　㉠ 보험료의 납입 고지를 전자문서로 받는 경우
　㉡ 보험료를 계좌 또는 신용카드 자동이체의 방법으로 내는 경우

40

건강보험심사평가원의 업무(「국민건강보험법」 제63조)
(1) 요양급여비용의 심사
(2) 요양급여의 적정성 평가
(3) 심사기준 및 평가기준의 개발
(4) 제1호부터 제3호까지의 규정에 따른 업무와 관련된 조사연구 및 국제협력
(5) 다른 법률에 따라 지급되는 급여비용의 심사 또는 의료의 적정성 평가에 관하여 위탁받은 업무
(6) 건강보험과 관련하여 보건복지부장관이 필요하다고 인정한 업무
(7) 그 밖에 보험급여 비용의 심사와 보험급여의 적정성 평가와 관련하여 대통령령으로 정하는 업무
　① 요양급여비용의 심사청구와 관련된 소프트웨어의 개발·공급·검사 등 전산 관리
　② 법에 따라 지급되는 요양비 중 보건복지부령으로 정하는 기관에서 받은 요양비에 대한 심사
　③ 요양급여의 적정성 평가 결과의 공개
　④ 업무를 수행하기 위한 환자 분류체계의 개발·관리
　⑤ 업무와 관련된 교육·홍보

41

요양비(「국민건강보험법」 제49조)
공단은 가입자나 피부양자가 보건복지부령으로 정하는 긴급하거나 그 밖의 부득이한 사유로 요양기관과 비슷한 기능을 하는 기관으로서 보건복지부령으로 정하는 기관(제98조제1항에 따라 업무정지기간 중인 요양기관을 포함한다. 이하 "준요양기관"이라 한다)에서 질병·부상·출산 등에 대하여 요양을 받거나 요양기관이 아닌 장소에서 출산한 경우에는 그 요양급여에 상당하는 금액을 보건복지부령으로 정하는 바에 따라 가입자나 피부양자에게 요양비로 지급한다.

42

의료급여 수급권자 본인부담제도
(1) 1종 수급권자 의료급여 본인부담
　① 외래진료에 대해서만 본인부담금을 부과하고, 입원진료는 식대(20% 본인부담)를 제외하고는 본인부담은 없다.
　② 외래 본인부담금은 1차의료기관 방문 시 1,000원, 2차의료기관 방문 시 1,500원, 3차 의료기관 방문 시 2,000원, 약국은 처방당 500원을 부과한다.
(2) 2종 수급권자 의료급여 본인부담
　① 입원 시 총진료비의 10%(식대 20%) 본인부담한다.
　② 외래의 경우 1차 의료기관 방문 시 1,000원, 2차 또는 3차 의료급여기관의 총 진료비 중 15%, 약국 방문 시에는 500원을 본인이 부담한다.

43

국민건강보험제도는 강제가입을 원칙으로 하고 있기 때문에 건강보험가입 자격이 인정된 사람은 강제가입되며 보험료 납부 의무가 있다.

| 오답해설 |
① 보험자는 국민건강보험공단으로 단일보험자이다.
③ 보건복지부에서 건강보험 관련 정책을 결정한다.
④ 보험급여는 보험료 납부 수준과 무관하게 균등급여로 적용한다.

44

요양급여의 절차
(「국민건강보험 요양급여의 기준에 관한 규칙」 제2조)

(1) **1단계 요양급여**: 2단계 진료인 상급종합병원을 제외한 곳에서 급여를 받는 것(의원, 병원, 종합병원)

(2) **2단계 요양급여**: 상급종합병원에서 요양급여를 받는 것

(3) **요양급여 절차 예외**: 상급종합병원에서 1단계 요양급여를 받을 수 있는 경우
  ① 응급환자인 경우
  ② 분만의 경우
  ③ 치과 요양급여를 받는 경우
  ④ 장애인 또는 단순 물리치료가 아닌 작업치료 · 운동치료 등의 재활치료가 필요하다고 인정되는 자가 재활의학과에서 요양급여를 받는 경우
  ⑤ 가정의학과에서 요양급여를 받는 경우
  ⑥ 당해 요양기관에서 근무하는 가입자가 요양급여를 받는 경우
  ⑦ 혈우병 환자가 요양급여를 받는 경우

45

우리나라의 진료보수지불제도는 행위별수가제를 전면적으로 채택하고 있다. 행위별수가제는 사후지불제도로서 의료비증가의 원인이 되기 때문에 이를 보완하고 의료비증가를 억제하기 위해서 일부 진단명에 대해서는 포괄수가제를 도입하여 시행하고 있다. 인두제와 총액계약제 역시 의료비 증가 억제에 유리한 진료비 지불제도이지만 우리나라에서 시행되고 있지는 않다.

46

(44 해설 참고)

47

건강보험 급여대상 수가(요양급여비용)

(1) 공단의 이사장과 대통령령이 정하는 의약계를 대표하는 자와의 계약으로 정한다. 요양급여비용의 계약으로 정한다. 계약기간은 1년으로 한다.

(2) 요양급여비용의 계약 당사지인 의약계를 대표하는 자는 ❶ 대한병원협회장, ❷ 대한의사협회장, ❸ 대한치과의사협회장, ❹ 대한한의사협회장, ❺ 대한조산협회 또는 대한간호협회의 장 중 1명, ❻ 대한약사회장, ❼ 보건소 · 보건의료원 및 보건지소, 보건진료소 중 보건복지부장관이 지정하는 자 등이다.

(3) 7개 유형별 요양기관과 건강보험공단이 각각 수가계약을 체결하고 있다.

(4) 유형별 계약이 체결되지 않으면 건강보험정책심의위원회의 의결에 의해 보건복지부장관이 결정한다.

48 ~ 49

국민건강보험공단의 업무(법 제14조)

(1) 가입자 및 피부양자의 자격 관리
(2) 보험료와 그 밖에 이 법에 따른 징수금의 부과 · 징수
(3) 보험급여의 관리
(4) 가입자 및 피부양자의 질병의 조기발견 · 예방 및 건강관리를 위하여 요양급여 실시 현황과 건강검진 결과 등을 활용하여 실시하는 예방사업으로서 대통령령으로 정하는 사업
(5) 보험급여 비용의 지급
(6) 자산의 관리 · 운영 및 증식사업
(7) 의료시설의 운영
(8) 건강보험에 관한 교육훈련 및 홍보
(9) 건강보험에 관한 조사연구 및 국제협력
(10) 이 법에서 공단의 업무로 정하고 있는 사항
(11) 「징수위탁근거법」에 따라 위탁받은 업무
(12) 그 밖에 이 법 또는 다른 법령에 따라 위탁받은 업무
(13) 그 밖에 건강보험과 관련하여 보건복지부장관이 필요하다고 인정한 업무

50

의료급여

(1) 「의료급여법」 제3조에 의한 수급권자는 다음과 같다.
  ① 「국민기초생활 보장법」에 따른 수급자
  ② 이재민
  ③ 의상자 및 의사자 유족
  ④ 국내에 입양된 18세 미만의 아동
  ⑤ 독립유공자, 국가유공자, 보훈보상대상자와 그 가족
  ⑥ 국가무형유산의 보유자(명예보유자 포함)와 그 가족
  ⑦ 북한 이탈주민과 그 가족
  ⑧ 5 · 18 민주화운동 관련자 보상을 받는 사람과 그 가족
  ⑨ 노숙인
  ⑩ 그 밖에 생활유지 능력이 없거나 생활이 어려운 사람으로서 대통령령으로 정하는 사람
  ⑪ 「난민법」에 따른 난민인정자로서 「국민기초생활 보장법」에 따른 의료급여 수급권자의 범위에 해당하는 사람
  ※ 「국민기초생활 보장법」에 따른 수급자는 근로능력 유무에 따라 1종과 2종으로 구분. 나머지(②~⑩) 수급권자는 모두 1종

(2) **본인부담제도**
  ① 1종 수급권자: 1차 의료기관 방문당 1,000원, 2차 의료기관 방문당 1,500원, 3차 의료기관 방문당 2,000원, 입원 전액지원
  ② 2종 수급권자: 1차 의료기관 방문당 1,000원, 2차 · 3차 의료기관 15% 본인부담, 입원 10% 본인부담

51

① 보험료는 소득 및 재산에 따라 정률방식으로 차등부과하고 급여의 혜택은 보험료 납부수준과 관계없이 균등급여로 제공한다.

② 행위별수가제를 전면적으로 시행하고 있으면서 일부 진단명에 대해서는 포괄수가제를 적용하고 있다.

③ 주요 가입자가 납부하는 보험료이다.

④ 국민건강보험제도는 강제가입으로 개인의 선택이 불가능하다.

52

건강보험심사평가원은 요양급여비용을 심사하고 요양급여의 적정성을 평가하기 위하여 「국민건강보험법」에 의해 설립되었다.

┌─────────────────────────────────────┐
건강보험심사평가원의 업무(「국민건강보험법」 제63조)

1. 요양급여비용의 심사
2. 요양급여의 적정성 평가
3. 심사기준 및 평가기준의 개발
4. 제1호부터 제3호까지의 규정에 따른 업무와 관련된 조사연구 및 국제협력
5. 다른 법률에 따라 지급되는 급여비용의 심사 또는 의료의 적정성 평가에 관하여 위탁받은 업무
6. 그 밖에 이 법 또는 다른 법령에 따라 위탁받은 업무
7. 건강보험과 관련하여 보건복지부장관이 필요하다고 인정한 업무
8. 그 밖에 보험급여 비용의 심사와 보험급여의 적정성 평가와 관련하여 대통령령으로 정하는 업무
└─────────────────────────────────────┘

53

우리나라의 진료비 지불 및 수가체계

(1) 행위별 수가제(FFS, Fee For Services)를 원칙으로 하고 있다(상대가치수가제).

(2) 일부 질환의 입원진료에 대해서는 포괄수가제를 적용하고 있다.

(3) 요양병원, 보건기관은 정액수가제를 실시하고 있다.

54

우리나라는 의료공급자와 수요자가 아닌 제3자(국민건강보험공단)에 의해 의료비 지불이 이루어지는 제3자지불제도에 해당한다.

55

(53 해설 참고)

56

(48 해설 참고)

57

국민건강보험제도의 특징

(1) 강제성

(2) 능력비례 차등부과, 균등급여

(3) 보험료 부과방식 이원화(직장가입자, 지역가입자)

(4) 모든 의료기관을 요양기관으로 지정

(5) 행위별수가제, 제3자지불방식

(6) 단기보험

(7) 치료중심 급여제도

(8) 보건의료제도 특징
- 의료공급방식: 민간주도형
- 관리통제방식: 자유방임형
- 사회보장형태: NHI(사회보험방식)

58

국민건강보험제도의 연혁

1963. 12.	「의료보험법」 제정(300인 이상 사업장 조합 임의 설립)
1977. 7.	500인 이상 사업장 근로자 의료보험 실시
1979. 1.	공무원 및 사립학교교직원 의료보험 실시
1988. 1.	농어촌지역 의료보험 실시
1989. 7.	도시지역 의료보험 실시, 전국민 의료보험으로 확대
1989. 10.	약국 의료보험 실시
1999. 2.	「국민건강보험법」 제정
2000. 7.	• 의료보험조직 통합(국민의료보험공단 및 직장조합 통합 → 국민건강보험공단 및 건강보험심사평가원 업무 개시) • 「국민건강보험법」 시행
2003. 7.	직장·지역가입자 재정통합 운영

59

(57 해설 참고)

60

(48 해설 참고)

| 바로알기 |

④ 요양급여의 적정성 평가는 건강보험심사평가원의 업무에 해당한다.

61

(57 해설 참고)

| 바로알기 |

④ 개인이 납부하는 보험료는 다르지만(차등부과) 급여는 동일하게 적용(균등급여)한다.

※ 비급여는 건강보험 혜택이 적용되지 않아 환자가 전액 부담하는 항목으로, 비급여 진료비용은 병원이 자체적으로 금액을 정하기 때문에 병원마다 차이가 있을 수 있다.

62

「의료급여법」 제3조에 의한 수급권자
① 「국민기초생활 보장법」에 따른 수급자
② 이재민
③ 의상자 및 의사자 유족
④ 국내에 입양된 18세 미만의 아동
⑤ 독립유공자, 국가유공자, 보훈보상대상자
⑥ 국가무형유산의 보유자(명예보유자를 포함한다)와 그 가족
⑦ 북한 이탈주민과 그 가족
⑧ 5 · 18 민주화운동 관련자 보상을 받는 사람과 그 가족
⑨ 노숙인
⑩ 그 밖에 생활유지 능력이 없거나 생활이 어려운 사람으로서 대통령령으로 정하는 사람

63

의료급여는 자력으로 생활하기가 곤란하거나 특수한 상황에 처해 있는 자에게 의료를 무상으로 제공하거나 일정한 금액만을 본인이 부담하게 하여 그들의 생활에 도움이 되도록 하는 공공부조제도이다.

64

건강보험 의료수가

(1) 의료수가는 의료공급자가 의료소비자에게 시행한 의료행위 또는 비용에 대한 보상이다.

(2) 의료수가는 4가지 요소로 구성되어 있는데 분류, 상대가치, 환산지수, 조정요소이다.

① 분류는 지불단위에 다라 차이가 있으며, 하나의 지불단위에서도 다양한 분류가 존재할 수 있다.

② 분류별 상대가치(relative value scale, RVS)는 분류항목에 따른 상대적 점수로 상대가중치 단가로서 상대가치에 곱하여 금액화한다.

③ 환산지수(conversion factor)는 점수당 단가로서 상대가치에 곱하여 금액화 한다.

④ 상대가치와 환산지수를 분리 운영하는 이유는 상대가치와 환산지수의 변화기전이 다르기 때문이다.

⑤ 상대가치는 의료와 의학의 발전에 의해 변화하는 반면, 환산지수는 경제적 상황에 따라 변화한다. 환산지수는 임금 인상, 환율 변화 등 의료원가적 요소가 변동할 때 변화해야 한다.

⑥ 따라서 환산지수의 변동기간은 상대가치의 변동기간에 비해 짧으므로 이를 분리 운영하는 것이 바람직하다.

⑦ 마지막 요소인 조정요소는 분류, 상대가치 및 환산지수를 체계적으로 조정할 때 적용된다.

(3) 국민건강보험의 대표적인 조정요소는 종별 가산요율이다. 종별 가산요율은 건강보험수가에 의원에서 실시하는 의료행위의 경우 15% 가산, 병원 20%, 종합병원 25%, 상급종합병원 30%를 적용하고 있다.

※ 출처: 대한예방의학회, 예방의학과 공중보건학 제4판, 계축문화사, p.1056.

65

「국민건강보험법」 제41조(요양급여)
가입자와 피부양자의 질병, 부상, 출산 등에 대하여 다음의 요양급여를 실시한다.
1. 진찰 · 검사
2. 약제(藥劑) · 치료재료의 지급
3. 처치 · 수술 및 그 밖의 치료
4. 예방 · 재활
5. 입원
6. 간호
7. 이송(移送)

66

우리나라는 7개 질병군에 대하여 포괄수가제를 적용하고 있다.

(1) **안과**: 백내장수술(수정체 수술)

(2) **이비인후과**: 편도수술 및 아데노이드 수술

(3) **외과**: 항문수술(치질 등), 탈장수술(서혜 및 대퇴부), 맹장수술(충수절제술)

67

요양급여 적정성 평가는 건강보험심사평가원의 업무다.

국민건강보험공단의 업무(「국민건강보험법」 제14조)
(1) 가입자 및 피부양자의 자격 관리
(2) 보험료와 그 밖에 이 법에 따른 징수금의 부과 · 징수
(3) 보험급여의 관리
(4) 가입자 및 피부양자의 질병의 조기발견 · 예방 및 건강관리를 위하여 요양급여 실시 현황과 건강검진 결과 등을 활용하여 실시하는 예방사업으로서 대통령령으로 정하는 사업
(5) 보험급여 비용의 지급
(6) 자산의 관리 · 운영 및 증식사업

(7) 의료시설의 운영

(8) 건강보험에 관한 교육훈련 및 홍보

(9) 건강보험에 관한 조사연구 및 국제협력

(10) 이 법에서 공단의 업무로 정하고 있는 사항

(11) 「징수위탁근거법」에 따라 위탁받은 업무

(12) 그 밖에 이 법 또는 다른 법령에 따라 위탁받은 업무

(13) 그 밖에 건강보험과 관련하여 보건복지부장관이 필요하다고 인정한 업무

68

(65 해설 참고)

④ 파상풍 혈청주사 등 치료목적으로 사용하는 예방주사 – 파상풍균 감염이 의심되는 사람에게 혈청주사를 통해 항독소를 주입하여 인공수동면역을 제공하는 예방적 치료에 해당한다.

| 오답해설 |

③ 「국민건강보험 요양급여의 기준에 관한 규칙」 제9조제1항 관련 [별표2] 비급여대상 제3호 사목에 따르면, 각종 증명서 발급을 목적으로 질병·부상의 진료를 직접 목적으로 하지 않는 경우 실시되는 행위는 비급여 대상으로 정하고 있다.

69

| 오답해설 |

② 사회보험은 소득보장과 의료보장으로 나뉘는데, 의료보장에는 건강보험, 산재보험, 노인장기요양보험이 있고, 소득보장에는 국민연금, 고용보험이 있다.

③ 사회보험은 자산조사를 필요로 하지 않고, 공공부조는 자산조사를 필요로 한다.

④ 상급종합병원에서 근무하는 가입자의 본인은 요양급여의뢰서를 제출하지 않더라도 상급종합병원에서 1단계 요양급여를 받을 수 있다. 가족은 해당되지 않는다.

제5절	보건의료체계				
01 ①	02 ①	03 ①	04 ①	05 ①
06 ③	07 ④	08 ④	09 ②	10 ①
11 ②	12 ②	13 ①	14 ②	15 ④
16 ②	17 ④	18 ④	19 ①	20 ④
21 ①	22 ④	23 ④	24 ④	25 ①
26 ①	27 ③	28 ②	29 ③	30 ③
31 ①	32 ②	33 ①	34 ②	35 ③
36 ②	37 ④	38 ①	39 ④	40 ②
41 ①	42 ②	43 ②	44 ③	45 ②
46 ③				

01

보건의료체계 하부구성요소 중 보건의료관리는 조직의 궁극적 결과에 맞게 기회를 선택하고, 문제를 해결하며 변화를 도모하고 실행을 수립하는 과정이라 할 수 있다. 따라서 보건의료관리에서 가장 중요한 요인으로 리더십, 의사결정, 규제의 세 차원으로 설명할 수 있다.

02

보건의료체계의 하부구성요소

(1) **보건의료자원**: 보건의료인력, 시설, 장비 및 물자, 지식 및 기술

(2) **보건의료조직**: 중앙정부, 의료보험조직, 기타 정부기관, 자발적 민간단체, 민간부문

(3) **보건의료서비스 제공**: 1차, 2차, 3차 보건의료 / 1차, 2차, 3차 예방

(4) **보건의료재원**: 공공재원, 민간기업, 지역사회에 의한 지원, 외국의 원조, 개인 지출, 기타 재원

(5) **보건의료관리**: 지도, 의사결정(기획, 실행 및 실천, 감시 및 평가, 정보 지원), 규제

03

앤더슨모형은 개인의 의료서비스 이용이 소인성 요인, 가능성 요인, 필요 요인에 의해 결정되는 것으로 설명하였다.

(1) **소인성 요인**: 의료서비스 이용에 관련되는 개인적 특성들로 인구학적인 변수(성, 연령, 결혼상태, 가족구조 등), 사회구조적 변수(직업, 교육수준, 인종 등), 개인의 건강 및 의료에 대한 믿음 등이 해당된다.

(2) **가능성 요인**: 개인과 가족의 자원으로 소득, 건강보험, 주치의 유무 등과 지역사회자원으로 의료인력과 시설의 분포, 의료전달체계의 특성, 의료비 등이 해당된다.

(3) **필요 요인**: 의료이용을 가장 직접적으로 결정하는 요인으로 환자가 느끼는 필요(욕구)와 전문가가 판단한 의학적 필요이다.

04

| 오답해설 |

② 직접조사자료는 아니고 국가별 통계자료를 이용하여 비교한다.

③ 의료비 지출의 증가로 후생수준이 향상될 수도 있지만 건강수준 악화가 의료비 지출증가의 원인이 될 수도 있으므로 반드시 높아진다고 할 수는 없다.

④ 국민의료비 중 경상의료비는 총 개인보건의료비와 예방 및 공중보건 비용, 보건사업행정 및 건강보험의 비용까지 포함한다.

05

위생사는 「공중위생관리법」에 의해 보건복지부장관 면허를 취득한다.

06

전문병원으로 지정받은 의료기관에 대하여 <u>3년마다</u> 평가를 실시하여야 한다.

「의료법」 제3조의5(전문병원 지정)

① 보건복지부장관은 병원급 의료기관 중에서 특정 진료과목이나 특정 질환 등에 대하여 난이도가 높은 의료행위를 하는 병원을 전문병원으로 지정할 수 있다.

② 전문병원은 다음의 요건을 갖추어야 한다.
- 특정 질환별·진료과목별 환자의 구성비율 등이 보건복지부령으로 정하는 기준에 해당할 것
- 보건복지부령으로 정하는 수 이상의 진료과목을 갖추고 각 진료과목마다 전속하는 전문의를 둘 것

③ 보건복지부장관은 전문병원으로 지정하는 경우 ②의 각 호의 사항 및 진료의 난이도 등에 대하여 평가를 실시하여야 한다.

④ 보건복지부장관은 전문병원으로 지정받은 의료기관에 대하여 3년마다 제3항에 따른 평가를 실시하여 재지정하거나 지정을 취소할 수 있다.

⑤ 보건복지부장관은 ③, ④에 따른 평가업무를 관계 전문기관 또는 단체에 위탁할 수 있다.

⑥ 전문병원 지정·재지정의 기준·절차 및 평가업무의 위탁 절차 등에 관하여 필요한 사항은 보건복지부령으로 정한다.

07

보건소는 「지역보건법」에 의한 보건의료기관이다.
「의료법」에 의한 의료기관은 다음과 같다.
(1) **병원**: 종합병원, 병원, 치과병원, 한방병원, 요양병원
(2) **의원**: 의원, 치과의원, 한의원
(3) **조산원**

08

건강보험 확대, 인구고령화, 국민의 소득 증가는 수요자 측면의 의료비 증가원인이다.

09

공급자 측면의 의료비 억제방안으로는 의료수가제도 개편(인두제, 포괄수가제), 의료이용도 조사, 의사수 규제 등이 있다.

공급측 억제방안

고가 의료장비에 대한 규제를 강화해 불필요한 고가장비의 중복투자를 예방하는 방법이 있다. 대체의료기관의 이용을 장려하여 비싼 병원입원 대신에 호스피스, 노인요양원, 일일 치료센터, 재택진료를 택하게 함으로써 의료비를 감소시키는 방법이 있다.

10

「의료법」 제34조(원격의료)

① <u>의료인(의료업에 종사하는 의사·치과의사·한의사만 해당한다)</u>은 제33조제1항에도 불구하고 컴퓨터·화상통신 등 정보통신기술을 활용하여 먼 곳에 있는 의료인에게 의료지식이나 기술을 지원하는 <u>원격의료(이하 "원격의료"라 한다)를 할 수 있다.</u>

② 원격의료를 행하거나 받으려는 자는 보건복지부령으로 정하는 시설과 장비를 갖추어야 한다.

③ 원격의료를 하는 자(이하 "원격지의사"라 한다)는 환자를 직접 대면하여 진료하는 경우와 같은 책임을 진다.

④ 원격지의사의 원격의료에 따라 의료행위를 한 의료인이 의사·치과의사 또는 한의사(이하 "현지의사"라 한다)인 경우에는 그 의료행위에 대하여 원격지의사의 과실을 인정할 만한 명백한 근거가 없으면 환자에 대한 책임은 제3항에도 불구하고 현지의사에게 있는 것으로 본다.

11

수요의 가격탄력성은 가격의 변동에 따른 수요의 변화를 나타내는 것으로 응급의료의 경우 가격의 변화와 관계없이 건강상 응급상황이 되면 수요가 발생하기 때문에 가격탄력성이 가장 낮다.

12

「의료법」에 따른 의료기관에 두는 의료인 정원

(1) **종합병원(병원) 의사**: 연평균 1일 입원환자를 20명으로 나눈 수(이 경우 소수점은 올림). 외래환자 3명은 입원환자 1명으로 환산함

(2) **요양병원 의사**: 연평균 1일 입원환자 80명까지는 2명으로 하되, 80명을 초과하는 입원환자는 매 40명마다 1명을 기준으로 함(한의사를 포함하여 환산함). 외래환자 3명은 입원환자 1명으로 환산함

(3) **종합병원(병원) 간호사**: 연평균 1일 입원환자를 2.5명으로 나눈 수(이 경우 소수점은 올림). 외래환자 12명은 입원환자 1명으로 환산함

(4) **요양병원 간호사**: 연평균 1일 입원환자 6명마다 1명을 기준으로 함(다만, 간호조무사는 간호사 정원의 3분의 2 범위 내에서 둘 수 있음). 외래환자 12명은 입원환자 1명으로 환산함

13

보건의료체계의 하부 구성요소

(1) 보건의료 자원(자원의 개발)

(2) 보건의료 조직(자원의 조직적 배치)

(3) 보건의료서비스 제공

(4) 보건의료재정(재정적 지원)

(5) 보건의료관리

14

의료보험하에서 나타나는 도덕적 해이는 수요자가 비용부담이 적어짐으로 인해 건강관리를 소홀히 하고 가벼운 건강문제가 있을때도 쉽게 병원을 이용하는 문제로 나타난다. 이러한 의료이용을 줄이기 위한 방법으로 본인일부부담제도를 시행하여 소비자측면의 의료이용을 억제할 수 있다.

| 오답해설 |

① 고가 의료장비의 과도한 도입을 억제한다. – 공급자 측면의 억제방안

③ 의료서비스 생산비용 증가를 예방할 수 있는 진료비 보상방식을 도입한다. – 공급자 측면의 억제방안

④ 진료비 보상방식을 사전보상방식으로 개편한다.
  – 사전보상방식이란 행위별수가제가 아닌 인두제, 포괄수가제, 총액계약제처럼 의료기관이 받을 수 있는 비용이 사전에 정해져 있는 수가제도로서 공급자측면에서 의료비를 억제할 수 있는 방안에 해당한다.

15

(1) **욕구(Want)**: 소비자가 신체적 이상을 감지하고 의료서비스에 대해 소비의 필요를 느끼는 상태

(2) **필요(Need)**: 의료지식에 근거하여 전문의료인이 소비자가 의료서비스를 이용할 필요가 있다고 판단하는 상태

(3) **수요(Demand)**: 특정 가격에 소비자가 구매의사를 가진 의료서비스의 양

(4) **미충족 필요**: 의학적 필요가 있으나 의료이용을 하지 않은 상태

16

보건의료체계의 하부구성요소로는 보건의료 자원, 보건의료 조직(자원의 조직화), 보건의료서비스 제공, 보건의료 관리, 보건의료 재정이 있다.

보건의료 자원을 의료활동으로 전환시키고 기능화시키는 것은 자원의 조직화에 대한 설명이다. 자원의 조직화 기능을 하는 보건의료조직으로는 중앙정부, 의료보험조직, 기타 정부기관, 자발적 민간 단체, 민간부문이 있다.

17

OECD health data 2021년 요약표(2019년 기준)

보건의료자원	한국	OECD
총 병원병상(인구 1,000명당)	12.4	4.4
급성기의료 병원병상(인구 1,000명당)	7.1	3.5
임상의사(인구 1,000명당)	2.5	3.6
임상간호사(인구 1,000명당)	7.9	9.4
CT 스캐너(인구 100만 명당)	39.6	28.4
MRI 장비(인구 100만 명당)	32.0	18.1
국내총생산(GDP) 대비 경상의료비	8.2	8.8
경상의료비 중 정부의무가입제도 비중	61	74.1

18

의료장비의 품질인증제도는 의료의 질을 위한 제도로 볼 수 있다.

19

진료기록부 보존

(1) 환자 명부: 5년

(2) 진료기록부: 10년

(3) 처방전: 2년

(4) 수술기록: 10년

(5) 검사내용 및 검사소견기록: 5년

(6) 방사선 사진(영상물을 포함한다) 및 그 소견서: 5년

(7) 간호기록부: 5년

(8) 조산기록부: 5년

(9) 진단서 등의 부본(진단서·사망진단서 및 시체검안서 등을 따로 구분하여 보존할 것): 3년

20

보건의료체계의 하부구성요소

(1) **보건의료자원**: 보건의료인력, 시설, 장비 및 물자, 지식 및 기술

(2) **보건의료조직**: 중앙정부, 의료보험조직, 기타 정부기관, 자발적 민간단체, 민간부문

(3) **보건의료서비스 제공**: 1차, 2차, 3차 보건의료 / 1차, 2차, 3차 예방

(4) **보건의료재원**: 공공재원, 민간기업, 지역사회에 의한 지원, 외국의 원조, 개인 지출, 기타 재원

(5) **보건의료관리**: 지도, 의사결정(기획, 실행 및 실천, 감시 및 평가, 정보 지원), 규제

21

의료비를 국가재정으로 충당하는 경우는 국민보건서비스(NHS)의 특징이다. 영국, 스웨덴, 이탈리아, 호주, 뉴질랜드 등이 해당된다.

독일, 프랑스, 일본, 대만, 한국 등은 사회보험방식(NHI)에 해당한다.

22

(17 해설 참고)

23 ~ 24

(20 해설 참고)

25

보건의료체계의 변화 경향

세계적으로 지난 50여 년 동안 보건의료체계는 뚜렷한 발전을 하여왔다. 의료자원은 확충되었고 다양한 의료인력이 등장하였다. 의료서비스의 조직화에 정부의 역할은 광범위하게 확대되었고 정부 조직뿐만 아니라 민간기구, 비정부조직의 역할도 확대되었다. 보건의료체계 관리 또한 보다 정교해졌는데, 이는 보건행정 교육 확대, 기록체계 수립, 소비자 권익 확대 등과 관련성이 깊다. 의료에서 시장의 부작용을 방지하기 위해 규제와 법률 입안 등이 확대되었다. 한편 보건의료 분야에 대한 재원 투입이 지속해서 증가함에 따라 의료비 억제가 중요한 정책과제로 등장하였다. 본인부담금 증가, 일반의 의뢰를 통한 전문의 진료의 의무화, 의료비 지급 기전의 변화, 자원투입 제한 등이 억제방안에 해당한다.

※ 출처: 대한예방의학회, 예방의학과 공중보건학(제4판), 계축문화사, 2021, p.918.

26

한 나라의 보건의료체계는 각 국가의 정부형태에 따라 매우 다양한 방식으로 전개되고, 국가의 역사, 문화, 사회체계 등에 의해 영향을 받는다. 보건의료관리는 조직의 궁극적 결과에 맞게 기회를 선택하고, 문제를 해결하며, 변화를 도모하고, 실행을 수립하는 과정이라 할 수 있다. 따라서 보건의료관리에서 가장 중요한 요인으로 리더십, 의사결정, 규제의 세 차원으로 설명할 수 있다.

27

보건의료체계 하부구성요소

(1) **보건의료 자원 개발(보건의료자원)**: 인력, 시설, 장비 및 물자, 지식 및 기술

(2) **자원의 조직적 배치(보건의료조직)**: 국가보건의료당국, 건강보험프로그램, 비정부기관(NGO), 독립적 민간 부문 등

(3) **경제적 재원(보건의료재정)**

  ① 공공재원: 중앙정부, 지방자치단체, 의료보험기구

  ② 민간기업: 기업주의 일부 부담 및 근로자에 대한 서비스 제공

  ③ 조직화된 민간기관: 자선단체, 민간보험

  ④ 지역사회에 의한 지원: 기부나 자원봉사 활동

  ⑤ 외국의 원조: 정부나 자선단체 차원의 원조(종교단체)

  ⑥ 개인 지출: 의료 이용 시 국민에 의한 직접 부담

  ⑦ 기타 재원: 복권판매 수익금, 기부금

(4) **관리(보건의료관리)**: 지도, 의사결정(기획, 실행 및 실천, 감시 및 평가, 정보 지원), 규제

(5) **보건의료서비스 제공**: 1차, 2차, 3차 보건의료

28

로머(Roemer)의 보건의료체계 유형

(1) **자유기업형**: 고도로 산업화되어 있는 나라의 유형으로 보건의료비는 개인의 책임이며 정부의 개입은 최소화된다. 민간의료보험에 의존하며 의료시설의 대부분을 민간이 주도한다. 미국

(2) **복지지향형**: 정부나 제3자 지불자들이 다양한 방법으로 민간보건의료시장에 개입하는 유형이다. 독일, 캐나다, 일본, 노르웨이

(3) **포괄적보장형**: 복지지향형보다 시장개입의 정도가 심하고 전국민에게 완전한 보건의료서비스를 무상으로 받게 하는 유형이다. 영국, 뉴질랜드, 이스라엘 등

(4) **사회주의형**: 국가가 전면적으로 개입 및 통제하는 유형. 구소련, 구동구권 등

29

보건의료체계의 하부구성요소는 보건의료자원, 보건의료조직, 보건의료서비스 제공, 보건의료재정, 보건의료관리이다. 제시된 설명은 보건의료조직에 대한 설명이다. 보건의료조직은 개발된 보건의료자원의 조직적 배치와 관계된다.
보건의료조직으로는 중앙정부조직, 의료보험조직, 기타정부기관, 자발적 민간단체, 민간부문이 있다.

30

의료의 철의 삼각: 접근도, 비용절감, 의료의 질

31

법규재정이나 정책결정과정의 의사결정활동 등은 보건의료관리의 요소들이다.
(27 해설 참고)

32

앤더슨(Anderson)모형
앤더슨모형은 개인의 의료서비스 이용이 소인성 요인, 가능성 요인, 필요 요인에 의해 결정되는 것으로 설명하였다.
(1) **소인성 요인**
  ① 의료서비스 이용에 관련되는 개인적 특성들
  ② 성, 연령, 결혼상태, 가족구조 등 인구학적인 변수
  ③ 직업, 교육수준, 인종 등 사회구조적 변수
  ④ 개인의 건강 및 의료에 대한 믿음
(2) **가능성 요인**
  ① 소득, 건강보험, 주치의의 유무 등 개인과 가족의 자원
  ② 의료인력과 시설의 분포, 의료전달체계의 특성, 의료비 등 지역사회의 자원
(3) **필요 요인**
  ① 환자가 느끼는 필요(욕구)
  ② 전문가가 판단한 의학적 필요
  ③ 의료 이용을 가장 직접적으로 결정하는 요인

33

① **도손(Dawson) 보고서(1920년)**: 인구 규모와 지리적 특성을 고려하여 일정한 지리적 범위를 1차 의료, 2차 의료, 3차 의료 수준으로 계층화하여 보건의료서비스제공과 행정관리 단위로 구획을 나누었다. 구획된 1차, 2차, 3차 지역별로 해당 지역사회 필요를 고려하여 이에 적합한 시설과 인력을 배치하여 서비스 공급 구조를 갖추며, 서비스 이용과 환자의 흐름을 1차, 2차, 3차로 단계화했다.
② **베버리지 보고서(1942년)**: 사회보험과 관련 서비스에 대한 보고서로 당시 비합리적인 사회보장제도의 구조나 효율성을 재점검하고 필요한 개선책을 권고하였다. 사회보장의 기본 원칙이 제시되었다.

③ **블랙 보고서(1980)**: 사회계층, 지역 차이에 따라 사망률에 격차가 있음을 밝힌 주요 보고서이다. 아동에게 더 나은 출발선 보장, 장애인에게 누적되는 불건강 및 박탈 완화, 더 나은 건강을 위한 예방 및 교육활동 강화 등을 우선순위로 제안하였다.
④ **라론드 보고서(1972)**: 건강결정 주요요인으로 생활습관, 환경, 유전, 보건의료체계를 제시하였으며, 그중 가장 중요한 요인은 생활습관이라고 하였다.

34

보건의료체계의 하부구성요소
(1) **보건의료자원**: 보건의료인력, 시설, 장비 및 물자, 지식 및 기술
(2) **보건의료조직**: 중앙정부, 의료보험조직, 기타 정부기관, 자발적 민간단체, 민간부문
(3) **보건의료서비스 제공**: 1차, 2차, 3차 보건의료 / 1차, 2차, 3차 예방
(4) **보건의료재원**: 공공재원, 민간기업, 지역사회에 의한 지원, 외국의 원조, 개인 지출, 기타 재원
(5) **보건의료관리**: 지도, 의사결정(기획, 실행 및 실천, 감시 및 평가, 정보 지원), 규제

35

보건의료정보관리사, 안경사 등은 「의료기사 등에 관한 법률」에 의해 면허를 취득한다.

36

앤더슨의 의료서비스 이용 모형
(1) **소인성 요인**: 의료서비스 이용에 관련되는 개인적 특성들로 인구학적인 변수(성, 연령, 결혼상태, 가족구조 등), 사회구조적 변수(직업, 교육수준, 인종 등), 개인의 건강 및 의료에 대한 믿음 등이 해당된다.
(2) **가능성 요인**: 개인과 가족의 자원으로 소득, 건강보험, 주치의 유무 등과 지역사회자원으로 의료인력과 시설의 분포, 의료전달체계의 특성, 의료비 등이 해당된다.
(3) **필요 요인**: 의료이용을 가장 직접적으로 결정하는 요인으로 환자가 느끼는 필요(욕구)와 전문가가 판단한 의학적 필요이다.

37

보건의료체계의 구성요소는 보건의료자원, 보건의료조직, 보건의료서비스의 제공으로 구성되는 3개의 중심 분야와 이 분야를 지원하는 보건의료재정과 보건의료관리의 2개 분야로 구성되어 있다.

38

(36 해설 참고)

39

종합병원(「의료법」 제3조의 3)

종합병원은 다음 (1), (2), (3)의 요건을 갖추어야 한다.

(1) 100개 이상의 병상을 갖출 것

(2) 100병상 이상 300병상 이하인 경우에는 내과·외과·소아청소년과·산부인과 중 3개 진료과목, 영상의학과, 마취통증의학과와 진단검사의학과 또는 병리과를 포함한 7개 이상의 진료과목을 갖추고 각 진료과목마다 전속하는 전문의를 둘 것

(3) 300병상을 초과하는 경우에는 내과, 외과, 소아청소년과, 산부인과, 영상의학과, 마취통증의학과, 진단검사의학과 또는 병리과, 정신건강의학과 및 치과를 포함한 9개 이상의 진료과목을 갖추고 각 진료과목마다 전속하는 전문의를 둘 것

(4) 종합병원은 (2), (3)에 따른 진료과목(이하 이 항에서 '필수진료과목'이라 한다) 외에 필요하면 추가로 진료과목을 설치·운영할 수 있다. 이 경우 필수진료과목 외의 진료과목에 대하여는 해당 의료기관에 전속하지 아니한 전문의를 둘 수 있다.

40

로머(Roemer)의 보건의료체계 유형(1976년)

(1) **자유기업형**: 고도로 산업화되어 있는 나라에서 주로 볼 수 있는 유형으로 보건의료비는 개인의 책임고 정부의 개입은 최소화된다. 민간의료보험의 역할이 크고 의료시설의 대부분이 민간이 주도한다.

(2) **복지국가형**: 보건의료서비스의 보편적 수혜를 기본요건으로 하며 보건의료서비스는 사회보험이나 조세에 의해 제공된다. 많은 부분 민간에 의한 보건의료서비스 제공되지만 질과 비용의 통제에 관해 정부가 개입하여 보건의료서비스의 형평적인 배분을 유지하고자 한다.

(3) **저개발국형**: 경제적 낙후로 인해 인구의 대부분이 보건의료비의 지출능력이 없는 아시아 및 아프리카 저개발국가의 보건의료체계이다. 국민의 낮은 소득수준으로 전통의료나 민간의료에 의존하는 경향이 크고 보건의료는 공적부조의 차원에서 다루어진다.

(4) **개발도상국형**: 경제개발이 성공적으로 이루어져 국민의 소득증가와 더불어 의료에 대한 관심이 높아지고 있는 국가의 보건의료체계이다. 보건의료에 대한 우선순위는 경제개발논리에 밀려 낮지만 경제개발이 진행되면서 보건의료자원에 대한 개발이 활발하고 투자도 증가한다.

(5) **사회주의국가형**: 보건의료서비스를 국가가 모든 책임을 지고 제공하는 보건의료체계이다. 모든 보건의료인은 국가에 고용되고 보건의료시설은 국유화되어 있다.

로머(Roemer)의 보건의료체계 유형(1991년)

(1) **자유기업형**: 고도로 산업화되어 있는 나라의 유형으로 보건의료비는 개인의 책임이며 정부의 개입은 최소화된다. 민간의료보험에 의존하며 의료시설의 대부분을 민간이 주도한다. 미국

(2) **복지지향형**: 정부나 제3자 지불자들이 다양한 방법으로 민간보건의료시장에 개입하는 유형이다. 독일, 캐나다, 일본, 노르웨이

(3) **포괄적보장형**: 복지지향형보다 시장개입의 정도가 심하고 전국민에게 완전한 보건의료서비스를 무상으로 받게 하는 유형이다. 영국, 뉴질랜드, 이스라엘 등

(4) **사회주의형**: 국가가 전면적으로 개입 및 통제하는 유형. 구소련, 구동구권 등

41 ～ 42

(36 해설 참고)

43

「의료법」에 따른 의료기관에 두는 의료인 정원

(1) **종합병원(병원) 의사**: 연평균 1일 입원환자를 20명으로 나눈 수(이 경우 소수점은 올림). 외래환자 3명은 입원환자 1명으로 환산함

(2) **요양병원 의사**: 연평균 1일 입원환자 80명까지는 2명으로 하되, 80명을 초과하는 입원환자는 매 40명마다 1명을 기준으로 함(한의사를 포함하여 환산함). 외래환자 3명은 입원환자 1명으로 환산함

(3) **종합병원(병원) 간호사**: 연평균 1일 입원환자를 2.5명으로 나눈 수(이 경우 소수점은 올림). 외래환자 12명은 입원환자 1명으로 환산함

(4) **요양병원 간호사**: 연평균 1일 입원환자 6명마다 1명을 기준으로 함(다만, 간호조무사는 간호사 정원의 3분의 2 범위 내에서 둘 수 있음). 외래환자 12명은 입원환자 1명으로 환산함

[계산]

외래환자 60명은 3명당 1명의 입원환자로 환산하여 20명으로 환산한다.

입원환자 30 + 20 = 50명

의사수(환자 20명당 1명) = 50 / 20 = 2.5명 → 반올림하여 3명

44

보건의료체계의 하부구성요소

(1) **보건의료자원**: 보건의료인력, 시설, 장비 및 물자, 지식 및 기술

(2) **보건의료조직**: 중앙정부, 의료보험조직, 기타 정부기관, 자발적 민간단체, 민간부문

(3) **보건의료서비스 제공**: 1차, 2차, 3차 보건의료 / 1차, 2차, 3차 예방

(4) **보건의료재원**: 공공재원, 민간기업, 지역사회에 의한 지원, 외국의 원조, 개인 지출, 기타 재원

(5) **보건의료관리**: 지도, 의사결정(기획, 실행 및 실천, 감시 및 평가, 정보 지원), 규제

45

로머(Roemer)의 보건의료체계 유형

(1) **자유기업형**: 고도로 산업화되어 있는 나라의 유형으로 보건의료비는 개인의 책임이며 정부의 개입은 최소화된다. 민간의료보험에 의존하며 의료시설의 대부분을 민간이 주도한다. 미국

(2) **복지지향형**: 정부나 제3자 지불자들이 다양한 방법으로 민간보건의료시장에 개입하는 유형이다. 독일, 캐나다, 일본, 노르웨이

(3) **포괄적보장형**: 복지지향형보다 시장개입의 정도가 심하고 전국민에게 완전한 보건의료서비스를 무상으로 받게 하는 유형이다. 영국, 뉴질랜드, 이스라엘 등

(4) **사회주의형**: 국가가 전면적으로 개입 및 통제하는 유형. 구소련, 구동구권 등

46

「의료법 시행규칙」 제15조(진료기록부 등의 보존)

① 의료인이나 의료기관 개설자는 법 제22조 제2항에 따른 진료기록부등을 다음 각 호에 정하는 기간 동안 보존하여야 한다. 다만, 계속적인 진료를 위하여 필요한 경우에는 1회에 한정하여 다음 각 호에 정하는 기간의 범위에서 그 기간을 연장하여 보존할 수 있다.
  1. 환자 명부: 5년
  2. 진료기록부: 10년
  3. 처방전: 2년
  4. 수술기록: 10년
  5. 검사내용 및 검사소견기록: 5년
  6. 방사선 사진(영상물을 포함한다) 및 그 소견서: 5년
  7. 간호기록부: 5년
  8. 조산기록부: 5년
  9. 진단서 등의 부본(진단서·사망진단서 및 시체검안서 등을 따로 구분하여 보존할 것): 3년

Memo